U0267225

金匮要略方剂现代研究与应用

张保国 编著

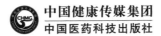

中国健康传媒集团
中国医药科技出版社

图书在版编目（CIP）数据

金匮要略方剂现代研究与应用/张保国编著. —北京：中国医药科技出版社，2023.12

ISBN 978 - 7 - 5214 - 4287 - 8

Ⅰ.①金…　Ⅱ.①张…　Ⅲ.①《金匮要略方论》-研究　Ⅳ.①R222.3

中国国家版本馆 CIP 数据核字（2023）第 220323 号

策划编辑　于海平
责任编辑　吴思思
美术编辑　陈君杞
版式设计　友全图文

出版　**中国健康传媒集团** | 中国医药科技出版社
地址　北京市海淀区文慧园北路甲 22 号
邮编　100082
电话　发行：010 - 62227427　邮购：010 - 62236938
网址　www.cmstp.com
规格　787mm×1092mm $^1/_{16}$
印张　41 $^1/_4$
字数　1056 千字
版次　2023 年 12 月第 1 版
印次　2023 年 12 月第 1 次印刷
印刷　北京印刷集团有限责任公司
经销　全国各地新华书店
书号　ISBN 978 - 7 - 5214 - 4287 - 8
定价　**158.00 元**

获取新书信息、投稿、为图书纠错，请扫码联系我们。

前　言

　　《金匮要略》是我国东汉末年著名医家张仲景所著《伤寒杂病论》中的杂病部分。共分为 25 篇，第一至第十七篇论述杂病辨治理论和内科范围的疾病，第十八篇论述外科疾病，第十九篇将不便归类的几种疾病合为一篇阐述，第二十至第二十二篇专述妇产科疾病，第二十三至第二十五篇为杂疗方和中毒救治方。所列病症 60 余种，以内科杂病为主，兼有部分外科、妇产科等病证。本书仅介绍第一至第二十二篇内容。

　　《金匮要略》是我国现存最早的中医杂病学专著，其奠定了杂病的理论基础和临床规范，具有很高的指导意义和实用价值，对后世临床医学的发展有着重大贡献和深远影响。

　　鉴于此，编者选择疗效确切的《金匮要略》方剂（不含有方名而未载药物、附方和疑非张仲景的方剂，以及杂疗方篇诸剂），对其进行文献研究与分析，并结合编者多年中医药教学和对传统经方的研究工作，编写出本书，力求通过本书使读者对目前《金匮要略》所载方剂的研究进展情况有所了解。

　　本书按《金匮要略》疾病篇所列方剂顺序编写。每首方剂表述分为处方组成与功用、方剂传统解析、方剂药效物质基础（拆方组分、复方组分）、方剂药理学研究（拆方药理、复方药理）、临床研究与应用和方剂评述六个部分。处方组成与功用简要介绍方剂的药物组成、功效和传统应用；方剂传统解析引用了《金匮要略》中原条文，对方剂的基本结构进行遣药组方分析；方剂药效物质基础研究分析了方剂中单味药和复方的化学成分，并对某些有混淆的药物进行了正本清源和鉴定；方剂药理学研究阐述了方剂中各单味药和方剂复方的实验结论，疗效机制；临床研究与应用着重分析每首方剂目前临床应用的范围、方法和结果；方剂评述是对本方剂的应用特点、研究进展及问题的评价。

　　本书所述内容丰富，新颖翔实，具有科学性和实用性，可作为《金匮要略》研究者以及医药工作者、医学院校师生、制药企业、药品流通领域等专业人员的参考用书。

　　本书在编写过程中，编者参考与引用了众多学者和专家的研究资料，在此向这些学者表示衷心的感谢。由于本人对张仲景经典方剂研究肤浅，编写水平有限，书中若有遗漏与错误之处，敬请各位读者予以批评斧正。

张保国

2022 年 8 月

目　录

第一篇　脏腑经络先后病脉证篇 ·· 1

　　猪苓汤 ·· 1

第二篇　痉湿暍病脉证治篇 ·· 16

　　栝楼桂枝汤 ············· 16　　　　桂枝附子汤 ············· 69

　　葛根汤 ················· 28　　　　白术附子汤 ············· 74

　　大承气汤 ··············· 38　　　　甘草附子汤 ············· 76

　　麻黄加术汤 ············· 53　　　　白虎加人参汤 ··········· 78

　　麻黄杏仁薏苡甘草汤 ····· 59　　　　一物瓜蒂汤 ············· 86

　　防己黄芪汤 ············· 63

第三篇　百合狐惑阴阳毒病脉证治篇 ···································· 89

　　百合地黄汤 ············· 89　　　　百合滑石散 ············· 108

　　百合知母汤 ············· 97　　　　甘草泻心汤 ············· 109

　　滑石代赭汤 ············· 100　　　赤小豆当归散 ··········· 118

　　百合鸡子汤 ············· 102　　　苦参汤 ················· 122

　　百合洗方 ··············· 104　　　雄黄熏方 ··············· 126

　　栝楼牡蛎散 ············· 105　　　升麻鳖甲汤 ············· 127

第四篇　疟病脉证并治篇 ·· 135

　　鳖甲煎丸 ··············· 135　　　蜀漆散 ················· 163

　　白虎加桂枝汤 ··········· 160

第五篇　中风历节病脉证并治篇 ·· 167

　　侯氏黑散 ··············· 167　　　头风摩散 ··············· 192

　　风引汤 ················· 185　　　桂枝芍药知母汤 ········· 194

　　防己地黄汤 ············· 190　　　乌头汤 ················· 200

第六篇　血痹虚劳病脉证并治篇 ·············· 210

　黄芪桂枝五物汤 ·············· 210
　桂枝加龙骨牡蛎汤 ·············· 221
　天雄散方 ·············· 226
　小建中汤 ·············· 229
　黄芪建中汤 ·············· 234
　肾气丸 ·············· 239
　薯蓣丸 ·············· 252
　酸枣仁汤 ·············· 261
　大黄䗪虫丸 ·············· 270

第七篇　肺病肺痈咳嗽上气病脉证治篇 ·············· 283

　麦门冬汤 ·············· 283
　甘草干姜汤 ·············· 287
　葶苈大枣泻肺汤 ·············· 290
　桔梗汤 ·············· 292
　射干麻黄汤 ·············· 295
　皂荚丸 ·············· 306
　越婢加半夏汤 ·············· 308
　厚朴麻黄汤 ·············· 310
　泽漆汤 ·············· 313
　小青龙加石膏汤 ·············· 317

第八篇　奔豚气病脉证治篇 ·············· 320

　奔豚汤 ·············· 320
　桂枝加桂汤 ·············· 323
　茯苓桂枝甘草大枣汤 ·············· 326

第九篇　胸痹心痛短气痛脉证治篇 ·············· 329

　瓜蒌薤白白酒汤 ·············· 329
　瓜蒌薤白半夏汤 ·············· 336
　枳实薤白桂枝汤 ·············· 339
　人参汤 ·············· 343
　茯苓杏仁甘草汤 ·············· 346
　橘枳姜汤 ·············· 348
　薏苡附子散 ·············· 352
　桂枝生姜枳实汤 ·············· 354
　乌头赤石脂丸 ·············· 356

第十篇　腹满寒痛宿食病脉证治篇 ·············· 360

　厚朴七物汤 ·············· 360
　大柴胡汤 ·············· 363
　厚朴三物汤 ·············· 367
　附子粳米汤 ·············· 370
　赤丸 ·············· 372
　大建中汤 ·············· 375
　大黄附子汤 ·············· 379
　乌头煎 ·············· 382
　乌头桂枝汤 ·············· 384
　当归生姜羊肉汤 ·············· 386
　瓜蒂散 ·············· 388

第十一篇　五脏风寒积聚病脉证并治篇 ·············· 392

　旋覆花汤 ·············· 392
　麻子仁丸 ·············· 396
　甘草干姜茯苓白术汤 ·············· 401

第十二篇　痰饮咳嗽病脉证并治篇 ······ 404

苓桂术甘汤 ······ 404
五苓散 ······ 409
甘遂半夏汤 ······ 414
己椒苈黄丸 ······ 419
十枣汤 ······ 422
大青龙汤 ······ 427
小青龙汤 ······ 430
木防己汤 ······ 435
木防己去石膏加茯苓芒硝汤 ······ 437

泽泻汤 ······ 439
厚朴大黄汤 ······ 443
小半夏汤 ······ 445
小半夏加茯苓汤 ······ 447
桂苓五味甘草汤 ······ 450
苓甘五味姜辛汤 ······ 451
桂苓五味甘草去桂加姜辛半夏汤 ··· 454
苓甘五味加姜辛半夏杏仁汤 ······ 455
苓甘五味加姜辛半杏大黄汤 ······ 457

第十三篇　消渴小便利淋病脉证并治篇 ······ 459

文蛤散 ······ 459
栝楼瞿麦丸 ······ 462
蒲灰散 ······ 464

滑石白鱼散 ······ 467
茯苓戎盐汤 ······ 469

第十四篇　水气病脉证并治篇 ······ 471

越婢汤 ······ 471
越婢加术汤 ······ 473
甘草麻黄汤 ······ 476
防己茯苓汤 ······ 477

黄芪芍桂苦酒汤 ······ 480
桂枝加黄芪汤 ······ 481
桂枝去芍药加麻辛附子汤 ······ 482
枳术汤 ······ 484

第十五篇　黄疸病脉证并治篇 ······ 487

茵陈蒿汤 ······ 487
栀子大黄汤 ······ 494
硝石矾石散 ······ 497
大黄硝石汤 ······ 499

茵陈五苓散 ······ 502
小柴胡汤 ······ 505
猪膏发煎 ······ 511

第十六篇　惊悸吐衄下血胸满瘀血病脉证治篇 ······ 513

桂枝去芍药加蜀漆牡蛎龙骨
　救逆汤 ······ 513
半夏麻黄丸 ······ 515

柏叶汤 ······ 516
泻心汤 ······ 520
黄土汤 ······ 524

第十七篇　呕吐哕下利病脉证治篇 …………………………………… 527

大黄甘草汤 ……………… 527
黄芩加半夏生姜汤 ……… 530
文蛤汤 …………………… 531
茱萸汤 …………………… 532
四逆汤 …………………… 536
半夏干姜散 ……………… 539
茯苓泽泻汤 ……………… 540
半夏泻心汤 ……………… 541
大半夏汤 ………………… 545
生姜半夏汤 ……………… 546

橘皮汤 …………………… 547
橘皮竹茹汤 ……………… 548
白头翁汤 ………………… 551
紫参汤 …………………… 555
小承气汤 ………………… 558
桂枝汤 …………………… 560
桃花汤 …………………… 564
通脉四逆汤 ……………… 566
诃梨勒散 ………………… 567
栀子豉汤 ………………… 570

第十八篇　疮痈肠痈浸淫病脉证并治篇 …………………………… 572

大黄牡丹汤 ……………… 572
薏苡附子败酱散 ………… 575
王不留行散 ……………… 579

排脓散 …………………… 582
排脓汤 …………………… 584

第十九篇　趺蹶手指臂肿转筋阴狐疝蛔虫病脉证治篇 …………… 586

藜芦甘草汤 ……………… 586
鸡屎白散 ………………… 588
蜘蛛散 …………………… 589

甘草粉蜜汤 ……………… 590
乌梅丸 …………………… 591

第二十篇　妇人妊娠病脉证并治篇 ………………………………… 597

桂枝茯苓丸 ……………… 597
附子汤 …………………… 601
当归芍药散 ……………… 603
胶艾汤 …………………… 606
干姜人参半夏丸 ………… 608

当归贝母苦参丸 ………… 609
葵子茯苓散 ……………… 613
当归散 …………………… 614
白术散 …………………… 616

第二十一篇　妇人产后病脉证治篇 ………………………………… 618

枳实芍药散 ……………… 618
下瘀血汤 ………………… 619
竹叶汤 …………………… 622

竹皮大丸 ………………… 624
白头翁加甘草阿胶汤 …… 626

第二十二篇　妇人杂病脉证并治篇 ·································· 628

半夏厚朴汤 ·················· 628

甘麦大枣汤 ·················· 633

温经汤 ·················· 635

土瓜根散 ·················· 639

抵当汤 ·················· 641

大黄甘遂汤 ·················· 644

矾石丸 ·················· 645

蛇床子散 ·················· 646

狼牙汤 ·················· 648

第一篇

脏腑经络先后病脉证篇

《金匮要略·脏腑经络先后病脉证治》是《金匮要略》的总论，张仲景在继承《黄帝内经》《难经》等古医经学术理论的基础上，以整体观念为指导思想、以脏腑经络学说为核心、以明辨先后缓急为治疗总则，对疾病的发生与预防、病证分类、病机和预后、诊法及治则、饮食与调护等方面都作了原则性的论述。其中也涉及到用药的内容，如"夫肝之病，补用酸，助用焦苦，益用甘味之药调之""子能令母实"等。本篇所提及方剂见"夫诸病在藏欲攻之，当随其所得而攻之，如渴者与猪苓汤，余皆仿此"，故只有猪苓汤一方。

∽ 猪苓汤 ∽

【处方组成与功用】

猪苓汤见于《金匮要略》脏腑经络先后病脉证（治未病）篇和消渴小便不利淋病脉证并治（小便不利、淋病）篇，由猪苓（去皮）、茯苓、泽泻、滑石（碎）、阿胶各 10g 组成。具有利水、养阴、清热的功效。传统用于水热互结伤阴证的治疗。

【方剂传统解析】

《金匮要略》载："夫诸病在脏，欲攻之，当随其所得而攻之，如渴者与猪苓汤。余皆仿此""脉浮，发热，渴欲饮水，小便不利者，猪苓汤主之"。上条文论述治疗杂病当掌握疾病的症结所在而审因论治。下条文论述热病伤阴、水热互结之小便不利的证治。方中以猪苓为君，冠以方名，取其归肾、膀胱经，专以淡渗利水，又能健脾崇土、交通心肾。臣以茯苓、泽泻甘淡之品，皆能淡渗利湿。猪苓导热下行而不伤阴；泽泻能行水而上，使阴津上滋，利水之中，又补阴不足。佐入滑石甘寒利窍通淋、导热泻热，与阴阳交通之中而具泻热之能。阿胶味厚滋阴，又能济心火以下交于肾。五药配伍，利水而不伤阴，滋阴而不碍湿，共奏利水、复阴、清热之效。该方为后世开创了滋阴利水治法的先河。

【方剂药效物质基础】

1 拆方组分

1.1 猪苓 猪苓主要化学成分有多糖类、甾体类、非甾体类（除多糖类外）、氨基酸类、维生素类及微量无机元素等。①多糖类：是猪苓的主要药效成分之一，其化学成分为 $\beta-(1\rightarrow3)$、$\beta-(1\rightarrow4)$、$\beta-(1\rightarrow6)$ 葡萄糖苷键缩合而成的葡聚糖，从猪苓所含的猪苓多糖中提取出猪苓葡聚糖 I、水溶性多糖 AP-1～AP-10。从猪苓菌丝液中提取的多糖由 D-甘露糖、D-半乳糖、D-葡萄糖组成。②甾体类：化学成分主要是麦角甾醇、麦角甾-7,22-二烯-3β,5α,6β-三醇、麦角甾-4,6,8（14），22-四烯-3-酮、（22E，24R）-麦角甾-7,22-二烯-3β-醇、5α,8α-环二氧-（22E,24R）-麦角甾-6,22-二烯-3β-醇、猪苓酮 A、猪苓酮 B、猪苓酮 C、猪苓酮 D、猪苓酮 E、猪苓酮 F、猪苓酮 G等。③非甾体类（除多糖类外）：主要是 α-羟基-二十四酸、对羟基苯甲醛、二十八碳酸、α-羟基二十四烷酸乙酯、D-甘露醇、5-羟基甲基糠醛、腺嘌呤核苷、尿嘧啶、L-阿糖醇、尿嘧啶核苷、烟酸、木栓酮、大黄素甲醚和大黄酚。④氨基酸类：主要是 Asp、Thr、Ser、Glu、Gly、Pro、Ala、Cys、Val、Leu、Tyr、Phe、Lys、Arg 等。⑤维生素类：主要是维生素 A、维生素 B_1、维生素 B_2、维生素 B_{12}、维生素 C、维生素 E 等。⑥微量无机元素：包括钙、镁、锌、铁、锰、锶、硒、镍、锗、钼、铅和铬等[1-3]。

1.2 茯苓 茯苓主要化学成分为多聚糖类和三萜类化合物。①多聚糖类：主要为 β-茯苓聚糖，约占干重的9.3%。②三萜类：主要为茯苓酸、三萜羧酸、齿孔酸、松苓酸等。亦含脂肪酸，如辛酸、十一酸、月桂酸和棕榈酸。③其他成分：尚含麦角甾醇、树胶、甲壳质、蛋白质、脂肪、甾醇、卵磷脂、右旋葡萄糖、腺嘌呤、组胺酸、胆碱、β-茯苓聚糖分解酶、脂肪酶、蛋白酶以及无机元素。近年来，又从茯苓中分离得到胡萝卜苷、乙基-β-D-吡喃葡萄糖苷、L-尿苷、柠檬酸三甲酯、（R）-苹果酸二甲酯等化合物。茯苓不同药用部位的化学成分分布存在一定的差异，其水不溶性多糖含量大小依次为白茯苓、茯神、赤茯苓、茯苓皮，茯苓酸含量大小依次为赤茯苓、茯苓皮、白茯苓、茯神[4-6]。

1.3 泽泻 泽泻的主要化学成分以萜类化合物为主。①三萜类：从泽泻属植物中获得的50多个三萜，均为原萜烷型（Protostane）四环三萜。主要包括泽泻醇 A 及其衍生物，泽泻醇 B 及其衍生物、泽泻醇 C 及其衍生物、泽泻醇 D 及其衍生物、泽泻醇 E 及其衍生物、泽泻醇 F 及其衍生物、泽泻醇 G 及其衍生物。②倍半萜类：从泽泻属中分离获得的36个倍半萜类化合物中，主要为愈创木烷型，其次为吉玛烷型、桉叶烷型等。③二萜类：从泽泻属中分离获得二萜类化合物，并且都是贝壳杉烷型。④其他成分：又从泽泻中分得 β-谷甾醇-3-O-6-硬脂酸酯、正二十三烷、β-谷甾醇、硬脂酸、大黄素、胡萝卜苷-6-O-硬脂酸酯、正二十二醇、尿嘧啶核苷、卫矛醇、酸性多糖、葡聚糖、烟酰胺、甘油棕榈酸酯等。另外，泽泻还含有大量淀粉及挥发油、生物碱、黄酮、磷脂、蛋白质、氨基酸和一些金属元素[7-8]。

1.4 滑石 滑石主要成分为含水硅酸镁 $[Mg_3(SiO_3)_4 \cdot 2H_2O]$。其中含二氧化硅（$SiO_2$）63.5%、氧化镁（MgO）31.7%、水分（$H_2O$）4.8%，通常一部分 MgO 被氧化亚铁替换。此外，还常含有三氧化二铝（Al_2O_3），杂有黏土、石灰、铁等[9]。

1.5 阿胶 阿胶多由胶原蛋白和多肽类、多糖类及其他小分子物质组成。蛋白质和氨基酸主要是在制胶过程中胶原蛋白中的肽键部分断裂而形成的一系列降解产物。①蛋白类：

阿胶的蛋白类含量为60%~80%，主要蛋白质有驴血清白蛋白、驴胶原蛋白 α_1（Ⅰ）型和驴胶原蛋白 α_2（Ⅰ）型，其中血清白蛋白的含量最高，血清白蛋白和胶原蛋白可能大量地以结合的状态存在于阿胶中。②氨基酸类：含有18种氨基酸，如赖氨酸、组氨酸、精氨酸、苏氨酸、丝氨酸、谷氨酸、脯氨酸、甘氨酸、丙氨酸、缬氨酸、蛋氨酸、亮氨酸、异亮氨酸、胺酸、苯丙氨酸等，其中包括7种人体必需氨基酸。③微量元素：所含金属元素有27种，如K、Na、Ca、Mg、Fe、Cu、Al、Mn、Zn、Cr、Pt、Pb、Mo、Sr等，其中Fe、Cu、Zn、Mn这4种微量元素含量丰富。④其他：阿胶还含有硫酸皮肤素和透明质酸等糖胺多糖[10-13]。

2 复方组分

研究发现，阿胶在猪苓汤提取物的制备过程中，可以提高处方中猪苓、茯苓、泽泻、滑石四味生药有效成分的提取率，或者在热水提取时抑制有效成分的热分解[14]。

【方剂药理学研究】

1 拆方药理

1.1 猪苓 猪苓具有利尿、免疫调节及抗肿瘤、保肝、抗辐射、抗菌和抗诱变等药理作用。①利尿作用：健康人口服猪苓煎剂5g，6小时利尿量增加62%，氯化物增加45%。猪苓煎剂（相当于生药0.25~0.5g/kg）静脉注射或肌内注射，对不麻醉犬具有较明显的利尿作用，并能促进钠、氯、钾等电解质的排出，可能是抑制了肾小管重吸收功能的结果。实验表明猪苓提取物对肾结石大鼠具有明显的利尿、抑制肾结石形成和肾功能保护作用，可用于利尿、防治肾结石及肾功能衰竭。日本学者从猪苓中提取成分麦角甾-4,6,8(14),22-四烯-3-酮，并证实其具有利尿作用，其作用机制为通过拮抗醛甾酮使 Na^+（K^+）离子平衡发生改变而产生利尿作用。②免疫调节及抗肿瘤作用：猪苓多糖能明显提高小鼠腹腔巨噬细胞的吞噬指数和吞噬率、淋巴细胞转化率、E玫瑰花环率及EAC花环率，表明猪苓多糖可以通过提高巨噬细胞生物活性、淋巴细胞转化能力、T细胞免疫活性等增强或促进小鼠的非特异性和特异性免疫功能。猪苓多糖对HL60和K562癌细胞株的体外诱导分化作用，有副作用小的优点。猪苓多糖对环磷酰胺小鼠淋巴细胞转化能力、自然杀伤细胞（NK细胞）杀伤活性、T细胞总数和IgG产生能力均有所回升，可使小鼠免疫功能处于上调状态。猪苓多糖能够增强豚鼠体液免疫和细胞免疫应答，为一种极有潜力的免疫增强剂。猪苓多糖对人膀胱癌细胞株 T24 细胞有抑制作用。猪苓多糖对小鼠S180瘤体的抑制率达50%~70%，瘤重抑制率达30%以上，约6%~7%荷瘤小鼠肿瘤完全消退，同时可增强荷瘤小鼠的免疫功能，使荷瘤小鼠脾淋巴样细胞对肿瘤细胞的杀伤作用增强。③保肝作用：猪苓多糖能减轻四氯化碳（CCl_4）对小鼠肝脏的损伤，使肝组织病理损伤减轻、血清丙氨酸氨基转移酶（ALT）活力下降，防止6-磷酸葡萄糖磷酸酶和结合酸性磷酸酶活力降低。猪苓多糖对D-半乳糖胺诱发小鼠肝损伤也具有预防和治疗效果。猪苓多糖能明显降低荷瘤小鼠的葡萄糖-6-磷酸酶（G-6-Pase）、果糖-1,6-二磷酸酶等糖异生酶活性，而不影响磷酸化酶活性，从而增加糖原异生，加速糖原合成，对肝脏和肝糖原的消耗有保护作用，亦能抑制 CCl_4 引起的肝 G-6-Pase 活力下降。猪苓多糖不但能增加正常小鼠腹腔巨噬细胞的数目，而且使释放 H_2O_2 能力明显回升，提高正常和肝损伤机体的细胞免疫功能。④抗辐射作用：猪苓多糖具有防治小鼠急性放射病的作用，能明显提高受照小鼠肾上腺皮质的应激功能。⑤抗菌与抗炎作用：猪苓的醇提取液对金黄色葡萄球菌、大肠埃希菌有抑制作用，猪苓中的 polyoroid A、polyoroid B、polyoroid C 具有抗炎作用。猪苓呈浓度依赖性抑制 LPS 诱导的 J774 细胞白细胞介素（IL）-6、诱导型一氧化氮合酶（iNOS）的表达，推测 IL-6 表达的降低可能是通过下调 iNOS 的表达，从而抑制炎症介质 NO 的释放，达到抑制炎症因子及炎症反应的作用。⑥抗衰老作用：猪苓多糖制剂能增加衰老模型小鼠体重，提高其体温及胸腺系数，使其接近正常小鼠水平。猪苓多糖还能显著降低衰老模型小鼠肝脏中过氧化脂质的含量，提高红细胞中超氧化物歧化酶和肝脏过氧化氢酶活力，使其趋于正常小鼠水平，说明其有清除自由基损伤的作用。⑦抗诱变作用：猪苓多糖对环磷酰胺（CTX）所产生的微核有一定抑制作用，能降低 CTX 致突变作用，并抑制突变细胞有丝分裂，减少微核产生，稳定和促进 DNA 修复，具有抗诱变作用。⑧其他作用：猪苓所含的氨基酸、维生素 B_1、维生素 B_2、维生素 E 都是人体中自由基的清除剂，对预防或治疗肿瘤及心血管疾病有一定的作用。其微量元素可参与人体代谢，对维持机体自身稳定起着重要作用。猪苓多糖还具有一定抗凝血能力[1-2,15-19]。

1.2 茯苓 ①利尿作用：茯苓水煎剂 0.5~1g/ml 灌胃对于氯化钠溶液负荷大鼠、小鼠模型均有较显著的利尿作用，且不受体内酸碱平衡变化的影响。与祥利尿药呋塞米相比，茯苓的利尿作用较持久，由电解质紊乱所引起的乏力、心律失常、肠蠕动紊乱、倦怠、嗜睡、烦躁甚至昏迷等不良反应较少。可见茯苓的利尿作用较西药缓和，其作用持久，较为安全。茯苓利尿消肿的主要有效成分为茯苓素，茯苓素具有醛固酮及其拮抗剂相似的结构，体外可竞争醛固酮受体，体内逆转醛固酮效应而不影响醛固酮的合成，因茯苓素能激活细胞膜上的 Na^+，K^+-ATP 酶和细胞中总 ATP 酶，进而促进机体的水盐代谢功能。②免疫调节作用：茯苓多糖对正常小鼠免疫功能具有增强作用，对肠道免疫系统的作用强于外周免疫系统的作用，其机制可能是茯苓多糖口服到达肠道后可以大分子的形式直接接触到肠道黏膜免疫系统的免疫细胞，与外周免疫系统相比作用直接而快捷。羧甲基茯苓多糖（CMP）能明显增强荷瘤小鼠腹腔巨噬细胞的吞噬功能、小鼠脾抗体分泌细胞数（PFC）以及特异的抗原结合细胞数（SRFC）和小鼠对牛血清白蛋白（BSA）诱导的迟发型超敏反应（DTH），同时诱发 Tc 细胞和 NK 细胞的活性，明显促进小鼠脾 T 细胞分泌白细胞介素-2（IL-2）。体外实验 CMP 对小鼠脾混合淋巴细胞的增殖有促进作用。体内（外）实验均证明，CMP 能明显促进小鼠腹腔巨噬细胞分泌肿瘤坏死因子-α（TNF-α）。③抗肿瘤作用：通过体内研究 CMP 对 P388 小鼠白血病的抗癌结果表明，CMP 可下调 Bcl-2mRNA 和 Bcl-2 蛋白的表达来诱导癌细胞的凋亡，但凋亡作用比化疗药物 CTX 作用弱，且 CMP 与 CTX 联合应用后可加强下调 Bcl-2 基因诱导癌细胞的凋亡作用，从而延长荷瘤小鼠的生长时间。CMP 25~500mg/(kg·d) 连续腹腔注射 10 天对肿瘤 U-14 的抑制率为 75.5%~92.7%，25mg/(kg·d) 连续腹腔注射 10 天对小鼠 Lewis 肺癌的抑制率为 32.0%，且与氯化钠注射液对照组比较差异有统计学意义（$P < 0.01$）。CMP 0.1~50μg/ml 对体外培养的小鼠 S180 肉瘤细胞与 H_{22} 肝癌细胞的增殖均有明显的抑制作用。CMP 的抗肿瘤作用可能与增强机体免疫力、抑制肿瘤细胞 DNA、RNA 的合成，实现其对肿瘤细胞的直接损伤作用以及清除自由基作用有关。茯苓素体外对小鼠白血病 L1210 细胞的 DNA 合成有明显的不可逆抑制作用，可显著抑制 L1210 细胞的核苷转运，抑制 L1210DNA 合成的补偿途径的各个环节，对胸苷激酶有一定的抑制作用，且茯苓素对抗癌药有一定的增效作用。茯苓三萜对多种肿瘤具有抑制活性作用，尤其对肺癌、卵巢癌、皮肤癌、直肠癌等作用明显。④抗白血病作用：通

过建立 P388 白血病动物模型，随机分组并给予 CMP 治疗，发现 CMP 组能使荷瘤小鼠生命延长 35.88%，与化疗药物 CTX 合用，可使小鼠的生存期延长 70.05%（$P < 0.05$）。同时，CMP 还可通过下调 Bcl -2 基因诱导癌细胞凋亡，表明 CMP 有良好的抗白血病作用。研究还发现，CMP 和硒酸酯多糖具有抗白血病的生物学效应，二者合用有协同增效作用。⑤保肝作用：CMP 能减轻四氯化碳对鼠肝脏的损伤，使肝组织病理损伤减轻，血清 ALT 活性下降，还能使肝脏部分切除大鼠的肝再生能力提高，再生肝重和体重之比增加。CMP 注射液能显著提高慢性肝炎患者血清 IgA 水平，降低 IgG、IgM 含量，并可使 HBsAg 滴度下降。CMP 有体外抗乙型肝炎病毒（HBV）的作用，能显著减轻四氯化碳所引起的肝纤维化大鼠的损伤程度，且临床用于慢性乙型肝炎（CHB）和肝硬化的治疗有效。⑥抗炎、抑菌作用：茯苓总三萜灌胃给药对二甲苯诱导的小鼠耳廓肿胀，冰醋酸所致小鼠腹腔毛细血管渗出等急性炎症有明显的抑制作用，对卡拉胶诱导的大鼠足爪肿胀以及棉球所引起的大鼠肉芽肿亚急性炎症也有较强的抑制作用。从茯苓的二氯甲烷提取物中分离出新三萜衍生物，对 TPA 诱发的炎症有抑制作用。碱溶性多糖和水溶性多糖对大肠埃希菌（革兰阴性菌）、苏云金芽孢杆菌（革兰阳性菌）都有一定的抑菌作用，但是碱溶性多糖的抑菌效果比水溶性多糖抑菌效果要好。体外实验表明，茯苓煎剂对金黄色葡萄球菌、大肠埃希菌、变形杆菌有抑制作用。乙醇提取物能杀死钩端螺旋体。⑦抗氧化、抗病毒作用：茯苓皮三萜甲醇液对超氧阴离子自由基、羟自由基和过氧化氢（H_2O_2）等多种氧自由基均有不同程度的抑制作用，且随其质量浓度的增加，抑制能力也随之增强，表现出一定的剂量依赖关系。茯苓皮三萜可抑制血细胞自氧化溶血及 H_2O_2 所致的鸡血红细胞的氧化损伤，保护红细胞膜，防止细胞内容物外流。茯苓皮三萜可抑制小鼠肝匀浆自发性脂质过氧化及 $Fe - H_2O_2$ 引起的肝匀浆脂质过氧化中丙二醛（MDA）的生成，且粗三萜对 MDA 的抑制率随三萜质量浓度的增加而提高，但增加趋势并不明显。CMP 对体外 HIV 致感染 MT4 细胞死亡有显著的保护作用；CMP 在体外有抗 HSV - Ⅰ 的作用。⑧抗衰老作用：将茯苓水提液与新生大鼠海马神经细胞原代细胞预孵育 24 小时，再将细胞与叠氮钠孵育培养，与未进行预孵育组比较后发现，茯苓组能明显抵抗叠氮钠引起的神经细胞线粒体还原 MTT 的能力和微管结构紊乱，维持细胞线粒体的功能及微管结构，减缓衰老，有防治神经退行性疾病如阿尔茨海默病、血管性痴呆及帕金森病等的作用。通过测定老龄大鼠血清中单胺氧化酶（MAO）、MDA 和超氧化物歧化酶（T - SOD 和 Cu - SOD）的含量，发现茯苓多糖给药组与老龄对照组相比，能不同程度增加血清中 T - SOD 和 Cu - SOD 活性，降低 MDA 含量，具有抗寒、抗疲劳及抗衰老作用。茯苓提取物能明显缩短小鼠到达平台的逃逸时间，高剂量组还可明显抑制小鼠大脑皮层和海马区 Fas 抗原的表达，能促进染铅小鼠体内铅排出，对改善大脑记忆功能有明显作用。⑨镇静作用：茯苓煎剂小鼠腹腔注射，能明显降低其自发活动，并能对抗咖啡因所致小鼠过度兴奋，对戊巴比妥钠的麻醉作用有明显的协同作用。茯苓可增强硫喷妥钠对小鼠中枢神经系统抑制作用，麻醉时间显著延长。⑩其他作用：茯苓还能通过抑制酪氨酸酶活性来减少黑色素生成量，可减轻卡那霉素中毒性耳损害；抵抗迟发型超敏反应；抑制 MMC 诱导的精子畸变。茯苓浸剂对大鼠幽门结扎所致溃疡有抑制作用，并能降低胃液分泌量及游离酸含量。茯苓水制浸膏及乙醇浸膏对家兔有降血糖作用。茯苓多糖能抗单纯性疱疹病毒；茯苓三萜化合物可使胰岛素的分化诱导活性增强，还可抑制呕吐；茯苓水提取物、乙醇提取物、乙醚提取物均能使心肌收缩力加强，心率加快[20-23]。

1.3 泽泻 泽泻具有利尿、降血糖、降血脂及抗动脉粥样硬化、抗肾结石形成、抗脂肪肝及免疫调节等作用。①利尿作用：泽泻醇 A – 24 – 乙酸酯和泽泻醇 B 是泽泻的利尿成分。②降血脂作用：泽泻的脂溶性部分对实验性高胆固醇血症家兔有明显的降胆固醇作用和抗动脉粥样硬化作用，其中分离得到泽泻醇 A、泽泻醇 B 及泽泻醇 A、泽泻醇 B、泽泻醇 C 的乙酸酯，除泽泻醇 B 外，都有显著的降胆固醇作用。③降血糖作用：泽泻水提醇沉物（RAE）具有明显的降血糖作用，并能保护胰岛细胞免受损伤，RAE 降低血糖作用与促进胰岛素的释放有关。④对心血管系统的作用：泽泻浸膏给犬和家兔静脉注射，有轻度降血压作用，并持续约 30 分钟。泽泻醇提取物在体外对肾上腺素引起的兔离体主动脉条件收缩有缓慢的松弛作用。麻醉犬静脉注射泽泻浸膏以及麻醉兔泽泻醇提取物均有降压作用。泽泻能增加离体兔心脏冠状动脉血流量，对心率无明显影响，对心肌收缩力有轻度抑制作用。⑤抗肾结石形成作用：泽泻水提取物在人工尿液中能有效地抑制草酸钙结晶体的生长和自发性结晶，并随着人工尿液离子强度降低和 pH 值升高，抑制活性逐渐增强。泽泻水提取液体外能抑制草酸钙结晶生长聚集。泽泻乙酸乙酯提取物能通过抑制肾组织内草酸钙晶体的形成、减少肾间胰蛋白酶抑制物的表达与抑制肾骨桥蛋白的表达，来抑制肾结石的形成。⑥抗脂肪肝作用：泽泻经甲醇、苯和丙酮提取的组分对各种原因引起的动物脂肪肝有良好效果，对低蛋白饮食、乙基硫酸所致脂肪肝有不同程度的抑制作用，对 CCl_4 所致急性肝损害亦显示出保护作用，能抑制肝内脂肪堆积，改善肝功能。泽泻中的胆碱、卵磷脂等成分亦有一定抗脂肪肝作用。泽泻醇 A 乙酸酯、泽泻醇 B 乙酸酯和泽泻醇 C 乙酸酯可保护因 CCl_4 中毒的小鼠肝脏，其中以泽泻醇 C 乙酸酯效果最好。⑦对免疫功能的作用：泽泻煎剂 10g/kg 和 20g/kg 给小鼠灌胃，连续 5 日，能减慢小鼠网状内皮系统对碳粒的廓清速率，其廓清指数（K）值明显低于对照组，而对免疫器官（胸腺、脾脏、肝脏）重量无明显影响；同样剂量可使小鼠血清溶血素抗体（主要为 IgM）含量稍有降低，而对抗体 IgG 含量无明显影响。在抗原攻击前给小鼠泽泻煎剂 10g/kg 和 20g/kg，连续 5 日，能显著抑制 2,4 – 二硝基氯苯（DNCB）引起的小鼠接触性皮炎（Ⅳ型变态反应），而抗原攻击后给药对 DNCB 所致之接触性皮炎及对 SRBC 所致之小鼠迟发型足垫肿胀均无明显影响。泽泻的多种活性成分具有增强网状内皮系统活性和抗补体活性，抑制脂多糖激活的巨噬细胞产生 NO 和抗过敏等免疫调节作用。⑧其他作用：体外实验泽泻对实体肿瘤有抑制作用，并能增强机体抗肿瘤的免疫作用；泽泻水溶性成分倍半萜对乙酰胆碱诱导的离体豚鼠膀胱平滑肌收缩有抑制作用；泽泻煎剂能对抗乙酰胆碱所致离体兔肌的痉挛；泽泻煎剂可提高尿激酶的纤溶活性；泽泻可延长激活部分凝血活酶时间、抑制血液凝固，具有抗凝血作用；泽泻水煎剂对谷氨酸钠（MSG）诱发的肥胖大鼠有一定的减肥作用，而对正常大鼠无明显影响；在试管内，泽泻能抑制结核分枝杆菌的生长。动物实验表明，以泽泻浸膏粉相当临床用量的 20 倍和 40 倍饲喂大鼠 3 个月，发现其肝细胞和肾近曲小管细胞有不同程度的水肿和变性[24–25]。

1.4 滑石 滑石有保护皮肤黏膜、抗菌、消肿等药理作用。①对皮肤、黏膜的保护作用：滑石粉外用，撒布于发炎或破损组织的表面时，可形成保护性膜，既可减少局部摩擦，防止外来刺激，亦能吸收大量化学刺激物或毒物，并有吸收分泌液，促进干燥、结痂作用。内服时可以保护胃肠黏膜而发挥镇吐、止泻作用，尚可阻止毒物在胃肠道的吸收。②抗菌作用：将 10% 的滑石粉加入培养基内（平板法），可见到滑石粉对伤寒杆菌、副伤寒杆菌有抑制作用。用纸片法，则仅对脑膜炎双球菌有轻度的抑菌作用。③其他作用：滑石还对关节炎浮肿有减轻作用[9]。

1.5 阿胶 阿胶具有升高红细胞、血红蛋白、白细胞及血小板，促进造血功能，扩张微血管，扩充血容量，降低全血黏度和降低血管壁通透性，增加血清钙含量，改善人体内钙平衡，提升血氧含量，抗疲劳，抗休克，抗辐射，耐寒冷，增强机体免疫力等药理作用。①对血液系统的作用：用$^{60}Co\gamma$射线辐射法、失血法、2%苯肼、环磷酰胺和白消安致贫血法，造成小鼠贫血，灌服以阿胶为主药的复方阿胶膏，考察其补血作用，结果显示复方阿胶膏可以纠正辐射致贫血和失血性贫血，升高2%苯肼致溶血性贫血的血红蛋白（Hb）、红细胞（RBC）和RBC压积，对环磷酰胺、马利兰等化疗药物致贫血小鼠模型有一定治疗作用。采用不给药对照期、铁剂治疗期和阿胶治疗贫血犬，实验表明阿胶组血红蛋白和红细胞的增长速度明显优于铁剂。给大鼠连续口服阿胶1个月，其血小板凝血时间明显缩短，表明阿胶具有促进凝血作用。②抑瘤增效作用：通过以阿胶为君药的复方阿胶浆对荷S180肉瘤小鼠抑瘤、延长生存期及联合化疗药增效减毒的实验发现，该药对S180肉瘤具有一定的抑瘤作用，可明显延长荷瘤小鼠的生存时间，有效缓解放（化）疗所带来的免疫力低下、体重下降和降低继发感染性死亡的概率，联合化疗应用具有协同增效作用，并可减少化疗所带来的白细胞减少及免疫力低下等副作用。实验证明阿胶不但可以减轻放（化）疗的毒副作用，还具有增强免疫的作用。③免疫功能调节作用：采用小鼠迟发型超敏反应试验、小鼠脾淋巴细胞转化试验（MTT法）、小鼠血清溶血素滴度测定（血凝法）和小鼠脾细胞抗体生成试验，观察阿胶口服液对小鼠细胞免疫和体液免疫功能的影响及对小鼠免疫功能的调节作用。结果发现阿胶口服液能够提高小鼠的细胞免疫和体液免疫功能，对小鼠的免疫功能有正向调节作用。④抗疲劳、耐缺氧的作用：通过以阿胶为君药的复方阿胶浆对小鼠抗疲劳、耐寒和耐缺氧实验表明，复方阿胶浆可显著提高小鼠耐疲劳能力、耐寒能力和耐缺氧能力；阿胶口服液能明显提高机体有氧和无氧耐力，促进运动性疲劳的消除；阿胶补血膏升高失血性贫血小鼠的红细胞和血红蛋白，提高脾虚模型小鼠的游泳时间和耐高温时间。⑤增强记忆功能的作用：通过对大鼠进行亚慢性醋酸铅染毒实验表明，阿胶对铅致海马CA3区神经元超微结构及功能的损害均具有保护作用，从而改善学习记忆损伤，且有联合增强效应。⑥保健养颜作用：阿胶对皮肤有营养作用和促进钙的吸收，有利于滋润肌肤，使肌肤光泽，所含的人体必需氨基酸和微量元素具有延缓皮肤衰老的作用。⑦对心血管系统的作用：麻醉猫反复从股动脉放血造成严重出血性休克，注射阿胶溶液能使血压恢复至正常水平。通过观察阿胶对内毒素性休克犬的血流动力学、流变学、球结膜微循环及其存活时间的影响，发现阿胶能明显降低内毒素性休克所造成之升高的全血黏度及血浆相对黏度，能使内毒素性休克犬的球结膜微循环障碍减轻，或尽快恢复正常，能延长内毒素休克犬的存活时间（$P < 0.05$）。阿胶能扩张血管，缩短活化部分凝血酶原时间（APTT），提高血小板数，降低病变血管的通透性。阿胶对兔耳烫伤后的血管通透性能防止烫伤性"渗漏"。⑧其他作用：阿胶可促进巨核细胞的聚集并能增强其活性，还可促进软骨细胞、成骨细胞的增殖并提高他们的合成活性，从而加快软骨内骨化，促进骨愈合。阿胶有促进子宫内膜生长，改善子宫内膜容受性，帮助胚胎着床的作用。阿胶具有促进正常菌群的生长、维护机体微生态平衡的作用。此外，阿胶还能提高机体的抗辐射能力、促进内皮细胞增生、减轻哮喘大鼠肺组织酸性粒细胞炎症反应等作用[10-13]。

2 复方药理

2.1 利尿作用 通过水负荷雄性大鼠利尿实验表明，加味猪苓汤0.6g/kg、1.3g/kg，呋塞米0.01g/kg灌胃后均能增加水负荷大鼠的尿量[26]。另有实验表明，给大鼠投10倍于常量的猪苓汤及西药利尿剂等，给药1个月，各药组均有利尿作用，猪苓汤组利尿作用最好，血浆无钠潴留，各脏器钾不减少，对大鼠血浆和各脏器的电解质以及水分布均无明显影响[27]。

2.2 对肾炎的治疗作用 采用兔抗鼠胸腺细胞抗体（Thy-1）大鼠肾炎模型，检测各组大鼠血液生化指标和细胞因子的活性及表达，探讨猪苓汤对原发性系膜增殖性肾炎的作用机制，发现猪苓汤能通过抑制细胞因子的基因表达、降低细胞因子的活性对原发性系膜增殖性肾炎起到治疗作用[28]。建立大鼠急性逆行性肾盂肾炎动物模型，观察猪苓汤加味的治疗作用，结果证实，该方能够迅速改善局部炎症，改善患肾的病理组织，有效地抑制患鼠尿液及左肾组织中细菌的生长[29]。

2.3 对肾功能的保护作用 通过腹腔注射庆大霉素诱发大鼠中毒性急性肾小管坏死动物模型，探讨猪苓汤对其治疗机制。实验显示，猪苓汤对庆大霉素诱导的急性肾小管损伤具有明显的保护作用。停止给药后，治疗组的血肌酐、尿素氮等指标恢复的速度也较模型组快（$P < 0.05$）。表明猪苓汤有明显修复肾小管上皮细胞损伤、促进再生、减少肾损伤、保护肾功能的作用[30]。

2.4 抑制肾结石形成作用 以乙醛酸溶液制作大鼠肾结石模型，采用反转录聚合酶链反应（RT-PCR）技术检测肾结石大鼠骨桥蛋白（OPN）mRNA的表达。结果发现，诱石剂可使大鼠尿钙及草酸明显增加（$P < 0.05$），尿镁明显降低（$P < 0.05$）。同时，肾脏OPN mRNA的表达量明显增加（$P < 0.05$）；而在给予诱石剂的同时给予注射猪苓汤试剂，则尿钙增加得到抑制（$P < 0.05$），其肾脏OPN mRNA的表达也得到抑制（$P < 0.05$）。表明猪苓汤对乙醛酸溶液诱发的肾结石形成有抑制作用[31]。

2.5 排石作用 选择输尿管结石长径在10mm以下患者，通过每日给予猪苓汤7.5g，连续服药1个月以上。发现上输尿管结石在4mm以下者，2周排石率57.1%，4周排石率71.4%；结石在4~10mm者，2周排石率在5.9%，4周排石率在23.5%。下输尿管结石在4mm以下者，2周排石率66.7%，4周排石率83.3%；结石在4~10mm者，2周排石率在15.4%，4周排石率在46.2%。用药后多数患者表现为无症状的自然排石，仅有11.5%出现绞痛[32]。

2.6 抗菌作用 选用大肠菌株和变形杆菌菌株及临床菌株，观察猪苓汤及加味猪苓汤的抗菌作用，并选用三金片和氧氟沙星作为阳性对照药物。结果显示，三者均有抑菌作用，但加味猪苓汤的抗菌活性明显优于猪苓汤，并优于三金片。表明加味猪苓汤对大肠埃希菌和变形杆菌具有较强的抑菌作用[33]。

2.7 促进前列腺术后创面愈合作用 通过临床实验表明，患者在前列腺电切术后第2天开始服用猪苓汤，连服4周，血尿阴转时间为（11.9±4.1）天，对照组为（22.3±4.8）天（$P < 0.01$）；术后2周、4周时治疗组尿频、尿急、尿痛等尿路刺激症状消失人数、最大尿流率等均优于对照组（$P < 0.01$）。表明猪苓汤可促进前列腺电切术后创面愈合，缩短血尿阴转时间，减轻尿频、尿急、尿痛等症状[34]。

2.8 抑癌增效减毒作用 采用血清药理学方法，以不同浓度含药血清孵育体外培养人肿瘤细胞系，通过流式细胞仪检测不同浓度血清药物组对肿瘤转移抑制基因的表达情况，探讨猪苓汤抗癌抑制转移的作用机制。结果发现，猪苓汤含药血清可显著提高肺癌高转移株PG肿瘤转移抑制基因的表达，与正常组比较有显著性差异（$P < 0.01$），与顺铂＋正常血清组相比也有显著性差异（$P < 0.05$），白血病细胞株 k562 猪苓汤含药血清对 nm23 表达影响不大，与正常组比较无显著性差异。表明猪苓汤作为滋阴利水、扶正抗癌剂，对高转移肺癌的转移属性有调节作用，可改善预后，减少复发[35]。

【临床研究与应用】

1 治疗急性肾小球肾炎

选择本病患者 30 例，用猪苓汤煎服。若初期兼有表邪者加麻黄、白术、生姜；肉眼血尿或尿如浓茶、尿检红细胞（＋＋）以上者加小蓟、侧柏炭、茜草；咽喉溃烂者加紫草、赤芍、大青叶；头晕目眩、血压升高者加女贞子、黄柏、牛膝、菊花、石决明；兼有疮疡者加蒲公英、金银花；便秘者加大黄；后期兼滋肾养肝，加山茱萸、山药、牡丹皮。10 日为 1 个疗程。结果经 5 个疗程治疗，患者全部临床治愈[36]。

2 治疗慢性肾炎

选择慢性肾炎患者 124 例，随机分成治疗组和对照组各 62 例，对照组予阿魏酸哌嗪、雷公藤多苷治疗，伴有高血压者予以硝苯地平。治疗组在对照组治疗基础上用猪苓汤加生地黄、山茱萸、山药、党参、黄芪等煎服。14 天为 1 个疗程。结果经连续治疗 3 个疗程，以国家中医药管理局 1997 年制定的慢性肾炎疗效标准拟定疗效标准，总有效率为 91.9%；对照组总有效率为 74.1%[37]。

3 治疗系统性红斑狼疮性肾炎

选择系统性红斑狼疮性肾炎患者 45 例，随机分为治疗组 30 例和对照组 15 例。治疗组用猪苓汤加黄芪、生地黄、白茅根、当归、茜草、紫草、甘草，水煎内服，同时静脉滴注复方丹参注射液；对照组内服泼尼松。4 周为 1 个疗程。结果经 6 个疗程治疗，以主症、兼症消失，检验指标趋于正常为完全缓解，治疗组完全缓解 7 例，显效 13 例，有效 8 例，无效 2 例，总有效率为 93.33%；对照组完全缓解 1 例，显效 5 例，有效 5 例，无效 4 例，总有效率为 73.33%（$P < 0.05$）[38]。

4 治疗肾积水

治疗肾积水 45 例，用猪苓汤加车前子、冬葵子、木香、乌药煎服。若合并泌尿系结石加金钱草、海金沙、石韦、王不留行、牛膝、鸡内金；若有尿频、尿急、尿痛加木通、萹蓄；大便秘结加大黄；尿血加茜草根、墨旱莲、白茅根；前列腺增生加泽兰、益母草、桂枝等。结果以 B 超复查肾积水消失、腰痛等症状消失为痊愈。结果痊愈 38 例，好转 3 例，无效 4 例，总有效率为 91.1%。有效病例中见效最快者 3 天，最慢者 7 天，痊愈者多在 2～3 周[39]。

5 治疗糖尿病性肾病

治疗糖尿病性肾病患者 35 例，用猪苓汤加大黄、丹参煎服。若肝肾阴虚型加女贞子、黄芪、生地黄等；脾肾气虚型加太子参、山药等；气阴两虚型加麦冬、五味子、玄参等；阴阳两虚型加附子、生地黄、生龙骨、生牡蛎等；并发视网膜病变加枸杞子、菊花、密蒙花、三七等；血压较高者加怀牛膝、夏枯草等；尿中蛋白阳性者加芡实、白茅根、车前子等。结果临床控制 6 例，有效 24 例，无效 5 例，总有效率为 86%[40]。

6 治疗肾病综合征

选择肾病综合征患者 60 例，在激素治疗初期，中医辨证属阴虚火旺证候阶段，以泼尼松、双嘧达莫、辛伐他汀治疗，其中治疗组 30 例在上述治疗基础上用猪苓汤颗粒剂服用。结果以连续 3 日尿蛋白 <0.30g/24h，NS 临床表现完全消除，血浆白蛋白 >35g/L，肾功能正常为治愈标准。治疗组治愈 20 例，好转 8 例，无效 2 例，总有效率 93.33%；对照组治愈 10 例，好转 16 例，无效 4 例，总有效率 86.67%（$P<0.05$）[41]。

7 治疗泌尿系结石

治疗泌尿系结石 20 例，用猪苓汤加白芍、甘草煎服。若热重者加大黄，血尿甚者加小蓟，剧痛者可强针刺肾俞等穴，或用哌替啶 50mg 肌内注射，感染严重可给予抗生素治疗。结果以结石排出，腰痛、侧腹痛、血尿及膀胱刺激症状均消失，腹部压痛消失，X 光平片无结石影像为有效，本组有效 18 例，有效率为 90.0%[42]。

8 治疗血淋

选择血淋患者 50 例，用猪苓汤加仙鹤草、黄芩煎服。若伴往来寒热者加柴胡；大便干结者加大黄；小便短少热赤者加竹叶、生地黄、车前子；脓球较多者加败酱草、鱼腥草；伴气虚者加黄芪、党参；肾阴虚甚者加生地黄、女贞子、墨旱莲；阴虚火旺者加知母、黄柏。每日 1 剂，服药期间停用其他药物。结果以自觉症状消失，连续 3 日尿检正常，随访半年未复发为治愈。结果治愈 46 例，好转 2 例，无效 2 例。服药最少 3 剂，最多 15 剂[43]。

9 治疗乳糜尿

治疗乳糜尿 26 例，用猪苓汤加鹿角霜、补骨脂、益智仁煎服。如伴有尿频、尿急、尿痛者加黄柏、车前子（包煎）；尿常规有红细胞者加白茅根、仙鹤草；尿常规有白细胞、脓细胞者加蒲公英、紫花地丁、败酱草。2 个月为 1 个疗程。结果以临床症状、体征消失，小便转清，尿乳糜试验阴性，正常工作和不限制饮食，连续 1 年以上不复发为痊愈。痊愈 9 例，有效 14 例，无效 3 例，总有效率为 88.5%[44]。

10 治疗小便不利

治疗不明原因之小便不利（现代医学各项理化检查无异常，治疗用药无特异性）患者 32 例，用猪苓汤煎服，每日 1 剂。若有血尿加白茅根、大蓟、小蓟、生地黄；小便淋漓疼痛加琥珀（研服）、萹蓄、瞿麦、土茯苓；腰痛加狗脊、虎杖；经久不愈，只表现尿频、尿急而无其他伴随证者，加山茱萸、山药、熟地黄。结果以各症状消失，随访半年未复发为痊愈。痊愈 25 例，好转 5 例，无效 2 例，总有效率为 93.8%[45]。

11 治疗前列腺增生

选择前列腺增生患者 106 例，其中肾阴不足型患者以猪苓汤合六味地黄汤加减煎服；若阴虚火旺者酌加盐黄柏、盐知母。4 周为 1 个疗程。经 3 个疗程治疗，以尿频、尿线细、尿淋沥、排尿困难、尿潴留症状消失，且 B 超或膀胱镜检前列腺恢复正常大小为治愈。结果总有效率达 83.02%[46]。

12 治疗顽固性心力衰竭

选择顽固性心力衰竭患者随机分为治疗组和对照组各 20 例，2 组均以西药常规治疗，治疗组在此基础上用参麦注射液静脉滴注和猪苓汤加白术、大腹皮、葶苈子、车前子、黄芪、当归、川芎、桃仁、丹参煎服。结果经 15 天治疗，以心力衰竭完全控制，或心功能由Ⅲ级转为Ⅰ级为显效，治疗组显效 11 例，有效 6 例，无效 2 例，死亡 1 例，总有效率85.0%；对照组显效 9 例，有效 5 例，无效 5 例，死亡 1 例，总有效率 70.0%（$P <$0.01）[47]。

13 治疗轮状病毒性肠炎

选择轮状病毒性肠炎患儿分为治疗组 82 例和对照组 44 例，治疗组用猪苓汤加黄连、白芍、车前草、乌梅、诃子、生姜、甘草煎服；对照组用利巴韦林静脉滴注，口服蒙脱石散和双歧杆菌乳杆菌三联活菌治疗。2 组均不用抗生素，合并脱水、酸中毒、电解质紊乱者给予常规静脉补液。结果以治疗 72 小时内大便性状及次数恢复正常，全身症状消失为显效。治疗组总有效率 96.4%；对照组总有效率 77.8%（$P < 0.01$）[48]。

14 治疗肝硬化腹水

选择肝硬化腹水患者随机分为治疗组和对照组各 30 例，2 组均给予常规治疗，治疗组在此基础上每日加服猪苓汤。若气虚明显加黄芪、党参；腹胀明显加柴胡、枳壳、槟榔；血瘀加用丹参、莪术、三棱；湿重加苍术、冬瓜子；热重加茵陈、赤芍；血小板减少加三七、藕节炭。结果以症状消失，B 超提示腹水完全消失，肝功能及白蛋白恢复正常为显效，治疗组显效 9 例，有效 16 例，无效 5 例，总有效率 83.3%；对照组显效 6 例，有效 14 例，无效 10 例，总有效率 66.7%（$P < 0.01$）[49]。

15 治疗癌性腹水

选择恶性肿瘤晚期腹水患者随机分为观察组和对照组各 40 例，2 组均根据腹水量和患者耐受情况酌情抽液，抽液完毕后均行腹腔灌注顺铂、地塞米松对症支持治疗。观察组同时予以猪苓汤加黄芪、龙葵煎服。结果以腹腔积液完全消失持续 4 周以上为完全缓解，观察组完全缓解 17 例，部分缓解 18 例，无变化 3 例，进展 2 例，有效 35 例，总有效率87.5%；对照组完全缓解 11 例，部分缓解 16 例，无变化 8 例，进展 5 例，有效 27 例，总有效率 67.5%（$P < 0.05$）[50]。

16 治疗中（晚）期膀胱癌

选择中（晚）期膀胱癌 42 例，在采用红外线体表照射进行全身热疗的基础上，用猪苓汤加白花蛇舌草、半枝莲、半边莲、山慈菇水煎取汁，于热疗术前 5 日至热疗术后 17 日服用。4 周为 1 个疗程。结果以病灶直径缩小≥25% 为显效，本组总有效率 77.0%[51]。

17 治疗尿道综合征

选择 36 例来自皮肤科门诊尿道综合征患者予以猪苓汤加黄芪煎服。若临证中气不足者加山药、柴胡；伴肾阳不足者加淫羊藿、肉苁蓉；伴心神不宁者加生龙骨、炒酸枣仁；尿道刺痛重者加生地黄、竹叶；舌质紫暗者加丹参。结果以临床症状完全消失为痊愈，本组痊愈 18 例，显效 7 例，好转 8 例，无效 3 例，总有效率 91.7%。治疗时间 8～37 天，平均19 天[52]。

18 治疗羊水过多

选择羊水过多患者分为治疗组 40 例和对照组 26 例，治疗组给予猪苓汤煎服。若气虚加黄芪、白术；气滞加桑白皮、天仙藤；湿盛加制半夏、厚朴、陈皮、车前子。同时用西药氢氯噻嗪、氯化钾口服。对照组单用氢氯噻嗪、氯化钾。结果以尿量增加，腹肿明显减轻或消失，羊水指数下降超过2cm为显效，治疗组显效10例，有效25例，无效5例；对照组显效3例，有效14例，无效9例（$P<0.05$）[53]。

19 治疗复发性泌尿系感染

选择复发性泌尿系感染患者110例，随机分为治疗组60例和对照组50例。治疗组采用猪苓汤加车前子、白茅根、白芍、生甘草煎服。若伴血尿者加小蓟、藕节炭，墨旱莲；尿中夹有砂石者加金钱草、鸡内金、石韦；尿道灼热感明显者加栀子、瞿麦、萹蓄；疼痛感明显者加琥珀粉；小便浑浊者加萆薢；伴腰膝酸软、五心烦热者加黄柏、知母、生地黄；少腹坠胀者加乌药、橘核、青皮；气短乏力者加沉香末。对照组予以左氧氟沙星片治疗。2组均以1周为1个疗程。结果经2个疗程治疗，以症状、体征消失，尿常规检查正常，中段尿细菌培养3次阴性为治愈，治疗组治愈27例，好转29例，未愈4例，总有效率为93.3%；对照组治愈15例，好转22例，未愈13例，总有效率为74.0%（$P<0.01$）[54]。

20 治疗颅脑损伤

选择48例不考虑手术的颅脑损伤患者，随机分为治疗组与对照组各24例，2组均采用吸氧、监护，保持生命体征稳定，脱水、利尿、降颅压，纠正水及电解质紊乱，防止感染和消化道出血，营养支持等常规治疗方法。治疗组在此基础上另予猪苓汤加滑石、黄芪、丹参煎服，并随证加减。昏迷或不能进食者鼻饲。7天为1个疗程。结果经4个疗程治疗，以症状、体征消失，CT检查病灶消失为痊愈，治疗组总有效率为87.5%；对照组总有效率为75.0%（$P<0.05$）[55]。

21 治疗玻璃体积血

选择玻璃体积血患者65例，采用猪苓汤加茯苓、当归、丹参、墨旱莲、生地黄、玄参、枸杞子、益母草、蒲黄、三七粉、车前子等，水煎内服，并随证加减。1个月为1个疗程。结果以1个月内玻璃体积血完全吸收，眼底清晰可见，视力提高5行以上为显效，本组显效38例，有效21例，无效6例，总有效率90.76%[56]。

22 治疗分泌性中耳炎

选择分泌性中耳炎60例，用猪苓汤加茯苓、黄芪、石韦、益母草、赤芍、桑白皮、葶苈子、白术、黄芩、仙鹤草煎服，对照组30例用血管收缩剂滴鼻、咽鼓管吹张，鼓膜穿刺抽液，口服泼尼松、抗生素等综合治疗。2组均以2周为1个疗程。结果以自觉听力恢复，鼓膜颜色正常，纯音测听及鼓室曲线恢复正常为显效，治疗组显效34例，有效23例，无效3例，总有效率95.0%；对照组显效14例，有效8例，无效8例，总有效率73.3%（$P<0.05$）[57]。

23 治疗其他疾病

以猪苓汤为主方还可治疗膀胱结石、双膝关节退行性病变、急性肾盂肾炎、肾功能不全（尿毒症期）、肺部感染[58]，干燥性角膜结膜炎[59]，脑震荡、骨折致软组织肿胀、急性腰椎间盘突出症[60]，2型糖尿病合并泌尿系感染[61]，尿崩症[62]，糖尿病神经源性膀胱[63]，上消化道出血后发热[64]，难治性水肿[65]，一氧化碳严重中毒[66]，慢性前列腺炎[67]，低蛋白水肿[68]，慢性咽炎[69]，荨麻疹[70]，糖尿病性腹泻[71]，慢性肾病蛋白尿[72]，髓劳合并阳明津伤水热互结证[73]，肝癌癌性腹泻[74]，肾移植后高度水肿[75]，药物变态反应性口炎[76]，急性膀胱炎[77]，小便沥痛[78]，慢性心、肾功能不全及小便不利、下肢水肿[79]，老年性癃闭、再生障碍性贫血伴腹泻[80]等。

【方剂评述】

五苓散证与猪苓汤证均有"水液停蓄"的病变机制，对此张仲景选用茯苓、猪苓、泽泻为基本药物以泄停蓄之水液，其不同在于五苓散证病变在中焦脾胃、涉及三焦而又有表证，故加桂枝、白术；猪苓汤证病变在下焦肾与膀胱而又有郁热伤阴动血之虞，故加阿胶、滑石。总之，五苓散方证与猪苓汤方证虽然证多类似，而其病位、病机却大相径庭。猪苓汤作为滋阴清热利水的名方，众多医家已经开展一系列的临床及实验研究，并取得了重大进展。实验研究表明，猪苓汤对泌尿系统具有利尿、抗菌、改善肾脏局部炎症、改善肾功能、抑制肾结石形成与促进结石排出、促进前列腺术后创面愈合、抑癌增效减毒等药理学作用。临床中主要用于泌尿系统疾病，另外还有少量用于神经系统、消化系统、呼吸系统疾病及传染病等。猪苓汤具有很高的实用价值，但今后尚需在本方的配伍、复方成分变化及药效学基础研究方面进一步深入探讨，有望深度开发利用。

参 考 文 献

[1] 赵英永，崔秀明，张文斌，等. 猪苓的化学成分与药理作用研究进展 [J]. 中药材，2009，32（11）：1785 - 1787.

[2] 崔大鹏，和瑞欣. 猪苓化学成分及药理作用浅述 [J]. 河南中医，2011，31（2）：185 - 186.

[3] 许广波，李太元，李艳茹. 药用真菌猪苓研究热点的进展 [J]. 延边大学农学学报，2012，34（3）：262 - 266.

[4] 胡斌，杨益平，叶阳. 茯苓化学成分研究 [J]. 中草药，2006，37（5）：655 - 658.

[5] 沈玉萍，李军，贾晓斌. 中药茯苓化学成分的研究进展 [J]. 南京中医药大学学报，2012，28（3）：297 - 300.

[6] 许甜甜，金传山，吴德玲，等. 茯苓不同药用部位化学成分分析 [J]. 安徽中医学院学报，2013，32（1）：77 - 79.

[7] 钱丽萍，江月萍，阙慧卿，等. 泽泻及复方制剂的化学成分及药理活性的研究进展 [J]. 海峡药学，2010，22（12）：8 - 11.

[8] 肖飞艳，冯育林，杨世林，等. 泽泻化学成分的研究进展 [J]. 中药新药与临床药理，2009，20（5）：491 - 495.

[9] 张保国. 矿物药 [M]. 北京：中国医药科技出版社，2005：432.

[10] 金在久. 阿胶化学成分及现代药理研究进展 [J]. 时珍国医国药，2005，16（12）：1301 - 1302.

[11] 毛跟年，郭倩，瞿建波，等. 阿胶化学成分及药理作用研究进展 [J]. 动物医学进展，2010，31（11）：83 - 85.

[12] 金绍擎，孙大昱. 阿胶化学成分及现代药理研究进展 [J]. 黑龙江科技信息，2012（15）：24，278.

[13] 高景会，王蕊，范锋. 阿胶现代研究进展 [J]. 中国药事，2011，25（4）：396 - 401.

[14] 松田秀秋. 汉方方剂的药理学研究（4）：猪苓汤中配伍阿胶的意义 [J]. 和汉医药学杂志，1995，12（1）：89 - 92.

[15] 刘汉卿，郭勇全，肖萍，等. 猪苓的研究与应用 [J]. 广州化工，2010，38（10）：40 - 41.

[16] 戚淑威，赵琪，程远辉，等. 猪苓的研究进展 [J]. 云南农业科技，2011（5）：7 - 9.

[17] 胡金萍，江泽波. 猪苓对 LPS 诱导的 J774 细胞 IL - 6 与 iNOS 表达的影响 [J]. 当代医学，2013，19（6）：19 - 20.

[18] 李伟. 猪苓多糖硫酸酯的抗凝血活性研究 [J]. 科技资讯，2012（20）：1.

[19] 李伟. 猪苓药理作用研究进展 [J]. 河南科技大学学报 (医学版), 2011, 29 (2): 159-160.

[20] 张秀明. 茯苓药理作用研究概况 [J]. 中药材, 2001, 24 (6): 446-449.

[21] 金惠, 赵英博, 江维, 等. 茯苓药理作用及临床应用研究进展 [J]. 湖北中医杂志, 2008, 30 (4): 59-61.

[22] 梁学清, 李丹丹, 黄忠威. 茯苓药理作用研究进展 [J]. 河南科技大学学报 (医学版), 2012, 30 (2): 154-156.

[23] 胡朝暾, 肖毅, 周鹏飞. 茯苓多糖的提取及其抑菌研究 [J]. 怀化学院学报, 2012, 31 (8): 15-18.

[24] 禹建春, 叶红梅, 林西西. 泽泻的药理研究概况 [J]. 海峡药学, 2011, 23 (2): 92-93.

[25] 冯欣煜, 姚志凌. 泽泻药理研究与临床新用 [J]. 中国医药指南, 2007 (S): 37-38.

[26] 戴宝强, 杜贵友, 王秀荣, 等. 猪苓汤合四物汤对大鼠利尿作用研究 [J]. 中国实验方剂学杂志, 1996, 2 (2): 28-30.

[27] 谢鸣. 中医方剂现代研究 [M]. 北京: 学苑出版社, 1997: 1435.

[28] 全世建, 李政木, 谢桂权, 等. 加味猪苓汤治疗原发性系膜增殖性肾炎的实验研究 [J]. 中国优生与遗传杂志, 2004, 21 (2): 140-147.

[29] 张状年, 刘华东, 杨舜民. 栀柏猪苓汤治疗大鼠实验性急性肾盂肾炎模型的研究 [J]. 国医论坛, 2000, 15 (3): 45-46.

[30] 刘宝利, 陈明. 猪苓汤和真武汤调节肾小管间质损伤的实验研究 [D]. 北京: 北京中医药大学硕士学位论文, 2006, 6.

[31] 王沙燕, 石之骅, 张阮章, 等. 猪苓汤对肾结石大鼠 Osteopotin mRNA 表达的影响 [J]. 中国优生与遗传杂志, 2005, 13 (10): 39-40.

[32] 铃木明. 猪苓汤对输尿管结石的排石效果 [J]. 日本东洋医学杂志, 1995, 45 (4): 877-879.

[33] 李学林, 王树玲, 赵曦. 加味猪苓汤抗菌作用的实验研究 [J]. 中国中医药科技, 1999, 6 (5): 310-311.

[34] 邹传兵, 朱子军, 朱伟. 猪苓汤在前列腺电切术后的作用观察 [J]. 实用中医药杂志, 2008, 24 (11): 700-701.

[35] 邵玉英, 刘培民. 猪苓汤含药血清对体外培养 k562 及 PG 细胞 nm23 基因表达的影响 [J]. 世界中西医结合杂志, 2009, 4 (9): 627-629.

[36] 方松青, 林丽珍. 猪苓汤加减治疗急性肾小球肾炎 30 例 [J]. 实用中医药杂志, 2009, 25 (9): 608-609.

[37] 赵萌. 猪苓汤加味治疗慢性肾炎 62 例临床观察 [J]. 天津中医药, 2009, 26 (1): 51.

[38] 林德就, 温伟平, 邱仁斌, 等. 加味猪苓汤配合复方丹参注射液治疗系统性红斑狼疮性肾炎 30 例疗效观察 [J]. 新中医, 2003, 35 (7): 26-27.

[39] 刘守洪. 猪苓汤治疗肾积水 45 例 [J]. 山东中医杂志, 1995, 14 (8): 345-346.

[40] 桑岚. 猪苓汤治疗糖尿病性肾病 35 例临床报道 [J]. 河南中医药学刊, 2000, 15 (3): 34-35.

[41] 王永超, 相昌娥, 张宪忠. 猪苓汤治疗肾病综合征 30 例 [J]. 现代中医药, 2009, 29 (6): 17-18.

[42] 吴振琴. 加味猪苓汤治疗泌尿系结石 20 例临床观察 [J]. 齐齐哈尔医学院学报, 2004, 25 (5): 534.

[43] 王玉明, 彭世桢, 马凌. 猪苓汤治疗血淋 50 例临证分析 [J]. 实用中医内科杂志, 2004, 18 (3): 240.

[44] 袁晓萍. 加味猪苓汤治疗乳糜尿 26 例 [J]. 中医药学刊, 2006, 24 (3): 529.

[45] 李昌德. 猪苓汤治疗小便不利 32 例分析 [J]. 四川中医, 2003, 21 (1): 45.

[46] 贺建国. 辨证治疗前列腺增生症 106 例 [J]. 河南中医, 2008, 28 (4): 41.

[47] 汤献文, 邹烈寰. 中西医结合治疗顽固性心力衰竭疗效观察 [J]. 现代中西医结合杂志, 2005, 14 (20): 2711.

[48] 张炜, 海洋. 猪苓汤治疗小儿轮状病毒性肠炎 82 例 [J]. 中医儿科杂志, 2008, 4 (5): 29-31.

[49] 洪海洲, 梁梅荣. 猪苓汤加减治疗肝硬化腹水的疗效观察 [J]. 传染病信息, 2005, 18 (S1):

67 - 68.

[50] 张红，张向业，潘小平. 猪苓汤加味治疗癌性腹水临床观察 [J]. 中国中医药信息杂志，2009，16（11）：71，75.

[51] 徐萍. 猪苓汤加味结合41.8℃全身热疗治疗中晚期膀胱癌42例 [J]. 河北中医，2007，29（8）：720 - 721.

[52] 李俊玲. 猪苓汤加味治疗淋病及非淋菌性尿道炎后尿道综合征临床观察 [J]. 河南中医学院学报，2007，22（6）：53 - 54.

[53] 吕伯中. 猪苓汤治疗羊水过多40例观察 [J]. 中华实用中西医杂志，2003，3（16）：1610.

[54] 潘和长. 猪苓汤加味治疗老年复发性泌尿系感染的临床观察 [J]. 湖北中医药大学学报，2009，11（4）：50.

[55] 张洪清. 猪苓汤治疗颅脑损伤24例临床观察 [J]. 湖南中医药大学学报，2010，30（2）：63 - 64.

[56] 张佐红，李凤册. 猪苓汤加减治疗玻璃体积血65例 [J]. 陕西中医，2000，21（11）：487.

[57] 李雪生，王根民. 猪苓汤加味治疗渗出性中耳炎疗效观察 [J]. 辽宁中医杂志，2005，32（7）：692.

[58] 张万水，陈利国，孙冠珠，等. 临床运用猪苓汤的体会 [J]. 陕西中医，2006，27（2）：238 - 239.

[59] 马春霞，段灵霞. 杞菊地黄汤合猪苓汤超声雾化喷眼治疗干眼症的临床观察 [J]. 现代中医药，2007，27（5）：17 - 18.

[60] 李国庆，刘顺兴. 猪苓汤骨伤科应用举隅 [J]. 天津中医，1998，15（2）：92 - 93.

[61] 刘臣. 猪苓汤加味治疗2型糖尿病合并泌尿系感染50例 [J]. 湖北中医杂志，2005，27（4）：40.

[62] 杨利. 邓铁涛和任继学教授应用经方举隅 [J]. 广州中医药大学学报，2004，21（1）：63 - 65.

[63] 刘敏，兰琴. 糖尿病神经源性膀胱治验 [J]. 河南中医，2006，26（5）：74 - 75.

[64] 杨大坚. 经方临证治验3则 [J]. 新中医，2006，40（6）：95 - 96.

[65] 华传金. 难治性水肿治验3则 [J]. 北京中医药大学学报（中医临床版），2008，16（4）：43 - 44.

[66] 王毅力，葛建敏. 猪苓汤加味治疗一氧化碳严重中毒 [J]. 中国中医急症，2000，9（6）：290 - 291.

[67] 王拥军. 桃核承气汤合猪苓汤加减治疗慢性前列腺炎38例 [J]. 实用中医药杂志，2011，27（3）：162 - 163.

[68] 陈瑞玲，周翠萍. 猪苓汤治疗低蛋白水肿1例报道 [J]. 中国民间疗法，2010，18（10）：42.

[69] 芦伟. 猪苓汤治疗慢性咽炎 [J]. 中国医药科学，2011，1（11）：57，71.

[70] 张冬梅，吕永波，张晓杰. 张晓杰治疗荨麻疹经验 [J]. 实用中医药杂志，2010，26（12）：864.

[71] 陈曦，高蕾，赵和，等. 猪苓汤治疗糖尿病性腹泻 [J]. 中国保健营养，2012，12（22）：5422 - 5423.

[72] 斯建中. 猪苓汤加味治疗慢性肾小球疾病蛋白尿50例 [J]. 浙江中医学院学报，1997，21（6）：36.

[73] 段赟，李雪松，开金龙，等. 夏小军教授辨治髓劳合并阳明津伤水热互结证验案 [J]. 中医研究，2013，26（2）：42 - 43.

[74] 陈曦，高蕾，赵和. 猪苓汤治疗肝癌癌性腹泻 [J]. 中国实用医药，2012，7（32）：176 - 177.

[75] 周强，逢冰，彭智平，等. 仝小林教授应用猪苓汤治疗肾移植后高度水肿验案 [J]. 中国中医急症，2012，21（10）：1580，1582.

[76] 贾莉，陈思明，岑凯，等. 猪苓汤合过敏煎加减治疗药物变态反应性口炎案例分析 [J]. 中国中医基础医学杂志，2011，17（12）：1386.

[77] 千村哲朗. 猪苓汤合四物汤治疗急性膀胱炎的临床效果 [J]. 东洋医学杂志，1993，21（7）：35 - 37.

[78] 中国社区医师编辑部. 猪苓汤临床新用 [J]. 中国社区医师，2010（4）：12.

[79] 肖珉，李玉峰. 应用葛根黄芩黄连汤合猪苓汤治疗下利验案分析 [J]. 现代中医临床，2014，21（2）：45 - 46.

[80] 张保国，刘庆芳. 猪苓汤的现代药理研究与临床应用 [J]. 中成药，2014，36（8）：1727 - 1730.

第二篇

痉湿暍病脉证治篇

本篇讨论痉病、湿病、暍病三种疾病的病因、病机、辨证与治疗。痉病、湿病、暍病都与感受外邪有关，初起皆可见太阳病表证，因此将其合为一篇。痉病多病在筋脉，以项背强急、口噤不开、四肢抽搐、甚则角弓反张、脉弦为主症。痉病又以发病时汗之有无，分为柔痉和刚痉两种证型。现代医学认为痉病类似于西医学之流行性脑脊髓膜炎、流行性乙型脑炎、脑膜炎、破伤风、脑血管意外、脑肿瘤、脑寄生虫病等所致之痉挛抽搐。湿病根据病因有外湿和内湿之分，本篇所论以外湿为主，病位主要在肌肉、关节，临床以发热身重、骨节疼痛为主症。西医学将其归为肌肉风湿、风湿热、风湿性关节炎、类风湿关节炎等疾病范畴。暍病指夏季感受暑邪所患之伤暑证，临床以发热自汗、烦渴尿赤、少气脉虚为主症。

❦ 栝楼桂枝汤 ❦

【处方组成与功用】

栝楼桂枝汤出自《金匮要略》痉湿暍病脉证治（痉病）篇，由天花粉（即栝楼根）10～15g、桂枝10g、白芍10g、甘草6g、生姜9g、大枣12枚组成（有文献称瓜蒌桂枝汤，其瓜蒌亦指天花粉）。具有解肌散邪、滋养津液、舒缓筋脉的功效。传统用于痉病所见之身体强直、项背强急不柔和、俯仰不能自如、脉象不浮缓却反见沉迟等。

【方剂传统解析】

《金匮要略》载："太阳病，其证备，身体强，几几然，脉反沉迟，此为痉，栝楼桂枝汤主之"，该条文论述了柔痉的证治。病因、病机为风寒外束、腠理不固、里津不足、筋脉强急。栝楼桂枝汤方即桂枝汤原方加天花粉而成。桂枝汤解肌祛风、驱散外邪、调和营卫，且方中白芍与甘草、大枣相配，酸甘化阴，又具缓挛舒经之效，与痉病筋脉强急的病机极为贴切。天花粉苦、寒，质润，可生津养阴、清热润燥。诸药配伍，共奏散邪解肌、养阴生津、舒缓筋脉之效，故可用于柔痉的治疗。

【方剂药效物质基础】

1　拆方组分

1.1　天花粉　天花粉是葫芦科植物栝楼或双边栝楼的干燥根，其主要化学成分为蛋白质、植物凝血素、多糖类、酶类、氨基酸类、皂苷、淀粉等。①天花粉蛋白：天花粉蛋白（TCS）是从栝楼根鲜汁中得到的一种对中期妊娠引产有效的简单蛋白质，同时具有抗葡萄胎活性及抗艾滋病（AIDS）活性；分子量24000，等电点为9.4，不含糖和磷酸基团，蛋白质 Karasurin 对妊娠小鼠有强烈堕胎作用；蛋白质 α – Momorcharin 和 β – Momorcharin 具有引产、免疫抑制和抗肿瘤作用。尚分离出由289个氨基酸组成的蛋白质 α – Trichosanthin、细胞毒蛋白 Trichosanthin – ZG 以及具有胰蛋白酶抑制活性的多肽等。②植物凝血素：天花粉凝血素（TKA）是一种半乳糖特异性的植物凝血素，是有两种异构体的糖蛋白，分子量分别为30000和32000。纯化的 TKA 与其他凝血素相结合已经用于奈瑟菌属引起的淋病的流行病学研究。TKA 在体外实验中有胰岛素样作用，对半乳糖有特异结合力。③多糖类：天花粉多糖有明显的免疫调节作用，能增强免疫活性，具有显著的抗肿瘤和细胞毒活性。从天花粉水提取物中分离出5个具有降血糖活性的聚糖（TrichosanA ~ E）。④酶类：天花粉中还含有许多酶类，其中 β – 半乳糖苷酶活性最强，α – 甘露糖苷酶活性次之。⑤氨基酸类：如二水合瓜氨酸、α – 羟甲基丝胺酸、瓜氨酸以及丙氨酸、缬氨酸、酪氨酸、赖氨酸和 γ – 氨基丁酸等。⑥其他成分：从天花粉中分离出来的11种三萜化合物及其38种衍生物均有抑制由 $12 – O$ – 十四烷酰佛波酯诱导的 Raji 细胞早期抗原活化的作用。天花粉中还含有 α – 菠菜甾醇及其葡萄糖苷、Δ^7 – 豆甾醇及其葡萄糖苷、棕榈酸、皂苷、多量淀粉及以游离态和无机态形式存在的 Ca、Mg、Fe、Mn、Cu、Zn 微量元素等[1-2]。

1.2　桂枝　桂枝主含挥发油，尚含肉桂酸、香豆素、谷甾醇及萜类等化合物。①挥发油：桂枝挥发油含量较高，为 0.43% ~ 1.35%。挥发油中主要成分为桂皮醛，含量为 62.29% ~78.75%；挥发油中尚含有苯甲醛、苯丙醛、反式桂皮醛、匙叶桉油烯醇、邻甲氧基桂皮醛等。②其他成分：除挥发油外，桂枝中还含有肉桂酸、2 – 甲氧基肉桂酸、1,4 – 二苯基 – 丁二酮、香豆素、β – 谷甾醇、多聚体糖苷及多种二萜类化合物。从桂枝 95% 乙醇浸膏的三氯甲烷和乙酸乙酯部分中，还分得11个化合物，分别是肉桂酸、2 – 甲氧基肉桂酸、1,4 – 二苯基 – 丁二酮、香豆素、β – 谷甾醇、丁香醛、$5\alpha,8\alpha$ – 过氧化麦角甾醇、2 – 甲氧基苯甲酸、6β – 羟基 – 4 – 烯 – 3 – 豆甾酮、原儿茶酸、胡萝卜苷。另外，从桂枝水煎剂中分离得到结晶体，经鉴定为反式桂皮醛、香豆精、β – 谷甾醇、原儿茶酸、长链脂肪酸、硫酸钾。水溶部分经用 Q – 24 型水晶摄仪火焰光谱全分析显示，灰分中主要为钾，其次为镁、钠、锰、钙、磷、铁、铝、锑、硅、钡、钦、锶及微量铜、铬、锆、铅、铍等元素。桂枝含有强抗过敏组分缩合类丹宁，进一步证实可能为儿茶素、表儿茶素类及其二聚体到五聚体等单体化合物[3-10]。

1.3　白芍　其化学成分主要为单萜及其苷类、三萜类、黄酮及其苷类、鞣质化合物类、多糖类、挥发油等。①单萜及其苷类：主要为芍药苷、芍药苷元酮、氧化芍药苷、羟基芍药苷、苯甲酰芍药苷、苯甲酰芍药苷亚硫酸酯等。②三萜类：主要为 $11\alpha,12\alpha$ – epoxy – 3β、23 – dihydroxyolean – 28、3β – hydroxy – 11α、12α – epoxyolean – 28 – 13β – olide、齐墩果酸、常春藤皂苷元、白桦酸、23 – 羟基白桦酸等。③黄酮及其苷类：目前报道的黄酮成分为 kaempferol – 3 – O – β – D – glucoside 和 kaempferol – 3,7 – di – O – β – D – glucoside。④其他成

分：白芍中还含有挥发油、脂肪油、树脂、鞣质、多糖、黏液质、蛋白质、软脂酸、β-谷甾醇、没食子酸、苯甲酸、D-儿茶素、邻苯三酚、酶抑制剂及金属元素 Mn、Fe、Cu、Cd、Ph 和 17 种氨基酸等。另外，炮制对白芍化学成分有一定的影响，其中切制对白芍的化学成分影响最小；清炒使芍药苷、苯甲酸、苯甲酰芍药苷稍微有所损失，可能是因为加热引起的；而酒炙使芍药苷、苯甲酸、苯甲酰芍药苷损失较多，可能因为这三种成分均能溶于乙醇，加之处于加热状态，故导致此三种化学成分损失较多[11-16]。

1.4 甘草 目前从甘草中得到有 200 多种化学成分，其中具有生物活性的成分主要为三萜皂苷类、黄酮类、多糖类、香豆素类、生物碱类和氨基酸等。①三萜皂苷类：研究表明在甘草的根和根茎中存在多种三萜皂苷，如甘草酸、甘草次酸、甘草甜素、甘草内酯及异甘草内酯等。甘草的主要活性成分是甘草酸，含量为 5% ～ 11%，实验表明甘草酸含量是决定甘草药材品质好坏的重要参数。甘草甜素是甘草酸的钾盐和钙盐，甘草的甜味成分来源于它。②黄酮类：甘草中含有多种黄酮类化合物，主要包括甘草苷、甘草苷元、异甘草苷、异甘草苷元等。③多糖类：如葡聚糖、鼠李糖、半乳糖、阿拉伯糖等。甘草多糖是甘草中除甘草黄酮、三萜类等之外的又一重要生物活性物质，具有抗病毒、免疫调节及抗肿瘤的活性，且多糖的生物活性不仅与其分子量有着直接关系，还与其组成和结构有关。④其他成分：甘草还含有香豆素类、氨基酸、生物碱、雌激素和有机酸等化合物。炮制对甘草中甘草酸、黄酮及金属元素有一定的影响[17-22]。

1.5 生姜 生姜的化学成分已发现的有 100 多种，主要为挥发油、姜辣素、二苯基庚烷、黄酮类、微量元素等。①挥发油：生姜中的挥发油是一种与水不相溶的油状液体，组分复杂，主要由碳氢化合物、醇类、酶类、醛酮类等成分组成。在已发现的生姜挥发油组分中，主要为萜类物质，生姜中的萜类物质及其含氧衍生物大多有较强的香气和生物活性，是医药、食品、香料和化妆品工业的重要原料。主要包括单萜类（如 α-蒎烯、β-水芹烯）、倍半萜类（如 α-姜烯、β-红没药烯），此外还含有单萜烯和氧化单萜烯类、倍半萜烯和氧化倍半萜烯类。②姜辣素：姜辣素是生姜中的辣味成分，是由多种物质构成的混合物，其结构中均含有 3-甲氧基-4-羟基苯基官能团，根据该官能团所连接脂肪链的不同，可把姜辣素分为姜酚类、姜烯酚类、姜酮类、副姜油酮类、姜辣二酮类、姜辣二醇类等不同类型。姜酚是生姜中的主要活性成分，常作为评价生姜及其药物品质的客观指标。③二苯基庚烷：二苯基庚烷是一类具有 1,7-二取代苯基并以庚烷骨架为母体结构的化合物的统称，可分为线型和环状两种结构类型，该类化合物属多酚类物质。④黄酮类：生姜黄酮的结构为 A 环无邻位二羟基、无游离 5-羟基、7-羟基双氢黄酮，具有较强的抗氧化、清除自由基的活性。⑤微量元素：用 ICP 仪测试生姜中 35 种元素含量，显示其富磷，微量元素铁、锰、锶、钡、锌、铜、硼、镍含量依次由高到低，有毒重金属铋、铅、锑、镉含量低，镱、镓、钍、铈等元素含量较高，硒含量尚可。⑥其他成分：生姜中蛋白质含量占 1.4%，脂肪占 0.7%，糖类占 8.5%，另外还含有氨基酸、多种维生素[23-26]。

1.6 大枣 大枣含糖类、有机酸及其酯类、生物碱类、黄酮类、三萜苷类、维生素类以及甾体类等。①糖类：大枣含丰富的糖类成分，其糖类含量比一般水果高一倍多，鲜果肉中的含糖量在 40% 以上，干果肉中的含糖量在 81.3% ～ 88.7%，其中还原糖占总糖的 70.8% ～95.0%。②有机酸及其酯类：大枣中有机酸及其酯类物质有桦木酸（白桦脂酸）、桦木酮酸（白桦脂酮酸）、齐墩果酸、齐墩果酮酸、马斯里酸（山楂酸）、苹果酸、酒石酸、儿茶酸、油酸、棕榈油酸，2-O-反式对香豆酰基马斯里酸、麦珠子酸（朦胧木酸）、乌苏酮酸、美洲茶酸、大枣新酸、熊果酸等。③生物碱类：大枣中富含生物碱，主要为环肽类和异喹啉类。在环肽类生物碱中，根据其骨架结构又可分为具十三元环的间柄型（Ⅰ）和具十四元环的对柄型（Ⅱ），该类化合物具弱碱性，分子中边链氨基酸主要有亮氨酸、异亮氨酸、缬氨酸、脯氨酸、苏氨酸、色氨酸、苯丙氨酸、丙氨酸及其氮甲基衍生物。④黄酮类：从大枣中发现的黄酮类成分数量不多，但其总黄酮含量较高，主要分布于果实及叶中。除芦丁外，大多为黄酮碳苷，如当药黄素、棘苷、6,8 – 二 – C – 葡萄糖基 – 2（S）– 柚皮素和6,8 – 二 – C – 葡萄糖基 – 2（R）– 柚皮素等。另外，还含有 3 种酰化黄酮苷。⑤糖苷类：大枣中具有降血压、镇静作用的苷类成分有 zizybeoside Ⅰ、zizybeoside Ⅱ、zizyvoside Ⅰ、zizyvoside Ⅱ和 roseoside 等 5 个糖苷类化合物。⑥核苷类：大枣含有丰富的环磷酸腺苷（cAMP），鲜果肉中含量为 63.7 nmol/g，干果肉中含量为 50.01 nmol/g。大枣中还含有尿苷、鸟苷、胞苷、腺嘌呤、鸟嘌呤、次黄嘌呤等核苷及碱基类化学成分。⑦甾体类：从大枣中分离得到的甾体类物质有谷甾醇、豆甾醇、3β,6β – 豆甾烷 – 4 – 烯 – 3,6 – 二醇等。⑧维生素类：大枣中含有丰富的维生素 A、维生素 B_3、维生素 B_2、维生素 C、维生素 E、维生素 P 和烟酸，其中维生素 C 含量极为丰富。⑨蛋白质、氨基酸类：大枣中蛋白质含量较为丰富，其干果肉中含量为 2.8% ~ 3.3%。更含有 18 种氨基酸，包括缬氨酸、蛋氨酸、异亮氨酸、亮氨酸、酪氨酸、苯丙氨酸、赖氨酸、精氨酸及组氨酸等。⑩微量元素：大枣中含有钙、铁、磷、钾、镁、锰、铝及硒在内的 36 种微量元素，含量在 1.82% ~ 2.25%。此外，还含有树脂、黏液质、香豆素类衍生物、鞣质、挥发油、神经酰胺及脑苷脂类等[27 – 29]。

2 复方组分

2.1 六种成分的含量测定　采用 Diamosil C18 色谱柱，测定栝楼桂枝汤中 6 种成分的含量。结果芍药苷、甘草苷、甘草素、肉桂酸、桂皮醛和甘草酸在 65 分钟内被完全分离，峰面积与其浓度呈良好的线性，加样回收率（$n = 6$）为 97.6% ~ 99.0%（RSD = 1.38% ~ 1.95%）。说明采用高效液相色谱法同时测定复方中的 6 种代表性成分，此方法简单可靠，精密度好，可较好地用于栝楼桂枝汤的质量控制[30]。

2.2 入脑挥发性成分研究　研究发现，栝楼桂枝汤的挥发性成分主要来自桂枝和生姜，与组方药材相比，经配伍后的栝楼桂枝汤的挥发性成分变化很大。灌胃给药后，入脑成分主要来自天花粉的挥发性成分，提示挥发性成分通过脑组织进而发挥治疗脑病作用，间接改善脑卒中后所引起的肢体痉挛等症状[31]。

【方剂药理学研究】

1 拆方药理

1.1 天花粉　天花粉具有抗早孕、终止妊娠、抗肿瘤、抗菌、抗病毒、增强免疫功能等药理作用。①抗早孕、终止妊娠作用：天花粉在一定剂量时，有明显抗早孕作用。它可使胚泡坏死、液化，终致完全吸收。天花粉对兔子宫的激活作用，虽可被补充外源性孕激素或应用前列腺素合成抑制所防止，但天花粉的抗早孕作用却不被对抗，提示天花粉终止妊娠的作用，并非继发于激素分泌的抑制或前列腺素的合成和释放，从而支持天花粉直接作用于胎盘滋养层细胞终止妊娠的结果。实验表明，天花粉能使假孕兔子宫于用药后 24 小时自发收缩活动增加。从天花粉中提取的 TCS 可用于终止早期或中期妊娠，针对不同孕龄的孕妇可分别采用皮下、肌内、羊膜腔或宫腔注射给药。②抗肿瘤作用：实验表明，天花粉对小白鼠肝癌实体瘤抑制率可达 36%～38.9%，治疗组瘤体明显小于对照组（$P<0.05$）。结晶 TCS 对人绒癌 JAR 细胞的增殖有明显的抑制作用，对 JAR 细胞的人绒毛膜促性腺激素（HCG）分泌显示更强的抑制作用。天花粉温浸冷冻干燥剂和水浸剂，对子宫颈癌 U14 的抑制率分别为 40.4% 和 30.9%，天花粉能抑制艾氏腹水癌细胞生长，延长荷瘤小鼠的存活期。目前 TCS 已用于治疗绒癌、腺癌和肝细胞癌及其他消化道等多种肿瘤。TCS 与重组干扰素 $\alpha-2b$ 联合应用治疗消化道肿瘤可以减少 TCS 的治疗剂量，从而降低其毒副作用。③抗菌及抗病毒作用：天花粉煎剂在体外对溶血性链球菌、肺炎双球菌、白喉杆菌有一定的抑制作用，对伤寒杆菌、铜绿假单胞菌、志贺菌病、变形杆菌及金黄色葡萄球菌的作用均较弱。通过病变抑制法及放射免疫法在 3 种细胞培养系统上测定 TCS 对 7 种病毒的抑制作用发现，TCS 可能是继干扰素之后另一种具有广谱抗病毒作用的蛋白质。另有报道，TCS 与阿昔洛韦或干扰素协同作用可增强抗单纯疱疹病毒 1 型（HSV-1）的作用。TCS 可抑制艾滋病病毒（HIV）在感染的免疫细胞内的复制，减少免疫细胞中受病毒感染的活细胞数，有实验显示，TCS 高度纯化的制成品有很强的抗 HIV 作用，不仅对急性感染期淋巴细胞中 HIV 的复制有抑制作用，同时对慢性感染期单核巨噬细胞中 HIV 的复制和合胞体的形成有抑制作用。④增强免疫功能作用：TCS 对免疫系统具有增强和抑制两方面作用。TCS 具有免疫原性，肌内注射后可刺激机体产生程度不等的特异性抗体 IgE 和 IgG。TCS 同时也是一种免疫抑制剂，对体液免疫有明显抑制作用。无毒剂量的 TCS 可抑制 T 淋巴细胞的活化、增殖和分化，但并不能抑制 NK 细胞的活化。TCS 可抑制 T 细胞增殖及 IL-2 的产生。另有实验表明，天花粉可增强荷瘤小鼠红细胞黏附免疫复合物的能力。天花粉与促进唾液腺内半乳糖和乙胺半乳糖的合成以及增加机体免疫功能有关。⑤降血糖作用：天花粉乙醇提取液对动物的血糖、尿糖、排尿量及体重等均未见明显影响。但利用大鼠离体附睾脂肪细胞的体外实验系统，观察到天花粉的丙酮分级沉淀粗提取物可以抑制脂肪分解和激发脂肪生成，具有胰岛素样活性成分。进一步研究表明，这一活性成分是天花粉凝集素。⑥其他作用：注射 TCS 6～8 小时后会出现发热、头痛、咽痛、关节痛、颈项活动不利等不良反应，发热同时会伴有血细胞数升高，个别患者还出现荨麻疹、血管性水肿、脑水肿、休克等不良反应[32-34]。

1.2 桂枝 桂枝具有解热、镇痛、抗菌、抗病毒、扩张血管、镇静、抗惊厥等药理作用。①解热、镇痛作用：桂枝有显著发汗作用，桂枝煎剂、肉桂酸或肉桂酸钠，对正常体温小鼠以及用伤寒、副伤寒疫苗所致发热兔，均有降温、解热作用。桂枝中的桂皮醛、桂皮酸钠，可使皮肤血管扩张、散热增加、促进发汗。桂枝作用于大脑感觉中枢，能提高痛阈而具有镇痛效果。②抗菌作用：桂枝醇提取物在体外能抑制大肠埃希菌、枯草杆菌及金黄色葡萄球菌；对白色葡萄球菌、志贺菌属、伤寒和副伤寒杆菌、肺炎球菌、产气荚膜梭菌、变形杆菌、炭疽杆菌、肠炎沙门菌、霍乱弧菌等亦有抑制作用（平板挖洞法）。另外，桂枝煎剂对常见致病性皮肤真菌、结核分枝杆菌等也有较强的抑制作用。③抗病毒作用：用人胚肾原代单层上皮细胞组织培养，桂枝煎剂（1:20）对流感亚洲甲型京科 68-1 株和孤儿病毒有抑制作用。在鸡胚上，对流感病毒有抑制作用，且 70% 醇浸剂作用较好。④抗炎、抗过敏作用：桂枝中的挥发油对多种炎症均有显著地拮抗效应。其挥发油还可抑制免疫球蛋白（Ig）所致肥大细胞颗粒反应，降低抑制补体活性，有较强的抗过敏作用。⑤扩张血管作用：桂枝中的桂皮醛有中枢和外周性血管扩张作用，能加快血液循环。桂枝蒸馏液能降低再灌注心室颤动发生率，改善心功能。因桂枝能增强冠状动脉血流量，改善冠状动脉循环，增加心肌营养性血流量，故广泛应用于冠心病、心律失常、风湿性心脏病等心血管系统疾病。⑥镇静、抗惊厥作用：桂枝内所含的桂皮醛，能使小鼠自主活动减少，增加巴比妥类药物的作用，对抗苯丙胺、士的宁作用；减少烟碱致惊厥作用，抑制听源性惊厥。⑦其他作用：桂枝有芳香健胃作用，桂皮醛能使肠胃蠕动增强，排除肠中腐败之气。桂枝能舒张支气管平滑肌而平喘。桂枝可能通过调控凋亡基因而抑制心肌细胞凋亡，从而延缓或部分逆转 MRL 小鼠心肌损害的发生和发展。桂枝水煎剂可明显降低良性前列腺增生模型小鼠的前列腺指数，改善小鼠前列腺病理组织学变化。桂枝能抑制癫痫大鼠中枢神经系统突触传递过程，具有抗癫痫作用。桂枝能促进小鼠巨噬细胞的 TNF - α mRNA 表达效应，因而显示有抗癌功能[35-45]。

1.3 白芍 白芍药理作用广泛，其药效成分为白芍总苷（TGP）。①镇痛、镇静、抗惊厥作用：TGP 能抑制小鼠扭体反应，延长大（小）鼠舐爪及小鼠嘶叫潜伏期，对吗啡、可乐定抑制小鼠扭体反应有协同作用。TGP 延长大鼠正常慢波睡眠持续时间，纠正咖啡因诱导的大鼠睡眠障碍，抑制小鼠活动和激怒反应。对小鼠最大电休克发作有明显的拮抗作用，并可明显拮抗士的宁引起的大（小）鼠惊厥。②解痉作用：芍药苷有较好的解痉作用，其解痉作用是其直接作用于肠管平滑肌的结果。芍药苷及白芍的浸出液对豚鼠离体小肠均有抑制自发收缩、降低紧张性的作用。芍药苷对小鼠离体子宫运动，低浓度时呈兴奋作用，高浓度时呈抑制作用。芍药苷对催产素引起的子宫收缩有明显的抑制作用。③抗炎作用：白芍能明显降低小鼠毛细血管通透性，减少炎性渗出，其提取物能显著抑制大鼠蛋清性急性炎症水肿，对棉球肉芽肿亦有抑制其增生的作用。白芍总苷对大鼠佐剂性关节炎有明显的防治作用，同时可使大鼠腹腔巨噬细胞产生过多的过氧化氢和 IL-1 水平下降，并可使大鼠佐剂性关节炎所致低下的胸腺分裂原反应及脾淋巴细胞产生 IL-2 的能力恢复正常。④抗病原微生物作用：白芍煎剂对多种常见致病菌均有不同程度的抑制作用，酊剂能抑制铜绿假单胞菌。白芍提取物对 HSV-1 型感染所致豚鼠皮肤损伤，有良好的治疗作用。⑤对免疫系统的作用：白芍可拮抗环磷酰胺对小鼠外周血管醋酸酯酶阳性淋巴细胞的抑制作用，能明显增强小鼠网状内皮系统吞噬功能。TGP 对大鼠产生 IL-1、TNF 及小鼠 B 淋巴细胞增殖反应均呈双向调节作用，并可拮抗环磷酰胺抑制抗体生成，对环磷酰胺所致小鼠脾脏和胸腺重量减轻有不同程度的恢复作用。⑥护肝、改善肝纤维化作用：白芍提取物对 D-半乳糖胺、CCl_4 所致大鼠肝损伤有明显的保护作用。对 ALT 升高有明显的拮抗作用，对黄曲霉素 B_1 所致的大鼠急性肝损伤、血清乳酸脱氢酶及其同工酶活性升高有预防或逆转作用。TGP 降低肝损伤小鼠 ALT、天冬氨酸氨基转移酶（AST）活性和肝匀浆中 MDA 的含量，升高 SOD 活力，保护急性肝损伤。TGP 能抑制 NF-κB 和 TGF-$β_1$ 的表达，并降低肝星状细胞（HSC）分泌透明质酸（HA）和Ⅲ型前胶原（PCⅢ）、促进 HSC 凋亡，从而阻止肝纤维化的进程。⑦对心血管系统的作用：白芍水溶物可明显延长异丙肾上腺素所致心肌缺氧的存活时间，对抗由垂体后叶素引起的心电图变化，增加小鼠心肌的营养性血流量。白芍有收缩血管和增加外周阻力的作用，TGP 可使兔舒张压升高，心率减慢。TGP 对在体缺血再灌注大鼠心肌 GRP78 蛋白的表达有一定影响，这一影响可能通过上调 GRP 的表达，来对抗缺血应激损伤而发挥其保护作用。⑧抗凝血、抗血栓形成、抗动脉粥样硬化作用：TGP 能抑制静脉血栓模型大鼠血小板聚集和血栓形成的作用，还能促进巨噬细胞内胆固醇外流，有潜在的抗动脉粥样硬化作用。⑨抗抑郁作用：TGP 能降低单胺氧化酶的活性，并减少其在脑中的浓度，从而缓解抑郁症状；TGP 还对受皮质酮中毒的嗜铬细胞瘤 PC12 细胞有保护作用，这与 TGP 的抗氧化作用有关。⑩其他作用：白芍还具有抗心肌重构作用，抗脑缺血及再灌注损伤作用。TGP 能改善早期肾损伤；可通过提高胰岛素敏感性，改善胰岛素抵抗 - 高血压大鼠脂质代谢紊乱，降低血脂，增强抗氧化能力和抑制脂质过氧化等[46-49]。

1.4 甘草 ①抗病原微生物作用：甘草的水提取物、甲醇提取物、超临界提取物都具有一定的抗菌活性，对多种革兰阴性菌、革兰阳性菌均表现一定的抑制作用，体外可抑制 HIV-1、SARS 冠状病毒等多种病毒的增殖。甘草甜素能直接破坏试管内病毒细胞，对水痘带状疱疹病毒也有抑制作用。甘草甜素的抗病毒作用除了对病毒粒子的直接作用，与其诱生干扰素、增加自然杀伤细胞活性也有一定关系。②抗炎作用：甘草的水提取物与甲醇提取物均具有一定的抗炎活性，炙甘草的乙醇提取物可降低 NO 和前列腺素 E_2 的生成，抑制致炎细胞因子和 CD_{14} 的表达，具有更强的抗炎活性。甘草次酸对大鼠的棉球肉芽肿、甲醛性水肿、结核菌素反应、皮下肉芽肿性炎症，均有抑制作用。甘草酸胺、甘草次酸钠能有效地影响皮下肉芽肿性炎症的渗出期及增生期，其抗炎强度弱于或接近于可的松。③肾上腺皮质激素样作用：甘草粉、甘草浸膏、甘草甜素、甘草次酸均有去氧皮质酮样作用，能使健康人和多种动物尿和钠排出减少、钾排出增加。小剂量甘草素、甘草次酸等可使肾上腺重量增加，具有抗黄疸作用和免疫抑制剂作用，糖皮质激素（可的松）样作用；大剂量时糖皮质激素样作用不明显，只呈现盐皮质激素样作用。④镇咳、祛痰作用：甘草口服后能覆盖在咽部黏膜上的炎症部位，缓和炎症部位刺激而镇咳。同时甘草还能促进咽部和支气管黏膜分泌，使痰易于咳出，从而体现镇咳祛痰作用。⑤解毒作用：甘草及其多种制剂对多种药物中毒、动物中毒、细菌中毒等都有一定的解毒作用，能缓解中毒症状，降低中毒动物的死亡率。⑥对消化系统的作用：甘草具有抗溃疡作用，抗溃疡的主要成分为甘草次酸和总黄酮（FM100），临床应用甘草粉、甘草浸膏、甘草流浸膏、甘草次酸和 FM100 治疗胃溃疡均有较好的疗效。甘草次酸和 FM100 有抑制胃酸分泌作用，还能促进溃疡的愈合。FM100 是甘草有效的解痉成分，甘草煎剂、甘草流浸膏、FM100 及甘草素、异甘草素，对离体肠管有明显的抑制作用，肠管处于痉挛状态时，则有明显的解痉作用。⑦抗肿瘤作用：甘草甜素和甘草次酸均有对人血中干扰诱导作用能力生成 γ - 干扰素，能防止化学致癌物质氨基偶氮苯引起的肝损害，还可预防肝癌的发生和由化学物质引起的肝病变。β - 甘草次酸较 α - 异构体更有效地抑制强致癌物质（苯并芘、黄曲霉素等）的致癌作用。甘草次酸及其衍生物 $3-O-18-\alpha$ - 甘草次酸对骨髓瘤有抑制作用；甘草次酸钠对小鼠移植性肿瘤有较好的抑制作用；甘草有抗白血病的作用。甘草提取物可直接抑制乳腺癌、子宫内膜癌及多种实体瘤的生长和细胞增殖，同时还能有效抑制肺癌的转移，降低顺铂引起的不良反应，增强癌症化疗效果。⑧降血脂与抗动脉粥样硬化作用：甘草酸具有降血脂与抗动脉粥样硬化作用，甘草次酸对家兔或大鼠实验性动脉粥样硬化有极显著的降低血中胆固醇、β - 脂蛋白及甘油三酯的作用，且其强度超过抗动脉粥样硬化药。甘草酸灌胃对实验性小鼠、大鼠血脂增高均有明显抑制作用。⑨抗心律失常作用：18β - 甘草次酸钠能对抗三氯甲烷诱发小鼠心室颤动、三氯甲烷 - 肾上腺素引起兔室性心律失常及氯化钙引起大鼠室性心律失常，也能部分对抗异丙肾上腺素的心率加速作用。其抗心律失常作用，与 M 受体阻滞作用无关，可能与抑制交感神经系统活性和心脏 β 受体功能有关。⑩其他作用：甘草酸二铵（DG）可抑制 MDA 的生成，减轻脑组织的脂质过氧化反应，对脑神经细胞凋亡有显著的保护作用。甘草水提取物可有效增强学习和记忆能力，具一定的神经保护作用。甘草对小鼠雄性生殖细胞遗传物质具有保护作用，即抗诱变作用。甘草甜素能非特异地增强巨噬细胞的吞噬活性，具免疫调节作用。甘草提取物还有一定的降血糖、调节妇女体内睾酮的含量、清除自由基和抗氧化等多种药理作用[50-55]。

1.5 生姜　①抗炎、镇痛作用：生姜油能明显抑制大鼠爪及关节的肿胀，具有潜在消炎和抗风湿的作用。生姜注射液对大鼠甲醛性足肿有明显的抗炎消肿作用，干姜的乙醚提取物和水提取物都有明显的抗炎作用。另外，临床应用生姜可减轻牙痛，其消炎镇痛作用的有效成分为姜烯酚和姜醇。此外，生姜对偏头痛，尤其是发作前期或缓解期脑血流速度增加的偏头痛有明显的缓解作用。②健胃止吐作用：生姜可刺激胃黏膜合成和释放具有细胞保护作用的内源性胃蛋白酶原，从而保护胃黏膜免受损伤。生姜可用于妊娠呕吐及恶性肿瘤化疗引起的呕吐，有效成分为姜烯。③抑菌防腐作用：生姜对革兰阴性菌、酵母菌等均有一定的抑制作用；生姜的水提取物对伤寒杆菌、霍乱弧菌具有不同程度抑制作用；生姜汁对大肠埃希菌、啤酒酵母、青霉有较明显的抑菌作用。姜精油和姜油树脂具有明显的抑菌防腐作用。生姜可激活单核细胞的分泌功能，使溶菌酶大量释放，水解细菌细胞壁中的黏多肽，使其死亡或裂解，起到抗菌作用。④护肝作用：生姜对四氯化碳和半乳糖胺所致肝损害的抑制作用表明，生姜中的姜酚、姜烯酚对上述两种物质所致的肝损害均有抑制作用。⑤降血脂、抗动脉粥样硬化及抗血栓形成作用：生姜乙醇提取物能明显降低高脂血症模型家兔血清总胆固醇、甘油三酯、血清脂蛋白和磷脂含量，升高高密度脂蛋白含量，减轻家兔动脉粥样硬化的程度。生姜提取物可通过多种途径抑制血栓形成，长期食用可防治高血压、冠心病及抑制血栓形成。⑥抗缺氧和脑缺血再灌注损伤作用：生姜提取液可有效地提高家兔脑急性完全性缺血再灌注模型过氧化氢酶的活性，减轻缺血脑组织的脂质过氧化反应，减轻脑组织代谢性酸中毒，在一定程度上保护了细胞膜的完整性，对缺血再灌注损伤脑组织起保护作用。生姜醇提取物可显著地延长急性缺氧小鼠的缺氧耐受时间，并有明显的剂量依赖性。生姜能显著升高全脑缺血再灌注模型小鼠脑组织中 Na^+，K^+-ATP 酶、$Ca^{2+}-ATP$ 酶和 SOD 的活性，显著降低 MDA 含量。⑦抗肿瘤作用：生姜醇提取物能明显改善动物因荷瘤而导致的非特异性和特异性免疫功能低下的状况，有防治肿瘤作用。⑧降血糖作用：血糖正常的大鼠，腹腔注射 5-羟色胺（5-HT）可使血糖升高、血清胰岛素水平下降，这种作用会被生姜阻断。用链佐星诱导大鼠 1 型糖尿病模型，给予生姜汁灌胃后，大鼠空腹血糖含量明显下降，血清胰岛素水平显著升高，并且血清胆固醇、甘油三酯和血压都降低。⑨防辐射作用：生姜提取物在适当浓度下对 X 射线照射造成的雄性小鼠的抗氧化系统损伤具有拮抗作用；对 X 射线照射造成小鼠睾丸组织的损伤具有拮抗作用；对因辐射导致的造血系统损伤有一定的保护作用、并能够减少细胞凋亡的数量；对因辐射造成的骨髓细胞损伤有一定的修复作用。⑩抗氧化作用：生姜可以提高机体总抗氧活性，明显降低血清 MDA 含量，并显著增加离体血清和肝匀浆 SOD 活力，对体内多种氧自由基具有较高的清除能力，其抗氧化作用的主要成分是酚类、β-二酮基类等物质。同时生姜精油中不含氧原子的萜烯类物质也有助于抗氧化作用。此外，生姜具有抗运动病作用，其效果腹腔注射作用强于灌胃给药，与抗胆碱药东莨菪碱比较无显著性差异[56-60]。

1.6 大枣　①抗氧化作用：大枣中丰富的维生素 C 有很强的抗氧化活性及促进胶原蛋白合成的作用，可参与组织细胞的氧化还原反应，与体内多种物质的代谢有关，充足的维生素 C 能够促进生长发育、增强体力、减轻疲劳。研究表明，大枣多糖对人体内的各种活性氧均具有抗氧化作用，其原因是多糖分子上均带有还原性的半缩醛羟基，能与氧化剂-

活性氧发生氧化还原反应。大枣多糖能有效清除人体内的氧自由基，其活性大小与多糖的剂量呈线性关系。②抗肿瘤作用：大枣中的 cAMP 在生物体内参与细胞分裂与分化、形态形成、糖原和脂肪分解、类固醇生成等多种生理生化过程，并可作用于基因转录，影响蛋白质的合成。更重要的是 cAMP 对治疗各种肿瘤有显著疗效，能有效阻止人体中亚硝酸盐类物质的形成，从而抑制癌细胞的形成与增殖，甚至可使癌细胞向正常细胞转化。另外，大枣中富含的三萜类化合物具有抑制癌细胞的功效，尤以山楂酸效力最强，甚至超过了常用的抗癌药氟尿嘧啶。③造血作用：用大枣多糖对小鼠气血双虚模型进行治疗，发现有很好的改善作用，大枣多糖通过升高小鼠的血清粒细胞－巨噬细胞集落刺激因子（GM－CSF），而对小鼠模型呈现出促进骨髓造血作用。④保肝、护肝作用：有效成分为大枣中的果糖、葡萄糖、低聚糖、酸性多糖。大枣可使四氯化碳（CCl_4）性肝损伤的家兔血清总蛋白与白蛋白明显增加，同时大枣能提高体内单核细胞的吞噬功能，有保护肝脏、增强体力的作用。大枣多糖可使小鼠体内的 ALT、AST 活力水平明显降低，且能改善 CCl_4 引起的肝脏组织病理变化。大枣中的维生素 C 及 cAMP 等，能减轻化学药物对肝脏的损害，并有促进蛋白质合成，增加血清总蛋白含量的作用。在临床上大枣可用于慢性肝炎和早期肝硬化的辅助治疗。⑤增强免疫功能作用：大枣多糖是大枣中重要的活性物质，尤其是从大枣和花中提取的多糖，免疫活性较高，其有明显的补体活性和促进淋巴细胞增殖的作用，可提高机体免疫功能。研究还表明，大枣多糖对小鼠脾细胞组织结构和免疫功能有着积极的促进作用。⑥改善肠道作用：大枣多糖可以有效地减少肠道蠕动时间，提高盲肠中的短链脂肪酸含量，使粪便中的含水量增加，使 $\beta-D-$葡萄糖醛酸酶、$\beta-D-$葡萄糖苷酶、黏蛋白酶、粪便中的脲酶活性下降。食用后可以改善肠道环境，减少肠道黏膜接触有毒物质和其他有害物质的时间。⑦促进钙吸收作用：大鼠口服大枣多糖后，血清钙水平提高，其机制是由于胃肠道对钙的吸收加强，导致血清钙含量升高，提示大枣多糖能够增强机体骨骼代谢，促进机体生长。⑧抗衰老作用：大枣富含的 cAMP，是人体能量代谢的必需物质，能消除疲劳、扩张血管、增加心肌收缩力、改善心肌营养。大枣多糖可明显减轻衰老模型小鼠免疫器官的萎缩及脑的老化，具有抗衰老的作用。⑨其他作用：大枣还可以调节内分泌系统，使白细胞内 cAMP 与 cGMP 的比值增高，抑制变态反应。此外，大枣还有镇咳、祛痰、止血等作用，并对放射性损伤具有保护作用[61-64]。

2 复方药理

2.1 抗癫痫作用 采用栝楼桂枝汤对戊四氮点燃 Wistar 大鼠脑组织中 MDA、ATP 酶及发作级别影响的实验，结果发现癫痫大鼠经栝楼桂枝汤治疗后，大鼠癫痫发作程度减轻，脑内 Na^+,K^+-ATP 酶明显升高，而 MDA 显著下降。说明栝楼桂枝汤具有一定的抗癫痫作用，与其减轻脂质过氧化损伤程度、减轻自由基对细胞膜的攻击、提高膜 Na^+,K^+-ATP 酶活性、稳定膜电位、改善神经生化机制的异常有关[65]。

2.2 对椎病钙代谢紊乱的调节作用 为探讨栝楼桂枝汤与颈椎病的关系，对 122 例 5 种证型颈椎病患者治疗前后血浆降钙素（CT）、骨化三醇和 63 例 5 种证型颈椎病患者治疗前后血浆 CT、骨化三醇进行了测定。结果发现颈椎病患者血浆 CT 浓度呈异常升高，而骨化三醇在正常范围内波动，风寒湿型以 CT 最高值、骨化三醇最低值为特点，痰湿阻络型以 CT 最低值、骨化三醇最高值为特点，其他证型的血浆 CT、骨化三醇水平呈平行状态。经加味栝楼桂枝汤治疗后，痰湿阻络型治疗前后血浆 CT、骨化三醇无差异（$P>0.05$），肝肾不足型与气滞血淤型血浆治疗前骨化三醇无差异（$P>0.01$）。表明颈椎病是以血浆 CT 异常升高为特点的钙代谢紊乱，栝楼桂枝汤对颈椎病的钙代谢紊乱有较好的调节作用[66]。

【临床研究与应用】

1 治疗颈椎病

选择颈椎病患者 32 例，其中高血压 7 例，慢性胃炎 11 例，胆囊结石伴胆囊炎 4 例，伴整个脊椎退行性病变 2 例。证属风寒湿型 25 例，气滞血瘀型 3 例，痰湿阻络型 2 例，肝肾不足型 2 例。患者均以栝楼桂枝汤为主方煎服。若风寒湿型加川芎、当归、羌活、威灵仙、苍术、薏苡仁、白芷、细辛；气滞血瘀型加柴胡、枳壳、川芎、当归、桃仁、鸡血藤；痰湿阻络型加川芎、当归、天麻、钩藤、瓜蒌皮、浙贝母、炒白芥子；肝肾不足型加党参、山药、山茱萸、枸杞子、菟丝子、炙黄芪、桑寄生。7 天为 1 个疗程，60 天后观察结果。结果以症状消失，颈、肢体功能恢复正常，能参加正常劳动和工作为治愈，风寒湿型治愈 17 例，好转 8 例；气滞血瘀型治愈 1 例，好转 2 例；痰湿阻络型治愈 2 例，肝肾不足型好转 2 例，总有效率 100%。兼证高血压者总有效率 70.1%，慢性胃炎、胆囊结石伴胆囊炎及脊椎退行性病变者，总有效率均为 100%[67]。

2 治疗中风后肢体痉挛

选择 52 例中风后肢体痉挛患者随机分为治疗组 25 例和对照组 27 例。治疗组用栝楼桂枝汤煎服，若痰浊甚者加石菖蒲、远志、茯苓；阴虚内热者加白薇、青蒿、黄连、淡竹叶；抽动不安、心烦失眠者加栀子、首乌藤、炒酸枣仁、生龙骨、生牡蛎；阴虚多汗者加沙参、麦冬、五味子；气虚自汗者加黄芪、浮小麦；大便不通者加火麻仁，同时结合康复训练。对照组单纯康复训练，两组均接受常规治疗，疗程 4 周。治疗前后进行日常生活活动能力改良 Barthel 指数评分、肢体运动功能 Fugl. Meyer 评分；并利用表面肌电图记录患侧膝关节屈曲肌群最大等长收缩时股直肌和股二头肌的肌电活动，比较两组治疗方法对中风后肢体痉挛的疗效。结果表明，改良 Barthel 指数及表面肌电图的肌电活动均提示治疗组在患肢功能改善总有效率高于对照组（$P < 0.05$）。提示栝楼桂枝汤对中风后偏瘫患者肌张力的改善具有帮助[68]。

3 治疗头痛

治疗证属太阳经头痛患者 24 例，以栝楼桂枝汤煎服。若颈项强急不适者加葛根，恶寒甚者加羌活、细辛。每日 1 剂，水煎 2 次，混合分两次饭后温服，服后避风。结果以两周内头痛消失，头部无不适症状为治愈，本组治愈 20 例，好转 4 例，总有效率 100%[69]。

4 治疗其他疾病

以栝楼桂枝汤为主方还可治疗糖尿病并发神经炎、产后血虚、产后发痉、筋脉挛急、屈伸不利及缺铁性贫血[70]、甲氧氯普胺所致锥体外系症状[71]等。

【方剂评述】

栝楼桂枝汤为解肌养营、治疗痉病的代表方剂，方以桂枝汤为基础，以桂枝汤引渡在里内守之阴与在表御邪之阳相交调和，则营卫自调，痉证自解。再加天花粉清气分之热，润太阳之耗液，则湿气自行，筋不燥也。现代研究认为，栝楼桂枝汤对颈椎病的钙代谢紊乱有较好的调节作用，具有抗癫痫等药理作用。目前在临床上多用于颈椎病、中风后肢体痉挛、产后发痉、肌肉萎缩等证属津亏筋脉失养兼外邪的患者。

参 考 文 献

[1] 李振红，陆阳，刘晶星. 天花粉化学成分与药理活性 [J]. 国外医药·植物药分册，2003，18（1）：1-4.

[2] 刘伟，方磊，王晓，等. 雌雄栝楼天花粉中6种元素次级形态分析研究 [J]. 中药材，2012，35（3）：421-422.

[3] 刘萍，张丽萍. 桂枝化学成分及心血管药理作用研究 [J]. 辽宁中医杂志，2012，39（10）：1926-1927.

[4] 李玲玲，袁文杰. 肉桂油气相色谱与气质联用分析 [J]. 药物分析杂志，2000，20（2）：116-118.

[5] 袁阿兴，覃凌，韦善新，等. 中药桂枝化学成分的研究 [J]. 中药通报，1984，9（3）：31-32.

[6] 刘江云，杨学东，徐丽珍，等. 桂枝的化学成分研究 [J]. 中草药，2002，33（8）：681-683.

[7] 沈群，陈飞龙，罗佳波. 桂枝、肉桂挥发油化学成分GC-MS分析 [J]. 中药材，2002，25（8）：257-258.

[8] 聂奇森，滕建文，黄丽，等. 桂枝中抗过敏活性成分的研究 [J]. 时珍国医国药，2008，19（7）：1594-1596.

[9] 杨琳，赵庆春，谭菁菁，等. 桂枝的化学成分研究 [J]. 实用药物与临床，2010，13（3）：183-185.

[10] 邱琴，刘廷礼，崔兆杰. 桂枝挥发油化学成分的GC/MS分析 [J]. 药物分析杂志，2000，20（4）：248-251.

[11] 吴芳，杜伟锋，徐姗姗，等. 白芍化学成分及质量评价方法研究进展 [J]. 浙江中医药大学学报，2012，36（5）：613-615.

[12] 王朝虹，闵知大. 芍药化学成分及药理研究 [J]. 时珍国医国药，1999，10（7）：544-546.

[13] 高小荣，田庚元. 白芍化学成分研究进展 [J]. 中国新药杂志，2006，15（6）：416-418.

[14] 周秋香，李友宾，蒋建勤. 白芍的化学成分研究 [J]. 海峡药学，2009，21（6）：92-94.

[15] 谭菁菁，赵庆春，杨琳，等. 白芍化学成分研究 [J]. 中草药，2010，41（8）：1245-1248.

[16] 吕继红. 加工炮制对白芍化学成分的影响 [J]. 实用中医内科杂志，2012，26（8）：19-20.

[17] 田武生. 甘草的化学成分和临床研究概况 [J]. 中医临床研究，2012，4（16）：31-32.

[18] 李薇，宋新波，张丽娟，等. 甘草中化学成分研究进展 [J]. 辽宁中医药大学学报，2012，14（7）：40-44.

[19] 高雪岩，王文全，魏胜利，等. 甘草及其活性成分的药理活性研究进展 [J]. 中国中药杂志，2009，34（21）：2698-2700.

[20] 王存琴，龙泉江. 甘草炮制的文献研究 [J]. 甘肃中医，2007，20（3）：42-44.

[21] 伏秦超，王钢，赵乐. HPLC检测蜜炙甘草中主要成分含量的研究 [J]. 长春中医药大学学报，2010，26（4）：587-589.

[22] 朱卫星，李爱光，陈方，等. 不同方法蜜炙甘草对甘草质量的影响研究 [J]. 时珍国医国药，2006，17（10）：1049-1950.

[23] 胡炜彦，张荣平，唐丽萍，等. 生姜化学和药理研究进展 [J]. 中国民族民间医药，2008（9）：10-14.

[24] 王啸. 生姜活性部位与成分研究进展 [J]. 中医研究，2009，22（12）：53-55.

[25] 陈祥友. 姜的35种元素分析结果 [J]. 世界元素医学，2009，16（2）：65-66.

[26] 陈帅华，李晓如，韦超，等. 生姜与生姜皮挥发油成分的分析 [J]. 福建分析测试，2011，20（4）：11-16.

[27] 张采，李佳，张永清. 大枣化学成分研究概况 [J]. 中国现代中药，2011，13（11）：49-51.

[28] 苗明三，孙丽敏. 大枣的现代研究 [J]. 河南中医，2003，23（3）：59-60.

[29] 姚文华，尹卓容. 大枣的研究 [J]. 农产品加工（学刊），2006（2）：28-33.

[30] 陈娴雯，李煌，陈立典，等. HPLC法同时测定栝楼桂枝汤中6种成分的含量 [J]. 福建中医药大学学报，2014，24（2）：31-34.

[31] 李煌，许文，徐伟，等. GC - MS 分析栝楼桂枝汤及其入脑的挥发性成分［J］. 中国中药杂志，2014，39（8）：1509 - 1515.

[32] 院民生. 天花粉的药理分析与临床应用［J］. 中国药物经济学，2011（6）：51 - 52.

[33] 李振红，陆阳，刘晶星. 天花粉化学成分与药理活性［J］. 国外医药·植物药分册，2003，18（1）：1 - 4.

[34] 张铎，陶磊，路丽明. 天花粉蛋白（TCS）诱导肿瘤细胞凋亡及其抗肿瘤作用机制的研究进展［J］. 复旦学报（医学版），2012，39（6）：663 - 667.

[35] 中国中医药现代远程教育编辑部. 桂枝的药理研究［J］. 中国中医药现代远程教育，2012，10（24）：37.

[36] 赵建一. 桂枝的药理研究及临床新用［J］. 光明中医，2010（4）：1546.

[37] 赵菊宏，刘书苑. 桂枝的药理作用和临床应用［J］. 医学信息，2011（4）：1575.

[38] 赵耀. 桂枝的现代药理与临床应用浅议［J］. 中国中医药远程教育，2009，7（9）：77.

[39] 徐世军，沈映君，解宇环. 桂枝挥发油抗炎作用研究［J］. 中药新药与临床药理，2007，13（84）：186 - 189.

[40] 杨梅香，欧阳志钢. 桂枝和肉桂解表的实验研究［J］. 北京针灸骨伤学院学报，2000，7（1）：3 - 7.

[41] 阎英杰，刘贵京. 桂枝对 MRL 小鼠心肌细胞凋亡及 Caspase 3 基因表达的影响［J］. 时珍国医国药，2009，20（12）：3086 - 3087.

[42] 洪寅，仇凤梅，管家齐，等. 桂枝不同提取物对小鼠良性前列腺增生的影响［J］. 中国中医药科技，2007，14（2）：104 - 105.

[43] 徐淑梅，何津岩，林来祥，等. 桂枝对致痫大鼠海马 CA1 区诱发场电位的影响［J］. 中草药，2001，32（10）：916 - 918.

[44] 德伟林，傅桂莲，杜培革，等. 桂枝浸出物对小鼠巨噬细胞内 TNF - α 基因表达的影响［J］. 吉林医学院学报，1998，18（2）：5 - 7.

[45] 刘萍，张丽萍. 桂枝化学成分及心血管药理作用研究［J］. 辽宁中医杂志，2012，39（10）：1926 - 1927.

[46] 郑琳颖，潘竞锵，吕俊华，等. 白芍总苷药理作用研究［J］. 广州医药，2011，42（3）：66 - 69.

[47] 李超，年莉. 白芍在解表剂中的应用及其相关药理研究［J］. 辽宁中医药大学学报，2009，11（12）：71 - 72.

[48] 王瑞，鲁岚，李颖伟，等. 赤芍与白芍的药理作用比较［J］. 中国实验方剂学杂志，2010，16（7）：112 - 114.

[49] 吴菡子，熊南山. 白芍的药理研究与临床应用［J］. 中国医院药学杂志，1998，18（4）：172 - 173.

[50] 于辉，李春香，宫凌涛，等. 甘草药理作用及其临床应用［J］. 现代生物医学进展，2006，6（4）：77 - 79.

[51] 王惠敏. 甘草药理作用及其临床应用［J］. 天津中医学院学报，2004，23（4）：184 - 185.

[52] 张明发，沈雅琴，张艳霞. 甘草及其有效成分的皮肤药理和临床应用［J］. 药物评价研究，2013，36（2）：146 - 156.

[53] 高雪岩，王文全，魏胜利，等. 甘草及其活性成分的药理活性研究进展［J］. 中国中药杂志，2009，34（21）：2698 - 2700.

[54] 许勇，祝彼得，罗友华. 炙甘草对贫血小鼠多能造血干细胞（CFU - S）的影响［J］. 中华实用中西医杂志，2006，34（21）：2422 - 2423.

[55] 陈红. 甘草药理作用概述［J］. 海峡药学，2005，17（4）：37 - 41.

[56] 王啸. 生姜活性部位与成分研究进展［J］. 中医研究，2009，22（12）：53 - 55.

[57] 孙永金. 生姜药理作用研究进展［J］. 现代中西医结合杂志，2007，16（4）：561 - 564.

[58] 叶刚飒，余书洪，杨卫芳，等. 生姜的有效成分与药理作用研究进展［J］. 浙江树人大学学报，2011，11（3）：24 - 26.

[59] 王军，黄启福. 生姜抗脑缺血的药理研究［J］. 中医药临床杂志，2006（4）：410 - 412.

［60］胡炜彦，张荣平，唐丽萍，等. 生姜化学和药理研究进展［J］. 中国民族民间医药，2008（9）：10－14.

［61］罗莉，玉崧成，王金水，等. 大枣多糖结构及药理活性的研究进展［J］. 安徽农业科学，2010，38（30）：16860－16861.

［62］樊君，吕磊，尚红伟. 大枣的研究与开发进展［J］. 食品科学，2003，24（4）：161－163.

［63］赵文恩，李茜倩. FRAP法测定大枣枣皮红色素的总抗氧化能力［J］. 郑州大学学报（工学版），2011，32（3）：28－30.

［64］姚文华，尹卓容. 大枣的研究［J］. 农产品加工（学刊），2006（2）：28－33.

［65］经浩宇，艾华，林庶茹. 栝楼桂枝汤化裁对戊四氮点燃癫痫大鼠大脑内三磷酸腺苷酶及丙二醛水平影响的实验研究［J］. 中医药学刊，2005，23（6）：1064－1065.

［66］邵文全. 加味瓜蒌桂枝汤治疗颈椎病实验观察［J］. 时珍国医国药，2007，18（6）：1347－1348.

［67］邵文全. 瓜蒌桂枝汤加味治疗颈椎病［J］. 吉林中医药，2002，22（1）：36.

［68］陈瑛玲，陈立典，陶静. 栝楼桂枝汤治疗中风后肢体痉挛的临床研究［J］. 中医临床研究，2013，5（4）：7－9.

［69］胡明华. 栝楼桂枝汤治疗太阳经头痛24例［J］. 中医临床研究，2012，3（4）：98.

［70］中国社区医师编辑部. 瓜蒌桂枝汤临床新用［J］. 中国社区医师，2010（36）：17.

［71］黄伏顺. 瓜蒌桂枝汤治胃复安所致锥体外系症状［J］. 中国社区医师，1992（3）：36－37.

✎✧ 葛根汤 ✧✎

【处方组成与功用】

葛根汤出自《金匮要略》痉湿暍病脉证治（痉病）篇，由葛根12～15g、麻黄9g、桂枝6g、白芍10g、炙甘草6g、生姜9g、大枣12枚组成。具有疏散表寒、生津舒筋的功效。传统用于欲作刚痉所见之发热、恶风、无汗、项背强几几及脉浮紧或浮大等。

【方剂传统解析】

《金匮要略》载："太阳病，无汗而小便反少，气上冲胸，口噤不得语，欲作刚痉，葛根汤主之。"本条文论述欲作刚痉的证治，其病因、病机为风寒外束、腠理闭塞、里津不足、筋脉拘急。应发表散邪、生津舒筋。葛根汤即桂枝汤加葛根、麻黄而成。方中葛根性甘、平，能启阴生律、舒筋活血，引诸药以达太阳之经俞，消除项背强几几；其剂量可适当加大至30g，效果更佳。葛根、麻黄、桂枝、生姜配伍疏表散寒，葛根配白芍、甘草、大枣养阴柔筋，共奏疏散表寒、宣经俞、柔项强之效。

【方剂药效物质基础】

1 拆方组分

1.1 桂枝、白芍、生姜、大枣 见痉湿暍病脉证治篇"栝楼桂枝汤"。

1.2 炙甘草 炙甘草含有三萜皂苷类、黄酮类、香豆素类，以及生物碱、有机酸多糖和多种金属元素等化学成分。炙甘草补益作用的增强可能与其蜜炙作用的药效物质基础有关[1-3]。

1.3 葛根 ①异黄酮类：异黄酮类包括黄豆苷元、葛根素、黄豆苷元4′,7′-二葡萄糖苷、7-木糖苷葛根素、4,6-O-二乙酰基葛根素、金雀异黄素、芒柄花黄素等。其中葛根素是本属植物的特有成分，也是有效成分，是葛根及其制剂的评价指标。②葛根苷类：葛根苷类包括葛根苷 A、葛根苷 B、葛根苷 C，属二氢查耳酮的衍生物。③三萜皂苷：三萜皂苷是以葛根皂醇 A、葛根皂醇 B、葛根皂醇 C 命名的皂苷。④其他成分：葛根还含有氯化胆碱、二氯化乙酰胆碱、鞣质、乙酰胆碱、胡萝卜苷等[4-6]。

1.4 麻黄　①生物碱类：生物碱为麻黄的主要活性成分，其中含量最高的为三对立体异构的苯丙胺类生物碱，即左旋麻黄碱、右旋伪麻黄碱、左旋去甲基麻黄碱、右旋去甲基伪麻黄碱、左旋甲基麻黄碱和右旋甲基麻黄碱。分离得到的 5 个喹啉类生物碱为 4 - 羟基 - 7 - 甲氧基 - 2 - 喹啉羧酸、4 - 羟基 - 6 - 甲氧基 - 2 - 喹啉羧酸、4 - 羟基 - 2 - 喹啉羧酸、4,6 - 二羟基 - 2 - 喹啉羧酸和 transtorine。②黄酮类：麻黄的总黄酮含量约为 0.29%，分别为草棉黄素、3 - 甲氧基草棉黄素、草棉黄素 - 8 - 甲醚 - 3 - 葡萄糖 - 7 - 鼠李糖苷、草棉黄素 - 8 - 甲醚 - 3 - 葡萄糖苷、草棉黄素 - 3 - 鼠李糖 - 8 - 葡萄糖苷、槲皮素、二氢槲皮素、槲皮素 - 3 - 葡萄糖苷、芹菜素、芹菜素 - 7 - 葡萄糖苷、芹菜素 - 5 - 鼠李糖苷、儿茶素、表儿茶素、阿夫儿茶精、表阿夫儿茶精、山奈酚、山奈素 - 3 - 葡萄糖 - 7 - 鼠李糖苷、山奈酚鼠李糖苷、柚皮素、3 - 羟基柚皮素、小麦黄素、牡荆素、木犀草素、芦丁、橙皮苷等。此外，还发现有白飞燕草苷元、白天竺葵苷、白花色苷、白矢车菊素等黄酮类成分。③挥发油：麻黄所含挥发油成分复杂，主要为 α - 松油醇、1,4 - 桉叶素、γ - 谷甾醇等。④有机酸类：主要为阿魏酸、异阿魏酸、对氨基苯酚、苯甲酸、对羟基苯甲酸、2 - 羟基 - 5 - 甲氧基苯甲酸、对羟基苯乙酸、原儿茶酸、香草酸、肉桂酸、咖啡酸、绿原酸等。⑤其他成分：麻黄中还含有丁香树脂醇、二十九烷醇、二十九烷、二十八烷醇、正三十烷醇、β - 谷甾醇、单萜糖苷类、氨基酸类、木脂素类、糖类、鞣质和蜡质等。⑥炮制对麻黄成分的影响：麻黄经蜜炙后其挥发性成分产生了变化，蜜炙后低沸点成分变化较大[7-10]。

2 复方组分

2.1 葛根素的变化　葛根素是葛根汤君药葛根中的主要成分之一。采用葛根、麻黄合煎；葛根、麻黄先煎，至总溶液量煎去两成后，加入后 5 味药物；葛根汤全方 7 味药合煎。3 种不同的煎煮法，分时采样，再用 RP - HPLC 法分别测定在不同煎法下汤药中葛根素的含量及变化规律。结果发现，本方中葛根素在 3 种煎法中的溶出时间和溶出量基本相同。说明先煎或其他药物的存在对葛根素的溶出影响不大，但用文火完全煎出该汤中的葛根素则需要 80 多分钟[11]。

2.2 麻黄碱的变化　采用气相 - 液相色谱法，测定葛根汤浸膏剂中麻黄碱的含量。结果表明，葛根汤浸膏剂中的麻黄碱含量在 1% 以下，标准偏差为 0.11，变异系数为 2.27%[12]。

2.3 其他变化　用单味葛根热水提取物（0.47/kg）及葛根汤提取剂（2g/kg），以 HPLC 法分别鉴定大鼠 24 小时尿中代谢物，并以同样方法对人口服单味葛根提取液及葛根汤后的尿中代谢物和人尿中牛尿酚的代谢物进行了鉴定。结果单味葛根、葛根汤提取物及煎剂状态时的葛根中的异黄酮类成分在消化道中被吸收，移行至血液并向尿中排泄。发现服用葛根汤后人尿中存在具有雌激素样作用的牛尿酚[13]。

【方剂药理学研究】

1 拆方药理

1.1 桂枝、白芍、生姜、大枣　见痉湿暍病脉证治篇"栝楼桂枝汤"。

1.2 炙甘草　炮制后的炙甘草对机体心血管系统、免疫调节系统等具有多种药理作用。

①抗心律失常作用：炙甘草在对抗氯化钡诱发大鼠心律失常方面优于生甘草。炙甘草和生甘草均对 $CaCl_2$ - Ach 混合液诱发大鼠心房纤颤（或心房扑动）表现一定的预防作用。此外，两者还能加强维拉帕米诱发小鼠房室传导阻滞作用，且作用强度随剂量增加而有所增加。炙甘草注射液对三氯甲烷、肾上腺素、乌头碱、毒毛旋花苷和氯化钡诱发的动物心律失常均有对抗作用，并能减慢心率，延长 P - R 间期和 Q - T 间期，对抗异丙肾上腺素的正性心律作用。②增强免疫作用：通过碳粒廓清实验发现，在提高小鼠巨噬细胞吞噬方面，蜜炙甘草组和生甘草组与对照组比较，存在着显著的差异，蜜炙甘草又强于生甘草的作用。故认为蜜炙甘草应推为临床补气用甘草的最佳炮制品。③止痛作用：用生甘草水煎液、炙甘草水煎液、生甘草水煎液加蜂蜜分别给小白鼠灌胃，测定其痛阈（热板法和扭体法），结果炙甘草有显著的止痛作用，说明甘草通过蜜炙后增强了缓急止痛的功效。三者止痛效果的顺序是炙甘草组 > 生甘草加蜜组 > 生甘草组[14 - 18]。

1.3 葛根 ①对心血管系统的作用：葛根能降低血压，减缓心率，降低心肌耗氧量，对正常和高血压动物均有一定的降血压作用。葛根总黄酮和葛根素可明显地扩张正常和痉挛的血管，从而改善缺血区的心肌供血不足，作用随着剂量的增加而加强。此外，葛根素还可以明显减少因缺血引起心肌的乳酸产生；有防治动脉硬化和促使血管软化的作用；还能降低糖尿病大鼠的甘油三酯、胆固醇、低密度脂蛋白、糖化血红蛋白和糖化低密度脂蛋白，升高高密度脂蛋白，具有确切的主动脉保护作用；对正常小鼠脑循环和去甲肾上腺素引起的微循环障碍都有明显的改善作用，能改善异丙肾上腺素引起的小鼠微循环障碍；还具有改善红细胞变形能力的作用。研究表明，葛根素可以用于治疗视网膜动脉阻塞，对血液的化学性质无影响。葛根还具有抑制血小板聚集的作用。②抗氧自由基作用：葛根具有清除氧自由基和抗脂质过氧化作用。葛根异黄酮类化合物可显著抑制氧化损伤引起的红细胞溶血，并提高体内 SOD 活性。葛根素能抑制脂质过氧化，减少脂褐素类物质在脑组织的堆积。③抗肿瘤作用：葛根素在动物体内能激活腹腔巨噬细胞的吞噬功能，可启动溶血性链球菌制剂（OK - 432）或脂多糖（LPS）在动物血清中产生 TNF，对食管鳞状细胞癌（Esc）、S180 肉瘤及 Lewis 肺癌有一定抑制作用。葛根提取物与环磷酰胺或 OK - 432 合用，对肿瘤生长的抑制有增强作用。葛根中所含的大豆苷元、葛根素等对激素依赖性肿瘤如乳腺癌、子宫内膜癌、卵巢癌、结肠癌、前列腺癌细胞增殖具有抑制作用。④对神经系统保护作用：葛根素具有抑制 D - 半乳糖诱导的糖基化反应，并对糖基化状态并发的脑神经细胞损害具有保护作用。⑤降血糖和降血脂作用：口服葛根素能使四氧嘧啶性高血糖小鼠血糖明显下降，血清胆固醇含量减少，当选用最低有效剂量的葛根素与小剂量（无效量）阿司匹林组成复方后，降血糖作用加强，且可维持 24 小时以上，并能明显改善四氧嘧啶性小鼠的糖耐量，明显对抗肾上腺素的升血糖作用，认为葛根素可能是葛根治疗糖尿病的主要成分。口服葛根煎液能对抗饮酒大鼠因乙醇所致的血中胆固醇、甘油三酯的升高。⑥其他作用：葛根可以促进乳房的发育。葛根素具有改善肾功能作用；还能治疗骨质疏松；具有活血化瘀、改善微循环的作用，临床用于治疗突发性耳聋、视网膜血管病变等；葛根素能明显降低由抗结核药物所致肝损伤引起的 AST、ALT 异常升高，其效果与还原型谷胱甘肽相当[19 - 26]。

1.4 麻黄 麻黄对中枢神经系统、心血管系统等具有广泛的药理作用。①利尿作用：d - 伪麻黄碱具有显著的利尿作用，②发汗、平喘作用：生品麻黄发汗作用最强，主要有效成分是挥发油。麻黄碱通过促进去甲肾上腺素和肾上腺素释放，间接发挥肾上腺素作用；或直接兴奋 α 受体，使末梢血管收缩而缓解支气管黏膜肿胀；或直接兴奋 β 受体，使支气管平滑肌松弛；或阻止过敏介质的释放而达到平喘的目的。蜜炙麻黄的平喘作用最强，平喘的主要有效成分是生物碱和挥发油，故炮制对发汗作用的影响主要在于挥发油类的变化，对平喘作用的影响主要在于生物碱和挥发油的变化。③调节血压作用：麻黄碱具有拟肾上腺素作用，能够兴奋肾上腺素能神经而发挥升高血压的作用。麻黄碱和伪麻黄碱均有增加心输出量和升高血压的作用。从麻黄根中分离得到的酪氨酸甜菜碱对大鼠有类似麻黄碱的升血压作用。④兴奋中枢神经系统作用：麻黄碱有兴奋呼吸中枢及血管运动中枢的作用。通过哌唑嗪拮抗麻黄碱增加小鼠自发活动的作用等实验现象，推断麻黄碱的中枢兴奋作用是激动中枢 α_1 受体所致。⑤抗凝血作用：采用寒凝气滞的急性血瘀模型研究了麻黄水煎液的抗凝血作用，发现其能明显延长模型大鼠的凝血酶原时间（PT）、缩短优球蛋白溶解时间（ELT），还可明显降低模型大鼠的血液黏度，改善其血液流变性。⑥抗病毒、抗癌作用：麻黄鞣酸中的（＋）－儿茶素通过抑制 MDCK 细胞的细胞器的酸化作用来抑制 MDCK 细胞中流感病毒 A/PR/8/34 的生长。通过研究天然药物能否增加抗癌药对人宫颈癌细胞的灵敏性试验发现，麻黄可通过影响糖蛋白的运输来增强紫杉醇抗癌的灵敏性。⑦抗氧化作用：通过邻苯二酚氧化法研究麻黄水溶性多糖的抗氧化活性，发现麻黄多糖可清除氧自由基，具有一定的抗氧化作用。麻黄中的黄酮类成分具有清除二苯代苦味酰肼自由基（DPPH）的作用，构效关系显示该作用与活性成分中的羟基数目和羟基结构关系甚密切。⑧免疫抑制作用：通过对草麻黄 70% 乙醇提取后滤渣的水提取物研究，发现其能减轻二硝基氯苯所致的小鼠耳廓肿胀，使胸腺萎缩，调整二硝基氯苯所致的血液中 CD_4/CD_8 的失调，说明麻黄对小鼠的细胞免疫有抑制作用。麻黄多糖能通过抑制脾细胞增殖来发挥免疫抑制作用。⑨降血糖作用：麻黄中的多糖可降低由四氧嘧啶诱导的高血糖小鼠的体内血糖含量，给正常小鼠腹腔注射该多糖类物质后也呈现降血糖作用。麻黄的提取物和 L－麻黄碱可以作用于由链佐星诱导所致糖尿病的小鼠，提示麻黄可以使由链佐星诱导所致糖尿病模型小鼠萎缩的胰岛再生，恢复分泌功能，纠正高血糖。研究发现在 2 型糖尿病中，麻黄在脂肪细胞的脂质代谢中显示了胰岛素样的活性。⑩其他作用：草麻黄补体抑制成分能够显著抑制脊髓损伤组织中 ICAM－1mRNA 的表达，从而减轻大鼠脊髓损伤后的免疫炎性反应，在继发性脊髓损伤中起到重要的保护作用。麻黄中的羟吲哚生物碱类对人体外周血淋巴细胞有刺激作用。通过对高脂血症模型小鼠脂质代谢实验发现，麻黄非生物碱类能显著升高小鼠血清中 SOD 活性和显著降低 MDA 含量，且 ALT 和 AST 活性均显著降低，显示麻黄非生物碱小分子有降血脂和保肝等作用。麻黄碱能使胃肠道平滑肌松弛，抑制蠕动，延缓胃肠道内容物的推进以及排空。麻黄对金黄色葡萄球菌、链球菌、炭疽杆菌、白喉杆菌、伤寒杆菌等有不同的抑制作用；D－伪麻黄碱口服还能使实验动物血管通透性降低而呈现抗炎作用。麻黄若服用过量可引起烦躁、失眠不良反应。麻黄碱毒性较伪麻黄碱大，能引起小鼠眼球突出、举尾反应和发绀[27-32]。

2 复方药理

2.1 解热、抗流行性感冒作用 葛根汤治疗流行性感冒，其机制在于调节因感染流感病毒而产生的细胞因子而发挥的治疗作用。选择发热反应最敏感的 DBA/2 小鼠感染流感病毒后，对照组小鼠全部死亡，而葛根汤灌胃给药组小鼠则存活或生存时间延长。感染病毒小鼠的死因均系肺炎，肺组织病理检查发现，葛根汤组小鼠肺炎轻微、肺部炎症面积明显减小，而对照组小鼠肺炎严重。葛根汤与阿司匹林的解热效果比较表明，感染流感病毒后，对照组小鼠 IL－1α 量上升，而葛根汤灌胃组 IL－1α 值无变化，且无发热，阿司匹林灌胃组有明显的解热作用，但 IL - 1α 值亦上升，但两者都具有解热功效，而葛根汤组的 IL - 1α 值未升高与非感染组无差异，表明葛根汤不仅能抑制 IL - 1α 的产生，同时还能改善肺组织病理变化，从而达到解热的功效[33]。

2.2 抗炎、止痛作用 采用 AA 大鼠动物模型，葛根汤 8.2g/kg、164g/kg 致炎前 3 天灌胃给药，可显著抑制大鼠佐剂性关节炎急性足爪肿胀，对于继发性的足肿胀也有明显的抑制作用，可降低关节液中的前列腺素 E_2（PGE_2）含量。选用动力失衡性颈椎病大鼠模型，结果提示，葛根汤可下调退变颈椎间盘组织中 PGE_2 含量，与抑制环氧合酶（COX）、磷脂酶（PLA_2）活性密切相关，其减少多种炎症介质的合成作用，可能是其治疗颈椎病的作用机制之一[34-36]。用不同方法对葛根汤水煎液进行萃取，并将所得组分两两组合，探讨葛根汤抗炎、止痛的有效部位。结果显示，不加任何提取的水煎剂的抗炎作用略好于其他组；而在止痛方面，由乙醚提取液、正丁醇提取液和经上述提取后余下的水层三者混合液，效果较好，但无组间差异。认为乙醚提取部分和正丁醇提取部分，为该方抗炎、止痛有效部分[37]。采用雄性新西兰大白兔模型，以免疫组织化学 ABC 法检测风寒湿痹证型颈椎病动物模型中颈椎间盘 Fas、Bcl - 2 蛋白的表达，结果显示，风寒湿刺激组同正常对照组比较，Fas 表达均上调（$P < 0.01$），葛根汤降低 Fas 表达，与风寒湿刺激组比较有显著性差异（$P < 0.01$）。风寒湿刺激组同正常对照组比较，Bcl - 2 表达均下降（$P < 0.05$），葛根汤上调 Bcl - 2 表达，但与风寒湿刺激组比较没有显著性差异（$P > 0.05$）。表明葛根汤降低 Fas 表达、上调 Bcl - 2 表达，发挥了延缓椎间盘退变的作用[38]。

2.3 扩张血管和降血压作用 选择无高血压及心血管系统疾病的健康男性 6 例，单次给予葛根汤提取剂颗粒 2.5g 或 7.5g 溶于 150ml、60℃的温水中服用。记录给药前、给药后 30 分钟、60 分钟、90 分钟、120 分钟血压及心电图的变化。结果显示，葛根汤 2.5g 组给药后 30 分钟收缩压未见明显变化，60 分钟、120 分钟后血压明显下降（$P < 0.05$）；给药后 30 分钟舒张压呈上升倾向，60 分钟呈恢复倾向。7.5g 组给药 30 分钟收缩压未见明显变化，60 分钟有下降倾向，90 分钟时显著下降（$P < 0.05$）；给药 30 分钟、60 分钟时舒张压虽有上升倾向但无明显差异。特别是 7.5g 组与 2.5g 组之间给药后 60 分钟时，舒张压有显著差异（$P < 0.05$）。2.5g 组、7.5g 组对心率、Q - T 间期、QTc 间期没有影响。2.5g 组给药后 90 分钟 P - Q 间期延长、QRS 间期缩短（$P < 0.05$）。7.5g 组给药后 120 分钟 P - Q 间期缩短（$P < 0.05$）。特别是 2.5g 组和 7.5g 组之间给药后 90 分钟，P - Q 间期有显著性差异（$P < 0.05$）。表明葛根汤有扩张血管、降低收缩压作用，对舒张压因给药量不同而作用不同。对心脏的离子通道和自主神经系统因给药量不同而作用不同[39]。

2.4 对血栓形成和血小板聚集性的影响 有文献研究表明，葛根汤（2g/kg）呈现显著的抗血栓形成作用，抑制率为 47.7%。体外试验中，葛根汤明显抑制 ADP 诱导的血小板凝集，给药组血小板聚集率及血小板聚集曲线下面积均明显低于对照组，说明葛根汤能显著抑制血小板聚集，具有抗凝血作用[40]。

2.5 对血流量的影响 选择颈性眩晕患者 112 例随机分为观察组 63 例和对照组 49 例，通过超声经颅多普勒血流分析仪观察加味葛根汤对其椎动脉血流改善情况。结果发现，观察组椎动脉血流改善情况优于对照组（$P < 0.05$），并能治愈或明显减轻眩晕症状。表明加味葛根汤能明显改善椎动脉血流[41]。

2.6 抗过敏作用 选择 BALB/C 小鼠用 OVA 致敏造模，探讨葛根汤对食物过敏模型小鼠腹泻的抑制作用。结果证实，各组方药对食物过敏性腹泻的发生均有不同程度地抑制作用，其中葛根汤 500mg 组效果最优。表明大剂量的葛根汤对食物过敏动物模型腹泻有显著的抑制作用[42]。

2.7 增强免疫功能作用　用雌性健康小猎兔犬为实验对象，观察葛根汤对其体温及巨噬细胞数及吞噬功能的影响。结果表明，给予葛根汤后，在体温升高的同时，机体防御因子巨噬细胞吞噬活性增强，从而提高免疫功能，故可抑制流行性感冒病毒等增殖，有效改善感冒症状[43]。

2.8 增加产褥期妇女乳汁分泌作用　以正常产褥期妇女为研究对象，从分娩第一天开始给予葛根汤提取剂，每日 7.5g，观察乳汁分泌量、婴儿体重，以及各种激素值的变化。结果表明，对正常产褥期妇女给予葛根汤，其乳汁分泌量有增加倾向，婴儿体重也迅速增加，而且还有使催乳素（PRL）增加、硫酸脱氢表雄酮减少的倾向[44]。

2.9 缓解子宫平滑肌痉挛作用　采用缩宫素联合寒冷刺激诱导子宫平滑肌痉挛模型，模拟临床寒湿凝滞型原发性痛经的发病情况，探讨葛根汤对子宫平滑肌收缩的影响并探讨初步的作用机制。结果表明，葛根汤不同剂量能有效抑制缩宫素复合寒冷刺激诱导的原发性痛经模型小鼠 30 分钟内扭体次数。此外，葛根汤不同剂量均能够调节子宫匀浆液中 Ca^{2+} 与 NO 水平，显著降低子宫组织中 Ca^{2+} 含量，提高 NO 水平，与模型组相比有极显著差异（$P < 0.01$）。提示葛根汤能有效缓解子宫平滑肌痉挛，与目前治疗原发性痛经的一线药物布洛芬和桂枝茯苓丸的药效相当，其作用机制可能与调节子宫组织中 Ca^{2+} 与 NO 水平有关[45]。

【临床研究与应用】

1 治疗感冒

选择 230 例感冒证属外感风寒证者分为实验组和对照组各 115 例，实验组用葛根汤（合剂），每次 20ml，每天 3 次；对照组用荆防合剂，每次 20ml，每天 3 次。2 组均以 3 天为 1 个疗程。结果以《中药新药治疗感冒的临床研究指导原则》为标准，治疗组总有效率 95.7%；对照组总有效率 91.3%（$P > 0.05$）[46]。

2 治疗上呼吸道感染

选择上呼吸道感染患者 60 例，随机分为治疗组和对照组各 30 例。治疗组予加减葛根汤和复方盐酸伪麻黄碱缓释胶囊模拟剂口服。对照组予加减葛根汤模拟剂和复方盐酸伪麻黄碱缓释胶囊口服。2 组均以 3 天为 1 个疗程。结果以 24～48 小时内体温恢复正常，症状、体征消失，异常理化指标恢复正常，积分值减少 95% 为治愈。治疗组总有效率 90.00%；对照组总有效率 66.67%[47]。

3 治疗流行性腮腺炎

选择流行性腮腺炎患者 52 例，以双嘧达莫（潘生丁）口服，同时用葛根汤加黄芩、板蓝根、桔梗、连翘煎剂。结果腮腺消肿 72 小时内 49 例，72 小时以上 3 例，大多数在服药后 36～56 小时消肿。服药后体温不再升高，疼痛渐减[48]。

4 治疗脑卒中后抑郁症

选择脑卒中后抑郁症患者 71 例，随机分为治疗组 36 例和对照组 35 例，2 组均采用常规治疗（脑卒中治疗同时服用抗抑郁症药物米氮平），治疗组以葛根汤加防风、白附子、红花等煎服。2 周为 1 个疗程。结果以 HMAD 量表评分的减分率为标准判断疗效，减分率≥

75%为痊愈，2周后，治疗组较对照组评分明显下降（$P < 0.05$），4周和8周后，治疗组较对照组评分下降更为明显（$P < 0.01$）[49]。

5 治疗颈源性眩晕

选择颈源性眩晕（椎动脉压迫综合征）患者100例，随机分为治疗组和对照组各50例。治疗组用加减葛根汤煎服，对照组用山莨菪碱、盐酸地芬尼多片治疗。2组均以7天为1个疗程。结果以临床症状、体征消失或基本消失及证候积分减少≥95%为治愈，治疗组总有效率94.0%；对照组总有效率78.0%[50]。

6 治疗颈源性头痛

选择颈源性头痛患者102例，随机分为治疗组和对照组各51例。2组均采用单纯颈椎旁神经阻滞，治疗组另以葛根汤加三七粉（冲服）、姜黄、鸡血藤、肉苁蓉、威灵仙煎服。结果以2组病例治疗次数、视觉模拟评分（VAS）、服用止痛药次数和睡眠改善为指标，治疗组在疗效和复发率下降方面明显优于对照组（$P < 0.01$），且阻滞次数也较对照组明显减少（$P < 0.01$）[51]。

7 治疗枕神经痛

选择枕神经痛患者25例，以葛根汤为基础方煎服。若证属寒滞经脉型，加川芎、蔓荆子、制附片（开水先煎）；气血虚亏型，加黄芪、当归、柴胡、炒酸枣仁；血瘀经脉型，去麻黄加全蝎、土鳖虫、桃仁、川芎；太阳兼少阳型，加柴胡、细辛；太阳兼厥阴型，加川芎、藁本。1周为1个疗程。结果以头痛及伴随症状完全消失、体征消除、随访半年以上无复发为痊愈、本组痊愈11例，好转12例，无效2例，总有效率92.0%[52]。

8 治疗颈椎病

选择颈型颈椎病患者113例，随机分为治疗组61例和对照组52例，治疗组予葛根汤煎服，加衣物微取汗；对照组采用罗索洛芬钠分散片合附桂骨痛颗粒治疗，1周为1个疗程。结果经2个疗程治疗，以临床症状、体征完全消失，颈肩部活动自如为治愈，治疗组总有效率98.36%；对照组总有效率84.62%（$P < 0.05$）[53]。

9 治疗强直性脊柱炎

选择强直性脊柱炎11个月~5年强直性脊柱炎患者15例，以葛根汤加黄芪、狗脊、牛膝、川芎、地龙等，水煎服。10剂为1个疗程。结果以自觉症状消失，脊柱功能活动自如为显效，本组显效14例，有效1例，总有效率100%[54]。

10 治疗肩周炎

选择90例肩周炎患者，用葛根汤每日1剂，水煎分2次温服。5剂为1个疗程。另在肩关节周围病变部位采用推拿治疗。结果以肩部疼痛完全消失，活动自如为痊愈，本组痊愈57例，显效30例，无效3例，总有效率为96.67%[55]。

11 治疗颞下颌关节紊乱综合征

治疗颞下颌关节紊乱综合征患者40例，均以用葛根汤加延胡索、合欢皮、首乌藤，水煎服，每日1剂。并自行局部轻揉按摩。7天为1个疗程。结果以临床症状完全消失为治愈，本组总有效率97.70%[56]。

12 治疗落枕

选择落枕患者38例，病程最长15天，最短半天，均以葛根汤加防风、羌活，水煎内服。另将剩余药渣热敷患处，10天为1个疗程。结果以症状完全消失，颈部活动自如为痊愈，本组痊愈22例，显效15例，好转1例，总有效率100%[57]。

13 治疗外伤性蛛网膜下腔出血

选择外伤性蛛网膜下腔出血患者83例，随机分为治疗组55例和对照组28例。2组均给予止血、脱水及脑保护药物等常规治疗，治疗组在此基础上用葛根汤加减方口服或鼻饲。对照组应用钙离子拮抗剂尼莫地平，间断行腰穿排放脑脊液治疗。2组均以15天为1个疗程。结果以症状消失或基本消失，恢复日常工作为治愈，治疗组总有效率92.72%；对照组总有效率71.43%[58]。

14 治疗急性乳腺炎

选择急性乳腺炎患者21例，其中部分患者系先经抗生素治疗效果不满意而转服中药治疗者。患者均给予葛根汤加杏仁、细辛、赤芍、丝瓜络煎服。若发热者加石膏、黄芩；胁肋胀痛者加枳壳、青皮；苔厚腻者加草果仁、槟榔；便秘者加大黄；患处红肿者加王不留行、夏枯草、蒲公英。结果以全身症状消失，局部肿痛消失为治愈，本组治愈15例，好转5例，未愈1例，总有效率95.24%[59]。

15 治疗局限性硬皮病

选择局限性硬皮病患者28例，用葛根汤依据患者年龄、体质、病情酌定，以服药后皮肤微汗为度。每日1剂，水煎2次，早晚分服，第3煎熏洗患处。同时肌肉或皮损处皮下组织内注射人胎盘组织液。15天为1个疗程。结果以患处皮肤的弹性、色泽、出汗功能等基本恢复正常为痊愈，4个疗程痊愈15例，显效9例，无效4例，总有效率86%[60]。

16 治疗荨麻疹

选择荨麻疹患者51例，用葛根汤水煎内服，7天为1个疗程。若无汗口渴者，加知母；有汗口渴者，加生石膏、西洋参、天花粉；汗出而口不渴者，加重桂枝用量；疹团片大而色淡、舌质不红者，加高丽参或党参；周身瘙痒剧烈难忍者，加重葛根用量；瘙痒昼轻夜重者，加生地黄、牡丹皮；若迁延不愈者，加炙黄芪、当归。结果服药1~7天后，治愈39例，好转6例，无效1例，5例慢性患者用药8~15天后，治愈2例，好转3例，总有效率98.04%[61]。

17 治疗其他疾病

以葛根汤为主方，还可治疗高血压危象[62]，冠心病、血管性头痛、脑血栓先兆[63]，紧张性头痛[64]，内耳眩晕病[65]，枕大神经炎[66]，咀嚼肌痉挛[67]，梨状肌综合征[68]，筋膜炎、椎间盘突出症[69]，遗尿[70]，颈心综合征[71]，风湿性关节炎、颈椎增生[72]，急性额窦炎[73]，面部痤疮[74]，扁平疣[75]，健忘[76]，巅顶头痛、枕区痛、脊柱痛、腰痛、腿痛、夜间腿肚痛[77]，颈型颈椎病急性发作[78]等。

【方剂评述】

历代以来，葛根汤一直作为治疗外感风寒表证及欲作刚痉的主要处方之一。其解热、抗炎、止痛、抗过敏作用已得到药理研究证实，但其抗病毒作用研究尚不够深入；扩张血管、改善椎动脉血流量、促进机体血液循环是消除该方主症"项背强几几"的重要药效学作用。另外，葛根汤中葛根和麻黄的有效成分有较多研究，但复方组分活性研究欠缺。尽管如此，人们依据现代医学研究成果，使其临床治疗范围已远超出了张仲景原来"太阳病、项背强几几、无汗恶风……"的病证。今后，随着对该方研究的不断深入，这一传统经方必能在临床领域发挥更大的作用。

参 考 文 献

[1] 王静竹，陈定一，赵现红. 甘草及其炮制品中甘草酸含量的测定 [J]. 中国中药杂志，1995，20（19）：535 - 537.

[2] 张爱华，文红梅，彭国平. 甘草生品炙品黄酮含量比较 [J]. 中药材，1999，22（1）：21 - 22.

[3] 王存琴，龙泉江. 甘草炮制的文献研究 [J]. 甘肃中医，2007，20（3）：42 - 44.

[4] 杨永红，韦建荣，李崇兴，等. 葛根研究进展 [J]. 兽医医药杂志，2008（3）：71 - 74.

[5] 张东华，董强波，彭曙光. 葛根的化学成分、药理作用和临床应用研究 [J]. 首都医药，2007（12）：44 - 45.

[6] 尹丽红，李艳枫，孟繁琳. 葛根的化学成分、药理作用和临床应用 [J]. 黑龙江医药，2010，23（3）：371 - 373.

[7] 李佳莲，方磊，张永清，等. 麻黄的化学成分和药理活性的研究进展 [J]. 中国现代中药，2012，14（7）：21 - 27.

[8] 周玲，吴德康，唐于平，等. 麻黄中化学成分研究进展 [J]. 南京中医药大学学报，2008，24（1）：71 - 72.

[9] 马勇，徐暾海，徐海燕，等. 麻黄研究进展 [J]. 吉林中医药，2008，28（10）：777 - 779.

[10] 陈康，许晓峰，林文津，等. 麻黄蜜炙前后挥发性化学成分的气相 - 质谱联用分析 [J]. 时珍国医国药，2005，16（6）：465 - 466.

[11] 葛尔宁. RP - HPLC 法测定葛根汤中葛根素的含量及变化 [J]. 中国实验方剂学杂志，2005，11（4）：12 - 13

[12] 张月华，黎若熹，贺良华. 气 - 液色谱法测定葛根汤中的麻黄碱含量 [J]. 中成药研究，1985（3）：29 - 30.

[13] 安田高明. 关于大鼠、人口服葛根汤后尿中的排泄成分 [J]. 和汉医药学杂志，1995，12（1）：66 - 70.

[14] 黄维良，谭世德，李文惠等. 甘草炮制研究——生甘草和炙甘草对实验性心律失常的影响 [J]. 中成药研究，1984，13（6）：13 - 15.

[15] 陈汝兴，袁灿兴. 炙甘草注射液抗实验性心律失常的研究 [J]. 中国中药杂志，1991，16（10）：617 - 620.

[16] 杨中林，付启凤，李小毛. 炮制甘草对免疫功能的影响 [J]. 中药材，14（2）：29 - 30.

[17] 彭志聪，鲁汉兰，易生富. 甘草蜜炙后对小鼠的止痛作用 [J]. 中国中药杂志，1989，14（8）：22 - 33.

[18] 刘雅茜. 蜜炙对甘草化学成分及药理作用的影响 [D]. 辽宁：沈阳药科大学硕士学位论文，2008：5.

[19] 尹丽红，李艳枫，孟繁琳. 葛根的化学成分、药理作用和临床应用 [J]. 黑龙江医药，2010，23（3）：371 - 373.

[20] 刘婷. 葛根的药理及中医临床作用研究进展 [J]. 中国民族民间医药，2009（11）：5 - 6.

[21] 钟保恒. 葛根素药理研究现状 [J]. 中国民族民间医药，2009（5）：16 - 18.

[22] 张东华，董强波，彭曙光. 葛根的化学成分、药理作用和临床应用研究 [J]. 首都医药，2007（12）：44 - 45.

[23] 陈银霞，武占全. 葛根的化学成分、药理作用和用途研究 [J]. 科技信息，2011（30）：200.

[24] 郑皓，王晓静. 葛根的药理作用研究概况 [J]. 光明中医，2006，21（3）：49 - 51.

[25] 杨鹏，李秀兰，贾雪岭. 葛根素的药理作用和临床应用 [J]. 内蒙古民族大学学报（自然科学版），2013，28（2）：226 - 227.

［26］杨培树，张娜．葛根素的药理研究［J］．天津药学，2012，24（5）：75－76．

［27］李佳莲，方磊，张永清，等．麻黄的化学成分和药理活性的研究进展［J］．中国现代中药，2012，14（7）：21－27．

［28］马勇，徐暾海，徐海燕，等．麻黄研究进展［J］．吉林中医药，2008，28（10）：777－779．

［29］丁丽丽，施松善，崔健，等．麻黄化学成分与药理作用研究进展［J］．中国中药杂志，2006，31（20）：1661－1664．

［30］钟凌云，祝婧，龚千锋，等．炮制对麻黄发汗、平喘药效影响研究［J］．中药药理与临床，2008，24（6）：53－56．

［31］周云云，但红，宋成武，等．麻黄非生物碱类成分对高脂血症模型小鼠脂质代谢的影响［J］．湖北中医杂志，2011，33（6）：3－5．

［32］李良满，李静波，朱悦．草麻黄补体抑制成分在大鼠急性脊髓损伤中的作用［J］．中国医科大学学报，2011，40（5）：405－407．

［33］王淑娟，庄严．中药葛根汤治疗流感的作用机制研究［J］．日本医学介绍，2003，24（5）：237．

［34］周军，方素萍，齐云，等．葛根汤对大鼠佐剂性关节炎防治作用研究［J］．中国实验方剂学杂志，2001，7（4）：29－30，38．

［35］周军，方素萍，霍海如，等．葛根汤对退变颈椎间盘组织前列腺素 E_2 及环氧合酶的影响［J］．中国骨伤，2002，15（12）：724－726．

［36］周军，方素萍，霍海如，等．葛根汤对退变颈椎间盘组织磷脂酶 A_2 的影响［J］．中国中医骨伤科杂志，2002，10（4）：12－14．

［37］刘梅，王拥军，施杞，等．葛根汤抗炎、止痛有效部位的研究［J］．上海中医药杂志，2004，38（3）：45－47．

［38］刘梅，王拥军，施杞，等．葛根汤和桂枝汤调节椎间盘组织 Fas、Bcl－2 蛋白表达的实验研究［J］．中国骨伤，2004，17（4）：198－200．

［39］柽坤．葛根汤对血压及心电图的影响［J］．国外医学（中医中药分册），2002，24（3）：162．

［40］张绍杰，王孝先．葛根汤的实验研究及临床应用［J］．河南中医，1992，12（3）：290－293．

［41］李滨，郭川，刘培舰．加味葛根汤对颈性眩晕椎动脉血流改善的临床观察［J］．中国中医急症，2005，14（4）：308－309．

［42］龙一梅，门胁真．葛根汤对食物过敏模型小鼠腹泻抑制作用的研究［J］．辽宁中医药大学学报，2008，10（1）：137－138．

［43］贺玉琢．葛根汤作用机制的研究：对犬体温升高及免疫功能的影响［J］．国外医学（中医中药分册），2004，26（3）：173．

［44］铃木邦彦．葛根汤对乳汁分泌的影响［J］．日本东洋医学杂志，1995，45（5）：177．

［45］乐心逸，柴程芝，寇俊萍，等．葛根汤对缩宫素复合寒冷刺激诱导的寒湿凝滞型原发性痛经小鼠模型的影响［J］．中国实验方剂学杂志，2012，18（18）：174－177．

［46］宋华妮，毛宗福，韩定芬，等．葛根汤（合剂）治疗感冒（外感风寒证）的随机双盲对照研究［J］．临床荟萃，2005，20（6）：313－315．

［47］马荣，杨秀婕，王颖辉，等．加减葛根汤治疗外感热病临床研究［J］．中国中医急症，2010，19（7）：1091－1093．

［48］潘祥根．潘生丁与加味葛根汤治疗流行性腮腺炎 52 例［J］．苏州大学学报（医学版），2003，23（5）：586，623．

［49］张剑，张敏．葛根汤治疗脑卒中后抑郁症 36 例［J］．吉林大学学报（医学版），2009（3）：569．

［50］夏志强．加减葛根汤治疗气滞血瘀型颈源性眩晕 50 例临床观察［J］．中医药导报，2008，14（7）：31－32．

［51］苗振华．颈椎旁神经阻滞加葛根汤治疗颈源性头痛［J］．现代中西医结合杂志，2008，17（15）：2326－2327．

[52] 刘虎明, 樊英. 葛根汤治疗枕神经痛25例 [J]. 现代中医药, 2008, 28 (5): 66 - 67.

[53] 焦宗乾, 苗金波, 刘志强. 葛根汤治疗颈型颈椎病61例 [J]. 山西中医, 2013, 29 (2): 17, 55.

[54] 孙秀清, 李波, 董瑞华. 葛根汤加味治疗强直性脊柱炎15例临床观察 [J]. 中国社区医师, 2005, 21 (19): 36.

[55] 柯年美. 葛根汤配合推拿治疗肩周炎90例 [J]. 湖北中医杂志, 2005, 27 (12): 41 - 42.

[56] 魏东, 贾育松. 加味葛根汤治疗颞下颌关节紊乱综合征的临床观察 [J]. 甘肃中医学院学报, 2000, 17 (4): 19.

[57] 张海翠. 葛根汤加减治疗落枕38例临床观察 [J]. 内蒙古中医药, 2010, 29 (2): 125 - 126.

[58] 唐立朋. 葛根汤治疗外伤性蛛网膜下腔出血55例 [J]. 中国中医药现代远程教育, 2010, 8 (2): 28 - 29.

[59] 杜文孝. 葛根汤为主治疗急性乳腺炎21例 [J]. 中国中医急症, 2003, 12 (3): 472 - 473.

[60] 顾仲明. 葛根汤治疗局限性硬皮病疗效观察 [J]. 现代中西医结合杂志, 2005, 14 (14): 1884 - 1885.

[61] 王秀荣. 葛根汤治疗荨麻疹51例 [J]. 中医研究, 2002, 15 (6): 37 - 38.

[62] 杜文孝. 葛根汤治疗高血压危象的体会 [J]. 中国中医急症, 2004, 13 (3): 154.

[63] 贾永宽. 加味葛根汤治疗心脑血管病的应用 [J]. 黑龙江中医药, 1993 (1): 13 - 14.

[64] 徐如堂. 葛根汤对紧张性头痛的临床效果 [J]. 国外医学中医中药分册, 1995, 17 (3): 28.

[65] 赵养生. 加减葛根汤治疗内耳眩晕病 [J]. 四川中医, 1984 (3): 7.

[66] 赵学理, 王晶. 葛根汤为主治疗枕大神经痛2例 [J]. 中国中医急症, 2002, 43 (9): 654.

[67] 杨德明. 葛根汤治疗咀嚼肌痉挛症 [J]. 湖北中医杂志, 1989 (2): 17.

[68] 郑跃进. 葛根汤治疗梨状肌综合征 [J]. 四川中医, 1988 (9): 38.

[69] 夏岩. 葛根汤在骨伤科的临床应用举隅 [J]. 中国医学创新, 2008, 5 (31): 128 - 129.

[70] 林家坤. 葛根汤治遗尿 [J]. 四川中医, 1987 (5): 25.

[71] 王先滨. 手法配合葛根汤治疗颈心综合征验案1例 [J]. 针灸临床杂志, 2011, 27 (4): 35.

[72] 中国社区医师编辑部. 葛根汤临床新用 [J]. 中国社区医师, 2010 (37): 15.

[73] 李林生. 葛根汤治疗急性额窦炎 [J]. 中医研究, 1988 (1): 24.

[74] 宋永刚. 葛根汤临床应用举隅 [J]. 四川中医, 2010, 28 (1): 126.

[75] 郭跃庆, 姜文雷. 葛根汤治疗扁平疣 [J]. 山东中医杂志, 2008, 27 (5): 326.

[76] 周宝宽, 周探. 葛根汤合孔圣枕中丹治疗健忘验案 [J]. 中医药临床杂志, 2012, 24 (8): 718 - 719.

[77] 蔡元龙, 梁凤云. 葛根汤治疗太阳经病的应用体会 [J]. 中医学报, 2012, 27 (8): 947 - 948.

[78] 吴俊哲, 王伟群, 苏培基. 桂枝加葛根汤配合方便揿针治疗颈型颈椎病急性发作 [J]. 中国医学创新, 2014, 11 (8): 109 - 111.

∽ 大承气汤 ∽

【处方组成与功用】

大承气汤出自《金匮要略》痉湿暍病脉证治（痉病）篇和腹满寒疝宿食病脉证（腹满）篇, 由大黄10 ~ 15g、厚朴20 ~ 30g、枳实10 ~ 15g、芒硝15g组成。具有峻下热结、通腑除满的功能。传统用于阳明实热及实热腹满胀积俱重证所见之大便秘结, 腹部胀满, 硬痛拒按, 甚则潮热谵语, 苔黄厚而干, 脉沉实; 或热结旁流证所致的下利清水臭秽, 虽利而腹满胀痛不减, 按之坚硬有块, 大便闭结, 口干舌燥, 脉滑数; 或口噤, 龂齿, 热厥, 抽搐和发狂等。

【方剂传统解析】

《金匮要略》载:"痉为病, 胸满口噤, 卧不着席, 脚挛急, 必龂齿, 可与大承气汤"

"腹满不减，减不足言，当须下之，宜大承气汤。"两条文论述了阳明实热发痉及胀积俱重、实热腹满的证治。阳明实热痉证病因及病机为邪入阳明、热盛里实、里燥筋急所致。应以泻热通腑、急下存阴为治。该方大黄苦寒泻热，祛瘀通便，荡涤胃肠，为君药；但大黄苦、寒，软坚之力欠佳，故以芒硝咸寒软坚，泻热通便，为臣药。两者相须为用，峻下热结之力增强。积滞内阻，腑气不顺，用厚朴苦温下气，枳实苦辛破结，两药合用行气导滞，消痞除满，且助大黄、芒硝泻下积滞和热结。四药相合，共奏通腑泻热，急下存阴之效。用其治疗阳明实热痉病，若患者口噤不开，难以服药者，可采用鼻饲给药或高位灌肠。

【方剂药效物质基础】

1 拆方组分

1.1 大黄　大黄主要化学成分有蒽醌及其苷类、蒽酮及其苷类、二苯乙烯类、多糖类、鞣质类等。①蒽醌类：蒽醌类是大黄中研究最多的活性成分，分为游离型与结合型。游离型有大黄酸、大黄素、土大黄素、芦荟大黄素、大黄素甲醚、异大黄素、大黄酚、虫漆酸D等。结合型有大黄素甲醚葡萄糖苷、芦荟大黄素葡萄糖苷、大黄素葡萄糖苷、大黄酚葡萄糖苷、大黄酸葡萄糖苷、大黄酸苷A～D，但药用大黄未有大黄酸苷类成分的报道。②蒽酮类：蒽酮类为大黄的主要泻下成分，主要有大黄二蒽酮A～C、掌叶二蒽酮A～C和番泻苷A～F等。③二苯乙烯类：如土大黄苷、3,4,3′,5′-四羟基芪-3-葡萄糖苷、4,3′,5′-三羟基芪-4-葡萄糖苷、4,3′,5′-三羟基芪-4（6″没食子酰基）-葡萄糖苷等。④苯丁酮类：如莲花掌苷和异莲花掌苷。目前为止，已从唐古特大黄和掌叶大黄中分离得到6种苯丁酮类成分。⑤鞣质类：目前从唐古特大黄和掌叶大黄分离得到40余个鞣质类化合物。⑥多糖类：从大黄根及根茎中得到两种酸性多糖，主要由葡萄糖、半乳糖、阿拉伯糖、鼠李糖、来苏糖、木糖、葡萄糖醛酸、半乳糖醛酸组成。⑦其他成分：大黄中存在多种挥发性成分，以棕榈酸、亚油酸、月桂酸等有机酸为主。此外，还有萘苷类、酰基糖苷类等成分[1-5]。

1.2 厚朴　从厚朴中分离确定的化学成分已有100多种，其中主要为酚类、生物碱类和挥发油类化合物。①酚类：酚类成分主要为厚朴酚、和厚朴酚，此外还有四氢厚朴酚、异厚朴酚、冰基厚朴酚、辣薄荷基厚朴酚、辣薄荷基和厚朴酚、厚朴三醇等。②生物碱类：生物碱类成分主要为厚朴碱，此外还有木兰花碱、武当木兰碱、白兰花碱等。③挥发油类：主要是β-桉叶醇，其次有α-蒎烯、β-蒎烯、莰烯、对聚伞花烯、α-侧柏烯、α-柠檬烯、1-甲基-4-异丙基酚、α-松油醇、γ-松油醇、龙脑烯醛、胡椒烯、邻-异丙基酚、γ-依兰虫烯、γ-荜澄茄烯、香附烯、α-依兰油烯、乙酸龙脑酯、乙酸芳樟醇酯、石竹烯、香橙烯、别香橙烯、α-雪松烯、榄香醇、愈创醇等。④其他成分：从厚朴叶中分离得到的成分有棕榈酮、槲皮苷、芦丁、花生酸、β-谷甾醇、胡萝卜苷等。实验表明，厚朴姜制后，挥发油成分、厚朴木脂素类成分及木兰花碱含量无显著差异，苯乙醇苷类成分含量显著下降。⑤炮制对厚朴化学成分的影响：研究表明，姜制前后和厚朴酚与厚朴酚的含量相接近；厚朴药材浸润切丝后，苯乙醇苷类成分含量较原药材降低约50%；在炒制温度80～160℃和厚朴酚与厚朴酚成分受热稳定性较好，紫丁香苷等成分在120～160℃随温度的升高含量呈降低趋势；木兰花碱热稳定性较差，120℃时含量下降约50%[6-11]。

1.3 枳实　枳实的主要有效成分为挥发油类、生物碱类及其黄酮类。①挥发油类：挥发油类成分主要是以单萜为主的化合物，包括α-水茴香萜、α-蒎烯、桧烯、β-蒎烯、β-

香叶烯、α-松油烯、柠檬烯、3,7-二甲基-1,3,6-辛三烯、3-异丙基甲苯、γ-松油烯、异松香烯、芳樟醇、4-松油醇、α-松油醇、1,3,3-三甲基-2-乙烯基-环己烯，占挥发油总量的93.81%，柠檬烯、芳樟醇含量较高。②黄酮类：枳实中黄酮类成分含量较高，约占5%~28%。现已从枳实中分离出来的黄酮类成分主要为橙皮苷、橙皮素、柚皮苷、柚皮素、新橙皮苷、柚皮芸香苷、红橘素、异樱花素7-O-β-D-新橙皮糖苷、8-四甲氧基黄酮、野漆树苷、忍冬苷等。③生物碱类：枳实中的生物碱成分有辛弗林、N-甲基酪胺、乙酰去甲辛弗林等。④其他成分：枳实还含有腺苷、柠檬苦素、去甲肾上腺素、果胶、多种维生素、脂肪、蛋白质、碳水化合物、胡萝卜素、核黄素、γ-氨基丁酸、3,5-二羟基苯基1-O-（6'-O-阿魏酰基）-β-D-吡喃葡萄糖苷、5,7-二羟基香豆素5-O-β-D-吡喃葡萄糖苷等。微量元素有Fe、Zn、Cu、Mn 4种。近来，又从枳实中分离出5,7-二羟基香豆素、东莨菪内酯、橙皮素-7-O-β-D-葡萄糖苷等。⑤炮制对枳实化学成分的影响：枳实药材经润透、切片、干燥、麸炒等炮制过程成为麸炒饮片后，各类成分含量均降低。有学者认为挥发油是枳实"性烈"的主要物质基础，经炮制后挥发油含量确实下降，辛弗林为水溶性成分，经炮制含量也降低[12-18]。

1.4 芒硝 芒硝主要成分是含水硫酸钠，有少量的氯化钠、硫酸钙等。芒硝制成后，萝卜中的锌、锰、铁等进入药物，成为芒硝的组成成分，同时萝卜也吸附了铜、铅、铬等，从而降低了对人体健康不利的成分的含量，尤其是炮制后芒硝中钙、镁离子含量都下降[19]。

2 复方组分

2.1 配伍后的药效物质基础 通过大承气汤不同的配伍，采用HPLC进行检测，对其49个色谱峰与药效进行相性分析，探讨本方化学成分与药效相关性及其发挥药效的物质基础。结果表明，芦荟大黄素、大黄酸、大黄素、大黄酚及部分未知的化学成分应为大承气汤发挥药效作用的物质基础，说明这些化学成分作为质量控制和工艺优化指标的合理性和科学性[20]。通过建立大承气汤HPLC指纹图谱，标定了大承气汤29个共有指纹峰，通过与对照品的保留时间及紫外光谱比较，指认了芸香柚皮苷、新橙皮苷、柚皮苷、橙皮苷、大黄酸、大黄酚、和厚朴酚、厚朴酚的出峰位置，对大承气汤物质基础的研究提供了参考[21]。

2.2 配伍对微量元素的影响 采用原子吸收光谱法测定了大承气颗粒剂中铅、砷、镉、铬、铜和锌的含量及其在人工胃液和人工肠液中的溶出量。结果显示，大承气颗粒剂中微量重金属在人工胃液和人工肠液中均有一定的溶出量，而人工胃液中的溶出量均明显高于人工肠液中，其中铜、锌的溶出百分率较其他元素为高[22]。

2.3 不同煎煮方法对蒽醌含量的影响 采用HPLC法，测定四种不同煎煮方法所得大承气汤在40~80分钟中结合蒽醌、游离蒽醌的含量，结果显示，在其他饮片煎煮20分钟后加入大黄的大承气汤中，结合蒽醌的含量在四种方法中较高，为其致泻作用提供物质基础[23]。

【方剂药理学研究】

1 拆方药理

1.1 大黄 ①调节胃肠功能作用：主要体现在泻下作用，是大黄的传统功效。其作用机制可能是大黄素刺激了肠壁组织中的5-羟色胺（5-HT）细胞，使其分泌5-HT的活动增强，并通过 5 - 羟色胺受体（5 - HTR）的介导，促进了肠道的收缩和肠液的分泌所致；大黄有兴奋离体豚鼠胃平滑肌的作用，表现为能够增加平滑肌的收缩频率，降低其收缩幅度，认为可能与大黄部分调节具有类胆碱能的 M 受体、N 受体及 L 型钙通道有关；大黄对消化道黏膜有保护作用。②抗病原微生物及抗炎作用：大黄有抗流感病毒、风疹病毒、肝炎病毒、流行性出血热病毒等作用。大黄提取物在体内外均有抗幽门螺杆菌的作用。大黄酸、大黄素甲醚、芦荟大黄素及大黄酚具有显著的抗白色念珠菌、新生隐球菌、毛癣菌、曲霉菌等抗菌活性。大黄中 5 种羟基蒽醌都具有抗青春型双歧杆菌的作用，大黄素在体内（外）都有显著的抗单纯疱疹病毒作用。其抗病原微生物及抗炎作用与大黄的清热解毒功效有关。③保护心脑血管作用：研究表明，大黄保护心脑血管作用与其清除自由基、降血脂及抑制血管生成、抑制胆固醇合成、改善血 - 脑屏障损伤减轻脑水肿、保护微血管基底膜损伤等因素有关。④抗肿瘤作用：大黄素具有抑制胰腺癌细胞增殖作用，其机制可能与诱导细胞凋亡机制类似。⑤保肝利胆作用：大黄的保肝利胆作用是近年来大黄研究的重要方向，其相关的作用机制已经进入到分子水平。大黄还具有很明显的降低肝脏纤维化作用，其作用机制是降低星型细胞的活性。⑥其他作用：大黄对人体还有雌激素调节作用，常用来治疗妇女的更年期综合征；大黄酸具有保护肾脏的作用，能用于肾病糖尿病的治疗。⑦炮制对大黄药理作用的影响：大黄结合性蒽醌为泻下作用的主要成分，其中以番泻苷 A 作用最强，直接作用于肠壁，使大肠蠕动亢进，减少水分吸收而致泻；制大黄中结合性蒽醌明显少于生大黄，泻下作用也远弱于生大黄。通过对大黄的泻下出现时间、泻下次数及排泄物性状与干重的测定研究表明：酒炒与醋炒大黄的泻下效力比生大黄降低 30% 左右，酒炖大黄的泻下效力降低 95% 左右，大黄炭几乎无泻下作用。大黄具有广谱抗菌作用，各种炮制品均有一定抑菌效力，其中酒炖大黄、酒炒大黄对铜绿假单胞菌及伤寒杆菌的抑菌效力优于生品，醋炒大黄、石灰炒大黄及大黄炭对铜绿假单胞菌及金黄色葡萄球菌有较好的抑菌效力，而石灰制大黄对大肠埃希菌的抑制作用明显优于生品及其他制品。大黄炭中大黄酚含量为生大黄的 2.7 倍，大黄酚可以降低毛细血管通透性，减少伤口渗出，改善血管脆性，缩短凝血时间，促进血小板生成的作用，因此具有良好的止痛、止血、生肌功能。大黄炮制品对胰蛋白酶、胰脂肪酶、胰淀粉酶活性具有不同的影响，炮制品在给药后解热作用较生品减弱。熟大黄能促进胆汁分泌，并可增加胆汁中胆红素和胆汁酸的含量，解除胆管括约肌痉挛，舒张十二指肠和胆管，疏通胆管和微细胆小管内淤积的胆汁[24 - 32]。

1.2 厚朴　①抗菌作用：厚朴抗菌谱较广，对金黄色葡萄球菌、肺炎双球菌、志贺菌属、伤寒杆菌、副伤寒杆菌、大肠埃希菌、铜绿假单胞菌、霍乱弧菌、变形杆菌、百日咳杆菌、枯草杆菌、溶血性链球菌、炭疽杆菌等均有较强的抑制作用，并对常见致病性皮肤真菌有抑制作用。②抗炎镇痛作用：厚朴酚可以明显影响白细胞的功能，对炎性介质 LTB4 和 5 - HETE 的生物合成有较强的抑制作用；厚朴酚还可以抑制趋化三肽（FMLP）刺激的白细胞内钙升高。用热板法观察对小鼠的镇痛作用表明，厚朴能提高小鼠痛阈值。③抗病毒作用：厚朴中的厚朴酚、和厚朴酚是 TPA 诱导病毒早期抗原活化作用的拮抗剂。④抗溃疡作用：厚朴 5% 乙醇提取物对黏膜溃疡呈显著抑制作用，厚朴酚对水浸应激性胃溃疡、组胺所致十二指肠痉挛均有抑制作用。⑤肌肉松弛作用：厚朴酚、和厚朴酚呈剂量依赖性抑制自发子宫收缩，其中厚朴酚对自发性子宫收缩的抑制率快于和厚朴酚。⑥抗痉挛作用：厚朴乙醚提取物可使握力降低，对士的宁、印防己毒素、戊四氮等药物诱发的痉挛有强烈的抑制作用；厚朴乙醚浸膏腹腔注射，可抑制小鼠的自发活动，尚能对抗甲基苯丙胺或阿扑吗啡所致的兴奋。厚朴酚可使小鸡脊髓反射完全被抑制。⑦抗肿瘤作用：厚朴酚具有较好的体外抗肿瘤作用，可抑制包括人膀胱癌细胞、前列腺癌细胞、卵巢癌细胞、神经胶质瘤细胞、甲状腺癌细胞、组织细胞淋巴瘤等多种恶性肿瘤细胞，且其抗肿瘤效应具有多靶点、多途径的特点。厚朴的甲醇提取物及厚朴酚对体内二期致癌试验引起的小鼠皮肤肿瘤有明显的抑制作用。⑧抗氧化作用：不同溶剂的厚朴提取物对 DPPH 自由基均有清除作用，其中以乙醇提取物的清除能力最强，厚朴乙醇提取物对亚油酸、猪油的脂质过氧化有良好的阻断作用。和厚朴酚能够增强小鼠耐受力，抑制脂质过氧化作用，从而达到延缓衰老的目的。厚朴石油醚提取物、超临界 CO_2 萃取物、三氯甲烷提取物都有较高的提取率和抗氧化活性。⑨其他作用：大鼠肢体缺血再灌注模型证实厚朴酚可以有效改善肌肉炎症、水肿和损伤，降低血清亚硝酸盐作用；厚朴酚有轻微的体外抗 HIV-1 活性；具有抑制被动皮肤过敏反应、抗龋齿、抗皮肤光老化、缓解肠系膜缺血再灌注引起的肺损伤作用；另外，对心肌（脑）缺血具有保护作用等[33-38]。

1.3 枳实 ①调节肠胃运动作用：枳实能明显抑制结肠头端和尾端的纵行肌肌条和环行肌肌条的自发收缩活动，微量枳实煎剂可明显降低肠平滑肌的活动，小量对肠平滑肌有抑制作用。枳实可使胃底平滑肌的张力明显升高，有促进胃运动、加速胃排空的作用，且能提高小肠峰电活动，加强平滑肌的收缩强度等，促进小肠的消化和吸收能力。②对子宫的作用：枳实有兴奋家兔离体阴道和子宫平滑肌的作用；对小鼠的离体子宫则主要表现为抑制作用。③对心血管的作用：枳实有升高血压、强心、利尿和增加心、脑、肾血流量的作用。升血压成分主要为生物碱类成分辛弗林、N-甲基酪胺、γ-氨基丁酸、乙酰去甲辛弗林等。④抗氧化作用：枳实提取物能有效清除羟自由基、超氧阴离子自由基、DPPH 自由基，具有抑制脂质过氧化作用。⑤抗菌、镇痛作用：枳实挥发油对金黄色葡萄球菌有抑制作用；柠檬烯有镇咳、祛痰、抗菌的作用；芳樟醇有防腐抗菌、抗病毒、镇静的作用。枳实挥发油能显著减少乙酸引起的小鼠扭体反应次数及小鼠自发活动次数，表现出一定程度的镇痛作用和中枢神经系统抑制作用。⑥降血糖、护肝作用：枳实提取物能使糖尿病模型组血糖水平显著降低，谷胱甘肽含量显著增加，谷胱甘肽过氧化物酶活性、丙二醛和 NO 含量显著降低。光镜下枳实提取物治疗组肝组织细胞损伤较糖尿病组降低，显示具有增强肝脏的抗氧化能力，降低肝细胞损伤作用，同时高剂量时能显著降低血糖。⑦抗休克作用：低浓度枳实提取液，可浓度依赖性的增大豚鼠心室肌细胞 L 型钙电流，有促进钙通道开放的作用；高浓度枳实提取液，可抑制心室肌细胞 L 型钙电流，有抑制钙通道开放的作用。临床可用枳实提取液治疗各种休克。⑧抗血栓、降血脂作用：枳实对健康大鼠及血瘀模型大鼠均具有明显的抗血小板聚集及抑制红细胞聚集的作用，其作用优于阿司匹林，并呈明显的量效关系，所含的橙皮苷、柚皮苷等黄酮类成分具有广泛的药理作用，可降低血脂并抑制骨流失。⑨其他作用：枳实还具有抗疲劳、抗溃疡、利胆、利尿、抗过敏等药理作用[39-45]。

1.4 芒硝 ①泻下作用：芒硝是含有杂质的硫酸钠，玄明粉则是纯粹的硫酸钠，内服后其硫酸离子不易被肠黏膜吸收，存留肠内成为高渗溶液，使肠内水分增加，引起机械刺激，促进肠蠕动。盐类对肠黏膜也有化学刺激作用，但并不损害肠黏膜。②抗炎、抑菌作用：抗炎试验显示，大剂量芒硝及朴硝对二甲苯所致小鼠耳廓肿胀有一定的抑制作用；实验性阑尾炎和阑尾穿孔的家兔，腹部外敷大黄、芒硝、大蒜加适量食醋的糊剂，对阑尾及脾脏的网状内皮系统有明显的刺激作用，使其增生现象与吞噬能力有所增强，阑尾炎症较对照组明显减轻。③消肿止痛作用：感染性创伤用 10%～25% 硫酸钠溶液外敷，可以加快淋巴细胞生成，有消肿和止痛的作用。④利尿作用：用 4.3% 硫酸钠无菌溶液静脉滴入可作为利尿剂以治疗无尿症和尿毒症[46-49]。

2 复方药理

2.1 促进排便作用　将 ICR 清洁级小鼠随机分为空白对照组、模型组、阳性对照麻仁胶囊组、大承气汤（29.6g/kg、14.8g/kg、7.4g/kg）剂量组，观察大承气汤对正常小鼠、燥热禁水便秘模型和复方地芬诺酯模型小鼠小肠炭末推进率、首次黑便排出时间和 6 小时排出黑便点数的影响。结果显示，大承气汤对正常小鼠、燥结失水便秘模型小鼠及复方地芬诺酯便秘模型小鼠均可缩短首次黑便排出时间（$P < 0.01$），增加 6 小时排出黑粪点数（$P < 0.01$）；大承气汤还能增加正常和复方地芬诺酯模型小鼠小肠推进率（$P < 0.01$）。表明大承气汤对正常和便秘模型小鼠有较强的促进排便和增加肠蠕动作用[50]。

2.2 抗菌作用　采用平皿打孔法，选用临床分离常见致病的需氧菌和厌氧菌涂布于培养基表面、打孔，分别加入大承气汤、大黄、甲硝唑、头孢菌素和 0.9% 氯化钠注射液，观察其抑菌效果。结果发现，大承气汤对需氧菌的金黄色葡萄球菌、粪肠球菌、大肠埃希菌高度敏感，对肺炎克雷伯菌、产气肠杆菌和阴沟肠杆菌中度敏感；对厌氧菌的单形拟杆菌、变形杆菌和脆弱拟杆菌高度敏感，对消化和发酵乳杆菌中度敏感。大黄的抗菌活性与大承气汤相似，但对变形杆菌和粪肠球菌的作用差。说明大承气汤对临床致病的需氧菌和厌氧菌均有一定的抑菌作用[51]。

2.3 抗内毒素作用　通过观察大承气汤对内毒素血症大鼠炎性细胞因子的影响，探讨其在治疗内毒素血症中的作用机制。实验结果显示，与模型组相比，各治疗组血浆内毒素含量、血清 TNF-α 含量均明显降低（$P < 0.01$）；与模型组比较，各治疗组血清 IL-1β 和 IL-10 含量均显著降低，差异显著（$P < 0.01$）。表明大承气汤对内毒素血症的作用机制与拮抗血清炎性细胞因子 TNF-α、IL-1β 和调节（IL-1β）/（IL-10）比值有关[52]。

2.4 抗炎作用　阳明腑实证患者在用复方大承气汤治疗后，血浆内毒素、血清 TNF-α、IL-6、IL-10 水平明显降低，与治疗前比较有显著性差异（$P < 0.05$）。提示在阳明腑实证的发生发展过程中，内毒素、TNF-α、IL-6、IL-10 可能起到了重要的作用。对于抗炎反应的影响，大承气汤除通过减少内毒素刺激、降低 IL-10 分泌外，可能对抗炎因子的分泌具有直接调节作用，该作用很可能是通过调节细胞内钙离子浓度及钙离子内流完成的[53]。

2.5 解热作用　用家兔造模，以体温和各组家兔腹围变化为观测指标，探讨大承气汤解热作用。结果显示，模型组动物发热峰值和 6 小时体温反应指数数值明显增高，治疗组显著降低，但两者与对照组比较，均有非常显著性差异（$P < 0.01$）；治疗组与模型组腹围相比均有明显下降（$P < 0.01$）。表明大承气汤可有效降低内毒素所致的发热，有利于解热作用的发挥[54]。

2.6 抗氧化作用　取 Wistar 大鼠，随机分为空白对照组、腹膜炎模型组及大承气颗粒大、中、小 3 个剂量治疗组，观察大承气颗粒对腹膜炎大鼠血液及肝脏、肠组织中 MDA 含量和 SOD 水平的影响。结果显示，与空白对照组比较，模型组血清中 MDA 水平明显高于空白对照组（$P < 0.01$），而 SOD 活性明显降低（$P < 0.01$）。大承气颗粒小剂量就可使血清中 MDA 含量下降，大剂量及中剂量组与模型组相比有非常显著的差异（$P < 0.01$）；大承气颗粒也可使血清中 SOD 活性增加（$P < 0.05$），大剂量与模型组相比有非常显著的差异（$P <$

0.01）。模型组肠及肝脏组织中 MDA 水平明显高于空白对照组（$P < 0.01$），而 SOD 活性降低（$P < 0.01$）。大承气颗粒能显著降低腹膜炎大鼠肠及肝脏组织中的 MDA，其中以大、中剂量组非常显著（$P < 0.01$），但各给药组均不能使 MDA 水平接近正常。大承气颗粒也可提高 SOD 活性，在肠组织小剂量即可出现（$P < 0.05$），在肝组织中剂量才可出现（$P < 0.05$），随剂量增加 2 种组织的 SOD 值均接近空白对照组。因而推断大承气颗粒在治疗感染性炎症时，对肠道的保护作用及对内毒素血症所致组织（脏器）损伤的对抗作用，部分是通过清除过多自由基作用而实现的[55]。

2.7 对机体免疫功能的作用 将 15 只成年杂种犬随机分为牛黄胆碱钠急性坏死性胰腺炎模型组、大承气汤治疗组及对照组，检测不同时段红细胞免疫黏附指标以及动物的胰腺腹水量和重量，探讨急性坏死性胰腺炎红细胞免疫黏附功能及大承气汤对胰腺炎红细胞免疫功能的影响。结果表明，犬急性坏死性胰腺炎模型存在红细胞免疫功能失调，大承气汤能明显减少犬腹水量及动物胰腺重量（$P < 0.05$），提高红细胞免疫黏附功能（$P < 0.05$），增强吞噬细胞的吞噬功能[56]。

2.8 对消化系统的作用

2.8.1 对胃肠道形态学的影响 采用实验性肠梗阻大鼠模型，经大承气汤治疗后，光镜观察发现，大承气汤能显著改善肠梗阻时小肠组织的损伤程度，降低嗜中性白细胞的数量，治疗后的大鼠肠组织坏死脱落不明显，血管反应明显减轻，炎症细胞的数量明显减少，与对照组比较差异显著（$P < 0.05$）。电子显微镜观察发现，大承气汤能明显改善肠梗阻时小肠组织超微结构的损伤，对实验性肠梗阻大鼠肠道黏膜上皮细胞线粒体和粗面内质网等重要细胞器的恢复有明显的促进作用[57-58]。

2.8.2 对胃肠平滑肌细胞的影响 采用反相高效液相色谱法分别测定手术对照组、肠梗阻模型组和不同剂量大承气汤组的大鼠肠平滑肌细胞内磷酸二酯酶（PDE）的含量，以探讨大承气汤的"通里攻下"作用与肌醇脂质信号系统的关系。结果显示，体内（外）实验均显现 50%、100%、250% 的大承气汤可使肠梗阻大鼠肠平滑肌细胞内 PDE 含量明显升高（$P < 0.05$）。表明大承气汤可使大鼠肠平滑肌细胞内钙调蛋白（CaM）活性提高，其"通里攻下"作用很可能是通过激活肌醇脂质信号传导系统使胃肠道平滑肌细胞内 Ca^{2+} 释放增加，再通过 CaM 间接地激活一系列的蛋白激酶而实现的[59]。

2.8.3 对胃肠血流量的影响 采用盲肠末端结扎加穿孔的方法，制备腹腔感染家兔模型。然后分别给予大承气汤、头孢拉定和 0.9% 氯化钠注射液，以电解式血流量计观察家兔回肠末端黏膜下血流的变化。结果显示，腹膜炎家兔的肠血流量较正常家兔明显降低，腹膜炎家兔给予大承气汤后 30 分钟、60 分钟、90 分钟时间段肠血流量明显高于给药前。亦显著高于同一时间段的腹膜炎组和腹膜炎 + 头孢拉定治疗组（$P < 0.05$）。表明大承气汤可改善腹膜炎时肠组织缺血状况[60]。

2.8.4 对胃肠激素的影响 用放免分析法测定胃动素（MTL）和血管活性肽（VIP）含量变化，结果显示，2 组的大承气汤均能明显增加胃窦和空肠组织中 MTL 的含量，模型组中大承气汤能明显降低胃肠中 VIP 的含量（$P < 0.01$，$P < 0.05$），正常组中大承气汤显著降低胃窦组织中 VIP 含量（$P < 0.05$），而对肠组织中 VIP 含量无影响。说明大承气汤能调节正常大鼠和里实热证模型大鼠胃肠激素的分泌，与其促进胃肠运动有一定关系[61]。

2.8.5 对胃肠消化液的影响 选取 Wistar 大鼠 20 只，雌雄兼用，分为给药组与对照组，给药组经口给予大承气汤煎剂（浓度为 50%，1.5ml/100g），对照组给以等容量水，观察大承气汤对大鼠胃、胆、胰液分泌的影响及对大鼠胃腔内胃液留滞量与胰液分泌量的影响。实验结果表明,大承气汤能促进胃液分泌,降低胃液酸度,提高胆汁中磷脂与胆固醇含量,提高肝糖原水平,对肌糖原也有增加的趋势,对胆汁流量未见明显影响;大承气汤组4小时胃内留滞的胃液量较对照组明显为多,大承气汤组胰液分泌量较对照组呈增多倾向,胰淀粉酶活力则呈降低趋势[62]。

2.8.6 对肠屏障的保护作用 将 SD 大鼠制备成烫伤模型,观察大承气汤对其烫伤后1周内血浆肿瘤坏死因子、内毒素、肠组织细胞凋亡的影响,及小肠上皮细胞超微结构的变化。结果发现,大承气汤可明显抑制烫伤大鼠内毒素易位,减少肿瘤坏死因子的产生,抑制肠组织细胞凋亡,明显修复和改善烫伤大鼠肠黏膜细胞超微结构的损伤[63]。

2.8.7 对胃肠功能的影响 利用加入大承气颗粒剂钡餐造影技术,观察大承气颗粒剂对健康人群胃肠道功能的影响。结果表明,大承气颗粒剂具有提高肠道张力,促进空肠、回肠和结肠的推进作用,与常规钡餐组比较有显著差异($P < 0.05$)[64]。采用治疗组13例及对照组20例手术患者于手术前、手术当日和手术后第1、2、3天行胃电图检查,于手术当日和手术后第1、2、3天行胃肠道压力测定,观察大承气汤对手术后胃肠运动功能障碍的恢复作用。结果显示,大承气汤有恢复腹部手术后胃肠功能作用[65]。

另外,还有试验表明,心胸外科手术后使用加味大承气汤保留灌肠疗效优于开塞露[66];复方大承气汤有助于恢复妇科手术后肠功能[67];复方大承气汤对胃癌术后功能性胃排空障碍有良好的治疗效果[68];复方大承气汤可降低全胃切除后消化道重建患者并发症发生率及病死率,减少胃肠内液潴留及肠粘连,改善患者的生活质量[69];恢复危重症患者胃肠功能[70];大承气汤可通过促进血流恢复、减轻炎性反应等发挥对大鼠肠缺血再灌注损伤的保护作用[71]。

2.9 对脑的保护作用 在治疗急性脑梗死、脑出血伴意识障碍的同时,辅以大承气汤水煎剂鼻饲,再以1%肥皂水保留灌肠。显示可明显改善患者意识障碍[72]。

2.10 对肺脏的保护作用 通过建立家兔实验性肺水肿模型,探讨大承气汤改善阳明腑实喘满证中肺通气功能和肺组织形态学的改变。结果显示,大承气汤具有改善肺水肿、促进肺泡上皮特别是 I 型上皮细胞增生、促进损伤修复的作用。表明大承气汤的治疗作用可能与其促进肺泡上皮增生,特别是 II 型上皮细胞增生及修复、改善肺泡通气/血流比等多种作用有关[73]。

2.11 对肝脏的保护作用 采用急性肝损伤大鼠模型,用大承气汤治疗后显示,内毒素水平明显降低,TNF-α 水平降低,IL-6 及 NO 水平下降,肝脏功能明显好转,病理改变明显减轻。表明大承气汤通过降低血浆内毒素含量,降低 TNF-α、IL-6 及 NO 水平,减轻对肝脏的损伤[74]。

2.12 对重症急性胰腺炎的治疗作用 通过建立 SD 大鼠急性坏死性胰腺炎动物模型,研究大承气汤对其肠道推进功能变化的影响。结果表明,大承气汤一方面能够提高急性坏死性胰腺炎大鼠肠推进功能,减轻腹胀,尽早恢复胃肠蠕动,降低腹腔压力,减轻腹腔间室综合征的危害,另一方面,还能降低肠道内需氧菌量,尤其是革兰阴性菌菌量,抑制肠道细菌移位[75]。

2.13 降低颅内高压的作用 选择成年健康家兔,将其随机分为急性脑内血肿致颅内高压模型组、0.9%氯化钠注射液对照组、甘露醇静脉注射组、大承气合剂灌胃组。研究结果表明,大承气合剂较甘露醇降低颅内压作用缓慢,但较甘露醇作用持久,在停用甘露醇后易出现颅内压进一步升高的"反跳"现象，而应用大承气合剂无此现象。同时给药 2 次与给药 1 次比较，疗效更加显著。且降低幅度与作用持续时间优于甘露醇[76]。

2.14 解毒作用 对 86 例因口服急性有机磷农药中毒患者应用大承气汤或硫酸钠导泻的酶学变化进行分析，结果显示，46 例应用大承气汤导泻的急性有机磷农药中毒患者，比 40 例应用硫酸钠导泻的急性有机磷农药中毒患者的胆碱酯酶在 72 小时升高，而肌酸激酶、ALT、乳酸脱氢酶在 72 小时均有降低。表明因口服急性有机磷农药中毒患者应用大承气汤导泻可降低各脏器损害，促进恢复[77]。

2.15 其他作用 大承气汤在改善家兔实验性肺水肿的同时，可使油酸造成的多器官病理损害明显减轻甚至恢复正常，如恢复肝细胞结构和功能，促进受损的肠黏膜上皮增生和修复，促进坏死的肾小管恢复，同时还可促进尿液的生成[78]。

【临床研究与应用】

1 治疗便秘

选择 66 例长期服用抗精神病药物的便秘患者，以大承气汤煎服。若腹胀满者，加陈皮、莱菔子；胃脘胀满闷痛、呕吐者，加炒白术、神曲；下肢水肿者，加用桂枝、茯苓、泽泻。治疗期间，忌辛辣食物、烟酒，如有腹部胀满疼痛者（即不全性肠梗阻）需暂停抗精神病药物。此外，还需另予 300ml 中药煎剂灌肠。结果经治疗后，其中 1 天后开始解大便者 10 例，2 天后解大便者 33 例，3 天后解大便者 16 例，其中 3 例为不全性肠梗阻患者，5 天后解大便者 5 例，其中肠梗阻患者 3 例，另有一肠梗阻患者和长期习惯性便秘的患者仅排气增多，腹胀缓解，总有效率 96.96%[79]。

2 治疗肠梗阻

选择急性肠梗阻患者 138 例，随机分为治疗组 68 例和对照组 70 例。对照组予以禁食、禁水，胃肠减压，保留胃管，接负压袋，补充液体，调节电解质紊乱及营养支持，酌情予以解痉止痛，抗生素抗感染治疗。治疗组在此基础上用大承气汤加木香、炒莱菔子、延胡索等煎剂胃管灌服。结果以腹胀、腹痛及呕吐消失，肛门排气排便，放射学复检无肠梗阻症状为临床治愈，治疗组总有效率 97.0%；对照组总有效率 87.1%（$P < 0.05$）[80]。选择 113 例术后粘连性肠梗阻患者随机分为治疗组 58 例和对照组 55 例，治疗组在西医常规治疗的基础上加用大承气汤煎服，对照组应用西医常规治疗。结果以肛门排气、排便、腹胀、腹痛、恶心、呕吐等症状完全消失，能进半流质食物，X 射线检查无梗阻现象为治愈，治疗组总有效率 96.5%；对照组总有效率 76.4%（$P < 0.05$）[81]。

3 治疗功能性消化不良

选择功能性消化不良患者 70 例，随机分为治疗组 38 例和对照组 32 例。治疗组在针刺天枢、合谷、内关、足三里穴位的基础上，用大承气汤水煎服。对照组口服西沙必利、多潘立酮。2 组均以 4 周为 1 个疗程。结果以食欲明显好转，胃脘痞满和其他症状消失，胃镜检查正常为治愈，治疗组总有效率为 94.74%；对照组总有效率 71.88%[82]。

4 治疗胃肠功能衰竭

选择重型颅脑外伤引起胃肠功能衰竭患者 60 例，随机分为治疗组和对照组各 30 例。2 组予脑外伤常规治疗，维持生命体征稳定。同时对照组予生大黄、西沙必利等鼻饲。治疗组用大承气汤水煎后，每 12 小时鼻饲 1 次。如第 1 次给药后已排便，停止第 2 次给药。如

24 小时仍未排便，再按原方给药 1 剂。结果对照组在 24 小时内排便 2 例，48 小时内排便 4 例，其余患者在 72 小时内仍无排便而改用其他方法通便。治疗组在 24 小时内排便 12 例，48 小时内排便 14 例，其余患者均在 72 小时内排便[83]。

5 治疗术后肠胀气

选择阑尾切除术后治疗中患者 96 例，分为对照组和治疗组各 48 例。对照组常规外科治疗护理，治疗组常规外科治疗护理的同时，给予大承气汤加桃仁、赤芍、黄芪煎服，直至肛门排气为止。结果治疗组能有效增加肠鸣音次数，使肠蠕动增强，患者肛门排气时间、抗生素使用明显短于对照组（$P < 0.01$）[84]。

6 治疗结核性腹膜炎

选择 120 例结核性腹膜炎患者，随机分为治疗组和对照组各 60 例。治疗组采用加味大承气汤配合抗结核药物治疗，对照组仅采用抗结核药物治疗。结果以治疗 20 天后，腹水消失，无腹痛、腹胀、发热、盗汗等症状，饮食好，大便正常，腹部无压痛及反跳痛，腹部柔软，治疗 2 月未发生肠梗阻为显效，对照组总有效率为 68.33%；治疗组总有效率为 93.33%（$P < 0.05$）[85]。

7 治疗胃轻瘫

选择 70 例因胃切除术、继发糖尿病、功能性消化不良所致胃轻瘫综合征患者 70 例，随机分为对照组和治疗组各 35 例。在同时治疗 2 组中有原发疾病的基础上，治疗组用大承气汤加莱菔子、桃仁、赤芍，水煎口服或由胃管注入。若痰盛者加半夏、茯苓、白术；脾虚者加党参、黄芪；阴虚者加麦冬、石斛、天花粉、知母。对照组用甲氧氯普胺肌内注射或口服。2 组各治疗 2 周。结果以恶心、呕吐、早饱、餐后饱胀症状消失，胃 0.9% 氯化钠注射液排空试验 30 分钟胃内残留量少于 200ml 为显效，治疗组总有效率为 89%；对照组总有效率 71%[86]（$P < 0.05$）。

8 治疗重症急性胰腺炎

选择重症急性胰腺炎患者 42 例，随机分为治疗组和对照组各 21 例，对照组予禁食、胃肠减压及应用抑制胰腺分泌、抑制胃酸、广谱抗生素及支持对症处理等常规治疗；治疗组加用大承气汤胃管内注入及灌肠。结果以症状、体征消失，实验室指标均恢复正常，无假性胰腺囊肿形成为痊愈，治疗组总有效率为 85.71%；对照组总有效率为 57.14%（$P < 0.05$）。治疗组在胃肠减压时间、腹痛缓解时间、血淀粉酶恢复时间及住院时间上均较对照组明显缩短[87]。

9 治疗急（慢）性肾衰竭

在治疗出血热急性肾衰竭，行利尿、导泻无效时，即用大承气汤加紫草，每日 1 剂，水煎服。结果用药最短 2 天，最长 5 天，一般 4 天进入多尿期，总有效率获 94.12%[88]。选择早（中）期慢性肾衰竭患者 76 例，随机分为治疗组与对照组各 38 例。2 组均给予维持水电解质平衡、纠正酸中毒、控制高血压（或）肾小球毛细血管内高压、防治并发症等治疗，治疗组在上述基础上以大承气汤合益母草保留灌肠。疗程 4 周。结果治疗组肾功能确实得到了改善，对照组肾功能未得到改善[89]。

10 治疗肺炎

选择儿童休克型大叶性肺炎 20 例，用大承气汤加鱼腥草、连翘，水煎温服。若咳声重浊痰多者，加桔梗、川贝母、桑白皮、黄芩；呼吸困难、发绀、抽搐者，加杏仁、地龙、防风、羚羊角。结果所有患儿全部治愈。休克纠正时间为 6 ~ 30 小时，体温降至正常时间为 2 ~ 5 天，X 线肺部阴影消失时间为 5 ~ 8 天，呼吸恢复时间为 3 ~ 8 天[90]。

11 治疗肺源性心脏病

选择肺源性心脏病急性加重并心功能失代偿期住院患者共 75 例，随机分为治疗组 41 例和对照组 34 例。2 组均给予低流量吸氧、平喘祛痰、抗感染、利尿、强心、纠正水电解质和酸碱平衡紊乱等常规治疗。治疗组在此基础上用参脉注射液静脉滴注，同时用大承气汤加鱼腥草、生甘草，水煎直肠给药。结果以治疗后心肺功能改善，达 2 级为显效，治疗组总有效率 92.7%；对照组总有效率 76.5%（$P < 0.05$）[91]。

12 治疗急性呼吸窘迫综合征

选择急性呼吸窘迫综合征（ARDS）患者 100 例，随机分成常规治疗对照组及大承气汤组（常规治疗 + 大承气汤），记录 2 组患者机械通气时间、ICU 住院时间、并发症发生率及病死率，并检测治疗前、治疗后 24 小时、48 小时、72 小时 2 组患者 IL－6、IL－8、TNF－α 和 CRP 水平的变化。结果大承气汤组患者机械通气时间、ICU 住院时间较对照组明显缩短（$P < 0.05$）；并发症发生率及病死率明显降低。2 组 IL－6、IL－8、TNF－α 和 CRP 水平均较治疗前明显降低，大承气汤组在用药 72 小时后均明显低于对照组（$P < 0.05$）[92]。

13 治疗中风

将 92 例脑卒中患者随机分为对照组与治疗组各 46 例，对照组给予甘露醇静脉滴注，治疗组在此基础上以大承气汤煎剂保留灌肠。若体质虚弱者加玄参、麦冬、夏枯草、生地黄。4 ~ 10 天为 1 个疗程。结果以神志清楚、生命体征平稳及神经系统症状和体征稳定，生活自理，GCS 评分 > 13 分为痊愈，治疗组总有效率 95.6%；对照组总有效率 86.9%（$P < 0.05$）[93]。

14 治疗肝衰竭

选择急性、亚急性和慢性肝衰竭患者 168 例，随机分为治疗组 102 例和对照组 66 例。对照组予以一般支持及防治并发症等西医综合治疗，治疗组在此基础上加用加味大承气汤保留灌肠。结果以症状、体征基本消失，肝功能恢复正常，PTA 超过 0.8 为临床治愈，治疗组总有效率 85.3%；对照组总有效率 56.1%（$P < 0.01$）[94]。

15 治疗肝性脑病

选择肝性脑病患者 80 例，随机分为治疗组（基础治疗联合大承气汤保留灌肠）40 例和对照组（基础治疗）40 例，于治疗后 0 小时、72 小时、120 小时、168 小时分别采集外周静脉血进行血氨浓度检测及治疗后临床疗效比较。结果治疗组总有效率 92.5%，对照组总有效率 70.0%（$P < 0.05$）[95]。

16 治疗泌尿系结石

选择双肾、单肾、输尿管、膀胱及多发性结石患者共 100 例，随机分为治疗组 60 例和对照组 40 例。治疗组采用大承气汤加桃仁、川牛膝、甘草、金钱草、八月札、海金沙（包煎）、滑石粉（包煎）、赤芍、石韦、萹蓄、皂角刺，煎服。若肾结石加三棱、莪术；膀胱及尿道结石加琥珀粉；神疲加黄芪、党参；绞痛剧烈加延胡索、白芍；血尿明显加白茅根、仙鹤草；肾盂积水加威灵仙、茯苓；腰胀酸软加川续断、狗脊。15 天为 1 个疗程。对照组冲服排石冲剂。2 组均以 15 天为 1 个疗程。结果以临床症状及体征消失，B 超或 X 线证实结石已排出为痊愈，治疗组总有效率 86.7%；对照组总有效率为 42.5%（$P < 0.01$）[96]。

17 治疗其他疾病

以大承气汤为主方，还可治疗肝硬化并发症[97]，阑尾周围脓肿[98]，口腔溃疡[99]，烧伤[100]，痛风性关节炎[101]，急性扁桃体炎[102]，腹腔间室综合征[103]，慢性心力衰竭[104]等。

【方剂评述】

大承气汤为寒下峻下的代表方剂，其主症可归纳为"痞、满、燥、实"四个字。均系寒邪传阳明之腑，入里化热，与肠中燥屎相结，阻塞肠道，腑气不通所致。本方与小承气汤、调胃承气汤均为治疗阳明实证的重要方剂。但因其各自的组方与剂量不同，所以作用同中有异。大承气汤峻下，适用于痞、满、燥、实俱全者，其作用峻猛，宜中病即止，过用会损耗正气。如气虚阴亏，或表证未解，或胃肠无热结，均不宜用。小承气汤较大承气汤少芒硝，枳实、厚朴用量亦少，药力逊于大承气汤，只用于导滞、消热通便，即以痞满为主症。调胃承气汤为缓下之剂，用于阳明实热较轻者，既可消除积滞胀满，又能和胃缓中，是保胃气为宗旨的缓泻法。临床研究还证实，大承气汤还可用于下后邪热未尽，燥屎复结者；伤寒邪热深伏之视物不清，眼球转动不灵等热盛动风者；少阴病，肠腑燥实，灼伤真阳者；伤寒二阳并病或正虚邪实者，但一定要太阳表证已罢，方可用之。

参 考 文 献

[1] 傅兴圣，陈菲，刘训红，等. 大黄化学成分与药理作用研究新进展 [J]. 中国新药杂志，2011，20 (16)：1534 – 1538.

[2] 南海江，许旭东，陈士林，等. 大黄属植物研究进展 [J]. 天然产物研究与开发，2009，21 (4)：690 – 701.

[3] 谢燕，李国文，马越鸣. 大黄多糖研究进展 [J]. 中国新药杂志，2010，19 (9)：755 – 758.

[4] 李丽，张村，肖永庆，等. 大黄药材中苯丁酮及二苯乙烯类成分的含量测定 [J]. 北京中医药大学学报，2010，33 (10)：670 – 675.

[5] 张村，李丽，肖永庆，等. 大黄不同饮片中 2 个蒽醌苷类成分的比较研究 [J]. 中国中药杂志，2009，34 (22)：2872 – 2875.

[6] 熊璇，于晓英，魏湘萍，等. 厚朴资源综合应用研究进展 [J]. 林业调查规划，2009，34 (4)：88 – 92.

[7] 傅大立，赵天榜，戴惠堂，等厚朴一新变种 [J]. 植物研究，2007 (4)：388 – 3891.

[8] 章观德. 厚朴类药用植物化学研究概况 [J]. 中国中药杂志，1989，14 (9)：53 – 56.

[9] 殷帅文，何旭梅，郎锋祥，等. 厚朴化学成分和药理作用研究概况 [J]. 贵州农业科学，2007，35 (6)：133 – 135.

[10] 韩亮，石忠峰，林华庆. UPLC/Q – TOF – MS/MS 法分析厚朴化学成分 [J]. 中成药，2013，35 (4)：766 – 769.

[11] 郭健，晏仁义，杨滨，等. 炮制对厚朴主要化学成分的影响 [J]. 中国实验方剂学杂志，2012，18 (15)：117 – 120.

[12] 张红，孙明江，王凌. 枳实的化学成分及药理作用研究进展 [J]. 中药材，2009，32 (11)：1787 – 1790.

[13] 吕青林，冯锋. 枳实与青皮主要化学成分对比研究 [J]. 北方药学，2013，10 (5)：8 – 9.

[14] 冯锋，王晓宁，阎翠敏. 枳实的化学成分研究 [J]. 亚太传统医药，2012，8 (10)：22 – 24.

[15] 彭成元，叶建农. 毛细管电泳电化学检测法测定中药枳实和枳壳中的辛弗林和 3 种黄酮 [J]. 分析测试学报，2007，26 (5)：694 – 697.

［16］袁千军，黄红谦．两种方法测定枳实提取物中昔奈福林的比较研究［J］．中国药学杂志，2006，41（10）：780－782.

［17］陈振峰．枳实及其药用有效成分研究［J］．中国野生植物资源，2005，24（4）：38－40.

［18］刘振丽，宋志前，李林福，等．枳实炮制前后化学成分含量的变化［J］．中成药，2006，28（8）：1148－1149.

［19］龚千锋．中药炮制学［M］．北京：中国中医药出版社，2004：362.

［20］谢臻，王术玲，高峰，等．大承气汤配伍变化的药效物质基础研究［J］．中药新药与临床药理，2011，22（1）：57－60.

［21］历淑芬，杜伟锋，张云，等．大承气汤高效液相色谱指纹图谱及其与组方药味相关性［J］．中华中医药学刊，2012，30（10）：2171－2174.

［22］卢文彪．大承气颗粒剂中微量元素的溶出量分析［J］．广东微量元素科学，2002，9（4）：50－52.

［23］魏惠珍，胡景婷，饶毅，等．不同煎煮方法对大承气汤蒽醌含量的影响［J］．江西中医学院学报，2012，4（1）：27－30.

［24］傅兴圣，陈菲，刘训红，等．大黄化学成分与药理作用研究新进展［J］．中国新药杂志，2011，20（16）：1534－1538.

［25］李锋，王胜春，王新，等．大黄泻下效应的药理学新解释［J］．中国中药杂志，2008，34（4）：481－484.

［26］黎明，徐志立．大黄素对大鼠离体胃平滑肌条收缩性的影响［J］．医学信息，2009，2（5）：790－791.

［27］李玉，陈晓理，张正，等．大黄对小鼠肠黏膜屏障保护作用的机理探讨［J］．四川大学学报（医学版），2005，36（2）：210－212.

［28］徐晓燕，王红梅，应颖，等．大黄对严重烧伤大鼠肠黏膜屏障保护作用的实验研究［J］．江西医学院学报，2008，48（1）：16－19.

［29］孙家艳，谈定玉，朱海蓉，等．大黄与谷氨酰胺对肠缺血再灌注大鼠肠道保护作用比较研究［J］．医学研究杂志，2007，36（10）：51－55.

［30］杨宏博，冯平，李宝才．大黄抗病毒作用的研究进展［J］．华西药学杂志，2009，24（4）：428－430.

［31］李建生，刘敬霞，王冬，等．大黄苷元联合溶栓对血栓栓塞性脑缺血大鼠微血管基底膜损伤的保护作用［J］．中国中药杂志，2010，35（21）：2908－2911.

［32］卢红星．大黄的不同炮制品及药理作用［J］．中医临床研究，2012，4（4）：36－39.

［33］熊璐，于晓英，魏湘萍，等．厚朴资源综合应用研究进展［J］．林业调查规划，2009，34（4）：88－92.

［34］李娜，史彩红，车晶玉．厚朴的药理活性与临床应用研究进展［J］．中国医药指南，2011，9（9）：191－193.

［35］王立青，江荣高，陈蕙芳．厚朴酚与和厚朴酚药理作用的研究进展［J］．中草药，2005，36（10）：1591.

［36］张广钦，陈世忠，郝雪梅，等．厚朴酚对脑缺血的保护作用［J］．中国药理学通报，2003，19（9）：1020－1023.

［37］姬长新，焦镭，朱维军，等．厚朴的抗菌作用研究［J］．农业科学，2010，4（8）：50.

［38］冯瑾，李继遥，周学东．厚朴活性成分对致龋菌生长和产酸影响的体外研究［J］．四川大学学报（医学版），2007，38（3）：456－458.

［39］张红，孙明江，王凌．枳实的化学成分及药理作用研究进展［J］．中药材，2009，32（11）：1787－1790.

［40］朱玲，杨峰，唐德才．枳实的药理研究进展［J］．中医药学报，2004，32（2）：64－66.

［41］张启荣，朱克刚，彭吉霞，等．枳实煎剂对兔离体肠平滑肌活动的影响［J］．中国中医药科技，2006，13（5）：335－336.

［42］张启荣，李莉，陈德森，等．厚朴、枳实、大黄、陈皮对兔离体胃底平滑肌运动的影响［J］．中国中医药科技，2008，15（4）：279－280.

［43］张惠勤，张荣斌，庞剑锋，等．枳实对经产家兔离体阴道和子宫平滑肌收缩作用的实验研究［J］．华

夏医学，2007，20（1）：829.

[44] 焦士蓉，马力，黄承钰，等. 枳实提取物的体外抗氧化作用研究［J］. 中药材，2008，31（1）：113 –
116.

[45] 焦士蓉，黄承钰，王波，等. 枳实提取物对实验性糖尿病小鼠肝脏抗氧化防御功能的影响［J］. 卫生
研究，2007，36（6）：689 – 692.

[46] 周永学，王倩，张筱军. 芒硝的临床运用与药理研究［J］. 陕西中医学院学报，2007，30（1）：54.

[47] 吴强东，林子茂，张蕾. 芒硝的成分药理与临床新应用［J］. 海峡药学，2009，21（9）：135.

[48] 雷载权. 中药学［M］. 上海：上海科学技术出版社，2001：100.

[49] 应帮智，张卫华，张振凌. 中药芒硝药理作用的研究［J］. 现代中西医结合杂志，2003，12（20）：
2155 – 2156.

[50] 赵耀东，罗素菜，杜伟锋，等. 大承气汤治疗便秘的实验研究［J］. 中国实验方剂学杂志，2003，19
（6）：246 – 248.

[51] 姬志伟，罗连城，解基良，等. 大承气冲剂和大黄的体外抑菌作用［J］. 中国中西医结合外科杂志，
2003，9（6）：451 – 453.

[52] 马超英，周鹃，李海霖，等. 大承气汤对内毒素血症大鼠炎性细胞因子的影响［J］. 中国实验方剂学
杂志，2011，17（13）：130 – 133.

[53] 张西波，崔乃强，袁红霞，等. 阳明腑实证患者内毒素及炎症介质的变化与肠源性内毒素血症的相关
性研究［J］. 天津中医药，2007，24（3）：187 – 189.

[54] 张艳丽，杨克雅. 大承气汤泄热作用机制研究［J］. 山东中医杂志，2009，28（3）：198 – 199.

[55] 孟林，靳珠华，林秀珍. 大承气颗粒抑制脂质过氧化反应的实验研究［J］. 2002，中草药，33（8）：
737 – 738.

[56] 陈光远，唐文富，黄宗文，等. 大承气汤对犬急性坏死性胰腺炎红细胞免疫影响的实验研究［J］. 湖
南中医药导报. 2003，9（4）：94 – 95.

[57] 马德禄，林秀珍，靳殊华. 大承气汤对实验性肠梗阻大鼠治疗作用的形态学观察［J］. 中药药理与临
床，1996（5）：1 – 3.

[58] 马德禄，林秀珍，靳殊华. 大承气汤对大鼠实验性肠梗阻治疗作用的超微结构研究［J］. 中药药理与
临床，1997，13（6）：4 – 6.

[59] 谢文利，林秀珍. 大承气汤对大鼠肠平滑肌细胞内磷酸二酯酶的影响［J］. 中草药，2001，32（4）：
339 – 342.

[60] 姬志伟，罗连城，薛文斗. 大承气冲剂对腹腔感染家兔肠血流量的影响［J］. 中国中西医结合外科杂
志，2000，6（4）：281 – 283.

[61] 李颖，田如玉，马仲丽，等. 大承气汤对胃肠激素的分泌及其促胃肠运动关系的研究［J］. 河南中医
学院学报，2008，23（5）：19 – 20.

[62] 田在善，沈长虹，李东华，等. 大承气汤治疗痞满燥实证机理的实验研究［J］. 中国中药杂志，1993，
18（3）：171 – 174.

[63] 王银山，苏雅莉，吴云虎，等. 大承气汤对烫伤大鼠肠黏膜上皮细胞超微结构变化的影响［J］. 中华
中医药学刊，2009，27（8）：1768.

[64] 武广利，李国华，李杰，等. 大承气颗粒剂对胃肠动力影响的影像观察［J］. 中国中西医结合外科杂
志，2003，9（6）：435 – 437.

[65] 王简. 大承气冲剂对腹部手术后胃肠运动功能恢复的作用［J］. 天津医科大学学报，2007，13（2）：
174 – 178.

[66] 傅鉴，林冬群，李向宇，等. 加味大承气汤保留灌肠对心胸外科术后胃肠道功能的影响［J］. 新中医，
2002，34（8）：49.

[67] 袁晓梅. 复方大承气汤促进妇科术后肠功能恢复的临床观察［J］. 中华综合医学杂志，2001，2
（3）：263.

［68］李保东. 复方大承气汤治疗胃癌术后功能性胃排空障碍［J］. 中国现代医学杂志，2002，12（22）：78 - 79.

［69］向世伦. 复方大承气汤对全胃切除后消化道重建患者预后恢复的影响［J］. 临床和实验医学杂志，2013，12（7）：537 - 539.

［70］杨润华，王醒. 不同时机应用大承气汤对危重症患者肠道复苏的影响［J］. 现代中西医结合杂志，2011，20（16）：1953 - 1968.

［71］高悦，罗燕，陈光远，等. 大承气汤对大鼠肠缺血再灌注损伤的保护作用［J］. 中药药理与临床，2013，29（2）：10 - 12.

［72］严林. 大承气汤灌肠对脑血管病患者意识障碍的改善作用［J］. 山西中医学院学报，2002，3（3）：32.

［73］李玉梅，朱晓梅，吕嵘，等. 大承气汤对实验性肺水肿家兔肺病理改变影响的研究［J］. 中国中西医结合急救杂志，2002，9（1）：24 - 26.

［74］江海艳，王春妍. 大承气汤对急性肝损伤大鼠 TNF - α、IL - 6 及 NO 含量的影响［J］. 吉林中医药，2008，28（11）：845 - 846.

［75］李德维，王长森. 大承气汤对急性坏死性胰腺炎肠道推进功能变化的影响［J］. 大连医科大学学报，2012，34（5）：454 - 457.

［76］姜汝明，许振国，祝金旭，等. 通里攻下法对家兔颅内高压影响的实验研究［J］. 山东中医杂志，2006，25（8）：548 - 550.

［77］程丽荣，袁文芳，冀绪. 大承气汤对口服急性有机磷中毒酶学影响的临床观察［J］. 河北中医药学报，2006，21（4）：5 - 6.

［78］李玉梅，朱晓梅，吕碟，等. 大承气汤对实验性肺水肿伴多脏器损害家兔的保护作用［J］. 中国中西医结合急救杂志，2002，9（2）：70 - 72.

［79］王燕. 大承气汤加减治疗精神病人便秘的临床观察［J］. 中国药物滥用防治杂志，2012，18（2）：97 - 98.

［80］李杰伟. 中西医结合治疗急性肠梗阻 68 例临床观察［J］. 中医药导报，2011，17（4）：54 - 56.

［81］赵冬雨，成丽娅，沈宏，等. 大承气汤治疗术后粘连性肠梗阻 58 例［J］. 中国实验方剂学杂志，2013，19（9）：342 - 344.

［82］肖红. 针刺加大承气汤治疗功能性消化不良 38 例［J］. 现代消化及介入诊疗，2005，10（4）：250.

［83］李海华，包新月. 大承气汤治疗重型颅脑外伤患者胃肠功能衰竭 30 例［J］. 浙江中医杂志，2012，47（4）：268.

［84］王燕. 大承气汤加减在阑尾切除术后治疗中的体会［J］. 内蒙古中医药，2012，18（2）：97 - 98.

［85］刘美玲，白沙如拉. 加味大承气汤配合抗结核药物治疗结核性腹膜炎临床观察［J］. 新中医，2012，44（12）：61 - 62.

［86］沈省博. 加味大承气汤治疗胃轻瘫综合征 35 例［J］. 现代中西医结合杂志，2004，13（3）：338.

［87］诸葛建成. 中西医结合治疗重症急性胰腺炎 21 例［J］. 中国中医急症，2011，20（4）：671.

［88］薛景岐，杨学然，汪兰云. 大承气汤加紫草治疗出血热急性肾衰 11 例［J］. 山东中医药大学学报，1997，21（3）：203 - 204.

［89］韦慧琴，胡开明. 大承气汤保留灌肠治疗早中期慢性肾衰竭 38 例疗效观察［J］. 实用中医内科杂志，2005，19（5）：451 - 452.

［90］杨献民，杨军. 大承气汤加味治疗儿童休克型大叶性肺炎 20 例［J］. 国医论坛，2000，15（2）：12.

［91］刘敏. 参脉注射液合大承气汤直肠滴注治疗肺心病急性发作期疗效观察［J］. 中成药，2005，27（10）：1176

［92］叶平胜，周薇莉，卢立广. 大承气汤治疗急性呼吸窘迫综合征的临床研究［J］. 中国中医药科技，2012，19（3）：210 - 213.

［93］董梅德，郭慧荣，赵彦莲. 大承气汤加减保留灌肠治疗脑卒中临床观察［J］. 新疆中医药，2010，28

（5）：9 – 11.

[94] 李建阳，张庭澍，罗蓬，等．加味大承气汤灌肠治疗肝衰竭102例 [J]．陕西中医，2008，29（12）：1639 – 1640.

[95] 邹碧泉．大承气汤保留灌肠治疗肝性脑病40例临床观察 [J]．浙江中医杂志，2008，43（5）：268 – 269.

[96] 陈林泓．复方大承气汤加减治疗泌尿系结石60例 [J]．浙江中医杂志，2011，46（4）：265.

[97] 魏之海，刘兴元，刘玉英．复方大承气汤灌肠治疗肝硬化并上消化道出血42例 [J]．河北中医，2004，26（7）：517.

[98] 彭顺清，贺卫文，胡伏保，等．中西医结合治疗阑尾周围脓肿42例 [J]．医学临床研究，2002，19（4）：320.

[99] 朱化林，潘建华．经方治疗复发性口腔溃疡62例 [J]．国医论坛，2003，18（6）：9 – 10.

[100] 郭金惠．大承气汤颗粒灌肠辅助治疗重度烧伤患者的护理 [J]．天津护理，2012，20（5）：337 – 338.

[101] 何尔杨．大承气汤配合抗痛风药物治疗痛风性关节炎16例 [J]．中国中医药科技，2001，8（5）：278.

[102] 阴建军．大承气汤新用 [J]．黑龙江中医药，2005（1）：26.

[103] 张赟华，郦岳．大承气汤治疗腹腔间室综合征疗效观察 [J]．云南中医学院学报，2007，17（10）：612 – 613.

[104] 李登岭，赵红霞，牛海英．大承气汤治疗慢性心力衰竭验案2则 [J]．国医论坛，2012，27（5）：8.

∽ 麻黄加术汤 ∽

【处方组成与功用】

麻黄加术汤出自《金匮要略》痉湿暍病脉证治（湿病）篇，由麻黄10g、桂枝10g、炙甘草6g、杏仁10g、白术12g组成。具有发汗解表、散寒除湿的功效。传统用于寒湿在表所见之筋肉关节疼痛、烦扰不宁、恶寒发热、头痛无汗、舌苔白腻、脉浮而紧等。

【方剂传统解析】

《金匮要略》载："湿家，身烦痛，可与麻黄加术汤发其汗为宜，慎不可以火攻之。"本条文论述了湿病寒湿在表的证治和禁忌。本证病因、病机为外感寒湿、困滞肌腠、留着经脉关节。麻黄加术汤即麻黄汤原方加白术而成：方用麻黄汤发汗解表，散寒；加白术健脾燥湿，且防麻黄、桂枝峻汗之弊。麻黄、桂枝与白术相配，虽发汗而不致过汗；白术得麻黄、桂枝，能并行表里之湿邪，不仅适合寒湿在表的病机，而且也是对湿病发汗须微汗法的具体运用。治疗本病不宜用烧针、火针等峻烈火法。

【方剂药效物质基础】

1 拆方组分

1.1 麻黄、炙甘草　其化学组分见痉湿暍病脉证治篇"葛根汤"。

1.2 桂枝　其化学组分见痉湿暍病脉证治篇"栝楼桂枝汤"。

1.3 杏仁　杏仁中含有苦杏仁苷、脂肪油、苦杏仁酶等。①苦杏仁苷：苦杏仁苷的含量为3.92% ~4.40%。苦杏仁精油的化学成分为苯甲醛、苯甲醇、苯、乙酸乙酯、苯甲酰基腈、4 – 苯基苯甲醛、9 – 芴醇、苯甲酸及少量的联苯、乙醛、N,N – 二苯基肼酰胺、苯甲酸乙酯等。②脂肪、纤维素、蛋白质和糖类：苦杏仁脂肪含量约为49.6%，粗纤维含量约为9.41%，蛋白质含量为27.0%，总糖含量为9.0%（可溶性糖1.88%）。杏仁中含有17

种氨基酸，总量为26.73%，其中含8种人体必需氨基酸（7.92%）、2种儿童必需氨基酸（3.32%）、甜味氨基酸（6.09%）及鲜味氨基酸（9.26%）。③维生素和微量元素：杏仁含有丰富的维生素A、维生素B_2、维生素B_5、维生素C、维生素D、维生素E，其中维生素E含量较高。应用ICP - MS法测定杏仁中24种微量元素，分别为B、Na、Mg、Al、P、K、Ca、Ti、V、Cr、Mn、Fe、Co、Ni、Cu、Zn、As、Se、Rb、Sr、Mo、Cd、Ba、Pb。其中P、Ca、K、Mg、Fe等微量元素丰富，重金属元素含量极低。④炮制对杏仁成分的影响：杏仁中不仅含有苦杏仁苷，而且含有能够分解其苷的苦杏仁酶，在一定的温度和湿度下能被激活，使苦杏仁苷分解，产生出氢氰酸而挥发，从而造成有效成分的损失。实验表明，生杏仁在煎煮过程中约有90%以上的氢氰酸损耗，而炒杏仁的损耗率仅3%～7%，因此加热能够保存杏仁有效成分。杏仁有小毒，原因在于苦杏仁苷分解所产生的氢氰酸的缘故。如果杏仁经过一定的加热处理，酶被破坏，苦杏仁苷在体内只能在胃酸的作用下慢慢分解，产生微量的氢氰酸而起止咳平喘功效[1-5]。

1.4白术 白术含有挥发性成分、内酯类成分、苷类、多糖类以及氨基酸等。①挥发性成分：主要是萜类成分（包括内酯衍生物），其中以倍半萜类为主，现已从白术中鉴定出的倍半萜类成分有100多种，其基本骨架非常丰富，有桉叶烷型、榄香烷型、蛇床烷型、吉马烷型等；另外，还有苯酚等芳香族化合物，正十三烷等脂肪族化合物，咖啡酸等有机酸类化合物。挥发油中的白术内酯类成分是白术中特征性成分，也是重要的活性成分，已发现的白术内酯和相关成分有白术内酯Ⅰ、白术内酯Ⅱ、白术内酯Ⅲ、白术内酯Ⅳ、双白术内酯、苍术酮、3β - 乙酰氧基苍术酮、脱水苍术内酯、异苍术内酯A、白术内酰胺等。②苷类成分：白术中的苷类成分主要是倍半萜糖苷和黄酮苷，从白术甲醇提取物的水溶性部位分离得到9个苷类化合物，从白术地上部分的30%和60%甲醇提取物中分离出的5个黄酮苷。另外，还发现一种核苷为尿苷。③多糖类：从白术中得到的多糖主要是由半乳糖、鼠李糖、阿拉伯糖、甘露糖组成的白术多糖PSAM - 1和由木糖、阿拉伯糖、半乳糖组成的白术多糖PSAM - 2。从白术中还分离纯化出由葡萄糖、半乳糖、鼠李糖、甘露糖组成的水溶性多糖AMP。④其他成分：白术还含有蒲公英萜醇乙酸酯、β - 香树脂醇乙酸酯、角鲨烯3种三萜类成分，莨菪亭、瑞香素、滨蒿素、奥索内酯4种香豆素类化合物和β - 谷甾醇等植物甾醇类化合物。从白术中测定出了Asp等17种氨基酸，其中有7种是人体必需氨基酸。另外，从白术中测出丰富的微量元素Ca、Mg、Mn、Fe及维生素A等物质。⑤炮制对白术化学成分的影响：白术炒制后挥发油的含量均有不同程度的下降：即生白术 > 蜜炙麸炒白术 > 麸炒白术 > 土炒白术 > 焦白术。麸炒轻品、麸炒黄品中白术内酯Ⅲ含量较生品增加，而麸炒焦品中的含量有所下降，其中以麸炒黄品中白术内酯Ⅰ～Ⅲ的含量最高。白术麸炒和炒焦后苍术酮的含量明显降低[6-11]。

2 复方组分

目前尚未见有麻黄加术汤复方化学组分的研究报道。

【方剂药理学研究】

1 拆方药理

1.1 麻黄、炙甘草 其药理研究见痉湿暍病脉证治篇"葛根汤"。

1.2 桂枝 其药理研究见痉湿暍病脉证治篇"栝楼桂枝汤"。

1.3 杏仁 ①止咳平喘作用：作用机制为苦杏仁苷被苦杏仁酶水解，所产生的氰氢酸和苯甲醛对呼吸中枢有抑制作用，能使呼吸加深，咳嗽减轻，痰易咳出。②润肠通便作用：杏仁所含的脂肪油能提高肠内容物对黏膜的润滑作用，而易于排便。③抗炎镇痛作用：小鼠热板法和醋酸扭体法证实，苦杏仁苷有镇痛作用且无耐受性，生理依赖性实验表明，苦杏仁苷是不同于吗啡的镇痛剂。杏仁脱脂水提取物能明显抑制乙酸所致小鼠扭体反应和大鼠棉球肉芽肿的形成，苦杏仁苷口服有抗炎作用。④抗肿瘤作用：其所含的苦杏仁苷及其水解生成的氰氢酸和苯甲醛对癌细胞呈现协同性杀伤作用。另外，苦杏仁苷能帮助体内胰蛋白酶消化癌细胞的透明样黏蛋白被膜，使体内白细胞更易接近癌细胞，并吞噬癌细胞。杏仁热水提取物粗制剂对人子宫颈癌 JTC－26 株的抑制率为 50%～70%，给小鼠自由摄食杏仁，可抑制艾氏腹水癌的生长，并使生存期延长。苦杏仁苷用于晚期癌症患者可缓解疼痛并能抑制癌性胸水。⑤抗血栓、降血脂、抗动脉粥样硬化作用：动脉粥样硬化动物模型实验研究发现，苦杏仁苷对载脂蛋白 E 基因敲除小鼠的血清总胆固醇、甘油三酯含量具有降低作用，通过有效诱导人叉头型基因 p3（Foxp3）阳性的调节性 T 细胞，增强巨噬细胞的吞噬作用，进而促进斑块部位细胞的凋亡以减少斑块面积和斑块覆盖率，提高有效管腔面积，同时能抑制代偿性管腔增大。⑥其他作用：杏仁含有对大脑神经细胞有益的维生素 B_1、维生素 B_2、维生素 B_6、维生素 E 以及钙、磷、铁等。所含有的脂肪油可使皮肤角质层软化，润燥护肤，有保护神经末梢血管和组织器官的作用，并可抑菌。苦杏仁苷被酶水解所生成的氰氢酸能够抑制体内的酪氨酸酶，消除色素沉着、雀斑、黑斑等。此外，杏仁所含的蛋白质、维生素 A、维生素 E 及矿物质等，能为毛发提供所需营养，使秀发更加乌黑光亮。苦杏仁苷能抑制佐剂性炎症，具有增强巨噬细胞的吞噬功能，有调节免疫功能的作用；能减少幽门结扎所致胃溃疡的溃疡面积，降低胃蛋白酶活性；对大鼠慢性胃炎及慢性萎缩性胃炎有较好的防治作用；在体外有效发挥抗肾间质细胞纤维化的作用；能有效地减缓博莱霉素诱导的大鼠肺纤维化形成；能通过抑制 SP－A、SP－B、SP－C mRNA 的表达下调来实现抗早产大鼠高氧肺损伤的作用。另外，杏仁还具有抗凝血、防治高血压的作用。⑦毒性反用：苦杏仁苷经酶作用产生苯甲醛可抑制胃蛋白酶的活性，从而影响消化功能；在进行苦杏仁苷的毒性试验时，口服给药的毒性大于静脉给药，原因在于苦杏仁苷被肠道微生物水解产生较多的氢氰酸所致。人口服苦杏仁苷每天 4g，持续 15 天或静脉注射 30 天可见毒性反应，停药后毒性反应消失；如果剂量减为每天口服 0.6～1.0g，则可避免毒性反应[12-18]。

1.4 白术　①对消化系统的作用：白术具有调节胃肠运动的功能。研究表明白术内酯类物质有抑制大鼠胃肠运动的作用，对乙酰胆碱引起的回肠痉挛、子宫收缩及心脏抑制有显著的拮抗作用，非竞争性拮抗 His 的致大鼠回肠痉挛。白术水煎液能促进鸡离体空肠平滑肌收缩运动，剂量越大作用越强，但对盲肠的自律性收缩活动有显著的抑制作用，加大剂量其抑制效果亦随之加强。白术具有促进肠道菌群中的有益菌（双歧杆菌和乳杆菌）的增殖、改善肠道内菌群状况的功能。②对免疫系统的作用：主要是抗菌、抗炎、抗肿瘤、抗氧化作用。白术水煎剂在试管内对絮状表皮藓菌、星形奴卡菌、脑膜炎球菌、金黄色葡萄球菌、溶血性链球菌、枯草杆菌等均有抑制作用。芹烷二烯酮、苍术酮和白术内酯Ⅰ～Ⅲ均具有一定的抗炎活性。白术石油醚部位以及白术内酯Ⅰ等为其抗炎有效部位和活性成分。白术有抗氧化作用，能有效抑制脂质过氧化作用，降低脂质过氧化物的含量，避免有害物质对组织细胞结构和功能的破坏。③对泌尿系统的作用：白术中所含的苍术酮可强烈抑制 Na^+，K^+－ATP 酶的活性，从而降低该输送功能提供细胞内 Na^+、K^+ 的交流。白术水煎液单次给药对正常小鼠不表现出利尿作用，但中、高剂量白术水煎液灌胃却表现出一定的抗利尿作用。④降血糖作用：白术有加速体内葡萄糖代谢和阻止肝糖原分解的活性，白术对四氧嘧啶诱发的高血糖小鼠有显著的降血糖作用，β-桉叶油醇能增强因可选择性地阻断神经-肌肉接头而对糖尿病并发症的治疗作用。⑤对心血管系统的作用：双白术内酯对豚鼠离体心房肌有负性肌力和负性频率作用。⑥对子宫平滑肌的作用：白术醇提取物与石油醚提取物对未孕小鼠离体子宫自发性收缩及对催产素、益母草引起的子宫兴奋均呈显著抑制作用，并呈现量效关系。水提取物对离体子宫的抑制作用较弱，表明白术对子宫平滑肌具有直接作用。白术还可以维持妊娠期间子宫平滑肌细胞的静息状态以治疗早产。⑦其他作用：白术挥发油能够通过降低重复性刺激引起的乙酰胆碱的再生释放，对抗新斯的明诱导的神经-肌肉障碍；小鼠灌服白术内酯对乙酸产生的血管通透性增加有显著抑制作用；白术还有抗凝血作用；白术挥发油少量有镇静作用[19-27]。

2 复方药理

2.1 增强免疫功能作用 借助人工气候箱模拟寒湿外邪环境，通过体外细胞培养、MTT法检测脾淋巴细胞增殖能力的变化，结果表明，利用人工气候箱建立寒湿外邪模拟六淫中寒湿致病以及利用呼吸道合胞病毒滴鼻导致小鼠上呼吸道感染，均可使小鼠脾淋巴细胞的增殖能力降低，且寒湿环境对上呼吸道感染小鼠脾淋巴细胞增殖能力的影响更加显著。使用麻黄加术汤可以提高小鼠的免疫功能[28]。

2.2 抗炎作用 运用Ⅱ型胶原法建立Wistar大鼠类风湿关节炎模型，采用麻黄加术汤给予干预，以甲氨蝶呤片为阳性对照药。将大鼠随机分为空白组、模型组、甲氨蝶呤组、麻黄加术汤组。检测大鼠血清炎性细胞因子IL-1β、TNF-α浓度，观察大鼠膝关节滑膜组织病理改变，探讨麻黄加术汤对类风湿关节炎的作用机制。实验结果显示，麻黄加术汤能降低TNF-α的水平，从而阻断炎症反应，延缓类风湿关节炎的进展，同时降低IL-1β的含量，以遏制炎症的始动因素，减轻类风湿关节炎的破坏作用[29]。

【临床研究与应用】

1 治疗感冒

选择外感风寒发热患者随机分为治疗组和对照组各118例。治疗组用麻黄加术汤颗粒剂治疗，每日5次，对照组以麻黄汤免煎颗粒剂，每日3次，2组均以3日为1个疗程。结果治疗组对发热、恶寒、头身疼痛的改善在程度上明显优于对照组（$P < 0.01$）。对鼻塞、流涕、咳嗽、咽痛、口渴症状的改善在程度上无差异（$P < 0.05$）。2组总有效率比较，治疗组明显优于对照组（$P < 0.01$）。治疗组在发热、恶寒、头身疼痛、鼻塞、流涕、咳嗽、咽痛的改善速度上较对照组起效快，能迅速接近最佳疗效（$P < 0.01$）[30]。

2 治疗风湿病

选择92例风湿病患者，将其分为对照组和治疗组各46例。对照组采用静脉滴注青霉素、口服双氯芬酸钠缓释片治疗，治疗组在对照组基础上煎服麻黄加术汤。若风盛行痹者加防风；寒盛痛痹者加附子、干姜；湿盛着痹者加防己、茯苓；痹证日久、气血虚弱者加熟地黄、党参、当归、黄芪。每日1剂，早晚两次服用。结果以关节疼痛症状已经完全消失，没有出现运动障碍及功能性损伤，可以恢复正常工作和生活为临床治愈，治疗组总有效率为93.5%；对照组总有效率为80.4%（$P < 0.05$）。治疗组住院治疗时间为（13.2±

1. 7）天，对照组为（24.3±2.8）天（$P<0.05$）。治疗组患者症状改善时间为（9.7±2.2）天，对照组为（17.5±1.8）天（$P<0.05$）[31]。

3 治疗慢性肾功能衰竭

选择慢性肾功衰竭氮质血症患者20例，以麻黄加术汤为基本方煎服。若偏气虚型加黄芪；偏血虚型加当归。服药后注意勿当风受凉，宜衣被保暖取汗，疗程2周，治疗前后查血尿素氮（BUN）对照观察。结果以BUN由重度升高下降到中度升高，或中度升高下降到轻度升高，且症状改善为有效，本组20例BUN均有下降和症状改善，其中BUN升高由重度降至中度4例，由中度降至轻度8例，轻度恢复正常1例，共13例，总有效率65.0%[32]。

4 治疗落枕

选择62例落枕患者随机分为治疗组32例和对照组30例。治疗组用麻黄加术汤配合拔罐治疗，对照组单用拔罐治疗。结果以颈项部疼痛、酸胀消失，压痛点消失，颈部功能活动恢复正常为痊愈，治疗组总有效率为96.9%；对照组总有效率为86.7%（$P<0.05$）[33]。

5 治疗其他疾病

以麻黄加术汤为主方，还可治疗大叶性肺炎[34]，肾炎性水肿[35]，颈椎病、肢体麻木、头疼、皮肤瘙痒、双膝关节疼痛[36]，荨麻疹[37]等。

【方剂评述】

麻黄加术汤治疗由平素湿盛复感风寒、寒湿之邪伤表、卫阳被遏所致疾病。原文论述证为"湿家"和"身烦疼"两个信息，以方测证，作者云可与麻黄加术汤为之宜，即表明此条证为寒湿相搏于表，郁遏卫气而致身烦疼，故以麻黄汤发散其表寒，又以白术补脾土而除湿。依据张仲景分解之意，现代临床还可治疗寒湿在表，肺气不宣，营卫不合，水道不利的肺炎、荨麻疹。还有以麻黄加术汤为基本方治疗慢性肾功能衰竭氮质血症等。

参 考 文 献

[1] 李科友，史清华，朱海兰，等. 苦杏仁化学成分的研究 [J]. 西北林学院学报，2004，19（2）：124－126.

[2] 史清华，李科友. 苦杏仁中氨基酸的成分分析 [J]. 陕西林业科技，2002（2）：32－34.

[3] 史清华，朱海兰，李科友. 苦杏仁精油化学成分的研究 [J]. 西北林学院学报，2003，18（3）：73－75.

[4] 刘宏伟，谢华林，聂西度. ICP－MS法测定苦杏仁中微量元素的研究 [J]. 光谱学与光谱分析，2013，33（5）：1354－1356.

[5] 王艳红，王珊，王杰. 浅谈中药苦杏仁的药理作用及其炮制方法 [J]. 中国药业，1999，8（9）：36.

[6] 杨娥，钟艳梅，冯毅凡. 白术化学成分和药理作用的研究进展 [J]. 广东药学院学报，2012，28（2）：218－221.

[7] 汤洪波，周健，李君邻. 原子吸收分光光度法测定赣产白术中微量元素 [J]. 微量元素与健康研究，2008，25（6）：55－56.

[8] 胡晓倩，胡长玉，张慧冲. 野生祁白术与云南白术的氨基酸含量分析 [J]. 中药材，2006，29（7）：679－680.

[9] 李伟，文红梅，崔小兵，等. 白术的化学成分研究 [J]. 中草药，2007，38（10）：1460－1462.

[10] 彭伟，韩婷，刘青春，等. 白术地上部分化学成分研究 [J]. 中国中药杂志，2011，36（5）：578－581.

[11] 周爱珍，程斌，王和平. 炮制对白术的化学成分及药理作用的影响 [J]. 中医药导报，2009，16（2）：

79 – 80.

[12] 肖朝霞，蒋萌蒙，王向军．杏仁的功能性及其药理研究进展 [J]．农产品加工，2011 (11)：71 – 73.

[13] 王道芳．浅述桃仁与苦杏仁的药理及临床应用 [J]．基层中药杂志，2002，16 (6)：61 – 62.

[14] 吕建珍，邓家刚．苦杏仁苷的药理作用研究进展 [J]．现代药物与临床，2012，27 (5)：530 – 535.

[15] 郭君其，盛明雄，谭建明，等．苦杏仁苷抑制大鼠肾脏纤维化的实验研究 [J]．实用医学杂志，2007，23 (17)：2628 – 2630.

[16] 杜海科，宋福成，周欣，等．苦杏仁苷对博莱霉素大鼠肺纤维化Ⅰ、Ⅲ型胶原表达的影响 [J]．军医进修学院学报，2009，30 (5)：712 – 717.

[17] 邓嘉元，李运曼，鲁林琳，等．苦杏仁苷对大鼠慢性胃炎的药效学研究 [J]．中国药科大学学报，2002，33 (1)：45 – 47.

[18] 蔡莹，李运曼，钟流．苦杏仁苷对实验性胃溃疡的作用 [J]．中国药科大学学报，2003，34 (3)：254 – 256.

[19] 杨娥，钟艳梅，冯毅凡．白术化学成分和药理作用的研究进展 [J]．广东药学院学报，2012，28 (2)：218 – 221.

[20] 宿廷敏，王敏娟，阮时宝．白术的化学成分及药理作用研究概述 [J]．贵阳学院学报（自然科学版），2008，3 (2)：32 – 35.

[21] 张奕强，许实波，林永成．白术内酯系列物的胃肠抑制作用 [J]．中药材，1999，22 (12)：636 – 640.

[22] 朱金照，张捷，许其增，等．白术促进大鼠胃肠道运动的机制探讨 [J]．中国临床药学杂志，2001，10 (6)：365 – 368.

[23] 鄢伟伦，王帅帅，任霞．白术对小鼠肠道菌群调节作用的实验研究 [J]．山东中医杂志，2011，30 (6)：417 – 419.

[24] 朱金照，冷恩仁，张捷，等．白术对大鼠肠道乙酰胆碱酶及 P 物质分布的影响 [J]．中国现代应用药学杂志，2003，20 (1)：14 – 16.

[25] 马庆华，张鹏霞，郭红艳，等．白术多糖对 D – 半乳糖致衰大鼠神经细胞抗氧化作用研究 [J]．中国老年学杂志，2006，26 (12)：1658 – 1660.

[26] 施文荣，刘艳，陈玲，等．白术燥湿利水作用的研究 [J]．福建中医学院学报，2007，17 (3)：29 – 31.

[27] 章小莉，汪琳，徐龙，等．白术对人妊娠子宫平滑肌细胞膜钙依赖钾通道电流的影响 [J]．中国妇幼保健，2009，24 (3)：366 – 365.

[28] 李艳彦，李俊莲，高鹏，等．麻黄加术汤对寒湿环境下小鼠脾淋巴细胞增殖能力作用的实验研究 [J]．世界中西医结合杂志，2013，8 (2)：184 – 189.

[29] 徐琦，尹抗抗，谭达全，等．麻黄加术汤对大鼠类风湿关节炎模型作用机制的研究 [J]．湖南中医药大学学报，2011，31 (5)：13 – 15.

[30] 全弘奎，郭洪阳，孙淑清，等．麻黄加术汤免煎颗粒剂治疗外感发热风寒证 118 例疗效观察 [J]．中国社区医师，2005，7 (15)：57.

[31] 岳峰．麻黄加术汤加味治疗风湿病患者的临床体会 [J]．湖南中医药大学学报，2013，33 (4)：33，43.

[32] 谢薇西．麻黄加术汤治疗慢性肾功能衰竭氮质血症 20 例临床观察 [J]．浙江中西医结合杂志，1994，4 (3)：36.

[33] 欧莉，曾小红，赵鹏．麻黄加术汤配合拔罐治疗落枕疗效观察 [J]．实用中医药杂志，2009，25 (12)：790 – 791.

[34] 李军，王成天．加减麻黄加术汤临床应用 [J]．中国民族民间医药，2012 (8)：123.

[35] 朱莉．辨证治疗肾炎水肿 30 例 [J]．实用中医内科杂志，2013，27 (4)：64 – 65.

[36] 王福山，牟惠琴．牟惠琴教授运用麻黄加术汤的经验 [J]．陕西中医，2011，32 (4)：465 – 466.

[37] 刘柏．麻黄加术汤治疗荨麻疹 [J]．山东中医学院学报，1980，32 (3)：66.

⌒ 麻黄杏仁薏苡甘草汤 ⌒

【处方组成与功用】

麻黄杏仁薏苡甘草汤出自《金匮要略》痉湿暍病脉证治（湿病）篇，由麻黄6g、炙甘草10g、薏苡仁10g、杏仁5g组成。具有轻清宣化、散风祛湿的功效。传统用于风湿在表所见之全身肌肉关节疼痛、发热日晡所剧、伴恶寒、无汗、身重等。

【方剂传统解析】

《金匮要略》载："病者一身尽疼，发热，日晡所剧者，名风湿。此病伤于汗出当风，或久伤取冷所致也。可与麻黄杏仁薏苡甘草汤。"本条文论述了风湿表实的证治。本证病因病机为风湿束表，困滞肌腠，留着骨节。该方即麻黄汤去桂枝加薏苡仁而成。方中麻黄发汗祛风，散寒除湿；杏仁宣肺理气，助麻黄开腠理，散风湿邪气；薏苡仁甘、淡、微寒，健脾除湿，主筋急拘挛，风湿痹证；炙甘草甘、缓，扶中健脾，且缓和麻黄峻烈之性。四药共奏辛凉宣化，散风祛湿之效。

【方剂药效物质基础】

1 拆方组分

1.1 麻黄、炙甘草　其化学组分见痉湿暍病脉证治篇"葛根汤"。

1.2 杏仁　其化学组分见痉湿暍病脉证治篇"麻黄加术汤"。

1.3 薏苡仁　薏苡仁中所含的主要药理活性成分是脂肪酸及脂类，另外还含有甾醇类、三萜类、多糖类化合物以及蛋白质、氨基酸和维生素等营养成分。①脂肪酸及脂类：从薏苡仁脂肪油中分析测得薏苡仁酯、薏苡内酯、棕榈酸、硬脂酸、十八碳一烯酸、亚油酸、肉豆蔻酸及软脂酸酯、硬脂酸酯、棕榈酸酯等。②甾醇类：阿魏酰豆甾醇、阿魏酰菜子甾醇、芸苔甾醇、α,β-谷甾醇及豆甾醇等。③三萜类：friedelin 和 isoarborinol 2个三萜类化合物。④多糖类：目前从薏苡仁中得到的多糖类化合物有薏苡多糖A～C、中性葡聚糖1～7及酸性多糖CA-1、酸性多糖CA-2。⑤微量元素：薏苡仁含钙、磷、镁、锌、锰等人体必需的微量元素。⑥氨基酸：薏苡仁含有丰富的精氨酸、赖氨酸、缬氨酸、亮氨酸等多种人体必需且体内又不能合成的氨基酸。⑦其他成分：薏苡仁还分离出木脂素类、醇和酚类、酰胺类、吲哚类、黄酮类、多糖类、腺苷、生物碱类等多种化合物。另外，薏苡仁营养丰富，每100g中含蛋白质17.6g，脂肪（主要是不饱和脂肪酸）5.8g，碳水化合物79g。这3项指标均居谷类之首位[1-9]。

2 复方组分

目前尚未见有麻黄杏仁薏苡甘草汤复方化学组分的研究报道。

【方剂药理学研究】

1 拆方药理

1.1 麻黄、炙甘草　其药理研究见痉湿暍病脉证治篇"葛根汤"。

1.2 杏仁　其药理研究见痉湿暍病脉证治篇"麻黄加术汤"。

1.3 薏苡仁 ①抗肿瘤作用：薏苡仁的抗肿瘤作用已被证实，在我国临床上普遍应用的康莱特注射液中的有效成分便是提自薏苡仁。薏苡仁的提取物在体内、体外和多种动物实验中均表现出肿瘤抑制作用，且对放疗、化疗有增效，减毒作用。②增强机体免疫功能作用：采用大、小剂量薏苡仁多糖水溶液灌服应用环磷酰胺复制出的免疫低下小鼠模型，实验显示，薏苡仁多糖可显著提高免疫低下小鼠腹腔巨噬细胞的吞噬百分率和吞噬指数；促进溶血素及溶血空斑形成，促进淋巴细胞转化。薏苡仁水提液对机体免疫功能具有较好的增强作用，主要表现为体液免疫、细胞免疫和非特异免疫功能的改变。③降血糖作用：薏苡多糖对四氧嘧啶糖尿病模型小鼠及肾上腺素高血糖模型小鼠有显著降血糖作用，而四氧嘧啶能选择性破坏胰岛 B 细胞，肾上腺素能促进肝糖原分解和肌糖原酵解，加速糖异生，故认为其降血糖作用是通过影响胰岛素受体后糖代谢的某些环节和抑制肝糖原分解、肌糖原酵解影响糖异生来实现的。临床试验发现，薏苡仁醇提取物的疗效优于对照组降血糖消渴胶囊。④抗炎、镇痛、镇静、止血作用：采用多种实验性急、慢性动物炎症模型进行研究发现，薏苡仁的有效成分为薏苡素，具有温和的镇痛抗炎作用，对癌性疼痛及炎症反应有一定的缓解作用。给小鼠静脉注射薏苡素 100mg/kg，可减少小白鼠自发活动；给家兔静脉注射 20mg/kg 后，家兔脑电波振幅增大，频率变慢。薏苡仁汤对大鼠蛋清性关节炎、棉球性肉芽肿及因二甲苯所致的小鼠耳廓肿胀等均有明显的抑制作用。通过扭体法、断尾法和毛细玻璃管法分别观察薏苡仁油对小鼠的镇痛和止血作用，与对照组比较，薏苡仁油 2.0g/kg 组和 1.0g/kg 组可显著延长小鼠的扭体潜伏期，减少扭体次数，缩短凝血时间，并提高小鼠胸腺指数和脾脏指数。⑤调节血脂代谢作用：用薏苡仁喂食的糖尿病 SD 大鼠，其总胆固醇和甘油三酯水平显著降低。此外，薏苡仁还能显著降低低密度脂蛋白和极低密度脂蛋白，表明薏苡仁对链佐星诱导的糖尿病大鼠血脂代谢有重要的调控作用。⑥抑制骨质疏松作用：用薏苡仁水溶性提取物处理体外培养大鼠组织的方法研究薏苡仁的功效，结果表明，薏苡仁有抑制大鼠骨质疏松的作用。⑦抗病毒作用：薏苡仁甲醇提取物对 EB 病毒早期抗原（EBV‑EA）激活作用有强烈的抑制活性，并依据生物活性为指导分离出一个单取代甘油酯，即 α‑单亚麻酯，当其浓度为 6.2μg/ml 时，可引起 80% 的细胞被抑制，表明 α‑单亚麻酯为薏苡仁抗病毒活性成分之一。⑧抗溃疡、止泻作用：薏苡仁 75% 醇提取物能够抑制水浸应激性小鼠溃疡、盐酸性小鼠溃疡的形成，不抑制吲哚美辛‑乙醇性小鼠溃疡形成；抑制番泻叶性小鼠腹泻，不抑制蓖麻油性小鼠腹泻；不抑制胃肠推进运动，能缓慢促进大鼠胆汁分泌。⑨促排卵作用：对临床上顽固性无排卵症患者，薏苡仁可通过调节下丘脑，促进卵巢性腺激素的分泌，显著改善排卵功能。且经临床试验研究，薏苡仁的提取物也可诱发金色仓鼠排卵，其促排卵的活性物质是阿魏酰豆甾醇和阿魏酰菜子甾醇。⑩其他作用：薏苡仁还具有抗动脉血栓形成和抗凝血作用，由于不能延长凝血酶原时间和部分凝血活酶时间，推测其抗凝血作用点可能不在凝血酶原和部分凝血活酶的激活阶段。薏苡仁油在低浓度时对蛙离体心脏有兴奋作用，高浓度时则有抑制作用。薏苡仁素有一定的降血压作用。另外，研究证实薏苡仁富含蛋白质、维生素 B_1、维生素 B_2，常食可以保持人体皮肤光泽细腻，在消除粉刺、雀斑、老年斑、妊娠斑，防脱屑、皲裂、皮肤粗糙等都有良好的疗效。薏苡仁中的薏苡仁素、薏苡仁油、薏苡酯三萜化合物等成分还有减肥的作用。此外，用薏苡仁水煎剂治疗重度功能性痛经，经序贯试验证明，其显效率达 90.0%，显著优于吲哚美辛加皮下注射阿托品的治疗效果[10‑28]。

2 复方药理

目前尚未见有麻黄杏仁薏苡甘草汤复方药理研究的文献报道。

【临床研究与应用】

1 治疗风湿性关节炎

选择有风湿性关节炎病史10余年者，5天前因汗出受凉，遂周身关节疼痛，曾服阿司匹林等药效果欠佳。证属风湿阻络，且有郁热之势。治以麻黄杏仁薏苡甘草汤加防己、苍术、茯苓、木瓜、威灵仙。3剂水煎服。嘱服药后汗出避风。复诊，服药后关节肿痛明显减轻，以上方加鸡血藤。15剂后症状消失[29]。

2 治疗小儿哮喘

选择小儿哮喘患者64例，均以麻黄杏仁薏苡甘草汤煎服。若热者加生石膏、鱼腥草；寒者加细辛、干姜；有痰者加半夏、瓜蒌；哮喘者加地龙、白前；咳者加百部、款冬花；发绀者加丹参、红花。每日1剂，9天为1个疗程，治疗1个疗程后观察。2组均以3日为1个疗程。结果以咳喘等临床症状消失，听诊两肺无异常为痊愈（近期缓解），本组总有效率为90.62%[30]。

3 治疗扁平疣

治疗扁平疣20例，用麻黄杏仁薏苡甘草汤煎服。若气虚者加生黄芪；血虚者加当归；脾虚者加白术、陈皮；疣表面硬结者加僵蚕。治疗期间处方薏苡仁用量宜大，每剂50~60g。结果所治患者均获痊愈[31]。

4 治疗湿疹

选择急性湿疹中医辨证为风、湿、热邪郁结肌腠，津凝血瘀所致之浸淫疮者，方用麻黄杏仁薏苡甘草汤合凉血散瘀汤加减，处方：生麻黄、杏仁、薏苡仁、生甘草、牡丹皮、赤芍、生地黄、紫草、刺蒺藜、蝉蜕、当归、连翘、赤小豆、莱菔子、焦神曲。4剂，水煎服，每天3次，嘱忌食辛辣、油腻之品。药后复诊诉药后皮肤瘙痒等现象减轻，大便每日1次。效不更方，守原方4剂，共服8剂后，皮损基本消退，临床治愈。随访半年未复发[32]。

5 治疗其他疾病

用麻黄杏仁薏苡甘草汤原方或其加减方，还可治疗风湿咳嗽、寒湿咳嗽、痰热咳嗽、痰湿咳嗽、湿热咳嗽、风热咳嗽[33]，秋季便秘、风湿喘证[34]，痹证（风湿型）[35]等。

【方剂评述】

麻黄杏仁薏苡甘草汤所述病证多由汗出当风，或经常贪凉，湿从外侵所致。病既属于风湿在表，治当使之微汗而解，所以用麻黄杏仁薏苡甘草汤轻清宣化，解表祛湿。此方实为麻黄汤用薏苡仁易桂枝，是变辛温发汗而为辛凉解表之法。麻黄加术汤与麻黄杏仁薏苡甘草汤虽同是治疗外湿表实证的方剂，但两者却有显著差异。前者麻黄三两、桂枝二两；后者无桂枝，而麻黄仅半两，可知前者表证较后者为重。《神农本草经》记载："薏苡仁味甘，微寒，主风湿痹，筋急拘挛不可屈伸。"可知前者是身痛重着，不能转侧；而后者是身痛轻微，屈伸不利。再从药物与配伍方面来看，麻黄配桂枝是偏于温散，配薏苡仁是偏于凉散，前者适用于寒湿在表，后者适用于风湿在表。晡时为阳明所住，阳明气旺，与湿邪抗争，故疼痛、发热加重，同时风湿之邪容易燥化，所以用薏苡仁清化，而不用桂枝温化。本方为临床治疗风湿痹证的代表方剂，还应用于治疗辨证属风湿之咳嗽、哮喘、感冒以及鼻渊等。此外，该方临床还多用于治疗皮肤疾病，但应用时应重用薏苡仁。纵观本方，现代复方化学组分及方剂药理学等内容研究较为欠缺，作为传统经典方剂，今后尚需加强探讨。

参 考 文 献

［1］温晓蓉．薏苡仁化学成分及抗肿瘤活性研究进展［J］．辽宁中医药大学学报，2008，10（3）：135－138.

［2］杨爽，王李梅，王姝麒，等．薏苡化学成分及其活性综述［J］．2011，34（8）：1306－1312.

［3］乐巍，邱蓉丽，吴德康，等．不同居群薏苡种仁脂肪酸成分的 GS－MS 分析［J］．中药材，2008，31（11）：1613－1614.

［4］张聿梅，杨峻山，赵杨景，等．薏苡化学成分及药理活性研究进展［J］．中国药学杂志，2002，37（1）：8－11.

［5］张云霞，张丽微，孙晶波．薏苡仁醇提物的降糖作用研究［J］．中国中医药杂志，2007，5（8）：65－66.

［6］胡颖，梁华，龚维坤，等．薏苡仁油对体外大鼠系膜细胞端粒酶表达的影响［J］．中国药理学与毒理学杂志，2005，19（6）：452－454.

［7］巩晓杰，滕建业．药食两用中药薏苡仁研究进展［J］．亚太传统医药，2013，9（8）：74－75.

［8］王宁，任顺成，马瑞萍．薏苡仁的营养保健特性［J］．粮食科技与经济，2013，38（1）：54－59.

［9］Bentamene A，Baz M，Boucheham R，et al．Flavonoid aglyconesfrom Centaurea sphaerocephala［J］．Chemistry of Natural Compounds，2008，44（2）：234－235.

［10］刘雨晴，梁婧，杨梓晨，等．薏苡仁的药理作用研究进展［J］．安徽农业科学，2010，38（20）：10678，10686.

［11］张明发，沈雅琴．薏苡仁的生殖系统和抗性器官肿瘤药理作用研究进展［J］．现代药物与临床，2012，27（3）：309－312.

［12］张明发，沈雅琴．薏苡仁油抗白血病和肾癌药理作用的研究近况［J］．抗感染药学，2012，9（4）：252－256.

［13］张明发，沈雅琴．薏苡仁油抗肺癌药理研究进展［J］．抗感染药学，2012，7（1）：87－89.

［14］张明发，沈雅琴．薏苡仁油抗头颈部癌的药理作用和临床应用研究进展［J］．现代药物与临床，2012，27（2）：171－175.

［15］胡少华，肖小年，易醒，等．薏苡仁的研究新进展［J］．时珍国医国药，2009，20（5）：1059－1060.

［16］吴岩，原永芳．薏苡仁的化学成分和药理活性研究进展［J］．华西药学杂志，2010，25（1）：111－113.

［17］张云霞，张丽微，孙晶波．薏苡仁醇提物的降糖作用研究［J］．中国中医药杂志，2007，5（8）：65－66.

［18］高岚，张仲一，张莉，等．薏苡仁汤镇痛消炎作用的实验研究［J］．天津中医学院学报，2005，24（1）：17－20.

［19］张明发，沈雅琴，朱自平，等．薏苡仁镇痛抗炎抗血栓形成作用的研究［J］．第三军医大学学报，2000，22（6）：578－582.

［20］温晓蓉．薏苡仁化学成分及抗肿瘤活性研究进展［J］．辽宁中医药大学学报，2008，10（3）：135－138.

［21］张明发．薏苡仁的消化系统药理研究［J］．基层中药杂志，1998，12（4）：36－38.

［22］陶小军，雷雪霏，李云兴，等．薏苡仁油的镇痛止血作用［J］．中国实验方剂学杂志，2010，16（17）：161－163.

［23］付志红，周琼，胡著云．薏苡仁治疗妇科疾病的药理机制研究［J］．江西中医药，2011，42（4）：55－57.

［24］胡军，金国梁．薏苡仁的营养与药用价值［J］．中国食物与营养，2007（6）：57－58.

[25] 张水恪，侯光明，岳月娥．薏苡仁对重度功能性痛经镇痛作用的序贯试验观察［J］．中医杂志，1998，39（10）：599.

[26] 陆雅丽，王明力，闫岩．薏苡仁综合开发利用［J］．中国食物与营养，2013，19（4）：64 - 66.

[27] 巩晓杰，滕建业．药食两用中药薏苡仁研究进展［J］．亚太传统医药，2013，9（8）：74 - 75.

[28] 陶小军，徐志立，雷雪霏，等．薏苡仁油急性毒性和刺激性实验研究［J］．辽宁中医药大学学报，2013，15（3）：39 - 40.

[29] 刘杰祥，孙玉信．麻黄杏仁薏苡甘草汤应用体会［J］．中医研究，2005，18（11）：46 - 47.

[30] 吴中一，叶秋琴，金一．麻黄杏仁薏苡甘草汤治疗小儿哮喘［C］．中华中医药学会第十五届仲景学说学术研讨会论文集，2007：334 - 335.

[31] 段百善．麻黄杏仁薏苡甘草汤治疗扁平疣［J］．陕西中医，1981（1）：6.

[32] 周晶，叶品良，贾尚美，等．叶品良治疗湿疹的特色经验［J］．辽宁中医药大学学报，2011，13（8）：173 - 174.

[33] 白冬梅，李前进，孙玉信．孙玉信运用麻黄杏仁薏苡仁甘草汤治疗咳嗽［J］．河南中医，2014，34（3）：395 - 396.

[34] 刘建平．孙玉信运用麻杏苡甘汤经验［J］．河南中医，2008，28（2）：22.

[35] 刘建平．袁占盈分型辨治痹证经验案例浅析［J］．中国中医基础医学杂志，2013，19（1）：104 - 105.

❧ 防己黄芪汤 ❧

【处方组成与功用】

防己黄芪汤出自《金匮要略》痉湿暍病脉证治（湿病）篇，由防己 12g、黄芪 15g、炙甘草 6g、白术 10g 组成。具有祛风除湿、益气固表的功效。传统用于风湿兼气虚所见之汗出恶风，身重微肿，或肢节疼痛，小便不利，舌淡苔白，脉浮等。

【方剂传统解析】

《金匮要略》载："风湿，脉浮，身重，汗出恶风者，防己黄芪汤主之。"本条文论述了风湿表虚的证治。本证病因、病机为风湿束表、困滞肌腠骨节、表虚不固。本方以防己、黄芪为君药。防己苦、辛，祛风除湿止痹痛，且能利水消肿；黄芪甘、温，益气实卫固表，且可利尿消肿除湿。白术苦、温、为臣，健脾益气，燥湿。炙甘草既助黄芪、白术健脾益气固表，更兼调和诸药而为佐使。四药相配，标本兼顾，共奏祛风除湿散邪，益气固表扶正之功。

【方剂药效物质基础】

1 拆方组分

1.1 炙甘草　其化学组分见痉湿暍病脉证治篇"葛根汤"。

1.2 白术　其化学组分见痉湿暍病脉证治篇"麻黄加术汤"。

1.3 防己　主要含生物碱类，其中大部分是双苄基异喹啉生物碱，研究认为其主要含汉防己甲素、汉防己乙素、汉防己丙素、门尼新碱、门尼定和轮环藤酚碱；亦含有小檗胺、氧化防己碱、防己菲碱等。此外，防己中还含有黄酮苷、酚类、有机酸、挥发油、糖类等[1-2]。

1.4 黄芪　黄芪的化学成分主要有多糖类、黄酮类及皂苷类等。①多糖类：主要为葡聚糖和杂多糖。黄芪中所含的杂多糖多为水溶性酸性杂多糖，由葡萄糖、鼠李糖、阿拉伯糖和半乳糖组成，少量含有糖醛酸，由半乳糖醛酸和葡萄糖醛酸组成；而有些杂多糖仅由葡萄糖和阿拉伯糖组成。②黄酮类：目前分离得到近 40 种黄酮类化合物。其中包括黄酮（5种）、异黄酮（12 种）、异黄烷（12 种）和紫檀烷（4 种）、二氢异黄酮、紫檀烯等六大类，主要包括山奈酚、槲皮素、异鼠李素、鼠李异柠檬素、熊竹素、芒柄花素、毛蕊异黄酮、二甲氧基异黄酮、异黄烷苷、二甲氧基二氢异黄酮、红芪木脂素、异甘草素、二甲氧基异黄烷、二异戊烯基异黄酮等。③皂苷类：主要有黄芪皂苷、乙酰基黄芪皂苷、异黄芪皂苷、大豆皂苷等四大类。其中，黄芪皂苷 Ⅳ（亦称黄芪甲苷）是一种羊毛酯醇型的四环三萜皂苷，为黄芪的主要有效成分。④氨基酸类：黄芪含有 25 种氨基酸，如 γ-氨基丁酸、天冬氨酸、苏氨酸、丝氨酸、谷氨酸、脯氨酸、甘氨酸、丙氨酸、胱氨酸、蛋氨酸、异亮氨酸、亮氨酸等。⑤其他成分：黄芪中含有生物碱、甾醇类物质、叶酸、亚麻酸、亚油酸、烟酸、核黄素及无机元素（如 Cr、Mn、Co、Cu、Zn）等。近来，还从内蒙黄芪根中首次分离得到了软脂酸甘油酯、软脂肪酸等成分[3-8]。

2 复方组分

方剂中防己生物碱的研究　用薄层扫描法测定防己黄芪汤水煎液 2 种防己生物碱的煎出量，粉防己碱为 0.69mg/100ml，去甲粉防己碱为 0.23mg/100ml，而水煎前防己饮片中粉防己碱为 1.39%，去甲粉防己碱为 0.57%，水煎后的防己饮片中 2 种成分含量分别为 1.26% 和 0.26%。说明防己黄芪汤水煎液中 2 种生物碱含量比饮片减少，煎出率降低。可能与粉防己碱为脂溶性生物碱难溶于水有关[9]。

【方剂药理学研究】

1 拆方药理

1.1 炙甘草　其药理研究见痉湿暍病脉证治篇"葛根汤"。

1.2 白术　其药理研究见痉湿暍病脉证治篇"麻黄加术汤"。

1.3 防己　①镇痛、镇静、抗炎、作用：用小鼠热板法测得汉防己总碱及汉防己甲素、汉防己乙素、汉防己丙素均有镇痛作用。汉防己甲素、汉防己乙素对大鼠甲醛性关节炎有一定的消炎作用，汉防己甲素的作用强于汉防己乙素，切除肾上腺后，作用消失，提示其直接作用于肾上腺。②抗过敏作用：汉防己甲素具有广泛的抗过敏作用，既是过敏介质的拮抗剂，亦是过敏介质的阻滞剂。它能明显降低全蛋清引起过敏性休克家兔的严重休克症状发生率，但对死亡率则无明显影响，对豚鼠组胺休克无作用。汉防己甲素能抑制大鼠被动皮肤过敏反应和致敏豚鼠离体回肠的过敏性收缩；抑制组胺、乙酰胆碱引发的豚鼠哮喘和离体豚鼠回肠的收缩；对速发型变态反应有一定的抑制作用。③对心血管系统的作用：汉防己中生物碱小剂量可使心脏的收缩力加强，振幅增加，大剂量则对心脏有不同程度的抑制作用。汉防己甲素对实验性心肌梗死有一定的保护作用，用药后血压轻度降低，心率稍减慢，有利于心肌抗缺血。汉防己中的多种生物碱对多种动物均具有降低血压的作用。汉防己甲素、汉防己乙素静脉注射、肌内注射或灌胃皆可使麻醉猫血压明显下降，汉防己甲素作用尤为显著。④对横纹肌的作用：汉防己中生物碱都有松弛横纹肌的作用。汉防己总碱及其甲基化物可松弛横纹肌而用作中药麻醉的辅助剂。⑤对平滑肌的作用：汉防己甲素能抑制离体兔小肠和豚鼠或兔的子宫平滑肌，其作用与剂量有关。低浓度汉防己甲素可使离体兔肠张力增加，节律收缩加强；高浓度时肠张力降低，节律收缩减弱。⑥抗病原微生物作用：汉防己甲素、汉防己乙素均有体外抗阿米巴原虫的作用，其作用强于小檗碱。汉防己甲素1∶200及1∶400浓度时，对痢疾志贺菌有作用，但对宋内志贺菌及福氏志贺菌无效。⑦抗癌作用：汉防己甲素有明显的抗癌作用。体外能杀死艾氏腹水癌细胞，能轻微抑制S180细胞生长。对KB细胞、HeLa细胞有明显细胞毒作用。对肝癌细胞有一定的抑制作用。⑧其他作用：汉防己甲素对动物实验性硅沉着病有显著治疗效果，能完全抑制肺纤维化形成；汉防己丙素有兴奋中枢神经系统的作用；汉防己甲素对不同浓度5-HT引起的正常人血小板聚集有明显的抑制作用；汉防己甲素可显著降低脑组织Ca^{2+}及MDA含量，减轻大脑皮质及海马超微结构的改变等[10-11]。

1.4 黄芪　①对心血管系统的作用：黄芪对缺血缺氧、缺血再灌注损伤、感染病毒及药物中毒的心肌细胞均有明显保护作用；具有扩张冠状动脉、增强抗缺氧能力、防止脂质过氧化、改善心功能等作用。黄芪具有强心作用，对中毒或疲劳导致衰竭的心脏作用更为明显；黄芪皂苷Ⅳ是黄芪正性肌力作用的主要活性成分。黄芪对血压具有双向调节作用。黄芪具有降血脂作用，动物实验证明黄芪对高脂血症的治疗与他汀类降血脂药相似。②增强机体免疫功能作用：黄芪能增强网状内皮系统的吞噬功能，使血白细胞及多核白细胞数量显著增加，使巨噬细胞的吞噬功能显著升高，对体液免疫、细胞免疫均有促进作用。③对消化系统的作用：黄芪中含有微量元素硒，硒能提高谷胱甘肽过氧化物酶的活性、激活解毒酶系，从而对肝细胞起保护作用。黄芪明显改善肝硬化患者肝脏蛋白质的合成功能，并能保护肝细胞膜，降低血清转氨酶。黄芪皂苷具有抗肝损伤作用。黄芪对多种实验性动物胃溃疡有抑制作用，对95%乙醇所致小鼠胃黏膜损伤及大鼠幽门结扎所致胃黏膜损伤具有明显的抑制作用，可减少损伤面积，降低损伤指数，并可协同西咪替丁对胃黏膜起保护作用。④对肾脏的保护作用：黄芪注射液通过免疫调节、促进蛋白合成、抗凝血、降血脂等作用，能有效地提高治疗原发性肾病综合征（PNS）的疗效，减轻炎症细胞对肾脏的损害，从而达到保护肾脏作用。可保护肾脏细胞免受伤害，对缺血性的肾脏亦有保护作用。⑤增强性腺功能作用：黄芪可增强精子活力，在体外人的精液中添加黄芪水煎液，可使精子活动率、精子运动速度、精子头部摆动的频率等均有明显的提高。⑥降血糖作用：黄芪具有促进胰岛B细胞分泌胰岛素的作用，适用于2型糖尿病的治疗。⑦抗肿瘤作用：黄芪能显著增加血液中的白细胞总数，促进中性粒细胞及巨噬细胞的吞噬功能。临床实验表明，不同浓度的黄芪多糖对S180肉瘤细胞株的生长均有明显抑制作用，其作用强度呈现出对浓度的依赖关系；黄芪多糖可将肿瘤阻滞于G_1期，从而抑制肿瘤细胞的生长和增殖。⑧抗氧化作用：黄芪多糖能显著提高血超氧化物歧化酶、过氧化氢酶及谷胱甘肽过氧化物酶活力，降低血浆、脑匀浆及肝匀浆中过氧化脂质（LPO）水平，说明黄芪多糖有较好的抗氧化作用。⑨其他作用：黄芪有良好的抗辐射作用。黄芪对血管平滑肌具有舒张作用。黄芪可抑制肺组织巨噬细胞和中性粒细胞IL-1β mRNA表达，对内毒素性急性肺损伤具有保护作用。黄芪煎剂给大鼠皮下注射或麻醉犬静脉注射均有利尿作用，且利尿作用持续时间长。黄芪对志贺菌、肺炎双球菌、溶血性链球菌A～C及金黄色葡萄球菌、白色葡萄球菌等均有抑制作用，对口腔病毒及仙台病毒BB_1株的致病作用也有一定的抑制作用，但无直接灭活作用。此外，黄芪安全性较高，无肝（肾）毒性。但临床有报道在使用后偶有皮肤瘙痒、低热、腹胀、恶心等不良反应，停药后自行消失。另有妊娠晚期误用会造成胎儿过大而难产的报道[12-22]。

2 复方药理

2.1 抗炎镇痛作用 采用小鼠腹腔毛细血管通透性实验和大鼠棉球肉芽肿实验，比较防己黄芪汤合煎与分煎的抗炎作用。结果显示，防己黄芪汤合煎与分煎都有明显的抗炎和镇痛作用，均能降低小鼠腹腔毛细血管通透性，抑制大鼠肉芽肿增殖，提高小鼠痛阈，减少小鼠扭体次数，延长小鼠发生扭体反应的潜伏期（$P < 0.01$）[23]。

2.2 改善肾功能作用 通过观察阿霉素肾病模型大鼠的 24 小时尿量、24 小时尿蛋白定量、肾重指数以及肾组织 TGF-β_1、IL-6 浓度的变化，探讨防己黄芪汤干预肾病模型大鼠肾功能的效应强度和作用机制。结果发现，模型组大鼠尿蛋白定量升高，肾组织 IL-6 浓度增加、TGF-β_1浓度降低（$P < 0.05$）；防己黄芪汤高、中、低剂量组尿蛋白定量明显减少（$P < 0.05$），肾组织 IL-6 浓度降低、TGF-β_1浓度升高（$P < 0.05$）。表明防己黄芪汤对阿霉素肾病模型大鼠肾功能具有一定的保护作用，可能与其降低肾组织 IL-6 浓度、提高肾组织 TGF-β_1浓度有关[24]。

2.3 抑制肾间质纤维化作用 采用大鼠单侧输尿管结扎（UUO）模型，观察防己黄芪汤对其的影响，发现该方可降低 UUO 大鼠血尿素氮，使血白蛋白升高；减轻肾小管间质纤维化程度；同时显著降低肾小管和肾间质中 α-平滑肌肌动蛋白（α-SMA）、纤维连接蛋白（Fn）的蛋白和基因表达。提示防己黄芪汤通过抑制 α-SMA 表达和 Fn 的产生，减轻肾间质纤维化程度[25]。

2.4 抗肝纤维化作用 通过 ELISA 法检测用药后肝纤维化小鼠肝线粒体三磷酸腺苷酶、MDA 以及 SOD 的变化，研究防己黄芪汤对内毒素脂多糖（LPS）与二甲亚硝胺（DMN）联合造模的肝纤维化小鼠肝线粒体过氧化损伤的影响。结果发现，防己黄芪汤能有效降低肝纤维化小鼠肝线粒体中 MDA 水平，并提高三磷酸腺苷酶及 SOD 的含量，其效果呈剂量依赖关系。说明防己黄芪汤能有效清除肝纤维化小鼠体内的氧自由基水平，从而减轻肝纤维化过程中的过氧化损伤[26]。

2.5 预防肺缺血再灌注肺损伤作用 选择 46 例食道癌择期开胸手术患者，观察防己黄芪汤对其开胸单肺通气术中肺再灌注损伤的保护作用。研究表明，术前应用中药防己黄芪汤，患者术中单肺通气麻醉过程中内环境稳定，无 CO_2 潴留，中药干预组较对照组拥有更高的动脉氧分压和氧饱和度，提示可有效预防术中低氧血症，减轻由于缺氧导致的一系列炎性因子释放及氧自由基攻击导致的肺损伤。中药干预组 SOD 降低程度小于对照组，MDA 及中性粒细胞升高程度也明显低于对照组。表明防己黄芪汤可减轻肺毛细血管遭受氧自由基攻击的程度，改善术中低氧血症，保护肺毛细血管，从而可较好预防或减轻因单肺通气、肺缺血再灌注损伤导致的肺损伤，对单肺通气患者起到了一定的保护作用[27]。

2.6 降低血压、改善心肌功能 用防己黄芪胶囊治疗高血压患者后，患者血浆内皮素（ET）水平降低，心左室舒张早期快速充盈期峰值（VE）升高，左心房收缩期血流峰值（VA）回落，VE/VA 比值增大。提示该制剂有保护血管内皮的作用，使血管舒缩状态重新趋于平衡，进而使血压下降，改善心脏左室舒张功能[28]。

2.7 增强免疫功能作用 建立受氢化可的松（HC）免疫抑制小鼠模型，用防己黄芪汤对其治疗，发现该方可使受 HC 免疫抑制小鼠的各项免疫功能指标恢复，甚至超过正常小鼠的水平。提示防己黄芪汤能增强动物的各项免疫功能，临床可作为治疗脾虚证药物及大剂量、长时间使用糖皮质激素进行化疗的肿瘤患者辅助用药[29]。

2.8 降血糖作用 采用链佐星诱发糖尿病小鼠模型，观察防己黄芪汤对其的降血糖作用，显示防己黄芪汤能显著降低小鼠的血糖水平，显著提高血浆胰岛素水平[30]。

【临床研究与应用】

1 治疗慢性肾小球肾炎

选择慢性肾小球肾炎 43 例，在常规西医治疗的基础上加用防己黄芪汤合当归芍药散治疗，每日 1 剂，30 天为 1 个疗程，3 个疗程评定疗效。结果以临床症状和体征消失，尿红细胞持续消失，尿蛋白持续阴性为完全缓解，本组总有效率为 90.7%[31]。

2 治疗肾病综合征

选择原发性肾病综合征患者 120 例，随机分为治疗组和对照组各 60 例。对照组常规应用泼尼松，同时考虑加用低分子肝素抗凝血、阿托伐他汀降血脂、呋塞米利尿等对症处理。治疗组在对照组治疗基础上联合防己黄芪汤加泽泻、茯苓、金樱子、芡实、玉米须等煎服。若兼有下焦虚寒、肢体不温者，加制附子、干姜；兼有血压升高、头目眩晕者，加钩藤、天麻；兼有血尿者，加紫草、大（小）蓟；兼有面色晦暗、脉络瘀阻者，加益母草、泽兰、鸡血藤。结果经 5 周治疗，2 组患者临床症状减轻或消失，治疗组总有效率 91.67%，对照组为 78.33%（$P < 0.05$）[32]。

3 治疗高血压

治疗痰浊中阻型原发性高血压 61 例，每日用苯磺酸氨氯地平 5～10mg 口服，根据患者血压变化情况可加用卡托普利，其中治疗组 34 例加用防己黄芪胶囊。2 组共治疗 6 周。结果治疗组与对照组比较，前者血尿酸（BUA）水平有明显降低，动态血压的谷峰比值增高，中医临床症状积分显著降低（$P < 0.05$）。表明防己黄芪胶囊能有效改善痰浊中阻型原发性高血压患者的 BUA 代谢，平稳降血压，明显改善高血压症状[33]。

4 治疗肝硬化腹水

治疗本病 2 例用防己黄芪汤加炙鳖甲、三七、丹参等煎服，另服食鳖蒜汤（甲鱼或鳖甲、紫皮大蒜）。并守上方随证加减。结果经半年治疗后复查，B 超示腹腔少量腹水，肝功能正常[34]。

5 治疗特发性水肿

选择特发性水肿患者 61 例，用防己黄芪汤加生姜、大枣煎服。7 天为 1 个疗程。结果以水肿完全消退，其他症状消失，实验室检查恢复正常为治愈，总有效率达 93.0%[35]。

6 治疗类风湿关节炎

治疗类风湿关节炎，对照组 38 例用雷公藤片口服，治疗组 38 例在对照组治疗基础上加用防己黄芪汤煎服。结果经 4 周及 8 周治疗，与对照组比较，治疗组在治疗后 4 周及 8 周疗效均好于对照组。表明防己黄芪汤合雷公藤片对该病有较好疗效，且能起到减毒增效的作用[36]。

7 治疗其他疾病

以防己黄芪汤为主方，还可用于肾结石、异位妊娠所致附件包块[37]，高脂血症[38]，擦伤反复不愈、局部关节肿痛、痛风性关节炎、静脉栓塞[39]，产后子宫内膜炎、术后输卵管卵巢炎并输卵管积水、慢性盆腔炎并盆腔积液[40]，肝硬化门静脉高压症[41]，肾炎性水肿、心源性水肿、营养不良性水肿、功能性水肿、膝关节水肿[42]等。

【方剂评述】

防己黄芪汤为主治卫表不固、外受风邪、水湿泛溢肌肤所致的风水、风湿证的中医经典古方。本方配伍严谨，疗效确切。在临床运用时，应抓住脾、肺气虚，卫表不固，外受风邪，水湿泛溢肌肤的病机，辨证施治。实验研究表明，本方具有抗炎、镇痛、利尿、降血脂、抗凝血、抗动脉粥样硬化、抗辐射、抗急性肾功能损伤等药理作用。近几年药效学及其机制的研究有了较大进展，一定程度地探讨了本方的分子生物学效应。发现本方能促进肾组织的病理形态修复，改善肾功能；能提高免疫细胞增殖能力，增强机体免疫功能；能提高血浆胰岛素水平，降低血糖；能调整血浆有关蛋白，减轻肾小管间质纤维化；可改善脊髓环境，促进脊髓运动功能恢复。纵观文献，截至目前，防己黄芪汤方剂组分活性研究还相对较少，成分与药效之间机制的研究尚处于空白，药效与病例报道还不尽吻合等，研究深度、广度需要进一步提高。此外，有关本方的毒理研究还较少，尚待日后深入探讨。

参 考 文 献

[1] 杨义方，王联亿. 汉防己甲素的药理作用研究近况 [J]. 中国药理学通报，1986，2 (4)：43 – 45.

[2] 李行诺，闫海霞，沙娜，等. 汉防己甲素的药理作用研究近况 [J]. 沈阳药科大学学报，2009，26 (6)：430 – 433.

[3] 陈国辉，黄文凤. 黄芪的化学成分及药理作用研究进展 [J]. 中国新药杂志，2008，17 (17)：1482 – 1485.

[4] 涂天智，沈剑刚，蒋建勤. 内蒙黄芪的化学成分研究 [J]. 华西药学杂志，2009，4 (5)：466 – 468.

[5] 卢彦琦，贺学礼. 黄芪化学成分及药理作用综述 [J]. 保定师范专科学校学报，2004，17 (4)：40 – 42.

[6] 温燕梅. 黄芪的化学成分研究进展 [J]. 中成药，2006，28 (6)：879 – 883.

[7] 温宇寒. 蒙古黄芪的化学成分研究 [D]. 沈阳：中国医科大学，2008：50.

[8] 邱勇波，刘锦，武飞. 黄芪化学成分及药理作用研究进展 [J]. 中国疗养医学，2011，20 (5)：435 – 436.

[9] 吕翠平，郭亚健，张莹. 防己黄芪汤水煎液中二种防己生物碱煎出量测定 [J]. 中国实验方剂学杂志，2006，12 (12)：30 – 31.

[10] 王志荣，李定国，陆汉明. 粉防己碱药理作用研究进展 [J]. 中国药理学通报，2000，16 (5)：488 – 492.

[11] 段昱，吕品，贺付成，等. 粉防己碱对 EC9706 细胞增殖、细胞周期及 sPLA2 – Ⅱa 蛋白表达的影响 [J]. 郑州大学学报（医学版），2013，48 (3)：303 – 306.

[12] 罗晓珍，于琴. 中药黄芪化学成分、药理活性与临床应用 [J]. 中国保健营养，2013 (3)：1071.

[13] 陈静，袁明勇，郑玲利，等. 黄芪的化学成分和药理作用研究 [J]. 临床医药实践，2009，18 (11)：2174 – 2219.

[14] 陈国辉，黄文凤. 黄芪的化学成分及药理作用研究进展 [J]. 中国新药杂志，2008，17 (17)：1482 – 1485.

[15] 查益中. 黄芪对血压的双相调节作用 [J]. 中医杂志，2000，4 (6)：329.

[16] 周智林，俞娉，林玎，等. 黄芪注射液治疗充血性心力衰竭的疗效研究 [J]. 中国中西医结合杂志，2001，21 (10)：749.

[17] 曹敏，周端. 黄芪在心血管疾病中的应用 [J]. 辽宁中医杂志，2008，35 (10)：1552 – 1553.

[18] 吴发宝，陈希元. 黄芪的药理作用研究综述 [J]. 中药材，2004，27 (3)：223.

[19] 黄天风. 黄芪的抗肿瘤作用及其免疫学机制的实验研究 [J]. 中华临床医学研究杂志，2007，13 (4)：431 – 432.

［20］肖敏，樊均明．黄芪在肾脏疾病治疗中的作用机制［J］．西部医学，2009，21（3）：474－475.

［21］赵莲芳，郑玉淑，朴惠顺，等．黄芪多糖及人参总皂苷对衰老小鼠的抗衰老作用［J］．延边大学医学学报，2006，29（4）：249.

［22］黄宏思，黄卫彤，韦鹏涯，等．黄芪多糖协同抗癌药物对肿瘤细胞的杀伤作用［J］．中国现代临床医学杂志，2007，6（4）：1－2.

［23］闫艳，杜晨晖，张淑蓉，等．防己黄芪汤合煎与分煎药理作用比较研究［J］．山西中医学院学报，2011，12（1）：23－24.

［24］张常明，范颖，陈晶晶，等．防己黄芪汤对阿霉素肾病模型大鼠肾组织 IL－6、TGF－β_1 的影响［J］．辽宁中医药大学学报，2011，13（8）：99－101.

［25］俞东容，杨汝春，王军，等．防己黄芪汤防治肾间质纤维化的实验研究［J］．中华中医药学刊，2008，26（5）：1001－1002.

［26］冯劲立，沈海蓉，李想，等．防己黄芪汤对复合造模肝纤维化小鼠肝线粒体过氧化损伤的影响［J］．中药新药与临床药理，2010，21（5）：506－508.

［27］李彬，张家衡，柯有力，等．防己黄芪汤对单肺通气患者的保护作用［J］．中国实验方剂学杂志，2012，18（5）：223－226.

［28］张忠，文旺秀，谭胜国．防己黄芪胶囊对高血压病患者（气虚痰湿证）血浆内皮素及左心舒张功能的影响［J］．四川中医，2001，19（4）：7－8.

［29］伍倩．防芪汤及其组方对免疫抑制小鼠免疫功能的影响［J］．中国药房，2003，14（9）：531－533.

［30］王丹，梁爱华．粉防己和黄芪在防己黄芪汤对链佐星诱发的糖尿病小鼠的抗高血糖作用中的复合作用［J］．国外医学（中医中药分册），2001（6）：345－345.

［31］程保智，许筠，翟晓丽，等．防己黄芪汤合当归芍药散治疗慢性肾小球肾炎43例［J］．河南中医，2011，31（4）：328－329.

［32］王岚，范尧夫，魏睦新．防己黄芪汤加味治疗原发性肾病综合征疗效分析［J］．辽宁中医药大学学报，2013，15（3）：111－112.

［33］肖艳，文旺秀，程康林，等．中药防己黄芪胶囊配合西药治疗痰浊中阻型原发性高血压34例临床观察［J］．中医杂志，2002，43（4）：271－273.

［34］万于军，黎素琼，王鑫，等．防己黄芪汤合鳖蒜汤治疗肝硬化腹水2例体会［J］．现代中西医结合杂志，2004，13（24）：3296.

［35］夏滨祥，宋艳丽，董玉辉．防己黄芪汤治疗特发性水肿疗效观察［J］．光明中医，2011，22（4）：510.

［36］陈月．防己黄芪汤合雷公藤片治疗类风湿关节炎的疗效观察［J］．四川中医，2008，26（1）：72－73.

［37］骆洪道．防己黄芪汤临床应用举隅［J］．浙江中医杂志，2008，43（10）：568.

［38］何国权．高脂血症的中药治疗［J］．河南中医，2004，24（3）：59－60.

［39］孙昌宏．防己黄芪汤临床应用体会［J］．中国中医药信息杂志，2001，8（4）：80.

［40］骆洪道．防己黄芪汤新用［J］．新中医，2006，38（9）：63－64.

［41］吴培俊．防己黄芪汤对肝硬化患者门静脉血流的影响［J］．中国中医药科技，2011，18（5）：451－452.

［42］冯育会，刘颖，冯永贵．防己黄芪汤治疗水肿举隅［J］．辽宁中医药大学学报，2009，11（12）：153－155.

❧ 桂枝附子汤 ❧

【处方组成与功用】

桂枝附子汤方出自《金匮要略》痉湿暍病脉证治（湿病）篇，由桂枝 12g、炮附子 10g、生姜 10g、炙甘草 6g、大枣 12 枚组成。具有温经助阳、祛风除湿的功效。传统用于风湿表阳虚所见之身体疼烦、不能自转侧、不呕不渴、浮虚而涩等。

【方剂传统解析】

《金匮要略》载："伤寒八九日，风湿相搏，身体疼烦，不能自转侧，不呕不渴，脉浮虚而涩者，桂枝附子汤主之……"。本条文论述风湿兼表阳虚的证治。本证病因病机为风寒湿邪困滞肌腠骨节，表阳亏虚。桂枝附子汤即桂枝汤去白芍加炮附子而成。方中重用桂枝祛风散寒，配大量炮附子温阳散寒，除湿止痛；生姜助桂枝、炮附子祛风散寒，炙甘草、大枣助桂枝、炮附子益气助阳，且调和诸药。五味相配，共奏温经助阳，祛风散寒，除湿止痛之效。

【方剂药效物质基础】

1 拆方组分

1.1 桂枝、生姜、大枣　其化学组分见痉湿暍病脉证治篇"栝楼桂枝汤"。

1.2 炙甘草　其化学组分见痉湿暍病脉证治篇"葛根汤"。

1.3 炮附子　附子的化学成分，主要是生物碱类物质，此外还有脂类以及多糖等。①生物碱类：目前已从附子中分离得到的生物碱类成分可分为脂溶性和水溶性两类，其中脂溶性生物碱有乌头碱、中乌头碱、次乌头碱、塔拉地萨敏、川乌碱甲、川乌碱乙、杰斯乌头碱、异翠雀花碱、尼奥灵、宋果灵、卡拉可林、苯甲酰乌头原碱、附子宁碱、多根乌头碱、北乌碱等；水溶性生物碱有新江油乌头碱、消旋去甲乌药碱、去甲猪毛菜碱，以及具有强心活性的尿嘧啶等。②其他成分：附子中除生物碱外，还含有蛋白质和油脂类成分，如蓖麻油、油酸、亚油酸、附子脂酸及附子脂酸钙、花生酸、肉豆蔻酸、β-谷甾醇等。其中附子脂酸含量最多。还有乌头多糖 A~D。最近报道，又从附子中分离出一枝蒿乙素、胡萝卜苷、单棕榈酸甘油酯等。③炮制对附子中化学成分的影响：附子生物碱有剧毒，需炮制后才能应用。炮制可使毒性较大的乌头碱类生物碱水解成毒性较小的苯甲酰乌头原碱，进而分解成毒性更小的乌头原碱类生物碱。乌头类生物碱8位上的乙酰基在比较缓和条件下被脂肪酰基置换，生成毒性较小的脂溶性生物碱类。研究发现加工工艺类似的白附片、熟附片、黑附片生物碱含量相似，炮制品总碱下降为原生药的1/6~1/9，而原型乌头碱类生物碱相当于原生药的1/100左右。通过对炮制品总生物碱的含量测定及炮制中每时间段母液总生物碱含量的回收测定发现，80%以上总生物碱流失在泡、浸、漂的过程中，蒸制可进一步保持有效成分和降低毒性；去皮对总生物碱含量无影响[1-5]。

2 复方组分

2.1 附子与甘草配伍后成分的变化　从组分合和角度对附子与甘草配伍后，附子生物碱（以乌头碱为代表）与甘草活性物质（以甘草酸、甘草苷为代表）的化学成分进行研究，观察配伍前后产生的化学成分的动态变化，探讨附子与甘草配伍减毒增效化学物质基础。结果发现，附子与甘草配伍后，乌头碱、甘草苷、甘草酸含量均比单煎时低。说明甘草苷、甘草酸、乌头碱等化学成分的变化是附子与甘草配伍能增效减毒的重要物质基础[6]。

2.2 附子与干姜配伍后成分的变化　通过对附子、干姜两药合煎的化学成分分析及两药在方剂中的相互作用的分析，发现附子、干姜合煎液中乌头类生物碱含量增至36.40%。推测干姜中所含的高分子化合物有增溶作用，而干姜中所含高分子化合物形成胶体溶液，减小了乌头碱在煎煮中水解。另外，通过对干姜进行分析，得出干姜中的化学成分与附子的双酯型生物碱生成脂型生物碱，且抑制了双酯型生物碱的溶出，从而达到解毒的目的。由此可推测附子、干姜配伍，其增效机制在于乌头类生物碱的溶出率增加；而减毒机制在于将毒性较强的双酯型生物碱转化为毒性较小的脂型生物碱，从而"行""止"相配伍，达到增强附子药效，降低其毒性作用的效果[7]。

【方剂药理学研究】

1 拆方药理

1.1 桂枝、生姜、大枣 其药理研究见痉湿暍病脉证治篇"栝楼桂枝汤"。

1.2 炙甘草 其药理研究见痉湿暍病脉证治篇"葛根汤"。

1.3 炮附子 ①强心作用：附子有强心作用，尤其在心功能不全时该作用更为显著。研究发现，附子苷具有明显的强心作用，去甲乌药碱有增强心肌收缩力的作用，实验还证实消旋去甲乌药碱为附子的强心成分之一，对蟾蜍离体心脏与家兔在体心脏均显示强心作用。附子煎剂还可对抗苯巴比妥、水合氯醛等药物对蟾蜍心脏的抑制作用，而且对利血平作用后的在体或离体猫心脏仍能出现明显的强心作用，故可认为本类药物的强心作用并非儿茶酚胺的释放引起的，而是直接作用于心脏的结果。②抗心律失常作用：附子提取物对动物缺氧和急性心肌缺血损伤的范围和程度有明显的缩小和减轻作用，能提高小鼠的缺氧耐受力，对大鼠心肌缺血和心律失常有显著的对抗作用。附子抗心律失常有效组分的研究结果显示，附子正丁醇提取物、乙醇提取物及水提取物均对三氯甲烷所致小鼠心室颤动有预防作用，其中尤以水提取物作用最为明显。③对血管和血压的作用：附子有扩张血管，增加血流，改善血液循环作用。附子注射液或去甲乌药碱静脉注射有明显扩张血管作用，均可使麻醉犬心排出量、冠状动脉血流量增加。脑血流量及股动脉血流量明显增加，血管阻力降低，此作用可被普萘洛尔所阻滞。附子对血压的影响有双向调节作用，与其所含成分有关。去甲乌药碱是降血压有效成分，具有兴奋 β 受体及阻断 α 受体的双重作用，氯化甲基多巴胺为受体激动剂，去甲猪毛菜碱对 β 受体和 α 受体均有兴奋作用，二者是升压作用有效成分。附子水煎剂对主动脉的舒张作用是内皮依赖性的，且与内皮释放的一氧化碳（NO）有关。附子煎剂可明显扩张麻醉犬和猫的后肢血管，使血流量增加。④免疫调节作用：附子能显著刺激小鼠脾淋巴细胞分泌 IL - 2，并产生抗体，因而具有增强免疫功能作用。⑤抗炎、镇痛作用：附子煎剂对急性炎症模型有明显抑制作用。给大鼠灌服或腹腔注射附子水煎剂，都能明显对抗甲醛或蛋清引起的踝关节肿胀，抑制二甲苯引起的小鼠耳廓肿胀。附子抗炎作用的机制主要是抑制蛋清、卡拉胶、甲醛等所致大鼠足肿胀，抑制乙酸所致毛细血管通透性亢进，抑制肉芽肿形成及佐剂性关节炎；附子镇痛有效成分中的乌头碱，对神经节以及神经节所含有的肽类递质有减少作用，推测 P 物质减少，使传导痛感的神经末梢物质减少，故疼痛减轻。给大鼠灌服附子水煎剂，能减少腹腔注射酒石酸锑钾或乙酸引起的扭体反应次数，延长小鼠对热痛反应的潜伏期。⑥抗肿瘤作用：附子粗多糖和酸性多糖有显著的抗肿瘤作用，其作用机制主要是增强机体的细胞免疫功能，诱导肿瘤细胞凋亡和调节癌基因的表达。⑦抗衰老作用：附子能提高老年大鼠血清总抗氧化能力（TAA）及 SOD 的活性，降低脑组织脂褐素（LPF）和 MDA 含量，增加心肌组织 Na^+,K^+ - APT 酶的活性，可改善肝细胞膜脂流动性（LFU）。附子通过增强抗机体抗氧化能力，发挥抗衰老作用。⑧抗休克作用：附子及其复方对多种休克有明显防治效果，附子煎剂可减弱动物血压降低、心率减慢、心收缩力减弱等变化的影响，而显著延长休克动物生存时间。⑨其他作用：附子还具有抗寒冷、提高机体耐缺氧能力、心肌保护、镇静、降血糖、兴奋垂体–肾上腺皮质系统等药理作用[8-11]。

2 复方药理

2.1 抗炎、镇痛作用　通过大鼠试剂关节炎和棉球肉芽肿实验、热刺激致痛和乙酸致痛实验，探讨桂枝附子汤对大鼠的抗炎、镇痛作用。结果表明，桂枝附子汤对佐剂引起的免疫性炎症及棉球引起的一般性炎症有一定的抗炎作用，对热板法和扭体法引起的疼痛有明显的镇痛作用[12]。

2.2 对类风湿关节炎的治疗作用　用弗氏完全佐剂诱导大鼠佐剂性关节炎模型，探讨桂枝附子汤对其的治疗作用及作用机制。结果显示，桂枝附子汤组肿瘤坏死因子水平较模型组明显降低，同时桂枝附子汤组病理改变得到控制，可见滑膜细胞增生和滑膜组织充血水肿减轻。表明桂枝附子汤能抑制滑膜炎症和血管翳的形成，对类风湿关节炎有明显的治疗作用[13]。

【临床研究与应用】

1 治疗关节炎

选择风湿寒性关节炎60例，所有病例均排除非风湿寒性关节炎所引起的关节或肌肉酸楚、麻木、疼痛、肢体活动困难等症状。均以桂枝附子汤加秦艽、雷公藤、防风、羌活、松节、丹参、生薏苡仁、细辛煎服。若上肢关节炎者加桑枝；下肢关节炎者加独活、牛膝；偏重于湿者加防己、木瓜；偏重于寒者加干姜、麻黄；偏重于风者加全蝎；气虚者加黄芪、党参、白术；血虚者加当归、白芍；痛甚者加制乳香、没药。同时用草乌、生天南星、三七、赤芍、冰片，共研细末加麸皮混合，入铁锅内炒热后加白酒，炒至微干，乘热装入小布袋内封后敷患处，日敷1~2次，每次热敷20~30分钟。10天为1个疗程，一般治疗1~3个疗程。结果以临床症状消失，患者关节不再疼痛，肢体活动如常，遇天气变化，寒冷刺激不发病。红细胞沉降率快者降至正常为治愈，本组治愈48例，显效12例，总有效率为100%[14]。

2 治疗坐骨神经痛

选择坐骨神经痛患者48例，以桂枝附子汤加赤芍、透骨草、牛膝、乌梢蛇、乳香、没药、当归、鸡血藤。若痛甚者加细辛、独活；胀痛为主者加薏苡仁、茯苓；腰痛甚者加桑寄生、杜仲；肢冷不温者加用神灯照射或热敷。10天为1个疗程。结果以治疗后症状消失，直腿抬高试验阴性，随访1年无复发者为治愈，本组治愈17例，显效18例，有效8例，总有效率为90.0%[15]。

3 治疗雷诺病

选择雷诺病患者32例，病程最短者7个月，最长者11年。皆以桂枝附子汤加当归、赤芍、白芍、川芎、黄芪、杜仲、鸡血藤、茯苓、陈皮煎服。每日1剂，连服15剂为1个疗程。结果经2个疗程治疗，以症状及体征消除，2年内无复发为治愈，本组治愈23例，显效5例，无效4例，总有效率88%[16]。

4 治疗其他疾病

以桂枝附子汤为主方，还可治疗早期类风湿关节炎[17]，输尿管结石、冠心病、心绞痛、肺源性心脏病[18]，小儿虚寒泄泻、小儿虚寒喘咳、小儿虚寒关节痛、小儿虚寒呕吐、小儿虚寒腹痛[19]，单侧肢体损伤疼痛[20]等见有本方证者。

【方剂评述】

桂枝与附子同用首见于《伤寒论》，一般认为取方中桂枝辛温、附子辛热之性，其中桂枝温通阳气，畅达经气，祛风散寒，走皮肤和营卫，入关节温津血。附子温壮阳气，驱逐寒湿，与桂枝同用，共同达到振奋阳气、驱散风寒湿邪的目的。又加生姜、大枣、甘草，其中生姜与桂枝同用，调和营卫，振奋阳气，驱散寒湿；与附子同用，助阳而散寒。大枣补中益气，与桂枝、生姜合用，温阳以补阳。甘草益气补中，与大枣同用，益气助阳；与桂枝、附子、生姜配伍，温阳益气补阳，调和诸药。诸药配伍，温阳、助阳、补阳，祛风胜湿散寒，以治疗阳虚肌痹证。

参 考 文 献

[1] 阎爱荣，张宏. 附子的药理研究 [J]. 中国药物与临床，2008，8（9）：745－747.

[2] 考玉萍，刘满军，袁秋贞. 附子化学成分和药理作用 [J]. 陕西中医，2010，31（12）：1658－1660.

[3] 刘道平. 炮制对附子中化学成分的影响 [J]. 山东医药工业，2001，20（2）：25.

[4] 李宝国，李峰. 附子中18种无机元素的含量测定 [J]. 中国现代药物应用，2009，3（19）：27－29.

[5] 吴克红，唐力英，王祝举. 附子的化学成分研究 [J]. 中国实验方剂学杂志，2013，19（8）：91－94.

[6] 张宇燕，杨洁红. 附子甘草配伍对乌头碱、甘草酸、甘草苷的动态影响 [J]. 中国药学杂志，2009，44（1）：11－14.

[7] 奚丽君，陈卫平. 附子与干姜配伍增效减毒作用机制研究概述 [J]. 实用中医药杂志，2008，24（9）：608－610.

[8] 考玉萍，刘满军，袁秋贞. 附子化学成分和药理作用 [J]. 陕西中医，2010，31（12）：1658－1660.

[9] 阎爱荣，张宏. 附子的药理研究 [J]. 中国药物与临床，2008，8（9）：745－747.

[10] 郑尚辉. 中药附子临床药理及应用 [J]. 内蒙古中医药，2012（9）：69－71.

[11] 李宝国，李峰. 附子中18种无机元素的含量测定 [J]. 中国现代药物应用，2009，3（19）：27－29.

[12] 张啸环. 桂枝附子汤的抗炎镇痛作用试验研究 [J]. 长春中医药大学学报，2007，23（5）：17－18.

[13] 何江媛，谷松. 桂枝附子汤对类风湿关节炎大鼠血清肿瘤坏死因子水平影响的研究 [J]. 实用中医内科杂志，2008，22（12）：48－49.

[14] 乐文博，李波. 桂枝附子汤加味配合外用药治疗风湿寒性关节炎60例 [J]. 陕西中医，2011，32（8）：985－986.

[15] 翟忠灿. 桂枝附子汤加味治疗坐骨神经痛48例疗效观察 [J]. 云南中医中药杂志，2005，26（5）：19.

[16] 喻红兵，宋道飞. 桂枝附子汤治疗雷诺病32例 [J]. 现代中西医结合杂志，2009，18（23）：2824－2825.

[17] 温桂荣. 临床运用3首经方治痛症浅析 [J]. 环球中医药，2012，5（2）：117－119.

[18] 张仲雄. 桂枝附子汤治疗内科急症 [J]. 湖南中医杂志，1988（5）：22－23.

[19] 王其仙. 桂枝附子汤在儿科临床上的应用 [J]. 云南中医杂志，1987（3）：37.

[20] 陈广坤，张金超，吴昊天. 桂枝附子汤合大黄附子汤加减治疗单侧肢体损伤疼痛见解 [J]. 吉林中医药，2013，33（11）：1146－1148.

❧ 白术附子汤 ❧

【处方组成与功用】

白术附子汤方出自《金匮要略》痉湿暍病脉证治（湿病）篇，由白术 10g、炮附子 6g、炙甘草 6g、生姜 6g、大枣 6 枚组成。具有轻清宣化、散寒祛湿的功效。传统用于风湿表阳虚、湿邪滞留肌表所见之身体疼烦，不能自转侧，浮虚而涩，大便坚，小便自利等。

【方剂传统解析】

《金匮要略》载："伤寒八九日，风湿相搏，身体疼烦，不能自转侧，不呕不渴，脉浮虚而涩者，桂枝附子汤主之。若大便坚（成形），小便自利者，去桂加白术汤主之。"本条文论述风湿兼表阳虚的证治。本证病因、病机为风寒湿邪困滞肌腠骨节，表阳亏虚。白术附子汤即桂枝附子汤之半量去桂枝加白术而成。方中白术与附子配伍，温经复阳，逐皮腠间寒湿；生姜辛温，以助白术、附子之散寒除湿；大枣、炙甘草益气调中。去桂枝者，意在风气已除，膀胱气化已正常，恐其发散太过。全方共奏温经助阳，散寒除湿之功。

【方剂药效物质基础】

1 拆方组分

1.1 白术　其化学组分见痉湿暍病脉证治篇"麻黄加术汤"。

1.2 炮附子　其化学组分见痉湿暍病脉证治篇"桂枝附子汤"。

1.3 炙甘草　其化学组分见痉湿暍病脉证治篇"葛根汤"。

1.4 生姜、大枣　其化学组分见痉湿暍病脉证治篇"栝楼桂枝汤"。

2 复方组分

目前尚未见有白术附子汤复方化学组分的研究报道。

【方剂药理学研究】

1 拆方药理

1.1 白术　其药理研究见痉湿暍病脉证治篇"麻黄加术汤"。

1.2 炮附子　其药理研究见痉湿暍病脉证治篇"桂枝附子汤"。

1.3 炙甘草　其药理研究见痉湿暍病脉证治篇"葛根汤"。

1.4 生姜、大枣　其药理研究见痉湿暍病脉证治篇"栝楼桂枝汤"。

2 复方药理

抑制乳腺癌骨转移作用　通过建立乳腺癌骨转移裸鼠模型，用白术附子汤组、附子 - 白术药对进行干预，观察裸鼠模型的生存时间，用抗酒石酸酸性磷酸酶（TRACP）染色进行破骨细胞计数，RT - PCR 法检测乳腺癌骨转移组织中巨噬细胞集落刺激因子（M - CSF）、甲状旁腺激素相关肽（PTHrP）基因的表达，Western Blot 检测骨转移组织中 M - CSF、PTHrP 蛋白的表达。结果与模型组比较，附子 - 白术药对组、白术附子汤组生存时间显著延长（$P < 0.01$）；附子 - 白术药对组、白术附子汤组裸鼠骨转移灶中 TRACP 阳性细胞数量明显减少（$P < 0.01$）；附子 - 白术药对组、白术附子汤组 M - CSF mRNA、PTHrP mRNA的相对表达量显著降低（$P < 0.01$）；附子－白术药对组、白术附子汤组 M－CSF、PTHrP 蛋白相对表达量显著降低（$P < 0.01$）；白术附子汤组 M－CSF、PTHrP 蛋白相对表达量又低于附子－白术药对组的趋势。表明白术附子汤抑制乳腺癌骨转移裸鼠模型骨损伤的作用与其下调乳腺癌骨转移组织中骨破坏因子 M－CSF、PTHrP 基因和蛋白的表达有关；附子－白术药对与白术附子汤功效相近，可能是白术附子汤的核心药物[1]。

【临床研究与应用】

1 治疗关节炎

选择自述患关节炎数年之久患者，证见右手腕关节囊肿如蚕豆大，周身酸楚疼痛，尤以两膝关节为甚，已不能蹲立，走路很困难，每遇天气变化，则身痛转剧。舌淡嫩而胖，苔白滑，脉弦而迟，大便干燥难解。辨为寒湿着外而脾虚不运之证。方以白术附子汤水煎内服。服药后，周身如虫行皮中，两腿膝关节出黏凉之汗甚多，而大便由难变易。更方用干姜、白术、茯苓、炙甘草治之。服至 3 剂而下肢不痛，行走便利。又用上方 3 剂而身痛亦止。后以丸药调理，逐渐平安[2]。

2 治疗乳腺癌骨转移

选择符合纳入标准的乳腺癌骨转移患者 30 例，随机分为中药组和对照组各 15 例。中药组治疗前停服其他药物，煎服白术附子汤。若胃脘作胀者加厚朴、陈皮、九香虫；夜寐不安者加酸枣仁、磁石、珍珠母；骨痛明显者加延胡索、五灵脂、僵蚕；心烦易怒者加当归、知母、黄柏。1 个月为 1 个疗程，共 4 个疗程。对照组治疗前停服其他药物，给予唑来膦酸注射液治疗，每 28 天静脉滴注 1 次，共 4 次。结果以 X 线片及骨扫描均证实病灶全部消失至少 4 周为完全缓解，对照组总有效率为 66.7%；治疗组总有效率为 66.7%。与治疗前比较，治疗后中药组和对照组疼痛评分均显著下降（$P < 0.01$）；与对照组比较，治疗后中药组疼痛评分显著下降（$P < 0.05$）；与治疗前比较，治疗后中药组和对照组生存质量评分均显著下降（$P < 0.01$）；与对照组比较，治疗后中药组生存质量评分显著下降（$P < 0.01$）。治疗过程中，对照组患者出现不良反应 5 例，中药组未见明显不良反应[3]。

【方剂评述】

白术附子汤证为桂枝附子汤之类变证，其病机为寒湿羁留，脾肾阳虚。本方不用解表祛风之桂枝，君以温运之白术、炮附子，可测其在表之风邪已去，而寒湿之邪仍羁留于肌肉骨节。寒湿久羁，必伤脾、肾之阳气。伤脾之阳，则肌肉失养，胃肠枯涩，故身体重痛，大便燥坚。肾阳虚困则寒水不温，关门不固，津液不藏，故小便清利。白术附子汤的配伍功效亦符合"寒湿羁留，脾肾阳虚"之病机。方中白术健运脾阳以祛湿，炮附子扶肾助阳以散寒，炙甘草、生姜、大枣甘温健中，共奏健脾助阳、散寒除湿之功。另外，该方中主药白术，通称为健脾燥湿止泻之要药，故有的学者"以药测证"，以为条文中之"大便坚"是相对"大便溏"而言，即大便成形（正常），非指大便燥结不通；甚至竟"疑为大便溏之误"。然而，脾阳健运，不仅能除湿止泻，尚能输津通便，故以健脾著功的白术以输津通便。纵观本方，目前现代医学研究的内容尚有不足，提示今后应加强对该方的研究。

参 考 文 献

[1] 刘琦，程旭锋，张新峰，等．白术附子汤对乳腺癌骨转移裸鼠生存时间及骨转移灶中破骨细胞的影响

[J]. 中药新药与临床药理, 2013, 24 (5): 441 – 444.

[2] 李晨辉. 浅谈《金匮要略》白术附子汤方证 [J]. 河北中医, 1999, 21 (3): 159 – 160.

[3] 程旭锋, 张新峰, 刘琦, 等. 白术附子汤加味治疗乳腺癌骨转移临床研究 [J]. 中医学报, 2012, 27 (3): 270 – 272.

❧ 甘草附子汤 ❧

【处方组成与功用】

甘草附子汤出自《金匮要略》痉湿暍病脉证治（湿病）篇，由炙甘草10g、白术10g、炮附子10g、桂枝12～15g组成。具有温阳益气、祛风散寒、除湿止痛的功效。传统用于风湿表里阳虚证所见之骨节烦痛，掣痛屈伸不利，汗出短气，小便不利，或身微肿，舌苔白，脉沉细或弦细无力等。

【方剂传统解析】

《金匮要略》载："风湿相搏，骨节疼烦，掣痛不得屈伸，近之则痛剧，汗出，短气，小便不利，恶风不欲去衣，或身微肿者，甘草附子汤主之。"本条文论述风湿痹阻筋骨，表里阳气俱虚的证治。本证病因、病机为风寒湿邪，留着筋骨关节痹阻气血，表里阳气俱虚。该方用炙甘草益气补中，缓急止痛；桂枝温经助阳，祛风散寒；炮附子、白术温补脾肾之阳气，散寒除湿而止痛。全方药仅四味，兼走表里，而奏温阳益气，祛风散寒，除湿止痛之效。

【方剂药效物质基础】

1 拆方组分

1.1 炙甘草　其化学组分见痉湿暍病脉证治篇"葛根汤"。

1.2 白术　其化学组分见痉湿暍病脉证治篇"麻黄加术汤"。

1.3 炮附子　其化学组分见痉湿暍病脉证治篇"桂枝附子汤"。

1.4 桂枝　其化学组分见痉湿暍病脉证治篇"栝楼桂枝汤"。

2 复方组分

2.1 复方成分分析　甘草为方中君药，甘草酸、甘草苷是甘草中的代表性成分。桂枝为使药，桂皮酸、香豆素为桂枝中的代表性成分。利用HPLC法对甘草附子汤中的甘草酸和甘草苷、桂皮酸和香豆素进行了测定，认为甘草附子汤中含甘草酸3.8mg/g、甘草苷2.6mg/g、桂皮酸0.33mg/g、香豆素0.13mg/g。其结论可作为甘草附子汤中甘草、桂枝的质量控制标准之一[1-2]。以电喷雾质谱法作为研究方法，以内标化合物为切入点，对甘草附子汤中双酯型、单酯型及脂型生物碱的生物转化进行了深入研究，建立了电喷雾质谱对代谢前后生物碱成分的半定量分析方法，分析了甘草附子汤经大鼠肠内菌群代谢主要生物碱的含量变化，研究结果表明，配伍中甘草可以有效地降低共煎液中双酯型生物碱含量，在代谢过程中，大鼠肠内菌群能够进一步将复方中双酯型生物碱转化为脂型生物碱，从而达到中药配伍的减毒增效目的[3]。

2.2 甘草、附子中总皂苷分析　通过建立药对，即甘草、附子中总皂苷的含量测定方法，用香草醛‐高氯酸试剂，在560nm处有最大吸收，并对比色条件进行了优化。结果显示，该方法能较为准确的测定出药对中总皂苷的含量；总皂苷的浓度在 $0.034 \sim 0.102 \mathrm{mg/ml}$ 范围内呈良好的线性关系（$r = 0.9992$），平均回收率 100.2%，$\mathrm{RSD} = 2.7\%$（$n = 6$）。说明该方法灵敏，准确可靠，重复性好，可作为甘草、附子中总皂苷控制的方法[4]。

【方剂药理学研究】

1 拆方药理

1.1 炙甘草　其药理研究见痉湿暍病脉证治篇"葛根汤"。

1.2 白术　其药理研究见痉湿暍病脉证治篇"麻黄加术汤"。

1.3 炮附子　其药理研究见痉湿暍病脉证治篇"桂枝附子汤"。

1.4 桂枝　其药理研究见痉湿暍病脉证治篇"栝楼桂枝汤"。

2 复方药理

2.1 抗炎、镇痛作用　采取巴豆油致小鼠耳肿胀反应和乙酸致小鼠扭体反应两个模型分别作为抗炎和镇痛药理指标，探讨水、30%乙醇、50%乙醇、70%乙醇和95%乙醇五种提取溶剂对小鼠模型的抗炎和镇痛作用。结果显示，50%乙醇提取效果较好，抗炎和镇痛抑制率分别达到 27.5% 和 69.6%。以甘草附子汤50%乙醇提取液在 $2.5\mathrm{g/kg}$、$5\mathrm{g/kg}$、$10\mathrm{g/kg}$ 3个剂量灌胃给药，抗炎抑制率达到 $15.6\% \sim 46.2\%$，镇痛抑制率达到 $52.8\% \sim 79.8\%$，且表现出了良好的量效关系。说明甘草附子汤具有良好的抗炎和镇痛作用[5]。

2.2 抗氧化作用　通过观察甘草附子汤及其不同配伍对佐剂性关节炎大鼠关节炎的预防治疗作用，探讨该方对大鼠抗炎及抗氧化的作用。结果显示，全方及各配伍组均能使佐剂性关节炎大鼠过高的血浆 MDA、血清 NO 降低，使已降低的红细胞 SOD、全血谷胱甘肽过氧化物酶（GSH - PX）升高。说明甘草附子汤对大鼠佐剂性关节炎有治疗作用，此作用可能与其降低制脂质过氧化，恢复抗氧化酶活性，抑制致炎因子 NO 的合成等有关；且在抗氧化方面全方组疗效明显优于任何一组配伍[6]。

【临床研究与应用】

1 治疗类风湿关节炎

选择68例类风湿关节炎患者，随机分为治疗组和对照组各34例。治疗组采用甘草附子汤煎服，对照组采用予甲氨蝶呤治疗，3个月为1个疗程。观察2组临床症状、实验室指标改变情况，并评价临床疗效。结果2组治疗2个月后，治疗组总有效率为 72.4%，对照组总有效率为 55.9%（$P < 0.05$）[7]。

2 治疗膝骨关节炎

选择膝关节炎患者124例，随机分为实验组63例和对照组61例。实验组以甘草附子汤煎服，同时用玻璃酸钠注射液注射膝关节腔治疗；对照组单用玻璃酸钠注射液注射关节腔治疗。每周注射1次，1个疗程共5次。结果治疗结束实验组57例显效，5例有效，1例无效；对照组38例显效，13例有效，10例无效，实验组显效比例明显高于对照组（$P < 0.01$）[8]。

3 治疗其他疾病

以甘草附子汤为主方，还可用于寒湿带下、下肢浮肿、慢性肾炎肾病期、风寒痹痛、胃寒冷痛[9]等。

【方剂评述】

甘草附子汤、去桂加白术汤、桂枝附子汤三方均为风湿相搏兼阳虚之证，均具温经助阳，祛湿止痛之功；均用炙甘草、附子两药，但由于病邪轻重有别，而用量不同。由于药物配伍及其用量略有差异，因而桂枝附子汤主治风湿留着肌肉，而身体烦疼不能转侧，不呕不渴，脉浮虚而涩，偏风盛而表阳虚者；去桂加白术汤除具有前症之外，还兼大便坚，小便白利，偏湿盛而表阳虚。甘草附子汤主治风湿两盛者，以骨节疼痛剧烈，兼见汗出恶风、小便不利等症为辨证要点，故桂枝、白术、附子并用，表里兼顾，且祛风化湿。甘草附子汤不仅是治疗风湿疾病的良方，在临床应用时只要抓住了此方的应用机制，凡阳虚湿滞所致，无论寒湿凝滞在四肢还是在脏腑，都可以用其随证加减取得满意疗效。

参 考 文 献

［1］高秋涛，毕开顺. HPLC 法测定甘草附子汤中甘草酸和桂皮酸的含量［J］. 中草药，2003，34（10）：913－914.

［2］高秋涛，毕开顺. HPLC 法测定甘草附子汤中甘草苷和香豆素的含量［J］. 沈阳药科大学学报，2003，20（6）：439－441.

［3］王曦烨，皮子凤，宋凤瑞.“甘草附子汤”和“术附汤”肠内生物转化的电喷雾质谱研究［J］. 化学学报，2011，69（11）：1368－1374.

［4］孙小玲，何凡. 甘草附子药对中总皂苷的含量测定［J］. 中国药师，2014，17（1）：93－95.

［5］高秋涛. 甘草附子汤药效物质基础研究［D］. 沈阳：沈阳药科大学，2005：5.

［6］辜学敏，陆彦，苏小茹. 甘草附子汤对 AA 大鼠氧自由基代谢影响的配伍规律研究［J］. 中国民族民间医药，2008（6）：19－20.

［7］曹江山，庄贺，侯王君，等. 甘草附子汤治疗类风湿关节炎 34 例临床观察［J］. 中医药导报，2013，19（5）：35－37.

［8］胡东明. 甘草附子汤联合玻璃酸钠注射治疗膝骨关节炎的临床效果观察［J］. 内蒙古中医药，2013，（5）：9－10.

［9］中国社区医师编辑部. 甘草附子汤证临床新用［J］. 中国社区医师，2010（41）：14.

⁓ 白虎加人参汤 ⁓

【处方组成与功用】

白虎加人参汤出自《金匮要略》痉湿暍病脉证治（暍病）篇，由知母18g、石膏（碎）30～60g、炙甘草10g、粳米50g、人参10g（另煎）组成。具有清热祛暑、益气养阴的功效。传统用于伤暑偏于热盛所见之汗出、恶寒、身体发热、口渴等。

【方剂传统解析】

《金匮要略》载："太阳中热者，暍是也。汗出恶寒，身热而渴，白虎加人参汤主之。"本条文论述伤暑偏于热盛的证治。本证病因、病机为太阳中热（暍病），外感暑热，气阴两伤。该方即麻黄汤去桂枝加薏苡仁而成。白虎加人参汤方中石膏辛、甘、大寒，清肺胃气分之热；知母苦、寒，清热滋阴。两药合用，清热而不伤津，滋阴而不恋邪。炙甘草、粳米滋养胃气，以防石膏过寒伤胃。由于热盛而气津损伤较重，故加人参以益气生津。诸药合用，共奏清热祛暑，益气养阴之功。

【方剂药效物质基础】

1 拆方组分

1.1 炙甘草　其化学组分见痉湿喝病脉证治篇"葛根汤"。

1.2 知母　①甾体皂苷：甾体皂苷在知母中数量多、含量高，已经鉴定的化合物有 20 多种。其皂苷元有菝葜皂苷元、马尔可皂苷元、新吉托皂苷元和薯蓣皂苷元，均为螺甾皂苷元。知母皂苷 A III 以萨尔萨皂苷元为母核，知母皂苷 B I（知母皂苷 E）、知母皂苷 B II、知母皂苷 B III（知母皂苷 B）、知母皂苷 E_1、知母皂苷 C 和知母皂苷 I 的苷元为呋甾皂苷元，但水解脱糖后可转化生成菝葜皂苷元。②双苯吡酮：知母中的双苯吡酮类化合物主要有芒果苷、新芒果苷和异芒果苷等成分。③木质素类：从知母中发现的木质素类主要有顺 – 扁柏树脂酚、单甲基 – 顺 – 扁柏树脂酚、氧化 – 顺 – 扁柏树脂酚等。④生物碱类：从知母中分离鉴定出有 6 个生物碱，分别为 aurantiamide acetate、环（酪氨酸 – 亮氨酸）二肽、香豆酰酪胺、N – 反式阿魏酰酪胺、N – 顺式阿魏酰酪胺、烟酸。⑤黄酮类：从知母根茎乙醇提取物中得到了两个黄酮类化合物，分别为宝藿苷 I、淫羊藿苷 I。⑥其他成分：知母中还含有大量的有机酸、多种甾醇类化合物（包括 β – 谷甾醇、β – 豆甾醇，以及它们的葡萄糖苷）、知母多糖 A ~ D、二十九烷醇、二十五烷酸乙烯酯、芳香酸、棕榈酸、硬脂酸、鞣酸、黏液质及微量元素铁、锌、铜、锰、钴等；其中，铁、锌含量最高。⑦炮制对知母化学成分的影响：不同炮制方法对知母的主要化学成分具有较大影响，其中新芒果苷的含量下降，而芒果苷的含量上升，但总多糖含量变化不大。盐制品总多糖、芒果苷和新芒果苷含量均比其他炮制品高[1-7]。

1.3 石膏　主要成分为含水硫酸钙（$CaSO_4 \cdot 2H_2O$），尚含有黏土、有机物、硫化物等杂质，煅者为脱水硫酸钙（$CaSO_4$）。另外，还含有铜、铁、铝、镁、硅、钛、锰、银、钠、铅等 13 种元素[8]。

1.4 粳米　主要成分为蛋白质、脂肪、碳水化合物、膳食纤维、维生素 B_1、维生素 B_2、维生素 E 及钙、磷、钾、钠、镁、铁、锌、硒、铜、锰；此外，还含有大量的烟酸[9-10]。

1.5 人参　人参中含有皂苷类、糖类、挥发性成分、有机酸及其酯、蛋白质、酶类、甾醇及其苷、多肽类、含氮化合物、木质素、黄酮类、维生素类、无机元素等成分。其中主要有效成分为人参皂苷和人参多糖。①皂苷类：为齐墩果酸类、原人参二醇类和原人参三醇类。②糖类：多糖中 80% 左右为人参淀粉，20% 为人参果胶及少量糖蛋白。主要由半乳糖醛酸、半乳糖、葡萄糖、阿拉伯糖残基组成，也有少量鼠李糖及未知的戊糖衍生物。人参果胶中有两种酸性杂多糖（SA 和 SB）。从人参热水提取物分离出两个蛋白质多糖部分，它们均含有苏氨酸和多糖的残基次氧苷键与蛋白质结合，其中的精氨酸等碱性氨基酸丰富，可与多糖的半乳糖醛酸以静电力结合[11-12]。

2 复方组分

目前尚未见有白虎加人参汤复方化学组分的研究报道。

【方剂药理学研究】

1 拆方药理

1.1 炙甘草　其药理学见痉湿喝病脉证治篇"葛根汤"。

1.2 知母　①益智作用：知母总皂苷及菝葜皂苷元具有提高衰老大鼠阿尔茨海默病模型的 M 受体密度的作用，可使其达到青年正常大鼠的水平，从而改善阿尔茨海默病症状。知母总皂苷可明显增加 N 受体的密度，能显著提高大脑的学习记忆水平，具有益智作用。②降血脂、抗动脉粥样硬化作用：通过建立鹌鹑高脂血症和动脉粥样硬化模型，经过灌胃给药发现知母总皂苷可以降低血清总胆固醇、甘油三酯、低密度脂蛋白的含量，并明显缩小动脉斑块面积，提示知母皂苷具有治疗高脂血症和动脉粥样硬化的作用。③抗血小板聚集作用：知母皂苷 A III 对由二磷酸腺苷（ADP）、5 - 羟色胺（5 - HT）和花生四烯酸（AA）诱导的兔和人血小板聚集均有很强的抑制作用。知母皂苷 A III 在体内（外）都具有明显的抗血栓作用，但不影响体内凝血时间，这说明知母皂苷 A III 在抑制凝血过程中可能只是影响血小板的聚集、黏附和活化，而对血液中的各种凝血因子和血细胞因子没有影响。④抗炎作用：知母皂苷 B II 可以在 mRNA 和蛋白质水平上减少炎性细胞因子，如 IL - 1β、TNF - α 和 IL - 6 的生成，且呈现剂量依赖性；知母皂苷 B II 还可以抑制核因子 NF - κB 的活性。知母皂苷 B 具有抗炎作用，与知母皂苷 B II 一样，也可以阻断细胞炎症因子 NF - κB 的生成，是通过抑制 p38 丝裂素活化蛋白激酶（MAPK）途径实现的。芒果苷具有抑制细菌脂多糖（LPS）诱导巨噬细胞中 NO 和前列腺素 E_2 等炎症因子生成的作用，减轻炎症症状；芒果苷还具有肾上腺糖皮质激素样作用，可降低毛细血管通透性，其抗炎反应率达 38%。知母总多糖具有抗炎作用，可以显著改善二甲苯致小鼠耳廓肿胀、乙酸致小鼠腹腔毛细血管通透性增高等炎症反应。⑤改善骨质疏松作用：知母皂苷可上调人体雌激素水平，改善因雌激素变化而出现的一系列症状，从而对女性绝经后骨质疏松症具有改善作用。研究表明，知母中的菝葜皂苷元对维 A 酸诱导的小鼠骨质疏松模型具有增强骨矿物质吸收、增加骨胶原含量的功效，对骨质疏松症有一定的治疗作用。⑥抗氧化、抗辐射作用：菝葜皂苷元可以提高痴呆模型小鼠脑中 SOD 的活性，降低脑组织中的丙二醛、脂褐素含量，有利于抗衰老。芒果苷也是一种自由基清除剂和抗氧化剂，还是一种天然的辐射保护剂。知母总黄酮具有抗氧化作用，在溴酸钾诱导小鼠肾损伤实验中发现知母总黄酮可以有效降低血清肌酐水平和肾组织中丙二醛含量，提高肾损伤小鼠肾组织的抗氧化能力指数，降低谷胱甘肽、半胱氨酸及维生素 C 水平，并在体外显示出较强的抗氧化能力。⑦抗肿瘤作用：知母可抑制胃癌细胞 MKN45 和 KATO - III 生长并诱导细胞凋亡。菝葜皂苷元能够诱导人肝癌细胞 $HepG_2$ 凋亡，作用机制在于菝葜皂苷元会阻碍细胞二次分裂，中断细胞生长周期。知母皂苷 A III 具有诱发 HeLa 肿瘤细胞凋亡的作用，而且发现知母皂苷 A III 的糖链是活性的关键结构；具有细胞毒性，能够引发多种肿瘤细胞凋亡。⑧抗抑郁作用：萨尔萨皂苷元可以显著增加下丘脑和海马区的去甲肾上腺素和 5 - 羟色胺的水平，认为该化合物具有抗抑郁的作用。⑨降血糖作用：芒果苷及其糖苷具有降血糖作用，研究证明，芒果苷和芒果苷 - 7 - $O - β - D -$ 葡萄糖苷具有改善 2 型糖尿病症状的作用。知母多糖可使小鼠的血糖及肝糖原含量明显降低，而血脂含量几乎没有变化。甾体皂苷的降血糖作用是通过抑制肝脏的氨基酸转化成葡萄糖（即糖异生作用）或抑制糖原分解而实现的，其降血糖作用对葡萄糖的摄取和胰岛素的释放没有影响。⑩其他作用：知母煎剂在琼脂平板上对葡萄球菌、伤寒杆菌有较强的抑制作用，对志贺菌属、副伤寒杆菌、大肠埃希菌、枯草杆菌、霍乱弧菌也有较强的抑制作用。知母皂苷具有抑制血管平滑肌细胞增殖和促进其凋亡的作用；知母皂苷 A III 有促进血管内皮细胞和平滑肌细胞的钙流入、缓解血管紧张的作用。芒果苷可抗单纯疱疹病毒，体外能拮抗 HIV 所致的细胞病变，还具有抗乙肝病毒作用；芒果苷能增加老化红细胞数量，老化红细胞可提高 T 淋巴细胞 IL－2 的分泌水平，从而提高机体的免疫功能；芒果苷还具有抑制乙酰胆碱酯酶或胆碱酯酶受体、催化 NF－κB 因子作用等[13-21]。

1.3 石膏　①解热作用：生石膏对正常体温动物无降温作用，而对人工发热家兔有明显的退热作用。单味石膏煎剂对实验性致热家兔具有一定的退热作用；不含石膏的知母甘草合剂未见明显退热效果，可以认为石膏是白虎汤退热作用的主要药物，石膏作用可被处方中的其他药物所加强，但不随石膏的用量增加而增加。②其他作用：此外，石膏还有降血压、降血糖、抗炎、镇痛、镇静、解痉等作用[8,22-23]。

1.4 粳米　①粳米米糠层的粗纤维分子，有促进胃肠运动的作用。②粳米能提高人体免疫功能，促进血液循环，从而降低高血压的发病率。③粳米能预防糖尿病、脚气病、便秘等。④粳米中的蛋白质、脂肪、维生素含量都比较多，能降低胆固醇，减少心脏病发作和中风的概率[24-26]。

1.5 人参　①抗肿瘤作用：人参皂苷类成分对于人直肠癌细胞 HCT－116、SW－480 以及 HT－29 的增殖都有非常强的抑制作用。其中，单体皂苷 Rg_3 具有很强的抑制肿瘤细胞增殖作用，可以将肿瘤细胞阻滞在 g_1 期，并且诱导肿瘤细胞的凋亡；人参皂苷 Rh_2 对于人直肠癌细胞 HCT－116 和 SW－480 能显示出比 Rg_3 更强的活性。最近分离出的 2 种人参皂苷25—OH—PPD 和25—OCH_3—PPD 也被证实可以通过阻滞肿瘤细胞分裂周期和诱导细胞凋亡对胰腺癌细胞表现出抑制作用。人参的乙醚提取部分对肿瘤细胞显示出明显的抑制活性；环己烷提取部分对肝癌和乳腺癌细胞也具有显著的抑制作用。此外，在对肺癌细胞的裸鼠体内试验中发现，人参脂溶性成分对肺癌细胞表现出明显的抑制作用。通过具肉瘤和黑素瘤细胞的小鼠试验显示，人参多糖能够降低由于服用 5－氟尿嘧啶、紫杉醇等抗癌药物所引起的免疫系统损伤，恢复巨噬细胞等人体免疫系统对于肿瘤细胞的破坏能力，从而辅助提高抗癌药物药效。人参果胶可以抑制人结肠癌细胞 HT－29 的增殖并随着温度改变提高活性。②保护心脑血管系统作用：人参皂苷 Rb_3 在体外和体内环境下都可以明显抑制二磷酸腺苷诱导的血小板聚集。多次体内试验发现，人参中 Rb 组皂苷可以对心肌缺血和再灌注引起的心肌损伤起到保护作用；人参皂苷 Rg_1 可以明显减少再灌注后的脑梗死面积和脑水肿程度，减轻线粒体损伤，提高包括 SOD、谷胱甘肽过氧化物酶在内的多种酶的活性，降低 MDA 含量，对脑缺血再灌注损伤起到明显的保护作用。此外，人参皂苷 Rd 可以减少胆固醇的积累达到抗动脉粥样硬化的目的。③保护神经系统作用：人参皂苷 Rb_1 和 Rg_1 具有选择性的神经营养和神经保护活性。Rg_1 及其代谢产物人参皂苷 Rh_1 都能增强记忆受损模型小鼠的记忆功能。此外，人参皂苷 Rg_2 可以通过调控与细胞凋亡相关的蛋白表达来增强缺血再灌注损伤模型小鼠的神经系统的性能和记忆能力。④抗病毒作用：人参皂苷 Re 可以提高 H_3N_2 型流感病毒模型小鼠血清中 IgG、IgG_1 等免疫球蛋白和淋巴细胞的免疫活性，提高疫苗对病毒的免疫作用。⑤减低肝损伤作用：原人参二醇组皂苷具有降低肝损伤的作用，可以提高 SOD 活力，加强人体对氧自由基的清除作用，保护生物膜，起到减少梗阻性黄疸致肝损伤的作用。同时，人参皂苷 CK 对于 CCl_4 所致的大鼠慢性肝损伤也有一定的保护作用。人参多糖能够抑制由于 CCl_4 所引起的血清中 ALT、AST 的水平升高以及肝组织坏死，这主要与人参多糖中的成分能够诱导抗氧化酶水平的升高有关。⑥免疫调节作用：人参多糖对于特异性（非特异性）免疫都有明显的促进作用，能够诱导 T 细胞和 B 细胞的增殖，激活脾细胞；促进淋巴细胞的增殖和巨噬细胞的吞噬作用。此外，其还能减轻和恢复免疫系统损伤，诱导细胞因子的分泌。⑦降血糖、降血脂作用：通过 Triton WR1339 诱导的高血脂模型小鼠口服红参中提取的酸性多糖，其体内的甘油三酯与非酯化脂肪酸含量明显降低，表明人参多糖能够通过改变与糖和蛋白质分子代谢途径有关的酶的活性，以控制血糖（血脂）浓度。⑧抗疲劳作用：在小鼠强制游泳试验中，通过对小鼠血液中各种相关酶、葡萄糖以及 MDA 等的含量测定发现，人参多糖具有疲劳抑制活性。此外，人参多糖还可以消除疲劳，减少小鼠之间的争斗行为，可能具有舒缓情绪的效果。⑨抗菌作用：通过对人参及其拟青霉属寄生真菌的乙醚提取部分进行的生物活性对比试验表明，人参炔醇是一种天然的抗菌和抗肿瘤物质。经过对 4 种人类致病性真菌的活性测试发现，人参的乙醚提取部分对红色毛癣菌有明显的抑制作用。通过比较正己烷、三氯甲烷、乙酸乙酯、丁醇和水提取的人参中不同极性化合物活性发现，正己烷提取部分对铜绿假单胞菌、鼠伤寒沙门菌、金黄色葡萄球菌、蜡样芽孢杆菌和大肠埃希菌显示出高于其他极性部位的抑制活性。三氯甲烷提取部分则对铜绿假单胞菌和鼠伤寒沙门菌显示出高于其他极性部位的抑制活性。⑩其他作用：人参不具有性激素样作用，但是却可以促进垂体分泌促性腺激素，使大鼠的性成熟过程得以加速，或者使性已成熟的雌性大鼠的动情期得以延长，将卵巢摘除后该作用便立即消失。人参皂苷能产生显著的抗应激作用，对小鼠肾上腺、脾、胸腺、甲状腺等器官在应激反应中质量的变化进行抑制。人参总皂苷可提高小鼠抗氧化物酶活性，增加免疫器官质量，具有较好的抗衰老作用。此外，人参还有增强学习记忆功能，同时也有抗辐射、减轻放疗后的副作用[27-33]。

2 复方药理

2.1 对糖尿病的治疗作用　利用传统中药饮片和新型饮粒组成的白虎加人参汤，探讨其对四氧嘧啶诱发糖尿病大鼠的影响。结果表明，白虎加人参汤传统饮片高剂量组与中药饮粒低剂量组和 0.9% 氯化钠注射液组比较，2 组均能显著降低四氧嘧啶诱发的糖尿病大鼠的血糖、C 肽、胰岛素水平，且中药饮粒组明显优于传统饮片组（$P < 0.01$）[34]。

2.2 解热作用　以幼儿急诊发热患者为治疗对象，不用西药解热剂，每天仅给予白虎加人参汤 0.2mg/kg，显示白虎加人参汤组发热时间最短，认为白虎加人参汤有效的原因是幼儿急诊为三阳合病，因此对于病毒性疾病，不用解热剂，给予本方可缩短发热时间[35]。

2.3 对心肌细胞的保护作用　采用热水浸泡烫伤造成 30% TBSA 的Ⅲ度烧伤大鼠模型，观察白虎加人参汤对严重烧伤大鼠心肌损害的治疗作用。结果显示模型各组肌钙蛋白水平伤后 12 小时达到峰值，伤后 24 小时仍升高。空白组伤后各时相血浆的肌钙蛋白含量明显高于白虎加人参汤治疗组及卡托普利对照组（$P < 0.01$），治疗组及西药对照组之间对比无显著性差异（$P > 0.05$）。镜下显示治疗组及对照组均较空白组的心肌损伤轻。表明白虎加人参汤和卡托普利在烧伤后早期应用，均能有效地降低血浆中肌钙蛋白的含量，对严重烧伤造成的心肌损害具有保护作用[36]。

2.4 对皮肤炎性反应的作用　通过对白虎加人参汤全方、拆方以及方中 5 味生药的提取物进行研究，考察它们对被动致敏小鼠介导的三相皮肤反应，尤其是极迟发相的作用。结果发现，白虎加人参汤具有抑制致敏小鼠速发相反应、迟发相反应及极迟发相反应的作用，其作用强度与泼尼松龙的作用相似。与全方相比，去除任何一种生药的 5 种拆方均无抑制速发相反应的作用。对不同拆方与全方的 HPLC 进行比较，某些峰只有在配伍的 5 种生药都存在时才可以检测到。说明白虎加人参汤全方对皮肤炎性反应的作用与方中各单味药作用的总和是不同的[37]。

2.5 对重度烧伤早期炎症反应的作用　采用 92℃恒温水造成 30% TBSA Ⅲ度大鼠烧伤模

型，探讨白虎加人参汤对重度烧伤大鼠早期炎症反应的影响。结果发现，造模后各组 C -反应蛋白（CRP）值均显著上升，与空白对照组比较均有显著性差异（$P < 0.01$）；与模型组相比，地塞米松组及白虎加人参汤组伤后各时相点 CRP 值上升明显受抑制（$P < 0.01$）；地塞米松组与白虎加人参汤组相比，在伤后 6 小时、12 小时、24 小时 CRP 值升高无显著性差异（$P > 0.05$），但伤后 48 小时、72 小时白虎加人参汤组 CRP 值升高受抑制优于地塞米松组（$P < 0.05$）。表明白虎加人参汤能明显减轻重度烧伤大鼠早期炎症反应[38]。

【临床研究与应用】

1 治疗下呼吸道多重耐药菌感染

将 31 例下呼吸道多重耐药菌感染患者随机分为观察组 16 例和对照组 15 例。观察组以白虎加人参汤为基础方，根据临床证型加减煎成汤剂口服治疗；对照组以中成药痰热清注射液静脉滴注给药，2 组疗程均为 1 周，观察患者发热、血白细胞和细菌培养情况。结果以无发热、血白细胞正常、痰病原菌检查为阴性为治愈，观察组总有效率 87.5%；对照组总有效率 26.7%（$P < 0.05$）[39]。

2 治疗 2 型糖尿病

以发病 6 ~ 10 年的 2 型糖尿病患者 80 例（此类患者胰岛功能尚存，但出现了胰岛素分泌下降）为观察对象，以格列吡嗪加白虎加人参汤治疗 40 例，结果显示疗效优于单纯西药治疗组 40 例。表明白虎加人参汤可保护胰岛功能，调节血糖代谢[40]。

3 治疗糖尿病酮症酸中毒

选择糖尿病酮症酸中毒患者 15 例，采用常规强化胰岛素注射，同时予以白虎加人参汤加天花粉、山药、生地黄、葛根，煎服。7 天为 1 个疗程。结果以治疗 7 天后临床症状缓解，空腹血糖 < 6.1mmol/L，餐后 2 小时血糖 < 7.8mmol/L，尿糖、尿酮体阴性为痊愈，本组痊愈 8 例，有效 4 例，无效 3 例，总有效率为 80.0%[41]。

4 治疗高热

选择颅脑外伤引起的中枢性高热 29 例，用白虎加人参汤，每日 1 剂，水煎 3 次，取药液 450ml，分早、中、晚 3 次服，意识障碍者鼻饲，5 天为 1 个疗程。结果以服药后每日体温维持在 36.0 ~ 37.5℃之间为显效，本组总有效率 96.55%[42]。另外，白虎加人参汤对于肿瘤性发热[43]、顽固性发热[44]、介入栓塞术后发热[45]均有治疗作用。

5 治疗皮炎、脓疱病、皮肤瘙痒

选择特应性皮炎 15 例、触染性脓疱病 17 例、特应性皮炎合并触染性脓疱病 6 例、单纯皮肤瘙痒 22 例，用 3g 白虎加人参汤提取物粉末加 30g 凡士林的比例，制成 10% 的软膏涂抹。结果特应性皮炎有效率为 61.9%，触染性脓疱病有效率为 73.7%，单纯皮肤瘙痒有效率为 13.6%。表明白虎加人参汤软膏直接作用于炎症局部，炎症越严重效果越好，对炎症明显的特应性皮炎有效，对触染性脓疱病有止痒作用，对单纯性皮肤瘙痒反而效果差[46]。

6 治疗其他疾病

以白虎加人参汤原方为主方，还可治疗间质性肺炎、急性风湿性关节炎、脾切除术后高热[47]，肺炎合并心力衰竭[48]，心律失常[49]，流行性出血热低血压期[50]，自主神经功能紊乱[51]，小儿夏季热[52]，脑出血清除术后壮热[53]，甲状腺功能亢进症初期[54]，焦虑症、寻常型痤疮[55]，食管癌[56]，暑伤气津、肺热喘咳、热厥证、风湿热痹[57]，阳明津竭[58]，流行性出血热（多尿期）[59]等。

【方剂评述】

白虎加人参汤为治疗实热内蕴兼口干欲饮的代表方剂，其组方严谨，配伍得当，历来受到各代医家重视。现代研究表明，白虎加人参汤方剂中各单味药物化学成分和药理学研究较为深入，复方研究显示，该方具有降低糖尿病大鼠血糖，提高糖尿病大鼠的体液免疫功能；具有解热作用，可明显缩短患者的发热时间；对严重烧伤造成的心肌损害具有保护作用；对皮肤炎性反应有显著的治疗等作用。依据中医学辨证论治的原则，后世医家在临床中扩大了其传统应用范围，在内科、肿瘤科、皮肤科等疾病的治疗方面取得了较好疗效，特别是对糖尿病及其并发症、肿瘤和不同病因所致的发热、多种皮肤疾病等具有显著的治疗作用。但存在复方组分研究少；对某些疾病病例数量报道不足，缺乏一定可比性等问题。提示应加强以上方面的研究。

参 考 文 献

[1] 王颖异，郭宝林，张立军．知母化学成分的药理研究进展［J］．科技导报，2010，28（12）：110-115.

[2] 徐爱娟，韩丽萍，蒋琳兰．知母的研究进展［J］．中药材，2008，31（4）：624-628.

[3] 刘庆博，宋少江，彭缨．知母脂溶性化学成分的分离与鉴定［J］．沈阳药科大学学报，2011，28（4）：276-278.

[4] 倪梁红，秦民坚．知母资源化学及药理研究进展［J］．中国野生植物资源，2005，24（4）：16-20.

[5] 孟志云，徐绥绪．知母中的皂苷成分［J］．中国药物化学杂志，1998，8（2）：135-136.

[6] 马百平，董俊兴，王秉伋，等．知母中呋甾皂苷的研究［J］．药学学报，1996，31（4）：271-277.

[7] 刘波．不同炮制方法对知母主要化学成分的影响［J］．中国现代药物应用，2008，2（23）：175-176.

[8] 张保国．矿物药［M］．北京：中国医药科技出版社，2005：72.

[9] 杨月欣．食品成分表［J］．中老年保健，2006（5）：1.

[10] 谭鹏飞．粳米的营养与药膳［J］．药膳食疗研究，2000（2）：42.

[11] 黎阳，张铁军，刘素香，等．人参化学成分和药理研究进展［J］．中草药，2009，40（1）：164-166.

[12] 郭秀丽，高淑莲．人参化学成分和药理研究进展［J］．中医临床研究，2012，4（14）：26-27.

[13] 王颖异，郭宝林，张立军．知母化学成分的药理研究进展［J］．科技导报，2010，28（12）：110-115.

[14] 韩兵，李春梅，李敏，等．知母皂苷的降脂及抗动脉粥样硬化作用［J］．上海中医药杂志，2006，40（11）：68-70.

[15] 何薇，曾祖平．知母皂苷及其苷元抗衰老作用的研究进展［J］．北京中医，2006，25（6）：376-378.

[16] 李素燕，赵振虎，裴海云，等．知母皂苷AⅢ抗血栓作用研究［J］．军事医学科学院院刊，2006，30（4）：340-342.

[17] 杨茗，季晖，戴胜军，等．知母皂苷元对维A酸诱导小鼠骨质疏松的防治［J］．中国天然药物，2000，4（3）：219-223.

[18] 徐爱娟，韩丽萍，蒋琳兰．知母研究进展［J］．中药材，2008，31（4）：624-628.

[19] 丁蔚茅．知母宁抗乙肝病毒作用的实验研究［J］．中国新技术新产品，2009（17）：9.

[20] 江涛，黄杰昌，郑洁静，等．知母总黄酮对溴酸钾诱导小鼠肾损伤的保护作用［J］．中国药理学通报，2006，22（12）：1517-1521.

[21] 黄彩云，谢世荣，黄胜英．知母多糖对家兔血糖的影响［J］．大连大学学报，2004，25（4）：98-99.

[22] 赖智捷，巩江，路锋，等．石膏药学研究新进展［J］．辽宁中医药大学学报，2011，13（3）：42-44.

[23] 孙姝．石膏的药理作用与微量元素的探究［J］．中国中医药现代远程教育，2009，7（5）：170.

［24］孙守信，郭跃峰．粳米考辨［J］．新中医，2013，45（6）：180 – 181.

［25］杨月欣．食品成分表［J］．中老年保健，2006（5）：1.

［26］谭鹏飞．粳米的营养与药膳［J］．药膳食疗研究，2000（2）：42.

［27］黎阳，张铁军，刘素香，等．人参化学成分和药理研究进展［J］．中草药，2009，40（1）：164 – 166.

［28］张翼轸，张文驹，穆青，等．人参化学成分的药理活性及其含量积累的研究进展［J］．安徽农业科学，2011，39（20）：12158 – 12160.

［29］郭秀丽，高淑莲．人参化学成分和药理研究进展［J］．中医临床研究，2012，4（14）：26 – 27.

［30］张学斌，马冲．人参二醇组皂苷对梗阻性黄疸大鼠肝损伤的保护作用［J］．时珍国医国药，2010，16（27）：618 – 619.

［31］马岚青，梁兵，柳波，等．人参皂苷 Rg_1 抗肝纤维化的实验研究［J］．中国中西医结合消化杂志，2009，15（23）：165 – 168.

［32］张磊明，傅风华，王天，等．人参皂苷 CK 对四氯化碳致大鼠慢性肝损伤的影响［J］．时珍国医国药，2009，17（21）：138 – 139.

［33］张前进．人参的化学成分和药理活性［J］．光明中医，2011，26（2）：368 – 369.

［34］王伟明，张洪娟，王朝宇．白虎加人参汤中药饮粒与传统中药饮片降血糖作用对比实验研究［J］．黑龙江医药，2002，15（5）：376 – 377.

［35］李天庆．白虎加人参汤对于幼儿急诊的疗效［J］．国外医学：中医中药分册，1998，20（2）：35.

［36］覃文玺，唐乾利，伍松合，等．白虎加人参汤对烧伤大鼠早期心肌保护作用的实验研究［J］．广西中医学院学报，2007，10（4）：3 – 6.

［37］方素萍，邱全瑛．白虎加人参汤对小鼠 IgE 介导的三相皮肤反应的抑制作用［J］．国外医学：中医中药分册，2002，24（1）：25 – 26.

［38］覃文玺，张春霞，张力，等．白虎加人参汤对重度烧伤大鼠早期炎症反应的影响［J］．广西中医药，2012，35（1）：55 – 57.

［39］于国东，彭志允．白虎加人参汤治疗下呼吸道多重耐药菌感染临床观察［J］．广西中医药，2012，35（1）：55 – 57.

［40］游龙，白会玲，谷艳丽．白虎加人参汤联合降糖药治疗 2 型糖尿病疗效观察［J］．现代中西医结合杂志，2009，18（19）：2286 – 2287.

［41］陆汉军，白凝凝．白虎加人参汤加减治疗糖尿病酮症酸中毒15 例［J］．中国中医急症，2007，16（7）：877 – 878.

［42］宾湘义．白虎加人参汤治疗中枢性高热 29 例［J］．中医研究，1999，12（1）：46.

［43］黄智芬．白虎加人参汤加味治疗肿瘤性发热 30 例疗效观察［J］．四川中医，2005，23（6）：41 – 42.

［44］李凌云，王领娣．白虎加人参汤治疗顽固性发热的临床体会［J］．国医论坛，1999，14（2）：11.

［45］黄献钟．白虎加人参汤在缓解肝癌介入栓塞术后发热症状疗效观察［J］．福建中医药，2005，36（6）：6 – 7.

［46］姜兆蕊，商亚珍．外用白虎加人参汤治疗皮肤瘙痒［J］．国际中医中药杂志，2006，28（4）：234 – 235.

［47］韩贵周．白虎加人参汤临证验案举隅［J］．中医研究，2010，23（10）：64 – 66.

［48］郑攀．经方在治疗急症中的应用［J］．中国中医药信息杂志，2009，16（12）：85 – 86.

［49］刘二军，吕金仓，吴中秋，等．白虎加人参汤加减治疗心律失常体会［J］．河北中医药学报，2007，22（4）：9.

［50］李颖，韩春生，刘振．经方在流行性出血热治疗中的应用［J］．中国中医急症，2009，18（9）：1531.

［51］王芳，王裕颐．石膏类经方治验举隅［J］．山西中医，2009，25（1）：31 – 32.

［52］聂绍通，田莉．小儿夏季热的药食临床治疗体会［J］．中国现代药物应用，2008，2（13）：46 – 47.

［53］张学贵．对发热证的治疗观察［J］．中医杂志，2009，50（S）：66 – 67.

［54］简小兵．李赛美治疗甲状腺功能亢进症经验［J］．四川中医，2006，24（11）：1 – 2.

［55］宋永强．白虎加人参汤新用［J］．中国民间疗法，2006，14（4）：38.

［56］张学海，杨书兰，王文平，等. 白虎加人参汤辅助放疗治疗食管癌的体会［J］. 河南中医，2003，23
　　（7）：3－4.

［57］陈勇. 白虎汤临床应用举隅［J］. 实用中医药杂志，2002，18（9）：42.

［58］黄东生，张公奇. 曹颖甫治而不验医案三则浅析［J］. 陕西中医学院学报，2011，34（2）：19－20.

［59］王建军，王建勤. 中西医结合治疗流行性出血热5例［J］. 河南中医，2001，21（5）：43－44.

ᗊᕟ 一物瓜蒂汤 ᕟᗊ

【处方组成与功用】

一物瓜蒂汤出自《金匮要略》痉湿暍病脉证治（暍病）篇，由瓜蒂20个一味药物为方。具有苦泄清暑，祛湿散水的功效。传统用于暑湿邪气侵犯太阳所见之身体发热，沉重疼痛，脉象微弱等。

【方剂传统解析】

《金匮要略》载："太阳中暍，身热疼重而脉微弱。此以夏月伤冷水，水行皮中所致也。一物瓜蒂汤主之。"本条文论述了伤暑挟湿的证治。本证病因、病机为暑邪挟湿，侵犯太阳。瓜蒂苦、寒，性升催吐，本方用其除湿消水之功，使水湿去则暑热无所依附，而病自愈。然瓜蒂有毒，内服煎汤每剂勿超过4.5g，以防中毒。古今文献少有用本方治疗暑病的治验。临床根据病机及症状，可选用香薷饮或新加香薷饮加减运用。

【方剂药效物质基础】

瓜蒂含有的主要是催吐有效成分甜瓜苦素，即甜瓜毒。有报道从甜瓜蒂茎分离得甾体化合物 α - 菠菜醇及 Δ^7 - 豆烯甾醇 - 3β。现已确定甜瓜蒂除含甾醇、皂苷及氨基酸等外，主要含有四环三萜类化合物葫芦素类物质。葫芦素可分为两类，一类为地奥酚结构，为E族；一类为 α - 酮醇结构，为B族。从甜瓜蒂中共分离了六种单体，其中五种为葫芦素B、葫芦素E、葫芦素D、异葫芦素B、葫芦素B葡萄糖苷；另一种结构未定的也属于B族葫芦素化合物。近来报道，采用硅胶柱层析法又从甜瓜蒂中分离得到葫芦素A[1-3]。

【方剂药理学研究】

①催吐作用：瓜蒂所含的甜瓜素能刺激胃感觉神经，反射性地兴奋呕吐中枢而致吐；也反射性地引起胆道收缩，使中、小胆管排泄胆汁能力加强，减轻胆汁淤积。②对肝脏的保护作用：瓜蒂提取物对四氯化碳所致大鼠急性肝损伤有治疗作用，可使血清ALT明显下降，肝小叶中央坏死区大部分修复，肝细胞气球样变和脂肪性变的数目明显减少，肝糖原蓄积增多，肝组织炎症反应减轻，并能明显抑制肝纤维组织增生。葫芦素B、葫芦素E、葫芦素B葡萄糖苷均有保肝、降酶作用，葫芦素B能明显抑制受损肝脏的纤维增生；还能明显降低血清转氨酶含量，对肝的病理损害有一定保护作用，且能增强细胞免疫功能，对清除肝炎病毒有重要意义。③对免疫系统作用：甜瓜蒂提取物对细胞免疫低下或缺陷的患者，有提高细胞免疫的作用，对自身免疫反应有抑制作用。④戒酒作用：瓜蒂小量应用，无色、无味或微苦，且无催吐作用，但能降低对酒精的依赖。对30例酒精依赖患者进行戒酒，同时以30例采用阿扑吗啡戒酒作对照比较。结果显示，瓜蒂散戒酒组及阿扑吗啡戒酒组的半年戒断成功率分别为93.3%和90%，2者无显著差异（$P > 0.05$）。⑤抗癌作用：体

外实验证明，几种葫芦素对人鼻咽癌细胞及子宫癌细胞均有细胞毒作用，葫芦素 A 对 HeLa 细胞和 HepG$_2$ 细胞具有较好的抑制作用，其活性强于紫杉醇，有很好的抗子宫颈癌和乳腺癌作用。⑥其他作用：瓜蒂毒素可直接作用于延髓，使呼吸中枢麻痹以至死亡。瓜蒂有一定的毒性，对黏膜有明显的刺激作用，还会导致眼痛、头痛头昏、四肢乏力等不良反应，少数有肠鸣、腹泻及心脏不适感。有发现 2 例室性期前收缩的报道，亦有因用生药 50g 煎服中毒致死的报道[1-10]。

【临床研究与应用】

1 治疗肝炎

选择急、慢性病毒性肝炎共 46 例，取阴干的甜瓜蒂文火焙干至黄褐色后，粉碎过筛，分包成 0.1g 的小包备用。每个疗程剂量为 0.1g，分 3~4 次，由鼻吸入，每次间隔 10~20 分钟，1 周后进行第 2 个疗程。吸入后患者出现鼻塞、喷嚏、流泪等上呼吸道刺激症状，继而自鼻腔流出黏稠或稀薄的淡黄色液体。结果急性肝炎组（27 例）临床治愈 25 例，有效率为 92.5%，余 2 例转为慢性迁延型。慢性肝炎组（19 例）临床治愈 12 例，好转 3 例，有效率为 78.94%，无效者 4 例[11]。

2 治疗酒精依赖

选用 103 例饮酒 5~28 年，每日饮酒量最低在 500g、最高 1200g，平均（62.5±30）g（以酒精浓度 50% 为标准折算），长期大量饮酒患者（无躯体疾病及精神障碍）74 例，合并躯体疾病者 23 例，合并精神障碍者 6 例。将瓜蒂 0.3~0.45g 浸泡于 500ml 白酒中（7~15 天）饮用，对其治疗。结果饮用 1 个月由原来酒量降至每日饮酒量 100g 以下者 19 例，3 个月降至 100g 以下者共 46 例。对酒量无明显减小者，可适当将瓜蒂剂量增加到 0.5~0.7g。所有饮用者，每日饮酒量均能逐渐减小，总有效率 97.3%。饮用期间个别饮酒者可出现轻度恶心、呕吐。半年以上，可达到完全戒掉者 18 例。对合并肝功能异常或心律失常者，在酒量减小后，未经其他治疗，降至正常者 10 例。对合并精神障碍者，饮用瓜蒂酒每日在 100g 以下，保持病情稳定者 3 例，有效率 50%[12]。

【方剂评述】

一物瓜蒂汤的证治为暑邪挟湿，治疗宜散湿清暑，用瓜蒂宣散水湿，兼以清热。然瓜蒂的功效并不止于此，如《神农本草经》中有"咳逆上气，及食诸果，病在胸腹中，皆吐下之"，可知其催吐功效显著。利用瓜蒂的功效，其加味方也应用于多种疾病的治疗。关于一物瓜蒂汤中瓜蒂的临床用量，在历版《金匮要略》教材中一直没有定论，在第 5 版以前的《金匮要略》教材中皆注为"二七"，第 5 版中为 20 个，其准确用量值得商榷。如此模糊的临床用量，必定会给临床应用带来不便，因而瓜蒂的准确用量尚需加强实验研究，以便为古方新用提供更加可靠的理论依据。

参 考 文 献

[1] 李娜，高昂，巩江，等. 瓜蒂类药材药学研究进展 [J]. 安徽农业科学，2011，39（14）：8369-8370.

[2] 邱菊坪. 甜瓜蒂制剂的药理和临床应用 [J]. 新医药通讯，1979（3）：41-43.

[3] 唐岚，赵亚，单海峰，等. 甜瓜蒂中葫芦素类成分分离及体外抗癌活性研究 [J]. 浙江工业大学学报，2012，40（4）：388-391.

［4］张廷模．中药学［M］．长沙：湖南科学技术出版社，2002：406.

［5］李嵩山．瓜蒂散新解［J］．山西中医，1989（6）：39.

［6］韩德伍．葫芦素 B 对实验性肝炎与肝硬变的防治作用［J］．中华医学杂志，1979，59（4）：206.

［7］窦建军，高海江，刘炳书．瓜蒂酒的戒酒作用［J］．中国医刊，2001，36（2）：48.

［8］王辉，陈葆颂，王文林，等．中药瓜蒂散戒酒的临床研究［J］．中国药物滥用防治杂志，2001（6）：40 – 42.

［9］王文林，李松梅，王辉．瓜蒂散与阿朴吗啡戒酒治疗的对照研究［J］．北京中医药大学学报，2008，11（8A）：1373 – 1374.

［10］刘颖菊，刘文清．葫芦素的药理与临床应用［J］．中草药，1992，23（11）：605 – 608.

［11］夏岩．瓜蒂粉吸入治疗病毒性肝炎 46 例报告［J］．吉林医学，1981（1）：54 – 55.

［12］窦建军，高海江，刘炳书．瓜蒂酒的戒酒作用［J］．中国医刊，2001，36（2）：48.

第三篇

百合狐惑阴阳毒病脉证治篇

本篇讨论百合病、狐惑病、阴阳毒三种疾病的辨证和治疗。百合病、狐惑病、阴阳毒三病虽各具特征，但有部分相似的地方。百合病多发生于热病后期，因余热未尽，阴液耗伤；或忧思过度，七情不遂，暗耗阴血所致。现代医学认为，本病归属于西医学精神紊乱、神经症、感染性精神病等。狐惑病是由湿热虫毒内蕴所致，临床以咽喉、前后二阴腐蚀溃烂和目赤为主要表现，类似于西医学之白塞综合征。阴阳毒病是阴毒和阳毒的总称，是一种感染疫毒，侵犯血分所致的疾患。临床以皮肤出疹发斑、咽喉疼痛为主症，属急性热病范畴。类似于西医学麻疹、猩红热、斑疹伤寒、红斑狼疮、血小板减少性紫癜等。

❧ 百合地黄汤 ❧

【处方组成与功用】

百合地黄汤出自《金匮要略》百合狐惑阴阳毒病脉证治（百合病）篇，由百合30g、生地黄汁25g（泉水50g水煎）组成。具有养阴润肺、清心安神的功效。传统用于百合病病程较久，出现精神紊乱、神情恍惚、饮食行为感觉失调、口苦、小便赤、脉微数等。

【方剂传统解析】

《金匮要略》载："百合病，不经吐、下、发汗，病形如初者，百合地黄汤主之。"本条文论述了百合病心、肺阴虚内热证的证治法。本证病因、病机为心、肺阴虚内热，燥热加重。百合地黄汤由百合、生地黄汁组成。百合味甘、微苦、微寒，润肺清心，益气安神；生地黄汁甘、寒，补益心营而清血热；两药配伍，共奏润养心肺，凉血清热之效。用之可使阴复热退，百脉调和，神魄安定，其病自愈。

【方剂药效物质基础】

1 拆方组分

1.1 百合 百合含有多糖类、甾体皂苷类、生物碱和黄酮类等活性物质。①多糖类：百合鳞茎中多糖含量很高，不同产地的百合鳞茎的多糖含量都在 15% 以上。目前共分离得到了 9 种纯百合多糖：L-阿拉伯糖、D-葡萄糖、D-甘露糖、葡萄糖、半乳糖、甘露糖、阿拉伯糖、半乳糖醛酸、鼠李糖。②甾体皂苷类：目前分离得到的甾体皂苷有正丁基-β-D-吡喃果苷、β-谷甾醇、胡萝卜苷、26-O-β-D-吡喃葡萄糖苷、麦冬皂苷 D、卷丹皂苷 A、甲基-α-D-吡喃甘露糖苷等。③生物碱类：主要为甾体类生物碱，如 β-澳洲茄边碱、秋水仙碱以及吡咯类生物碱等。④黄酮类：槲皮素、山柰酚、查尔酮等十多种黄酮类化合物。⑤其他成分：百合含有的基本营养物质有蛋白质、碳水化合物、脂肪、矿质元素，以及维生素 B_1、维生素 B_2、维生素 C 和泛酸、胡萝卜素等。百合鳞茎中水分和脂肪含量较低，蛋白质含量比一些茎叶类的蔬菜要高。百合渣的膳食纤维含量为 43.5% ~ 45.1%。百合中含有天冬氨酸、丝氨酸等 17 种氨基酸，其中包括苏氨酸、蛋氨酸、苯丙氨酸等 8 种人体必需氨基酸。百合富含钾、磷、锌。百合鳞叶的磷脂酰胆碱（PC）含量高达 70% ~ 83%，双磷脂酰甘油（DPG）和磷脂酸（PA）总含量也可达 10% ~ 15%，同时还含有少量的溶血磷脂酰胆碱（LPC）、磷脂酰肌醇（PI）、磷脂酰乙醇胺（PE）、神经鞘磷脂（SM）等脂类化合物[1-8]。

1.2 地黄 地黄的主要成分为苷类、糖类及氨基酸类等。①苷类：地黄的化学成分以苷类为主，其中又以环烯醚萜苷类为主。从鲜地黄及干地黄中，已分离鉴定出梓醇、二氢梓醇、乙酰梓醇、益母草苷、桃叶珊瑚苷、单蜜力特苷、rehmaglutin A ~ D、acteoside、地黄苷 A ~ D、rehmaionoside A ~ C、rehmapicroside、purpureaside C、海胆苷、去羟栀子苷、筋骨草苷、8-表番木鳖酸、乙酰梓醇苷等。其中以梓醇含量最高，梓醇为地黄的主要有效成分，是环烯醚萜单糖苷。对地黄中梓醇进行分离制备，发现地黄从鲜品加工成生地黄及熟地黄，梓醇的含量降低至原来的 1/10。梓醇在鲜地黄、生地黄、熟地黄中的含量有明显差异。鲜地黄梓醇含量最高，为 5.33%；生地黄次之，为 0.611%；熟地黄含量最低，在熟地黄酒制品中梓醇的含量为 0.203%，水制品为 0.182%。因而从梓醇含量上也可证明鲜地黄、生地黄、熟地黄作用的不同。不同产地的地黄中梓醇含量差别较大，研究表明河南温县产地黄梓醇含量较高。不同炮制品中梓醇的含量为：生地黄 > 酒熟地黄 > 蒸熟地黄 > 砂仁制熟地黄 > 生地黄炭 > 熟地黄炭。②糖类：地黄中含有水苏糖、甘露三糖、毛蕊花糖、半乳糖及地黄多糖 a、地黄多糖 b、葡萄糖、蔗糖、果糖等。水苏糖在干地黄中达地黄干重的 30% 左右；鲜地黄中水苏糖含量高于干地黄，达总糖的 64.9%。③氨基酸类：鲜地黄含 20 多种氨基酸，其中精氨酸含量最高。对地黄及其炮制品中水溶性游离氨基酸进行比较，干地黄中含有 15 种氨基酸，按含量多少依次为丙氨酸、谷氨酸、缬氨酸、精氨酸、天冬氨酸、异亮氨酸、亮氨酸、脯氨酸、酪氨酸、丝氨酸、甘氨酸、苯丙氨酸、苏氨酸、胱氨酸及赖氨酸。加酒及不加酒炖制熟地黄，氨基酸含量显著减少，含量减少 90% 以上者有赖氨酸及精氨酸，含量减少 80% 以上者有谷氨酸、丝氨酸。④挥发油类：气相色谱-质谱联用仪鉴定出地黄中含有 44 种挥发成分，包含 22 种有机酸。生地黄中含有脂肪酸和芳香酸等挥发油成分，其中亚油酸的含量最高，炮制前后对脂肪酸的相对含量影响不显著。⑤微量元素：地黄含有 K、Mg、Ca、P、Na、Fe、Cu、Al、Si、B、Sr、Zn、Ba、Cr、Ti、Ni、Co 等微量元素。

通过湿法消解 – ICP – MS 法测定不同品质生地黄与相应熟地黄中金属元素含量，发现生地黄金属元素含量由高到低的顺序为：Ca > Cr > Fe > Al > Zn > Ni > Ti > Cu > Mn > Rb > Pb > Sn > Co > Mo，与生地黄类似，熟地黄中 Ca、Fe、Al、Zn、Cu 等元素的含量较高，生地黄加工炮制为熟地黄后，Al、Ca、Cr、Fe 等元素的含量变化较为明显。⑥其他成分：从生地黄中还分离鉴定了一系列脂肪酸、β – 谷甾醇、棕榈酸、5 – hydroxymethyl – pyrrole – 2 – carbaldehyde、酪醇、异地黄苷、丁二酸等[9-23]。

2 复方组分

2.1 水煎液中化学成分 为探讨百合知母汤水煎液中的化学成分，采用硅胶柱反复色谱分离化合物，并通过理化数据和波谱数据确定其结构。实验结果表明，从二氯甲烷和乙酸乙酯提取部分获得 9 个化合物，分别鉴定为棕榈酸、5 – 羟甲基糠醛、豆甾醇、对羟基苯甲醛、对羟基桂皮酸、2,3,4′ – 三羟基 – 4 – 甲氧基二苯甲酮、知母皂苷 AⅢ、芒果苷、β – 胡萝卜苷。以上化合物均首次从百合知母汤中分得，其中化合物 2,3,4′ – 三羟基 – 4 – 甲氧基二苯甲酮为首次公开报道的天然产物；对羟基桂皮酸首次在组成百合知母汤的单味药百合和知母中发现，可能为百合知母汤水煎液新产生的化学成分[24]。

2.2 抗抑郁活性成分 采用动物行为绝望模型，筛选百合地黄汤醇提取物抗抑郁活性部位，探讨其治疗抑郁症的药效物质基础。结果显示，百合地黄汤醇提取物及其 4 个不同极性部位均不同程度地缩短绝望模型中小鼠悬尾和强迫游泳的不动时间，其中以百合地黄汤醇提取物（$P < 0.01$）和正丁醇部位（$P < 0.001$）最为显著。表明百合地黄汤具有抗抑郁作用，活性成分主要分布在正丁醇部位[25]。

【方剂药理学研究】

1 拆方药理

1.1 百合 ①止咳、祛痰、平喘作用：采用小鼠 SO_2 引咳法给小鼠灌服百合水提液 20g/kg，可明显延长 SO_2 引咳潜伏期，并减少 2 分钟内动物咳嗽次数；百合水煎剂对氨水引起的小鼠咳嗽也有止咳作用。再以 20g/kg 百合水提液给小鼠灌胃，可明显增强气管酚红排出量，表明百合可以通过增加气管分泌起到祛痰作用。百合可对抗组胺引起的蟾蜍哮喘。②镇静催眠作用：采用给小鼠灌服百合水提液，可明显延长戊巴比妥钠睡眠时间，并使阈下量戊巴比妥钠睡眠率明显提高。百合对于神经衰弱的患者有治疗作用。③降血糖作用：百合多糖 LP_1、LP_2 对四氧嘧啶引起的糖尿病模型的小鼠有明显的降血糖功能，且降血糖作用与多糖浓度呈正相关性。④抗癌作用：在临床上，用百合中的有效成分秋水仙碱治疗乳腺癌、皮肤癌、白血病。百合中的硒、铜等微量元素能抗氧化，促进维生素 C 的吸收，可显著抑制黄曲霉毒素的致突变，可用于白血病、肺癌、鼻咽癌等肿瘤的辅助治疗。⑤抗氧化作用：通过研究百合多糖对小鼠血清中 SOD 及 MDA 含量的影响，发现百合多糖的中剂量（200mg/kg）、高剂量（400mg/kg）均可升高小鼠血清 SOD 活力，提高清除氧自由基的能力，高剂量组还可降低血清中的脂质过氧化产物 MDA 含量。⑥耐缺氧与抗疲劳作用：百合水提液、水煎醇沉液均可延长正常小鼠常压耐缺氧和异丙肾上腺素所致耗氧增加的缺氧小鼠存活时间，水提液还可以延长甲状腺素所致"甲状腺功能亢进阴虚"动物的常压耐缺氧存活时间。百合水提液可以明显延长动物负荷（5%）游泳时间，亦可使肾上腺素皮质激素所致的"阴虚"小鼠及烟熏所致的"肺气虚"小鼠负荷（5%）游泳时间延长。⑦其他作用：百合水提液对二硝基氯苯（DNCB）所致的迟发型超敏反应有抑制作用。百合对肾上腺皮质功能衰竭起显著性的保护作用。百合所含的微量元素钾，能润泽肌肤，可使皮肤变得细嫩。百合中的生物素、生物碱等，有良好的营养滋补之功。特别是对病后体弱、神经衰弱等大有裨益[26-35]。

1.2 地黄 ①对血液系统的作用：地黄具有止血和促进血细胞增殖的药理活性，同时可以通过影响白细胞和血小板来抗炎。用鲜地黄汁、鲜地黄煎液和干地黄煎液给小鼠灌胃，均在一定程度上拮抗阿司匹林诱导的小鼠凝血时间延长。同时发现鲜地黄汁的作用最强，说明加热和干燥对地黄的止血药理作用有关的活性成分有一定的影响。地黄寡糖可能通过多种途径激活机体组织，特别是造血微环境中的某些细胞，促进其分泌多种造血生长因子而增强造血祖细胞的增殖。②对免疫系统的作用：地黄可显著提高机体的免疫功能。地黄苷 A 可明显升高模型小鼠的白细胞数、红细胞数、血小板数、网织红细胞数、骨髓有核细胞数和 DNA 含量及体重，说明地黄苷 A 具有明显升高白细胞作用。同时地黄苷 A 可能通过增强 B 淋巴细胞抗体产生，促进溶血，从而使血清中溶血素含量增加，促进免疫低下小鼠的体液免疫功能，并且还可能刺激 T 淋巴细胞转化成致敏淋巴细胞，增强迟发型超敏反应，促进免疫低下小鼠的细胞免疫功能。怀地黄多糖大（小）剂量（400mg/kg 和 200mg/kg）均可使环磷酰胺免疫抑制小鼠模型腹腔巨噬细胞吞噬百分率、吞噬指数显著升高，可显著促进溶血素和溶血空斑形成，促进淋巴细胞的转化，显示怀地黄多糖对低下的免疫功能有显著的兴奋作用。③对中枢神经系统的作用：地黄具有一定的益智作用。研究表明熟地黄能延长谷氨酸单钠（MSG）毁损下丘脑弓状核大鼠模型大鼠跳台实验潜伏期、减少错误次数；缩短水迷宫实验寻台时间，提高垮台百分率；提高 c-fos、神经生长因子（NGF）在海马的表达。熟地黄有改善氯化铝拟痴呆小鼠模型小鼠和 MSG 大鼠学习记忆作用。④对肾脏的作用：采用 SD 系雄性小鼠静脉注射嘌呤霉素氨基核苷（PAN）制成肾病模型，用10% 地黄水提取液灌胃治疗 14 天后，发现地黄水提取液能明显降低小鼠尿蛋白排泄，改善肾小球上皮细胞足突融合等病理变化。地黄浸膏预防给药 2 小时能有效保护肾线粒体的呼吸产能功能，且呈剂量依从关系，说明地黄有明显的肾缺血保护作用。⑤降血糖作用：采用肾上腺素小鼠糖尿病模型试验，地黄水提取物、地黄醇提取物、地黄水提取物经 60% 醇沉后的提取物均显示出降血糖作用。地黄寡糖灌胃给药 14 天后可使四氧嘧啶糖尿病大鼠血糖降低、血清胰岛素浓度及肝糖原含量增加，肠道菌群中双歧杆菌类杆菌、乳杆菌等优势菌群的数量明显增加。⑥抗衰老作用：地黄可以通过影响激素水平、影响酶活性和抗氧化来延缓衰老过程。研究发现熟地黄在雌性小鼠老化进程中有抵抗老化进程中血清雌二醇浓度、脾细胞雌激素受体（ER）含量和成骨细胞孕激素受体（PR）含量下降这种生理性变化的功能，即有抗衰老作用。⑦抗骨质疏松作用：地黄提取物能提高成骨细胞的增殖及成骨细胞中碱性磷酸酶的活性，抑制破骨细胞的生成及溶骨活性，还可抑制由卵巢切除术诱导的骨质疏松小鼠的骨密度降低，提示地黄提取物含有的某种活性成分能改善骨质疏松症中的骨代谢。⑧抗胃溃疡及保护胃黏膜的作用：地黄还有抗胃溃疡的药理活性。利用幽门结扎致使大鼠胃酸分泌增多及胃溃疡形成，干地黄和熟地黄水煎液分别注入胃溃疡大鼠十二指肠内，两者均可明显减少胃液量、总酸度及总酸排出量，且呈一定量效关系，并能减少胃溃疡的发生率和溃疡数，溃疡抑制率干地黄为 69.6%，熟地黄为 89.2%，熟地黄的抑酸作用强于干地黄。干地黄提取物 A 可明显预防无水乙醇所致的胃黏膜损伤，损伤抑制率为 74.7%。⑨抗肿瘤作用：实验发现地黄多糖能够增强 T-AK 细胞的增殖和杀伤活性，其作用效应与其促进 IL-2R 的表达有关。地黄多糖 CA4-3B 和 P-3 对体外肿瘤细胞的增殖具有抑制作用。⑩其他作用：具有一定的抗炎作用。腹腔注射己烯雌酚，使小鼠阴道细胞增殖，模型小鼠灌胃给予熟地黄水提取物，可明显抑制上皮细胞有丝分裂，这可能是熟地黄治疗银屑病的作用机制之一。利用多巴色素法测定酪氨酸酶活性，熟地黄乙醇提取物对酪氨酸酶具有较强活性，提示熟地黄可用于药品或化妆品中治疗色素沉着症[9,36-44]。

2 复方药理

2.1 抗抑郁作用 采用孤养加慢性温和不可预知应激（CUMS）所致抑郁症小鼠为模型，灌服百合地黄汤 21 天，以荧光分光光度法测定脑组织中单胺类神经递质多巴胺（DA）、5-羟色胺（5-HT）含量。结果表明，与模型组相比，高剂量百合地黄汤可显著增加脑组织内单胺类神经递质 DA、5-HT 的含量（$P < 0.01$）；低剂量组能有效增加 5-HT 含量（$P < 0.05$）。提示百合地黄汤的抗抑郁作用，可能是通过增加脑内单胺类递质含量来实现。又用以上抑郁症小鼠模型，灌服百合地黄汤 21 天，观察体质量变化，以化学发光酶免疫法检测血清皮质醇（CORT）、促肾上腺皮质激素（ACTH）浓度，实验结果表明百合地黄汤有很好的抗抑郁作用，其机制可能与调节下丘脑-垂体-肾上腺轴（HPA）功能紊乱有关[45-46]。

2.2 对创伤后应激障碍的改变作用 为探讨百合地黄汤对创伤后应激障碍（PTSD）大鼠的干预作用，将 60 只 SPF 级雄性 SD 大鼠，随机分为正常组、模型组、阳性对照、低剂量组、中剂量组和高剂量组，每组 10 只。正常组给予常规无干扰喂养 2 周，余 5 组采用 SPS 法造模后，低剂量组、中剂量组和高剂量组给予不同浓度百合地黄汤煎液，阳性对照组予氟西汀，模型组予等量生理盐水。2 周后各组大鼠采用旷场实验进行行为学评定，并用免疫印迹法检测大鼠海马 GR/MR 水平。结果显示，模型组大鼠各行为学指标及 GR/MR 表达水平与正常组均存在显著性差异（$P < 0.01$）；中、高剂量百合地黄汤组及氟西汀组可增加模型大鼠的水平活动距离和直立、修饰次数，降低呆滞次数和排便量；尤其是高剂量百合地黄汤组与氟西汀组相比能显著增加直立（$P < 0.05$）、修饰（$P < 0.01$）行为；不同剂量百合地黄汤组及氟西汀组均能显著下调海马 GR 表达，上调 MR 表达，且各组无明显差别。表明调节海马 GR/MR 的表达可能是百合地黄汤对 PTSD 大鼠的干预治疗机制之一[47]。

2.3 抗肿瘤作用 为探讨百合地黄汤对肝癌 H_{22} 荷瘤小鼠的抑瘤作用，通过称体重、瘤重、脾重，计算抑瘤率、脾指数。实验结果显示，百合地黄汤高剂量组对肝癌 H_{22} 荷瘤小鼠有抗肿瘤作用，百合地黄汤中、低剂量组无明显抗肿瘤作用。说明百合地黄汤抗肿瘤作用呈剂量依赖关系。百合地黄汤高、中、低各剂量组脾脏重量与模型组比较无显著增加[48]。

【临床研究与应用】

1 治疗抑郁症

选择脑梗死后抑郁症患者，随机分为对照组和治疗组各 26 例。对照组给予晨服盐酸氟西汀。然后对抑郁者进行随访，共观察 6 月。治疗组在对照组的基础上加用汤剂百合地黄汤合甘麦大枣汤加减方。如胃脘不适加用陈皮、半夏、山药；夜寐差加用首乌藤、酸枣仁等。结果 2 组卒中后抑郁（PSD）发生率比较：治疗组患者重度 PSD 发生率及总体 PSD 发生率均显著低于对照组（均 $P < 0.05$）；2 组 NIHSS（美国国立卫生研究院卒中量表）、Bartllel、OHS 评分比较：2 组患者治疗前 NIHSS、Barthel 及 OHS 评分差异均无统计学意义

$(P>0.05)^{[49]}$。

2 治疗焦虑症

选择广泛性焦虑症患者52例，用百合地黄汤煎服。若肝火炽盛者加栀子、黄芩；阴虚火旺者加知母、黄柏；肺胃阴虚者加沙参、麦冬；夹痰热者加白芥子、远志、半夏；久病气虚者加太子参、党参。30剂为1个疗程，总疗程为3个月。结果以焦虑症状完全消失，HAMA<7分为痊愈，本组痊愈43例，显效8例，有效0例，无效1例[50]。

3 治疗癔症

选择癔症患者40例，病程最短3个月，最长2年。经检查均无与症状有关的阳性体征。用百合地黄汤加太子参、丹参、绿萼梅煎服。若纳差者，加鸡内金、炒麦芽；大便干者，加生大黄；大便溏者，加炒白术。每日1剂。结果以症状全部消失，半年后随访无复发为治愈，本组治愈35例，无效5例，治愈率87.5%。服药最多32剂，最少5剂[51]。

4 治疗慢性心力衰竭合并抑郁

选择慢性心力衰竭并抑郁症患者62例，随机分为治疗组33例和对照组29例。2组在治疗原发病的基础上，针对慢性心力衰竭给予规范化治疗。治疗组在以上治疗基础上以百合地黄汤为主方煎服。若肝失条达化火者，加郁金、制香附、牡丹皮；久病体虚，气血不足者，加太子参、黄芪、白术、当归；气滞者，加柴胡、法半夏、陈皮、枳壳。2周为1个疗程。对照组采用帕罗西汀治疗。共治疗8周，结果以症状消失，精神正常为治愈。治疗组总有效率为81.8%，对照组总有效率为82.7%（$P>0.05$）[52]。

5 治疗更年期综合征

选择病程1个月至1年女性更年期综合征患者121例，以百合地黄汤加鳖甲、郁金、知母、麦冬、远志、酸枣仁、合欢皮、五味子、牡蛎（先煎）、炙甘草煎服。若气阴两虚加太子参、炙黄芪；心血瘀阻加丹参、桃仁、红花；小便短赤加滑石；口渴加天花粉；便秘加麻子仁；虚烦不安加鸡子黄。每日1剂，14天为1个疗程。结果1个疗程治愈38例，2个疗程治愈70例，3个疗程治愈5例，好转3例，5例无效（患甲状腺功能减退）[53]。

6 治疗慢性胃炎

选择慢性浅表性胃炎患者65例，随机分为治疗组37例和对照组28例。治疗组用百合地黄汤加沙参、麦冬、玉竹、白芍、石斛、甘草煎服。若气滞者，加枳实、木香；寒热夹杂者，加左金丸；只有热象者，加黄连、蒲公英；只有寒象者，加吴茱萸；湿盛者，加四苓散；食滞者，加焦三仙；并有气虚者，加四君子汤。对照组用盐酸雷尼替丁、盐酸小檗碱片治疗。2组均以连续用药3个月为1个疗程。结果以临床主要症状消失，胃镜检查活动性炎症消失，慢性炎症好转达轻度为临床治愈。治疗组总有效率为91.9%。对照组总有效率为67.85%（$P<0.01$）[54]。

7 治疗肺气肿、肺源性心脏病

选择肺气肿、肺源性心脏病患者52例，采用百合地黄汤，加知母、麦冬、玉竹、白芍、女贞子、紫菀、百部、地骨皮、桑白皮、甘草煎服。若消化欠佳者，加神曲、砂仁、麦芽；痰黏稠者，加竹茹、半夏。结果以咳嗽症状消失1年内未复为显效，所有患者经10~180天治疗，治愈9例，好转38例，无效5例，总有效率90.4%[55]。

8 治疗其他疾病

以百合地黄汤为主方，还可治疗干燥综合征、贝赫切特综合征[56]，潮热盗汗、心烦易怒[57]，小便窘迫感[58]，心肺阴虚内热咳嗽、末梢神经炎、晕厥[59]，自主神经功能紊乱[60]，扁平苔藓[61]，口腔溃疡、耳鸣[62]等。

【方剂评述】

百合地黄汤为治疗百合病代表方剂，而现代认为百合病症状复杂，以神志表现为主，病机复杂，以阴虚为主，故其治疗宜清淡平补，不宜峻补滋腻。百合地黄汤是百合病主方，该方用药严谨守法，明辨病机，随证救治，疗效可靠，充分体现了"异病同治"的中医特色。现代临床常与酸枣仁汤、甘麦大枣汤、温胆汤同用，治疗神经官能症、自主神经紊乱、癔症等，并就其清心肺、养阴液之功而随证用于多种疾病中，应用范围广泛，涉及多个系统的多种疾病。纵观百合地黄汤整体研究，目前仍有很多不足之处，如文献以个案报道为主，绝大多数临床观察未设立对照组，无法去除混杂因素对疗效评价的干扰，仅个别文献采用了随机对照的设计方法；疗效标准较为单一，局限于百合地黄汤对该病有效或无效，没有更深入的探讨，多数为自拟标准，甚至缺少明确的疗效标准，相互之间难以进行比较，而且主观性疗效指标多，难以定量分析；部分文献仅列出所用药物，没有给出药物剂量、煎服方法等重要信息；实验研究相对较少，缺乏对百合地黄汤疗效机制的探讨。因此，今后很大一部分工作在于百合地黄汤的实验性研究，进而更深入探讨百合地黄汤的药理作用及作用机制，为临床使用提供依据。

参 考 文 献

[1] 李玉帆，明军，王良桂，等．百合基本营养成分和活性物质研究进展［J］．中国蔬菜，2012（24）：7－13．

[2] 曲伟红，周日宝，童巧珍，等．百合的化学成分研究概况［J］．湖南中医药导报，2004，10（3）：75－76．

[3] 彭程，周晓琛，敬黎，等．百合化学成分及其提取方法研究进展［J］．西北民族大学学报（自然科学版），2011，32（4）：11－16．

[4] 郭秋平，高英，李卫民．中药百合HPLC指纹图谱研究［J］．中成药，2011，33（8）：1280－1285．

[5] 陈小蒙，刘成梅，刘伟．龙牙百合多糖的纯化及其分子量的测定［J］．食品科学，2008，29（11）：305－307．

[6] 李林，张志杰，蔡宝昌．中药百合有效部位的药效学筛选［J］．南京中医药大学学报，2005，21（3）：175－177．

[7] 林紫玉．原子吸收光谱法测定新乡百合中的微量元素［J］．光谱实验室，2009，26（2）：370－372．

[8] 王辉，童巧珍．中药百合总皂苷元成分指纹图谱的研究［J］．中医药导报，2009，15（6）：8－12．

[9] 李建军，李静云，王莹，等．地黄药用研究概述［J］．生物学教学，2013，38（3）：4－7．

[10] 李更生，刘明，王慧森，等．地黄药材炮制过程中环烯醚萜苷类成分动态变化的研究［J］．中国中医药科技，2008，15（6）：440－442．

[11] 王国庆，魏丽芳，董春红，等．不同品质怀地黄中金属元素含量的ICP－MS测定及其比较［J］．光谱学与光谱分析，2009，29（12）：3392－3394．

[12] 郭楠，李稳宏，赵鹏，等．不同炮制地黄中水苏糖含量研究［J］．中成药，2008，30（12）：1012－1014．

[13] 王宏洁，金亚红，边宝林，等．鲜、生、熟地黄药材中3种活性成分含量的比较［J］．中国中药杂志，2008，33（15）：1923－1925．

[14] 倪慕云，边宝林，姜莉．地黄及其炮制品中游离氨基酸的分析比较［J］．中国中药杂志，1989，14（3）：21－22．

[15] 李更生, 刘明, 王惠森, 等. 生地黄与熟地黄中地黄苷 A、D 的比较分析 [J]. 中成药, 2008, 30 (1): 93 - 96.

[16] 曹建军, 梁宗锁, 杨东风, 等. 应用 HPLC 指纹图谱技术确定熟地黄炮制终点 [J]. 中国中药杂志, 2010, 35 (19): 2556 - 2560.

[17] 邱建国. 熟地黄炮制的渊源及炮制终点判断依据研究进展 [J]. 中草药, 2012, 43 (8): 1656 - 1660.

[18] 商玉宽, 童春红, 孙雨安, 等. 基于多元曲线分辨 - 交替最小二乘 - 紫外光谱监控地黄炮制过程 [J]. 计算机与应用化学, 2009, 26 (3): 272 - 274.

[19] 李更生, 于震, 王慧森. 地黄化学成分与药理研究进展 [J]. 国外医学: 中医中药分册, 2004, 26 (2): 74 - 78.

[20] 黄锐, 丁安伟. 地黄炮制及化学成分研究进展 [C]. 中华中医药学会第五届中药炮制分会学术会议论文集, 2005: 8.

[21] 邱建国, 张汝学, 贾正平, 等. 生地黄不同炮制阶段寡糖和梓醇的变化研究 [J]. 中草药, 2011, 42 (12): 2434 - 2437.

[22] 秦昆明, 束雅春, 曹岗, 等. 中药炮制研究的思路与方法——以地黄的炮制研究为例 [J]. 中草药, 2013, 44 (11): 1363 - 1370.

[23] 李行诺, 周孟宇, 沈培强, 等. 生地黄化学成分研究 [J]. 中国中药杂志, 2011, 36 (22): 3125 - 3129.

[24] 方前波, 秦昆明, 潘扬, 等. 百合知母汤的化学成分研究 (I) [J]. 中草药, 2010, 41 (4): 517 - 520.

[25] 张萍, 赵铮蓉, 吴月国, 等. 百合地黄汤抗抑郁活性部位的筛选 [J]. 中国新药杂志, 2010, 19 (21): 1973 - 1975.

[26] 李卫民, 孟宪舒, 俞腾飞. 百合的药理作用研究 [J]. 中药材, 1990, 13 (6): 31 - 35.

[27] 李卫民, 孟宪舒, 俞腾飞. 百合的营养成分与保健作用 [J]. 中国野生植物资源, 2010, 29 (1): 44 - 46.

[28] 朱泉, 韩永斌, 顾振新, 等. 百合多糖研究进展 [J]. 食品工业科学, 2012, 33 (11): 370 - 374.

[29] 曾明, 李守汉, 曾爽, 等. 兰州百合抗运动性疲劳的实验研究 [J]. 山西师大学报, 2005, 20 (1): 110 - 112.

[30] 王多宁, 张小莉, 杨颖, 等. 百合多糖对羟自由基的清除作用 [J]. 陕西中医学院学报, 2006, 29 (4): 53 - 55.

[31] 刘成梅, 付桂明, 涂宗财, 等. 百合多糖降血糖功能研究 [J]. 食品科学, 2002, 23 (6): 113 - 114.

[32] 孙俊, 张科卫, 秦昆明, 等. 不同产地百合多糖的含量测定 [J]. 南京中医药大学学报, 2010, 26 (1): 65 - 66.

[33] 何纯莲, 张小艳, 杨球桢, 等. 药用百合多糖提取纯化工艺的研究 [J]. 湖南师范大学学报: 医学版, 2008, 5 (3): 7 - 10, 12.

[34] 李玉贤, 游志恒, 褚意新. 百合多糖铁复合物的合成及其铁含量的测定 [J]. 中国实验方剂学杂志, 2010, 16 (7): 47 - 49.

[35] 高现朝, 马宏伟. HPCE 法分析百合多糖的单糖组成 [J]. 中国实验方剂学杂志, 2009, 15 (8): 27 - 28.

[36] 曾艳, 贾正平, 张汝学. 地黄化学成分及药理研究进展 [J]. 中成药, 2006, 28 (4): 609 - 611.

[37] 刘朵, 章丹丹, 卞卡, 等. 地黄药理药化及配伍研究 [J]. 时珍国医国药, 2012, 23 (3): 748 - 750.

[38] 姜旭. 熟地黄中的 5 - 羟甲基糠醛可增强大鼠红细胞变形性 [J]. 国外医学: 中医中药分册, 2005, 27 (2): 105.

[39] 熊玉兰, 王金华, 屠国瑞, 等. 熟地黄麦角甾苷对小鼠肾毒血清肾炎模型治疗作用的研究 [J]. 世界科学技术 - 中医药现代化基础研究, 2006, 8 (5): 46.

[40] 于震, 王军, 李更生, 等. 地黄苷 D 滋阴补血和降血糖作用的实验研究 [J]. 辽宁中医杂志, 2001, 28 (4): 240.

[41] 苗明三, 王智明, 孙艳红. 怀熟地黄多糖对血虚大鼠血像及细胞因子水平的影响 [J]. 中药药理与临

床，2007，23（1）：39 - 40.

［42］赵素容，卢兖伟，陈金龙，等. 地黄梓醇降糖作用的实验研究［J］. 时珍国医国药，2009，20（1）：171 - 172.

［43］杨菁，石海燕，李莹，等. 地黄寡糖对脑缺血再灌注所致痴呆大鼠学习记忆功能的影响［J］. 中国药理学与毒理学杂志，2008，22（3）：165 - 169.

［44］石海燕，李莹，史佳琳，等. 地黄寡糖对血管性痴呆大鼠学习记忆能力及海马乙酰胆碱的影响［J］. 中药药理与临床，2008，24（2）：27 - 29.

［45］管家齐，孙燕，陈文东. 百合地黄汤对抑郁模型小鼠脑内单胺类神经递质的影响［J］. 中国实验方剂学杂志，2010，16（9）：131 - 133.

［46］管家齐，孙燕，陈海伟. 百合地黄汤对小鼠抑郁症模型的影响［J］. 中华中医药杂志，2013，28（6）：1875 - 1877.

［47］胡霖霖，张永华，苏玉刚，等. 百合地黄汤对创伤后应激障碍大鼠行为学及海马 GR/MR 表达的影响［J］. 中国中医药科技，2014，21（2）：135 - 137.

［48］包素珍，郑小伟，宋红，等. 百合地黄汤对肝癌 H_{22} 荷瘤小鼠抑瘤作用的实验研究［J］. 中国中医药科技，2006，13（5）：332.

［49］汤献文，布艾洁. 百合地黄汤合甘麦大枣汤加减治疗脑梗死后抑郁症的疗效观察［J］. 中国医药指南，2012，10（25）：283 - 284.

［50］闫福庆. 百合地黄汤加味治疗广泛性焦虑 52 例［J］. 中国疗养医学，2004，13（3）：151 - 152.

［51］胡辰生，景秋芝. 百合地黄汤加味治疗癔病 40 例［J］. 四川中医，2003，21（5）：32.

［52］聂皎，李青，曹颖颖. 百合地黄汤治疗慢性心力衰竭合并抑郁状态 33 例［J］. 云南中医中药杂志，2010，31（11）：41 - 42.

［53］刘胜东. 加味百合地黄汤治疗更年期综合征疗效观察［J］. 中国社区医师，2012，14（31）：193.

［54］胡联中，刘旺兴. 百合地黄汤加味治疗慢性浅表性胃炎 37 例［J］. 湖南中医杂志，2001，17（1）：38 - 39.

［55］何新民. 百合地黄汤加减治疗肺气肿和肺心病 52 例［J］. 职业卫生与病伤，2005，20（4）：272.

［56］马铮. 张融碧用百合地黄汤临证经验［J］. 中国中医药信息杂志，2006，13（12）：81 - 82.

［57］程瑶. 百合地黄汤研究进展［J］. 光明中医，2012，27（3）：618 - 620.

［58］徐光星，何若苹，何任. 百合病方证与临床［J］. 浙江中医杂志，2009，44（5）：313 - 315.

［59］梁来德，林晓波. 百合地黄汤新用［J］. 现代中西医结合杂志，2010，19（4）：480 - 481.

［60］王磊，马军令，马云枝. 马云枝教授运用经方治疗神经内科疑难病证举隅［J］. 江苏中医药，2008，40（4）：19 - 20.

［61］周强，赵锡艳，逄冰. 全小林教授应用百合地黄汤、百合知母汤验案分析［J］. 中国中医急症，2013，22（4）：581 - 582.

［62］宫凤兰，曲艳青，刘岩. 百合地黄汤加味的临床应用［J］. 内蒙古中医药，2003（S1）：32 - 33.

∽ 百合知母汤 ∽

【处方组成与功用】

百合知母汤出自《金匮要略》百合狐惑阴阳毒病脉证治（百合病）篇，由百合30g、知母10g组成。具有清热养阴、除烦润燥的功效。该方为治疗百合病发汗后者的主方，证见精神恍惚不定，伴有口苦、小便赤、脉洪数等。

【方剂传统解析】

《金匮要略》载："百合病发汗后者，百合知母汤主之。"本条文论述了百合病误汗后的治法。本证病因、病机为热病以后余热未清，或情志不遂郁而化火，导致阴虚内热。方中百合性甘、平，味微苦，色白入肺，味苦入心，能润肺清心，益气安神，消邪气之实，补正气之虚，是为君药；知母苦、寒，能养阴清热，除烦止渴，是为佐药。两药配伍，润肺清虚，益气养阴；两药甘苦合化，又具清养胃阴之功。

【方剂药效物质基础】

1 拆方组分

1.1 百合 其化学组分见百合狐惑阴阳毒病脉证治篇"百合地黄汤"。

1.2 知母 其化学组分见痉湿暍病脉证治篇"白虎加人参汤"。

2 复方组分

2.1 方剂中的主要成分 通过建立百合知母汤的高效液相色谱－电喷雾质谱（HPLC－ESI－MS）分析方法，对百合知母汤及其组方药味中的主要成分进行了鉴定，结果表明，百合知母汤中各主要化学成分在正离子模式中响应较好。在相同的条件下，通过对百合知母汤及其组方药味进行比较分析，归属并鉴定了百合知母汤中的38个成分，包括3个黄酮，4个酚酸糖苷和31个皂苷类成分[1]。采用硅胶柱反复色谱分离化合物，并通过理化数据和波谱数据确定其结构，探讨百合知母汤水煎液中的化学成分。结果从百合知母汤水煎液的二氯甲烷和乙酸乙酯萃取部分共分得9个化合物，分别鉴定为棕榈酸、5－羟甲基糠醛、豆甾醇、对羟基苯甲醛、对羟基桂皮酸、2,3,4′－三羟基－4－甲氧基二苯甲酮、知母皂苷AⅢ、芒果苷、β－胡萝卜苷[2]。通过建立HPLC－DAD法，测定百合知母汤中芒果苷、咖啡酰基甘油酯、知母皂苷AⅢ和麦冬皂苷D′含量，为建立百合知母汤科学合理的质量控制方法提供了依据[3]。

2.2 煎煮对成分的影响 通过建立百合知母汤及其组方药味的HPLC－ESI－MS分析法，利用质谱数据、紫外光谱、部分对照品，鉴定了百合知母汤中的主要化学成分，初步明确了百合知母汤的物质基础，研究发现，百合知母汤煎煮前后各主要成分没有发生结构变化，但部分化合物的含量在煎煮前后有一定的差异。如百合知母汤中5－羟甲基糠醛（5－HMF）为百合和知母两单味药的共有成分，通过延长煎煮时间，发现5－HMF的含量明显增加[4]。

【方剂药理学研究】

1 拆方药理

1.1 百合 其药理研究见百合狐惑阴阳毒病脉证治篇"百合地黄汤"。

1.2 知母 其药理研究见痉湿暍病脉证治篇"白虎加人参汤"。

2 复方药理

2.1 镇静、催眠作用 通过观察百合知母汤水煎液、百合皂苷、知母皂苷、百合与知母药材（1:1）提取、富集的百合与知母总皂苷对小鼠自主活动、戊巴比妥钠阈下剂量引起小鼠睡眠个数及戊巴比妥钠引起小鼠睡眠潜伏期、睡眠时间的影响，评价百合知母汤、百合皂苷、知母皂苷及百合与知母总皂苷提取物镇静、催眠药理作用。实验结果显示，百合与知母总皂苷能显著减少小鼠自主活动次数，延长戊巴比妥钠引起小鼠睡眠时间，但对入睡潜伏期无明显影响。其余各受试药物可明显减少小鼠活动次数或站立次数，明显延长睡眠时间，但未能增加戊巴比妥钠阈下剂量引起小鼠睡眠个数。表明百合与知母总皂苷具有显著的镇静、催眠作用，且呈现剂量依赖性[5]。

2.2 抗抑郁作用　采用抗抑郁药的高选择性动物模型小鼠尾悬挂和大鼠强迫游泳实验模型，对其抗抑郁作用进行研究。结果表明，百合知母汤可以对抗小鼠、大鼠的失望行为，使小鼠尾悬挂的失望时间和大鼠强迫游泳的不动时间显著缩短，具有抗抑郁效应，且呈一定的剂量依赖关系。在此基础上，对百合与知母总皂苷的抗抑郁作用进行了研究，结果显示，百合与知母总皂苷亦可以对抗小鼠、大鼠的失望行为，使小鼠尾悬挂的失望时间和大鼠强迫游泳的不动时间显著缩短，具有抗抑郁效应，且呈一定的剂量依赖关系；在慢性应激抑郁模型实验中，百合与知母总皂苷组大鼠在水平运动、垂直运动、清洁动作次数、糖水消耗等方面得到了改善。说明百合与知母总皂苷是百合知母汤抗抑郁作用的活性成分之一。从脑内神经递质和神经内分泌2个方面探讨百合与知母总皂苷抗抑郁的作用机制，结果表明，百合与知母总皂苷能显著增加大鼠脑内去甲肾上腺素（NE）、5 – HT 和 DA 的含量，并使慢性应激抑郁模型大鼠血浆 CORT 和 ACTH 含量恢复正常。表明百合与知母总皂苷抗抑郁作用很有可能与其增加脑内神经递质、逆转 HPA 功能亢进等有关[6]。

2.3 对围绝经期综合征的作用　采用肾阴虚和肾阳虚大鼠模型，观察百合知母汤对围绝经期不同肾虚证模型大鼠体征及下丘脑单胺类神经递质 NE、DA、5 – HT 含量的影响。结果显示，围绝经期肾阴虚大鼠体温升高、心率加快（与围绝经期对照组比较，$P < 0.05$）、体质量减轻、饮水量略有增加；给予百合知母汤后，大鼠体温下降、心率减慢。围绝经期肾阳虚组大鼠体质量和摄食量减少、体温降低、心率减慢（与围绝经期对照组比较，$P < 0.01$）；给予百合知母汤后，各项指标无明显改善。围绝经期大鼠下丘脑 NE 含量减少，DA、5 – HT 含量明显增加（与青年对照组比较，$P < 0.05$）；围绝经期肾阴虚大鼠 NE、5 – HT 略有增加，DA 含量明显增加（与围绝经期组比较，$P < 0.01$）。百合知母汤能明显改善动物精神状态，降低肾阴虚大鼠下丘脑 DA 的含量（与围绝经期组比较，$P < 0.01$）；对肾阳虚组大鼠治疗作用不明显。表明百合知母汤可有效调节围绝经期肾阴虚大鼠中枢神经递质水平，从而改善下丘脑的功能，缓解肾阴虚症状，而对肾阳虚大鼠无明显作用[7]。通过观察百合知母汤含药血清对体外培养的大鼠卵巢颗粒细胞（GC）的影响，以及对氯化镉（$CdCl_2$）致卵巢 GC 损伤后的作用，发现百合知母汤含药血清能不同程度地提高细胞活性，增加活细胞数量，起到细胞保护作用，提示百合知母汤对围绝经期大鼠卵巢功能的保护作用与拮抗 $CdCl_2$ 的损伤和增加卵巢颗粒细胞的活性和数量有关[8]。

2.4 止咳、化痰、平喘作用　观察百合知母汤对哮喘模型大鼠的止咳、化痰、平喘作用以及肺泡灌洗液（BALF）中嗜酸性粒细胞（EOS）计数和 IL – 4、IFN – γ 含量的影响，结果显示，百合知母汤能有效延长咳嗽、诱喘潜伏期，减少咳嗽次数并具有祛痰作用。此外，还可降低 BALF 中 EOS 计数和 IL – 4 含量，升高 IFN – γ 含量，有效减少哮喘发作次数及控制哮喘症状，其中以中剂量作用最为明显；地塞米松虽能有效延长咳嗽、诱喘潜伏期，减少咳嗽次数和 EOS 计数，但其祛痰作用不明显；地塞米松减量，加百合知母汤中剂量，在止咳、化痰、平喘和减少 EOS 数量等方面效果显著[9]。

【临床研究与应用】

1 治疗失眠

选择对一般镇静催眠药无效之老年期阴虚火旺型失眠症患者46例，用百合知母汤加酸枣仁、首乌藤（后下）、琥珀（先煎）、桑椹、龙眼肉、当归、枸杞子、生地黄、黄连、阿胶（烊化兑服）、川芎、炙甘草煎服。晚饭后及睡前各服1次，每日1剂，10天为1个疗程。结果以每晚睡眠在6小时以上，易入睡，醒后易再次入睡，睡眠不足伴随症状消除或改善者为治愈，本组总有效率91.3%[10]。

2 治疗其他疾病

以百合知母汤为主方，还可治疗消渴、喘证、盗汗、胃脘痛[11]，肝昏迷[12]，鼻衄[13]，扁平苔藓[14]等。

【方剂评述】

百合知母汤为治疗百合病的方药之一，临床随证加减，可用于阴虚或温热病后的余热未清，以致头昏、心烦不安、失眠等症以及情志不遂，以致精神恍惚、不能自制等多种疾病。

参 考 文 献

[1] 秦昆明，方前波，蔡皓，等.百合知母汤及其组方药味的高效液相色谱－电喷雾质谱研究 [J].分析化学，2009，37（12）：1759－1764.

[2] 方前波，秦昆明，潘扬，等.百合知母汤的化学成分研究（Ⅰ）[J].中草药，2010，41（4）：517－520.

[3] 夏红兰，姜艳艳，石任兵，等.百合知母汤有效部位质量控制方法研究 [J].中国实验方剂学杂志，2013，19（4）：126－130.

[4] 秦昆明.百合知母汤质量控制及药效物质基础研究 [D].南京：南京中医药大学，2010：5.

[5] 李海龙，高淑怡，高英，等.百合知母总皂苷镇静催眠的药效学研究 [J].北方药学，2012，9（10）：34－35.

[6] 郑水庆.百合知母汤抗抑郁作用的理论与实验研究 [D].上海：第二军医大学，2007：5.

[7] 张颖，赵腾斐，高钦，等.百合知母汤对围绝经期肾虚证大鼠体征及下丘脑单胺类神经递质的影响 [J].南京中医药大学学报，2009，25（3）：184－186.

[8] 许惠琴，王华富，高钦，等.百合知母汤含药血清对大鼠卵巢颗粒细胞的保护作用 [J].广州中医药大学学报，2009，26（6）：535－538.

[9] 孙婧，安耀荣，邱桐.百合知母汤对哮喘模型大鼠IL－4、IFN－γ含量和EOS计数的影响 [J].甘肃中医学院学报，2011，28（2）：12－15.

[10] 朱沈，张保国.百合知母安神汤治疗老年期阴虚火旺型失眠症46例 [J].中原医刊，2000，27（9）：55－56.

[11] 刘渝生.百合知母汤临床应用举隅 [J].实用中医药杂志，2000，16（12）：38.

[12] 常中莲.经方防治肿瘤放化疗副反应及术后并发症用药探析 [J].中国中药杂志，2005，30（17）：1366－1367.

[13] 蔡乾书.治疗阴虚火旺型鼻衄36例临床观察 [J].贵阳中医学院学报，2004，26（1）：23－24.

[14] 周强，赵锡艳，逄冰.仝小林教授应用百合地黄汤、百合知母汤验案分析 [J].中国中医急症，2013，22（4）：581－582，540.

∽ 滑石代赭汤 ∽

【处方组成与功用】

滑石代赭汤出自《金匮要略》百合狐惑阴阳毒病脉证治（百合病）篇，由百合30g、滑石 12g、代赭石 12g 组成（泉水煎）。具有养阴清热，降逆和胃的功效。传统用于误以胃腑热结或宿食阻滞，而错用攻下法而致伤胃损津，热邪下陷，又出现呕逆、小便不利等症。

【方剂传统解析】

《金匮要略》载："百合病，下之后者，滑石代赭汤主之。"本条文论述百合病误下后的治法。百合病主要由心、肺阴虚内热所致，不可妄施攻法，见意欲食复本能食，口苦，小便赤等症，便视为内实热证而用下法，是犯"虚虚"之戒。误下之后，一则津液更伤，内热加重；一则苦寒攻下之品损伤胃之气阴，致胃和降失常，因而在百合病基本症状外，又可见小便短赤而涩、呕吐、呃逆、口渴等症。对此，以百合为君，清润心肺；滑石清热利尿，代赭石和胃降逆，共为臣药。三药配伍，使心、肺得以清养，胃气得以和降，则小便清，呕哕除，诸证平复。

【方剂药效物质基础】

1 拆方组分

1.1 百合　其化学组分见百合狐惑阴阳毒病脉证治篇"百合地黄汤"。

1.2 滑石　其化学组分见脏腑经络先后病脉证篇"猪苓汤"。

1.3 代赭石　代赭石主含三氧化二铁（Fe_2O_3），药材呈"丁头"，色如鸡冠者其含铁量在 60% 以上，无"丁头"或"丁头"不明显者含铁量 53.63% ~ 57.25%。代赭石的矿物成分主要是赤铁矿，赤铁矿含量均在 55% 以上。尚含有多种微量元素，有"丁头"的代赭石含有 24 种，无"丁头"的赭石与前者基本相同，但缺锡，而含有氧化钾及钴。四川代赭石含有 30 种微量元素，除与"丁头"代赭石相同者外，尚含氧化钾、钴、铌、铋、锑及硅，其中硅含量最高。另外，铝、铅、砷、钛的含量比"丁头"代赭石高 2 倍或 2 倍以上。人体不可缺少的 14 种微量元素，代赭石含有 10 种。利用化学分析法、碘量法以及化合价数的测定法来分析代赭石不同炮制品中的 Ca^{2+}、Fe^{2+}、As^{3+} 的含量变化，通过实验数据来证实煅醋淬法是目前炮制代赭石最行之有效的一种方法，会使代赭石质地更酥脆，易于粉碎，使有效成分易煎出，最能使炮制品中砷的含量符合药典要求[1-2]。

2 复方组分

目前尚未见有滑石代赭汤复方化学组分的文献报道。

【方剂药理学研究】

1 拆方药理

1.1 百合　其药理研究见百合狐惑阴阳毒病脉证治篇"百合地黄汤"。

1.2 滑石　其药理研究见脏腑经络先后病脉证篇"猪苓汤"。

1.3 代赭石　①对心脏和血压的作用：动物实验证明，代赭石溶液大剂量时对离体蛙心有抑制作用，但对麻醉兔的血压无明显影响。②对肠道平滑肌的作用：代赭石溶液注射于麻醉兔可使肠蠕动增强；对离体豚鼠小肠有明显的兴奋作用。③促进新血生成作用：代赭石中的 Fe、Mn、Mg、Al、Si 等微量元素能促进红细胞及血红蛋白的新生，并且具有镇静中枢神经系统的作用。代赭石中微量的砷也发挥了生血的作用，这是由于砷刺激了胃黏膜，而使胃的机械感受器活动增强，从而反射性地促使间脑体温调节中枢附近的"造血中枢"

兴奋，而引起网状细胞和血红蛋白明显增多。④镇静、抗炎作用：通过测定生、煅赭石中微量元素 Fe、Zn、Cu、Mn、Co、Ni 及常量元素 Ca 的含量，证实了赭石的镇静、抗炎、抗惊厥等药理作用。⑤其他作用：代赭石具有止呕、收敛止血、止泻作用；内服后能收敛和保护胃肠壁黏膜[3-5]。

2 复方药理

目前尚未见有滑石代赭汤复方药理研究的文献报道。

【临床研究与应用】

以百合知母汤为主方，治疗泌尿系统疾病，如肾盂肾炎、尿道炎，出现尿频、尿急、小腹作胀、甚至尿道涩痛者。亦可用于慢性萎缩性胃炎、慢性胆囊炎、心律失常、支气管扩张、支气管哮喘、梅尼埃病[6]等。

【方剂评述】

百合病误用泻下法，往往导致胃气受伤，而内热不除，此时治宜养阴清热、降逆，用滑石代赭汤。以方测证，本病所论，乃为热病下后，热去未尽阴液已伤，而发为百合病的证治。医用下法，并非是将百合病所出现的"意欲食，复不能食"当作里实证误用下法，而是因为本病原为热盛而具可下之证，经用下法后，有形实邪已去，无形之热虽去而未尽，且阴液已伤，形成阴伤兼余热上扰之病机，故发为百合病，张仲景治以滑石代赭汤。方中主以百合养阴液，润心肺，安神定魄，配以滑石、代赭石引未尽上扰之余热由下而去。如此阴液复，余热去，则诸症自愈。综上，滑石代赭汤证是热病下之后，有形实邪已去，无形热邪未尽，阴伤余热上扰而发的百合病。方中用滑石、代赭石配伍养阴之百合以清余热，而非用其治热盛津伤之小便短赤而涩及下后伤中之胃气上逆、呕吐呃逆等百合病误下后的变证。

参 考 文 献

[1] 康莲薇，熊南燕，韩勤业，等. 代赭石的化学成分与临床应用概述 [J]. 环球中医药，2009，2 (6)：451-453.

[2] 郑建涵，吴振华. 中药代赭石最佳炮制方法探讨 [J]. 中医药学刊，2006，24 (8)：1559-1560.

[3] 张保国. 矿物药 [M]. 北京：中国医药科技出版社，2005：111.

[4] 伍伟. 代赭石的药用功能与微量元素 [J]. 微量元素，1985 (4)：19.

[5] 刘淑花，毕俊英. 生或煅赭石微量元素含量及药理作用比较 [J]. 微量元素与健康研究，2003，20 (1)：6.

[6] 张家礼. 金匮要略 [M]. 北京：中国中医药出版社，2004：68.

∽ 百合鸡子汤 ∽

【处方组成与功用】

百合鸡子汤出自《金匮要略》百合狐惑阴阳毒病脉证治（百合病）篇，由百合 30g、鸡子黄一枚（泉水 50g 水煎）组成。具有养阴清热，除烦安中的功效。传统用于百合病误以痰浊扰心，错用涌吐法而致燥热愈重，又现虚烦不安、胃中不和等症。

【方剂传统解析】

《金匮要略》载："百合病，吐之后者，用后方（指百合鸡子汤）主之。"本条文论述了百合病见"常默默，欲卧不能卧、欲行不能行"等神情恍惚、行为失调而错用涌吐法误治的证治。方中以百合益气补肺、清热润燥。再配以鸡子黄滋养阴液、养血润燥、滋胃阴以补虚、安胃以止吐，亦取其味甘，善补阴虚、除烦止呕之意；用法上使用一枚生用，调冲后与百合水加热至五成而不使沸腾后温服。方中两药合用，共奏养阴除烦之功，使阴复胃和，而虚烦之证则自愈。

【方剂药效物质基础】

1 拆方组分

1.1 百合　其化学组分见百合狐惑阴阳毒病脉证治篇"百合地黄汤"。

1.2 鸡子黄　每 100g 鸡子黄含蛋白质 13.6g、脂类 30g、碳水化合物 1g、灰分 1.6g、钙 134mg、磷 532mg、铁 7mg、维生素 A 3500U、硫胺素 0.27mg、核黄素 0.35mg、烟酸微量、对氨基苯甲酸（干燥卵黄）0.8μg/g。①蛋白质：蛋白质有卵黄磷蛋白、卵黄球蛋白，还含至少 5 种唾液酸糖蛋白。②脂肪性物质：鸡子黄含大量脂肪性物质（鸡子白只含约 0.1%），其中约 10% 是磷脂，而磷脂中又以卵磷脂为主；脂肪性物质中的脂肪酸，主要是油酸（占脂肪酸 46.7%）、亚油酸（19%）、亚麻酸（2.9%）。鸡子黄含胆甾醇约 1.3%、葡萄糖约 0.3%。③其他成分：鸡子黄还含叶黄素和叶黄素的多种异构物，也含少量胡萝卜素（不超过 0.02mg/100g）[1-3]。

2 复方组分

目前尚未见有百合鸡子汤复方化学组分的文献报道。

【方剂药理学研究】

1 拆方药理

1.1 百合　其药理研究见百合狐惑阴阳毒病脉证治篇"百合地黄汤"。

1.2 鸡子黄　①调节血脂作用：卵黄可用来制取卵磷脂。卵磷脂是保持体内胶体溶液稳定的必需物质，它可促进胆固醇和蛋白质结合而降低血浆胆固醇含量，减轻脂质对血管壁的浸润。②强身健脑作用：卵磷脂具有滋补强壮作用，是构成细胞膜脂质双层的基本成分。有利于消除疲劳，增强记忆功能，防止生物膜老化、溶化和消除过氧化脂质，对活化脑细胞功能、防止衰老也有重要意义。卵磷脂对于促进肝细胞再生，降低肝内胆固醇，维持正常肝功能，维护正常血液循环等有重要作用。③其他作用：磷脂（包括蛋黄磷脂）还能促进汗腺分泌，改善皮肤营养，促进皮肤生长与再生，减少老年斑和皮肤色素沉着，对皮肤有明显的保护作用。磷脂尚有乳化、抗氧化、增溶、保湿等作用，并可作为药物载体。蛋黄中所含的 $n-6$ 长链多不饱和脂肪酸，可被用于早产儿的食物中，口服可使阿尔茨海默病患者的血清胆碱浓度和维生素 B_{12} 浓度上升；高磷蛋白是蛋黄中的一种天然抗氧化剂；脂蛋白对哺乳动物细胞有促生长作用；唾液酸与唾液酶结合后，可抑制病毒复制；叶黄素抗氧化、清除自由基能力略低于 BHT 和抗坏血酸，但要明显高于 β-胡萝卜素[1,3]。

2 复方药理

目前尚未见有百合鸡子汤复方药理研究的文献报道。

【临床研究与应用】

以百合鸡子汤为主方，可用于治疗阴虚失眠、久咳[4]、心脏神经症、心动过速、自主神经功能紊乱[5]等。

【方剂评述】

百合病本就属机体阴液不足之证，误用吐法之后，更加损伤脾胃之阴、扰乱肺胃和降之气，再引起虚烦不安、胃中不和等，但此时体内余热已较为减少，故以百合鸡子汤清而补之，为用阴和阳之法。正如张仲景所云："百合病，见于阳者，以阴法救之。"方剂中的百合味甘，性微寒，可入心经、肺经，为清补之品，具有养阴清火、去烦安神的功效，可用于治疗由阴虚火旺引起的神思恍惚、烦躁失眠及耳鸣等症，且效果较佳。鸡蛋黄具有滋阴润燥、补阴除烦止呕的功效，可用于治疗心烦不眠、热病惊厥等症。加之鸡蛋黄中富含卵磷脂，被人体消化后能释放出胆碱。胆碱能够增强人体内乙酰胆碱在神经传导中的媒介作用，具有一定的健脑功效，并可补虚安神。

参 考 文 献

[1] 季从亮，陈国宏. 鸡蛋黄：生物活性物质的一个来源 [J]. 中国禽业导刊，2002，19（3）：31 – 32.

[2] 冯月超，刘美玉，任发政. 热处理对鸡蛋黄挥发性风味成分的影响 [J]. 肉类研究，2006，（10）：31 – 33.

[3] 赵学超，陆建安，王淼，等. 鸡蛋黄中叶黄素清除 DPPH 自由基活性研究 [J]. 食品工业科技，2009，（10）：149 – 151.

[4] 浦昭和. 百合鸡子黄汤治疗阴虚久咳 [J]. 老年人，2007（12）：54.

[5] 张家礼. 金匮要略 [M]. 北京：中国中医药出版社，2004：68.

❧ 百合洗方 ❧

【处方组成与功用】

百合洗方出自《金匮要略》百合狐惑阴阳毒病脉证治（百合病）篇，由百合一升（25g），水一斗，渍之一宿，以洗身。洗已，食煮饼，勿以盐豉也。该方仅百合一味，浸汤外洗，以治疗百合病燥热加重之口渴者，是内病外治之例。盖肺与皮毛相应，其气相通，洗其外可通其内。

【方剂传统解析】

《金匮要略》载："百合病，一月不解，变成渴者，百合洗方主之。"本条文论述了百合病本无口渴，若病程迁延一月以上，出现了口渴，这是阴虚燥热加重所致。治疗除用百合地黄汤内服外，还可配合百合洗方外治。本证病因、病机为心肺阴虚内热，燥热加重。这种方式主要是以水为溶媒将药物浸泡或煎煮，使药物溶解于水中。原文中还强调洗全身后要吃不加盐、酱油、豆豉的煮面条（煮饼）；煮面条（煮饼）系小麦粉制成，能养阴益气，调养胃气以生津，调理其饮食以助除热止渴，对主要为心肺阴虚内热的百合病患者正是切合病机的食物。因而除了内外治疗，在饮食方面不要给患者食用咸味食品，以免咸味耗津增渴。

【方剂药效物质基础】

百合　其化学组分见百合狐惑阴阳毒病脉证治篇"百合地黄汤"。

【方剂药理学研究】

百合　其药理研究见百合狐惑阴阳毒病脉证治篇"百合地黄汤"。

【临床研究与应用】

治疗冻疮、肿疖、天疱疮、湿疹

患冻疮、肿疖初起时，可用鲜百合适量，洗净，加盐少许，捣烂敷患处，有消炎止痛的作用。患天疱疮、湿疹时，可用生百合挤汁，涂抹患处 1~2 天[1]。

【方剂评述】

本方运用百合浸水外洗，所谓"洗其外，所以通其内""洗其皮毛，使营卫流行，毛脉合精，则水精四布，五经并行，则渴自止矣。"由此可见此法之机制应是因肺主皮毛，其气相通，洗其外而能润其内。临床上外洗法的作用主要是增加给药的途径，使药物的效力能从皮肤而入以营养周身皮毛，亦能起到清热生津、补液润燥之效；百合病经久不愈而变成口渴之证，乃是因邪热留聚在肺、胃，故选用清肺润燥的百合浸水以洗周身，此乃治热以寒也；盖皮毛为肺之相合，其气相通，泄皮毛之热即为泄肺热。

参 考 文 献

[1] 耿珊珊，蔡东联. 百合食疗方 [J]. 农村百事通，2005（12）：69.

❧ 栝楼牡蛎散 ❧

【处方组成与功用】

栝楼牡蛎散出自《金匮要略》百合狐惑阴阳毒病脉证治（百合病）篇，由天花粉、牡蛎各等分为细末，饮服。具有清泄肺胃，生津止渴的功效。传统用于百合病用药后口渴仍不减且加重的治疗。

【方剂传统解析】

《金匮要略》载："百合病，渴不差者，用后方（指栝楼牡蛎散）主之。"本条文论述了百合病应用百合洗方后，口渴仍不减轻而加重的证治。本证病因、病机为心肺阴虚，燥热内盛。百合病应用百合洗方后口渴仍不减轻，则说明病重药轻，而药不胜病。即改用栝楼牡蛎散内服，以清泄肺胃之热而生津止渴。本方中天花粉味苦、性寒，能清解肺胃、胸中之热，达到生津止渴之效，而牡蛎味咸、涩且性微寒，质重，入肝、肾经，寒能清热，重能导热下行，使体内之热有出路，故于本方中其功效在重镇潜阳、引热下行，使邪热不能上炎灼伤津液，可潜降上出之浮阳而使口渴自止。

【方剂药效物质基础】

1 拆方组分

1.1 天花粉 其化学组分见痉湿暍病脉证治篇"栝楼桂枝汤"。

1.2 牡蛎 牡蛎中含碳酸钙90%以上，并含磷酸钙、硫酸钙。牡蛎壳中均含有铜、铁、锌、锰、锶、铬、镍、铅、汞9种微量元素，其中牡蛎壳中铁、铅和汞3种元素含量少于龙骨，其余微量元素和龙骨没有明显差别。牡蛎壳中含有甘氨酸、胱氨酸、蛋氨酸、苯丙氨酸等17种氨基酸。用原子吸收分光光度法测定牡蛎壳中的微量元素显示，水煎液中含有锌、铜、锰等8种微量元素。此外，还含有蛋白质[1-4]。

2 复方组分

目前尚未见有栝楼牡蛎散复方化学组分的文献报道。

【方剂药理学研究】

1 拆方药理

1.1 天花粉 其药理研究见痉湿暍病脉证治篇"栝楼桂枝汤"。

1.2 牡蛎 ①保肝作用：通过以牡蛎为主要成分的牡蛎汤对实验性肝损伤的保护作用研究表明，牡蛎汤3个剂量组均能显著降低 CCl_4 所引起急性肝损伤小鼠血清 ALT、AST 含量，减轻肝细胞损伤程度，对 CCl_4 引起的小鼠急性肝损伤有保护作用。②增强免疫功能作用：研究表明，牡蛎糖胺聚糖能显著降低 HSV-1 感染小鼠的死亡率，延长其存活时间，并明显提高病毒感染小鼠的胸腺指数和脾指数，增强巨噬细胞吞噬能力。从而对 HSV-1 感染小鼠具有一定的治疗作用并能提高小鼠的免疫功能。③抗肿瘤作用：采用牡蛎天然活性肽（BPO），对人胃癌 BGC-823 细胞凋亡的生物学效应及其对胃癌细胞的作用机制研究显示，牡蛎 BPO 能有效抑制胃癌 BGC-823 细胞增殖活动，表明其具有显著的诱导凋亡作用。④延缓衰老作用：采用4月龄的雌性大鼠行双侧卵巢摘除术后，给予牡蛎水提液灌胃3个月，测定大鼠脑形态计量学和生化指标。结果发现，牡蛎水提液能使大鼠的纹状皮质分子层厚度增加，分子层厚度和皮层总厚度的比值下降，海马 CA2 区单位面积大锥体细胞数增多，SOD 活性增强，MDA 含量下降，从而起到延缓衰老的作用。⑤降血糖作用：用牡蛎提取液给小鼠灌胃，连续4周，然后腹腔注射四氧嘧啶，发现牡蛎提取物可显著降低由四氧嘧啶所致的小鼠血糖升高的幅度（$P<0.01$），增加小鼠免疫器官的重量（$P<0.05$），而对正常小鼠血糖无明显影响。提示该药物有磺脲类和双胍类降血糖药的降血糖特性。能降低糖尿病小鼠血糖，而不影响正常小鼠的血糖。⑥对心血管系统作用：通过用牡蛎糖胺聚糖对过氧化氢诱导的血管内皮细胞氧化损伤模型的研究发现，牡蛎糖胺聚糖对过氧化氢诱导的血管内皮细胞氧化损伤有保护作用，能有效地防止因血管内皮损伤而引起的高血压、动脉硬化、脑卒中等多种心血管疾病的发生。⑦对胃及十二指肠溃疡的作用：牡蛎所含的碳酸钙有收敛、制酸、止痛等作用，有利于胃及十二指肠溃疡的愈合。动物实验表明，牡蛎制剂能治疗豚鼠实验性溃疡和防止大鼠实验性胃溃疡的发生，并能抑制大鼠游离酸和总酸的分泌，保护胃黏膜。⑧镇静、抗惊厥、镇痛、安神作用：牡蛎作用于神经系统，具有镇静、抗惊厥和明显的镇痛作用，所配伍的方剂可增强对神经系统的作用，可明显延长小鼠

睡眠时间。⑨其他作用：牡蛎的酸性提取物在活体中对脊髓灰质炎病毒具有抑制作用，使感染的鼠死亡率降低[5-9]。

2 复方药理

目前尚未见有栝楼牡蛎散复方药理研究的文献报道。

【临床研究与应用】

1 治疗乳腺增生症

选择乳腺增生患者 48 例，口服由栝楼牡蛎散加柴胡、当归、丹参、香附、白芍、牡丹皮、昆布、夏枯草、玄参、土贝母、全蝎、山慈菇、黄芩、猫爪草组方的消乳散结胶囊。每次 3 粒，每天 3 次。30 天为 1 个疗程，共治疗 3 个疗程。结果以乳房疼痛消失，肿块消失，无触痛，停止治疗 3 个月后无复发，随访无复发、恶变、纤维瘤变为临床治愈，本组临床治愈 12 人，显效 21 人，有效 11 人，无效 4 人，总有效率 91.67%。治疗后钼靶 X 线摄影疗效判定：治愈 9 人，好转 20 人，无变化 12 人，加重 7 人，总有效率 85.42%。治疗后临床疗效与钼靶 X 线摄影判断疗效结果一致[10]。

2 治疗其他疾病

以栝楼牡蛎散为主方，还可治疗糖尿病、甲状腺功能亢进、胃炎等引起的阴伤口渴[11]。

【方剂评述】

当百合病经久持续一段时间后出现口渴持续不愈之现象或再发热，或予百合洗方后而不效者，此乃体内之阴气未复，而热盛伤津、中乏津液致使药不胜病之故也，此时则将给药的方式由汤药改为散剂使用；正所谓散剂，散也，驱邪之速度较汤药快。百合病出现口渴持续不愈说明此时患者病情的阴虚情形较重，亦可能已伴有阳明热痰之邪，故于治疗时选用栝楼牡蛎散方。百合病日久不愈，属阴虚内热较甚，而变成渴者，治以天花粉与制牡蛎等分制为粉末服用，方中天花粉配伍牡蛎，一则能养阴以止渴，二则亦能清热以止渴，达到滋养阳明之阴、化阳明热痰的效果，而两药配伍，使邪热得清、津液得生，而诸证则能解。

参 考 文 献

[1] 张晗，张磊，刘洋. 龙骨、牡蛎化学成分、药理作用比较研究 [J]. 中国中药杂志，2011，36（13）：1839-1840.

[2] 陈玉枝，林舒. 牡蛎壳与龙骨成分的分析 [J]. 福建医科大学学报，1999，33（4）：432-434.

[3] 张永萍，陈彤. 生煅龙骨、牡蛎、混合品及其煎出液中 8 种元素含量研究 [J]. 微量元素与健康研究，1995，12（2）：271.

[4] 陈玉枝，林舒. 闽产牡蛎壳与龙骨的含钙量比较研究 [J]. 福建中医学院学报，1998，8（4）：451.

[5] 张保国. 动物药 [M]. 北京：中国医药科技出版社，2005：348.

[6] 冯丽，赵文静，常惟智. 牡蛎的药理作用及临床应用研究进展 [J]. 中医药信息，2011，28（1）：114-116.

[7] 吴惠娟. 仲景论治百合病证的理论研究 [D]. 北京：北京中医药大学，2012：5.

[8] 黄大川，李祺福，李鹏，等. 牡蛎低分子活性物质对人肺腺癌 A549 细胞的生物学效应 [J]. 厦门大学

学报：自然科学版，2002，41（5）：6141.

[9] 张志军．龙骨与牡蛎的药理作用 [J]．国外医学：中医中药分册，1999，21（4）：5－8.

[10] 杨芳，郭红．消乳散结胶囊治疗乳腺增生症48例疗效及钼靶分析 [J]．陕西中医，2009，30（11）：1452－1453.

[11] 张家礼．金匮要略 [M]．北京：中国中医药出版社，2004：71.

❧ 百合滑石散 ❧

【处方组成与功用】

百合滑石散出自《金匮要略》百合狐惑阴阳毒病脉证治（百合病）篇，由百合30g、滑石90g为散组成。具有养阴清热、导热下行的功效。传统用于百合病发热的治疗。

【方剂传统解析】

《金匮要略》载："百合病，变发热者，百合滑石散主之。"本条文论述了百合病变成发热的证治。本证病因、病机为心肺阴虚，里热较盛，外达肌肤。百合病本无发热，而今却变为发热，是里热较盛，外达肌肤所致。治疗用百合滑石散养阴、清热、导热下行。本方续以百合滋阴润肺，清热除烦；再以滑石清热利尿，使里热自小便而解。两药合用，则百合病之发热者亦自消解。

【方剂药效物质基础】

1 拆方组分

1.1 百合　其化学组分见百合狐惑阴阳毒病脉证治篇"百合地黄汤"。

1.2 滑石　其化学组分见脏腑经络先后病脉证篇"猪苓汤"。

2 复方组分

目前尚未见有百合滑石散复方化学组分的文献报道。

【方剂药理学研究】

1 拆方药理

1.1 百合　其药理研究见百合狐惑阴阳毒病脉证治篇"百合地黄汤"。

1.2 滑石　其药理研究见脏腑经络先后病脉证篇"猪苓汤"。

2 复方药理

目前尚未见有百合滑石散复方药理研究的文献报道。

【临床研究与应用】

以百合滑石散为主方，可用于热病后期复发热，以及小便不利、中暑[1]等。

【方剂评述】

百合滑石散为百合病病久后致使热益甚之治法，因百合病虽本为阴虚内热之证，但其热甚微并不足以反映于外，但如内热郁久则就可能因热盛于里使发于外，而出现发热之证，此时则治之以百合滑石散方。百合病之病因为内热阴虚，如临床上百合病伴有恶寒发热者，此为余热未清、余邪作祟，此时不能使用汗、吐、下法祛邪而更重伤已亏损之阴液，应清利小便使热能随尿出，故方中除仍用百合滋阴清热，以其为辅药固护气阴外，再重用滑石，取其性寒能祛邪清热、质重能引热下行，使邪热从小便排出，则里热自除、表热自退。方中滑石与焙干之百合以 3∶1 的比例制成粉末，取少量分次服用，然阴虚之证治疗上仍不得过于分利，故如小便较前略有增多则停止服用，而热即能随之而解。另本方亦可用以强调临床上于热病恢复期时即使出现复有发热之证，也不可再使用汗、吐、下法来祛邪，当通利小便使邪从小便而出以热退。

参 考 文 献

［1］张家礼. 金匮要略 ［M］. 北京：中国中医药出版社，2004：72.

⤫ 甘草泻心汤 ⤫

【处方组成与功用】

甘草泻心汤出自《金匮要略》百合狐惑阴阳毒病脉证治（狐惑病）篇，由生甘草 10 ～ 15g、黄芩 10g、人参 10g、干姜 10g、黄连 5g、半夏 12g、大枣 12 枚组成。具有清热解毒、化湿安中的功效。传统用于状如伤寒，默默欲眠，目不得闭，卧起不安，不欲饮食，恶闻食臭，面目乍赤、咽喉溃烂、疼痛、干燥，声音嘶哑，前阴溃烂疼痛，肛周溃烂之狐惑咽喉病变。

【方剂传统解析】

《金匮要略》载："狐惑之为病，状如伤寒，默默欲眠，目不得闭，卧起不安。蚀于喉为惑，蚀于阴为狐。不欲饮食，恶闻食臭，其面目乍赤、乍黑、乍白。蚀于上部则声喝（嗄），甘草泻心汤主之。"本条文论述了狐惑病的典型表现及内外治法。本证病因、病机为湿热内蕴及虫毒腐蚀。甘草泻心汤原意似专为狐惑咽喉病变而设，因而是狐惑病内服的通用方剂。方中重用甘草，解毒和中；配以黄芩、黄连，苦、寒、清热，燥湿解毒；半夏、干姜辛、温、质燥，宣化内湿而和中；人参、大枣，扶正安中。诸药相合，共奏清热化湿，解毒安中之功。另本方辛开、苦降、甘补，寒热并用，攻补兼施，消痞止利。尚用于寒热错杂呕利痞证。

【方剂药效物质基础】

1 拆方组分

1.1 甘草、大枣　其化学组分见痉湿暍病脉证治篇 "栝楼桂枝汤"。

1.2 人参　其化学组分见痉湿暍病脉证治篇 "白虎加人参汤"。

1.3 黄芩　①黄酮类：黄芩发挥药理活性的物质基础是黄酮类成分。目前已分离获得黄酮和黄酮醇类化合物40 多种，主要为黄芩苷、黄芩素、汉黄芩苷和汉黄芩素。黄芩苷是黄芩及其制剂的主要质量控制指标。黄芩中也含有部分二氢黄酮和二氢黄酮醇，目前分离出共计 17 种。另外，还分离出黄烷酮、查耳酮类及 5,6,7 - 三羟基 - 4′ - 甲氧基二氢黄酮、$2S$ - 5,7 - 二羟基 - 6,4′ - 二甲氧基黄酮、$2S$ - 5,6,2′ - 三羟基 - 6 - 甲氧基二氢黄酮。②挥发油类：主要有异戊二烯、乙酰苯、薄荷酮、异薄荷酮、β - 广藿香烯、$\alpha(\beta)$ - 愈创木烯、抗氧化剂 BHA 和苯二酸类。还分离出 β - 芳樟醇等醇类成分和酸类成分。③二萜类：主要为新克罗烷型二萜。④微量元素：主要为 Cr、Mn、Fe、Ni、Zn、Cu、Sr 等，其中 Fe 的含量最高。⑤其他成分：黄芩中还含有 14 种氨基酸（其中脯氨酸含量最高）、苯乙醇苷、葡萄糖、蔗糖、β - 谷甾醇、苯甲酸、油菜甾醇、黄芩细淀粉等组分。⑥炮制对黄芩中成分的影响：在黄芩炮制过程中的加热温度和加热时间对黄芩苷的含量影响很大，加热时间短且温度低，则黄芩苷损失较少；如果加热时间较长并且温度较高，黄芩苷含量将显著下降。故生品黄芩的黄芩苷含量高于酒黄芩；炒黄芩相对于生品黄芩，黄芩苷含量减少 56.00%；黄芩炭则由于长时间的高温处理，致使黄芩苷等多种成分被分解破坏，黄芩苷残留很少[1-5]。

1.4 干姜 ①挥发油类：主要包括 2 - 甲基 - 3 - 丁烯 - 2 - 醇、3 - 丁基 - 丁醛、己醛、2 - 甲基 - 戊醛、2 - 庚醇、α - 侧柏烯、α - 蒎烯、莰烯、香桧烯、β - 蒎烯、月桂烯、芳樟醇、小茴香醇、樟脑、龙脑、姜醇、姜烯酮 A、姜酚、6 - 姜醇、姜酮等。②其他成分：干姜中还含有一些非挥发性成分，如 β - 谷甾醇、棕榈酸、胡萝卜苷、干姜多糖等。③干姜与生姜主要化学成分的区别：生姜、干姜的药性不同，在化学成分方面，无论从定性还是定量方面均有较大的区别。实验结果分析，干姜总挥发油含量低于生姜。GC - MS 结果显示干姜有 9 个成分在生姜中未检出，生姜中有 2 个成分在干姜中未检出，且 1,8 - 桉叶素含量干姜比生姜高。总姜酚含量、游离氨基酸含量干姜与生姜略有不同。干姜与生姜的醇提取物、水提取物的 TLC 比较，斑点明显不同，生姜均有与干姜不同的斑点。研究还发现，当姜含水量为 74.00% 时，鉴定出 55 个化学成分；当姜含水量为 36.12% 时，鉴定出 33 个化学成分；当姜含水量为 19.70% 时，鉴定出 27 个化学成分；当姜含水量为 4.75% 时，鉴定出 26 个化学成分。与含水量为 99.16% 的姜相比，姜中挥发油的化学成分呈现下降趋势；在含水量为 4.75% 时，姜中挥发油的化学成分趋于稳定。提示生姜与干姜在性味和功效上的不同可能与以上化学成分的区别有直接关系[6-11]。

1.5 黄连 ①生物碱类：含多种异喹啉生物碱，约占 10%。主要含小檗碱、黄连碱、巴马汀、药根碱、表小檗碱、非洲防己碱等。此外，黄连中还含有一些其他生物碱，如格兰地新、甲基黄连碱、小檗胺、木兰花碱、小檗红碱等。②有机酸类：主要有阿魏酸、2,3,4 - 三羟基苯丙酸、反式 - 3,4 - 二甲氧基肉桂酸、绿原酸等。③其他成分：含有 20 种微量元素。分光光度法测定黄连中总黄酮质量浓度为 5.6911%；从黄连中分离得到 3,4 - 二氢 - 6,7 - 二甲氧基异喹诺酮。黄连原药中黄连多糖的质量百分浓度为 0.32% ~ 0.81%；黄连原药的水分在 14.0% 以下，总灰分在 5.0% 以下，50% 乙醇热浸出量低于 18.5%[12-17]。

1.6 半夏 ①有机酸类：亚油酸、棕榈酸、8 - 十八碳烯酸、油酸、9 - 氧代壬酸、十五烷酸、9 - 十六碳烯酸、十七烷酸、硬脂酸、11 - 二十碳烯酸、花生酸、10,13 - 二十碳二烯酸等。②生物碱类：是半夏生理活性的主要物质，从半夏中分离得到左旋麻黄碱、胆碱、鸟苷、L - 麻黄碱、胸苷、次黄嘌呤核苷等。③挥发油类：有茴香脑、柠檬醛、3 - 乙酰氨基 - 5 - 甲基异噁唑、丁基乙烯基醚、3 - 甲基 - 二十烷、棕榈酸乙酯、1 - 辛烯等 65 个挥发油成分。④氨基酸类：用 835 - 50 型氨基酸分析仪测定半夏中含有苏氨酸、丝氨酸、谷氨酸、甘氨酸、丙氨酸、缬氨酸、亮氨酸、异亮氨酸、酪氨酸、苯丙氨酸、赖氨酸、组氨酸、精氨酸等 16 种氨基酸，其中 7 种为人体必需氨基酸。⑤无机元素类：半夏主要含有 18 种无机元素，即 Al、Fe、Ca、Mg、K、Na、Ti、Mn、P 等。⑥其他成分：从半夏乙醇提取物的石油醚萃取部分分离鉴定出 5 个萜类化合物，其中环阿尔廷醇为首次从该属类植物分离得到的三萜类化合物。⑦炮制对半夏成分的影响：采用薄层扫描测定了半夏制品中麻黄碱的含量，经检测麻黄碱含量顺序为：姜矾半夏 > 生半夏 > 姜浸半夏 > 姜煮半夏 > 矾浸半夏。采用了 HPLC 法测定不同炮制品中麻黄碱的含量，结果麻黄碱的含量为：生半夏 > 法半夏 > 姜半夏 > 清半夏 > 矾半夏。通过测定生半夏及 4 种姜制半夏的生物碱含量，结果生物碱的含量为：姜矾半夏 > 姜浸半夏 > 生半夏 > 矾半夏 > 姜煮半夏。通过比较姜制半夏中 β – 谷甾醇的含量，发现生半夏最高，经加热炮制的姜矾半夏、姜煮半夏较低，认为加热对其含量影响较大。半夏用姜汁和白矾炮炙后化学成分有明显变化，但 β – 谷甾醇、胡萝卜苷等成分仍存在。生半夏、矾半夏、法半夏、清半夏含有多种微量元素，而生半夏经加工炮制后，微量元素 Mg 的含量剧增。半夏各炮制品的鸟苷含量以生半夏为最高，姜煮半夏、姜浸半夏、清半夏中鸟苷含量则有较大幅度下降[18 – 24]。

2 复方组分

通过建立黄连 – 黄芩药对化学成分的 UPLC – PDA – MS 分析方法，研究黄连、黄芩配伍过程化学成分的变化，发现本药对在混煎时，提取物重量降低近 30%，同时也发现沉淀中主要含有与煎液成分相同的化学成分，即药根碱、小檗碱、巴马汀、黄芩苷、汉黄芩苷、黄芩素及汉黄芩素等。沉淀中小檗碱、黄芩苷分别多达 17.45%、37.31%，远高于提取物中的相应含量 0.45%、8.56%。此外大量研究证实，产生沉淀的原因是由于黄连中的原小檗碱型生物碱为碱性化合物，与黄芩中的多酚类化合物黄芩苷等酸性化合物相结合，生成分子量较大的水不溶性物质而产生沉淀，同时药理实验也证明沉淀物具有药效作用[25]。

【方剂药理学研究】

1 拆方药理

1.1 甘草、大枣　其药理研究见痉湿暍病脉证治篇"栝楼桂枝汤"。

1.2 人参　其药理研究见痉湿暍病脉证治篇"白虎加人参汤"。

1.3 黄芩　①解热作用：试验发现黄芩苷（4mg/kg）的解热作用与复方氨基比林（0.1g/kg）的解热作用相当，但对正常大鼠无作用。②抗炎和抗过敏作用：黄芩苷、黄芩素及其他黄酮类化合物对多型变态反应有不同程度的抑制作用，尤其对Ⅰ型变态反应较强。应用微分干涉差及透射电子显微镜技术，将大鼠用小牛血清加氢氧化铝凝胶致敏后，取腹膜腔合肥大细胞的混悬液，加入 10% 黄芩苷后，对肥大细胞的细胞膜有明显保护作用，并可增加膜的稳定性，从而阻止其脱颗粒，这可能是黄芩治疗过敏性疾病的机制之一。③抗菌和抗病毒作用：采用琼脂稀释法，用 M – H 琼脂对黄芩进行了 280 株临床菌株的抑菌实验，结果表明黄芩对金黄色葡萄球菌、表皮葡萄球菌和肠球菌抑菌活性均较好；对肺炎克雷伯菌和大肠埃希菌的抑菌效果也较好。研究还表明，黄芩对革兰阳性菌、革兰阴性菌、真菌及病毒有抑制作用，是广谱抗病毒药物。用鲎实验检测比较不同浓度黄芩苷降解内毒素的作用，发现其作用有浓度依赖性和时间依赖性，随着黄芩苷浓度的升高和作用时间的延长，降解内毒素作用也逐渐增强，证明黄芩苷有较好的降解细菌内毒素的作用。黄芩苷和黄芩素还具有抗 HIV 的作用。④免疫调节作用：黄芩苷对淋巴细胞增殖具有双向调节作用，并有相应的量效关系，即低剂量明显促进，高剂量明显抑制，同时黄芩苷可提高小鼠脾脏单个核细胞中 cAMP 含量，对 cGMP 含量无影响；黄芩苷能明显提高小鼠血清 IgM 和 B

细胞分泌 IgM 水平，对血清 IgM 含量的影响呈浓度依赖性，并可显著增加血清 IgG 的含量，体内用药还可提高机体的体液免疫功能。⑤抗氧化作用：通过检测尿酸生成来测定黄芩苷对黄嘌呤氧化酶活性的影响，研究黄芩苷体外抗氧化作用，结果显示，黄芩苷具有显著的抗氧化能力，且呈明显的量效关系。黄芩苷对自由基和超氧阴离子有较好的清除能力，对黄嘌呤氧化酶有抑制作用。汉黄芩素具有抑制还原性辅酶 II（NADPH）所导致的脂质过氧化作用。⑥对消化系统的作用：黄芩素、黄芩苷均能显著降低 CCl_4 致肝损伤大鼠血清 ALT、AST 含量，减轻肝细胞变性坏死，具有一定的保肝降酶作用；黄芩提取物还具有的抗溃疡作用。⑦抗肿瘤作用：黄芩素和黄芩苷能剂量依赖性的抑制肝癌细胞增殖；黄芩素抑制 3 种拓扑异构酶 II，抑制细胞增殖，并直接抑制与生长有关的信号因子、蛋白酪氨酸激酶及减少生长因子的 mRNA 表达。⑧对中枢神经系统的作用：通过观察黄芩苷对实验性自身免疫性脑脊髓炎大鼠髓鞘的保护作用，发现黄芩苷在治疗实验性自身免疫性脑脊髓炎大鼠时，明显改善其中枢神经系统功能，且疗效与地塞米松相当。用高效液相色谱－电化学检测法测定大鼠静脉给予单剂量黄芩总黄酮后单胺类神经递质及代谢产物在脑内不同神经核团的含量变化，研究黄芩总黄酮对大鼠脑内不同神经核团中单胺类神经递质的影响，结果显示黄芩总黄酮影响大鼠脑内不同神经核团多巴胺的含量，在海马纹状体影响明显。此外，还有研究发现高剂量黄芩苷可以明显促进神经干细胞向神经元分化，同时抑制其向星形胶质细胞分化，这些结果预示着其在促进神经再生方面的研究价值[26-38]。

1.4 干姜 ①抗炎、镇痛作用：干姜的抗炎、镇痛成分主要是脂溶性姜酚类化合物及未知的水溶性成分。研究结果表明，干姜的醚提取物和水提取物都具有显著抗炎、镇痛作用。其醚提取物抗炎作用的机制可能与促进肾上腺皮质激素释放有关。干姜乙醇提取物可以抑制二甲苯所致小鼠耳廓肿胀及乙酸所致小鼠扭体反应。②抗菌作用：干姜醇提取物具有显著抑制伤寒、副伤寒甲、副伤寒乙三联菌苗所致家兔发热反应，对菌株的最低抑菌浓度范围为 13.5～432mg/ml。③抗肿瘤作用：6-姜酚和6-非洲豆蔻醇的细胞毒性和抑制肿瘤增殖机制与促进细胞凋亡有关。④抗缺氧作用：干姜能够降低细胞乳酸脱氢酶释放减少，从而减少细胞的损伤。⑤抗氧化作用：干姜乙醚提取物能减慢小鼠的耗氧速度，延长常压密闭缺氧小鼠的存活时间，延长断头小鼠的张口动作持续时间；可抑制家兔脑组织的脂质过氧化物 MDA 的生成，并能提高脑组织中 SOD 的活性和 Na^+，K^+－ATP 酶的活性，清除体内自由基所造成的神经细胞膜的脂质过氧化损伤。⑥其他作用：干姜还具有抗衰老、镇咳、止呕、解毒、增强免疫功能等作用。采用止呕、解热、缓和眼部刺激比较，研究了生姜、干姜煎剂的药理活性，发现干姜煎剂与生姜煎剂在相同的剂量下作用较弱。因此，药用时干姜不宜代替生姜[39-46]。

1.5 黄连 ①抗菌、抗病毒作用：黄连具有显著的抗菌、抗病毒作用，且抗菌谱很广，对革兰阳性菌和革兰阴性菌及流感病毒均有一定的抑制作用。对钩端螺旋体，在试管中有相当强的灭杀作用。②降血糖作用：通过比较小檗碱和二甲双胍的降血糖效果，发现小檗碱的降血糖作用优于二甲双胍。通过研究黄连对糖尿病神经病变的作用机制，发现黄连在体内（外）均能抑制醛糖还原酶（AR）活性，而在临床研究中黄连对 AR 活性的抑制作用更加明显。③对心、脑血管的改善作用：黄连对心血管的作用主要表现在抗心律失常、抗心力衰竭及治疗心肌炎等方面；对脑血管疾病的作用，则主要表现为改善急性脑缺血、脑缺氧。采用三氯甲烷致小鼠心律失常和结扎大鼠左侧冠状动脉前降支复制缺血性心律失常模型，利用 BL－420 生物机能实验系统持续监视动物 II 导联心电图，预先给药 10 天后观察盐酸小檗碱对各种室性心律失常的作用。结果显示，小檗碱低剂量组室性心动过速及心室纤维性颤动的持续时间显著缩短，而高剂量组急性心肌缺血时室性心律失常的发生率明显降低，持续时间明显缩短，提高大鼠对缺血期室性心动过速和心室纤维性颤动的耐受能力。④抗肿瘤作用：黄连及其有效成分可通过细胞毒作用抑制肿瘤细胞增殖、诱导细胞凋亡、增强机体免疫功能、调节细胞信号传导、抗氧化、诱导细胞分化等机制发挥抗肿瘤作用。研究发现，有抗食道癌作用的黄连解毒汤的7种组方药中，只有黄连具抗肿瘤活性，证明黄连水提取物与小檗碱有相似作用，对6株食道癌细胞均显示明显抑制作用。⑤对消化系统的作用：黄连及小檗碱对胃黏膜具有保护作用，该作用可能与其抑制胃酸分泌、提高胃黏膜屏障功能、改善胃黏膜血流供应、调节自主神经系统功能、抑制致炎因子的产生、抗幽门螺杆菌和抗脂质过氧化等有关。研究发现黄连总碱对乙醇致大鼠胃黏膜损伤具有抑制作用，并呈现剂量依赖性，黄连总碱还对实验性结肠炎具有显著的治疗效果。黄连在临床上主要用于反流性食管炎、胃及十二指肠溃疡、慢性胆囊炎、溃疡性结肠炎等疾病。⑥抗氧化作用：从黄连的甲醇提取物中分离出了两种自由基清除剂（＋）落叶松脂素和反式－阿魏酸对羟基苯乙酯，其中（＋）落叶松脂素比抗坏血酸的自由基清除活性更强，且两者均具有SOD样作用。研究还发现酒黄连在降低糖尿病大鼠空腹血糖时，能明显改善MDA、SOD、GSH－Px等氧化应激指标，并使血清中NO减少。生黄连、炒黄连、酒黄连均有一定的清除自由基的能力，且生黄连抗氧化能力明显优于炒黄连和酒黄连。另有研究认为，黄连生物碱（尤其是groenlandicine）的抗氧化活性对治疗阿尔茨海默病有重要作用。⑦降血压作用：采用自发性高血压大鼠模型对黄连清降合剂的降血压活性及机制进行研究，发现黄连降血压效果明显且稳定；黄连处理模型后，血清中舒张因子系统、血管收缩因子系统、TNF－α及SOD发生了改变。用黄连清降合剂治疗原发性高血压，显示降血压疗效优于牛黄降压丸。⑧其他作用：通过黄连外用抗炎、治疗口腔溃疡的药效学实验表明，黄连外用可抑制卡拉胶所引起的大鼠足跖肿胀，可明显治疗苯酚所致的口腔溃疡；黄连甲醇提取物可增强非特异性免疫功能；此外，黄连还具有解热、抑制血小板聚集、调节血脂等药理作用[47-55]。

1.6半夏　①对呼吸系统的作用：半夏具有明显的镇咳作用，与可待因相似但作用稍弱。动物实验证明生半夏、姜半夏、明矾半夏的煎剂灌服，对电刺激猫喉上神经或胸腔注入碘液引起的咳嗽具有明显的抑制作用，药后30分钟生效，可维持5小时以上。生半夏和清半夏的乙醇提取物给小鼠灌胃，用酚红法测得清半夏的乙醇提取物有一定的祛痰作用，而生半夏未见明显的祛痰作用。给家兔口饲半夏可抑制毛果芸香碱所致的唾液分泌，但给犬口饲半夏时，不能使气管黏膜的分泌增加。②对消化系统的作用：半夏能激活迷走神经传出活动而具有镇吐作用。半夏能显著升高猫的阿扑吗啡最小催吐量，能有效抑制硫酸铜或吗啡所引起的犬的呕吐，其有效成分为水溶性的葡萄糖醛酸衍生物和水溶性苷。清半夏95%乙醇提取液能抑制胃窦分泌，降低胃液的游离酸度，降低胃液的总酸度，抑制胃蛋白酶活性和促进胃黏膜的修复作用。此外，半夏对家兔有促进胆汁分泌作用。③对心血管系统的作用：半夏对离体蛙心及兔心具有抑制作用，但对离体豚鼠心脏则不发生作用。犬室性心动过速及室性期前收缩的模型证实，半夏浸剂静脉注射有明显的抗心律失常作用。清半夏水煎液预防给药，对氯化钡诱发的大鼠心律失常有明显的拮抗作用。半夏注射液静脉注射对大鼠、犬、猫均有一过性的降血压作用。半夏可阻止或延缓食饵性高脂血症的形成，对高脂血症有一定的治疗作用，其中对降低总胆固醇和低密度脂蛋白的作用较显著。半夏碱乙还能抑制二磷酸腺苷、胶原诱导的血小板聚集。静脉注射半夏碱甲对窦房率、心肌及乳头状肌收缩力均有抑制作用，其拮抗异丙肾上腺素的作用与普萘洛尔相似。④抗早孕作用：半夏蛋白有抗早孕活性。早孕小鼠皮下注射一定量的半夏蛋白，抑孕率能显著提高；家兔子宫内注射半夏蛋白，其抗胚胎着床率达100%，经半夏蛋白作用后的子宫内膜能使被移植的正常胚胎不着床，在子宫内经半夏蛋白孵育的胚胎移植到同步的假孕子宫，着床率随孵育时间延长而降低。⑤抗肿瘤作用：半夏蛋白、多糖、生物碱均有抗肿瘤的作用。从半夏中分离出的外源性凝集素（PTA，低分子蛋白），对慢性髓性白血病 K562 肿瘤细胞株的细胞生长有明显抑制作用。半夏蛋白有一定的诱导 Bel – 7402 细胞凋亡作用。半夏提取物对动物试验性肿瘤 S180、HeLa 及 Eca – 109 细胞等具有抑制作用，临床上可单独或与其他药物配伍治疗食管癌、肝癌、卵巢癌等，能增强网状内皮系统吞噬功能和分泌作用，抑制肿瘤发生和增殖，进而诱导肿瘤细胞凋亡，产生抗癌作用。⑥对中枢神经系统作用：半夏能抑制中枢神经系统，具有一定程度的镇痛、镇静、催眠作用。⑦抗炎、抗病毒作用：半夏生物碱类成分是抗炎作用的主要有效成分之一。半夏总生物碱对二甲苯致小鼠耳廓肿胀等急性炎症有抑制作用，对大鼠棉球肉芽肿亚急性炎症也具有较强的抑制作用。⑧半夏的毒性：通过家兔眼刺激试验，发现生半夏混悬液点眼使家兔有不同程度的眼结膜水肿、眼睑轻度外翻。生半夏误服微量即可中毒，中毒潜伏期为 10 ~ 60 分钟；所含植物甾醇、生物碱（烟碱等）对中枢及周围神经系统有抑制作用。生半夏还有一定的生殖毒性和轻微的致畸作用；炮制对半夏有减毒作用，其毒性大小为：生半夏 > 清半夏 > 姜半夏 > 法半夏[56-60]。

2 复方药理

2.1 调节胃液分泌作用　甘草泻心汤能降低正常大鼠胃液含量，与胃液含量关联度最大的是方剂中的黄连，可以显著降低其含量，其次为半夏、大枣和甘草的交互项，可增加胃液含量[61]。

2.2 抗反流性食管炎作用　通过建立反流性食管炎模型，用甘草泻心汤予以治疗，结果模型组死亡率为 20%，治疗组死亡率为 10%。与模型组相比，可以明显改善治疗组大鼠食管黏膜损伤程度。组织学观察发现，治疗组大鼠食管炎性细胞浸润等组织病理改变有不同程度减轻[62]。

2.3 抗溃疡性结肠炎作用　甘草泻心汤能够调整复发性溃疡性结肠炎的肠道菌群的失调状态、可减少血清中 IL – 6 的含量，其作用皆与美沙拉秦组相似；能使血清中的 IL – 10 上升，其抗炎因子的提升作用比美沙拉秦更为明显（$P < 0.05$）[63]。

2.4 抗口腔溃疡作用　甘草泻心汤可改善大鼠复发性阿弗他溃疡模型 T 淋巴细胞亚群失衡，治疗后 CD_4^+ 细胞和 CD_4^+/CD_8^+ 比值均升高，CD_8^+ 细胞数量及 NO、一氧化氮合酶（NOS）水平均下降，与健康组接近。该方还可降低复发性阿弗他溃疡患者血清 NO 和 NOS 浓度，对复发性阿弗他溃疡治疗作用明显[64-65]。

2.5 对肝损伤的保护作用　用甘草泻心汤配成 100%、50% 煎液，对小鼠灌胃，实验示该方能缩短 CCl_4 致肝损小鼠戊巴比妥钠入睡时间，降低 CCl_4 和对乙酰氨基酚致肝损后的 AST、ALP 活性和甘油三酯含量[66]。

【临床研究与应用】

1 治疗反流性食管炎

选择反流性食管炎对照组36例，给予奥美拉唑肠溶胶囊和多潘立酮餐前口服，治疗组36例在对照组用药基础上给予甘草泻心汤煎服。若偏寒者，干姜用量可加至15g；偏热者，黄连加至6g。2组均以1个月为1个疗程。结果治疗组总有效率为94.44%；对照组总有效率为72.22%（P<0.05）。随访2个月，治疗组复发率8.82%；对照组复发率19.2%[67]。

2 治疗慢性胃炎

治疗慢性浅表性胃炎31例，用甘草泻心汤煎服，每天1剂，15天为1个疗程。若呕吐严重者，加白术、生姜；腹泻严重者，加重干姜用量；胃脘部灼热感明显者，加大黄连、黄芩用量，或加蒲公英；湿邪明显者，加茯苓、薏苡仁；胃阴虚者，加石斛、山药。结果以临床主要症状消失，胃镜复查活动性炎症消失，慢性炎症好转达轻度为近期临床治愈。本组近期临床治愈总有效率90.3%[68]。

3 治疗慢性结肠炎

选择慢性结肠炎72例，用甘草泻心汤水煎内服。若气虚重者，加黄芪；脾湿甚者，加炒白术、生薏苡仁；腹痛者，加白芍。结果经4~8周治疗，以大便恢复正常，腹痛症状消失，并随访半年无复发为治愈。本组总有效率为87.5%[69]。

4 治疗功能性消化不良

选择86例寒热错杂型功能性消化不良患者，随机分为治疗组和对照组各43例。在改善生活环境、调节心理状态的基础上，治疗组用甘草泻心汤，早、晚服用。对照组口服西沙必利片。2组治疗周期均为3周。结果治疗组总有效率90.7%；对照组总有效率72.1%（P<0.05）[70]。

5 治疗复发性口腔溃疡

选择复发性口腔溃疡患者，随机分为治疗组24例和对照组23例。治疗组予以甘草泻心汤加蒲公英煎服；对照组给予葡萄糖酸锌含漱液饭后含漱，并口服复合维生素B片。2组均以7天为1个疗程。2~3个疗程后，以口腔溃疡终止复发1年以上为痊愈，治疗组总有效率95.8%，对照组总有效率为82.6%（P<0.05）[71]。

6 治疗其他疾病

以甘草泻心汤为主方，还可治疗运动员赛前失眠[72]、扁平苔藓[73]等。

【方剂评述】

徐忠可曰："蚀于喉为惑，谓热淫于上，如惑乱之气感而生惑；蚀于阴为狐，谓热淫于下，柔害而幽隐，如狐性之阴也。"尤在泾则曰："使人惑乱而狐疑，故名曰狐惑。"二说均通，可以合参。然分析狐惑之病源，总不出湿热停滞、气血瘀浊所致。故张仲景用甘草泻心汤方，使中气健运而湿热自化，瘀浊自祛。此方重用甘草清热解毒，为君药；黄芩、黄连清热燥湿解毒，为臣药；佐以人参扶正，干姜、半夏燥湿；使以大枣健脾运而和诸药。合而用之，共奏清热解毒、燥湿和中之效。现代药理学研究认为，甘草泻心汤具有促进胃黏液分泌，对反流性食管炎有良好的治疗作用。对实验性肝损害具有保护作用，能显著提高动物的体液免疫、细胞免疫和非特异性免疫功能，提高抗缺氧的能力。目前在消化系统及口腔科、皮肤科、妇科广泛运用，且取得了显著的治疗效果。

参 考 文 献

[1] 康杰芳，任婷婷. 中药黄芩的研究进展 [J]. 陕西农业科学，2009，55（4）：128 – 131.

[2] 徐丹洋，陈佩东，张丽等. 黄芩的化学成分研究 [J]. 中国实验方剂学杂志，2011，17（1）：79.

[3] 刘英学，刘中刚，苏兰，等. 黄芩化学成分研究 [J]. 中国药物化学杂志，2009，19（1）：60.

[4] 温华珍，肖盛元，王义明，等. 黄芩化学成分及炮制学研究 [J]. 天然产物研究与开发，2004，16（4）：575 – 580.

[5] 龙海林，邓安珺，李志宏，等. 黄芩化学成分研究 [C]. 第十五届中国科协年会：中药与天然药物现代研究学术研讨会论文集（中国贵阳），2013：5.

[6] 菅大礼. 干姜化学成分及药理作用研究进展 [J]. 中国药房，2008，19（18）：1435 – 1436.

[7] 李定芬，杨武德，贺俊，等. 姜中多糖及总糖含量的分析 [J]. 贵阳中医学院学报，2009，31（6）：22 – 25.

[8] 李计萍，王跃生，马华，等. 干姜与生姜主要化学成分的比较研究 [J]. 中国中药杂志，2001，26（11）：748 – 751.

[9] 谭建宁，王锐，黄静，等. 干姜制备过程中挥发油化学成分变化的研究 [J]. 时珍国医国药，2012，23（3）：569 – 573.

[10] 李丽，袁干军. 薄层扫描法测定生姜中 6 – 姜醇的含量 [J]. 中国药房，2004，15（5）：302 – 303.

[11] 王金华，薛宝云，梁爱华，等. 生姜与干姜药理活性的比较研究 [J]. 中国药学杂志，2000，35（3）：163 – 165.

[12] 陈红英. 黄连化学成分的分离及其降糖活性研究 [D]. 重庆：西南大学，2012：5.

[13] 李彩虹，周克元. 黄连活性成分的作用及机制研究进展 [J]. 时珍国医国药，2010，21（2）：466 – 468.

[14] 徐锦堂，王立群，徐蓓. 黄连研究进展 [J]. 中国医学科学院学报，2004，26（6）：704 – 707.

[15] 王薇，张庆文，叶文才，等. 黄连中的异喹啉类生物碱 [J]. 中国天然药物，2007，5（5）：348 – 350.

[16] 吕霞，王晶. 黄连的研究进展 [J]. 山东医药工业，2003，22（6）：33 – 35.

[17] 赵东保，唐艳丽，汪汉卿. 灰绿黄堇生物碱化学成分研究Ⅱ [J]. 中国中药杂志，2005，30（22）：1756 – 1757.

[18] 葛秀允，吴皓. 半夏的化学成分及质量评价方法 [J]. 中国药业，2009，18（9）：3 – 5.

[19] 王新胜，吴艳芳，马军营，等. 半夏化学成分和药理作用研究 [J]. 齐鲁药事，2008，27（2）：101 – 103.

[20] 许腊英，夏荃，刘先琼，等. 半夏化学成分及饮片的现代研究进展 [J]. 时珍国医国药，2004，15（7）：441 – 443.

[21] 吴皓，束建清，蔡宝昌，等. 半夏姜制对谷甾醇和总生物碱含量的影响 [J]. 中国中药杂志，1995，20（11）：662 – 664.

[22] 吴皓，谈献和，蔡宝昌，等. 半夏姜制对麻黄碱含量的影响 [J]. 中国中药杂志，1996，21（3）：157 – 158.

[23] 杨玉琴，张丽艳. 高效液相色谱法测定不同半夏炮制品中麻黄碱的含量 [J]. 贵州医药杂志，2001，25（9）：846 – 846.

[24] 邓然兴，黄儒龙，范宋玲. 不同方法炮制姜半夏对谷甾醇含量的影响 [J]. 基层中药杂志，2001，12（2）：25 – 26.

[25] 张晓雷，周明眉，赵爱华，等. 黄连 – 黄芩药对化学成分的 UPLC – PDA – MS 分析 [J]. 天然产物研究与开发，2012（24）：1502 – 1507.

[26] 张瑜，武斌，许建卫. 黄芩药理作用的研究进展 [J]. 医学综述，2013，19（6）：1091 – 1093.

[27] 窦永青，杜文力，薛毅，等. 黄芩苷降解细菌内毒素的定量分析测定 [J]. 华西口腔医学杂志，2007，25 (2)：169 – 172.

[28] 栾耀芳，张凤花，吴国英. 黄芩等 8 种中药对产 β – 内酰胺酶大肠埃希菌的敏感性研究 [J]. 山东中医杂志，2005，24（10）：629 – 631.

[29] 郭少英，程发峰，钟相根，等. 黄芩苷的体外抗氧化研究 [J]. 时珍国医国药，2011，22 (1)：9 – 10.

[30] 刘平，叶慧芬，陈慧玲. 5 种中药对产酶菌的抑菌作用 [J]. 中国微生态学杂志，2006，18 (1)：39 – 40.

[31] 朱伟，孙红光，朱迅. 黄芩有效成分 SBM 对炎症模型及免疫功能的影响 [J]. 中国药理学通报，2008，24 (9)：1147 – 1150.

[32] 李宏蕊，孟甜. 黄芩药理作用研究进展 [J]. 黑龙江科技信息，2011（13）：33.

[33] 宋旦哥，孟庆刚. 黄芩药理作用研究述评 [J]. 中华中医药学刊，2009，27 (8)：1619 – 1622.

[34] 范书铎，赵红艳，王翠花，等. 黄芩苷对发热大鼠解热作用的实验研究 [J]. 中国医科大学学报，1995，24 (4)：358 – 360.

[35] 侯艳宁，朱秀媛，程桂芳. 黄芩苷的抗炎机理 [J]. 药学学报，2000，25 (3)：161 – 164.

[36] 卢春凤，王丽敏，陈廷玉. 黄芩素和黄芩苷对四氯化碳所致肝脏损伤大鼠转氨酶的影响 [J]. 黑龙江医药科学，2003，26 (4)：50 – 51.

[37] 欧阳昌汉，吴基良，陈金和. 黄芩苷对心肌缺血再灌注损伤大鼠心功能的影响 [J]. 中药药理与临床，2005，21 (5)：14 – 16.

[38] 李晓蓉，孙薇. 黄芩苷对缺血再灌注大鼠心肌损伤保护作用 [J]. 首都医科大学学报，2001，22 (2)：107 – 109.

[39] 营大礼. 干姜化学成分及药理作用研究进展 [J]. 中国药房，2008，19 (18)：1435 – 1436.

[40] 李素民，杨秀岭，赵智，等. 干姜和生姜药理研究进展 [J]. 中草药，1999，30 (6)：471 – 473.

[41] 谢恬，钱宝庆，徐红. 干姜对心肌细胞缺氧缺糖性损伤的保护及其抗血小板聚集功能的实验研究 [J]. 中国实验方剂学杂志，1998，40 (6)：471 – 473.

[42] 王梦，钱红美，苏简单. 干姜乙醇提取物解热镇痛及体外抑菌作用研究 [J]. 中药新药与临床药理，2003，14 (5)：299 – 231.

[43] 卢传坚，许庆文，欧明，等. 干姜提取物对心衰模型兔心功能的影响 [J]. 中药新药与临床药理，2004，15 (5)：301 – 323.

[44] 许青媛，于利森，张小利，等，干姜及其主要成分的抗凝作用 [J]. 中国中药杂志，1991，16 (2)：112 – 113.

[45] 许庆文，卢传坚，欧明，等. 干姜提取物对兔急性心衰模型的保护和治疗作用 [J]. 中药新药与临床药理，2004，15 (4)：244 – 247.

[46] 王金华，薛宝云，梁爱华，等. 生姜与干姜药理活性的比较研究 [J]. 中国药学杂志，2000，35 (3)：163 – 165.

[47] 张春静. 黄连药理作用研究进展概述 [J]. 科技创新与应用，2013 (5)：101.

[48] 马少波. 黄连的药理作用及临床新用 [J]. 中国民间疗法，2013 (6)：58.

[49] 厉琳琳. 黄连素的药理作用及临床应用 [J]. 海峡药学，2012，24 (1)：134 – 135.

[50] 翟华强，王双艳，张硕峰，等. 黄连、丁香外用药理作用研究 [J]. 中国实验方剂学杂志，2011，17 (11)：192 – 195.

[51] 田智勇，李振国. 黄连的研究新进展 [J]. 时珍国医国药，2004，15 (10)：704 – 706.

[52] 王睿，顾月荣. 黄连降糖胶囊与二甲双胍治疗对 2 型糖尿病疗效比较 [J]. 中医药学刊，2003，21 (7)：1189 – 1190.

[53] 刘长山，王秀军. 黄连素对醛糖还原酶活性的抑制及防治糖尿病神经病变的临床意义 [J]. 中国中药杂志，2002，27 (12)：950 – 952.

[54] 崔学军. 黄连及其有效成分的药理研究进展 [J]. 中国药师，2005，9 (5)：469 – 470.

［55］李彩虹，周克元．黄连活性成分的作用及机制研究进展［J］．时珍国医国药，2010，21（2）：466－468．

［56］姚军强．半夏的药理作用及其临床配伍运用［J］．中医研究，2013，26（2）：3－5．

［57］王志强，李炳超．半夏药理作用研究进展［J］．山西医药杂志，2009，38（1）：65－67．

［58］王新胜，吴艳芳，马军营，等．半夏化学成分和药理作用研究［J］．齐鲁药事，2008，27（2）：101－103．

［59］许腊英，夏荃，刘先琼，等．半夏化学成分及饮片的现代研究进展［J］．时珍国医国药，2004，15（7）：441－443．

［60］李玉先，刘晓东，朱照静．半夏药理作用的研究述要［J］．辽宁中医学院学报，2004，6（6）：459－460．

［61］高艳青，司银楚，尚景盛，等．三种泻心汤及其类方不同配伍对正常大鼠胃液成分的影响［J］．中成药，2005，27（1）：69－74．

［62］刘晓霓，高艳青，司银楚，等．半夏泻心汤及类方治疗反流性食管炎作用机理的研究［J］．中医药学刊，2004，22（3）：423，432．

［63］赵秋枫，王实，夏亮．甘草泻心汤治疗复发性溃疡性结肠炎临床观察及其对肠道菌群和血清白介素6、10的影响［J］．中华中医药学刊，2013，31（4）：944－946．

［64］胡渝芳，张永忠．甘草泻心汤灌胃对大鼠RAU模型外周血T淋巴细胞亚群的影响［J］．辽宁医学杂志，2008，22（3）：115－116．

［65］胡渝芳，张永忠．甘草泻心汤对复发性阿弗他溃疡患者血清NO及NOS的影响［J］．实用药物与临床，2008，11（3）：143－144．

［66］赵江宁，龚传美，宋忆菊，等．甘草泻心汤对实验性肝损伤的保护作用［J］．中药药理与临床，1998，14（5）：13－14．

［67］范爱香．甘草泻心汤治疗反流性食管炎36例［J］．中医研究，2009，22（12）：19－20．

［68］路英，王文耀．甘草泻心汤治疗慢性胃炎31例［J］．中医临床研究，2012，4（7）：108．

［69］崔凤魁．甘草泻心汤治疗慢性结肠炎72例［J］．新疆中医药，2010，28（3）：18－19．

［70］易跃华．甘草泻心汤治疗寒热错杂型功能性消化不良临床疗效观察［J］．中外医疗，2011（3）：112－113．

［71］周小军，卫金歧，鲁红云，等．甘草泻心汤治疗复发性口腔溃疡的临床疗效［J］．中国实用医药，2010，5（7）：8－9．

［72］胡斌．甘草泻心汤治疗运动员赛前失眠［J］．中国实验方剂学杂志，2011，17（13）：243－244．

［73］邓剑兰，刘建国．甘草泻心汤在口腔科的应用［J］．中国中医药信息杂志，2011，18（3）：88－89．

∽ 赤小豆当归散 ∽

【处方组成与功用】

赤小豆当归散出自《金匮要略》百合狐惑阴阳毒病脉证治（狐惑病）篇，由赤小豆600g、当归90g组成，上两味，杵为散，浆水服。具有渗湿清热、解毒排脓的功效。传统用于脉数，微烦，汗出，无热，目赤，目四眦黑，痈脓已成等。

【方剂传统解析】

《金匮要略》载："病者脉数，无热，微烦，默默但欲卧，汗出。初得之三四日，目赤如鸠眼；七八日，目四眦黑；若能食者，脓已成也。赤小豆当归散主之。"本条文论述了狐惑病酿脓的证治。本证病因及病机为湿热虫毒深入血分，蕴结局部，蒸腐血肉。本方赤小豆甘、酸、性平，有利水除湿，解毒消肿，和血排脓之效，且用量独重，为君药；臣以当归，养血活血，祛瘀排脓消痈；浆水酸寒，清凉解毒，调中和胃，是为佐药。诸药合用，共奏渗湿清热，养血活血，解毒排脓之功。

【方剂药效物质基础】

1 拆方组分

1.1 赤小豆 赤小豆主要含有五环三萜皂苷类、黄酮类、鞣质等化合物。从赤小豆中分离得到 3 - 呋喃甲醇 - β - D - 吡喃葡萄糖苷、右旋儿茶精 - 7 - O - β - D - 吡喃葡萄糖苷等；还分离得到 6 个齐墩果烯低聚糖苷：赤豆皂苷Ⅰ、赤豆皂苷Ⅱ、赤豆皂苷Ⅲ、赤豆皂苷Ⅳ、赤豆皂苷Ⅴ和赤豆皂苷Ⅵ。此外，赤小豆还含有镁、钾、铜、铁、锌、锰和钙等元素[1-3]。

1.2 当归 ①挥发油类：当归挥发油含量较高，其中以藁苯内酯为主要成分，占此类化合物总量的 60% 以上。另外，还含有少量别罗勒烯、香荆芥酚、苯酚、丁烯基酞内酯等。②香豆素类：含有二氢呋喃香豆素衍生物，还分离出 2 个角型呋喃香豆素、3 个线型呋喃香豆素以及 3 个吡喃香豆素。③黄酮类：当归中黄酮类成分主要是查尔酮衍生物、木犀草素 - 7 - O - β - D 葡萄糖苷等。④有机酸类：主要是阿魏酸，其含量较高，不同药用部位含量不同，其中当归尾最高，当归身次之，当归头最低。还含有丁二酸、二十四烷酸、烟酸、棕榈酸、香草酸等。⑤氨基酸类：当归中的氨基酸含量丰富。从甘肃岷县当归的水提取物中，检出 19 种氨基酸，占浸膏总量的 6.63%，其中精氨酸的含量最高，占氨基酸总量的 25%，谷氨酸次之。其中必需氨基酸有赖氨酸、缬氨酸、色氨酸、亮氨酸等。⑥多糖类：当归中含丰富的多糖，其多糖的基本糖单位有 D - 葡萄糖、D - 半乳糖、D - 木糖、L - 阿拉伯糖、甘露糖、鼠李糖、岩藻糖以及葡萄糖醛酸和半乳糖醛酸。⑦其他成分：当归含有丰富的微量元素，如钾、钠、钙、镁、铝、硅、磷、铁、锰、镍、铜、锌、砷、钼、锡、硼、钡、硒、镭、钛、钒、铬等近 23 种，其中有 16 种是人体所必需的。当归中尚有维生素 B_2、维生素 A 等[4-7]。

1.3 浆水 浆水临床价值大，各代医家对浆水的认识存在一定争议。另外，由于地域不同，个地浆水的制作工艺亦有区别。一般的浆水是用芹菜、苦渠、萝卜、土豆、黄豆芽等为原料，在沸水里烫过后，加酵母发酵而成，其中芹菜浆水为上品。张仲景家乡的浆水以小麦、绿豆、红薯为原料，通过发酵制成浆水，入药可分生浆水、熟浆水[8-9]。

2 复方组分

目前尚未见有赤小豆当归散复方化学组分的文献报道。

【方剂药理学研究】

1 拆方药理

1.1 赤小豆 ①利尿作用：采用小鼠代谢笼法，测定水负荷小鼠给药 4 小时的尿量，研究赤小豆对小鼠的利尿作用。结果显示，与空白给药组相比，三氯甲烷萃取部位高剂量组具有显著的利尿作用，正丁醇萃取部位高剂量组及药材水提取液高剂量组具有显著的利尿作用。实验表明，赤小豆三氯甲烷及正丁醇萃取部位具有显著的利尿作用，可能是赤小豆利尿作用的主要有效部位。②抗氧化作用：赤小豆所含的黄酮类化合物具有较强的体外抗氧化作用，是预防和治疗肿瘤、肝病等的有效成分。采用总抗氧化能力、DPPH 自由基清除能力与还原能力考察赤小豆酚类化合物的体外抗氧化能力，结果表明，鞣酸具有最强的抗氧化能力。③其他作用：研究表明，赤小豆所致的餐后血糖波动最小，利于 2 型糖尿病患者餐后血糖的控制；赤小豆提取物具有雌激素活性。赤小豆还能增进食欲，促进胃肠消化吸收。赤小豆因含有多种维生素 B 族，可治疗脚气病。赤小豆生用能引起恶心、呕吐，但煮沸后破坏其致吐成分皂苷而失去作用，因而用赤小豆引吐宜生用研末[10-14]。

1.2 当归 ①对血液系统的作用：当归具有增强造血功能的作用。当归中多糖成分具有促进血红蛋白及红细胞的生成作用，研究发现当归多糖对苯肼和射线辐射所致骨髓抑制 - 贫血小鼠的白细胞、血红蛋白、红细胞等恢复均有显著促进作用。当归多糖能显著刺激多能造血干细胞（CFU - S）的增殖，并能促进红细胞分化。当归水煎剂对胶原和二磷酸腺苷诱导的大鼠血小板聚集具有抑制作用。②对心血管系统的作用：研究发现当归能降低心肌细胞耗氧量，减轻心肌损伤程度，保护心肌细胞。实验表明，口服当归粉可降低大鼠及家兔实验性高脂血症，其降血脂作用并非阻碍胆固醇的吸收所致。含 5% 当归粉的食物及相当于此量的当归油及其提取物，对实验性动脉硬化大鼠的病变主动脉有一定的保护作用。当归的抗氧化和自由基清除作用可有效保护血管内膜不受损伤，使脂质在动脉壁的出入保持动态平衡，同时也可阻止血小板黏附和聚集于血管壁上；其降胆固醇作用可抑制脂质沉积于血管壁；其抗血小板聚集作用又可阻止附壁血栓形成，此三种药理作用相互协调，共同产生抗动脉粥样硬化的作用。③抗炎和镇痛作用：当归可显著抑制由多种致炎剂引起的急性毛细血管通透性增加、组织水肿及慢性炎症损伤，且对炎症后期肉芽组织增生亦有抑制作用，但不影响肾上腺及胸腺的重量，表明其抗炎作用与垂体 - 肾上腺系统无关。当归水提取物对腹腔注射乙酸引起的扭体反应具有镇痛作用，其镇痛作用强度是阿司匹林的 1.7 倍。④对呼吸系统的作用：当归中的丁烯基酞内酯和藁苯内酯具有松弛支气管平滑肌的作用，能对抗组胺、乙酰胆碱引起的支气管哮喘。当归可扩张大鼠肺动脉，使急性缺氧性肺动脉高压降低，亦可降低继发于慢性阻塞性肺病的肺动脉高压。⑤抗氧化作用：当归对脑缺氧、缺血后再灌注脑组织脂质过氧化物升高有明显的抑制作用。所含的阿魏酸能直接减少 H_2O_2 含量，并与磷脂酰乙醇胺结合，通过直接消除自由基，抑制氧化反应和自由基反应等拮抗自由基对组织的损害。⑥对子宫平滑肌的作用：当归精油对离体兔、大鼠、狗子宫平滑肌的自主收缩具有抑制作用，对乙酰胆碱引起的兴奋有拮抗作用，也能部分地对抗肾上腺素引起的收缩。当归水煎液可兴奋离体小鼠子宫，这与当归对子宫组胺受体的兴奋作用有关。⑦调节免疫功能的作用：当归及其多种活性成分对机体有多重免疫调节作用。当归多糖能显著提高单核吞噬细胞系统的吞噬功能，激活淋巴产生抗体和促进溶菌酶的产生。可明显增强小鼠的红细胞黏附功能以及促进 IL - 2 的功能，减轻泼尼松引起的免疫抑制，并能拮抗泼尼松引起的外周血白细胞减少。⑧抗肿瘤作用：当归总多糖对于小鼠移植性肿瘤有抑制作用，能减轻化疗药物的副作用；腹腔注射当归多糖后，能延长腹腔接种艾氏腹水癌细胞的小鼠的生存时间；当归多糖与巨噬细胞激活因子同时存在时，激活的巨噬细胞可表现对 EL - 4 白血病细胞的溶细胞作用[5-6,15-19]。

1.3 浆水 生浆水味甘、酸、性凉，可清热解毒不伤正；熟浆水具有和胃调中，降逆止呕，益胃生津等作用。张仲景充分利用浆水善行的特点，助宣通化滞，用其性凉入血分之性以解热。

2 复方药理

目前尚未见有赤小豆当归散复方药理研究的文献报道。

【临床研究与应用】

1 治疗尿路感染

选择尿路感染患者 44 例，用赤小豆当归散加连翘、枳壳、川续断、石韦、甘草。每日 1 剂，水煎 400ml，早、晚分服。若肉眼血尿或镜检红细胞多者，加白茅根、大蓟、小蓟；镜检白细胞多者，加金银花、鱼腥草；有寒热表证者，加荆芥、柴胡；尿浑浊者，加萆薢、车前草；腰痛甚者，加狗脊、怀牛膝。结果以临床症状消失，尿常规连续 3 次阴性或尿培养连续 2 次阴性为治愈，本组痊愈 38 例，好转 5 例，未好转 1 例，总有效率 97.73%[20]。

2 治疗滴虫性阴道炎

选择滴虫性阴道炎患者 23 例，用赤小豆当归散加土茯苓、黄柏水煎。每日 1 剂，分 2 次饭前温服，月经停止后开始服，至下次月经前 2 ~ 3 天止，此为 1 个疗程，根据情况可连用 2 ~ 3 个疗程。另外，用加味苦参汤熏洗（苦参、蛇床子、百部、石榴根皮），水煎过滤取其煎液趁热熏洗会阴部，尽量使药达阴道深部，与内服药同步使用。结果以临床症状消失，月经后 1 周内镜检阴道分泌物滴虫阴性，跟踪 3 个月经周期未复发者为痊愈，本组痊愈 8 例，显效 12 例，有效 3 例[21]。

3 治疗复发性口腔溃疡

选择复发性口腔溃疡患者 30 例，采用甘草泻心汤合赤小豆当归散治疗。若脾虚有湿者，加薏苡仁、茯苓、炒白术；心火旺者，加淡竹叶、白茅根。每日 1 剂，分 2 次口服，7 日为 1 个疗程。结果以溃疡面直径 <1cm，用药 3 天内愈合；或直径 >1cm 的创面 4 ~ 7 天痊愈，水肿、充血、疼痛等症状消失，随访 1 年无复发为显效，本组显效 25 例，有效 3 例，无效 2 例，总有效率为 93.3%[22]。

4 治疗其他疾病

以赤小豆当归散为主方，还可用于皮炎、生漆过敏、急性湿疹、男子阴茎溃烂、尖锐湿疣、脓疱疮[23]等。

【方剂评述】

赤小豆当归散主治血分湿热蕴毒之病，乃活血败脓，除湿清热之剂。该方是张仲景在《伤寒杂病论》中惟一将赤小豆列于方名之首的方剂，可见其在此方中具有不可替代的重要作用。本方在《金匮要略·百合狐惑阴阳毒病脉证并治》中用于治疗狐惑酿脓，在《金匮要略·惊悸吐衄下血胸满瘀血病脉证并治》又用于治疗湿热便血。考两方主治的共同点，在于都有湿热蕴结、结聚成毒的病机，只是一者热毒蕴于上而酿脓，另一者热毒结于下而便血。《黄帝内经·素问》至真要大论篇第七十四载："诸痛痒疮，皆属于心。"赤小豆色赤而入心经，能清火热而疗疮毒。《本草纲目》载："赤小豆小而色赤，心之谷也……能入阴分，治有形之病。"《本草汇言》亦载："（赤小豆）凡一切气血雍逆不通，作痛胀肿结，有形之疾，咸需用之。"《医学衷中参西录》更载："赤豆疏血分之结。"配伍当归则更能引药入血，清血分之湿热毒结。同时，其清热利湿之效还可以杜绝湿热之源，达到治病求本的目的。值得注意的是，在赤小豆当归散中，赤小豆的用法稍有不同，张仲景在方中注明赤小豆需"浸令芽出，曝干"。对于这种用法，历代医家均认为这样做可以"发越蕴积之毒"。现代药理学表明，经过发芽的赤小豆所含的 SOD 比单用种子要高，子叶中比胚芽中约高出 27 倍，而 SOD 是参与抗炎过程的重要酶类。由此可见，张仲景在赤小豆当归散中对于赤小豆的炮制方法是具有一定科学依据的。

参 考 文 献

[1] 宁颖，孙建，吕海宁，等. 赤小豆的化学成分研究 [J]. 中国中药杂志，2013，38（12）：1938－1941.

[2] 卫莹芳，闫婕，王化东，等. 赤小豆总黄酮分光光度分析方法建立及全国不同产地药材含量测定 [J]. 时珍国医国药，2010，21（11）：2729－2731.

[3] 彭游，李同建. 赤小豆黄酮的微波光波干法辅助提取的机制分析 [J]. 食品工业科技，2011，32（10）：361－363.

[4] 王雪梅，李应东. 当归有效成分及其药理作用的研究进展 [J]. 甘肃中医，2009，22（11）：50－51.

[5] 冯学花，梁肖蕾. 当归化学成分与药理作用的研究进展 [J]. 广州化工，2012，40（22）：16－18.

[6] 龙全江，徐茂保，赵海鹰. 当归油炒前后挥发油化学成分对比研究 [J]. 中国中药杂志，2007，31（24）：2085－2087.

[7] 孙红梅. 当归药材资源调查与品质特征的研究 [D]. 北京：中国协和医科大学，2010：5.

[8] 黄蕊. 《金匮要略》"浆水" 功用谈 [J]. 云南中医中药杂志，2011，32（11）：99－100.

[9] 赵体浩，刘世恩. 《伤寒论》清浆水揭秘 [J]. 国医论坛，2008，23（6）：5－6.

[10] 彭游，李仙芝，柏杨. 赤小豆活性成分的提取及保健功能研究进展 [J]. 食品工业科技，2013，34（9）：389－391.

[11] 闫婕，卫莹芳，钟熊，等. 赤小豆对小鼠利尿作用有效部位的筛选 [J]. 四川中医，2010，28（6）：53－55.

[12] 檀志芬，葛超. 赤小豆芽超氧化物歧化酶的提取条件研究 [J]. 陕西科技大学学报，2003，21（5）：84－87.

[13] 李波，赵青威，Nadine Weber，等. 赤豆荚果总黄酮提取物对原代培养大鼠肝细胞氧化损伤的保护作用 [J]. 营养学报，2005，27（5）：397.

[14] 张幸国，赵青威. 赤豆的雌激素样作用及其对人类乳腺癌 MCF.7 细胞孕激素受体水平的影响 [J]. 中国中药杂志，2006，31（5）：1261－1265.

[15] 柳永青. 当归的化学成分与生物活性 [J]. 航空航天医药，2009，20（11）：127－128.

[16] 祁晶. 当归多糖的结构分析及其对大鼠复发性阿弗他溃疡模型影响的研究 [D]. 兰州：兰州大学，2011：5.

[17] 胡慧娟，杭秉茜，王明书. 当归的抗炎作用 [J]. 中国中药杂志，2009，16（11）：684－687.

[18] 熊友健. 当归提取物及佛手柑内酯对伏立康唑和伊曲康唑体外细胞转运的影响 [D]. 长沙：中南大学，2011：5.

[19] 刘雪东. 当归 CO_2 超临界萃取物保护血管内皮细胞的物质基础研究 [D]. 南京：南京中医药大学，2010：5.

[20] 李文宝. 赤小豆当归散加味治疗尿路感染 44 例 [J]. 中医杂志，1996，15（10）：451.

[21] 李淑华. 服药加薰洗治疗滴虫性阴道炎 23 例 [J]. 内蒙古中医药，1995（1）：16.

[22] 仝宗景. 产后缺乳经方治验三则 [J]. 河南中医，1993，13（2）：93.

[41] 牛文贵. 甘草泻心汤合赤小豆当归散治疗复发性口腔溃疡 30 例 [J]. 中国民间疗法，2012，20（2）：35.

[23] 张家礼. 金匮要略 [M]. 北京：中国中医药出版社，2004：75.

∽ 苦参汤 ∽

【处方组成与功用】

苦参汤出自《金匮要略》百合狐惑阴阳毒病脉证治（狐惑病）篇，由苦参 100g，水煎，去滓，熏洗。具有清热燥湿，杀虫解毒的功效。传统用于狐惑病前阴溃烂疼痛者的外洗方剂。

【方剂传统解析】

《金匮要略》载："蚀于下部（指前阴部位，外生殖器）则咽干，苦参汤洗之。"本条文论述了狐惑病若呈现前阴病变的外治法。本证病因病机为湿热内蕴，虫毒腐蚀。苦参汤药仅苦参一味，煎汤外洗患部。苦参苦、寒、质燥，有清热燥湿，杀虫解毒，止痒敛疮之效，熏洗阴部，治疗阴疮、阴痒，有较好效果。

【方剂药效物质基础】

苦参　①生物碱类：苦参碱型生物碱包括苦参碱、槐定碱、异苦参碱、7,11-脱氢苦参碱、槐果碱、异槐果碱、氧化苦参碱等。金雀花碱型包括金雀花碱及 N-甲基金雀花碱等。无叶豆碱型包括臭豆碱和赝靛叶碱等。羽扇豆碱型包括羽扇豆碱等。②黄酮类：目前已从苦参中分离得到 50 多种黄酮类化合物，按黄酮类化合物的骨架划分，它们多数为二氢黄酮和二氢黄酮醇类，少数为黄酮类、黄酮醇类、异黄酮类、查耳酮类等。如苦参醇、新苦参醇、降苦参醇、降苦参酮、苦参酮、异苦参酮、异去氢淫羊藿素、芒柄花黄素、三叶豆紫檀苷、苦参素等。③脂肪酸类和挥发油类：脂肪酸类成分有乙酸甲酯、壬酸甲酯、月桂酸甲酯、壬二酸二甲醇、十四烷酸甲酯等。挥发油类有己醛、正壬酸、乙苯、2,4-正癸二烯醛、莰烯、香桧烯、香叶基丙酮、月桂烯、正己酸、百里香素等 47 个成分。④氨基酸及糖类：苦参的水提醇沉液鉴定出有天冬氨酸、苏氨酸、丝氨酸、谷氨酸、甘氨酸、丙氨酸、胱氨酸、缬氨酸、异亮氨酸、亮氨酸、苯丙氨酸、赖氨酸、组氨酸、精氨酸、脯氨酸共 15 种氨基酸，其中脯氨酸和天冬氨酸在苦参中含量较高。还分离鉴定出蔗糖。⑤三萜皂苷类：苦参中尚含有皂苷类化合物大豆皂苷。⑥其他成分：植物血凝素、大黄酚、大豆甾醇 B、胞嘧啶等。近来，又从苦参中分离出 7-甲氧基-4'-羟基异黄酮和 7-甲氧基香豆素等[1-4]。

【方剂药理学研究】

苦参　①抗肿瘤作用：苦参煎剂、醇提取物及苦参总生物碱、氧化苦参碱、脱氢苦参碱、苦参碱等均有不同程度的抗肿瘤作用。体外实验证明苦参煎剂能明显诱导人急性早幼粒细胞白血病细胞向正常方向分化作用；苦参对白血病细胞系 K562 有诱导分化作用，使细胞增殖能力明显下降。氧化苦参碱在一定浓度下能诱导卵巢癌 SKOV3 细胞凋亡。研究表明，苦参可通过多种途径发挥抗肿瘤作用，主要表现在抑制肿瘤细胞的增殖及转移，诱导肿瘤细胞的分化与凋亡，抑制端粒酶的活性，抑制肿瘤新生血管的形成，抑制肿瘤耐药性及促进宿主抗肿瘤免疫反应等。②抗病原微生物作用：苦参水煎液对大肠埃希菌、金黄色葡萄球菌、甲型溶血性链球菌、乙型溶血性链球菌、志贺菌属等均有明显抑制作用。苦参提取物对 208 株表皮葡萄球菌具有较强的抑菌作用。苦参素具有明显且明确地抗 HBV 和抗肝纤维化的双重作用。③抗炎作用：苦参碱可抑制炎症过程的各个阶段，对多种炎性介质均有不同程度的抑制作用。氧化苦参碱具有较强的免疫调节作用，可通过对宿主的抗体水平、免疫细胞的变化、细胞因子及其他炎性调节因子的影响发挥其抗炎作用，如氧化苦参碱可显著减轻哮喘小鼠气道及肺组织中嗜酸性细胞的浸润，显著抑制哮喘小鼠肺组织中 IL-4 mRNA 的表达水平。口服苦参碱对二甲苯所致的小鼠耳廓肿胀及卡拉胶所致的大鼠足肿胀有明显的抑制作用，也能对抗由乙酸引起的小鼠腹腔毛细血管通透性增高。④抗过敏作用：氧化苦参碱能抑制肥大细胞脱颗粒，对大鼠被动皮肤过敏反应、阿蒂斯反应及绵羊红细胞诱导的迟发型超敏反应均有明显的抑制作用。氧化苦参碱能抑制 IgE 和抗原引起的肥大细胞释放组胺。⑤利尿作用：苦参碱 90mg/kg 灌服可显著增加家兔的尿量，最大效应出现在灌服的 60 分钟后，表明苦参碱对家兔有显著的利尿作用。⑥对肝脏的保护作用：氧化苦参碱通过抑制肝内胶原合成、减少肝脏细胞外基质异常增生、降低自由基生成和减轻脂质过氧化发挥抗肝纤维化作用。⑦其他作用：苦参素可使小鼠血白细胞升高，使白细胞吞噬异物活性明显增强。研究表明，不论整体、离体或细胞学研究结果均提示苦参碱对中枢神经系统有一定的抑制作用，作用的强弱与剂量存在明显的量效关系。苦参总黄酮能降低三氯甲烷诱发小鼠心室颤动的发生率，对抗乌头碱诱发的大鼠心律失常。苦参中的异戊二烯类黄酮可以抑制酪氨酸酶的活性，减少黑色素的生成，对皮肤有美白作用。苦参可以对抗胰岛素引起的心肌成纤维细胞增殖和增加心肌细胞蛋白含量，并且呈剂量依赖性。氧化苦参碱能提高心肌梗死大鼠血清中超氧化物歧化酶、过氧化氢酶、谷胱甘肽过氧化物酶的活性，降低血清中 MDA 的含量，降低血清中 $IL-1\beta$、$IL-6$ 和 $TNF-\alpha$ 的水平[5-17]。

【临床研究与应用】

1 治疗痔术后创面炎症

选择 120 例混合痔手术患者，随机分为试验组和对照组各 60 例。试验组采用超声雾化熏洗（加入 30ml 中药苦参汤），每天 1 次，每次 18 分钟，连续 10 天。对照组采用传统方式熏洗，频率与时间同试验组，观察 2 组患者创面愈合效果、愈合时间和患者舒适度。结果经 1 个疗程的治疗，以肛门疼痛明显减轻，排便无障碍，创面无出血、无渗出，创面愈合时间明显缩短为显效。试验组总有效率为 98.3%；对照组总有效率为 86.7%（$P < 0.05$）[18]。

2 治疗放射性食管炎

选择胸部肿瘤患者治疗中发生放射性食管炎重症 102 例，随机分为治疗组 60 例和对照组 42 例。2 组均给予一般治疗，合并感染时给予有效抗生素，症状严重时暂停放疗或减量放疗。治疗组取苦参 100g，加水 600ml，浸泡 20 分钟后，文火水煎至约 200ml，过滤后取该水煎剂每次 10ml 频频口服，不拘时间。对照组用泼尼松口服或地塞米松静脉滴注，吞咽疼痛较重者分次吞食适量局部麻醉药。1 周为 1 个疗程。结果经 2 个疗程治疗，临床症状及体征疗效比较：在吞咽不利、口吐黏液、胸骨后疼痛等症状上，治疗组和对照组的疗效无显著差异（$P > 0.05$）；治疗组烧灼感、吞咽疼痛消失率分别为 55.56%、69.05%，显著高于对照组的 34.78%、51.85%（$P < 0.05$）。2 组 X 线表现疗效比较：治疗组、对照组比较，放疗时间和病程愈短，X 线表现消失率和有效率愈高，治疗组总消失率为 35.7%，有效率为 83.04%；对照组总消失率为 35.90%（$P > 0.05$）[19]。

3 治疗急性腰扭伤

选择 106 例急性腰扭伤患者，其中病程最短者发病仅 30 分钟，最长者 3 天，全部经 X 线摄片检查提示无腰椎骨折、脊柱侧弯，在腰部中线或两旁有明显局部压痛、肿胀，腰大肌及竖脊肌痉挛，双下肢无明显体征，腰部活动受限。给予苦参 30g，水煎煮 2 次，每次 30 分钟，合并滤液，混匀。滤液 1 日分 2 次口服，连续服用 3 天。结果以治疗后疼痛、肿胀消失，活动自如者为痊愈，本组病例全部有效，经 1 剂治疗后，痊愈 32 例，好转 74 例，继续口服 2 剂后痊愈；治疗过程中无一例无效[20]。

4 治疗其他疾病

以苦参汤为主方，还可用于湿脚气、湿疮[21]及寻常疣[22]等。

【方剂评述】

《金匮要略》载："狐惑之为病，状如伤寒……其面目乍赤、乍黑、乍白；蚀于上部则声喝，甘草泻心汤主之""蚀于下部则咽干，苦参汤洗之""蚀于肛者，雄黄熏之"。此三条论治狐惑病的治法。狐惑病由湿热虫毒为患，表现为咽喉及前阴、后阴的腐蚀溃烂，治以甘草泻心汤内服清热解毒、化湿安中。张仲景所谓"蚀于下部"，是单指前阴腐蚀溃烂而言。以苦参汤熏洗前阴，取其清热燥湿、解毒杀虫之功，可以缓解前阴瘙痒溃烂的症状。现代常用于阴道炎、湿疹、接触性皮炎等。

参 考 文 献

[1] 陈慧芝，包海鹰. 苦参的化学成分和药理作用及临床研究概况［J］. 人参研究，2010（3）：31 – 37.

[2] 陈磊，刘怡，梁生旺. 苦参化学成分研究［J］. 广东药学院，2011，27（5）：471 – 473.

[3] 赵玉英，王邠，雷黎明，等. 苦参黄酮类成分的研究［J］. 植物学报，1993，35（4）：304 – 306.

[4] 李丹，左海军，高慧媛. 苦参的化学成分［J］. 沈阳药科大学学报，2004，21（5）：346 – 348.

[5] 孟林，赵存刚，刘进，等. 苦参成分及药理作用研究进展［J］. 中国科技信息，2012（20）：128.

[6] 董珉翔，白音夫. 苦参心血管药理作用的研究进展［J］. 西北药学杂志，2013，28（2）：215 – 217.

[7] 陈晓峡，向小庆，叶红. 苦参碱及氧化苦参碱抗肿瘤作用的研究进展［J］. 中国实验方剂学杂志，2013，19（11）：361 – 364.

[8] 朱晓伟，宝金荣，布仁. 苦参碱和氧化苦参碱抗肿瘤作用机制研究进展［J］. 化学试剂，2010，32（1）：32.

[9] 付婷婷，邹存华，赵淑萍，等. 苦参碱抑制宫颈癌 HeLa 细胞增殖作用及机制［J］. 齐鲁医学杂志，2012，27（3）：205.

[10] 彭燕，韩凌，孙静，等. 氧化苦参碱对结肠癌 LoVo 细胞 c – myc，PSMD9，CDK4 mRNA 表达的影响［J］. 中国实验方剂学杂志，2012，18（6）：220.

[11] 张少少，安银岭，华燕，等. 苦参化学成分和药理研究现状［J］. 中国民族民间医药，2008（11）：8 – 9.

[12] 陈慧芝，包海鹰. 苦参的化学成分和药理作用及临床研究概况［J］. 人参研究，2010（3）：31 – 37.

[13] 王绪平，黄孝闻，张恒义，等. 苦参碱对新生大鼠海马神经细胞的影响［J］. 浙江中医杂志，2013，48（7）：542 – 543.

[14] 费燕，潘俊. 苦参碱对新生大鼠海马神经细胞的影响［J］. 中国美容医学，2013，22（12）：1291 – 1293.

[15] 王雪芳，刘艳明. 苦参碱对低镁诱发豚鼠左心室流出道心律失常的电生理效应［J］. 时珍国医国药，2011，22（1）：146 – 147.

[16] 王雪芳，刘艳明. 苦参碱对休克血浆致豚鼠心室肌细胞电生理变化的影响［J］. 中国中医基础医学杂志，2012，18（1）：66 – 68.

[17] 王恒，吉杨丹，徐旖旎，等. 氧化苦参碱对大鼠冠脉结扎诱发急性实验性心肌梗死的保护作用及机制［J］. 中国实验方剂学杂志，2012，18（4）：143 – 146.

[18] 蔡雪英. 超声雾化熏洗对混合痔术后创面愈合的效果观察［J］. 天津护理，2013，21（3）：254 – 255.

[19] 王建华，王晓贞. 苦参治疗放射性食管炎 60 例［J］. 中医杂志，2002（9）：688 – 689.

[20] 沈以凤，李金文. 苦参汤剂治疗急性腰扭伤［J］. 天津药学，2011，12（4）：65 – 66.

[21] 郭凤梅. 苦参汤在临床中的应用［J］. 山西职工医学院学报，1999，9（2）：26.

[22] 张政. 苦参汤新用举隅［J］. 陕西中医，1998，19（4）：175.

雄黄熏方

【处方组成与功用】

雄黄熏方出自《金匮要略》百合狐惑阴阳毒病脉证治（狐惑病）篇，由雄黄一味，为末，筒瓦二枚合之，向肛熏之。具有燥湿杀虫的功效。传统用于狐惑病肛门溃烂疼痛者的外洗方剂。

【方剂传统解析】

《金匮要略》载："蚀于肛者，雄黄熏之。"本条文论述了狐惑病呈现后阴病变的外治法。本证病因病机为湿热内蕴，虫毒腐蚀。如果湿热下注，虫毒腐蚀于后阴，就会出现肛门周围溃烂、疼痛。治疗用雄黄烧烟外熏，以燥湿杀虫。雄黄辛、苦、温、燥，有毒，功专燥湿杀虫，祛风解毒。取雄黄适量研末，绵纸或艾绒裹之，置于筒状容器内点燃，患者蹲坐其上，使雄黄烟熏肛门患处；亦可取少许研粉外涂肛门处治疗。

【方剂药效物质基础】

雄黄 雄黄的主要化学成分是二硫化砷（AS_2S_2），尚含有少量铝、铁、钙、镁、硅等元素[1]。

【方剂药理学研究】

雄黄 ①抗菌、抗病毒作用：雄黄具有广泛的抗菌谱，如对金黄色葡萄球菌、链球菌、志贺菌属、结核分枝杆菌等有较强的抗菌作用。②抗肿瘤作用：通过不同浓度的雄黄作用于K562细胞的试验，发现雄黄可明显抑制细胞增殖和细胞端粒酶活性，并与雄黄的剂量相关。体外研究发现，不同剂量的雄黄可能通过不同的途径选择性地清除急性早幼粒细胞白血病细胞。③毒性反应及副作用：雄黄是一种含砷盐的化合物，砷可致中枢神经系统缺氧和功能紊乱，引起恶心、呕吐、腹胀、腹泻。用雄黄给小鼠灌胃5周，发现低剂量组对肾脏损害不明显，而高剂量组对肾脏损害较为严重，肾小球充血较明显，肾小囊腔明显狭窄，囊壁增厚，并有少量新月体形成。另外，砷可引发贫血及砷角化病，长期大量使用雄黄可致突变、致癌及致畸[2-7]。

【临床研究与应用】

目前雄黄熏方临床较少使用。

【方剂评述】

《金匮要略》所载之方，除大部分水煎口服外，亦根据不同病情与病位，选用其他用药途径。如狐惑病用雄黄火熏，使热气挟药力透过秽浊，治后阴蚀烂等症。狐惑病当包含所有官窍及其周边以红肿渗出、糜烂溃疡为特征的炎性病变，目前认为，除贝赫切特综合征外，其他如咽喉炎、扁桃体炎、咽部脓肿、口腔溃疡等，又如泌尿生殖系统感染、阴部溃疡、肛周炎、肛周脓肿等，以及耳、鼻等部位的炎性病变，甚或艾滋病和多种性传播疾病等，均可归于狐惑病的范畴，并据此论治。雄黄虽有杀虫之效，但此处局部使用则意在突出其解毒疗疮、收敛消肿的功效，张仲景考虑其毒性，仅用于治疗湿毒夹瘀较甚且局部不太过娇嫩的肛肠部位病变，且非直接接触的熏法也可使其毒性吸收减少。

参 考 文 献

[1] 关君，王耘，铁步荣，等. 雄黄主要成分的考证［J］. 北京中医药大学学报，2010，33（9）：623 - 627.

[2] 白明，贾亚泉，杨克伟，等. 雄黄临床外用举隅及药理作用［J］. 中国当代医药，2011，18（16）：8 - 9.

[3] 康永，李先荣，程霞，等. 雄黄药理作用的实验研究及其毒性观察［J］. 时珍国医国药，1998，9（4）：322 - 323.

[4] 李静，刘陕西，张梅，等. 雄黄对 K562 细胞端粒酶活性和凋亡的作用［J］. 第四军医大学学报，2003，24（17）：1581.

[5] 丁新侃. 朱砂和雄黄抗病毒药理作用新认识［J］. 临床合理用药，2012，5（7A）：8 - 9.

[6] 刘嵘，濮德敏. 雄黄的研究进展［J］. 时珍国医国药，2007，18（4）：982 - 984.

[7] 史国兵. 中药雄黄的临床应用及其毒副作用［J］. 药学实践杂志，2002，20（5）：267 - 270.

❧ 升麻鳖甲汤 ❧

【处方组成与功用】

升麻鳖甲汤出自《金匮要略》百合狐惑阴阳毒病脉证治（阴阳毒病）篇，由升麻 10g，当归 6g，蜀椒 5g，甘草 10g，鳖甲 12g，雄黄 0.3g 组成。具有清热解毒，活血消斑，散瘀透邪的功效。传统用于面赤，咽喉红肿，溃烂疼痛，咯唾脓血，或面目青紫，斑色暗黑，身痛剧烈，咽喉红肿疼痛等。

【方剂传统解析】

《金匮要略》载："阳毒之为病，面赤斑斑如锦纹，咽喉痛，唾脓血。五日可治，七日不可治。升麻鳖甲汤主之""阴毒之为病，面目青，身痛如被杖，咽喉痛。五日可治，七日不可治。升麻鳖甲汤去雄黄、蜀椒主之"。上述两条论述了阴阳毒的证治。本证病因病机为感染疫毒，毒热壅于营血，上攻头面咽喉。本方用升麻辛凉，发表透疹，清热解毒；甘草清热解毒，助升麻之用；鳖甲咸寒，入阴分，与当归相配，滋阴养血，活血化斑；雄黄辛温，功专解毒杀虫；蜀椒辛热，与雄黄相配，以阳从阳，取其辛散温行之性，开腠理，行血脉，使既结之毒热得以速散。全方共奏清热解毒、活血化瘀之功，是以治疗阳毒。阴毒因其毒变血脉壅滞，疫毒较深，且有伤阴之势；故去辛温燥烈之雄黄、蜀椒而用之，避其助邪耗阴之弊。

【方剂药效物质基础】

1 拆方组分

1.1 当归　其化学组分见百合狐惑阴阳毒病脉证治篇"赤小豆当归散"。

1.2 甘草　其化学组分见痉湿暍病脉证治篇"栝楼桂枝汤"。

1.3 雄黄　其化学组分见百合狐惑阴阳毒病脉证治篇"雄黄熏汤"。

1.4 升麻　升麻药材来源为升麻、兴安升麻和大三叶升麻的根茎。目前，已从升麻属中分离得到 200 多个化合物，主要含有三萜及其苷类、酚酸类及其衍生物。另外还有色原酮、挥发油及其他化合物等。①三萜及其苷类：升麻属植物的主要成分是 9,19 - 环羊毛脂烷型四环三萜及其苷类，大约 100 多种，其母核为具有 4 个角甲基的羊毛脂烷醇四环三萜，B 环均有

9,19 - 环丙烷；侧链多具有半缩醛结构及 3 个甲基等氧化程度较高的基团。与羊毛脂烷醇结合成苷的糖部分多为木糖，少部分为葡萄糖、阿拉伯糖，并以单糖居多。②酚酸类：升麻植物中普遍存在酚酸类化合物，已报道近 30 种，它们是升麻抗菌、消炎的活性成分之一。如从升麻生药乙醇提取物中分离得到升麻酸、马栗树皮素、咖啡酸甲酯、4 - O - 乙酰基咖啡酸、芥子酸、咖啡酸、阿魏酸、异阿魏酸等 8 个酚酸类化学物质。从升麻地下部分得到 6 个番石榴酸衍生物和 3 个富井酸衍生物，分别为番石榴酸、2 - 异咖啡酸番石榴酸、2 - 阿魏番石榴酸、2 - 异阿魏番石榴酸、阿魏番石榴酸 - 1 - 甲酯、2 - 异阿魏番石榴酸 - 1 - 甲酯、富井酸、2 - 阿魏富井酸 - 1 - 甲酯、2 - 异阿魏富井酸 - 1 - 甲酯。另外还有升麻酸 A、升麻酸 B、3 - 乙酰基咖啡酸、咖啡酸葡萄醋苷等酚酸类化合物。③色原酮类化合物：目前色原酮主要有升麻素、升麻素葡萄糖苷、北升麻瑞、北升麻宁、凯林苷等 9 种呋喃环色原酮化合物。④挥发油类：升麻中含有大量的脂肪酸类挥发油，其中以棕榈酸含量最多。⑤其他：从本属植物中还分到 cimidahurine、cimidahurinine、cimicifugamide、6 - isonoside、核糖、蔗糖和谷甾醇等[1-3]。

1.5 蜀椒 蜀椒（花椒）的化学成分主要有挥发油、生物碱、酰胺、木脂素、香豆素和黄酮等。①挥发油：花椒挥发油含有烯烃类、醇类、酮类、酯类和环氧类等多种结构类型小分子物质。不同产地花椒果皮挥发油化学成分组成与含量存在明显差异。干花椒果皮中挥发油含量一般为 2%～5%，最高可达 13%。已鉴定的成分多在 30～120 余种。虽然不同产地花椒果皮中相对含量在 3% 以上成分各有不同，但主要以单萜类物质为主，共有的成分有柠檬烯、月桂烯、桉树脑、桧烯、α - 蒎烯、松油醇、里哪醇和里哪醇乙酸酯等。②生物碱：目前花椒中发现的生物碱有茵芋碱、合帕洛平、青椒碱等。应用 70% 的乙醇做提取剂，花椒生物碱平均提取率为 0.94%。采用酸性染料比色法测定花椒总生物碱的含量是 0.95%。③花椒蛋白：花椒籽中蛋白质含量为 14%～15.89%。④花椒油树脂：花椒油树脂是采用溶剂萃取法制得出花椒提取物，它不仅含有用蒸馏法提取的挥发性花椒精油成分，还包含了其他非挥发性成分，如刺激性成分和热感性成分，不挥发油、抗氧化成分及色素等。采用超临界 CO_2 和超声辅助溶剂萃取油树脂，检出 18 种化合物。1 - 乙基 - 6 - 亚乙基环辛烷为含量最大的挥发性成分，占 32.04%；其次是 D - 柠檬烯、乙酸芳樟酯、芳樟醇，分别占 20.92%、12.11%、10.42%。⑤花椒香豆素：香豆素类主要有香柑内酯和脱肠草素等。花椒起止痛作用的有效物质是挥发油，起止痛作用的化学成分有香柑内酯、茵芋碱、1,8 - 桉叶素，其中香柑内酯为主要镇痛成分。⑥花椒籽油及其 α - 亚麻酸：采用气相色谱 - 质谱联用法分析花椒籽油脂肪酸组分，共鉴定 12 种脂肪酸，主要为棕榈酸、油酸、亚油酸和 α - 亚麻酸。⑦花椒总黄酮：以芦丁为标准，采用硝酸铝 - 亚硝酸钠体系显色，以 508nm 为测定波长测定花椒中的总黄酮含量，发现其总黄酮含量在 162.05mg/g 以上。⑧花椒酰胺：除了挥发油外，花椒最有特色的成分是其麻味成分，主要是一些酰胺类化合物，大多为链状不饱和脂肪酰胺，其中以山椒素类为代表，具有强烈的刺激性，其他则为连有芳环的酰胺。⑨其他成分：花椒中还含有锰、铁、铜、锌、铅微量元素，其中锰、铁含量丰富，有害元素铅的含量极低。研究表明花椒呈香成分中大多是萜类，含量最多的是芳樟酸和柠檬烯。还含有植物甾醇、川椒素、爱草脑、佛手柑等。经测定，每千克花椒干重中含 17 种氨基酸总量为 53.3g，其中，脯氨酸、天冬氨酸、精氨酸和谷氨酸含量最为丰富[4-10]。

1.6 鳖甲 鳖甲中主要含动物胶、角蛋白、碘质、维生素 D、磷酸钙、碳酸钙、氨基酸、多糖、微量元素等化学成分。①氨基酸：采用氨基酸分析仪从生鳖甲和醋制鳖甲提取物中测得有门冬氨酸、苏氨酸、丝氨酸、谷氨酸、脯氨酸、甘氨酸、丙氨酸、缬氨酸、蛋氨酸、异亮氨酸、亮氨酸、酪氨酸、苯丙氨酸、赖氨酸、组氨酸和精氨酸 16 种氨基酸。2 种提取物中氨基酸含量生鳖甲略高。通过对鳖甲内的氨基酸成分分析显示，其中脯氨酸含量最高（27%），其次是甘氨酸（17%）。从鳖甲超微细粉中测得 18 种氨基酸，总量为 452.86mg/g，其中甘氨酸含量最高（25%），测出了存在于胶原蛋白中的羟脯氨酸。②多糖：从生鳖甲和醋制鳖甲提取物中测得氨基半乳糖、氨基葡萄糖、甘露糖、半乳糖醛酸、半乳糖、葡萄糖、葡萄糖醛酸和戊糖。其中含量最高的半乳糖在生鳖甲和醋鳖甲中分别为 2.76mg/g 和 3.06mg/g。醋制鳖甲提取物中的多糖高于生鳖甲提取物。③微量元素：通过测定中华鳖、鳖甲及鳖甲提取物中的微量元素，发现含量最高的依次是钙、磷和镁。从鳖甲超微细粉测得的钙含量极丰富（231.4mg/g），超过富含钙质的牛奶和大豆。鳖甲超微细粉中镁含量达到 7.128mg/g。从鳖甲及其炮制品中用等离子发射光谱仪测定 Cr，Mn，Cu，Zn，Fe，Al，Ca，Mg，P，K 和 Na等，用原子吸收光谱仪测定 As，Be，Cd，Pb 和 Hg 等，结果表明微量元素、常量元素含量较为丰富，而 Pb，Hg 和 Cd 等有毒元素含量甚微，鳖甲炮制品所含无机元素及人体所需微量元素普遍高于生品。④其他成分：鳖甲中尚含动物胶、角质、蛋白、碘质、维生素 D 等[11-16]。

2 复方组分

目前尚未见有升麻鳖甲汤复方化学组分的文献报道。

【方剂药理学研究】

1 拆方药理

1.1 当归　其药理研究见百合狐惑阴阳毒病脉证治篇"赤小豆当归散"。

1.2 甘草　其药理研究见痉湿暍病脉证治篇"栝楼桂枝汤"。

1.3 雄黄　其药理研究见百合狐惑阴阳毒病脉证治篇"雄黄熏汤"。

1.4 升麻　升麻具有抑制核苷运转、抗病毒、抗肿瘤、调节神经内分泌功能、抗骨质疏松、消炎等多种生理活性。①抑制核苷运转和抗病毒作用：从升麻根茎分离的 24 个三萜化合物能抑制植物血凝素（PHA）刺激的淋巴细胞的核苷的转运。兴安升麻总皂苷（Cd - S）也能抑制体外 PHA 刺激的淋巴细胞对胸腺嘧啶脱氧核苷的转运，并在体外对猴免疫缺陷病毒（SIV）具有抑制作用。②抗炎、解热、镇痛和抗溃疡作用：该属植物所含有的阿魏酸（EA）和异阿魏酸（IFA）可明显抑制乙酸引起的小鼠扭体反应，还可以降低流感病毒侵染小鼠支气管肺泡灌洗液中的白细胞介素 - 8 的水平，而 IFA 的抗炎活性强于 FA。单穗升麻甲醇提取物之热水可溶部分，给大鼠口服可使其正常体温下降，还能抑制乙酸诱导大鼠产生的直肠溃疡。③解毒作用：升麻提取物能有效地预防小鼠 CCl_4 诱导引起的肝损伤，提取物剂量 1g/kg 能明显抑制血清中 ALT、AST 的升高。升麻醇木糖苷在较大剂量时，也能有效的抑制小鼠 CCl_4 诱导引起的肝损伤。④抗骨质疏松作用：大三叶升麻和升麻中的三萜类化合物对甲状旁腺激素（PTH）诱导的卵巢切除大鼠的骨质疏松具有抑制作用，其根茎的甲醇提取物对培养骨组织由PTH 引起的骨质疏松具有抑制作用。⑤降血脂作用：兴安升麻总皂苷给由于维生素引起的高血脂的大鼠口服（10g/kg），可使其血中胆固醇降低 21%，甘油三酯降低 30%；给由于吐温引起的高血脂的大鼠口服，可使其血中的胆固醇降低 44%。⑥降压、镇静、解痉、抗惊厥作用：兴安升麻提取物具有镇静、降压作用，并可阻止樟脑或士的宁引起的小鼠惊厥反应。⑦舒张血管作用：日本学者发现升麻中的有机酸可以持续而缓慢地松弛去甲肾上腺素（NE）引起的鼠主动脉收缩。⑧抗肿瘤作用：从兴安升麻提取的 24 - O - 乙酰升麻醇 - 3 - O - β - D - 木糖苷，可有效抑制人肝癌细胞株 HepG$_2$ 的增殖，并且可将其阻滞在 G$_2$/M 期，同时伴随 G$_0$/G$_1$ 期细胞数下降，S 期细胞数增多。随着作用时间的延长，G$_2$/M 期细胞逐渐增多，到 24 小时出现少量凋亡细胞。升麻总苷对人肝癌细胞株 HepG$_2$ 具有较强的抑制作用，半数抑制浓度 IC$_{50}$ 为 21mg/L。升麻总苷可明显抑制小鼠肝癌 H$_{22}$ 的生长，具有良好的抗肿瘤活性，并呈现一定的剂量依赖性。⑨对神经细胞凋亡的保护作用：用 40mg/L 浓度的类叶升麻苷可明显减少鱼藤酮诱导的多巴胺能神经元 SH – SY5Y 细胞的凋亡。类叶升麻苷具有神经保护作用，能对抗 MPTP 诱导的 C57 小鼠抗帕金森病模型中的神经损伤。⑩其他作用：升麻根茎提取物还有调节内分泌、抗氧化、抗变态反应、抑制 5 – 羟基胺诱导引起的腹泻等作用[1,17 – 20]。

1.5 蜀椒 蜀椒（花椒）对心血管系统、消化系统、免疫功能都有重要的作用，还有镇痛、麻醉、抑菌、抗肿瘤等药理活性。①抗菌、抗病毒、杀虫作用：花椒对炭疽杆菌、溶血性链球菌、白喉杆菌、肺炎双球菌、金黄色葡萄球菌、柠檬色及白色葡萄球菌、枯草芽孢杆菌等 10 种革兰阳性菌，以及大肠埃希菌、宋内志贺菌、变形杆菌、伤寒及副伤寒杆菌、霍乱弧菌等肠内致病菌均有明显的抑制作用。花椒对 11 种皮肤癣菌和 4 种深部真菌均有一定的抑菌和杀菌作用，特别是对某些深部真菌最敏感（如羊毛样小孢子菌、红色毛癣菌等）。研究发现兰屿花椒中的花椒碱具有较强的抗 HIV 活性。香豆素和苯并菲啶类生物碱具有抑制乙肝病毒（HBV）DNA 复制功能。花椒精油对人体螨虫具有较强的抑杀作用，并且对皮脂蠕形螨的抑杀作用明显强于毛囊蠕形螨。花椒挥发油杀螨试验表明，其挥发油 4 小时将螨虫全部杀死，1：4 花椒浸出液 6 小时将螨虫全部杀死。花椒所含挥发油在保温的任氏液中能使猪蛔虫严重中毒。花椒的驱虫功效系由于挥发油所含桉树脑、β – 水芹烯、萜品油烯等几种成分的协同作用所致。②对心血管系统的作用：花椒挥发油具有抗动脉粥样硬化形成的作用，这种作用与它降低血清过氧化脂质水平、抗脂质过氧化损伤有关。花椒水提物及醚提物对冰水应激状态下儿茶酚胺分泌增加所引起的心脏损伤有一定的保护作用，可减少心肌内酶及能量的消耗，同时提高机体的活力水平。花椒水提物和醚提物对大鼠血栓形成有明显抑制作用，能明显延长实验性血栓形成的时间，能明显延长血浆凝血酶原、部分凝血酶时间。花椒籽仁油可降低血脂，改善血液流变性，增强体内抗氧化酶活性，调节体内自由基代谢，抑制脂质过氧化反应。③对神经系统的作用：花椒有较强的麻醉作用，其水溶性生物碱有横纹肌松弛作用。临床上用花椒乙醚提取物或花椒挥发油作为口腔科的安抚剂，可进行消炎止痛。花椒和青椒的水提液都有明显的镇痛作用，能明显抑制二甲苯所致小鼠耳廓肿胀及 10% 蛋清所致的大鼠足肿胀，能显著抑制乙酸所致小鼠的扭体反应。在相同剂量下青椒的作用比花椒强。④对消化系统的作用：花椒提取物对消化道溃疡，有明显的抑制作用。花椒水提物有对抗升高 ALT 的作用。花椒对蓖麻油和番泻叶引起的腹泻均有对抗作用。花椒对胃肠平滑肌还具有低浓度兴奋，高浓度抑制的双向作用，而对处于某些异常状态的肠平滑肌活动，还有使之恢复正常的作用。⑤平喘作用：花椒挥发油对乙酰胆碱（Ach）、组胺（His）所致的气管平滑肌收缩反应有明显抑制作用，提示花椒挥发油有平喘作用，而且对 His 所致的气管收缩作用强于 Ach，表明其可能对过敏性哮喘将有较好的抑制作用。⑥抗肿瘤作用：花椒属植物中富含的木脂素类化合物 （ – ） – sesamin、（ + ） – sesamin、asarinin 是首次报道的具有抗癌活性的木脂素，能够阻断胸苷进入白血病细胞（HL – 60），进而抑制 DNA 合成，有抑制白血病碱性粒细胞（RBL – 1）中的脂肪氧合酶活性的作用。花椒挥发油对嗜铬细胞瘤细胞有杀伤作用，对抑制宫颈癌 HeLa 细胞增殖和诱导 HeLa 细胞程序性凋亡作用。高浓度的花椒挥发油具有杀灭 Caski 肿瘤细胞的作用，低浓度的花椒挥发油具有诱导肿瘤细胞凋亡的作用。花椒挥发油可抑制 H$_{22}$ 肝癌细胞增殖并激发细胞凋亡。⑦抗衰老作用：采用脂质过氧化方法和 DPPH 方法检测花椒 2 种挥发油的抗氧化活性，发现 2 种挥发油的抗自由基活性强于抗氧化活性。从花椒中提取出的总多酚类化合物有较强的还原能力，能够抑制脂质体过氧化。⑧毒性：花椒有一定的毒性。青花椒的 LD_{50} 为 122g（生药量）/kg，川椒为 45g（生药量）/kg，提示川椒的毒性明显强于青花椒[4-5,21-28]。

1.6 鳖甲　鳖甲具有免疫调节、抗肿瘤、抗肝纤维化、抗肺纤维化以及抗疲劳等药理作用。①免疫调节作用：鳖多糖能显著提高小鼠空斑形成细胞的溶血能力，促进溶血素抗体生成，并增强小鼠迟发性超敏反应。实验表明，中华鳖甲超微细粉 0.02g/kg 能提高 NK 细胞活性率；0.02g/kg、0.20g/kg 和 0.40g/kg 均能提高小鼠溶血素抗体积数水平并能提高小鼠巨噬细胞的吞噬功能，提示鳖甲超微细粉具有免疫调节作用。100mg/kg、200mg/kg 和 400mg/kg 鳖甲多糖对 S180 荷瘤小鼠都能明显抑制肿瘤生长。鳖甲提取物能提高机体对负荷的适应性，显著提高小鼠细胞免疫功能。②抗肿瘤作用：鳖甲提取物对体外生长的小鼠腹水肉瘤细胞 S180、肝癌细胞 H_{22} 和小鼠肺癌细胞 Lewis 有抑制作用。鳖甲浸出液对肠癌细胞能起到抑制生长作用，降低了肠癌细胞的代谢活性，损伤或破坏了肠细胞线粒体结构，干扰了细胞功能，影响了细胞内 ATP 的合成，当增高鳖甲浓度时，进一步破坏了细胞核，影响 DNA 的合成，从而抑制了细胞增殖。③预防辐射损伤作用：鳖甲粗多糖具有良好的减轻放射损伤作用，可增加受照小鼠的存活时间和 30 天存活率，提高不同剂量 X 射线照射后 24 小时小鼠的体质量、脾质量和胸腺质量，显著升高受 X 射线照射小鼠的白细胞数、脾细胞数及胸腺细胞数。预防性口服鳖甲提取物能显著提高受照小鼠免疫功能，具有抗辐射防护作用。④抗疲劳作用：鳖甲提取物不仅能提高机体对负荷的适应性，还能显著增加小鼠 LDH 活力，有效清除剧烈运动时机体的代谢产物，能延缓疲劳的发生，也能加速疲劳的消除。高、中剂量鳖甲提取物还能增加小鼠的耐缺氧能力。鳖甲多糖能明显提高小鼠耐缺氧能力和抗冷冻作用，可延长小鼠游泳时间，有抗疲劳作用。⑤抗突变作用：通过小鼠骨髓细胞姐妹染色单体互换（SCE）为实验指标，对鳖甲的抗突变效应进行研究，发现鳖甲具有抗突变活性。⑥抗肝纤维化作用：鳖甲对大鼠实验性肝纤维化具有保护作用，同时证明对已经形成的肝纤维化并无逆转作用。鳖甲煎液口服对实验性肝纤维化有一定的治疗作用，对大鼠实验性肝纤维化具有明显的保护作用，早期应用可以预防或延缓肝纤维化的形成和发展。⑦其他作用：研究发现，在 11 天内，连续每日灌胃鳖甲胶（20%）0.5ml/只，可使小鼠血红蛋白含量明显增加；鳖甲超微细粉具有增加骨密度的功能，在钙表观吸收率和提高股骨骨密度及股骨骨钙含量方面优于碳酸钙；复方鳖甲方可能通过影响肺结构而对肺纤维化大鼠有一定程度的治疗作用；复方鳖甲软肝片有明显降低全血高切及低切黏度的作用；鳖甲煎丸能够明显上调肾间质纤维化大鼠肾脏 ADM 蛋白及 mRNA 的表达，对肾脏起到保护作用[11-12,29-35]。

2 复方药理

目前尚未见有升麻鳖甲汤复方药理研究的文献报道。

【临床研究与应用】

1 治疗顽固性荨麻疹

选择荨麻疹患者 30 例，用升麻鳖甲汤煎服，每日 1 剂。结果以临床症状消失，随访 2

年无复发为治愈，11 例患者 2 剂治愈；8 例患者 3 剂治愈；5 例患者 4 剂治愈；2 例患者服 3 剂后皮疹消退，数周后偶尔有瘙痒，予养血祛风之剂服后即痊愈；1 例仅服 1 剂未见明显效果而改用西药，服药后症状反复，1 月后再予上方 3～4 剂症状消失未再复发。3 例服药 4 ～6 剂无效而改用他法。总有效率 90% 以上[36]。

2 治疗寻常型银屑病

治疗寻常型银屑病 54 例，以升麻鳖甲汤（升麻 15g，鳖甲 15g，当归 10g，甘草 8g，川椒 6g，雄黄 6g）加减服药 1～2 月。结果以皮损消退，瘙痒消失为痊愈，本组痊愈 36 例，好转 9 例，无效 9 例[37]。

3 治疗激素依赖性皮炎

选择激素依赖性皮炎 15 例，嘱患者局部停用激素及一切化妆品，用清水洗净患处，维生素 E 胶丸 2 粒瓣开，均匀涂抹于患处，每日 2 次。另用升麻鳖甲汤加减［升麻 20g，甘草 10g，鳖甲 20g（先煎），当归 15g，生地黄 30g，牡丹皮 20g，栀子 20g，金银花 15g，连翘 15g，白鲜皮 30g，乌梢蛇 15g，赤芍、白芍各 15g，蝉蜕 15g，紫草 20g］煎服。每日一剂。若瘙痒明显者加苦参、百部、蛇床子、地肤子；局部皮肤颜色比较红，烧灼感明显加黄芩、黄连、水牛角；皮肤干燥、脱屑明显加三棱、莪术、丹参、鸡血藤。1 个月为 1 个疗程。结果以主要症状消退 95% 以上，停止治疗 2 周无新症状出现为治愈，本组痊愈 13 例，有效 1 例，无效 1 例[38]。

4 治疗尿道热

选择 50 例尿道热患者随机分为 2 组，对照组 25 例给予常规治疗，治疗组 25 例在常规治疗基础上加用升麻鳖甲汤加减方［升麻、紫草、车前子（包煎）、王不留行各 15g，炙鳖甲、滑石（包煎）各 20g，当归、生甘草各 10g，苎麻根、金钱草各 30g，三七粉（冲服）5g，鸡内金 12g］。观察 2 组治疗前后血清降钙素原（PCT）、白细胞计数（WBC）、血小板计数（BPC）差异及发热时间、住院天数等。结果 2 组治疗前 PCT 比较，$P > 0.05$。治疗后 2 组 PCT 水平下降，与治疗前比较，$P < 0.05$，且治疗组优于对照组（$P < 0.05$）。2 组治疗前 WBC 比较，$P > 0.05$。治疗后治疗组 WBC 水平下降，与治疗前比较，$P < 0.05$，且治疗组优于对照组（$P < 0.05$）。2 组治疗前 BPC 比较，$P > 0.05$。治疗后治疗组 BPC 水平上升，与治疗前比较，$P < 0.05$，且治疗组优于对照组（$P < 0.05$）。2 组发热时间、住院天数比较，$P < 0.05$[39]。

5 治疗小儿急性扁桃体炎

选择小儿急性扁桃体炎 54 例，仿仲景"升麻鳖甲汤"意拟升麻鳖甲清咽汤（升麻、鳖甲、生甘草、当归、金银花、连翘、山豆根、僵蚕、生大黄。若发热口渴甚加石膏、知母；咽痛甚加牛蒡子、马勃；往来寒热、口苦加柴胡、黄芩；咳嗽加浙贝母、前胡）每日 1 剂，水煎温服，3 天为 1 个疗程，服药 2 个疗程评定疗效。结果以体温正常，症状完全消失，扁桃体充血及肿大已消退，白细胞计数正常为痊愈，本组痊愈 45 例，好转 7 例，无效 2 例，总有效率为 96.29%[40]。

6 治疗其他疾病

用升麻鳖甲汤原方或加减方，还可用于多形性红斑型药疹[41]，原发性血小板减少性紫癜[42]，小儿疳积[43]等。

【方剂评述】

升麻鳖甲汤是《金匮要略》中治疗阴阳毒（阴阳毒与红斑狼疮病症状相似，同为疫毒所患，现代医学称之为免疫缺陷性疾病）的首方，本方对阳毒热盛，高热不退，面赤斑斑如锦纹，验之临床，确有良好的退热消斑作用。方中升麻、鳖甲是要药，每次用量应≥30g，透达热毒和凉血消斑的功效才可显示，升麻切不可少用，量小无效。由于人们受东垣学术思想的影响，认为升麻不可多用，过之则眩晕，其实不然。升麻的确有升陷作用，但其效不烈，临床使用升麻60g，配枳壳40g，治胃下垂，未见有头目眩晕反应。升麻更主要的功效是透斑解毒，尤其与鳖甲相配更有妙义，既透达阴分热邪，又潜降虚阳，而且对升麻起到监制作用，既相承、又相制，可谓精当。从服药"取汗"看，疫毒宜有疏透外驱的必要，切不可恐升而惧用。至于方中蜀椒与雄黄的配伍更有殊义，张仲景认为本病是疫毒，非雄黄不可辟之，故取雄黄与蜀椒相配，苦寒与辛燥相击，灭菌尤为胜手。

参 考 文 献

[1] 林玉萍，邱明华，李忠荣．升麻属植物的化学成分与生物活性研究［J］．天然产物研究与开发，2002，14（6）：58－68.

[2] 孙丽荣，李晓文，李树基，等．升麻根茎的化学成分研究［J］．景德镇高专学报，2011，26（2）：1－3.

[3] 刘蓓蓓，陈胜璜，陈四保，等．升麻化学成分及其抗肿瘤活性研究进展［J］．中南药学，2012，10（1）：53－58.

[4] 邵红军，程俊侠，段玉峰．花椒挥发油化学成分、生物活性及加工利用研究进展［J］．食品科学，2013，34（13）：319－322.

[5] 王贵华，吴银明，李远潭．花椒的药用价值及栽培技术［J］．四川农业科技，2010，（9）：40－41.

[6] 赵秀玲．花椒的化学成分、药理作用及其资源开发的研究进展［J］．中国调味品，2012，37（3）：1－5.

[7] 李江涛，李苗．花椒挥发油的化学成分分析［J］．天然产物研究与开发，2007，19（B11）：426－429.

[8] 王宇，王钊．花椒属植物中生物活性成分研究近况［J］．中草药，2002，33（7）：93－97.

[9] 祝诗平，王刚，杨飞，等．基于近红外光谱的花椒麻味物质快速检测方法［J］．红外与毫米波学报，2008，27（2）：129－132.

[10] 魏刚，郑爱武，荆瑞俊，等．花椒中五种微量元素含量的测定［J］．广东微量元素科学，2008，15（5）：38－41.

[11] 温欣，周洪雷．鳖甲化学成分和药理药效研究进展［J］．西北药学杂志，2008，23（2）：122－124.

[12] 李彬，郭力城．鳖甲的化学成分和药理作用研究概况［J］．辽宁中医药信息，2009，26（1）：25－27.

[13] 凌笑梅，张娅婕，张桂英，等．鳖甲提取物中氨基酸、微量元素及多糖含量的测定［J］．中国公共卫生，1999，15（10）：939.

[14] 张桂英，凌笑梅，张亚婕，等．中华鳖、鳖甲及鳖甲提取物中微量元素的测定［J］．吉林中医药，1995（5）：38.

[15] 缪华蓉，沈耀明．鳖甲内氨基酸成分的研究［J］．中成药，1995，17（12）：37－38.

[16] 邹全明，杨珺，赵先英，等．中华鳖甲超微细粉中氨基酸及钙、镁元素分析［J］．中药材，2000，23（1）：6－7.

[17] 吴德松，卿晨．升麻药理学活性研究进展［J］．医学综述，2009，15（6）：918－920.

[18] 潘力，黄耀威，叶燕锐，等．以酵母嗜杀系统为基础的抗病毒药物筛选模型的建立［J］．微生物学报，2007，47（3）：517－521.

[19] 李春梅，刘志峰，李敏，等．升麻提取物对去卵巢所致大鼠骨质疏松症的作用［J］．中草药，2005，36（11）：1686－1688．

[20] 杨芳艳，蒲小平．类叶升麻苷对鱼藤酮致 SH2SY5Y 细胞凋亡的保护作用［J］．中国药理学通报，2006，22（2）：159－164．

[21] 杜丽君，郑国华，牛先前．花椒属植物的药理研究进展与展望［J］．热带作物学报 2013，34（5）：995－999．

[22] 朱雪，王亮．花椒药理作用研究进展［J］．社区医学杂志，2010，8（7）：43－45．

[23] 桂蜀华，蒋东旭，袁捷．花椒、高良姜挥发油体外抗真菌活性研究［J］．中国中医药信息杂志，2005，12（8）：21－22．

[24] 韦敏，臧林泉，陶亮．花椒挥发油对离体豚鼠气管平滑肌作用的实验研究［J］．蛇志，2007，19（3）：184－187．

[25] 袁太宁，肖长义，汪鋈植．花椒抗宫颈癌 Caski 细胞作用及其机制的初步研究［J］．时珍国医国药，2009，20（5）：1119－1120．

[26] 凌智群，万杰，胡苗苗，等．花椒多酚类化合物抗自由基抗氧化损伤的研究［J］．时珍国医国药，2009，20（8）：1941－1943．

[27] 赵晨．植物挥发油抗氧化活性的研究［J］．中国调味品，2008，33（11）：40－43．

[28] 佟如新，王普民．辽宁青花椒与川椒急性毒性药理作用比较研究［J］．辽宁中医杂志，1995，22（8）：371－373．

[29] 张大旭，张娅婕，甘振威，等．鳖甲提取物抗疲劳及免疫调节作用研究［J］．中国公共卫生，2004，20（7）：834．

[30] 李信梅，王玉芹，张德昌，等．两种不同的鳖甲抗肝纤维化作用的比较［J］．基层中药杂志．2001，15（2）：19－20．

[31] 杨珺，邹全明．鳖甲超微细粉增加大鼠骨密度的研究［J］．食品科学，2001，22（3）：86－88．

[32] 张娅婕，凌笑梅，甘振威，等．鳖甲提取物抗疲劳及耐缺氧作用的研究［J］．长春中医学院学报，2004，20（2）：38－39．

[33] 钱丽娟，许沈华，陈旭峰，等．鳖甲浸出液对人肠癌细胞（HR－8348）的毒性作用研究［J］．中国肿瘤临床，1995，22（2）：146－149．

[34] 姚立，姚真敏，余涛．鳖甲煎口服液对大鼠肝纤维化的影响［J］．中药药理与临床，2002，18（6）：5－7．

[35] 王慧铭，孙炜，项伟岚，等．鳖甲多糖对小鼠免疫调节作用的研究［J］．中国中药杂志，2007，32（12）：1245－1247．

[36] 李长乐．升麻鳖甲汤治疗顽固性荨麻疹30例［J］．四川中医，2011，29（2）：100．

[37] 王景福，贾东强．升麻鳖甲汤治疗寻常型银屑病［J］．浙江中医杂志，1995，2：67．

[38] 緱玉玲．中西医结合治疗激素依赖性皮炎15例［J］．光明中医，2011，26（1）：128－129．

[39] 王智兰，刘亚军，全超．升麻鳖甲汤加减方治疗尿道热患者疗效观察［J］．新中医，2012，44（10）：33－34．

[40] 蒋甦．升麻鳖甲清咽汤加味治疗小儿急性扁桃体炎54例［J］．云南中医中药杂志，2007，28（12）：24－25．

[41] 李宛珊，齐文升．经方治疗发热伴出疹验案举隅［J］．中国中医急症，2013，22（3）：503－505．

[42] 赵世庆．运用经方治疗疑难病证案举隅［J］．长春中医药大学学报，2006，22（2）：24．

[43] 吴建坤．张简斋论小儿疳积辨治经验［J］．吉林中医药，1997（6）：3．

第四篇

疟病脉证并治篇

> 疟病又名疟证。是一种独立性比较强的、古老的疾病，为感受疟邪所致。临床以寒战壮热，头痛身痛，汗出脉弦，休作有时为特征。按照发作时寒热多少，分为瘅疟、温疟、牝疟等；根据发作时间，又分为一日疟、间日疟、三日疟等。疟病与现代医学的疟疾相同。疟疾对人类的健康危害极大，目前我国疟疾的发病率已大大降低。

༺ 鳖甲煎丸 ༻

【处方组成与功用】

鳖甲煎丸出自《金匮要略》疟病脉证并治（疟母）篇，由鳖甲（炙）360g，乌扇（射干）90g，黄芩90g，柴胡180g，鼠妇（地虱、潮湿虫）90g，干姜90g，大黄90g，白芍150g，桂枝90g，葶苈子30g，石韦90g，厚朴90g，牡丹（牡丹皮）150g，瞿麦60g，紫葳（凌霄花）90g，半夏30g，人参30g，䗪虫150g，阿胶90g，蜂巢120g，赤硝（火硝、硝石）360g，蜣螂180g，桃仁60g组成。粉碎后加取煅灶下灰、清酒制丸应用。具有除痰化瘀，软坚消癥的功效。传统用于疟疾长期不愈，反复发作，疟邪深入，与痰浊瘀血结于胁下腹内，形成癥积，名叫"疟母"的治疗。

【方剂传统解析】

《金匮要略》载："病疟，以月一发，当以十五日愈；设不差，当月尽解。如其不差，当云何？师曰：此结为癥瘕，名曰疟母。急治之，宜鳖甲煎丸。"本条文论述了疟疾的自然病程和形成疟母的证治。本证病因病机为疟邪与痰浊瘀血等搏结所致的癥积。鳖甲煎丸由鳖甲、赤消、桃仁、䗪虫等药组成。方中重用鳖甲、赤硝为主药；鳖甲滋阴软坚，散结化癥；赤硝破坚消积，推陈致新。䗪虫、蜣螂、鼠妇、桃仁、大黄、牡丹皮、凌霄花、蜂房破血化瘀，散结消癥；半夏、射干、厚朴、葶苈子等化痰散结行气；瞿麦、石韦利水祛湿；柴胡、黄芩疏肝清热，和解少阳；桂枝、干姜温阳散寒；人参、阿胶、白芍益气养血；更用煅灶下灰，消癥化积之力愈强；清酒行气血、助药力。全方合用，具有化痰行气，化瘀软坚，散结消癥之功。

【方剂药效物质基础】

1 拆方组分

1.1 鳖甲 其化学组分见百合狐惑阴阳毒病脉证治篇"升麻鳖甲汤"。

1.2 黄芩、干姜、半夏 其化学组分见百合狐惑阴阳毒病脉证治篇"甘草泻心汤"。

1.3 大黄、厚朴、赤硝 其化学组分见痉湿暍病脉证治篇"大承气汤"。

1.4 白芍、桂枝 其化学组分见痉湿暍病脉证治篇"栝楼桂枝汤"。

1.5 人参 其化学组分见痉湿暍病脉证治篇"白虎加人参汤"。

1.6 阿胶 其化学组分见脏腑经络先后病脉证篇"猪苓汤"。

1.7 射干 射干主要含有黄酮类、醌类、酚类、二环三萜类、甾类化合物及其他一些微量成分。①黄酮类：从射干中分离可得到鸢尾苷及其苷元鸢尾黄素、野鸢尾苷及其苷元野鸢尾黄素、次野鸢尾黄素、去甲基次野鸢尾黄素、3′-羟基鸢尾苷、甲基尼鸢尾立黄素、二甲基鸢尾黄素、德鸢尾素、染料木素、鸢尾甲苷 A 及其苷元鸢尾甲黄素 A、鸢尾甲黄素 B、6″-香草酰鸢尾苷、3,4,5,7-四羟基-8-甲氧基异黄酮、3,5,7-三羟基-4,8-二甲氧基异黄酮、5,6,7,3-四羟基-4-甲氧基异黄酮、5,7,3-三羟基-6,4,5-三甲氧基异黄酮、射干苷、白射干素及射干素甲、射干素 C、刚毛黄酮、irilinD、紫檀素、异阿魏酸。最近又有报道从射干中分离得到鼠李素、异鼠李素、果素、异野鸢尾黄素、异鸢尾黄素等黄酮类化合物。②甾类：射干中分离得到 3-豆甾烷醇、β-谷甾醇和胡萝卜苷、维太菊苷。③醌类：从射干种子中分离得出 4 个醌类衍生物，命名为 belamcandones A~D。④酚类：从射干种子中分离到两种酚类成分，命名为 Belamcandol A 和 Belamcandol B。⑤酮类：从射干中分离得到射干酮。⑥萜类：从射干中分离得到 9 个二环三萜类成分和 6 个鸢尾醛型新三萜化合物。⑦挥发油：从射干根茎中提取得到 7 种挥发油成分，分别是桉叶醇、十四酸甲酯、5-庚基-二氢呋喃酮、5,8-二乙基十二烷、棕榈酸和橙花醇乙酸酯。⑧其他成分：射干还含有二苯乙烯类化合物，如白藜芦醇、异丹叶大黄素和双异丹叶大黄素，还有罗布麻宁、对羟基苯甲酸、八聚戊烯和睾酮 5A-还原酶等[1-4]。

1.8 柴胡 柴胡根中主要成分为柴胡皂苷，其次含有植物甾醇，侧金盏花醇，以及少量挥发油、多糖。①黄酮类：黄酮类成分主要为黄酮醇类，又分为山奈酚、槲皮素、异鼠李素 3 个主要苷元。②皂苷类：迄今从柴胡属植物已分离出 90 多种皂苷类成分。③木脂素类：柴胡属植物中的木脂素类大多数为油状物质，且多从植物叶中分离得到。目前已从该属植物中分到 30 个木脂素类化合物，这些化合物有三种结构类型：木脂内酯类、单环氧木脂素及双环氧木脂素。④香豆素类：多为脱肠草素、莨菪亭、蒿属香豆素、白柠檬素、白蜡素亭、七叶亭等。⑤多糖：北柴胡多糖主要由 L-阿拉伯糖、核糖、D-木糖、L-鼠李糖、D-葡萄糖、D-半乳糖等组成。南柴胡多糖成分与北柴胡相近，但无鼠李糖而有甘露糖。⑥甾醇类：北柴胡的地上部分含有 α-菠菜甾醇，茎中含有 β-谷甾醇[5-8]。

1.9 鼠妇 鼠妇为平甲虫科动物平甲虫 *Armadillidium vulgare*（Latreille）或鼠妇 *Porcellio scaber* Latreille 的干燥虫体。从鼠妇乙醇提取物中分离得到 7 个化合物，分别为 β-谷甾醇、5-烯-3β-胆甾醇、麦角甾醇、7α-羟基胆甾醇、7β-羟基胆甾醇、正十八酸、顺式 9-十八烯酸[9-10]。

1.10 葶苈子 葶苈子药材分为北葶苈子和南葶苈子，2 者分别系十字花科独行菜属和播娘蒿属植物的种子。现已从 2 种植物中分离得到了强心苷类、异硫氰酸和硫苷类、脂肪油类、生物碱类、黄酮类、酚酸类、香豆素类等化学成分。①强心苷类：从播娘蒿种子中分离得到 5 种强心苷，分别为：毒毛旋花子苷元、伊夫单苷、葶苈苷、伊夫双苷和糖芥苷；从独行菜种子中分离得到伊夫单苷。②异硫氰酸和硫苷类：从播娘蒿种子中分离得到一个新的硫苷，命名为南葶苈苷；已知硫苷类成分 6 个，分别为 3 - 丁烯基硫苷、3 - 甲硫丙基硫苷、苯甲基硫苷、5 - 氧代辛基硫苷、3 - 羟基 - 5 - （甲基亚硫酰基）戊基硫苷、3 - 羟基 - 5 - （甲基磺酰基）戊基硫苷。从播娘蒿种子和地上部分得到葡萄糖异硫氰酸酯的降解产物。③脂肪油类：采用气相色谱（GC）和气相色谱 - 质谱联用（GC - MS）法，从播娘蒿地上部分分离得到 10 个脂肪酸类成分、17 个脂肪烃类成分、42 个挥发性成分，其中顺式 - β - 罗勒烯（17.12% ~ 20.1%）、薄荷醇（10.7% ~ 11.27%）、neoisomenthyl acetate（2.96% ~ 3.5%）、alloaromadendrene（2.28%）和长叶环烯（2.25%）的量最为丰富，挥发性成分主要为单萜类和倍半萜类及其衍生物。采用 GC - MS 法，对播娘蒿种子乙醇提取物中石油醚萃取出的脂肪油进行化学成分分析，鉴定出 34 个化合物，主要有甾醇类（9.76%）、酸酯（其中饱和酸酯 12.285%，不饱和酸酯 38.631%）、不饱和脂肪酸（31.745%）、其余成分如烯醛类、饱和脂肪酸、芳香环类、萜类、酮及烯醇（4.838%），不饱和脂肪酸与不饱和酸酯在脂肪油中含量较高。采用水蒸气蒸流法提取播娘蒿全草挥发油，分离鉴定出 51 个化合物，在挥发油中萜烯类化合物最为丰富，主要有大根香叶烯（6.15%）、β - 葎草烯（5.37%）、δ - 薄荷烯（4.37%）、β - 法尼烯（3.26%）等，而酮、酯、烷类化合物在挥发油中含量较低（<1%）。独行菜种子中挥发油成分主要为含苯环类成分，其中以苯乙腈的质量分数最高，苯乙腈中所含的氰键可能与其平喘功效有关，硫氢酸苄酯类成分在种类和含量上都明显较南葶苈子少（0.20%），且质量分数较低；独行菜种子脂肪油中含有大量的不饱和脂肪酸（44%），其中仅油酸占到了 31.73%。与播娘蒿种子脂肪油的对比发现，二者脂肪油成分有很大的一致性，但在也存在一定的差异。④生物碱类：从播娘蒿种子提取物中分离得到一个新天然产物 4 - 戊烯酰胺。⑤黄酮类：从播娘蒿种子中分离得到的新黄酮类成分有槲皮素 - 7 - O - β - D - 吡喃葡萄糖基（1→6）- β - D - 吡喃葡萄糖苷、异鼠李素 - 7 - O - β - 龙胆二糖苷、山奈酚 - 3 - O - β - D - 吡喃葡萄糖基 - 7 - O - ［（2 - O - 反式 - 芥子酰基）- β - D - 吡喃葡萄糖基（1→6）］- β - D - 吡喃葡萄糖苷、南葶苈素 A；从播娘蒿种子中分离得到的黄酮类化合物有山奈酚、槲皮素、槲皮素 - 3 - O - β - D - 吡喃葡萄糖基 - 7 - O - β - 龙胆二糖苷、山奈酚 - 3 - O - β - D - 吡喃葡萄糖基 - 7 - O - β - 龙胆二糖苷、异鼠李素 - 3 - O - β - D - 吡喃葡萄糖基 - 7 - O - β - 龙胆二糖苷、山奈酚 - 7 - O - β - 龙胆二糖苷、槲皮素 - 3,7 - 二 - O - β - D - 吡喃葡萄糖苷、山奈酚 - 3,7 - 二 - O - β - D - 吡喃葡萄糖苷、异鼠李素 - 3,7 - 二 - O - β - D - 吡喃葡萄糖苷、异鼠李素 - 3 - O - β - D - 吡喃葡萄糖苷、异鼠李素（isorhamnetin）和槲皮素 - 3 - O - β - D - 吡喃葡萄糖苷。从独行菜种子 75% 乙醇提取物中分离得到黄酮类成分有槲皮素、异鼠李素 - 3 - O - β - D - 吡喃葡萄糖苷、槲皮素 - 3 - O - β - D - 吡喃葡萄糖苷、槲皮素 - 3 - O - ［2 - O - （6 - O - E - 芥子酰基）- β - D - 吡喃葡萄糖基］- β - D - 吡喃葡萄糖苷、异鼠李素 - 3 - O - ［2 - O - （6 - O - E - 芥子酰基）- β - D - 吡喃葡萄糖基］- β - D - 吡喃葡萄糖苷、槲皮素 - 7 - O - β - D - 吡喃葡萄糖苷、异鼠李素 - 7 - O - β - D - 吡喃葡萄糖苷、山奈酚 - 7 - O - β - D - 吡喃葡萄糖苷。⑥酚酸类：从播娘蒿种子中分离得到一个新苯丙素苷类成分南葶苈苷 B，已知化合物有芥子酸、3,5 - 二甲氧基 - 4 - 羟基苯甲醛、

芥子酸乙酯、3,4,5-三甲氧基桂皮酸、2,5-二甲基-7-羟基色酮、对羟基苯甲醛、异香草酸、丁香酸、对羟基苯甲酸和烟酸。⑦类萜类：从播娘蒿地上部分中分离得到3个类萜类成分，分别为β-谷甾醇、β-香树脂醇、胆固醇。从播娘蒿种子分离得到β-谷甾醇、胡萝卜苷。从独行菜种子75%乙醇提取物中也分离到β-谷甾醇、胡萝卜苷。⑧香豆素类：从播娘蒿地上部分分离得到7个香豆素类成分，分别为莨菪亭、东莨菪苷、异东莨菪醇、补骨脂素等。⑨其他成分：采用大孔树脂柱色谱和硅胶柱色谱对南葶苈子进行分离后鉴定出6个化合物，即2,5-二甲基-7-羟基-色酮、对羟基苯甲醛、异香草酸、丁香酸、对羟基苯甲酸和烟酸。采用柱色谱和薄层色谱法从北葶苈子中分离得到11个化合物，即槲皮素-3-O-β-D-[2-O-（6-O-芥子酰基）-β-D-吡喃葡萄糖基]-吡喃葡萄糖苷、异鼠李素-3-O-β-D-[2-O-（6-O-芥子酰基）-β-D-吡喃葡萄糖基]-吡喃葡萄糖苷、槲皮素-7-O-β-D-吡喃葡萄糖苷、槲皮素-3-O-β-D-吡喃葡萄糖苷、异鼠李素-3-O-β-D-吡喃葡萄糖苷、异鼠李素-7-O-β-D-吡喃葡萄糖苷、山奈酚-7-O-β-D-吡喃葡萄糖苷、槲皮素、β-谷甾醇、胡萝卜苷、蔗糖。另还从播娘蒿种子中分离得到南葶苈内酯A、南葶苈内酯B和descurainin。从播娘蒿种子的乙醇提取物中分离得到南葶苈酸。此外，播娘蒿种子还含有较丰富的铁、锌、锰、铜等微量元素和多糖类成分[11-12]。

1.11 石韦　目前从石韦属植物中分离得到三萜、黄酮、挥发油和甾体等结构类型的化学成分。①三萜类：从石韦、有柄石韦、庐山石韦、北京石韦、西南石韦和光石韦6种石韦属植物中共分离出19种三萜类化合物，包括何柏烷、达玛烷、乌苏烷、齐墩果烷和环阿屯烷等类型。石韦属植物中三萜成分丰富。②黄酮类：从石韦属植物中共分离出32种黄酮类化合物，包括黄酮、黄酮醇和二氢黄酮及苷元类。常见的苷元类成分有棉皮素、山奈酚、槲皮素、木犀草素、圣草酚和柚皮素等。不同种石韦中总黄酮含量存在显著差异。③挥发性成分：石韦新鲜地上部分挥发性成分主要为己醛、香草素、4-己烯-1-醇、1-庚烯-3-醇和异丁酸3-羟基-2,2,4-三甲基戊酯。通过对石韦叶的挥发性成分进行分析，共鉴定出40种成分，主要为正壬醛和1-辛烯-3-醇；从石韦根的挥发性成分中鉴定出33种化合物，主要为1-己醇、己醛、邻苯二甲酸二乙酯、正壬醛、甲氧基苯基肟等。④其他成分：从有柄石韦叶中分离得到绿原酸、绿原酸甲酯、α-生育酚、香草酸、3,4-二羟基苯丙酸、咖啡酸和原儿茶醛；从石韦叶中分离得到绿原酸；从庐山石韦中分离得到香草酸、原儿茶酸、咖啡酸和延胡索酸；从石韦、光石韦、有柄石韦、北京石韦、庐山石韦中分离出β-谷甾醇；从光石韦、有柄石韦、北京石韦中分离出胡萝卜苷；从光石韦、西南石韦中分离出豆甾醇；从石韦、光石韦、有柄石韦、庐山石韦、西南石韦、北京石韦中分离得到蔗糖等[13-17]。

1.12 牡丹（牡丹皮）　牡丹皮主要含有丹皮酚、丹皮酚苷、丹皮酚新苷、芍药苷、苯甲酰芍药苷、氧化芍药苷、2,3-二羟基-4-甲氧基苯乙酮、2,5-二羟基-4-甲氧基苯乙酮、3-羟基-4-甲氧基苯乙酮、挥发油及植物甾醇等。此外牡丹皮还含有丰富的微量元素，包括Zn、Cd、Pb、Co、Mn、Cr、Cu、P、Fc、K等[18-22]。

1.13 瞿麦　主要成分为黄酮和皂苷类，并含有少量生物碱及挥发油等。如花色苷，石竹皂苷A、B，瞿麦吡喃酮苷，瞿麦皂苷A、B、C、D、E、F、G、H、I，赤豆皂苷IV等[23-26]。

1.14 紫葳（凌霄花）　凌霄花主要含三萜类、黄酮类、苯丙醇苷类、环烯醚萜苷类、挥发油等成分。①三萜类：从凌霄花乙醇提取物中的乙酸乙脂部位，分得齐墩果烷型三萜化合物，即齐墩果酸、山楂酸、阿江榄仁酸，以及 β - 香树脂醇。还分得乌索烷型三萜化合物，即熊果酸、熊果醛、23 - 羟基熊果酸、可乐苏酸，以及 α - 香树脂醇。②苯丙醇苷类：凌霄花乙醇提取物中的丙酮：甲醇（1∶1）部位，分得 1 个苯丙醇苷类成分，即阿克替苷。③黄酮类：凌霄花乙醇提取物中的乙酸乙酯部位，分得芹菜素。④花色素类：从美洲凌霄花中提取得到花色素苷、矢车菊素 - 芸香糖苷，还分得 4 种胡萝卜素类花色素，其中含量最多的为辣椒黄素。此外，新鲜凌霄花酸性乙醇提取液中，含有凌霄花红色素，是一种可广泛应用于食品且具有药用价值的天然植物色素。⑤挥发油：主要是糖醛、5 - 甲基糖醛、糖醇及 2 - 乙酯糖醛。⑥其他成分：胡萝卜苷、三十一烷醇。近来报道，又从美洲凌霄花中分离出棕榈酸、十九烷酸、β - 谷甾醇、鼠李柠檬素、芹菜素、柯伊利素、反式对羟基桂皮酸、咖啡酸、3 - 羟基 - 4 - 甲氧基 - 苯甲酸、原儿茶酸[27-31]。

1.15 䗪虫（土鳖虫）　　土鳖虫活性成分研究主要见于中华真地鳖，偶见于冀地鳖和金边土鳖。其成分包括蛋白（酶）、氨基酸、不饱和脂肪酸、微量元素、生物碱和脂溶性维生素等。①蛋白质与氨基酸：土鳖虫蛋白质含量很高，据报道，以干重计，中华真地鳖蛋白质含量高达 60% 以上，是典型的高蛋白食品。土鳖虫所含的氨基酸成分种类齐全，几乎包含了构成蛋白质的所有氨基酸。其中人体必需的 8 种氨基酸（包括婴儿必需的组氨酸）占氨基酸总量的 34.5%，含量最高的前 6 种氨基酸依次是甘氨酸、谷氨酸、天冬氨酸、酪氨酸、精氨酸和赖氨酸。土鳖虫所含的氨基酸成分直接参与蛋白质、酶的合成，在活血化瘀疗效中起着一定的作用。②纤溶活性成分：土鳖虫体内含有纤溶活性成分。以中华真地鳖活虫为原料，从其水溶液中分离纯化到一种相对分子质量（Mr）为 68 000 的纤溶酶原激活蛋白（EPA），证明其属于丝氨酸蛋白酶类。从该虫的水浸醇沉提取物中分离纯化到两种 Mr 分别为 34 600 和 39 800 的纤溶活性成分，并证明其既具有直接降解纤维蛋白的作用，又具有纤溶酶原激活剂样作用。③脂肪酸：从土鳖虫中共测得 12 种脂肪酸成分，分别为月桂酸、肉豆蔻酸、十四烯酸、棕榈酸、棕榈油酸、十六碳二烯酸、硬脂酸、油酸、亚油酸、花生酸、花生烯酸和山嵛酸。④生物碱：对土鳖虫（未指明种）挥发油成分进行鉴定时，从中检测到 2 个吡嗪类生物碱成分：2,5 - 二甲基吡嗪和 2,3,5,6 - 四甲基吡嗪，后者即为川芎嗪，常用于扩张动脉血管和降血压。从中华真地鳖中分离到 14 种生物碱成分，其中甾体类 1 种，氨基酸衍生物类 3 种，哌啶类 2 种，其他类 8 种。⑤高级醇及其衍生物：中华真地鳖石油醚部分分离出 3 个单体组分，其中 1 种为胆固醇。从其正己烷萃取物中分离到 β - 谷固醇、二十八烷醇和鲨甘醇（十八烷基甘油醚）。⑥脂溶性维生素和无机元素：采用 HPLC 法对土鳖虫的 4 种脂溶性维生素 A、D、E、K 进行了测定，其中维生素 E 含量较高，达到 12.5mg/100g 鲜品。中华真地鳖含有丰富的钙、磷及维生素 D，还含有超出普通食品 10 倍、数十倍的铁、锌、硒等。⑦其他成分：从中华真地鳖正己烷和正丁醇部分分离得到核苷类化合物，即尿嘧啶和尿囊素；利用仿生酶解制备出土鳖虫多肽等[32-39]。

1.16 蜂巢（露蜂房）　　蜂巢由蜂蜡、蜂胶和蜂房油三种物质组成。其化学成分复杂，以树脂、油脂、色素、鞣质、糖类、有机酸、脂肪酸、苷类、酶和昆虫激素等为主。①蜂胶：是蜂房中一种树脂状物质。其化学成分极其复杂，既包含蜜蜂从其周围采集的物质，也含有它们本身的分泌物，不同地区的蜂胶的化学成分也有差别。②蜂蜡：蜂房由蜜蜂分泌的蜂蜡筑成。有黄白两种，成分基本相同。蜂蜡的主要成分可分为 4 大类，即酯类、游离酸类、游离醇类和烃类，此外含微量挥发油、色素和一种芳香性有色物质——虫蜡素，软脂酸蜂花酯是蜂蜡的主要成分，还有蜡酸蜂花酯、落花生油酸蜂花酯。③挥发性成分：从露蜂房中分离了68种成分，其中鉴定了28个，占挥发性成分的41.18%。其挥发性成分主要为烃类化合物和高级脂肪酸及酯类化合物，烃类化合物占检出成分的71.43%，高级脂肪酸及酯类化合物占检出成分的25.0%，其中二十八烷的含量高达8.94%。④其他成分：蜂房中所谓泡沫状物质可以认为是双酰基甘油的还原从而造成单酰基甘油的数量增加而引起的。把蜂房和蜂蜡进行对比实验，发现两者总的酰基甘油量一样。与蜂蜡相比，蜂房的双酰基甘油减半，单酰基甘油数量加倍。三烯脂肪酸成分减少，但单烯脂肪酸成分增加。采用三氯甲烷－甲醇分别从蜂蜡、蜂房中提取到蛋白，其分子量从19~100 000，大分子化合物。露蜂房水分占10.3%、灰分11.3%、钙0.13%、铁1.013%、氨7.51%（相当于蛋白质46.93%）[40-43]。

1.17 蜣螂 目前国内外对蜣螂化学成分等方面的研究较少，已有的研究表明蜣螂中含有蜣螂毒素（约占1%），总脂肪酸（包括棕榈酸、硬脂酸、油酸、亚油酸、亚麻酸以及其他脂肪酸，约占8.357%）。此外，还含有壳聚糖以及少量铜、锌、铁、锰等微量元素[44-52]。

1.18 桃仁 桃仁中主要含有脂肪油类、苷类、氨基酸和蛋白质、挥发油、甾体和黄酮及其糖苷类化合物。①脂肪油类：桃仁含高级脂肪酸的甘油三酯（50%）或可溶性甘油磷脂等。②苷类：含氰苷、苦杏仁苷、野樱苷、甲基－α－呋喃果糖苷、甲基－β－D－吡喃葡萄糖苷。③氨基酸和蛋白质类：苏氨酸、丝氨酸、谷氨酸、甘氨酸等16种常见氨基酸和γ－氨基丁酸等。④挥发油：桃仁中挥发油主要成分为苯甲醛，另有乙酸乙酯、1－甲乙基肼、1－甲基－1－丙基肼、3－甲基－2－戊酮等多种成分。⑤甾醇类：从脂肪油中分出β－谷甾醇、豆甾二烯－7,2－24(28)－3β－醇等。⑥黄酮及其糖苷：（＋）－儿茶酚、洋李苷、槲皮素、山柰酚及其葡萄糖苷、二氢山柰酚、山柰素葡萄糖苷、槲皮素葡萄糖苷。⑦其他成分：尿囊素酶、乳糖酸、24－亚甲基环木菠萝烷醇、柠檬甾二烯醇、葡萄糖及蔗糖、绿原酸、3－咖啡酰奎宁酸、香豆酰奎宁酸、3－阿魏酰奎宁酸等[53-57]。

2 复方组分

采用色谱柱为TSKgel－ODS－80TS，流动相：甲醇－水，检测波长为294nm，研究鳖甲煎胶囊中厚朴酚与和厚朴酚的含量。结果显示，厚朴酚与和厚朴酚均在20~320ng范围内呈良好的线性关系，相关系数均为0.9999，回收率分别为105.1%和101.5%[58]。通过建立高效液相色谱法，采用C18色谱柱，以乙腈－磷酸二氢钾梯度洗脱，检测波长为230nm测定芍药苷，以甲醇－水－磷酸，检测波长为280nm测定黄芩苷，研究鳖甲煎丸中的芍药苷和黄芩苷含量。结果显示，芍药苷和黄芩苷分别在0.0766~1.532μg和0.0614~0.7704μg范围内线性关系良好。平均回收率分别为98.0%和96.5%（$n=6$）；RSD分别为0.7%和1.1%[59]。

【方剂药理学研究】

1 拆方药理

1.1 鳖甲 其药理研究见百合狐惑阴阳毒病脉证治篇"升麻鳖甲汤"。

1.2 黄芩、干姜、半夏 其药理研究见百合狐惑阴阳毒病脉证治篇"甘草泻心汤"。

1.3 大黄、厚朴、赤硝 其药理研究见痉湿暍病脉证治篇"大承气汤"。

1.4 白芍、桂枝　其药理研究见痉湿暍病脉证治篇"栝楼桂枝汤"。

1.5 人参　其药理研究见痉湿暍病脉证治篇"白虎加人参汤"。

1.6 阿胶　其药理研究见脏腑经络先后病脉证治篇"猪苓汤"。

1.7 射干　射干具有抗炎、抗菌、抗病毒、利胆、抗过敏等作用。①抗炎、镇痛作用：射干提取物具有明显的抗炎及镇痛作用，异黄酮类化合物是射干主要抗炎成分，化合物鸢尾黄素及鸢尾苷可以抑制 TPA 或胡萝卜素对 COX－2 的诱导作用和抑制 PGE_2 的产生。射干的抗炎机制可能是射干根茎中分离得到的野鸢尾黄素能够抑制脂多糖诱导的氧化亚氮和 PGE_2 的生成，并且呈一定的浓度依赖性，可成为抗炎的先导化合物之一。②祛痰、平喘作用：射干提取物能明显增加小鼠气管酚红排泌量，表明射干提取物具有祛痰作用。射干能调节前列腺素水平，主要是抑制 TXA_2 的合成和促进 PGI_2 的生成，从而发挥其解痉平喘的药理效应。③抗病毒作用：射干水煎剂或注射液在鸡胚中可抑制流感病毒，在组织培养中可抑制或延缓流感病毒、副流感病毒、鼻病毒、腺病毒、柯萨奇病毒、埃可病毒和疱疹病毒的致细胞病变作用。④抑菌作用：射干水提物在 5% 的浓度即可对部分浅部真菌产生抑制作用。鸢尾黄素对发癣菌属皮肤真菌具有显著的抑制作用。射干对铜绿假单胞菌、淋球菌、肺炎球菌、结核分枝杆菌具有抑制作用，特别对铜绿假单胞菌其水煎剂在体外具有较强的抑制作用，其 MIC 范围为 31.25～3.90g/L，MIC_{50} 为 7.81g/L，MIC_{90} 为 15.62g/L。射干对外输泵介导的金黄色葡萄球菌耐药性有抑制作用。⑤抗肿瘤作用：用射干提取物中分离得到的鸢尾苷元和野鸢尾苷元对前列腺癌细胞 RWPE－1、LNCaP 和 PC－3 进行了体外实验，发现鸢尾苷元和野鸢尾苷元能有效地减少这 3 种细胞系的细胞数量。它们可以通过调整细胞周期来抑制癌细胞的增殖，从而减少前列腺癌细胞的数量。用射干的提取物治疗裸鼠前列腺癌，证实其中的鸢尾苷元及其他提取物可调节癌基因的异常表达，推测是通过上调前列腺癌细胞中基质金属蛋白酶抑制因子 3 基因表达，下调上皮特异性内皮素转录因子、前列腺特异抗原、人端粒酶逆转录酶基因、胰岛素样生长因子 1 受体基因表达，从而具有抗增殖、促细胞凋亡、减少肿瘤侵袭的作用。鸢尾黄素和鸢尾苷通过抑制 COX－2 的活性，进一步抑制肿瘤血管的增生。鸢尾苷和鸢尾黄素均能有效地抑制血管增生，其中鸢尾黄素的抗增生活性更强。给肺癌小鼠皮下注射鸢尾黄素 30mg/kg，持续 20 天，可看到小鼠体内的肿瘤体积显著减小，说明鸢尾黄素具有明显的抗肿瘤活性。近来研究表明，射干提取物可抑制荷瘤小鼠 S180 模型，抑瘤率达 44.74%。⑥雌性激素样作用：射干具有雌性激素样作用，静脉注射射干提取物能抑制被切除卵巢小鼠的促性腺激素的释放促黄体生成激素（LH）的分泌。研究证实，鸢尾苷元异黄酮与受体亚型结合，反向激活雌激素受体中转染细胞的表达受体基因。研究者给被切除卵巢的小鼠静脉注射鸢尾苷元，发现它能抑制小鼠促黄体激素的分泌，进而防止绝经后妇女出现潮红现象。⑦对消化系统的作用：射干具有弱的抗溃疡作用，而利胆作用持久，并具有抗蓖麻油引起的小肠性腹泻的作用，且作用持久。⑧对免疫功能的作用：射干对免疫抑制小鼠血清中 IgM 的含量有显著的提高作用，证明射干具有增强小鼠体液免疫的作用，实验表明，射干低剂量组能增强小鼠的免疫功能，而高、中剂量组则表现为抑制作用。⑨抗氧化和清除自由基作用：射干根茎中分离得到的异黄酮成分野鸢尾苷元、鸢尾苷元、鸢尾苷，5,6,7,4′－四羟基－8－甲氧基异黄酮均具有清除自由基的作用，其中鸢尾苷元清除 H_2O_2 氧自由基的能力最强。从射干中分离得到的异丹叶大黄素是 1,2－二苯乙烯的衍生物，有明显的抑制 Fe^{2+}－半胱氨酸诱导的肝微粒体、脑线粒体和突触小体丙二醛生成的作用。并且，异丹叶大黄素可显著的防止 H_2O_2 诱导的线粒体和突触小体中谷胱甘肽的减少,增强维生素 C - ADP - Fe^{2+} 诱导的脂质过氧化作用中过度微弱的化学发光,减少 CuSO$_4$ - 苯 - 维生素 C - H$_2$O$_2$ 诱导的 DNA 氧化损害。射干中分离得到的鸢尾黄素和鸢尾苷有增加四氯化碳诱导小鼠的抗氧化物酶如细胞溶质过氧化物歧化酶、过氧化氢酶和谷胱甘肽过氧化物酶活性的作用。射干类中药甲醇提取物和天然产物单体具有清除自由基的作用。⑩其他作用:射干还具有较强的抗血栓作用,能明显延长血栓的形成时间;射干苷及其苷元、鸢尾苷及其苷元具有强的醛糖还原酶抑制作用,能够预防和治疗糖尿病综合征;射干中的三萜类化合物具有蛋白激酶 C 活化作用,并表现出剂量依赖性;射干中的鸢尾黄素和鸢尾苷对鸡胚胎血管生成显示强的抑制活性;射干提取物还具有毒鱼活性;以射干中鸢尾黄素为主要成分的颗粒剂可以抑制卵清蛋白诱导的大鼠被动皮肤过敏反应;射干的醇或水提取物口服或注射均能促进家兔唾液分泌,兴奋咽喉黏膜作用。射干酚 A 和射干酚 B 及烯二酮类成分能增进乙酰胆碱能神经细胞的生存和生长,并能增进乙酰胆碱酶的活性;射干提取物制成的细胞激动剂可防止皮肤老化、改善皮肤状态及促进伤口愈合;射干醇 A 和射干醌 A 通过抑制脂氧酶和环氧酶的作用,达到对日本血吸虫尾蚴钻肤的预防;从射干中提取得到的睾酮 5α - 还原酶可用于治疗痤疮等[1,60-68]。

1.8 柴胡 ①解热作用:大剂量柴胡煎剂有解热作用,其有效成分为柴胡挥发油。给大鼠腹腔注射柴胡挥发油、皂苷,显示具有解热作用。且柴胡的解热作用是因为病原体的抑制或被杀灭产生的结果。柴胡对外感、内伤所致高热均有奏效,且退热平稳,无反跳现象。②抗炎作用:柴胡抗炎的有效成分为柴胡皂苷,柴胡皂苷对许多炎症过程包括渗出、毛细血管通透性、炎性介质释放、白细胞游走和结缔组织增生等都有影响。③抗病毒作用:柴胡对鸡胚内流感病毒有显著抑制作用,能显著降低鼠肺炎病毒所致小鼠指数增高。阻止肺组织渗出性变性,降低肺炎病毒所致小鼠病死率。抑制病毒对机体的损伤,增加机体对抗原的处理。④保肝作用:柴胡皂苷可以抑制胆碱酯酶,发挥拟胆碱样作用,进而对消化系统和神经系统发挥调节作用,起到疏肝解郁的作用。柴胡皂苷 C 可明显抑制细胞分泌 HBeAg 的表达,HBV 的 DNA 的复制也得到了有效抑制,提示柴胡皂苷可阻止乙型肝炎向肝纤维化的转化。柴胡皂苷能降低细胞色素 P450 的活性,保护肝细胞坏死,促肝细胞再生。⑤降血脂作用:柴胡皂苷可以显著降低小鼠血清总胆固醇、甘油三酯、低密度脂蛋白胆固醇的实验性升高。抑制小鼠实验性高脂血症的形成,因而能有效防治动脉粥样硬化。⑥抗惊厥作用:柴胡皂苷和柴胡挥发油均有抗惊厥作用。柴胡作用于毛果芸香碱致癫痫的家兔和大鼠,可使癫痫发作次数和发作持续时间显著减少,发作间隔时间延长,对癫痫模型大脑皮质放电及中枢神经系统的突触传递过程有明显的抑制作用。⑦对免疫系统的调节作用:柴胡皂苷具有抗炎、免疫抑制和免疫调节作用。柴胡的提取成分对小鼠脾淋巴细胞的增殖,IL-2 和肿瘤坏死因子的分泌水平均有明显的增强作用,具有较强的免疫调节作用。柴胡提高机体免疫力的有效成分为柴胡多糖,对辐射损伤的小鼠具有非常显著的保护作用和免疫增强的效果。小鼠腹腔注射柴胡多糖可显著增加脾系数、腹腔巨噬细胞百分数及吞噬指数。柴胡果胶多糖可使巨噬细胞的免疫球蛋白受体增加。⑧抗肿瘤作用:柴胡提取物可抑制人肝癌 SMMC7721 细胞线粒体代谢活性。对小鼠 S180 实体肿瘤有明显抑制作用。柴胡皂苷还具有抗肿瘤细胞分子黏附,干扰肿瘤细胞 S 期 DNA 合成及蛋白质代谢,抑制细胞增殖,诱导细胞凋亡等作用。柴胡皂苷可上调人急性早幼粒白血病细胞 HL-60 细胞糖皮质激素受体 mRNA 表达,并抑制细胞生长。柴胡对造血系统恶性肿瘤白血病亦有防治作用[5,69-70]。

1.9 鼠妇 ①镇痛作用:鼠妇醇提物具有强效的镇痛作用,对大鼠甩尾、小鼠热板以及乙酸引致小鼠疼痛反应具有明显的镇痛疗效，大、中、小剂量均能减少小鼠扭体次数（$P < 0.05$ 或 $P < 0.01$），延长小鼠热板的潜伏期（$P < 0.05$ 或 $P < 0.01$）和大鼠的痛阈值。鼠妇醇提物萃取后得到的正丁醇相水分散液有明显的镇痛作用，能减少小鼠 20 分钟扭体次数（$P < 0.05$ 或 $P < 0.01$），延长小鼠热板的潜伏期（$P < 0.05$ 或 $P < 0.01$）。正丁醇相 AB－8 柱层析后得到的组分 II 有较强的镇痛作用，组分 II 经过 Sephadex LH－20 柱层析得到的组分 D 也有明显的镇痛作用。②抗炎作用：鼠妇醇提物具有显著的抗炎活性，能有效地抑制二甲苯致小鼠耳廓肿胀，推测鼠妇的抗炎作用与其主要有效成分能消除自由基，阻断组胺 H_1 有关。③抗氧化作用：鼠妇醇提物有明显的抗氧化活性，能有效地清除 DPPH 自由基和羟自由基，两种作用的浓度－效应曲线都呈现量效效应，清除作用随着样品浓度的增加而增强。④毒性：鼠妇醇提物毒性极低，昆明种小鼠灌胃给予鼠妇醇提物的最大给药量大于 100g 生药/kg（18g 浸膏/ml），口服给药安全[9－10,71－73]。

1.10 葶苈子 ①止咳平喘作用：芥子苷为其止咳有效成分。研究表明，葶苈子炒后芥子苷含量较生品明显升高，且无刺激性，炒后能破坏酶解产物芥子油，而减少刺激性。②利尿作用：葶苈子的利尿作用，与其加强心肌收缩力，增加肾小球滤过量有关。对渗出性胸膜炎、胸腔积液、肺源性心脏病均有较好疗效。③强心作用：静脉注射葶苈子水提取物 0.2mg/kg（含生药 2g/ml），能增加心室心肌收缩性和泵血功能，并能增加冠脉血流量，与静脉注射异丙肾上腺素 10μg/kg 的作用相似，但对心率、动（静）脉氧分压差及动（静）脉氧溶解度无明显影响，说明葶苈子水提取物具有显著强心和增加冠脉流量作用且不增加心肌耗氧量。④抗菌作用：葶苈子中的苄基芥子油具有广谱抗菌作用，对酵母菌等 20 种真菌及数十种其他菌株菌有抗菌作用。⑤调血脂作用：南葶苈子提取物具有调血脂作用。另外，南葶苈子对胰蛋白酶有较高的抑制作用。⑥保护心肌作用：用腹主动脉不完全结扎法制造大鼠心肌肥厚、心室重构模型，南葶苈子水提物对该模型大鼠具有一定的降低血压作用，改善心肌肥厚指数，显著降低心肌血管紧张素 II（Ang II）、内皮素（ET－1）、血清醛固酮（ALD）及羟脯氨酸（Hyp）和心肌 I、III 型胶原含量，抑制大鼠心肌醛固酮合成基因 CYP11B1、CYP11B2 的 mRNA 表达水平，降低转化生长因子 $β_1$（TGF－$β_1$）的合成，主要通过抑制压力负荷性心室重构和交感神经系统过度激活，减少神经内分泌因子 Ang II、ET－1、ALD 生成而抑制心肌肥大、心室重构，这可能是南葶苈子直接保护心肌，抑制心肌细胞纤维化的作用机制之一。对压力负荷大鼠血压及左心室心肌及心肌血管周围胶原，葶苈子水提物 8g/kg 能显著降低模型大鼠收缩压（SBP）、舒张压（DBP），减慢心率（HR）；降低左心室心肌细胞横断面面积（MCCS）、心肌血管周围胶原面积（PVCA）、心肌组织胶原容积分数（CVF）（$P < 0.05$）；葶苈子水提物 4g/kg 能显著降低 MCCS、PVCA、CVF（$P < 0.05$），因此，葶苈子水提液能减小左心室心肌细胞的横断面面积，降低间质和血管周围胶原沉积，改善心室重构大鼠心肌结构。⑦改善心血管功能：通过葶苈苷对野百合碱诱导的肺动脉高压模型大鼠的影响研究，发现葶苈苷可以显著降低大鼠右心室收缩压（RVSP）与右心室舒张压（RVDP）以及肺动脉平均压（mPAP），这可能是葶苈子降低肺动脉高压的主要机制之一。⑧抗肿瘤作用：葶苈子对人鼻咽癌细胞和千田子宫颈癌细胞株有极强的抑制作用，剂量在 20μg/ml 时便显示很高的抗癌活性。葶苈子对艾氏腹水癌小鼠的癌细胞有明显的抑制作用，且几乎无毒副反应。从北葶苈子中分离得到伊夫单苷，细胞毒活性研究显示对胃癌、结肠癌、肝癌 3 种癌细胞株具有细胞毒活性。南葶苈子中苯甲基硫苷可阻断动物体内 I 相酶（如 CYP 酶），使致癌物不能生物转化，从而起抗癌作用，具

有抗癌作用。⑨其他作用：南葶苈子中籽油可以显著促进小鼠记忆；对小鼠强迫悬尾造成的抑郁症状有一定的效果，在小鼠强迫游泳实验中，能明显缩短游泳不动时间；能明显增强5-羟色胺酸（5-HTP）诱导的甩头行为，在小鼠抗利血平拮抗实验中，对利血平造成的小鼠眼睑下垂及体温下降也表现出一定的拮抗作用；对果蝇和小鼠的衰老有延缓作用。北葶苈子籽油具有抗氧化活性。⑩毒性：葶苈子毒性主要以强心苷毒性为主，其他副作用较小。按《中国药典》鸽法测定其有效单体的生物活性，其半数致死量折合生药为2.125g/kg。葶苈子对在体蛙心可使之停止在收缩期，能使心收缩力加强，心律减慢，心传导阻滞。不良反应仅见有引起过敏性休克的报道。如发生过敏性休克，立即肌内注射0.1%肾上腺素，并静脉注射葡萄糖酸钙，口服异丙嗪等进行解救。肺虚喘咳，脾虚肿满者忌服。量不宜大[11,74-76]。

1.11 石韦 ①抗炎利尿作用：研究表明，1.00g/kg复方石韦片可抑制卡拉胶所致大鼠足肿胀和棉球肉芽肿增生，对大鼠有利尿作用。②抗泌尿系统结石作用：采用1.25%乙二醇和1%氯化铵制备大鼠肾结石模型，造模同时用石韦的免煎剂按0.6g/d剂量给大鼠灌胃，4周后，石韦中药组大鼠肾脏损伤情况（肾充血、炎症细胞浸润、肾小管扩张）明显轻于模型组（$P < 0.05$），与枸橼酸钾组相当，且尿中草酸钙结晶排泄明显高于模型组，减少大鼠肾集合系统内草酸钙结晶形成，减轻大鼠肾脏损伤。以石韦为主药组成的排石颗粒可防治乙二醇、氯化铵诱发的大鼠肾结石形成和发展。③祛痰、镇咳作用：庐山石韦煎剂及煎剂提取物或异杠果苷给小鼠灌服，均有明显镇咳作用（二氧化硫引咳法），但不及可待因60mg/kg明显，煎剂提取物用半数致死量的1/10即有明显镇咳作用，其效应高于生药材和其他成分。煎剂提取物、异杠果苷腹腔注射、口服给药，对小鼠均有明显祛痰作用。用二氧化硫刺激大鼠产生慢性气管炎后，用煎剂提取物灌胃，连续20天，用药组动物气管腺泡的体积比对照组明显缩小，杯状细胞数量也减少。这些形态上的变化同患者用药后痰液减少的现象相符合，其所含的延胡索酸、咖啡酸亦均有明显的镇咳与祛痰作用。有柄石韦的水煎醇提取物具有显著的镇咳作用。④升高白细胞作用：以石韦大枣合剂防治化疗和放疗所致骨髓粒系造血抑制，观察其对实验小鼠白细胞的影响，结果显示，环磷酰胺（CTX）加石韦大枣合剂大剂量、中剂量组白细胞下降程度明显低于单纯CTX组（$P < 0.05$）；石韦大枣合剂组α值明显高于CTX组、正常动物组（$P < 0.05$），可见石韦大枣合剂对CTX所致的外周血白细胞数下降具有明显的对抗作用。石韦大枣合剂能显著对抗CTX所致的粒-单系集落形成单位（CFU-GM）减少，并促进CFU-GM恢复。表明石韦大枣合剂具有保护促进骨髓粒系祖细胞功能，防治CTX对骨髓粒系祖细胞的抑制作用。⑤抗菌、抗病毒作用：5%以上浓度的庐山石韦悬液对志贺菌属、肠伤寒杆菌、副伤寒杆菌有抑制作用。石韦对金黄色葡萄球菌、溶血性链球菌、炭疽杆菌、白喉杆菌、大肠埃希菌均有不同程度的抑制作用及抗甲型流感病毒、抗钩端螺旋体（黄疸出血型）作用。从庐山石韦中提取的异杠果苷有抗单纯疱疹病毒作用，用组织培养法检测，较阿昔洛韦、碘苷与安西他滨的抑制病毒增高0.27~0.50个对数，平均空斑减数率为56.8%，其作用系阻止病毒在细胞内的复制。研究表明，石韦水提物有高效抗Ⅰ型单纯疱疹病毒（HSV-Ⅰ）作用，病毒抑制对数>4.00。⑥增强免疫作用：研究发现，7.40g/kg复方石韦片能增加试验小鼠的脾指数；1.85g/kg、3.70g/kg、7.40g/kg 3个剂量组均能促进小鼠腹腔巨噬细胞吞噬功能，提高NK细胞对L929细胞的杀伤作用和脾T细胞的增殖，表明复方石韦片对机体有免疫增强作用。此外，石韦大枣合剂能显著对抗环磷酰胺所致的CFU-GM和白细胞减少，并促进CFU-

GM 恢复，增强单核－巨噬细胞系统功能，提高机体免疫能力。⑦降血糖作用：石韦多糖对四氧嘧啶造成的动物糖尿病有明显的疗效，可明显降低糖尿病动物血糖、血清及胰腺组织过氧化脂质水平，提高糖尿病小鼠对糖的耐受能力。⑧抗氧化作用：通过自由基淬灭、超氧化物自由基淬灭、脂质过氧化、羟基自由基诱导 DNA 裂解模型试验中表明，有柄石韦乙醇提取物有抗氧化活性，且石韦 40% 乙醇加压提取物具有强的抗氧化活性。⑨抑制血小板聚集作用：石韦不溶于甲醇的水溶解部分能抑制 ADP 和胶原诱导的兔血小板聚集；其甲醇和水均溶解的部分对 ADP 诱导的兔血小板聚集有较好的抑制活性，而对胶原诱导的兔血小板聚集无活性。⑩其他作用：石韦根对基质金属蛋白酶 MMP－1 的表达有抑制作用，其活性稍低于 EGCG；庐山石韦水煎液给小鼠口服的 LD_{50} 为 90g/kg，异杧果素为 4.65g/kg[77-82]。

1.12 牡丹（牡丹皮） ①抗病原微生物作用：体外试验表明，牡丹皮煎剂对金黄色葡萄球菌、溶血性链球菌、大肠埃希菌、志贺菌属、伤寒杆菌、副伤寒杆菌、变形杆菌、肺炎双球菌、霍乱弧菌等均有较强的抑制作用。煎剂抗菌的主要有效成分为没食子酸。牡丹酚对金黄色葡萄球菌、枯草杆菌和大肠埃希菌的 MIC 分别为 1：2000，1：5000 和 1：5000，牡丹皮浸剂在试管内对铁锈色小芽孢等 10 种皮肤真菌也有一定的抑制作用。鸡胚实验证明牡丹皮有一定抗流感病毒作用。②抗炎作用：牡丹皮水煎剂能抑制炎症组织的通透性和抑制 PGE 的生物合成，从而对多种急性炎症反应具有抑制作用，并且它不抑制特异性抗体的产生，不影响补体旁路途径的溶血活性，故它在发挥抗炎作用的同时，不影响正常体液免疫功能。牡丹皮对由卡拉胶诱导的大鼠足肿胀与二甲苯诱导的小鼠耳片水肿（均为急性特异性的炎症）和福氏完全佐剂（CFA）诱导的大鼠佐剂性关节炎（AA）均有明显的抑制作用，此作用与牡丹皮中的活性成分丹皮总苷（TGM）有关。③抗心肌缺血作用：牡丹皮对实验性心肌缺血有减轻损伤程度作用，并能够降低心肌耗氧量，增加冠脉流量，可以认为牡丹皮有调节血行，疏通血脉之作用，因而对心肌缺血有保护作用。④抗动脉粥样动脉硬化作用：丹皮酚能明显抑制动脉粥样硬化斑块的形成，其作用机理与抑制血小板聚集和释放反应有关。对高脂模型大鼠以丹皮酚灌胃给药，证明丹皮酚可减轻高脂血症大鼠血清、主动脉及肝脏脂质过氧化反应，降低血浆氧化低密度脂蛋白（LDL）的生成量，抑制 LDL 的体外氧化反应，从而保护血管内皮细胞，达到抗动脉粥样硬化（AS）的作用。利用体外细胞培养技术，观察丹皮酚对人高脂血清刺激的大鼠主动脉平滑肌细胞（SMC）增殖的抑制作用，结果显示，丹皮酚抗 AS 的作用可能与抑制 SMC 的异常增殖作用有关。⑤抗心律失常作用：丹皮酚对乳鼠心肌细胞的 Ca^{2+} 摄取有显著抑制作用，且能明显减慢心肌细胞的搏动频率，其作用类似于慢通道阻断剂，对氧化作用亦有拮抗作用，因而推测丹皮酚抗心律失常作用可能与拮抗再灌注引起的细胞内钙超载有关。⑥对缺血再灌注损伤的保护作用：丹皮酚能显著降低心肌缺血组织 MDA 的含量及血中 CPK 浓度，并能保护心肌组织 SOD 的活性和心肌细胞超微结构，提示丹皮酚保护心肌作用与抗膜脂质过氧化作用有关。⑦抗惊厥作用：牡丹皮提取物在一定程度上可以抑制中枢神经系统，有镇静催眠作用。丹皮酚腹腔注射或口服均能使小鼠自发活动减少，明显延长环己巴比妥钠所致小鼠睡眠时间，大剂量可使小鼠翻正反射消失，有抗惊厥作用。丹皮总苷（TGM）可减少小鼠最大电惊厥（MES）发作次数，增强苯巴比妥的抗惊厥作用，在一定程度上呈剂量依赖性。⑧保肝作用：牡丹皮活性成分丹皮总苷（TGM）对 CCl_4 和 D－GaI－N 所致小鼠化学性肝损伤的保护作用机制的研究表明，TGM 能够降低 CCl_4 和 D－GaI－N 所致的血清 ALT 和 AST 的升高，促进损伤组血清蛋白含量增加和肝糖原合成增加，还可降低损伤组肝脏肝匀浆脂质过氧化物丙二醛（MDA）的含量，提高血清和肝脏谷胱甘肽过氧化物酶（GSP－Px）活力，清除体内有害自由基，增强机体抗氧化作用，且可缩短 CCl₄ 中毒小鼠腹腔注射戊巴比妥钠后的睡眠时间，增强解毒能力。因此 TGM 具有肝脏保护作用。⑨降血糖作用：丹皮多糖粗品 100mg/kg、400mg/kg 灌胃给药可使正常小鼠血糖显著降低；200mg/kg、400mg/kg 灌胃给药对葡萄糖诱发的小鼠高血糖有显著降低作用。对丹皮多糖粗品与提纯品的降糖作用进行比较，结果表明多糖粗品不仅可使正常小鼠血糖显著降低，而且对葡萄糖诱发的小鼠高血糖也有显著的降低作用。研究发现，丹皮多糖纯品（PSM），能显著降低 T2DM 大鼠食和水摄入量、空腹血糖、总胆固醇及甘油三酯水平，改善葡萄糖耐量，提高肝细胞膜低亲和力胰岛素受体最大结合容量及胰岛素敏感性指数。⑩增强免疫作用：丹皮总苷（TGM）对由刀豆蛋白 A（Con A）诱导的 T 淋巴细胞增殖和分泌以及由脂多糖（LPS）诱导 B 淋巴细胞和腹腔巨噬细胞增殖和分泌功能具有浓度依赖性双向免疫调节作用。TGM 还具有机能依赖性调节小鼠体液和细胞免疫的功能。丹皮酚能够提高外周血酸性 α－醋酸萘酯酶（ANAE）阳性淋巴细胞百分率和白细胞移动抑制因子的释放，增强机体细胞免疫功能，并显著改善外周血中性白细胞对金黄色葡萄球菌的吞噬作用。此外，牡丹皮还有退热、利尿、抗早孕、抗肿瘤、镇痛、降血压、抗血小板凝集、抗脑缺血、抗变态反应、防止应激性小鼠溃疡、抗败血症、防晒、稳定红细胞膜、抑制纤溶酶活性等作用[21,83-87]。

1.13 瞿麦 ①利尿作用：瞿麦煎剂对家兔、麻醉犬和不麻醉犬均有比较明显的利尿作用。瞿麦对钾排泄的影响大于钠。②对心血管的作用：瞿麦对离体蛙心、兔心有很强的抑制作用；瞿麦穗煎剂对麻醉犬有降压作用，该作用可能系因心脏抑制所致。③对肠管的作用：瞿麦煎剂对动物肠管有显著的兴奋作用，使离体兔肠紧张度上升；使麻醉犬在位肠管及狗慢性肠瘘之肠蠕动增强，而对张力无明显影响。苯海拉明、罂粟碱能拮抗此作用。④对子宫的作用：瞿麦乙醇提取物对麻醉兔在体子宫及大鼠离体子宫肌条均有明显的兴奋作用，使麻醉兔子宫明显收缩、频率增加、张力提高；其兴奋子宫肌条的作用随剂量增加而加强，表现为频率增加，产生较持久的节律性收缩，少数子宫肌条可呈强直性收缩，瞿麦与前列腺素 E₂ 合用可产生协同作用，协同作用占 70%。⑤杀虫作用：10% 瞿麦煎剂在试管内 8~12 分钟能杀死血吸虫虫体，100% 的煎液用于感染过血吸虫的家兔，虽不能减少死亡，但与对照组相比，可使余虫率减低、体重减轻缓慢、肝脏变化好转。亦有报告认为，瞿麦体外无杀灭血吸虫的作用，体内试验对感染血吸虫的小鼠无降低死亡率和杀灭成虫的作用。有报道瞿麦乙酸乙酯提取液具有很强杀根结线虫活性。⑥抑菌作用：丁香油酚对致病性真菌、金黄色葡萄球菌以及肺炎杆菌、大肠埃希菌、变形杆菌、结核分枝杆菌等均有抑制作用。瞿麦的水和乙醇提取物对大肠埃希菌、副伤寒沙门菌、金黄色葡萄球菌、枯草杆菌和变形杆菌均有抑制作用。另有报道瞿麦具有抗衣原体活性。⑦抗早孕作用：瞿麦果实有明显的抗早孕作用，瞿麦果实 8.5g/kg、17g/kg、34g/kg 组均可使早孕期小鼠流产率增加，剂量越大，作用越强，瞿麦果实 8.5g/kg 组有显著差异（P<0.05），瞿麦果实 17g/kg、34g/kg 组有极显著差异（P<0.01）。同时可使早孕期小鼠胎仔数减少，活胎数减少，死胎率增加，部分胚胎出现坏死、吸收，胚胎体积明显变小，妊娠子宫重量明显减轻，卵巢重量减轻。并可使早孕期小鼠血清孕酮水平下降，且剂量越大，作用越强，各剂量组均有极显著差异（P<0.01）。⑧其他作用：瞿麦能抑制心肌、扩张血管、降压及兴奋肠管等；瞿麦可止痛和抗肝病毒；瞿麦煎剂对大鼠肝匀浆脂质过氧化抑制作用比较明显。低浓度瞿麦醇提取物（0.1%~10%）并无溶血反应，100% 浓度下有轻微溶血反应，说明瞿麦毒性

较低[88-94]。

1.14 紫葳（凌霄花）　　凌霄花有改善血液循环、舒张动脉、抑制血栓形成、抗氧化、抗炎等药理作用。①改善血液循环作用：凌霄花粗提物可加快老龄大鼠血流速度、扩张小血管管径、抑制红细胞聚集、降低血液黏度，小剂量凌霄花粗提物能显著抑制血小板聚集，在一定程度上改善红细胞功能。其甲醇提取物对致敏小鼠血流量有显著改善作用。②舒张冠状动脉、抑制血栓形成作用：凌霄花对猪离体冠状动脉收缩有抑制作用，强于丹参注射液；凌霄花水煎液可抑制大鼠血栓形成，加快红细胞电泳，增加红细胞电泳率，使血液红细胞处于分散状态，提示其能改善心血管功能。③抗氧化、抗炎作用：凌霄花提取物对自由基和活性氧等物质具有清除活性，能抑制花生四烯酸、12-O-十四烷酰佛波醋酸酯-13诱导的小鼠耳肿胀；凌霄花能显著提高热板法小鼠慢性疼痛模型动物的痛阈值，可能是对炎症反应的多环节均有抑制作用，从而缓解炎症反应症状。④其他作用：凌霄花能显著地抑制未孕小鼠子宫收缩，显著降低收缩强度、减慢收缩频率、降低收缩活性；对离体孕子宫能增强收缩活性；凌霄花可抑制人酰基辅酶A-胆固醇酰基转移酶-1活性，有助于抗高胆固醇血症和动脉粥样硬化药物；美洲凌霄花具有抗凝血作用。⑤毒性：急性毒性实验表明，凌霄花毒性很低，安全性比较高[95-99]。

1.15 䗪虫（土鳖虫）　　土鳖虫具有抗肿瘤、抗突变、抗血栓、抗缺血缺氧、调节血脂、保肝和增强免疫功能等药理作用。①抗肿瘤作用：土鳖虫蛋白粗提物对S180肉瘤荷瘤小鼠有显著的抑瘤作用。土鳖虫体内的土鳖虫纤溶活性蛋白（EFP）对血管生成具有抑制作用。EFP可抑制人微血管内皮细胞（MVEC）的增殖、诱导其凋亡，并可干扰MVEC的细胞周期，出现S期和G_2/M期阻滞。土鳖虫纤溶活性蛋白还能抑制人食管癌细胞株Eca109和宫颈癌细胞株HeLa的增殖并干扰其细胞周期，表明土鳖虫纤溶活性蛋白具有体外抑制肿瘤细胞的作用。土鳖虫醇提物对黑色毒瘤、胃癌、原发性肝癌等多种肿瘤细胞生长有明显的抑制作用。将土鳖虫抗肿瘤有效成分脂溶性脂肪酸制备成脂肪乳剂型，发现各剂量组均有抑制肿瘤生长的作用，并呈剂量相关性，说明土鳖虫抗肿瘤有效成分在体内也有一定的抑瘤作用。此外，通过血清药理学方法进一步证实了土鳖虫乳剂灌胃后的SD大鼠血清对肝癌$HepG_2$细胞的体外增殖有明显的抑制作用。近来研究发现，土鳖虫醇提物具有较强的体外抗肿瘤活性。②抗突变作用：采用Ames试验平板掺入法对土鳖虫抗突变功能研究发现，土鳖虫具有较明显的抗突变能力，特别表现出抗移码型基因突变能力。③抗凝血和抗血栓作用：土鳖虫提取液在家兔体内、外均能使血浆白陶土部分凝血酶时间、凝血酶原时间及凝血酶时间延长，其作用随土鳖虫提取液浓度的增加而增强，抗凝活性不依赖于抗凝血酶Ⅲ，推测土鳖虫提取液可能直接对凝血酶发挥作用。土鳖虫链激酶（即纤溶活性成分）各剂量组均能明显延长小鼠凝血时间、大鼠凝血酶原时间，降低大鼠血纤维蛋白原含量，增加血凝块溶解率，延长大鼠颈动脉血栓形成的时间，缩短大鼠体外血栓长度，减轻血栓的湿重及干重，可见土鳖链激酶具有抗凝血和溶栓作用。近来，有报道采用模拟胃肠环境的仿生酶解过程提取土鳖虫多肽具有较强溶栓效果。④抗缺血缺氧作用：土鳖虫生物碱可延长心电消失时间，可使小鼠增加耗氧致缺氧的存活时间延长，并可明显对抗垂体后叶素引起的大鼠急性心肌缺血的心电图ST-T的改变，使心肌缺血得以纠正。土鳖虫水提液能推迟心脏轻、中、重度缺氧发生的时间，推迟缺氧后呼吸停止时间，能够增强心、脑组织耐缺氧能力。土鳖虫的这些作用可能与减少心脑耗氧、改善心脑组织对氧的利用有关，还可能与土鳖虫提高了心脑组织对缺血的耐受力有关。⑤促进骨折创伤愈合的作用：采用含土鳖虫饲料饲喂手术致实验性骨折家兔，发现土鳖虫可促进骨折家兔血管的形成，改善局部血液循环，增加成骨细胞的活性和数量，促进破骨细胞数量的增加，加速钙盐沉积和骨痂增长，从而促进骨损伤的愈合。⑥增强免疫功能作用：土鳖虫口服液可提高心肌缺血小鼠及正常小鼠的肿瘤细胞花环率，提高"血瘀"大鼠和"血虚"小鼠红细胞 C3b 受体的花环率，表明土鳖虫能提高红细胞 CR1 活性，提高红细胞免疫黏附功能。另外，土鳖虫口服液还能够抑制"血虚"小鼠血清抗心磷脂抗体 ACAIgG 和 ACAIgA 的水平，能纠正环磷酰胺引起的体重下降，并能增加脾脏及胸腺免疫器官的重量。⑦其他作用：土鳖虫己烷提取物对 D - 半乳糖胺致大鼠肝损伤有保护作用；土鳖虫水煎提取物和超临界 CO_2 萃取物都有一定的镇痛、消炎和抗凝血作用；土鳖虫能对抗 ADP 诱发的小鼠急性肺栓塞。⑧毒性：给小鼠腹腔注射土鳖虫总生物碱的 LD_{50} 为 （136.45 ± 7.98） mg/kg。给药后，先表现为抖动、进而跳跃、震颤、竖耳，多在 10 ~ 20 分钟死亡。家兔静脉注射土鳖虫总生物碱 20mg/kg，心电图出现明显的 ST 段缺血改变，Ⅰ ~ Ⅱ度房室传导阻滞，并有室性期前收缩，如不抢救，即刻死亡，死亡家兔解剖发现，心脏处于舒张期[32 - 33,100 - 104]。

1.16 蜂巢（露蜂房） ①对心血管系统的作用：蜂房的水、乙醇、乙醚及丙酮提取物均有促凝血作用，其中丙酮提取物作用最强。丙酮提取物注入家兔颈静脉可使心脏运动加强，并有血管扩张作用，可引起一时性血压下降。蜂房提取物能扩张兔耳血管。在离体蛙心灌流实验中，蜂房溶液的浓度为 0.5% 时可使心脏运动振幅明显增大，5% 时反使振幅减小。②对消化系统的作用：蜂房的丙酮提取物可使家兔离体肠管蠕动、紧张度稍有减弱。蜂胶水（醇）提取物可加速硫酸钡通过消化道的过程，显示其可促进胃肠平滑肌蠕动，并有轻度泻下作用。③对泌尿系统的作用：蜂房有轻度利尿作用。家兔口服蜂房 0.9g 后 24 小时内尿量平均增加 28%，尿液中不含蛋白质和糖分。④抗炎作用：蜂房水提取物能明显抑制由豆油诱发小鼠耳的急性渗出性炎症，此种作用于切除实验动物两侧肾上腺后仍然出现。说明其抗炎作用可能是通过直接的作用机制，而不是通过垂体 - 肾上腺系统。蜂房水提取物对大鼠脚掌皮内注射蛋清诱发的急性炎症水肿，也有明显抑制作用。蜂房水提取物也具有与氢化可的松相似的作用，能显著抑制大、小鼠皮下埋藏棉球所诱发的肉芽组织增生的慢性炎症。近年来有学者对蜂房抗炎、免疫活性蛋白粗品（NV3）进行分离、纯化，得到酸性多肽 NV - PP - 1 和酸性蛋白 NV - PP - 4，为蜂房的抗炎作用提供科学依据。⑤抑菌作用：将蜂巢水提取液稀释 40 ~ 80 倍浓度，它对金黄色葡萄球菌、铜绿假单胞菌、大肠埃希菌、志贺菌属以及伤寒杆菌等均仍有抑制作用。对霉菌如烟曲霉菌、黄曲霉菌、茄镰菌等，即使稀释到 50 ~ 100 倍，仍有很强抑制作用。稀释浓度到 500 倍时才失去抑制作用。蜂胶有较强的抑菌、防腐作用，其有机酸、黄酮、β - 桉叶油醇类，对金黄色葡萄球菌、链球菌、沙门菌等20 种细菌都有抗菌作用，尤其对金黄色葡萄球菌最为敏感，最小抑菌浓度为 0.0625%。对牙周致病菌亦有明显的抑菌作用，尤其对主要致病菌 ATCC（产黑色素杆菌）的抑菌作用较强，其抗菌成分是黄酮化合物、黄良姜素、松属素、咖啡酸酯等。此外，蜂胶中的黄酮类可抗真菌，蜂胶制剂在低浓度时能抑制阴道滴虫。⑥抗病毒作用：蜂胶体外抗病毒实验证明蜂胶对单纯性疱疹病毒和疱疹性口腔炎病毒的外壳有杀灭作用，还证明蜂胶对脊髓灰质炎病毒的繁殖有较强抑制作用。⑦抗溃疡作用：蜂胶石油醚萃取物对醋酸型、应激型溃疡有明显对抗作用，对幽门结扎型溃疡有一定的对抗作用。并揭示其抗溃疡作用可能与改善局部血液循环，促进组织再生修复，增加胃内黏液 PEG_2 含量，抑制胃酸分泌，影响交感 - 肾上腺髓质系统等因素有关。⑧抗肿瘤作用：蜂房对癌细胞有抑制作用，美蓝法对胃癌细胞有效，能抑制人肝癌细胞，还可用于子宫颈癌等。蜂房提取物对 S180 的生长有一定抑制作用，推测其抗肿瘤成分可能是其所含的多糖。蜂胶丙二醇溶液对 S180、EC 体外细胞的生长均有明显抑制作用。蜂房乙醇提取物对肝癌细胞均具有生长抑制作用，并且存在一定量效关系。⑨免疫调节作用：通过口服和注射蜂胶水溶性衍生物（WSD），提高了被细菌（肺炎克雷伯菌）和真菌（白色念珠菌）感染小鼠的存活率和平均存活时间，表明 WSD 能刺激体外腹膜巨噬细胞产生 IL-1，与细胞介导的免疫反应相联系。⑩其他作用：蜂胶有一定的麻醉镇静作用，并能维持一定时间；蜂房水提液可使小鼠正常体温降低，作用与柴胡粗皂苷、阿司匹林相似；蜂巢水提物能明显降低高脂血症大白鼠的血清总胆固醇和甘油三酯的含量，对麻醉猫急性降压试验有短暂作用（静脉注射）；蜂巢水提液对乙型肝炎表面抗原（HBsAg）有抑制作用，并能促进细胞免疫功能等[105-110]。

1.17 蜣螂　目前对蜣螂的药理研究报道主要是在治疗前列腺增生、抗前列腺炎以及抗癌等方面。①抗前列腺增生作用：采用丙酸睾丸素造小鼠前列腺增生模型并用去甲肾上腺素诱发兔离体膀胱三角肌收缩，观察蜣螂的抗前列腺增生作用。从前列腺湿质量和前列腺指数等指标上观察，蜣螂对丙酸睾丸素引起的小鼠前列腺增生具有明显的抑制作用。而蜣螂三氯甲烷提取物和乙醇提取物对 α 受体激动剂去甲肾上腺素所诱发的膀胱三角肌收缩具有显著的抑制作用。②抗前列腺炎作用：采用张亚强氏造模方法造成大鼠慢性前列腺炎模型，以大鼠前列腺的湿质量系数、干质量系数以及腺腔内细胞增生程度等作为评价指标，观察蜣螂的抗前列腺炎作用。结果表明给药后能减轻前列腺质量，同时腺腔内的炎性细胞浸润程度和纤维母细胞增生程度均可明显减轻，表明蜣螂提取物对消痔灵所致的大鼠慢性前列腺炎具有良好的治疗作用。③抗癌作用：蜣螂作为治疗癌症的昆虫之一，其抗癌作用的有效成分主要在腿部。最近的研究表明这种有效成分可能是一种由 16 个氨基酸组成的蛋白质，其对 W-256 肌肉型实体瘤具有较高的抑制活性作用，对 P-388 淋巴性白血病细胞具有边缘活性。④其他作用：临床研究表明蜣螂具有很好的抗皮肤顽固性溃疡作用；蜣螂有效部位具有抗凝血和类纤维蛋白酶作用；蜣螂中的壳聚糖还能增强动物体内巨噬细胞的功能，增强肝脏的抗毒作用，促进伤口愈合，以及抗炎、抗凝血作用等。⑤毒性：采用小鼠急性毒性实验，研究蜣螂乙醇提取物及其水提取部位的毒性；采用有机溶剂沉淀与凝胶色谱法分离蜣螂水提取部位的毒性成分。结果表明，小鼠灌胃给予剂量小于 34.8g/kg 的蜣螂乙醇提取物，毒性很小，表明经口给药安全。蜣螂水提取部位有明显的急性毒性，主要症状为精神萎靡、呼吸异常、呆卧少动、对外界声刺激反应迟钝等，蜣螂水提取部位半数致死量（LD_{50}）为 19.01g/kg[44,49-50,111-113]。

1.18 桃仁　桃仁具有抗凝血、抗血栓、预防肝纤维化和增强免疫力等多种药理作用。①抗血栓、抗凝血、预防心肌梗死和肝纤维化作用：桃仁的水提取物能预防肝纤维化的形成，对肝脏的过氧化损伤也有较好的防护作用。桃仁的乙酸乙酯和乙醇提取物均能缩短二磷酸腺苷（ADP）诱导的血小板聚集所致肺栓塞引起的呼吸喘促时间，且乙酸乙酯提取物有显著的抗血栓作用。桃仁水提取物、苦杏仁苷、桃仁脂肪油对二磷酸腺苷（ADP）诱导的血小板聚集都有不同程度的抑制作用，作用强度以桃仁水提物最强，其次为苦杏仁苷和桃仁脂肪油。桃仁石油醚提取物可能对心肌缺血损伤有改善作用，并对急性心肌梗死有较好的防治作用。另外，从桃仁中分离的三油酸甘油酯具有抗凝血活性。总之，桃仁的抗凝血、抗血栓、预防肝纤维化等作用，对肝脏过氧化损伤具良好的防护作用，对心肌缺血损伤和脑部血管活性有改善作用，对急性心肌梗死有较好的防治作用，这在一定程度上印证了桃仁的活血化瘀传统功效。②提高免疫力和抗肿瘤作用：桃仁水提取物对机体的免疫功能有良好的增强作用。桃仁蛋白具有提高免疫力和抗肿瘤的作用，无急性和长期毒性。桃仁蛋白的免疫调节作用是通过降低血清中 IL－2、IL－4 两种细胞因子的水平来实现的。桃仁蛋白还具有显著的抗肿瘤作用，该作用是通过增强树突抗原递呈功能与影响相关基因的表达来实现的；也有研究表明桃仁蛋白 A 通过抑制细胞周期蛋白 B_1，使肿瘤细胞分裂停留于 G_2 期，从而抑制肿瘤细胞的增殖以实现抗肿瘤作用的，还可以抑制组织蛋白酶 D 的表达，从而抑制肿瘤浸润转移。桃仁蛋白为桃仁中的大分子物质，药理活性主要为增强免疫力和抗肿瘤，还具有抗炎作用。体外研究表明，苦杏仁苷对前列腺癌、结肠癌、人早幼粒细胞白血病（HL－60）等均有一定的抑制作用。③抗炎、抗过敏作用：桃仁对炎症初期有较强的抗渗出力，其水提取物具有较强的抗大鼠试验性足跖肿胀的作用。桃仁水提取物能抑制小鼠血清中的皮肤过敏抗体和脾溶血性细胞的产生，具有抗过敏性炎症的作用。桃仁蛋白对炎症引起的血管通透性亢进具有抑制作用。桃仁总蛋白可纠正 $CD4^+/CD8^+$ 细胞比值失衡，恢复机体正常免疫状态。④对硅沉着病的作用：采用桃仁提取物治疗硅沉着病大鼠，观察硅沉着病胶原蛋白和生化指标变化，及对大鼠硅沉着病病理影响。结果发现，桃仁提取物能显著抑制硅沉着病大鼠胶原蛋白合成和减少血清铜蓝蛋白，有延缓矽肺纤维化的作用。⑤润肠通便作用：桃仁中含 45% 脂肪油，可润滑肠道，利于排便。但研究未发现桃仁提取物刺激肠壁增加蠕动而促进排便的现象。⑥镇咳作用：桃仁含有苦杏仁苷，小量口服时，苦杏仁苷水解产生氢氰酸和苯甲醛，氢氰酸有镇咳平喘的作用。⑦抗衰老作用：通过观察桃仁乙醇提取物（EETR）对 D－半乳糖致衰老大鼠学习记忆能力、相关酶及免疫器官的影响，显示与模型组比较，EETR 各剂量组学习记忆能力均有所提高，脑组织 AchE 活性降低，同时增加胸腺、脾脏重量。表明 EETR 对 D－半乳糖所致衰老大鼠具有延缓衰老的作用。⑧其他作用：桃仁的乙醇提取物能够促进黑色素瘤细胞酪氨酸酶蛋白的成熟、稳定及运输；100% 和 50% 桃仁甲醇提取物在 $1000\mu g/ml$ 时有抑制鸟结核分枝杆菌发育生长的作用；桃仁多糖具有抗氧化作用；桃仁液对小白鼠离体子宫具有兴奋作用，其兴奋作用与兴奋组胺受体 H_1、M 受体、肾上腺素 α 受体有关。其复方剂对小鼠离体子宫有舒张作用，能对抗缩宫素、马来酸麦角新碱、乙酰胆碱引起的子宫收缩；苦杏仁苷对体外高氧暴露早产鼠肺泡 Ⅱ 型细胞（AEC Ⅱ）有一定的保护作用，对大鼠慢性胃炎及慢性萎缩性胃炎有较好的防治作用，对晚期癌症患者有缓解癌症疼痛和改善症状的作用；桃仁水煎浓缩膏剂可改善寒、热两证大鼠血液循环障碍并抑制内皮细胞凋亡等。⑨炮制对桃仁药理作用的影响：研究表明，桃仁的抗凝血、抗血栓、抗炎、润肠作用，生桃仁作用最强，焯、炒、蒸之后作用明显缓和，尤以炒、蒸桃仁为甚。桃仁皮具有明显的活血、抗炎作用，不宜作为非药用部位而去掉[114－126]。

2 复方药理

2.1 抗肝纤维化作用 采用 SD 大鼠 90 只，随机取 10 只作为正常对照组（A 组），其余大鼠用皮下注射 40% CCl_4 橄榄油油剂 3ml/kg 诱导大鼠肝纤维化模型 8 周，于第 2 周时随机处死 5 只大鼠证实肝纤维化（HF）形成后，将剩下的大鼠随机分为肝纤维化模型组（B组）、鳖甲煎改良方高剂量组［C 组，28.4g/(kg·d)]、中剂量组［D 组，14.2g/(kg·d)]、低剂量组［E 组，7.1g/(kg·d)]、复方鳖甲软肝片组［F 组，0.6g/(kg·d)]，每组 15 只。C、D、E、F 组给予 10ml/(kg·d) 相应药液灌胃治疗，A、B 组同时给予等剂量的生理盐水灌胃处理，8 周后采血测定 ALT、AST、白蛋白和球蛋白含量；取肝组织作 HE

染色观察肝纤维化程度变化；Western blot 方法检测 TGF-β_1、Smad3 和 Smad7 蛋白的表达。结果表明，鳖甲煎改良方能够显著减轻 CCl$_4$ 导致的大鼠肝纤维化程度，其作用机制可能与鳖甲煎改良方调控 TGF-β_1 和 Smad3/7 信号转导蛋白表达有关[127]。

2.2 抗肺纤维化作用 采用博莱霉素气管内注入的方法建立了大鼠肺纤维化动物模型，探讨鳖甲煎丸对大鼠肺纤维化的作用机制。在实验中分别设置了生理盐水组、动物模型组、鳖甲煎丸高（中）剂量组、醋酸泼尼松组进行对比观察。主要利用免疫组化方法进行观测 TGF-β_1、Smad3、Smad7。实验结果表明了鳖甲煎丸中、高剂量组 TGF-β_1 的表达明显减弱；Smad7 表达增强，提示鳖甲煎丸具有较好的减轻博莱霉素导致的大鼠肺纤维化程度的作用，且其机制与该方可以有效地调控 TGF-β_1 的 Smad 蛋白表达有关。另外，还通过动物实验证实了鳖甲煎丸能够减轻试验大鼠肺纤维化，通过调控肺纤维化大鼠 CTGF 的表达，阻断 TGF-β_1 促胶原合成，有效治疗大鼠肺纤维化[128-129]。

2.3 抗肾脏间质纤维化作用 通过建立大鼠肾脏间质纤维化模型，观察鳖甲煎丸对肾间质纤维化的影响。试验中分别设置了药物组及观察组，监测实验大鼠的病变肾脏肾上腺素的蛋白及基因的表达状况、蛋白含量等指标。结果显示，鳖甲煎丸能够有效调节实验大鼠的肾上腺髓质素在蛋白及基因水平的表达[130]。

2.4 抗动脉硬化作用 通过检测观察大鼠血清中 TG、TC、LDL-C、HDL-C、MDA、SOD 的活性，并测定血清中 NO 以及 ET 的含量，并对大鼠的主动脉进行病理学检查，研究鳖甲煎丸抗动脉粥样硬化的机制。结果显示，鳖甲煎丸有降低大鼠血清中 TG、TC、LDL，提高 SOD 的活性、增高 HDL-C 水平的作用；病理学检查结果提示鳖甲煎丸组大鼠的主动脉壁内膜的粥样斑块形成减少[131]。

2.5 抗肿瘤作用 以 H$_{22}$ 荷瘤小鼠为对象，环磷酰胺为阳性对照药，观察鳖甲煎丸对瘤块的抑制作用。结果发现，鳖甲煎丸高剂量组和鳖甲煎丸低剂量组的抑瘤率与阴性对照组均有显著性差异（$P < 0.01$）；鳖甲煎丸高剂量组与环磷酰胺组比较其抑瘤率无显著性差异。表明鳖甲煎丸能显著抑制肿瘤的生长[132]。在动物实验中制备鳖甲煎丸含药大鼠血清，分别设立了观察及对照组，结果显示，含药大鼠血清能够通过增强 p53 蛋白的表达，减弱 Bcl-2 蛋白的表达水平的途径而达到抑制肝癌的作用[133-135]。

2.6 毒理研究 通过观察鳖甲煎丸对大鼠的毒性反应，确定其安全剂量，为拟定人用剂量提供参考，选择 SD 大鼠 60 只，随机分为鳖甲煎丸低、高剂量组和对照组，每组 20 只，分别灌胃给予低、高剂量鳖甲煎丸药液（相当于生药 5g/kg，10g/kg）和纯化水 2ml，连续给予 6 个月。观察大鼠一般状况、体质量及进食量，给药结束及停药 4 周后检查血常规、血液生化学指标及脏器系数、组织病理学变化。结果显示，鳖甲煎丸低、高剂量组大鼠一般状况、体质量、进食量、血常规、血液生化学指标及脏器系数与对照组比较均差异无统计学意义（$P > 0.05$），亦未见异常组织病理学变化。表明鳖甲煎丸对大鼠血常规、血液生化学指标无明显影响，对脏器的长期毒性低，未发现毒性靶器官，长期服用安全[136]。

【临床研究与应用】

1 治疗早期肝硬化门静脉高压症

选择早期肝硬化门静脉高压症患者 125 例，随机分为治疗组 63 例和对照组 62 例。治疗组采用鳖甲煎丸口服，每次 3g，每天 3 次；对照组采用一般保肝治疗。疗程均为 6 个月。结果以症状、体征治疗后积分较治疗前下降≥60% 为显效，治疗组疗效明显，与对照组有显著性差异，$P < 0.05$。肝硬化 B 超评分结果，B 超观察门静脉直径与脾厚度的单项指标结果均提示治疗组优于对照组，与对照组有显著性差异，$P < 0.05$。说明鳖甲煎丸对治疗肝纤维化及早期肝硬化有明确疗效，对于门静脉压力与缩脾方面有针对性的作用[137]。

2 治疗肝纤维化

应用鳖甲煎丸治疗慢性乙型肝炎合并肝纤维化患者 68 例，设计了对照组和治疗组，均服用常规的护肝、降酶药物，其中对照组给予口服复方丹参片，治疗组给予口服鳖甲煎丸，每天 3 次，每次 3g，疗程均为 6 个月。通过观察发现 2 组治疗前后的临床表现、肝功能、肝纤维化指标、肝脾影像学检查的变化，结果鳖甲煎丸在改善肝功能、肝纤维化指标、临床症状等方面均明显优于对照组，与对照组相比有显著意义[138]。选择 118 例慢性乙型肝炎患者随机分为治疗组 60 例和对照组 58 例，2 组均予常规护肝、降酶药物治疗，治疗组加用鳖甲煎丸治疗。疗程均为 6 个月。检测 2 组治疗前及治疗 6 个月后患者肝功能及肝纤维化指标。探讨鳖甲煎丸治疗慢性乙型肝炎疗效及对肝纤维化的影响。结果治疗组总有效率 86.7%，对照组总有效率 60.3%（$P < 0.05$）。2 组治疗后肝功能、肝纤维化各项指标比较，差异有显著性或非常显著性意义（$P < 0.05$，$P < 0.01$）。表明鳖甲煎丸治疗慢性乙型肝炎疗效显著，有良好的抗肝纤维化作用[139]。

3 治疗肝硬化

选择慢性乙型肝炎早期肝硬化患者 72 例，随机分为 2 组各 36 例。2 组均采用综合性保肝、护肝和拉米夫定治疗，治疗组加用鳖甲煎丸治疗。疗程 12 周。观察治疗前后患者临床症状和体征，并检测肝功能和肝纤维化指标。结果治疗后 2 组患者临床症状、体征、肝功能指标（ALT、AST 和 TBiL）和肝纤维化指标（HA、PCⅢ和 LN）均有不同程度的改善，治疗组改善更显著。说明鳖甲煎丸治疗慢性乙型肝炎早期肝硬化的疗效确切[140]。选择活动性乙型肝炎肝硬化 86 例，随机分为治疗组和对照组各 43 例。治疗组采用阿德福韦酯 100mg/d，联合鳖甲煎丸每次 3g，每天 2 次，治疗 48 周。治疗对照组采用阿德福韦酯单药治疗，观察 2 组治疗后乙肝病毒血清标志物、HBV DNA、肝纤维化指标：透明质酸酶（HA）、Ⅳ胶原（Ⅳ－C）、层粘蛋白（LN）、Ⅲ型胶原（PC－Ⅲ）等检查变化。结果显示，阿德福韦酯与鳖甲煎丸联用可以提高乙肝肝纤维化的疗效。临床使用未见明显毒副作用，是目前治疗慢性乙型肝炎和代偿期肝硬化患者抗肝纤维化较理想的联合用药组合[141]。

4 治疗肝硬化腹水

选择肝硬化腹水患者 30 例，以鳖甲煎丸加减方治疗。治疗时将患者辨证分型为湿热壅盛、肝肾阴亏、脾肾阳虚 3 型，组方用药为鳖甲、黄芪、黄芩、射干、大黄、柴胡、白芍、干姜、葶苈子、石韦（去毛）、牡丹皮、瞿麦、人参、桂枝、土鳖虫（熬）、炙阿胶、炙蜂房、桃仁、半夏、厚朴、丹参、当归、茯苓，研末，炼蜜为丸，口服。结果本组临床治愈 11 例（腹水消失，肝脾回缩变软或稳定不变，症状全部或部分消除，肝功能复常，能完成一般工作，停药半年未复发者），显效 7 例（腹水消失，肝脾稳定未变，主症消除，肝功明显改善，体力恢复较好，或虽达临床治愈，但半年内复发者），有效 7 例（腹水明显消退，症状、肝功能均有改善者），无效 5 例（治疗 1 个月症状、体征及肝功能均无改变或恶化、死亡者），总有效率 83.3%。疗程最短 3 个月，最长 14 个月。23 例白蛋白、球蛋白倒置者 17 例纠正，19 例 HBsAg 阳性者 6 例转阴[142]。

5 治疗原发性肝癌

选择原发性肝癌患者 54 例,以鳖甲煎丸为基本方(大黄、牡丹皮、紫葳、鳖甲、桃仁、葶苈子、法半夏、朴硝、射干、黄芩、蜂房、人参、柴胡、阿胶、桂枝、白芍、瞿麦、石韦、厚朴、干姜、白花蛇舌草、巴戟天、半枝莲、土鳖虫、白头翁),每日 1 剂,水煎 2 次,早晚分服。若胁痛重者加青皮、川楝子、郁金;胁肋掣痛,心烦、口干口苦,溺黄便秘,舌红苔黄,脉弦数,加牡丹皮、山栀、黄连、川楝子;胁肋隐痛,眩晕,失眠,舌红,苔薄,少津,脉弦细,加当归、何首乌、枸杞子、山栀、菊花;恶心呕吐者,可加半夏、藿香、生姜;发热加地骨皮;黄疸加茵陈蒿;腹水加猪苓、泽泻等。1 个月为 1 个疗程,治疗 1 个疗程观察疗效。结果以临床症状消失或基本消失为显效,本组显效 41 例,有效 9 例,无效 4 例,总有效率为 92.59%[143]。

6 治疗肝血管瘤

选择肝血管瘤 11 例,治疗前肝功能、血常规等检查均在正常范围,AFP 测定阴性,且排除其他脏器的严重疾患。治疗以鳖甲煎丸每次 5g,每天 2 次,空腹时温开水送服(女性适逢经期停药)。逍遥丸每日 3 次,每次 6g(浓缩丸每次 8 粒),空腹时温开水送服。服药期间忌食辛辣、生冷和油腻食物。8 周为 1 个疗程。结果以停药 4 周后经 B 超复查血管瘤消失为显效,本组显效 2 例,有效 6 例,无效 3 例,有效率 72.7%[144]。

7 治疗大肠癌

选择大肠癌患者 58 例,随机分成治疗组 38 例和对照组 20 例。对照组给予西药化疗,治疗组给予八珍汤加味、鳖甲煎联合化疗治疗(口服八珍汤加味:人参、黄芪、当归、白芍、茯苓、地黄、川芎、甘草。局部用鳖甲煎保留灌肠:鳖甲、龟甲、穿山甲、硇砂、明矾、冰片、枳壳、川乌)。结果以腹胀,腹痛明显减轻,肿块缩小,脓血便明显减少,排便顺畅为显效,治疗组显效 26 例,有效 10 例,无效 2 例,总有效率 95.0%;对照组显效 10 例,有效 5 例,无效 5 例,总有效率 75.0%。2 组临床疗效比较,治疗组在治疗大肠癌术后患者和晚期大肠癌患者的临床症状改善方面以及生活质量改善均优于西药化疗组($P < 0.05$)[145]。

8 治疗高脂血症

选择气滞血瘀型高脂血症患者 18 例。采用鳖甲煎丸加减(鳖甲 6g、射干 9g、黄芩 12g、干姜 6g、桂枝 9g、厚朴 6g、柴胡 9g、白芍 9g、芒硝 6g、桃仁 9g、半夏 9g、葶苈子 9g,枳实 15g)治疗。结果通过计算每例治疗前后积分值和治疗后下降值,以下降 95% 以上为临床控制。本组临床控制 6 例,显效 7 例,有效 4 例,无效 1 例,总有效 94.4%。治疗前后 HDL - C 差异有显著性($P < 0.05$),TC、TG、LDL 差异无显著性[146]。

9 治疗心绞痛

选择气滞血瘀型心绞痛 38 例,其中稳定型心绞痛 26 例,不稳定型心绞痛 12 例。均以鳖甲煎丸(醋鳖甲 33g,射干、黄芩、鼠妇、干姜、酒大黄、桂枝、石韦、厚朴、茯苓、阿胶各 9g,柴胡、蛴螬各 18g,白芍、牡丹皮、土鳖虫各 15g,瞿麦、桃仁各 6g,半夏、人参、葶苈子各 3g,蜂房 12g,赤硝 36g,共粉碎为末,水泛为丸。每丸含生药 0.5g)口服,每次 6 丸,每日 3 次。15 天为 1 个疗程,治疗观察 2 个疗程,必要时给予硝酸甘油含化。在治疗期间,所选择病例停用其他治疗冠心病心绞痛药物。结果以心绞痛发作次数、硝酸甘油日耗量,较治疗前减少 80% 以上为显效,本组显效 26 例,有效 9 例,无效 3 例,总有效率为 92. 11%；心电图改善显效 7 例，改善 17 例，无效 14 例，总有效率为 63. 2%[147]。

10 治疗血管性痴呆

选择血管性痴呆患者 100 例，随机分为治疗组和对照组各 50 例。治疗组用鳖甲煎丸（鳖甲 36g，射干 9g，黄芩 9g，柴胡 15g，鼠妇 9g，干姜 9g，大黄 9g，白芍 15g，桂枝 9g，葶苈子 3g，石韦 9g，厚朴 9g，牡丹皮 15g，瞿麦 6g，紫葳 9g，半夏 3g，人参 15g，䗪虫 15g，阿胶 6g，蜂房 12g，赤硝 6g，蜣螂 6g，桃仁 6g）煎服，每日 1 剂。1 个月为 1 疗程。共治疗 2 个疗程。对照组给予阿司匹林肠溶片、吡拉西坦片、尼莫地平治疗。观察治疗前后症状变化，以简易智力量表（MMSE）、日常生活活动能力量表（ADL）、行为能力量表（BBS）检测结果为疗效评定标准，治疗组治疗后 MMSE 积分提高，ADL 与 BBS 积分降低，与治疗前及对照组比较差异有统计学意义[148]。

11 治疗其他疾病

用鳖甲煎丸原方或其加减方，还可用于顽固性失眠[149]，癌性胃溃疡、痰结瘀毒型白血病、晚期血吸虫病肝脾大、白血病、卵巢囊肿、黄褐斑[150]，子宫肌瘤[151]，前列腺增生[152]等。

【方剂评述】

鳖甲煎丸组方严密，配伍科学，且有确切的临床疗效。临床研究表明，鳖甲煎丸可用于治疗慢性肝炎、肝硬化、糖尿病高脂血症、黄褐斑、血管性痴呆、心绞痛等，亦有文献报道用于肿瘤的治疗。在实验研究方面，目前多集中在抗肝纤维化研究方面，并已经取得了许多阶段性成果，研究方法已经从临床症状观察到肝功能指标、血清肝纤维化指标联合检测，从一般血清指标到金标准即病理学指标的演变，展示了鳖甲煎丸在抗肝纤维化方面的良好发展前景。另外，鳖甲煎丸的抗肾纤维化、抗肺纤维化及抗肿瘤的研究也在日益增多。研究表明，鳖甲煎丸除了在抗肝、肾、肺纤维化方面有着良好发展前景外，已经有临床及基础研究报道其具有很好的抗肿瘤作用。该方在抗肿瘤研究领域中已经成为一个极具研究潜质的方药，特别是鳖甲煎丸用于抗肝癌治疗的应用研究已经呈现了广阔的发展空间。从文献来看鳖甲煎丸抗肿瘤的作用应该说是肯定的，如对肝癌荷瘤小鼠 H_{22} 的抑瘤机制研究等。纵观鳖甲煎丸的研究，目前临床研究和实验研究系统报道尚少，还存在一些不足之处，如对临床病例的选择，实验动物模型的选择，方剂药效物质基础及药物治疗代谢机理等多方面的研究。因此根据中医辨证论治原则，有必要深入地对该方进行系统研究，以进一步阐明其作用机制，为其临床应用提供现代科学依据。

参 考 文 献

[1] 郭志辉. 射干的化学成分药理和临床研究进展 [J]. 天津药学，2009，21（4）：63 – 66.

[2] 邱鹰昆，高玉白，徐碧霞，等. 射干异黄酮类化合物的分离与结构鉴定 [J]. 中国药物化学杂志，2006，16（3）：175 – 176.

[3] 秦民坚，吉文亮，王峥涛. 射干的化学成分研究（Ⅱ）[J]. 中草药，2004，35（5）：487 – 488.

[4] 束盼，秦民坚，沈文娟，等. 鸢尾属及射干种子的化学成分研究进展 [J]. 中国野生植物资源，2008，27（2）：51 – 53.

[5] 吕晓慧，孙宗喜，苏瑞强，等. 柴胡及其活性成分药理研究进展 [J]. 中国中医药信息杂志，2012，19（12）：105 – 107.

［6］史群云，高丽丽．柴胡的研究现状［J］．中国医药导报，2009，6（3）：158－159.

［7］王胜春，赵慧平．柴胡的清热与抗病毒作用［J］．时珍国医国药，1998，9（5）：418.

［8］潘胜利．中国的药用柴胡及其药理作用的研究［A］．上海：第三届中药研讨会论文摘要集，1996.

［9］李宁，匡岩巍，陈明友，等．鼠妇乙醇提取物镇痛抗炎作用及化学成分研究［J］．中国实验方剂学杂志，2008，14（11）：74－76.

［10］李宁．鼠妇的镇痛、抗炎作用及化学成分研究［D］．北京：军事医学科学院放射与辐射医学研究所，2008：5.

［11］李红伟，郑晓珂，弓建红，等．独行菜和播娘蒿化学成分及药理作用研究进展［J］．药物评价研究，2013，36（3）：235－240.

［12］孙凯，李铣，康兴东，等．南葶苈子的化学成分［J］．沈阳药科大学学报，2012，22（3）：181－182.

［13］陈丽君，永杰，李玉鹏，等．石韦属植物化学和药理研究进展［J］．安徽农业科学，2011，39（10）：5786－5787.

［14］王楠，王金辉，程杰，等．有柄石韦化学成分的研究［J］．沈阳药科大学学报，2003，20（6）：425－427.

［15］包文芳，孟宪纾，周荣汉．中国石韦属化学成分与分类学的研究［J］．沈阳药学院学报，1982（15）：62－71.

［16］李晓丹，肖娅萍．5种药用石韦总黄酮的提取及测定［J］．中国野生植物资源，2009，28（1）：59－61.

［17］康文艺，姬志强，王金梅，等．石韦叶挥发油成分HS－SPME－GC－MS分析［J］．中草药，2008，39（7）：994－995.

［18］张艳，范俊安．中药材牡丹皮研究概况Ⅲ丹皮化学成分研究概况［J］．重庆中草药研究，2008，（2）：24－31.

［19］胡红宇，杨郁，于能江，等．牡丹皮化学成分研究［J］．中国中药杂志，2006，31（21）：1793－1795.

［20］杨郁，胡红宇，于能江，等．牡丹皮化学成分研究（Ⅱ）［J］．解放军药学学报，2010，26（24）：318－323.

［21］李方军．牡丹皮化学成分及药理作用研究进展［J］．安徽医药，2004，8（1）：9－10.

［22］王素娟，杨永春，李帅，等．牡丹皮乙醇提取物中的1个新芍药苷衍生物［J］．中国中药杂志，2005，30（10）：759－761.

［23］汪向海，巢启荣，黄浩，等．瞿麦化学成分研究［J］．中草药，2000，31（4）：248.

［24］廖志雄，余建清．瞿麦中总黄酮的含量测定［J］．医药导报，2006，25（5）：472.

［25］余建清，廖志雄，蔡小强，等．瞿麦挥发油化学成分的气相色谱－质谱分析［J］．中国医院药学杂志，2008，28（2）：157－158.

［26］张照荣，周凤琴，李广莉，等．山东产中药瞿麦化学成分的比较与鉴别［J］．时珍国药研究，1998，9（3）：232－233.

［27］韩海燕，褚纯隽，姚士，等．美洲凌霄花的化学成分研究［J］．华西药学杂志，2013，28（3）：241－243.

［28］杨阳，绳慧峰，张慰．凌霄花的化学成分及药理作用综述［J］．中国药师，2008，11（12）：1521－1522.

［29］赵谦，廖矛川，郭济贤．凌霄花的化学成分与抗生育活性［J］．天然产物研究与开发，2002，14（3）：1－6.

［30］王改萍，胡雪原，阎福林，等．凌霄花红色素的提取及稳定性研究［J］．新乡医学院学报，1998，15（4）：330－332.

［31］贺玉琢．凌霄花改善致敏小鼠血液循环的作用［J］．国际中医中药杂志，2006，28（6）：364.

［32］王凤霞，吉爱国．药用土鳖虫化学成分及药理作用研究进展［J］．中国生化药物杂志，2009，30（1）：61－64.

［33］张晓丽，李坤．土鳖虫多肽的分离纯化及溶栓活性［J］．中国实验方剂学杂志，2013，19（14）：53－

55.

[34] 李卫星, 王中枢. 地鳖血纤维蛋白溶酶原激活物样成分的研究 [J]. 中国生物化学与生物物理学学报, 1989, 21 (4): 299 – 306.

[35] 王淑敏, 赵学良, 王本祥, 等. 中药土鳖虫溶栓成分的分离纯化研究 [J]. 分析化学, 2005, 33 (10): 1385 –1388.

[36] 傅桂香, 徐永珍, 芮和恺, 等. 地鳖虫挥发油的气 – 质谱分析 [J]. 中药通报, 1987, 12 (4): 230 – 231.

[37] 韩雅莉, 李张伟. 地鳖虫纤溶成分的分离纯化和活性测定 [J]. 中药材, 2006, 29 (8): 765 – 767.

[38] 韩雅莉, 李张伟. 地鳖纤溶活性蛋白的纯化及性质研究 [J]. 生物工程学报, 2006, 22 (4): 639 – 643.

[39] 周彦钢, 任玉翠. 地鳖虫的营养成分分析 [J]. 食品研究与开发, 1998, 19 (2): 51 – 53.

[40] 范家佑, 郁建平. 露蜂房挥发性化学成分分析 [J]. 山地农业生物学报, 2010, 29 (4): 368 – 370.

[41] 武鸿翔. 露蜂房中化学成分的研究与临床应用概况 [J]. 云南中医中药杂志, 2001, 22 (3): 29 – 31.

[42] 张坤, 魏金荣, 关一夫. 蜂房提取物中抗肿瘤成分的活性研究 [J]. 中医杂志, 2010, 51 (增刊2): 246 – 248.

[43] 李琳. 露蜂房的研究和应用 [J]. 中草药, 1998, 29 (4): 277 – 280.

[44] 陈振华, 管咏梅, 欧水平, 等. 药用蜈蚣有效部位及药理研究进展 [J]. 中成药, 2012, 34 (9): 1777 – 1780.

[45] 南京中医药大学. 中药大辞典 (第二版, 下册) [M]. 上海: 上海科学技术出版社, 2006: 3492 – 3493.

[46] 朱良春. 虫类药的应用 [M]. 南京: 江苏农业科技出版社, 1981: 80 – 86.

[47] 兰洲, 王曙, 董小萍, 等. 蜈蚣中氨基酸的测定 [J]. 华西药学杂志, 2008, 23 (2): 232 – 233.

[48] 刘立春, 陈小波, 陈建军, 等. 药用蜈蚣的饲养及成虫微量元素和氨基酸测定 [J]. 昆虫知识, 1998, 35 (2): 99 – 100.

[49] 马家骅, 谭承佳, 衣文娇, 等. 基于有效组分检测与理化表征相结合的蜈蚣有效部位制备工艺研究 [J]. 中国中药杂志, 2010, 35 (9): 1123 – 1126.

[50] 张旭, 董小萍, 邓赟, 等. GC – MS 分析蜈蚣油脂的化学成分 [J]. 华西药学杂志, 2006, 21 (3): 247 – 248.

[51] 谭承佳, 马家骅, 吴利凌, 等. 蜈蚣有效部位的初步表征 [J]. 中国实验方剂学杂志, 2011, 17 (1): 100 – 103.

[52] 蒋巧梅, 谭承佳, 马家骅, 等. 蜈蚣抗良性前列腺增生症活性部位的筛选 (I) [J]. 中药药理与临床, 2012, 28 (6): 19 – 22.

[53] 颜永刚, 雷国莲, 刘静, 等. 中药桃仁的研究概况 [J]. 时珍国医国药, 2011, 22 (9): 2262 – 2264.

[54] 颜永刚, 裴瑾, 万德光. HPLC 法测定不同产地和品种桃仁中苦杏仁苷 [J]. 中草药, 2008, 39 (9): 1415 – 1417.

[55] 裴瑾, 颜永刚, 万德光. 桃仁中脂肪酸的含量分析研究 [J]. 中药材, 2009, 32 (6): 908 – 910.

[56] 林小明. 桃仁化学成分和药理作用研究进展 [J]. 蛇志, 2007, 19 (2): 130 – 133.

[57] 颜永刚, 裴瑾, 万德光. 桃仁脂溶性成分 GC – MS 法分析 [J]. 新疆大学学报 (自然科学版), 2007, 增刊: 9 – 11.

[58] 李宝明, 何丽一. 高效液相色谱法测定鳖甲煎胶囊中厚朴酚与和厚朴酚的含量 [J]. 药物分析杂志, 1999, 19 (2): 117 – 119.

[59] 张庆, 马骏, 辛俐华. 高效液相色谱法测定鳖甲煎丸中芍药苷和黄芩苷的含量 [J]. 医药导报, 2013, 32 (3): 356 – 358.

[60] 展锐, 焦正花, 王红丽, 等. 射干的药理作用研究概况 [J]. 甘肃中医, 2011, 24 (1): 78 – 80.

[61] 张明发, 沈雅琴. 射干药理研究进展 [J]. 中国执业药师, 2010, 7 (1): 14 – 19.

[62] 陈靖, 吴成举, 柴纪严. 射干提取物体内抗肿瘤作用研究 [J]. 北方药学, 2013, 10 (5): 72.

[63] 李国信, 秦文艳, 齐越, 等. 射干提取物抗炎及镇痛药理实验研究 [J]. 实用中医内科杂志, 2008,

22（1）：3－5.

［64］范立群. 中草药对日本血吸虫尾蚴钻肤的预防［J］. 河北省科学院学报，2008，25（1）：57－59.

［65］孟军华，刘合刚. 射干的研究进展［J］. 湖北中医学院学报，2004，6（3）：49－51.

［66］韩杨，孔红，李宜平，等. 射干的抗病毒实验研究［J］. 中草药，2004，35（3）：306－308.

［67］林久茂，王瑞国，郑良朴. 射干对小鼠免疫功能的影响［J］. 福建中医学院学报，2005，15（3）：93－94.

［68］李国信，齐越，秦文艳，等. 射干提取物止咳祛痰药理实验研究［J］. 实用中医内科杂志，2008，22（2）：3－4.

［69］牛向荣. 柴胡药理作用研究概述［J］. 中国药师，2009，12（9）：1310－1312.

［70］孙世君. 柴胡的药理学分析以及临床应用［J］. 中国医药指南，2010，8（29）：210－211.

［71］孙凤英. 鼠妇醇提物的分离提取和药理活性的初步研究［D］. 吉林：吉林大学，2007：5.

［72］商亚珍，缪红，宋成军，等. 鼠妇镇痛作用的实验研究［J］. 承德医学院学报，2002，19（1）：10－11.

［73］孟庆繁，孙凤英，田晓乐，等. 鼠妇水提物的镇痛作用［J］. 吉林大学学报（医学版），2005，31（4）：501－503.

［74］王妍，贡济宇. 葶苈子的化学成分及药理作用研究［J］. 长春中医药大学学报，2008，24（1）：39－40.

［75］张靖轩，张伟，周华荣，等. 葶苈大枣泻肺汤对肺癌小鼠水通道蛋白1及恶性胸水的影响［J］. 广州中医药大学学报，2013，30（4）：525－528，606.

［76］余金喜，马梅芳，刘成亮. 葶苈子微波炮制品药效学实验研究［J］. 中国实用医药，2010，5（27）：131－133.

［77］赖海标，梅全喜，范文昌. 石韦的化学成分、药理作用和临床应用研究进展［J］. 中国医药导报，2010，7（21）：9－11.

［78］王兵，黄传贵. 石韦多糖降血糖作用的实验研究［J］. 亚太传统医药，2008，4（8）：33－34.

［79］李雁群，黎桦，陈超君，等. 石韦醇提物抑菌活性的初步研究［J］. 时珍国医国药，2010，21（1）：142－143.

［80］邵绍丰，翁志梁，李澄棣，等. 单味中药金钱草、石韦、车前子对肾结石模型大鼠的预防作用［J］. 中国中西医结合肾病杂志，2009，10（10）：874－876.

［81］梅志洁，李文海，邓常青. 白细胞减少症的实验研究［J］. 湖南中医学院学报，2002，22（2）：32－34.

［82］梅全喜. 现代中药药理与临床应用手册［M］. 北京：中国中医药出版社，2008：584－585.

［83］杨小龙，张珂，许俊锋，等. 牡丹皮药理作用的研究进展［J］. 河南科技大学学报（医学版），2012，30（2）：157－158.

［84］张艳，范俊安. 中药材牡丹皮研究概况Ⅳ丹皮药理作用研究概况［J］. 重庆中草药研究，2009，30（2）：26－37.

［85］黎明. 牡丹皮药理作用研究概况［J］. 中国中医药咨讯，2010，2（7）：222－223.

［86］孙国平，沈玉先，张玲玲，等. 丹皮酚的体内外抗肿瘤作用［J］. 安徽医科大学学报，2002，37（3）：183.

［87］王宪龄，李连镇，荆云，等. 牡丹皮镇痛抗炎作用的实验研究［J］. 河南中医，2005，25（12）：26－28.

［88］刘晨，张凌珲，杨柳，等. 瞿麦药学研究概况［J］. 安徽农业科学，2011，39（33）：20387－20388，20392.

［89］杨红文，胡彩艳，汤雯君，等. 瞿麦、地榆、没药和紫花地丁的体外抑菌实验研究［J］. 宜春学院学报，2010，32（12）：89－90

［90］李兴广. 瞿麦对妊娠影响的文献研究［J］. 北京中医药大学学报，1996，19（1）：31－32.

［91］李兴广，王佳彦，刘亚，等. 瞿麦果实提取物对小鼠抗早孕的实验研究［J］. 中国中医基础医学杂志，2012，18（3）：273－275.

［92］李定格，阎风琴，姬广臣，等. 山东产中药瞿麦利尿作用的研究［J］. 中药材，1996，19（10）：520－

522.

[93] 李建军，涂裕英，佟菊贞，等．瞿麦等12味利水中药体外抗泌尿生殖道沙眼衣原体活性检测 [J]．中国中药杂志，2000，25（10）：628-630．

[94] 刘晟，张敏，顾玲，等．22种中草药提取物杀根结线虫活性 [J]．农药，2009，48（8）：599-602．

[95] 马宁，张帆，苗明三．中药凌霄花现代研究与分析 [J]．中医学报，2011，26（6）：704-705．

[96] 岩岗惠实子．凌霄花改善致敏小鼠血液循环的作用 [J]．国际中医中药杂志，2006，28（6）：364．

[97] 李建平，侯安继．凌霄花粗提物对老龄大鼠微循环的影响 [J]．医药导报，2007，26（2）：136-138．

[98] 沈琴，郭济贤，邵以德．中药凌霄花的药理学考察 [J]．天然产物研究与开发，1995，7（1）：7-10．

[99] 韩海燕，姚士，褚纯隽，等．美洲凌霄花抗凝血功能研究 [J]．天然产物研究与开发，2012，18（9）：75-77．

[100] 张微，邹玺，钱晓萍，等．土鳖虫含药血清对肝癌HepG-2细胞增殖的抑制作用 [J]．中药新药与临床药理，2007，18（4）：257-259．

[101] 杨耀芳，彭名淑，杨翙雯，等．土鳖虫对血虚小鼠红细胞免疫功能的实验研究 [J]．中国免疫学杂志，2003，19（10）：686-689．

[102] 葛钢锋，余陈欢，吴巧凤．土鳖虫醇提物对体外肿瘤细胞增殖的抑制作用及其机制研究 [J]．中华中医药杂志，2013，28（3）：826-828．

[103] 杨耀芳，王赛前，封美佳，等．土鳖虫对血瘀大鼠红细胞CR1活性及抗心磷脂抗体水平的影响 [J]．细胞与分子免疫学杂志，2005，21（1）：53-56．

[104] 杨耀芳．土鳖虫药效的实验研究进展 [J]．中药材，2002，25（2）：150-153．

[105] 贾爱明，胡文梅，张红，等．露蜂房提取物对H_{22}肝癌小鼠防治作用及其机制的实验研究 [J]．世界中西医结合杂志，2012，7（12）：1045-1047．

[106] 李彦，贾恩礼，栾琳．蜂房药理作用研究进展 [J]．中医药信息，2004，21（5）：21-22．

[107] 孟海琴．露蜂房的抗炎症作用 [J]．中草药，1983，14（9）：21-23．

[108] 李琳，柳雪枚．露蜂房抗炎蛋白中多肽成分的分离、纯化及性质研究 [J]．中国药学杂志，1999，34（4）：233-235．

[109] 朱俊彦，喻庆禄，邓必麟，等．蜂巢药效学研究 [J]．时珍国医国药，1999，10（3）：168-169．

[110] 徐伟，肖宣，柳雪枚．中药露蜂房水溶性蛋白NV-PP-4的分离纯化及部分理化性质鉴定 [J]．药学实践杂志，2000，18（5）：284-286．

[111] 赵兴梅，朱敏，杨明，等．蜈蝣抗实验性前列腺增生作用研究 [J]．中药药理与临床，2006，22（5）：37-38．

[112] 谭承佳，马家骅，吴利凌，等．蜈蝣有效部位的表征 [J]．中国实验方剂学杂志，2011，17（1）：84-87．

[113] 马家骅，蒋巧梅，谭承佳，等．蜈蝣急性毒性研究 [J]．中草药，2013，44（12）：1638-1641．

[114] 于兆霞，陈正爱，钟秀宏，等．桃仁乙醇提取物对亚急性衰老大鼠的抗衰老作用 [J]．中国老年学杂志，2013，33（11）：2607-2608．

[115] 王仁芳，范令刚，高文远，等．桃仁化学成分与药理活性研究进展 [J]．现代药物与临床，2010，25（6）：426-429．

[116] 耿涛，谢梅林，彭少平．桃仁提取物抗大鼠心肌缺血作用的研究 [J]．苏州大学学报：医学版，2005，25（2）：238-240．

[117] 汪宁，刘青云．桃仁不同提取物抗血栓作用的实验研究 [J]．中药材，2002，（6）：414-415．

[118] 王亚贤，王征，张康，等．桃仁总蛋白对小鼠细胞因子IL-4水平的影响 [J]．中医药信息，2008（1）：37-38．

[119] 刘英，许铁．桃仁蛋白对树突细胞抗原递呈功能的影响 [J]．辽宁中医杂志，2007，34（12）：1810-1811．

[120] 吕跃山，王雅贤．桃仁总蛋白对荷瘤鼠IL-2、IL-4水平的影响 [J]．中医药信息，2004，21（4）：

60－61.

[121] 刘英，李雅杰，蒲艳春，等．桃仁蛋白在小鼠的组织分布研究［J］．中医药学报，2008，36（1）：27.

[122] 许惠玉，运晨霞，王雅贤．桃仁总蛋白对荷瘤鼠T淋巴细胞亚群及细胞凋亡的影响［J］．齐齐哈尔医学院学报，2004，25（5）：485－487.

[123] 洪长福，娄金萍，周华仕，等．桃仁提取物对大鼠实验性矽肺纤维化的影响［J］．劳动医学，2000，17（4）：218－219.

[124] 朱萱萱，朱芳，施荣山，等．桃仁、防己提取物对大鼠血小板聚集作用的研究［J］．中医药研究，2000，16（3）：441－443.

[125] 吕文海，卜永春．桃仁炮制品的初步药理研究［J］．中药材，1994，17（3）：29－32.

[126] 以敏，邓家刚，郝二伟，等．桃仁对血液循环障碍大鼠内皮细胞凋亡及相关蛋白表达的影响［J］．中国实验方剂学杂志，2013，19（14）：173－177.

[127] 艾志波，张荣华，闫国和．鳖甲煎改良方对大鼠肝纤维化的防治作用［J］．世界华人消化杂志，2011，19（1）：13－18.

[128] 唐志宇，李天朗，唐小宾，等．鳖甲煎丸对肺纤维化大鼠TGF－β_1及Smad信号通路的影响［J］．世界中医药，2011，6（6）：522－523.

[129] 唐志宇，李天朗，等．鳖甲煎丸对肺纤维化模型大鼠外周血CT－GF表达的影响［J］．实用中医药杂志，2011，27（1）：4－5.

[130] 韩琳，陈志强，范焕芳，等．鳖甲煎丸对肾间质纤维化模型大鼠肾脏的保护作用［J］．北京中医药大学学报，2007，4（4）：260－262.

[131] 王贵娟，司秋菊，张艳慧，等．鳖甲煎丸抗动脉粥样硬化作用研究［J］．中药药理与临床，2009，25（1）：7－8.

[132] 张绪慧，陈达理．鳖甲煎丸活血化瘀抗肿瘤作用的实验研究［J］．血栓与止血学，2004，10（1）：24－26.

[133] 王丹，宋昊．鳖甲煎丸含药大鼠血清对人肝癌HEPG2细胞p53和Bcl－2表达影响的实验研究［J］．中华中医药学刊，2010，28（7）：1507－509.

[134] 王丹．鳖甲煎丸煎剂对大鼠免疫功能影响的实验研究［J］．辽宁中医药大学学报，2010，12（7）：103－104.

[135] 王丹，艾华．鳖甲煎丸化裁对肝癌22荷瘤小鼠抗肿瘤作用的实验研究［J］．中华中医药学刊，2007，25（3）：582－584.

[136] 熊婧，李霞，曾凡波，等．鳖甲煎丸对大鼠长期毒性的实验研究［J］．医药导报，2014，33（1）：20－23.

[137] 孟胜喜．鳖甲煎丸治疗早期肝硬化门脉高压症63例［J］．辽宁中医药大学学报，2009，11（6）：155－166.

[138] 陈礼华，沈慧琴．鳖甲煎丸治疗慢性乙型肝炎肝纤维化68例［J］．实用中医内科杂志，2007，21（7）：67－68.

[139] 陈瑞玉，贺松其，程旸．鳖甲煎丸治疗慢性乙型肝炎肝纤维化疗效观察［J］．新中医，2011，43（3）：34－35.

[140] 徐礼通，李峰．鳖甲煎丸治疗慢性乙型肝炎早期肝硬化36例［J］．中国药业，2012，21（Z1）：149－150.

[141] 李志刚，谷宁．阿德福韦酯联合鳖甲煎丸治疗活动性乙型肝炎肝硬化疗效观察［J］．医学信息，2012，25（7）：280－281.

[142] 周培奇，高文正．加减鳖甲煎丸为主治疗肝硬化腹水30例［J］．安徽中医临床杂志，2003，15（2）：98－99.

[143] 姚世勇．鳖甲煎丸加减治疗原发性肝癌54例［J］．辽宁中医药大学学报，2009，11（6）：161－162.

［144］叶云生，徐文斐．鳖甲煎丸为主治疗肝血管瘤11例［J］．中国中医药科技，2005，12（3）：199.

［145］隆忠辉，黄明兰．中西医结合治疗大肠癌58例体会［J］．内蒙古中医药，2013（20）：27.

［146］丁宇炜，徐瑛，沈丕安．中医分型治疗高脂血症45例观察［J］．内蒙古中医药，2003（4）：1－4.

［147］金先红．鳖甲煎丸治疗气滞血瘀型心绞痛38例［J］．陕西中医，2003，24（6）：516－517.

［148］赵勇军，薛秀荣．鳖甲煎丸治疗血管性痴呆50例［J］．中国中医急症，2010，19（10）：1782－1783.

［149］黄韬，李俊洁．鳖甲煎丸合黄连阿胶汤加减治疗顽固性失眠2例［J］．湖南中医杂志，2012，28（6）：65－66.

［150］张秋英，张再康，金淑琴．鳖甲煎丸的现代临床应用和实验研究进展［J］．河北中医药学报，2006，21（1）：35－37.

［151］付萍．少腹逐瘀汤合鳖甲煎丸加减治疗子宫肌瘤［J］．浙江中医学院学报，1995，19（4）：42.

［152］皮后炎．鳖甲煎丸合方治疗前列腺增生症验案举隅［J］．中国中医急症，2009，18（11）：1902－1904.

白虎加桂枝汤

【处方组成与功用】

白虎加桂枝汤出自《金匮要略》疟病脉证并治（温疟）篇，由石膏30～60g，炙甘草10g，知母20g，粳米30g，桂枝10g组成。具有清热生津，解肌散邪的功能。传统用于先热后寒，热多寒少，时时呕吐，口渴心烦，骨节疼痛，烦扰不安，或有头痛，汗出不畅，其脉如平，脉弦而数等。

【方剂传统解析】

《金匮要略》载："温疟者，其脉如平，身无寒，但热，骨节疼烦，时呕。白虎加桂枝汤主之。"本条文论述了温疟的证治。本证病因病机为疟邪挟热内盛于阳明，寒邪困滞于太阳肌腠。该方即白虎汤加桂枝而成。方用白虎汤辛寒以清热，生津以止渴，清解阳明之里热；桂枝辛温，散寒疏风，导邪外出。

【方剂药效物质基础】

1 拆方组分

1.1 石膏 其化学组分见痉湿暍病脉证治篇"白虎加人参汤"。

1.2 炙甘草 其化学组分见痉湿暍病脉证治篇"葛根汤"。

1.3 知母 其化学组分见痉湿暍病脉证治篇"白虎加人参汤"。

1.4 粳米 其化学组分见痉湿暍病脉证治篇"白虎加人参汤"。

1.5 桂枝 其化学组分见痉湿暍病脉证治篇"栝楼桂枝汤"。

2 复方组分

目前尚未见有白虎加桂枝汤复方化学组分的文献报道。

【方剂药理学研究】

1 拆方药理

1.1 石膏 其药理研究见痉湿暍病脉证治篇"白虎加人参汤"。

1.2 炙甘草 其药理研究见痉湿暍病脉证治篇"葛根汤"。

1.3 知母 其药理研究见痉湿暍病脉证治篇"白虎加人参汤"。

1.4 粳米 其药理研究见痉湿暍病脉证治篇"白虎加人参汤"。

1.5 桂枝 其药理研究见痉湿暍病脉证治篇"栝楼桂枝汤"。

2 复方药理

目前尚未见有白虎加桂枝汤复方药理研究的文献报道。

【临床研究与应用】

1 治疗痛风性关节炎

选择湿热夹瘀型急性痛风性关节炎发作期患者 60 例，随机分成治疗组和对照组各 30 例。治疗组用石膏（先煎）30g，知母 20g，桂枝、牛膝各 15g，粳米、苍术、黄柏、薏苡仁各 10g，甘草 6g。冷水煎，每日 1 剂，分 2 次口服。对照组用秋水仙碱，服至疼痛缓解或出现胃肠反应为止，加用别嘌呤醇。以上 2 组均予以低嘌呤饮食，治疗 1 周后进行疗效评价。结果以症状完全消失，关节功能恢复正常，血尿酸检查正常为临床痊愈，治疗组临床痊愈 7 例，显效 16 例，有效 5 例，无效 2 例，总有效率 93.33%；对照组临床痊愈 3 例，显效 10 例，有效 10 例，无效 7 例，总有效率 76.67%（$P < 0.05$）[1]。

2 治疗类风湿关节炎

选择类风湿关节炎 30 例，以生石膏、知母、甘草、桂枝、黄柏、连翘、威灵仙、桑枝、苍术、赤芍、川牛膝、全蝎煎服。同时予胸腺肽注射液加入葡萄糖注射液静脉滴注，每日 1 次。15 天为 1 个疗程，休息 3 天，开始下一疗程。结果经 3 个疗程治疗，以症状全部消失，功能活动恢复正常，理化检查指标正常为临床治愈，本组临床痊愈 3 例，显效 14 例，有效 12 例，无效 1 例，总有效率为 96.7%[2]。

3 治疗活动性风湿性关节炎（热痹）

选择以关节红肿热痛为主要特征的热痹患者 20 例，予白虎加桂枝汤煎服。若病在上肢加桑枝、秦艽；病在下肢加独活、牛膝；挟瘀者加乳香、没药、穿山甲、牡丹皮、生地黄；兼有痰凝而麻木者加半夏、胆南星、白芥子；病久体虚可酌加桑寄生、熟地黄、独活、续断、牛膝；痹久内舍于心，则酌加人参、麦冬、附子等。每日 1 剂，10 天为 1 个疗程。结果全部患者 3 剂后，均热退而关节痛减，5 剂后关节红肿开始消退。10 剂收功者 3 例，15 剂收功者 8 例，20 剂收功者 4 例，40 剂收功者 1 例，服 40 剂效不显著者 3 例，无效者 1 例[3]。

4 治疗小儿传染性单核细胞增多症

选择传染性单核细胞增多症（IM）患儿 116 例，随机分为观察组 60 例和对照组 56 例。2 组在相同的抗病毒等治疗措施基础上，观察组加用白虎加桂枝汤口服或灌肠。若热盛者加栀子、黄芩、白茅根；肝功能损害严重者加茵陈、鸡内金、焦三仙；腹胀者加木香、砂仁；汗多、精神差者加黄芪。结果观察组体温恢复正常，咽峡炎缓解，淋巴结和肝、脾缩小，异型淋巴细胞恢复正常，肝、肾功能及心肌酶谱恢复正常，住院时间均较对照组缩短（均 $P < 0.05$）。观察组效果明显（均 $P < 0.05$）；临床疗效观察组总有效率 97.0%，对照组总有效率 79.0%（$P < 0.05$）。表明白虎加桂枝汤对小儿 IM 有很好的辅助治疗作用[4]。

5 治疗慢性鼻窦炎

选择慢性鼻窦炎 16 例，予白虎加桂枝汤加减，药用：生石膏、桂枝、知母、鱼腥草、怀山药、黄芩、薏苡仁、麻黄、菊花、辛夷花、金银花、甘草煎服。若风寒表证重加荆芥、防风；脾虚痰甚者加半夏、茯苓、陈皮；痰火内甚者加胆南星、竹茹；头痛明显加白芷；体倦乏力，汗出易于感冒者加黄芪、白术、防风。每天 1 剂，10 天为 1 个疗程。结果以症状消失，X 线或 CT 检查无异常为治愈，本组治愈 6 例，好转 9 例，无效 1 例，总有效率 93.75%[5]。

6 治疗其他疾病

用白虎加桂枝汤原方或加减方，还可用于输卵管炎症、高热不退、局部有囊肿及足踝关节红肿热痛、伴身热不退[6]，长期高热[7]，急性风湿热[8]，小儿慢性扁桃体炎[9]等。

【方剂评述】

《金匮要略》白虎加桂枝汤，又名桂枝白虎汤。该方是为"温疟"而设。疟疾的发生主要是感受"疟邪"，但其发病与正虚抗邪能力下降有关，诱发因素则有外感风寒、暑湿，或饮食劳倦等，其中尤以暑湿诱发的最多见。由于感受外邪不同，或体质有所差异，可表现为不同的病理变化。一般感染疟邪之后，邪气伏藏于半表半里之间，邪正相争，则表现为先寒战，继而发热，终则汗出而解。这种寒热发作有时者，称为正疟，最为多见。若素体阳虚寒盛，或感寒湿诱发的，则表现为寒多热少的"寒疟"；若素体阳热偏盛，或感受暑热而发的，则表现为热多寒少的"温疟"。温疟发作时，先有轻微恶寒，几分钟后即发高热，汗出不畅，头痛，骨节酸痛，口渴喜饮，时有呕恶。这是因为内热欲外出但有寒邪外束，所以汗出不畅，骨节酸痛；内热犯胃，所以呕恶。在治疗方面，既要清解肺胃之热，又要稍有辛温之品以解表寒。方中石膏、知母清热除烦；甘草、粳米益气生津；少佐桂枝以除肢体疼烦。总的来说，本方属于两解之剂。在具体运用时，生石膏的用量要根据患者的病情轻重、体质强弱、年龄大小而酌定。一般成年人以 30g 起始，最多用到 50~60g，但在 30g 以上时可佐用葛根 10~15g，以免损伤中阳。小儿及妇女产后，则石膏用量不可过重。本方除用于温疟外，还用于关节疼痛走窜，局部红肿灼热，痛不可触，得冷则舒，可有皮下结节或红斑，伴有发热、恶风、汗出口渴、烦躁不安等症状之"热痹"证等。

参 考 文 献

[1] 邱复亮. 白虎加桂枝汤合四妙散治疗风湿郁热型急性痛风性关节炎 30 例 [J]. 浙江中医杂志，2013，48（1）：46.

[2] 牛雪彩. 白虎加桂枝汤合用胸腺肽治疗类风湿性关节炎 30 例 [J]. 浙江中医杂志，2013，48（1）：46.

[3] 丁仲华. 白虎加桂枝汤加减治疗热痹的体会 [J]. 中医药学刊，2005，23（8）：1489-1490.

[4] 李玉杰，王玉芳，李岩. 中西医结合治疗小儿传染性单核细胞增多症 116 例疗效观察 [J]. 中国中西医结合儿科学，2009，12（6）：545-546.

[5] 黄东平. 白虎加桂枝汤治疗慢性鼻窦炎 16 例临床分析 [J]. 辽宁中医学院学报，2005，7（5）：473.

[6] 中国社区医师编辑部. 白虎加桂枝汤临床新用 [J]. 中国社区医师，2010，48（46）：13.

[7] 房援朝，陆蓉芳. 白虎加桂枝汤治疗长期高热二例 [J]. 云南中医中药杂志，1995，16（6）：62.

[8] 王德润. 白虎加桂枝汤治疗急性风湿热 [J]. 吉林中医药，1992（1）：16.

[9] 谭润果，赵坤. 赵坤教授治疗小儿扁桃体炎的经验 [J]. 光明中医，2010，25（11）：1970-1971.

❧ 蜀漆散 ❧

【处方组成与功用】

蜀漆散出自《金匮要略》疟病脉证并治（牝疟）篇，由蜀漆、云母、龙骨组成，每药各 10g，杵为散，浆水服。具有祛痰截疟的功能。传统用于寒多热少，定时而作，头痛、胸烷痞闷、口淡呕恶、神疲体倦，舌苔白腻，脉弦迟等。

【方剂传统解析】

《金匮要略》载："疟多寒者，名曰牝疟。蜀漆散主之。"本条文论述了牝疟的证治。本证病因病机为素体阳虚痰湿内盛，复感疟邪，留于阴分。该方由蜀漆、云母、龙骨、浆水四味药物组成。蜀漆为常山之幼苗，味苦、辛，性温，功专祛痰截疟；云母甘、温，利水泄湿，与龙骨相配，重镇降逆，宁心安神，温助阳气；浆水安中和胃，以其调服药散，且可预防呕吐。全方相合，共奏除湿祛痰，截疟镇逆之功。

【方剂药效物质基础】

1 拆方组分

1.1 蜀漆 蜀漆为双子叶植物药虎耳草科植物常山的嫩枝叶，其化学成分同常山。主要含有喹唑酮类生物碱、香豆素、甾体及多酚等。①生物碱类：从常山的叶中分离得到一个新的生物碱，为新常山碱。另外，还得到 8 个已知的化合物是常山碱、异常山碱、2 -（δ - 羟基丁基）- 4 - 喹唑酮、喹唑酮、7 - 羟基香豆素、4′,5 - 二羟基黄酮、异香草醛、异香草酸。②其他成分：小檗碱、胡萝卜苷、4 - 喹唑酮、β - 谷甾醇和豆甾醇的混合物[1-2]。

1.2 云母 其化学成分主含铝钾的硅酸盐 $[KAl_2(AlSi_3O_{10})(OH)_2]$，其中三氧化二铝（$Al_2O_3$）38.5%，二氧化硅（$SiO_2$）45.2%，氧化钾（$K_2O$）11.8%，水（$H_2O$）4.5%。此外，还含有钠、镁、铁、锂等，并含有微量的氟、钛、钡、锰、铬等成分。因此，显色各异。云母煅制后云母晶体化学组成发生改变，其溶出液中元素的种类及含量亦发生了较明显变化[3-6]。

1.3 龙骨 龙骨主要含 CaO、P_2O_5、MgO、Fe_2O_3 及少量的 Al、Mg、Cl 等，还含有甘氨酸、胱氨酸、蛋氨酸、异亮氨酸、亮氨酸、酪氨酸、苯丙氨酸共 7 种氨基酸。二者常量元素 Ca 在煎煮液中最丰富，Na 次之，Mg 再次之，K 列为第四。微量元素有 Ca、Mg、K、Na、P、Co、Ni、Cr、Mo、Al、Se、Fe、Zn、Cu、Mn、Li、Pb。此外，目前已发现一些地区出产的龙骨中，含有对人体有害的放射性元素铀和钍，某些地区的龙骨中含铀量甚至达到铀矿的含量。提示用药应引起重视[7-9]。

2 复方组分

目前尚未见有蜀漆散复方化学组分的文献报道。

【方剂药理学研究】

1 拆方药理

1.1 蜀漆 常山的根、茎、叶均有药用价值，蜀漆药理学作用基本同常山，有抗疟疾、抗肿瘤、消炎、促进伤口愈合等药理作用。①抗疟疾作用：其主要的活性成分是常山碱和异常山碱，其中常山碱的活性比奎宁高 100 倍。常山碱会引起 NO 释放量增加，对常山碱抗疟原虫活性起着积极作用。②抗癌、消炎、促进伤口愈合等作用：实验发现在温度为 37℃，浓度为 0.25% 时，常山碱对小鼠腹水癌细胞作用 3 小时后，癌细胞的死亡率为 80%～90%；常山的水提取物对小鼠肝细胞的炎症有很好的治疗作用；常山碱衍生物常山酮促进小鼠伤口的愈合，实验发现每天的注射剂量为 40mg/kg 时，常山酮能明显缩小伤口的面积，并缩短伤口愈合的时间。通过对小鼠的急性毒性试验表明，小鼠的经口 LD_{50} 大于 15g/kg，属于无毒范畴。实验过程中死亡小鼠解剖发现胃部膨大，内壁有黑色区域。其他脏器均未见异常改变。提示常山碱提取物毒性很低，临床应用安全可靠[1,10]。

1.2 云母 药理研究认为，云母可有效地治疗胃肠炎，促进黏膜修复，是新型胃肠黏膜保护剂。①促进黏膜修复作用：云母能提升再生黏膜组织学及功能成熟度，最终达到高质量的溃疡愈合；可吸附于胃黏膜表面、促进黏液分泌、抑制和中和胃酸、减少炎细胞浸润、促进 PGE_2 合成，从而促进组织修复再生和维持胃黏膜完整性。②肠黏膜保护作用：云母可减轻大鼠溃疡性结肠炎肠黏膜损害和炎症指数，降低结肠组织 YlPO 活性，具有肠黏膜保护作用。对非甾体类抗炎药诱发的小肠黏膜损伤具有一定的预防作用。临床研究认为，云母粉治疗溃疡性结肠炎的功效可能与其加强肠道防御作用，固定多种病原体，平衡肠道菌群，帮助受损上皮细胞修复以及机体调节免疫功能等活性有关。对于溃疡性结肠炎病变累及直肠、乙状结肠、降结肠者疗效佳。云母对大鼠乙酸性结肠炎的治疗作用可能与其相对提高修复因子 EGF 含量，降低致炎因子 TNF-α 含量有关。③抑制胃黏膜萎缩作用：云母对慢性萎缩性胃炎发挥疗效作用的机制可能与对胃黏膜 p53、p21、p16 和 Bcl-2 等基因蛋白异常表达的调控作用有关，这也可能是抑制胃黏膜萎缩向不典型增生转化的重要机制。④抗肿瘤坏死因子作用：云母抑制小肠黏膜 NF-κB 活性，下调炎症因子 TNF-α 表达。云母对萎缩性胃炎的治疗和逆转作用可能与对癌相关基因蛋白表达的调控作用有关。⑤止泻作用：云母粉能明显改善大黄所致的脾虚泄泻大鼠的尿淀粉酶活性和肠吸收功能，可用于脾虚泄泻的治疗。⑥其他作用：云母临床上可用于治疗呃逆、精神分裂、性欲亢进症、躁狂症等。研究证实，云母在试验条件下对菲舍尔雄鼠和雌鼠既无毒性也无致癌作用[3,11-22]。

1.3 龙骨 龙骨的现代药理研究多选用含龙骨的汤剂及其有效部位或是龙骨水煎液，其药理作用主要有促进血液凝固及减轻骨骼肌兴奋，镇静、催眠、安神，增强免疫和促进损伤组织修复，抗抑郁，抗癫痫，抗衰老，防治佝偻病等药理作用。研究证明，龙骨水煎液能够延长自由活动大鼠的总睡眠时间或是缩短戊巴妥小鼠入睡时间并延长睡眠时间，具有镇静安神作用。龙骨粉末可抑制小鼠惊厥反应，柴胡加龙骨牡蛎汤提取物与其去龙骨牡蛎提取物比较可明显延长小鼠睡眠时间，显示龙骨和牡蛎都具有镇静、抗惊厥作用[7-8,23-25]。

2 复方药理

目前尚未见有蜀漆散复方药理研究的文献报道。

【临床研究与应用】

1 治疗疟病

患者徐某，寒多热少，此名牝疟。舌淡白，脉沉迟，痰阻阳位所致，下血亦是阳陷也。

秽浊盘踞于中，正气散失于外，变端多矣。其根在寒湿，方拟蜀漆散。炒蜀漆9g，生龙骨9g，淡附子3g，生姜6g，茯苓9g。按：拟方用《金匮要略》蜀漆散去云母，加附子、生姜、茯苓。凡逢寒痰阻遏，舌淡白，脉弦迟者，辄投之，屡获良效[26]。

2 治疗其他疾病

有医家用蜀漆散去云母加苦参、姜半夏、炙甘草组成固定方剂，治疗各种频发性期前收缩、取得良好治疗效果。但常山和苦参用量宜小[27]。

【方剂评述】

张仲景所论疟病，主要指现代医学之疟疾，但也包括了以寒热休作有时为主症的其他疾病，如部分急性风湿热、胆囊炎、变应性亚败血症、亚急性细菌性心内膜炎等疾病。疟疾发作时，恶寒重、时间长，发热轻、时间短的，传统医学称作"牝疟"。此因患者素体阳虚有痰，阳气为阴邪所遏，难以外达之故。治疗主用蜀漆散。方中主药蜀漆是常山的幼苗，能截疟除痰；云母、龙骨既可治疟，又能助阳扶正，镇逆安神。方后服法云："未发前，以浆水服半钱"，很有实践意义。凡用常山、蜀漆一类方药，必须在未发前1~2小时服下，过早过迟，均难获效。据报道，用蜀漆或常山治疟，虽疗效肯定，但有致吐作用，且停药后每易复发。若酒煎或炒熟后使用，并适当配伍半夏、陈皮等和胃药，以饭后服、冷服、分次服的方法，可以减轻或避免呕吐的作用。

参 考 文 献

[1] 李燕，刘明川，金林红，等. 常山化学成分及生物活性研究进展 [J]. 广州化工，2011，39（9）：7-9.

[2] 熊飞宇，马云桐，吴清华，等. 蜀漆质量标准研究 [J]. 中药与临床，2011，2（2）：13-15.

[3] 马莉，马蕊，李文婧，等. 云母药学研究概况 [J]. 辽宁中医药大学学报，2012，14（7）：115-117.

[4] 杨士明. 云母类矿物药鉴别 [J]. 时珍国医国药，1999，10（8）：588-589.

[5] 徐钿，王冠鑫. 云母族矿物八面体化学成分与层面X射线衍射特征 [J]. 分析测试学报，2003，22（3）：54-56.

[6] 丁霞，朱方石，蔡宝昌. 云母微化颗粒化学成分变化研究 [J]. 中国中药杂志，2007，32（2）：123-125.

[7] 张保国. 矿物药 [M]. 北京：中国中医科技出版社，2005：22.

[8] 张晗，张磊，刘洋. 龙骨、牡蛎化学成分、药理作用比较研究 [J]. 中国中药杂志，2011，36（13）：1839-1840.

[9] 李光华，库宝善，贺弋，等. 浅谈龙骨的基本成分与炮制 [J]. 辽宁中医杂志，2001，28（6）：372.

[10] 雷宏东，梁剑平，郭志廷，等. 常山提取物急性毒性试验研究 [J]. 中国畜牧兽医，2011，38（6）：236-238.

[11] 姒健敏，钱云，吴加国. 云母对实验性胃溃疡愈合质量的影响 [J]. 中国中药杂志，2005，30（19）：1536-1541.

[12] 钱云，姒健敏，王良静，等. 云母对胃黏膜保护作用机制研究 [J]. 中国中药杂志，2004，29（8）：781-785.

[13] 王良静，陈淑洁，姒健敏. 云母对大鼠溃疡性结肠炎的肠黏膜保护作用 [J]. 中国中药杂志，2005，30（23）：1840-1844.

[14] 吴炜烽，吕宾，张烁，等. 云母预防双氯芬酸所致肠黏膜损伤的实验研究 [J]. 医药导报，2009，28（9）：1127-1130.

［15］ 吴炜烽，吕宾，方莉，等．云母对大鼠实验性 NSAIDs 肠病肠道通透性的影响［J］．胃肠病学，2009，
14（8）：478－482．

［16］ 乔樵，周亨德，朱曙东，等．云母粉灌肠治疗溃疡性结肠炎 30 例［J］．浙江中医学院学报，2003，27
（1）：31－31．

［17］ 钦丹萍，吕海丽，邵国民．云母颗粒对无水乙醇诱导大鼠胃黏膜损伤的影响及机理探讨［J］．浙江中
医药大学学报，2008，32（5）：595－597．

［18］ 钦丹萍，杨莹莹，邵国民，等．云母颗粒对大鼠乙酸性结肠炎炎症与修复反应的影响［J］．浙江中医
药大学学报，2007，31（5）：562－564．

［19］ 朱方石，王良静，姒健敏，等．云母单体颗粒对萎缩性胃炎大鼠胃泌素、生长抑素及胃窦黏膜 G，D
细胞的影响［J］．中国中药杂志，2004，29（6）：554－558．

［20］ 孟立娜，方莉，吕宾，等．云母对大鼠非甾体抗炎药相关小肠损伤的保护及对肿瘤坏死因子－α、核
因子－κB 的影响［J］．中国中西医结合杂志，2010，30（9）：961－965．

［21］ 朱方石，姒健敏，王良静，等．云母单体颗粒对萎缩性胃炎大鼠胃黏膜癌相关基因蛋白表达的影响
［J］．中国中药杂志，2006，31（4）：312－315．

［22］ 朱曙东，李彬裴，乔樵．云母粉对脾虚泄泻大鼠淀粉酶、木糖的影响［J］．浙江中医学院学报，2002，
26（6）：46－47．

［23］ 王冬，刘颖，李延利．龙骨对自由活动大鼠睡眠时相的影响［J］．时珍国医国药，2008，19（9）：
2129－2130．

［24］ 张志军．龙骨与牡蛎的药理作用［J］．国外医学：中医中药分册，1999，21（4）：51．

［25］ 康大力，瞿融，朱维柴，等．柴胡加龙骨牡蛎汤有效部位抗抑郁作用机制研究［J］．中国实验方剂学
杂志，2011，17（1）：1381－1382．

［26］ 何若苹，徐光星，何任．疟病方证与临床－《金匮要略》方证与临床系列之七［J］．浙江中医杂志，
2009，44（11）：784－786．

［27］ 张家礼．金匮要略［M］．北京：中国中医药出版社，2004：87．

第五篇

中风历节病脉证并治篇

中风病和历节病均属广义风病范畴。其发病皆以正气亏虚为内因，临床都有经络肢体功能障碍的症状。中风又称"卒中"。以卒然昏仆、不省人事，伴口眼喝斜、半身不遂、语言不利为临床特征。本证类似于西医学短暂性脑缺血发作、高血压脑病、脑血栓形成、脑栓塞、脑出血、蛛网膜下腔出血等急性脑血管疾病。历节病又名"历节风""白虎风""白虎历节""病风"。该病以疼痛剧烈，遍历周身多个关节为特征，中医学将其归属于痹证范畴，类似西医学风湿性关节炎、类风湿关节炎、痛风等疾病。

❧ 侯氏黑散 ❧

【处方组成与功用】

侯氏黑散出自《金匮要略》中风历节病脉证并治（中风）篇，由菊花 120g，白术30g，细辛9g，茯苓9g，牡蛎9g，桔梗24g，防风30g，人参9g，矾石9g，黄芩15g，当归9g，干姜9g，川芎9g，桂枝9g，共 14 味药物杵为散，温酒调服。该方具有祛风化痰，清热祛瘀，益气养血的功能。传统用于猝然昏仆，或头目眩晕，四肢烦重且活动不灵、痰涎壅盛之中风病风邪直中脏腑者。

【方剂传统解析】

《金匮要略》载："治大风，四肢烦重，心中恶寒不足者。"本条文论述了中风病风邪直中脏腑轻症的证治。侯氏黑散方剂中菊花、桂枝、细辛、桔梗、防风疏风解表，以祛外邪；白术、茯苓、人参、干姜温中益气，补中阳虚弱；川芎、当归活络养血；本病虽无明显热像，但风为阳邪，易从阳化热，故用黄芩泄热；牡蛎、矾石用以消痰。诸药同用，共奏解表祛风，补养气血，消痰活络之功。

【方剂药效物质基础】

1 拆方组分

1.1 白术 其化学组分见痉湿暍病脉证治篇"麻黄加术汤"。

1.2 茯苓 其化学组分见脏腑经络先后病脉证篇"猪苓汤"。

1.3 牡蛎 其化学组分见百合狐惑阴阳毒病脉证治篇"栝楼牡蛎散"。

1.4 人参 其化学组分见痉湿暍病脉证治篇"白虎加人参汤"。

1.5 黄芩 其化学组分见百合狐惑阴阳毒病脉证治篇"甘草泻心汤"。

1.6 当归 其化学组分见百合狐惑阴阳毒病脉证治篇"赤小豆当归散"。

1.7 干姜 其化学组分见百合狐惑阴阳毒病脉证治篇"甘草泻心汤"。

1.8 桂枝 其化学组分见痉湿暍病脉证治篇"栝楼桂枝汤"。

1.9 菊花 菊花因产地和品种不同，其化学成分有一定的差异。其中黄酮类化合物、三萜类化合物和挥发油是其主要有效成分，另有氨基酸、绿原酸及多种微量元素等。①黄酮类：从菊花中已分离得到的黄酮类化合物有香叶木素、芹菜素、木犀草素、槲皮素、香叶木素 $-7-O-\beta-D-$ 葡萄糖苷、芹菜素 $-7-O-\beta-D-$ 葡萄糖苷、木犀草素 $-7-O-\beta-D-$ 葡萄糖苷、金合欢素 $-7-O-\beta-D$ 葡萄糖苷、橙皮素、刺槐素、橙皮苷、刺槐苷、金合欢素 $-7-O-\beta-D-$ 半乳糖苷、芹菜素 $-7-O-\beta-D-$ 半乳糖苷、$4'-$ 甲氧基木犀草素 $-7-O-\beta-D-$ 葡萄糖苷等。②三萜及甾醇类：从杭菊中分离得到 5 个甾醇类化合物，分别为棕榈酸 $16\beta,28-$ 二羟基假蒲公英甾醇酯、棕榈酸 $16\beta,28-$ 二羟基羽扇醇酯、棕榈酸 $16\beta-$ 羟基假蒲公英甾醇酯、假蒲公英甾醇、蒲公英甾醇。从菊花提取物正己烷部位分离得到 32 个 $3-O-$ 脂肪酸酯三萜类化合物，包括棕榈酸酯、肉豆蔻酸酯、月桂酸酯和硬脂酸酯；从非皂苷的脂溶性部位得到 24 个三萜烯二醇和三醇，包括乌苏烷型、羽扇豆烷型、齐墩果烷型、蒲公英烷型等。通过研究 4 种药用菊花内在质量，发现总黄酮含量贡菊为 7.78%，杭菊为 6.53%，滁菊为 4.86%，亳菊为 1.49%，以贡菊最高，亳菊最低。③挥发油：对亳菊、怀菊、滁菊和杭菊中挥发油进行了含量测定，发现滁菊中含量最高；同时采用气相色谱 – 质谱联用技术对挥发油成分进行初步研究，鉴定出 20 余种萜类成分；对怀菊花及大怀菊的挥发油化学成分组成和性质进行了分析，发现菊花挥发油的主要成分为单萜、倍半萜类及其含氧衍生物。此外从怀菊挥发油中鉴定了 40 个化合物，从大怀菊中鉴定了 27 个化合物。④氨基酸类：通过测定亳菊、滁菊、祁菊、贡菊、杭菊、济菊、黄菊、怀菊 8 种菊花，均含有 17 种氨基酸，其中 8 种为人体必需氨基酸。以天冬氨酸、谷氨酸、羟脯氨酸的含量最高，胱氨酸、组氨酸、甲硫氨酸含量低。⑤微量元素：上述 8 种菊花均含有人体必需的 7 种微量元素，即 Cu、Fe、Zn、Co、Mn、Sr、Se。⑥其他成分：从菊花中还分得正戊基呋喃果糖苷、正戊基甘糖苷、咖啡酸丁酯和乙酯、氯原酸、$4-O-$ 咖啡酰基奎宁酸、$3,4-O-$ 二咖啡酰奎宁酸、$3,5-O-$ 二咖啡酰基奎宁酸等[1-10]。

1.10 细辛 ①挥发油类：细辛的挥发油成分和含量因植物部位、产地、采收季节的不同也有所变化。北细辛全草干品（辽宁产）的挥发油含量为 2.6%，华细辛全草干品（湖北产）的挥发油含量为 2.6%，汉城细辛全草干品（辽宁产）的挥发油含量为 1.0%。有报道，北细辛根含苯丙素类：$1,2-$ 二甲氧基 $-4-$ 烯丙基苯、$1,2,3-$ 三甲氧基 $-5-$ 烯丙基苯和 $1,2,4-$ 三甲氧基 $-5-$ 烯丙基苯。北细辛根中各挥发油中 9 种含量较高的主要成分为甲基丁香酚、黄樟醚、$3,5-$ 二甲氧基甲苯、榄香脂素、$\beta-$ 蒎烯、三甲氧基甲苯、$\alpha-$ 蒎烯、δ-3-蒈烯、优葛缕酮。②非挥发油类成分：从细辛去挥发油部分已鉴定出（2E,4E,8Z,10E）-N-异丁基-2,4,8,10-十二碳四烯酰胺、β-谷甾醇、山奈酚-3-O-葡萄糖苷、马兜铃酰胺Ⅰ、7-甲氧基马兜铃酰胺、马兜铃酸Ⅳa、对羟基苯甲酸、5,7-二-O-β-D-吡喃葡萄糖基柚皮素、2,6-二甲氧基-4-甲基苯基-1-O-β-D-吡喃葡萄糖苷、卡枯醇、左旋细辛脂素、左旋芝麻脂素等多种单体成分。③与毒性相关的成分：实验证明，细辛确有一定毒性，毒性成分来源于所含的挥发油。继而发现，挥发油中的黄樟醚具有致癌作用。最新研究又发现，产于辽宁新宾、清源、桓仁、本溪、凤城及吉林、黑龙江等7个地区的辽细辛，大多含有马兜铃酸。而马兜铃酸具有肾毒性，大量或长期服用马兜铃酸的中药或中成药，可导致慢性肾功能衰竭［相关研究已经证实马兜铃酸Ⅰ具有人肾细胞（HK-2）毒性成分］。在急性毒性方面，细辛挥发油对蛙、小鼠、兔等，均先呈兴奋，随后转抑制，使随意运动及呼吸减慢，反射消失，最后由呼吸麻痹而死[11-18]。

1.11 桔梗　①皂苷类：桔梗主要活性成分为皂苷类，桔梗的皂苷类成分均属于齐墩果烷型五环三萜衍生物，可分为3类：桔梗酸类、桔梗二酸类、远志酸类。采用多种色谱技术得到八种单体皂苷化合物，分别是桔梗皂苷D、远志皂苷D_2、桔梗皂苷D_3、去芹菜糖桔梗皂苷D_3、桔梗皂苷D_2、去芹菜糖桔梗皂苷D_2、桔梗皂苷E、去芹菜糖桔梗皂苷E。②黄酮类：芹菜素和木樨草素、黄杉素、槲皮素等。③多糖类和花色苷：将桔梗多糖经DEAE-纤维素分级及纯化，得到的3个多糖单组分PGPsⅠ、PGPsⅡ和PGPsⅢ。花色苷是花青素与糖以糖苷键结合而成的苷。④脂肪酸和脂肪油：用索氏提取法提取桔梗中的脂溶性成分，从桔梗脂肪油中分离鉴定出34种脂肪酸，其中不饱和脂肪酸15种，主要种类有亚油酸、棕榈油酸、11-二十碳烯酸、亚麻酸等；饱和脂肪酸19种，主要种类有棕榈酸、硬脂酸、花生酸、木蜡酸、二十六烷酸、二十八烷酸等。⑤微量元素和氨基酸：桔梗中含有丰富的Fe，Zn，Mg，Sr。桔梗根中含有多种氨基酸，其中包括8种人体必需氨基酸，占氨基酸总量的6.44%。总氨基酸含量高达15.01%。⑥其他成分：从桔梗的地上部分鉴别出12种酚酸类化合物及其衍生物；从桔梗根的石油醚提取物中分离得到2种具有抗氧化活性的酚类化合物。此外，桔梗中还含有甾体，蛋白质、生物碱、挥发油等[19-27]。

1.12 防风　①挥发性成分：防风中含有少量挥发性成分。采用GC-MS分析鉴定出2-甲基-3-丁烯-2-醇、戊醛、A-蒎烯、己醛、戊醇、己醇、辛醛、壬醛、辛醇、乙酰苯、人参醇、β-姜黄烯、乙酸、1-辛烯-3-醇、A-花柏烯、β-没药烯、十一碳烯、花侧柏烯、β-桉叶醇、十一烷酸、2-十九烷酮、2-壬酮、2-壬烯醛、棕榈酸等。②色原酮类：从防风中分离鉴定出升麻素、升麻素苷、亥茅酚、亥茅酚苷、3′-O-乙酰亥茅酚、5-O-甲基维斯阿米醇、3′-O-当归酰亥茅酚、5-O-甲基维斯阿米醇苷、汉黄芩素等。③香豆素类：主要有补骨脂素、香柑内酯、欧前胡素、异欧前胡素、紫花前胡苷元、异紫花前胡苷、花椒毒素、东莨菪素、川白芷内酯、珊瑚菜内酯、石防风素等。④多糖类：鼠李糖、阿拉伯糖、木糖、岩藻糖、甘露糖、葡萄糖、半乳糖、半乳糖醛糖等。⑤有机酸类：从防风超临界CO_2萃取物中鉴定出有机酸类成分的甲酯化衍生物，如2-（E）-壬烯二酸甲酯、10-十一碳烯甲酯、十四烷酸甲酯、十五烷酸甲酯、7-十六烷酸甲酯、9-十六烷酸甲酯、十六烷酸甲酯等。⑥其他成分：β-谷甾醇、胡萝卜苷、D-甘露醇、木腊酸、丁酸二烯、腺苷及微量元素Se、Mo等[28-38]。

1.13 矾石　白矾首载于《神农本草经》，列为上品，原名"矾石"。通过考察历代本草矾石名实变迁，包括明矾、胆矾、绿矾及含锰的矾、含铅的矾等，但明矾多入药用。应用时烧干的叫"枯矾"，没有烧的叫"生矾"。明矾石为碱性硫酸铝钾 $[KAl_3(SO_4)_2(OH)_6]$，其中氧化钾（K_2O）11.4%，氧化铝（Al_2O_3）37.0%，三氧化硫（SO_3）38.6%，水（H_2O）13.0%。白矾为含水硫酸铝钾 $[KAl(SO_4)_2 \cdot 12H_2O]$ [39-43]。

1.14 川芎 ①挥发油类：通过对不同产地和品种的川芎水蒸气蒸馏所得到的挥发油进行了 GC-MS 联用分析，其中主要成分为藁本内酯、蛇床内酯、新蛇床内酯、洋川芎内酯、3-丁基苯酞、3-亚丁基苯酞。另外，还有香桧烯、A-蒎烯、月桂烯等多种萜类及多种脂肪酸酯。②生物碱类：从川芎中分离得到川芎嗪、黑麦草碱、L-异亮氨酸-L-缬氨酸酐、L-缬氨酰-L-缬氨酸酐、三甲胺、胆碱、尿嘧啶、腺嘌呤和腺苷等。③酚类及有机酸类：阿魏酸、瑟丹酸、大黄酚、4-羟基苯甲酸、香荚兰酸、咖啡酸、原儿茶酸、亚油酸、棕榈酸、琥珀酸等。④苯酞及内酯类：藁本内酯、新川芎内酯、洋川芎内酯、3-丁基苯酞、3-亚丁基苯酞、4-羟基-3-丁基苯酞（川芎酚）、3-丁基-3-羟基-4,5-二氢苯酞、4,7-二羟基-3-丁基苯酞、洋川芎内酯 B~S 等。⑤其他成分：匙叶桉油烯醇、β-谷甾醇、蔗糖和一种脂肪酸甘油酯（气相色谱证明为 2 个亚油酸和 1 个棕榈酸的甘油酯）、胡萝卜苷、川芎三萜、洋川芎醌等 [44-56]。

2 复方组分

目前尚未见有侯氏黑散复方化学组分的文献报道。

【方剂药理学研究】

1 拆方药理

1.1 白术 其药理研究见痉湿暍病脉证治篇"麻黄加术汤"。

1.2 茯苓 其药理研究见脏腑经络先后病脉证篇"猪苓汤"。

1.3 牡蛎 其药理研究见百合狐惑阴阳毒病脉证治篇"栝楼牡蛎散"。

1.4 人参 其药理研究见痉湿暍病脉证治篇"白虎加人参汤"。

1.5 黄芩 其药理研究见百合狐惑阴阳毒病脉证治篇"甘草泻心汤"。

1.6 当归 其药理研究见百合狐惑阴阳毒病脉证治篇"赤小豆当归散"。

1.7 干姜 其药理研究见百合狐惑阴阳毒病脉证治篇"甘草泻心汤"。

1.8 桂枝 其药理研究见痉湿暍病脉证治篇"栝楼桂枝汤"。

1.9 菊花 菊花具有抗菌、抗炎、抗氧化等多种药理作用。①抗菌作用：研究发现，菊花的挥发油对金黄色葡萄球菌、白色葡萄球菌、变形杆菌、乙型溶血性链球菌、肺炎双球菌均有一定的抑制作用，对金黄色葡萄球菌的抑制效果尤为明显。②抗炎作用：从菊花中分离得到的三萜烯二醇、三萜烯三醇及其相应的棕榈酸酯和肉豆蔻酸酯对由 TPA 诱发的小鼠耳水肿具有明显的抗炎作用。③抗病毒作用：菊花对单纯疱疹病毒（HSV-1）、脊髓灰质炎病毒和麻疹病毒具有不同程度的抑制作用。此外，菊花还具有抗艾滋病的作用，能抑制 ZV 逆转录酶和 HLV 复制的活性，其中从菊花分离得到的金合欢素-7-O-β-D-半乳糖是其活性成分，且毒性很小。此外，绿原酸是很有希望的抗艾滋病毒的先导化合物。④抗氧化作用：菊花黄酮对猪油的氧化有明显的抑制作用，且随着质量分数的增大其抗氧化能力增强。菊花可通过提高晶状体的抗氧化能力，对抗晶状体的氧化损伤。菊花水提液能明显抑制 D-半乳糖所致脂质过氧化，降低血中丙二醛（MDA）含量、单胺氧化酶（MAO）活性；提高血中超氧化物歧化酶（SOD）、谷胱甘肽过氧化物酶（GSH-Px）活性。菊花提取物对卵黄脂蛋白 LPO、TBAS 生成、连苯三酚 - 鲁米诺发光体系都有较强的抑制作用，表明菊花提取物具有抗氧化活性，而其抗氧化活性与黄酮类化合物含量直接相关。⑤抗肿瘤作用：从菊花中分离得到的蒲公英赛烷型三萜烯醇类对 TPA 引起的小鼠皮肤肿瘤有较显著的抑制作用。从菊花中分离得到的 15 个三萜烯二醇及三萜烯三醇对由 TPA 诱发产生的 BV - EA 早期抗原均具有明显的抑制作用，其中 6 个化合物对常见肿瘤如肺癌、结肠癌、肾癌、卵巢癌、脑癌、白血病等 60 种人类肿瘤细胞进行体外细胞毒活性实验，结果发现化合物 arnidiol 对白血病 HL - 60 细胞具有极其显著的细胞毒活性。菊花中绿原酸还具有显著的抗癌作用。通过菊花倍半萜烯内酯诱导人鼻咽癌细胞毒性和凋亡的研究，发现人鼻咽癌细胞株 CNE1 对草本植物菊花等倍半萜烯内酯类化合物的主要活性成分 PN 的细胞毒效应敏感，并发现 PN 诱导 CNE1 细胞凋亡；而且，上述结果存在时间循序性改变和剂量效应相关，PN 在一定剂量范围内（$10 \sim 100\mu mol/L$）诱导的细胞膜完整性破坏以及由此引发细胞增生抑制出现的早，提示 PN 诱导的细胞凋亡与介导细胞毒效应有关。⑥驱铅作用：菊花中硒元素与金属元素有很强的亲和力，在体内可与铅结合成金属硒蛋白复合物使之排出体外，降低血铅。此外，锌、铁、钙等金属元素对铅的吸收也有一定的拮抗作用。研究结果显示，实验组血铅和骨铅明显低于染毒组。⑦对心血管系统的作用：黄酮类化合物可明显增加冠脉流量，对抗乌头碱和三氯甲烷诱发的心律失常，拮抗 Ca^{2+} 的内流从而改善心肌细胞的收缩力，而且具有明显的舒张血管和降血脂作用。菊花水煎醇沉制剂具有增加离体兔心和在体狗心冠脉流量的作用，可改善由电刺激兔中枢神经系统引起的缺血心电图 ST 段压低状况。对实验性冠状动脉硬化兔的离体心脏，也能增加冠脉流量和提高心肌耗氧量。⑧对胆固醇代谢的作用：菊花水煎剂能抑制大鼠肝微粒体中的羟甲基戊二酰辅酶 A 还原酶（HMGR）的活力，激活胆固醇 7 - 2 - 羟化酶，起到加快胆固醇代谢的作用。菊花提取物对大鼠血清胆固醇的升高有明显改善作用，对于正常的基础饲料组大鼠，菊花提取物能保持血清总胆固醇基本不变，而提高有保护作用的 HDL 浓度，降低有危害作用的 LDL 浓度，在高脂膳食情况下具有抑制血胆固醇和甘油三酯升高的作用。⑨抗衰老作用：菊花可提高小鼠心脑耐缺氧作用，延长其生存时间以及清除自由基的能力。菊花提取物对生物膜的超氧阴离子自由基损伤具有明显保护作用，主要是通过直接进入细胞膜的甘油三酯而起保护作用。⑩其他作用：亳菊的提取物和分离物可以有效降低红内期疟原虫生长速度，提取的乙酸乙酯可以防止恶性疟原虫增长；菊花能够有效抑制诱变的骨髓 PCE 微核率，有资料显示，菊花黄酮能够抑制黄曲霉毒素 Bl 等物质，避免肝脏代谢酶发生基因突变[2-3,57-61]。

1.10 细辛　①抑菌、抗病毒作用：细辛挥发油、醇浸剂对多种真菌、杆菌和革兰阳性菌均表现出良好的抑菌作用，其抗菌主要有效成分为黄樟醚。细胞膜是细辛挥发油抗菌作用靶点之一，细辛可通过破坏供试菌株细胞膜的选择通透性，导致内容物的外渗达到抗菌效果。甲基丁香酚可能也是细辛中起抑菌作用的主要成分，由于细辛挥发油中含有多种单体成分，抑菌作用可能是多种成分协同作用的结果。细辛的水提取液对人乳头病毒有明显的破坏作用，α - 细辛醚有抑制呼吸道合胞病毒增殖的作用。②解热、镇静、抗炎、镇痛作用：细辛挥发油口服或灌肠对正常性和实验性发热均有显著的解热作用。其挥发油经兔灌胃对温刺法及伤寒、副伤寒混合疫苗所导致的人工性发热有明显的解热作用，对啤酒酵母所引起的大鼠发热也有明显的解热效果。细辛挥发油与巴比妥有相似的中枢抑制作用，通过腹腔注射细辛挥发油 0.06ml/kg，可明显减少小鼠自主活动次数，翻正反射消失，剂量增加，中枢抑制作用相应增强。细辛及其提取物单用或与其他中药制剂配伍使用，对于牙痛、神经性疼痛、头痛、跌打损伤痛等多种疼痛都有很好的疗效，其镇痛作用与吗啡比较起效慢，但作用时间长，对周围性疼痛具有更好的效果，而且细辛与钙拮抗剂配伍使用会显著加强其镇痛的疗效。细辛的乙酸乙酯提取物可通过降低乙酸致痛小鼠脑组织和血清中一氧化氮（NO）、前列腺素 E_2（PGE_2）、丙二醛（MDA）的含量并降低诱导型一氧化氮合酶（iNOS）和 iNOS 的活性，提高超氧化物歧化酶（SOD）活性，达到镇痛的效果。细辛还可通过阻滞神经细胞膜内侧 Na^+ 通道产生局麻作用而达到镇痛效果。细辛对组胺和蛋清所致家兔关节炎症有明显的抑制作用，尤其是对组胺致炎效果更强。细辛乙酸乙酯提取物 1.6g/kg 对二甲苯所致小鼠耳部炎性肿胀以及对乙酸所致毛细血管通透性亢进实验表明细辛有明显的抗炎作用，且去除马兜铃酸后的提取物同样具有可靠的抗炎镇痛的效果。③解痉平喘及祛痰镇咳作用：细辛挥发油中的 β - 细辛醚能松弛组胺、乙酰胆碱所致豚鼠离体气管平滑肌的痉挛，且呈现量效关系，对整体哮喘模型，β - 细辛醚能明显延长豚鼠哮喘发作的潜伏时间和发作后跌倒潜伏时间，减轻症状发作的严重程度。其挥发油中的甲基丁香油酚对豚鼠离体气管亦有显著松弛作用。北细辛醇浸剂对离体肺灌流量先呈短暂的降低，而后持续增加，可持续15～30分钟，且细辛的后持续作用与异丙肾上腺素作用相似。细辛的抗炎、镇静作用也与其祛痰平喘作用有关。细辛挥发油对大鼠离体子宫呈抑制作用，对家兔的离体子宫、肠管，低浓度使张力先增加后降低，振幅增加，高浓度则呈抑制。对组胺、乙酰胆碱以及氯化钡引起的离体豚鼠回肠痉挛有松弛作用。④强心、抗心肌缺血、抗心律失常作用：细辛醇提取物可使心源性休克狗心脏左心室泵血功能和心肌收缩力明显改善，表现为：左心室内压（LVP）与平均动脉压（MAP）升高、心输出量增加、心率加快等容期心肌最大收缩速度上升等，其作用强度与多巴胺、异丙肾上腺素、去甲乌药碱相似。北细辛醇提取物对离体兔和豚鼠心脏，均有明显兴奋效果，可使离体心脏冠脉血流量增加、心率加快、心肌收缩力增强。细辛挥发油 25ml/kg 静脉注射可减弱兔脑垂体后叶素所致的急性心肌缺血程度，并能增加小鼠减压缺氧的耐受力。细辛水煎液可通过增加心率而使体外培养乳鼠心肌细胞的搏动频率显著增加，但对心肌细胞搏动强度无明显影响，同时细辛对心肌细胞 Na^+ 通道电流有增强作用。⑤调节血压作用：细辛对血压具有双向调节作用。细辛挥发油可显著扩张蟾蜍内脏血管，静脉注射于麻醉猫也有降压作用。细辛醇浸液 0.125～0.25g/kg 静脉注射可降低麻醉犬的血压，且表现出肾上腺素样作用。对于用去甲肾上腺素作用的家兔，细辛水溶性物质可使其血压升高，所含挥发油物质可使其血压下降。⑥抑制血小板的聚集和黏附作用：细辛中所含成分 β - 细辛醚能降低血小板的活性，抑制血小板的聚集和黏附。因而细辛在抗脑血栓方面表现出一定的预防治疗作用。⑦对血管的作用：细辛中所含成分 β - 细辛醚能降低高脂血症大鼠脑组织中内皮素（ET）及神经肽 Y（NPY）含量，升高脑降钙素基因相关肽（CGRP）浓度，舒张血管，改善组织血液供应。⑧抗惊厥、抗癫痫作用：细辛挥发油小剂量可使动物安静、驯服、自主活动减少，大剂量可使动物睡眠，有显著抗惊厥作用。细辛挥发油可对抗电惊厥，显著延长戊四氮惊厥潜伏期及死亡时间。细辛中 α - 细辛醚很可能通过上调 Bcl - 2 的表达、下调 Bax 表达来抑制 PTZ 点燃癫痫未成熟大鼠海马区神经元的凋亡，并可以显著提高幼鼠的电刺激诱导的反应性以及电致惊厥阈。临床上也有 α - 细辛醚抢救癫痫持续状态病人疗效显著的报道。⑨局麻作用：50% 的细辛煎剂能阻滞蟾蜍坐骨神经的冲动传导，阻滞时间多在 7～8 分钟，且有可逆性。其麻醉效果与 1% 的普鲁卡因接近。50% 细辛酊涂于人舌 1 分钟后即有麻木感，然后痛觉消失，说明对人舌黏膜也有局麻作用。细辛挥发油在兔角膜反射实验中表现出较好的表面麻醉，在豚鼠的皮丘实验中表现出较强的浸润效力，而煎剂效果较差。可见细辛挥发油有一定的表面麻醉和浸润麻醉作用。⑩其他作用：细辛水或醇提取物均能使速发型变态反应总过敏介质释放量减少40%以上，具有抗变态反应作用；细辛能提高超氧化物歧化酶（SOD）活性，具有抗氧化作用，从而起到抗衰老作用；细辛中 α - 细辛醚可以一定程度的抑制 CYP3A4 和 CYP2D6，参与药物间的相互作用；细辛中 α - 细辛醚对大鼠肝细胞多种脂类的合成和分泌具有明显抑制作用，对高胆固醇血症动物模型可以抑制 HMG - CoA 还原酶，降低血清 LDL 胆固醇水平，降低胆汁胆固醇饱和指数，通过促进胆汁酸盐、磷脂类和胆固醇的分泌增强胆汁流速，在高脂血症大鼠上效果更显著，升高高密度脂蛋白含量，降低甘油三酯水平[13,62-72]。

1.11 桔梗 ①祛痰作用：桔梗水提物可抑制卵清蛋白（OVA）诱导的黏液分泌过多，减少痰液。桔梗皂苷可浓度依赖性地抑制核因子（NF - κB）活性，下调丙烯醛诱导的肺癌 A549 细胞的 MUC5AC 蛋白表达。桔梗皂苷 D、桔梗皂苷 D_3 在体内外均能增加大鼠和仓鼠呼吸道黏蛋白的释放。②抗炎、抗过敏作用：桔梗及桔梗的乳杆菌发酵物对特应性皮炎 NC/Nga 小鼠过敏性炎症样皮肤损伤都有显著治疗效果。桔梗水提物能下调 IL - 8 的水平，通过抑制脂多糖（LPS）诱导的诱导型一氧化氮合酶（iNOS）和环氧化酶 - 2（COX - 2）的表达，阻断一氧化氮和前列腺素 E（PGE_2）的生成。桔梗皂苷有效抑制卡拉胶诱导的炎症反应，下调 PGE_2、肿瘤坏死因子 - α（TNF - α）和 COX - 2 的表达。2 - O - 乙酰基远志皂苷、桔梗皂苷 A、桔梗皂苷 D、远志皂苷都可能通过抑制 iNOS 和 COX - 2 的表达来达到抗炎效果。桔梗乙醇提取物能够对抗骨髓衍生的肥大细胞介导的过敏和炎症，有可能用于过敏症的治疗。③免疫调节作用：桔梗水提物可以浓度依赖性地刺激巨噬细胞的增殖、吞噬以及 NO 的产生以增强机体的免疫应答，表明桔梗是潜在的巨噬细胞功能强化剂。桔梗多糖具有细胞特异性的免疫刺激作用，可通过 TOLL 样受体（TLR4）/NF - κB 信号通路介导 NO 生成与 iNOS mRNA 的表达。桔梗多糖可诱导巨噬细胞 RAW264.7 激活 MAPKs 信号通路、激活刺激蛋白（Sp1）的 DNA 结合能力。桔梗多糖对环磷酰胺诱导的免疫抑制小鼠也具有免疫增强作用，能明显增加小鼠的胸腺指数和脾脏指数，剂量依赖性地提高血清中 IL - 2 和 TNF - α 的含量。桔梗总皂苷可显著促进血清中免疫抗体的合成，增强 OVA 诱导的小鼠免疫应答。桔梗皂苷 D、桔梗皂苷 D_3 和桔梗皂苷 E 也有类似促进作用。桔梗皂苷 D_2 因其低溶血性，适合作为潜在的淋巴细胞免疫应答佐剂。④保肝作用：桔梗对多种药物性肝损伤模型都有治疗作用。桔梗水提物对胆汁淤积造成的肝损伤、对乙酰氨基酚（APAP）引起的肝损伤、硫代乙酰胺造成的小鼠爆发性肝功能衰竭以及四氯化碳诱导的肝损伤都有保护作用。⑤对心血管保护作用：桔梗能有效下调肥胖大鼠血清中甘油三酯（TG）和总胆固醇（TC）的含量。桔梗总皂苷能显著降低高脂饲料喂养的高血脂大鼠血清中 TG、TC 的含量，并能有效升高高密度脂蛋白胆固醇（HDL - C）的水平，5mg/ml 桔梗总皂苷处理组低密度脂蛋白胆固醇（LDL - C）的水平也得到显著降低，说明其具有降血脂作用。桔梗皂苷 D 可以抑制氧化型低密度脂蛋白（oxLDL）诱导的人脐静脉内皮细胞（HUVECs）与 U937 人类单核细胞性白血病细胞的黏附作用，下调血管黏附因子（VCAM - 1）和细胞间黏附因子（ICAM - 1）mRNA 及其蛋白的表达水平，发挥抗动脉粥样硬化作用。⑥对糖尿病治疗作用：桔梗可应用于糖尿病的治疗或补充治疗以提升糖尿病人的生活质量。桔梗水提醇沉上清部分对 α - 葡萄糖苷酶活性有显著的抑制作用，对葡萄糖耐量受损（IGT）小鼠餐后各时段血糖的升高有显著改善作用。食用桔梗可有效降低肥胖大鼠的血浆胆固醇和空腹血浆胰岛素水平，同时显著减少餐后葡萄糖水平，并可使葡萄糖转运蛋白 4（GLUT4）表达呈上升趋势。长期食用桔梗水提物可激活 AMPK/乙酰辅酶 A 羧化酶（ACC）通路减轻胰岛素耐受性。在高血脂大鼠膳食中添加桔梗皂苷粗提物可抑制脂肪积累、增加脂类物质排泄，并调控肝中脂肪与糖类代谢，改善胰岛素耐受和葡萄糖耐量缺损现象。桔梗皂苷也可通过调节糖尿病大鼠肝脏胰岛素的敏感性、激活胰岛素信号、减少脂肪储存等来保持大鼠体内葡萄糖的平衡。⑦抗肥胖作用：桔梗皂苷 A、桔梗皂苷 C、桔梗皂苷 D 以及去芹糖桔梗皂苷 D 均对胰脂肪酶表现出显著的抑制作用，其中桔梗皂苷 D 效果更为显著。桔梗皂苷 D 可能是主要的抗肥胖作用成分。其可上调 3T3 – L1 脂肪细胞的上游样因子 2（KLF – 2）表达水平，继而下调与脂肪合成酶激活相关的过氧化物酶体增殖物激活受体 γ（PPARγ）水平，显著抑制细胞内甘油三酸酯的积累，下调脂肪酸结合蛋白 4、脂蛋白脂酶等与脂肪代谢有关的基因的表达水平。⑧镇痛作用：甩尾实验证明给予雄性 ICR 小鼠侧脑室注射桔梗皂苷 D 能起到显著的浓度依赖性镇痛作用。脊髓和脊髓上的 GABAB 受体、GABAA 受体、NMDA 受体与非 NMDA 受体可能都参与了桔梗皂苷 D 介导的镇痛过程，表明桔梗皂苷 D 可能是通过激活去甲肾上腺素能下行神经通路和血清素信号通路，而非作用于阿片受体来发挥镇痛作用。⑨抗肿瘤作用：桔梗总皂苷可通过 caspase 依赖和非依赖途径有效诱导结肠癌 HT29 细胞增殖抑制和细胞凋亡；并能抑制佛波酯诱导的肿瘤细胞的迁移、侵袭以及基质金属蛋白酶（MMP）MMP – 2、MMP – 9 的表达和分泌，其机制可能与诱导 ROS 产生而最终抑制 NF – κB 有关。桔梗皂苷 D、桔梗皂苷 D_2 以及去芹糖桔梗皂苷 D 对非小细胞肺癌 A549 细胞、卵巢癌 SK – OV – 3 细胞、黑色素瘤 SK – MEL – 2 细胞、神经瘤 XF498 细胞以及结肠癌 HCT – 15 细胞等都具有一定的增殖抑制作用。在人乳腺癌细胞进行的研究显示，细胞凋亡信号调节激酶 1（ASK1）的活化与内质网应激反应途径也可能参与了桔梗皂苷 D 介导的细胞凋亡。⑩其他作用：桔梗水提物可改善乙醇诱导的小鼠记忆损伤；桔梗总皂苷具有一定的抗光老化作用；桔梗皂苷 D 和 2″ – O – 乙酰基远志皂苷 D_2 对缺血/再灌注损伤沙鼠的海马组织有保护作用；桔梗水溶性皂苷（CKS）有刺激成骨细胞分化的作用；桔梗茎叶乙醇提取物，具有较强的抗氧化作用；桔梗皂苷还具有改善记忆、抗病毒、扩张血管、解热等作用。桔梗虽然药理作用广泛，但高浓度用药会导致心率迟缓、心功能下降以及致畸致死效应。桔梗皂苷本身具有溶血作用。体外实验还表明桔梗提取液还具有一定的杀精作用。其毒性效应不可被忽视[19,73 – 83]。

1.12 防风 ①解热作用：防风 95% 乙醇提取物大鼠腹腔注射给药，能显著降低伤寒、副伤寒甲乙三联菌苗致热大鼠体温，防风水煎液对酵母、蛋白胨及伤寒、副伤寒甲菌苗精制破伤风类毒素混合制剂致热大鼠有解热作用。对三联疫苗致热家兔腹腔注射防风水煎液，在 1~2 小时内解热作用明显。防风中的升麻素苷和 5 – O – 甲基维斯防风色原酮部位化学成分及其相关研究表明，阿米醇苷对酵母致热大鼠有一定退热作用，肌肉注射给药后，升麻素苷 0.5 小时开始起效，退热作用可持续 3~4 小时，5 – O – 甲基维斯阿米醇苷也有一定的退热作用。②镇痛作用：在醋酸扭体法、热板法、鼠尾温浴法镇痛试验中，防风提取物对于热刺激、化学刺激引起疼痛的小鼠均有镇痛作用，采用热板法测定痛阈值，防风提取物能明显提高小鼠的痛阈值。在对防风镇痛机理的研究中，发现纳洛酮能够拮抗防风的镇痛作用，表明防风的镇痛部位在中枢神经系统。升麻素苷和 5 – O – 甲基维斯阿米醇苷对腹膜化学刺激及温度刺激引起的小鼠疼痛均有明显的抑制作用，并能显著提高小鼠的痛阈值。Divaricatol、Ledebouriellol、亥茅酚苷及甘油酯类均可抑制小鼠扭体，亥茅酚苷在小鼠压尾实验和炎症致痛实验中有提高痛阈值作用，其镇痛作用能被纳洛酮拮抗。③镇静作用：防风水煎液具有协同戊巴比妥钠的催眠作用，同时可以减少小鼠自主活动次数，具有镇静作用。防风的甲醇提取物可以延长戊巴比妥催眠小鼠的睡眠时间。④抗炎作用：在巴豆油涂耳致炎实验中，防风水煎液能明显抑制小鼠耳廓肿胀，对乙酸引起的炎症也有明显的抑制作用。防风与荆芥合提挥发油对二甲苯所致小鼠耳廓肿胀、乙酸所致炎症、卡拉胶致大鼠胸膜炎、棉球肉芽肿胀均有抑制作用，其抗炎作用对正常小鼠和去肾上腺小鼠都很明显，且能降低炎症模型中 PGE_2 的含量，表明其抗炎作用不依赖于肾上腺的存在，而与炎症介质的产生有关。防风水煎液能够降低毛细血管通透性而起到抗炎作用。升麻素苷和 $5-O-$ 甲基维斯阿米醇苷均能明显抑制二甲苯引起的皮肤肿胀，降低炎症反应。⑤抗菌、抗病毒作用：防风及其复方的水煎液具有一定的抑制流感病毒 A3 的作用。在平板法体外抑菌实验中，防风对金黄色葡萄球菌、乙型溶血性链球菌、肺炎双球菌及两种酶菌（产黄青酶、杂色曲酶）等均有抑制作用。⑥抗过敏作用：防风对致敏豚鼠离体气管、回肠平滑肌过敏性收缩以及 $2,4-$ 二硝基氯苯所致的迟发型超敏反应均具有明显抑制作用。对卵白蛋白所致的豚鼠过敏性休克有一定的保护作用。荆防挥发油对大鼠弗式完全佐剂所致的关节炎肿胀、小鼠被动异种皮肤过敏反应抑制作用明显。防风对药物所致小鼠皮肤瘙痒、组胺所致豚鼠局部瘙痒、组胺引起的毛细血管通透性增加及二甲基亚砜所致豚鼠耳肿胀均有抑制作用。⑦增强机体免疫作用：防风能提高小鼠巨噬细胞的吞噬能力，具有增强非特异性免疫功能的作用。防风多糖能提高 NK 细胞的杀伤活性，促进 IL-2 对 NK 细胞的激活，提高 NK 细胞活性，在一定范围内显著增加 IL-2 诱导的 LAK 细胞杀伤活性，增强脾淋巴细胞的杀伤活性。⑧抗肿瘤作用：防风多糖体内应用能明显抑制 S180 实体瘤的生长，抑瘤率为 52.92%，提高 S180 瘤免疫小鼠腹腔 Mφ 与 S180 瘤细胞混合接种时的抗肿瘤活性，用硅胶阻断 Mφ 机能后，抗肿瘤作用大大下降，表明防风的抗肿瘤作用与 Mφ 密切相关。防风多糖有效部位 JBO-6 对体外肿瘤细胞无抑制作用，而对体内作用较强，且量效关系明显，表明其抑瘤作用不是直接杀死瘤细胞，而是通过促进宿主免疫系统功能而实现的。⑨抗凝血作用：防风正丁醇萃取物能明显延长小鼠的凝血时间和出血时间，提示防风可以抑制凝血因子、血小板和毛细血管的功能，具有明显的抗凝作用。防风正丁醇萃取物可显著降低大鼠全血高切黏度、低切黏度、血浆黏度、纤维蛋白原含量、血球压积以及全血还原黏度，而对血沉方程 K 值最大聚集率以及 1 分钟聚集率均无影响，说明防风正丁醇萃取物可能主要通过影响红细胞和纤维蛋白原的含量和功能来发挥活血化瘀作用。防风正丁醇萃取物能明显抑制家兔血小板的黏附功能，抑制颈-静脉旁路中血栓的形成，也可抑制 chandler 法形成的体外血栓，使湿血栓长度缩短，湿重、干重减轻。升麻素苷和 $5-O-$ 甲基维斯阿米醇苷对 ADP 诱导单位血小板聚集均有明显抑制作用，$5-O-$ 甲基维斯阿米醇苷对血液凝固时间具有延长作用。⑩其他作用：防风超临界 CO_2 萃取物可以明显缩短小鼠出血时间和大鼠凝血酶原时间及凝血激酶时间，可能具有促凝血的作用；防风能使戊四氮或士的宁致惊厥实验小鼠惊厥发生潜伏期延长、生存时间延长；由防风中分离得到的结晶性化合物 $3'-$ 氧当归酰基亥茅酚和 $5-$ 氧甲基阿密茴醇具有降血压作用。此外，防风毒性实验显示，腹腔一次注射防风醇提水制剂和水提取液，连续观察 3 日，其半数致死量分别为 $(11.80±1.90)g/kg$ 与 $(37.18±8.36)g/kg$。按改良寇氏法测得防风水提液小白鼠腹腔注射的 LD_{50} 为 $(112.8±8.06)g/kg$（观察 24 小时）[28,84-95]。

1.13 矾石 ①抑菌作用：白矾对金黄色葡萄球菌和变形杆菌有抑制作用（试管法）。

对大肠埃希菌、铜绿假单胞菌、炭疽杆菌、志贺菌、伤寒杆菌、副伤寒甲杆菌、变形杆菌，以及葡萄球菌、白色念珠菌等亦有明显的抑制作用（纸碟、平板法）；对绿色链球菌、溶血性链球菌、肺炎球菌、白喉杆菌作用最强；对牛型布氏杆菌、百日咳杆菌、脑膜炎球菌作用次之，对流感杆菌无作用（纸片法）。高浓度明矾液对人型（H37RV）及牛型结核分枝杆菌也有抑制作用。②抗阴道滴虫作用：10%明矾液在试管内（培养液与药液之比为1∶1）有明显抗阴道滴虫作用。③收敛、消炎、防腐作用：白矾可从细胞中吸收水分，使细胞发生脱水收缩，减少腺体分泌，减少炎症渗出物；又可与血清蛋白结合成难溶于水的蛋白化合物而沉淀，使组织或创面呈现干燥，因而有收敛燥湿的作用，并有助于消炎。白矾低浓度收敛、消炎、防腐，高浓度又引起组织溃烂，由于内服刺激性大，一般只供外用。④利胆作用：白矾 0.6g/kg 十二指肠给药，明显增加麻醉大鼠胆汁流量。⑤涌吐祛痰作用：白矾内服后能刺激胃黏膜，发生反射性呕吐，促进痰液排出。⑥止血作用：白矾可使局部小血管收缩，并可使血液凝固，因而有局部止血的作用。⑦止泻作用：白矾可抑制小肠黏膜分泌而起止泻作用。⑧毒副作用：采用白矾的人用量的 25～40 倍，给药 60 天后，除白矾小剂量组外，小鼠均出现学习、记忆障碍，停药 2 周后，记忆障碍有恢复的趋势。对血、脑铝含量的测定发现，大剂量组均有脑铝含量升高，说明白矾中的铝可在达到一定血铝浓度后进入小鼠脑中；停药 2 周后，血铝水平恢复。另外，大剂量、长期给药均可使小鼠肝、肾功能受到影响，血中 ALT、BUN 水平升高，停药后，ALT 可恢复正常。长期口服白矾后，大白鼠迷宫学习记忆能力受损，可导致海马区细胞的病理改变和 CA1 区锥体细胞损伤。大剂量明矾刺激性大，可引起口腔、喉头烧伤，呕吐，腹泻，虚脱，甚至死亡。局部注射 15%白矾溶液 0.3～0.5ml，使兔狂躁不安，局部红肿、破溃，0.3ml 静脉注射，使兔发生寒战、呼吸急迫，末梢血管变紫色，呈缺氧现象。长期服用白矾的小鼠肠道内菌群发生紊乱，特别是肠道内双歧杆菌明显减少，这种肠道菌群的失调只是一种暂时的菌量变化，消除作用因素后，经停药恢复 5 周，紊乱的菌群状态和细菌对小鼠肠道的黏附率均可自行恢复至正常[39,96-103]。

1.14 川芎 ①镇痛作用：川芎哚给小鼠灌胃 300mg/kg，有明显镇痛作用。②镇静作用：川芎挥发油对动物大脑的活动有抑制作用，而对延脑的血管运动中枢、呼吸中枢及脊髓反射有兴奋作用，剂量加大，则都转为抑制。川芎水煎剂灌胃，能抑制大鼠的自发活动；还能延长戊巴比妥钠引起的小鼠睡眠时间，并能拮抗咖啡因的兴奋，但不能防止戊四氮、可卡因的惊厥或致死作用，也不能对抗戊四氮所致的大鼠惊厥。③对平滑肌作用：家兔离体妊娠子宫实验证明，川芎浸膏能增强子宫收缩，形成痉挛；大剂量反而使子宫麻痹，收缩停止。川芎煎剂 15g/kg 或 25g/kg 经十二指肠给药，对兔在体子宫也呈明显收缩作用。④对呼吸系统的作用：川芎嗪具有扩张静息支气管及抑制组胺、乙酰胆碱收缩支气管的作用。静脉注射肾上腺素造成大鼠剧烈的致死性肺水肿，用川芎嗪预防后，其存活率、生存时间及肺指数均明显改善。⑤延缓慢性肾损害的作用：川芎嗪能够显著增加肾血流量，减轻兔肾热缺血模型的肾组织损伤，还能提高膜性肾炎家兔肾组织的 SOD 活性，减轻肾组织细胞的脂质过氧化损伤，降低缺血再灌注损伤肾脏细胞的凋亡指数。⑥对血小板聚集、血栓形成和血液黏滞度的影响：川芎嗪能延长体外 ADP 诱导的血小板聚集时间，对已聚集的血小板有解聚作用，还有提高红细胞和血小板表面电荷，降低血黏度，改善血液流变的作用。阿魏酸能抑制血小板 TXA$_2$ 的释放，对其活性有直接的拮抗作用，还能升高血小板内 cAMP 含量，抑制血小板聚集。⑦对心、脑血管系统的作用：川芎嗪对离体豚鼠灌流心脏产生剂量依赖性抑制心肌收缩和增加冠脉流量。川芎嗪对麻醉兔心肌缺血再灌注所致心肌损伤和心肌顿抑有保护作用。川芎嗪可有效预防再灌注大鼠的心律失常。川芎哚有对抗脑垂体后叶素（Pit）引发的急性心肌缺血缺氧的作用。川芎嗪能显著增加缺血大鼠血浆中 NO 含量，降低 MMS 总量和组织中 MDA 的含量，降低血比黏度，对大鼠缺血性再灌注损伤具有保护作用。川芎嗪静脉注射可显著改善大鼠异常神经症状和抑制 ALP 活性的下降，显著抑制 ADP 致血小板的聚集。川芎水提物及生物碱能扩张冠脉，增加冠脉流量，改善心肌缺氧状况。给麻醉犬静脉注射川芎嗪后，冠脉及脑血流量增多，冠脉、脑血管、外周阻力降低。川芎嗪也能显著增加清醒小鼠的冠脉流量。川芎嗪可作为无严重并发症之老年高血压病患者的辅助用药，以改善血液流动性与黏滞性，延缓并发症的发生。川芎嗪作为现代用药，用作静脉注射剂，被较多地应用于缺血性脑血管病，如脑供血不足、脑血栓形成、脑栓塞等。⑧抗肿瘤作用：川芎嗪对正常小鼠和荷瘤小鼠脾淋巴细胞增殖反应有明显的抑制作用。川芎素可抑制 Moser 细胞增殖，并可诱导其凋亡。低浓度的川芎素与化疗药物协同，可产生较强的抑制细胞增殖的作用。川芎嗪可抑制肿瘤细胞与内皮细胞的黏附，抑制黏附因子的表达，减轻内皮细胞的通透性，减轻肿瘤转移。⑨其他作用：川芎还具有保护雏鸡避免因缺乏维生素 E 而引起的营养性脑病；川芎对环孢素的肝肾毒性引起的胰岛 B 细胞的毒性均有防护作用；川芎具有抗脂质氧化、清除自由基、提高机体免疫力作用；川芎对脑有保护作用，增强学习记忆功能；川芎可减轻肺水肿，防治急性呼吸窘迫综合征和急性肺损伤；川芎还具有抗过敏作用。另外，川芎还对消化系统、泌尿系统及生殖系统有一定影响[44,54,104-111]。

2 复方药理

2.1 对血液流变学的影响　通过建立大鼠永久性中动脉栓塞模型（MCAO），观察侯氏黑散对模型大鼠红细胞变形性、聚集性、血液黏度及缺血脑组织谷胱甘肽过氧化物酶（GSH-PX）、超氧化物歧化酶（SOD）、过氧化氢酶（CAT）、丙二醛（MDA）含量的影响。结果显示，侯氏黑散能明显改善局灶性脑缺血大鼠血液流变学各项指标，降低全血黏度，增加红细胞变形性并降低红细胞聚集性，明显升高缺血脑组织 GSH-PX、SOD、CAT 活性并显著降低 MDA 含量。表明侯氏黑散对脑缺血损伤的保护作用可能与其改善模型大鼠血液流变性和自由基代谢有关[112]。

2.2 对脑缺血损伤的治疗作用　为了探求侯氏黑散治疗中风的机制，从存活率、神经功能评分、血清乳酸脱氢酶（LDH）3 个方面观察其对大鼠大脑中动脉闭塞模型（MCAO）的影响。结果发现，侯氏黑散可以明显提高 MCAO 大鼠的存活率，降低 MCAO 大鼠的神经功能评分及其血清 LDH 水平。另又通过线栓法复制大鼠大脑中动脉闭塞模型，利用免疫组化方法观察大鼠大脑中动脉闭塞模型皮质 TGF-β_1、bFGF 蛋白表达的变化，给大鼠连续 14 天灌胃侯氏黑散，观察其对 MCAO（大脑中动脉闭塞模型）大鼠大脑皮质 TGF-β_1、bFGF 蛋白表达的影响。结果显示，侯氏黑散以促进 TGF-β_1 阳性蛋白的表达，与模型组比较具有显著意义；侯氏黑散可以促进 bFGF 蛋白的表达，但与模型组相比，没有统计学的意义。说明侯氏黑散治疗中风的机制可能是通过促进 TGF-β_1 蛋白的表达，保护和修复缺血性脑损伤[113-114]。通过栓线法阻断大脑中动脉建立大鼠局灶性脑缺血再灌注损伤模型，术后观察动物神经行为学变化并进行神经病学评分，采用免疫组化与医学图像分析相结合的方法检测假手术组、模型组、侯氏黑散各组大鼠缺血脑组织神经生长因子（NGF）的表达，研究侯氏黑散对大鼠脑缺血再灌注损伤脑组织 NGF 表达的影响。结果证实，与模型组缺血侧比较，侯氏黑散组大鼠神经功能缺损得到改善，皮质及海马区 NGF 的阳性细胞数及面积光密度值比模型组明显增加（$P < 0.05$）。说明侯氏黑散可上调脑缺血再灌注后缺血脑组织内源性 NGF 的表达，而起到脑保护作用[115]。

2.3 对缺血性脑细胞的保护作用 采用数字表法将动物随机分为假手术组、模型组、丰富环境组、侯氏黑散组和侯氏黑散联合丰富环境组（联合组），采用大鼠大脑中动脉闭塞模型复制脑缺血动物模型，通过横木行走实验评价大鼠精细运动功能恢复情况；触觉刺激实验评价躯体感觉和精细运动执行功能；病理形态学检测评价神经细胞的损伤程度。研究侯氏黑散联合环境干预对脑缺血后神经功能的康复作用。结果显示，联合组大鼠在造模后 7天，横木行走能力、触觉敏感度及精细运动功能均明显恢复，与模型组差异显著。而侯氏黑散组及丰富环境组神经功能恢复明显滞后，在术后 12 天后神经功能比模型组明显提高。与模型组相比，联合组与侯氏黑散组皮层、海马 CA1 区完整锥体细胞数显著增多。联合组动物锥体细胞数明显比侯氏黑散组多。与模型组相比，联合组与侯氏黑散组大鼠神经元变性程度均明显减轻。与模型组相比，联合组与侯氏黑散组神经细胞尼氏体含量均明显提高（$P < 0.01$）；联合组与侯氏黑散组 2 组之间进行比较，没有显著性差异。表明侯氏黑散联合丰富环境对神经细胞的保护作用比单独中药治疗或者仅用环境干预更有优势[116]。

2.4 其他作用

研究还表明，侯氏黑散可降低损伤小鼠脑细胞中氧自由基与生物膜不饱和脂肪酸发生脂质过氧化的代谢产物，减轻脑损害。乳酸脱氢酶是标志脑血管疾病时脑组织损害最敏感的酶，并且与梗死面积大小有关。缺血性脑血管病人的血清及脑脊液中乳酸脱氢酶含量明显高于正常人，而侯氏黑散可以明显降低脑损伤大鼠血清中乳酸脱氢酶水平，促进神经功能恢复[117]。

【临床研究与应用】

1 治疗脑缺血性中风后遗症

选择脑缺血性中风后遗症患者 31 例，随机分为治疗组 20 例和对照组 11 例。对照组采用西医常规治疗，包括血管扩张剂（曲克芦丁），抗自由基药物（维生素 E、维生素 C），脑细胞代谢活化剂（吡拉西坦、辅酶 A），抗血小板聚集药（阿司匹林、双嘧达莫）及支持等治疗。治疗组在对照组治疗基础上，给予侯氏黑散煎服。若言语不利者加远志、石菖蒲、郁金；肢体麻木者加木瓜、伸筋草；下肢偏废者加川断、桑寄生、牛膝、杜仲；血瘀重者加莪术、水蛭、鸡血藤；气虚者加黄芪。2 组均以 8 周为 1 个疗程。结果以症状经统计学处理，消失，肌力恢复正常，语言清楚，生活自理为痊愈，治疗组总有效率为 90.0%；对照组总有效率为 63.5%（$P < 0.05$）。2 组各项主要功能在治疗后均有明显改善，治疗组治疗后肢体功能改善率为 95.0%，语言功能改善率为 89.0%；对照组治疗后肢体功能改善率为 72.7%，语言功能改善率为 78.0%。治疗组优于对照组[118]。

2 治疗中风恢复期

选择痰瘀阻络型缺血性脑中风患者 82 例，随机分成治疗组 42 例与对照组 40 例。对照组常规西药治疗，血塞通静脉滴注，吡拉西坦口服；治疗组在上药基础上加用侯氏黑散煎服。2 组均以 14 天为 1 个疗程。2 组中糖尿病、高血压患者酌情予以降血糖、降血压处理，一律不用其他抗凝血、扩血管、降血脂等药物。2 个疗程后，分别观察两组神经功能改善程度、中医证候积分及血脂、血流变学指标的改变情况。结果治疗组总有效率90.5%，对照组总有效率72.5%（$P<0.05$）；且治疗组在降低血脂水平、改善血流变学等方面均优于对照组（$P<0.05$）。表明在西医常规治疗的基础上加用侯氏黑散针对痰瘀阻络型缺血性中风的疗效优于单纯的西医常规治疗[119]。

3 治疗高血压

选择原发性高血压患者74例，病程5~15年不等，以10年以上居多，并发心脑改变52例，并发眼底改变16例，并发肾脏改变6例，血压均在32/16kPa之间。均以侯氏黑散治疗，药物组成：菊花40g、白术10g、细辛3g、茯苓3g、牡蛎3g、当归3g、防风10g、桔梗8g、人参3g、矾石3g、黄芩5g、干姜3g、川芎3g、桂枝3g。若病情较重者，按原方水煎服，同时配合西药，病情较轻者将本方按比例研成散剂，每服5g，每日3次口服。结果本组病例经治疗后，血压恢复正常14例，血压降至21.3/13.3kPa的52例，血压下降停药后复发，继服上药又下降者6例，2例无效[120]。

4 治疗高脂血症

选择高血压、高血脂患者83例，在采用侯氏黑散治疗前，停用其他降血压、降血脂药物1周，检查血压、血脂。治疗后再复查血压、血脂进行对照。拟侯氏黑散治疗：菊花40g、白术10g、细辛3g、茯苓3g、牡蛎3g、防风10g、桔梗8g、人参3g、矾石3g、黄芩5g、当归3g、干姜3g、川芎3g、桂枝3g。若临床症状突出者改用汤剂，菊花最多用至80g。症状缓解后，按原药量比例制成散剂（或装入胶囊），每服4~5只，每日3次。症状如无明显寒热偏颇，方中药量比例一般不作增减。服药2个月为1个疗程，一般服用3个疗程。结果本组患者经侯氏黑散治疗后，血压明显下降，血脂中胆固醇及甘油三酯均有大幅下降。胆固醇治疗前最高值达13.5mol/L，治疗后最高值12.3mol/L；甘油三酯治疗前最高值达10.5mol/L，治疗后最高值为5.1mol/L[121]。

5 治疗脑血栓形成急性期

选择脑血栓形成急性期患者11例，采用侯氏黑散原方，量仿原方比例，因人参量大，恐其过温，以太子参易之。组方：菊花40g，太子参30g，茯苓、当归、川芎各15g，桂枝、防风、白术、桔梗、黄芩各10g，干姜、细辛、牡蛎、白术各5g。每日1剂，水煎分2次温服。若恶寒重酌加制附子。根据病情变化决定用药剂量，最少9剂，最多25剂。结果根据中风病中医诊断疗效评定标准评分，治疗前平均分13.6±3.1，治疗后平均分20.4±4.3，统计学检验$P<0.01$。本组基本治愈5例，显效4例，无效2例[122]。

6 治疗乙肝相关性关节炎

选择关节炎合并乙肝者45例，其中属于急性肝炎23例，慢性迁延性肝炎8例，慢性活动性肝炎14例。治疗前血清学检查：45例肝功能均异常，乙肝三系HBsAg阳性45例、HBeAg阳性25例、HBcAg阳性33例。抗"O"、类风湿因子均为阴性。患者采用侯氏黑散加减内服治疗：党参15g，白术20g，茯苓10g，当归15g，川芎15g，黄芩10g，甘草10g，防风25g。每日1剂，水煎分3次服。若兼扁桃体炎则需用菊花；腰酸、腿软加巴戟肉；肝脾肿大加丹参；失眠加酸枣仁；转氨酶升高者加五味子。结果以关节疼痛、肿胀消失，活动功能恢复正常，实验室检查正常为治愈，本组治疗后1周内关节炎治愈者15例，好转者22例，未愈者8例；2周内关节炎治愈者26例，好转者17例，未愈者2例。2周有效率达到95.6%[123]。

7 治疗慢性结肠炎

选择慢性结肠炎 78 例，其中病程最长 13 年，最短 2 年。合并胃炎者 5 例，胃溃疡者 3 例，十二指肠球部溃疡者 3 例，结肠息肉者 14 例，结肠下垂者 4 例。均以侯氏黑散加味煎服。1 日 1 剂，分 2 次服。待症状控制后，大便成形改为散剂，每服 9g，1 日 3 次。溃疡性结肠炎将本方加白花蛇舌草、地榆，水煎后保留灌肠。每晚 1 次，同时配合内服散剂。若腹痛、腹胀、肠鸣严重者加木香、白芍；纳差、食不化，加焦三仙、砂仁；畏寒、腰困、小腹冷、晨泄，桂枝易肉桂，加补骨脂、黑附子、赤石脂。另用乳酸菌素片 2.4g，每日 3 次嚼服。病情较重，可再加至 3.6g。结果以临床症状和体征消失，大便成形，无黏液便及脓血便，纤维镜检查黏膜病变恢复正常为治愈，本组治愈 56 例，显效 19 例，无效 3 例，总有效率 96.15%。无效的 3 例中，2 例为早期结肠癌，1 例多发结肠憩室合并炎症[124]。

8 治疗风湿性关节炎

选择风湿性关节炎患者 46 例，以侯氏黑散治疗。药物组成：菊花 12g、白术 15g、防风 10g、桔梗 6g、黄芩 10g、茯苓 12g、牡蛎 20g、人参 15g、细辛 4g、矾石 3g、当归 12g、干姜 10g、川芎 12g、桂枝 10g 煎服。若风痹加秦艽、蕲蛇；寒痹加麻黄、制附片；湿痹加羌活、独活；关节肿胀僵硬者加全蝎、炮穿山甲；病在上肢加白芷、羌活；在脊背加狗脊、淫羊藿；在下肢加独活。结果以体关节肿痛消失，屈伸自如为治愈，本组治愈 28 例，显效 12 例，无效 6 例[125]。

9 治疗其他疾病

用侯氏黑散原方或其加减方，还可用于脑动脉硬化兼十二指肠球部溃疡、阳气素亏，复感风寒之头痛[126]，腔隙性脑梗死[127]，痰浊眩晕、荨麻疹[128]，内耳眩晕病[129]，面瘫、寒湿头痛[130] 等见有本方证者。

【方剂评述】

《金匮要略》侯氏黑散作为治疗中风病的主方，针对痰热中风外夹寒邪之证而设，由于病人平素气血亏损，虚阳上越，阳热炼液为痰，所以见面红、眩晕，甚则昏迷等症。又感风寒邪气，阻滞经脉，气血不畅，故四肢烦重，口眼歪斜，半身不遂。阳气不足，风寒邪气向内，渐欲凌心，故"心中恶寒不足"。其治寒、治热、治虚、治实之法，无不完备。《金匮要略选读》已经把它列为附录，实际上侯氏黑散对于风阳夹痰上冒，而体质属气虚血瘀之中风先兆、中风后遗症，癫证等均有明显疗效，历代医家多有阐述及病理记述。因而该方具有较高的临床实用价值，不愧为仲景治中风之首方。《金匮要略》涉及此方者仅一条并且叙证简略，故而影响了经方侯氏黑散的临床运用及其机制的深入研究，故今后应加强对经方侯氏黑散的研究和探讨。

参 考 文 献

[1] 王婷婷，王少康，黄桂玲，等. 菊花主要活性成分含量及其抗氧化活性的测定 [J]. 食品科学，2013，(8)：1 - 8.

[2] 张健，李友宾，钱大玮，等. 菊花化学成分及药理作用研究进展 [J]. 时珍国医国药，2006，17 (10)：1941 - 1942.

[3] 张清华，张玲. 菊花化学成分及药理作用的研究进展 [J]. 食品与药品，2007，9 (2A)：60 - 63.

[4] 沈维治，邹宇晓，刘凡，等. 雪菊与市售菊花活性成分的比较研究 [J]. 热带作物学报，2012，33

（12）：2284 – 2287.

［5］杨立刚，孙桂菊，付为琳，等．大孔吸附树脂分离纯化杭白菊黄酮及其成分鉴定［J］．食品工业科技，2010，31（08）：125 – 128.

［6］于艳，时维静，邓家胜，等．菊花中7种化合物HPLC检测方法的建立［J］．安徽科技学院学报，2012，26（5）：43 – 48.

［7］邵清松，郭巧云，李育川，等．药用菊花HPLC图谱分析及其模式识别研究［J］．中草药，2011，42（11）：2330 – 2334.

［8］覃珊，温学森．HPLC同时测定菊花中6种活性成分含量［J］．中国中药杂志，2011，36（11）：1474 – 1477.

［9］郭巧生，汪涛，程俐陶，等．不同栽培类型药用菊花黄酮类成分比较分析［J］．中国中药杂志，2008，33（7）：756 – 760.

［10］段崇霞，张正竹．四大药用菊花功能成分的比较研究［J］．安徽农业大学学报，2008，35（1）：99 – 105.

［11］王懿，黄伟，孙蓉，等．基于功效和毒性的细辛化学成分研究进展［J］．中国药物警戒，2013，10（1）：36 – 38.

［12］王晓丽，金礼吉，续繁星，等．中草药细辛研究进展［J］．亚太传统医药，2013，9（7）：68 – 70.

［13］刘雅婧，李春杰，周英亮，等．不同产地细辛中有效成分与马兜铃酸Ⅰ含量差异比较［J］．中国执业药师，2010，7（12）：29 – 33.

［14］谢百波，尚明英，王璇，等．单叶细辛中一个新的马兜铃酸类化合物［J］．药学学报，2011，46（2）：188 – 192.

［15］刘东吉，刘春生．不同产地栽培辽细辛的挥发油研究［J］．中国实验方剂学杂志，2010，16（9）：79 – 82.

［16］潘红亮，欧阳天贽．水蒸气蒸馏法和超声辅助提取法提取华细辛挥发油的比较［J］．食品科学，2011，32（10）：190 – 193.

［17］王琦．细辛毒性的研究述评［J］．中华中医药学刊，2012，30（6）：1385 – 1387.

［18］谢百波，尚明英，王璇，等．单叶细辛中一个新的马兜铃酸类化合物［J］．药学学报，2011，46（2）：188 – 192.

［19］赵秀玲．桔梗的化学成分、药理作用及资源开发的研究进展［J］．中国调味品，2012，37（2）：5 – 8.

［20］周永妍，程秀民，于海英．桔梗皂苷提取及桔梗质量控制新进展［J］．中外医疗，2009（5）：157 – 159.

［21］叶静，肖美添，汤须崇，等．HPLC – ELSD法测定桔梗中3种桔梗皂苷的含量［J］．西安交通大学学报（医学版），2010，31（5）：640 – 641.

［22］徐丽莲，李笑梅，王鑫．响应曲面法优化桔梗皂苷提取工艺［J］．食品科学，2010，31（12）：49 – 51.

［23］王梓，李伟，孟昭杰．桔梗中去芹糖桔梗皂苷E与桔梗皂苷E的含量［J］．药物分析杂志，2010，30（7）：1308 – 1309.

［24］贾林，沃兴德，陆金健，等．桔梗多糖的提取与纯化［J］．生物学杂志，2011，28（2）：21 – 24.

［25］金在久．桔梗的化学成分及药理和临床研究进展［J］．时珍国医国药，2007，18（2）：506 – 509.

［26］贾林，陆金健，卢德赵，等．桔梗多糖的分离纯化与含量测定［J］．中国农学通报，2011，27（17）：83 – 86.

［27］席晓岚，徐红，季宇飞，等．微波消解ICP – AES测定桔梗中微量元素［J］．光谱实验室，2010，27（3）：884 – 887.

［28］窦红霞，高玉兰．防风的化学成分和药理作用研究进展［J］．中医药信息，2009，26（2）：15 – 17.

［29］戴晶晶，张静，孙润广，等．防风多糖的理化特性、形貌特征及结构分析［J］．中草药，2013，44（4）：391 – 396.

[30] 张贵君，张艳波，李影．我国生药防风近 10 年的研究概况 [J]．时珍国医国药，1997，8（1）：73 – 75.

[31] 李世祥，张丽，刘丹．商品防风与野生防风的药理活性比较研究 [J]．中医药学报，2007，35（5）：42 – 44.

[32] 吉力，徐植灵．防风挥发油的 GC – MS 分析 [J]．天然产物研究与开发，1995，7（4）：5 – 8.

[33] 肖永庆，李丽，杨滨，等．防风化学成分研究 [J]．中国中药杂志，2001，26（2）：117 – 119.

[34] 王林丽，宋志勇．防风的研究进展 [J]．综述报告，2006，15（10）：63 – 64.

[35] 姜艳艳，刘斌，石任兵．高效液相色谱法测定防风色原酮部位中 4 种成分含量 [J]．北京中医药大学学报，2006，29（2）：128 – 131.

[36] 王成章，张崇禧．防风国内外研究进展 [J]．人参研究，2008（1）：35 – 41.

[37] 王建华．防风挥发油的化学成分研究 [J]．药学通报，1987，22（6）：335 – 338.

[38] 李江．防风的化学成分和药理研究概况 [J]．北京中医，1998（5）：47 – 48.

[39] 尤淑霞，吴德康，刘圣金，等．白矾的基原考证及药理作用 [J]．中国中医药信息杂志，2010，17（7）：111 – 112.

[40] 江苏新医学院．中药大辞典（上册）[M]．上海：上海科学技术出版社，2005：1382 – 1383.

[41] 沈连生．神农本草经中药彩色图谱 [M]．北京：中国中医药出版社，1996：198 – 199.

[42] 毕焕春．矿物中药与临床 [M]．北京：中国医药科技出版社，1992：107.

[43] 宣之强．中国明矾石资源及其应用 [J]．化工矿产地质，1998，20（4）：299 – 286.

[44] 李秋怡，干国平，刘焱文．川芎的化学成分及药理研究进展 [J]．时珍国医国药，2006，17（7）：1298 – 1299.

[45] 胡杨，刘春明，胡蕴梅，等．川芎化学成分的高效液相色谱 – 电喷雾质谱研究 [J]．时珍国医国药，2012，23（8）：1868 – 1872.

[46] 郝淑娟，张振学，田洋，等．川芎化学成分研究 [J]．中国现代中药，2010，12（3）：22 – 25.

[47] 钟凤林，杨连菊，吉力，等．不同产地和品种川芎中挥发油成分的研究 [J]．中国中药杂志，1996，21（3）：147.

[48] 曹凤银，刘文心，温月笙，等．川芎化学成分的研究 [J]．中草药，1983，14（6）：1.

[49] 北京制药工业研究所．川芎成分的化学研究 [J]．药学通报，1980，15（10）：471.

[50] 王文祥，顾明，蒋小岗，等．川芎化学成分的研究 [J]．中草药，2002，33（1）：4.

[51] 肖永庆，李丽，游晓琳，等．川芎化学成分研究 [J]．中国中药杂志，2002，27（7）：519.

[52] 温月笙，贺庄容，薛孔方，等．川芎化学成分的研究 [J]．中草药，1986，17（3）：26.

[53] 王普善，高宣亮，福山爱保，等．中药川芎的化学成分研究 – 五种内酯化合物 [J]．中草药，1985，16（8）：41.

[54] 张晓琳，徐金娣，朱玲英，等．中药川芎研究新进展 [J]．中药材，2012，35（10）：1706 – 1709.

[55] 郭志峰，王磊，郭婷婷，等．川芎超声浸提物的 GC – MS 分析 [J]．河北大学学报（自然科学版），2009，29（2）：177 – 183.

[56] 吴琦，杨秀伟．国家中药材 GAP 基地产川芎挥发油化学成分的 GC – MS 分析 [J]．中国中药杂志，2008，33（3）：276 – 280.

[57] 韩小智．菊花的产地、品种及药理作用 [J]．求医问药（学术版），2011，9（6）：96 – 97.

[58] 郭雪莹，董雪婷．不同菊花的药理作用分析 [J]．健康必读（下旬刊），2011，（4）：325 – 326.

[59] 刘国华，张延敏．不同菊花的药理作用分析 [J]．中国实用医药，2012，7（7）：245.

[60] 王春霞，陈志良．菊花的药理和临床应用研究 [J]．广东医学，2005，26（12）：1740 – 1741.

[61] 李佰玲．不同菊花的药理作用分析 [J]．中国实用医药，2012，7（36）：235 – 236.

[62] 梁学清，李丹丹．细辛药理作用研究进展 [J]．河南科技大学学报（医学版），2011，29（4）：318 – 320.

[63] 刘兴隆，贾波，黄秀深，等．细辛药理研究概况 [J]．江苏中医药，2005，26（7）：59 – 61.

[64] 熊玉兰，荆宇，尚明英，等.细辛非挥发性提取物抗炎镇痛作用研究 [J].中国中药杂志，2009，34 (17)：225-227.

[65] 胡竟一，邱春燕，雷玲，等.细辛的镇痛和抗炎作用 [J].中药药理与临床，2011，27 (2)：67-69.

[66] 徐军，胡月娟，纪绿屏，等.细辛油的血管平滑肌作用及致突变作用研究 [J].中成药，1992，14 (12)：32.

[67] 周勇，姚三桃，吴琦，等.细辛挥发油抗真菌作用及其有效成分黄樟醚的研究 [J].中医杂志，1981， (12)：62-64.

[68] 何永田，细辛止痛作用与剂量的研究 [J].浙江中医杂志，1984 (2)：70.

[69] 曹兰秀，邓中甲.影响细辛毒性诸因素的分析 [J].江西中医药，2008，4 (39)：64-65.

[70] 张丽丽，关振中，张竞遂.细辛脂素体外免疫抑制作用的实验研究 [J].中华心血管病杂志，2003，31 (6)：444-447.

[71] 王玉璘，王少侠，郭虹，等.α-细辛醚药理学研究进展 [J].辽宁中医药大学学报，2011，13 (12)：53-55.

[72] 张会宗，郑霞，郭振武.气相色谱法测定细辛属植物中 α-细辛醚含量 [J].中草药，2009，31 (11)：1770-1772.

[73] 李婷，徐文珊，李西文，等.中药桔梗的现代药理研究进展 [J].中药药理与临床，2013，29 (2)：205-208.

[74] 刘群，李伟，郑毅男，等.桔梗中三萜皂苷类成分及药理活性研究进展 [J].吉林农业大学学报，2013，35 (2)：221-228.

[75] 舒娈，高山林.桔梗研究进展 [J].中国野生植物资源，2001，20 (2)：4-6.

[76] 吴敬涛，王建军，汤卫东，等.桔梗皂苷对高脂大鼠血清指标的调节 [J].济南大学学报（自然科学版），2010，24 (1)：68-70.

[77] 郑繁慧，刘文丛，郑毅男，等.桔梗总皂苷与桔梗总次皂苷祛痰作用的比较 [J].吉林农业大学学报，2011，33 (5)：541-544.

[78] 贾林，陆金健，周文雅，等.桔梗多糖对环磷酰胺诱导的免疫抑制小鼠的免疫调节 [J].食品与机械，2012，28 (3)：112-114.

[79] 陈美娟，喻斌，赵玉荣，等.桔梗对 α-葡萄糖苷酶活性的抑制作用及对 IGT 小鼠糖耐量的影响 [J].药理与临床，2009，25 (6)：60-62.

[80] 栾海艳，欧芹，赵晓莲，等.桔梗总皂苷对2型糖尿病大鼠肝脏并发症的治疗作用 [J].中国老年学杂志，2011，31 (17)：3322-3323.

[81] 董永新，王跃祥，钱林溪，等.桔梗皂苷对斑马鱼心功能及胚胎发育的影响 [J].中国临床药学杂志，2006，15 (5)：299-303.

[82] 邱毅，王磊光，宋新强，等.中草药桔梗提取液体外杀精子实验研究 [J].中国计划生育学杂志，2008，16 (4)：222-224.

[83] 代群，葛宇清，王海兵，等.桔梗皂苷 D 抑制人白血病细胞株 K562 的增殖和诱导凋亡作用 [J].浙江中医杂志，2011，46 (12)：911-913.

[84] 李轶雯，韩忠明，李岳桦，等.防风的中药学研究 [J].特产研究，2011，(2)：68-70.

[85] 顾波.防风的药理作用及临床应用 [J].首都医药，2010，10 (22)：45-46.

[86] 程红科.防风的药理作用 [J].安徽中医临床杂志，2009，14 (4)：229.

[87] 高鸿霞，邵世和，王国庆.中药防风的研究进展 [J].井冈山医专学报，2004，11 (4)：12-13.

[88] 金殿有.防风研究现状 [J].中医药信息，1990，7 (4)：39-41.

[89] 李文，李丽，是元艳，等.防风有效部位的药理作用研究 [J].中国实验方剂学杂志，2006，12 (6)：29-31.

[90] 杨波，曹玲，王喜军.防风 CO_2 超临界萃取物的药效学研究 [J].中医药学报，2006，34 (1)：14-15.

［91］黎建斌，刘丽萍，丘振文．生防风挥发油抗炎止血作用的药理研究［J］．新中医，2007，39（8）：105 - 106.

［92］高咏莉．生药防风的化学成分与药理作用研究进展［J］．山西医科大学学报，2004，35（2）：216 - 218.

［93］薛宝云，李文，李丽，等．防风色原酮苷的药理活性研究［J］．中国中药杂志，2000，25（5）：297 - 299.

［94］朱惠京，张红英，姜美子，等．防风正丁醇萃取物对家兔血小板黏附功能及实验性血栓形成的影响［J］．中国中医药科技，2004，11（1）：37 - 38.

［95］俞秀廉，龚传美，刘喜玉，等．防风通圣丸醇提液的抑菌作用及对小白鼠免疫机能的影响［J］．微生物学杂志，1991（2）：57 - 59.

［96］韩进庭．白矾的药理作用及临床应用研究［J］．现代医药卫生，2006，22（24）：3763 - 3764.

［97］朱家馨，麦海燕，黄静，等．复方明矾散对妇科阴道炎病原菌的抑菌作用研究［J］．中国微生态学杂志，2005，17（4）：272 - 273.

［98］严梅桢．白矾对小鼠肠道微生态平衡的影响［J］．中国中西医结合杂志，1999，19（9）：54.

［99］严梅桢，宋红月，张粒民，等．白矾对小鼠肠道菌群的影响［J］．中国中药杂志，1998，23（12）：743 - 745.

［100］乌恩，杨丽敏，白文明．白矾及其炮制品枯矾体外抑菌作用研究［J］．内蒙古医学院学报，2007，29（4）：259 - 260.

［101］伍迎红，周钟鸣，熊玉兰，等．白矾、氢氧化铝和氯化铝对小鼠学习、记忆及肝肾功能影响的比较研究［J］．中国中医药信息杂志，2004，11（11）：971 - 973.

［102］刘宪义，朱天岳．明矾溶液对椎间盘髓核凝固作用的实验研究［J］．中国矫形外科杂志，2006，14（1）：53 - 55.

［103］伍迎红，周钟鸣，熊玉兰，等．白矾中的铝在正常及血脑屏障通透性升高小鼠血、脑内的分布［J］．中国中药杂志，1999，24（4）：234 - 235.

［104］祁淑玲．川芎的研究及应用进展［J］．天津药学，2005，17（1）：61 - 64.

［105］曲培向．川芎药理作用研究进展［J］．内蒙古中医药，2010（3）：78 - 79.

［106］孙立江，李玉军，石景森．川芎嗪对缺血再灌注损伤肾脏细胞凋亡的影响［J］．第四军医大学学报，2002，23（18）：1683 - 1685.

［107］毛象刚．川芎嗪的药理作用与临床应用［J］．医院进修杂志，1989（8）：31 - 32.

［108］梁日欣，廖福龙，韩东．川芎嗪预处理对麻醉家兔心肌缺血再灌注损伤的保护作用［J］．中药药理与临床，2000，16（2）：11 - 13.

［109］左保华，周志泳，杨金杰．川芎嗪对再灌注心律失常的预防作用［J］．九江医学，1995，10（4）：196 - 197.

［110］朱上林．川芎嗪对肝缺血再灌注损伤防护作用的实验研究［J］．中华消化杂志，1995，15（3）：139 - 141.

［111］岑得意，陈志武，宋必卫，等．川芎嗪对大鼠脑梗塞的保护作用［J］．中国药理学通报，1999，15（5）：464 - 456.

［112］赵晖，张秋霞，穆阳．侯氏黑散对脑缺血大鼠血液流变学指标及自由基代谢的影响［J］．中国实验方剂学杂志，2006，12（12）：37 - 40.

［113］张秋霞，赵晖，穆阳．侯氏黑散对缺血性脑中风大鼠模型的保护作用［J］．辽宁中医，2005，32（10）：1093 - 1094.

［114］张秋霞，赵晖．侯氏黑散对 MCAO 大鼠大脑皮质 TGF - β_1、bFGF 蛋白表达的影响［J］．辽宁中医，2007，34（2）：238 - 240.

［115］赵晖，张秋霞，穆阳．侯氏黑散对大鼠局灶性脑缺血再灌注损伤后神经生长因子表达的影响［J］．中国实验方剂学杂志，2006，12（11）：43 - 46.

［116］张秋霞，赵晖，王蕾. 侯氏黑散联合丰富环境对脑缺血大鼠神经细胞损伤的影响［J］. 北京中医药大学学报，2010，33（3）：166－170.

［117］穆阳，张秋霞，赵晖. 侯氏黑散对脑缺血再灌注小鼠 LDH、MDA 的影响［J］. 北京中医药大学学报，2005，24（4）：241－242.

［118］邓明华. 侯氏黑散治疗脑缺血性中风后遗症 20 例临床观察［J］. 北京中医药大学学报，2009，15（12）：21－22.

［119］石学慧，谭涛，李丹丹. 侯氏黑散治疗痰瘀阻络型缺血性中风恢复期的临床观察［J］. 中医药导报，2009，15（3）：21－23.

［120］高海，孙大庆. 侯氏黑散治疗原发性高血压 74 例［J］. 黑龙江中医药，2002，（1）：41.

［121］陈修常，王延周，邵桂珍. 侯氏黑散降压降脂作用的检测及探讨［J］. 医药论坛杂志，2003，24（17）：60－61.

［122］李铁. 侯氏黑散治疗脑血栓形成急性期 11 例［J］. 辽宁中医杂志，2001，28（5）：287.

［123］徐国军.《金匮》侯氏黑散加减治疗乙肝相关性关节炎 45 例［J］. 河南中医，2003，23（6）：7.

［124］高玉明. 侯氏黑散合并乳酸菌素片治疗慢性结肠炎 78 例［J］. 江苏中医，1993（10）：10－12.

［125］宋晔. 侯氏黑散治疗风湿性关节炎 46 例［J］. 中国民间疗法，1999（1）：38.

［126］李华有. 侯氏黑散临床运用举隅［J］. 北京中医，1997，（2）：62.

［127］周志龙. 侯氏黑散治愈腔隙性脑梗塞［J］. 四川中医，1992（4）：21－22.

［128］高玉明. 侯氏黑散临床应用札记［J］. 河南中医，1990，10（4）：13.

［129］张宗如. 侯氏黑散应用举隅［J］. 吉林中医药，2000（1）：60－61.

［130］辛小红，范雪梅.《金匮要略》侯氏黑散之我见［J］. 吉林中医药，2013，33（7）：723－725.

❧ 风引汤 ❧

【处方组成与功用】

风引汤出自《金匮要略》中风历节病脉证并治（中风）篇，由大黄、干姜、龙骨各 12g，桂枝 9g，甘草、牡蛎各 6g，寒水石、滑石、赤石脂、白石脂、紫石英、石膏各 18g 组成。具有清热息风，平肝潜阳，定惊安神的功能。传统用于中风偏瘫或癫痫之属于阳热亢极而风动痉挛、抽搐者。

【方剂传统解析】

《金匮要略》载："除热瘫痫。"本条文论述了热瘫痫的证治。风引汤由大量重镇寒凉的矿石及贝类药物为主组成，以清热镇静，息风宁神，潜阳平肝为主治；大黄泻下通腑，引火下行，釜底抽薪；配干姜、桂枝之温，以制诸石之寒。药物共用，同奏清热息风，平肝潜阳，定惊安神之效。

【方剂药效物质基础】

1 拆方组分

1.1 大黄 其化学组分见痉湿暍病脉证治篇"大承气汤"。

1.2 干姜 其化学组分见百合狐惑阴阳毒病脉证治篇"甘草泻心汤"。

1.3 龙骨 其化学组分见疟病脉证并治篇"蜀漆散"。

1.4 桂枝、甘草 其化学组分见痉湿暍病脉证治篇"栝楼桂枝汤"。

1.5 牡蛎 其化学组分见百合狐惑阴阳毒病脉证治篇"栝楼牡蛎散"。

1.6 滑石 其化学组分见脏腑经络先后病脉证篇"猪苓汤"。

1.7 石膏 其化学组分见痉湿暍病脉证治篇"白虎加人参汤"。

1.8 寒水石 寒水石经有关地质矿物学家和医药学者的考证和研究，曾把南方的方解石类寒水石称为"南寒水石"，把产于北方的石膏类寒水石称为"北寒水石"分别入药。目前使用的寒水石主要是这两大类，大部分地区所用的寒水石为矿物方解石，化学成分主要为碳酸钙（$CaCO_3$），尚含镁、铁、锰、锌等杂质。东北、华北部分地区则以矿物石膏作寒水石，其主要化学成分为硫酸钙（$CaSO_4$），尚含有铁、铝等杂质。石膏类寒水石又分为两种，为纤维石膏类及透明石膏类。寒水石经不同煅制火候炮制后，其外观性状、煅得率、总钙量、煎剂中 Ca^{2+} 液出量和总成分煎出率等均较炮制前有改变。特别是在 800℃ 以上的煅制条件下，内在质量发生了明显变化，其主要成分 $CaCO_3$ 发生不同程度的分解，使其质地变酥脆，易于粉碎和煎出有效成分[1-4]。

1.9 赤石脂 赤石脂主要成分为含四水硅酸铝 $Al_4(Si_4O_{10})(OH)_8 \cdot 4H_2O$。赤石脂与高岭土极其相似，事实上赤石脂在 150~200℃ 尚余 2 分子的水时，即成高岭土。普通的赤石脂是带红色的，但由于它所含氧化铁、氧化锰的多少不同，故颜色可从白、灰，以至青绿、黄、红、褐等色；而高岭土则比较纯粹，故多为白、灰色。此外尚含有少量钡、铬、锶、锌、钠及微量的钴、镍、钒、铜、铅、硒、钾、磷等元素等[5-9]。

1.10 白石脂 白石脂由富铝矿物分解再沉积而成。成层产于沉积岩系或煤层中，不成层产出的多为岩浆岩、变质盐等热浓触变产物，少数为风化壳中形成的，全国各省均有产。主要成分为水化硅酸铝，还常含锶、钡、锰、钛、锌、铅、铜、锂等元素[10]。

1.11 紫石英 紫石英为氟化物类矿物萤石族萤石，主要化学成分为 CaF_2，纯品中钙约占 51.2%，氟约占 48.8%，常夹杂有微量的氧化铁 Fe_2O_3，并夹有镉、铬、铜、锰、镍、铅、锌、钇、铈，偶杂有铀等元素。可溶于浓硫酸和铵盐溶液，放出 HF 气体（有强烈的腐蚀性和毒性），与硝酸、盐酸作用较弱。采用正交试验，以原子吸收光谱法测定紫石英汤剂中 Ca 的含量，得出紫石英入汤剂煎煮的最佳工艺：粉碎过 60 目时，Ca^{2+} 在复方煎煮时溶出度最高，而 100 目时 Ca^{2+} 含量反而有下降的趋势。说明药材粉碎度并非越细越好，粉碎过细有时也可能影响其他有效成分的溶出。以紫石英 CaF_2 含量及水煎液中 Ca、Fe 元素的含量为指标，对紫石英不同炮制品成分进行了比较，认为紫石英临床使用的炮制品以火煅醋淬为佳。采用偏光显微镜鉴定、原子发射光谱对紫石英不同炮制条件下制备的醋煅品进行化学成分研究，发现紫石英是相当稳定的物质，炮制后没有发生化学成分的变化[11-16]。

2 复方组分

目前尚未见有风引汤复方化学组分的文献报道。

【方剂药理学研究】

1 拆方药理

1.1 大黄 其药理研究见痉湿暍病脉证治篇"大承气汤"。

1.2 干姜 其药理研究见百合狐惑阴阳毒病脉证治篇"甘草泻心汤"。

1.3 龙骨 其药理研究见疟病脉证并治篇"蜀漆散"。

1.4 桂枝、甘草 其药理研究见痉湿暍病脉证治篇"栝楼桂枝汤"。

1.5 牡蛎 其药理研究见百合狐惑阴阳毒病脉证治篇"栝楼牡蛎散"。

1.6 滑石 其药理研究见脏腑经络先后病脉证篇"猪苓汤"。

1.7 石膏 其药理研究见痉湿暍病脉证治篇"白虎加人参汤"。

1.8 寒水石 经煅烧研末的寒水石粉,实际上是 $CaCO_3$、CaO 和 Mg 等的混合物,具有杀菌、消毒、收敛等作用。近来研究表明,碳酸盐类寒水石炮制品对幽门结扎大鼠胃液分泌均有不同程度的影响,不同产地南寒水石表现有所不同。硫酸盐类寒水石从矿物组成和化学成分来看包括硬石膏、石膏等。这里硬石膏和石膏药理效应更相近,都具有味甘、辛,性寒,入肺、胃经,清热泻火,除烦止渴,发汗解肌,透邪外达之功效。主治高热烦渴,目赤齿痛等症。外用需煅烧研末,具有收敛拔毒,生肌的功能[2,17-20]。

1.9 赤石脂 赤石脂具有止血、抗血栓、抗炎、止泻、保护消化道黏膜等药理作用。①对血液系统的作用:赤石脂既有止血作用,又有抗血栓形成作用。研究发现,赤石脂水煎浓缩液(2g 生药/ml)能显著缩短凝血时间和血浆复钙时间;体外、体内均能显著抑制 ADP 诱导的血小板聚集;对 ADP 引起的体内血小板血栓形成也有显著对抗作用,对全血黏度影响不明显。这说明赤石脂既能止血,又能祛瘀。赤石脂合剂能显著缩短小鼠出血时间及凝血时间;对家兔实验性胃溃疡出血时间也有缩短作用,表现出较好的止血效果。②抗炎作用:赤石脂研末外用有吸湿作用,能使创面皮肤干燥,防止细菌生成,减轻炎症,促进溃疡愈合。③止泻作用:赤石脂口服进入肠道后,能形成硅酸盐和水合氧化铝的胶体溶液,吸附胃肠中的污染食物,清洁肠道而达到止泻作用。④保护消化道黏膜作用:赤石脂内服可以吸附消化道内的毒物,减少异物刺激;可吸附炎性渗出物,使炎性得以缓解,对发炎的胃黏膜有保护作用,同时对胃肠出血也有止血作用。⑤其他作用:家兔应用80%黄磷1ml,烧伤面积 $7cm \times 12cm$,烧伤30秒后,立即用2%硫酸铜湿纱布灭火,此模型造成家兔的急性死亡率为50%,伴血磷升高和肝肾损害。创面应用赤石脂吸附磷,全身应用绿豆汤治疗,可降低血磷,促进尿磷排泄,预防磷中毒,从而降低磷烧伤家兔的急性死亡率。⑥毒副作用:采用赤石脂以及赤石脂肉桂合煎液 1 次口服,给药小鼠 7 天内的体重增长率分别为 26.1% ±16.9% 和 39.1% ±8.4%,与对照组相比无明显差异,说明一次口服给药无明显毒性。赤石脂组连续 7 天给药体重增长率与对照组相比无明显毒性反应。腹腔注射或静脉给药72 小时后,赤石脂和赤石脂配伍肉桂组小白鼠无一只死亡[5,7,9,21-24]。

1.10 白石脂 白石脂主要有收敛、止泻等作用。研究表明,白石脂对肠黏膜炎症有保护作用,可减少异物刺激,吸附消化道菌素和食物异常发酵产物。①入中药汤剂后,可形成胶体溶液,可吸附有毒的 Hg^{2+}、Pb^{2+} 等无机离子,也可吸附有毒的有机分子等。②可以附着于肠胃内溃疡面上,保护肠胃黏膜,阻止病毒继续侵入肌体,防止血液外流肠道,并减缓肠道蠕动,从而起到止血、涩肠、厚肠、止腹痛,并促使溃疡面迅速收敛、愈合来治疗慢性肠炎等疾病。③降低肠内的 pH 值,破坏了病毒、细菌生长生存的环境,加速其灭亡,起到治病的目的。④补充了由于久泻、久痢、慢性阿米巴痢疾及慢性肠炎等腹泻症引起的人体必需微量元素的损失,这些微量元素的补充和增加具有增强抗病毒的能力,治愈慢性疾病的作用[25-28]。

1.11 紫石英 紫石英的药理作用主要为促进卵巢分泌功能,抑制神经应激能力及镇静安神等。①促进卵巢分泌功能:紫石英用于排卵功能低下的妇女及无排卵性月经的妇女。动物实验及临床证实,紫石英确有兴奋卵巢的功能、提高性欲的作用。另有研究表明,Ca^{2+} 和生殖功能有密切关系,而紫石英的主要化学成分是氟化钙,故考虑其增强生殖功能的作用可能是药物影响钙代谢，不仅直接影响子宫，还可以通过影响卵巢激素而调节子宫发育。②抑制神经应激能力：Ca 能抑制神经应激能力，具有镇静、解痉作用。由此推测，紫石英的镇静安神作用与所含的 Ca、Fe，特别是 Ca 应该有一定的关系。③镇静安神作用：紫石英可减少小鼠自主活动次数，具有一定的镇静作用趋势；可延长戊巴比妥钠小鼠睡眠时间，与戊巴比妥钠具有协同作用，具有明显的催眠作用；对发生惊厥动物数和惊厥潜伏期没有明显影响。④毒副作用：小鼠急性毒性实验表明，给药剂量为 240g/kg，相当成人每日拟用量的 960~1600 倍，未发现紫石英对小鼠有明显急性毒性作用，但对个别组单性别动物的体重和食量有一定影响，可能与紫石英属矿石类药物，质地坚硬，碍胃难消有关[11,29]。

2 复方药理

目前尚未见有风引汤复方药理研究的文献报道。

【临床研究与应用】

1 治疗癫痫

选择小儿癫痫 50 例，基本方为风引汤：大黄、干姜、龙骨（先煎）各 12g，桂枝 9g，甘草、牡蛎（先煎）各 6g，寒水石、滑石、赤石脂、白石脂、紫石英、生石膏各 18g。每日 1 剂，水煎服 200ml，分 2~3 次服用，连续服用 1 年。因惊吓而发病者加远志、炒酸枣仁；体虚明显者加黄芪。结果以发作完全控制 1 年，脑电图恢复正常为临床治愈，本组患儿显效 18 例，有效 19 例，无效 13 例，总有效率 74%[30]。

2 治疗脑梗死继发性癫痫

选择脑梗死继发性癫痫患者 21 例，采用风引汤［寒水石 30g，滑石（另包）10g，赤石脂、白石脂、紫石英、石膏、龙骨、牡蛎各 30g，干姜、大黄各 10g，桂枝 15g，甘草 10g］制成水煎液，每 50ml 含生药 40g，首次发病后，每日 3 次口服或鼻饲汤药 50ml；局灶性发作不予西药治疗，大发作和癫痫持续状态，首次发病用地西泮 20~40mg 静脉注射，病情控制后用苯巴比妥 0.1g，每隔 6 小时肌内注射 1 次，治疗 3 天。注意保持呼吸道通畅，对脑水肿、感染、水电解质失衡等对症处理，全部患者在控制癫痫发作的同时应用治疗脑梗死的药物。出院后随访 1 年。结果与治疗前发作间歇时间比较，延长 1 年以上为显效，本组显效 18 例，有效 2 例，无效 1 例，总有效率 95.23%[31]。

3 治疗椎基底动脉供血不足性眩晕

选择椎基底动脉供血不足性眩晕患者 80 例，病程在 2 个月~10 年。患者均采用风引汤加减水煎，每天 2 次，饭后服用，连续服用 10 天。若肝气郁者加柴胡、枳壳、郁金；痰热者加胆南星、竹茹；血瘀者加用桃仁、丹参。检测患者治疗前后血高切黏度、低切黏度、纤维蛋白原、血细胞比容。用彩色多普勒超声 TCD 机，检测患者两侧椎动脉、基底动脉以及大脑中动脉、大脑前动脉、大脑后动脉血流速度。结果本组患者血高切黏度、低切黏度、纤维蛋白原、血细胞比容治疗后均低于治疗前，P 均 < 0.05。平均血流速度治疗后均高于治疗前，P 均 < 0.05。治疗后头晕症状较治疗前明显好转，有效率 92.5%[32]。

4 治疗多发性抽动症

选择多发性抽动症（肝风内动型）患儿 37 例，予风引汤化裁加减治疗：大黄 6g，干姜 6g，龙骨 15g，桂枝 10g，甘草 6g，生牡蛎 15g，滑石 18g，生石膏 18g，赤石脂 18g，白石脂

18g，紫石英 18g，寒水石 18g，煎服。若面部抽动较重者，加僵蚕、菊花；脖子扭动明显者加葛根；发声者加射干；烦躁者加炒栀子。每日 1 剂，1 个月为 1 个疗程，连续治疗 3 个疗程。结果以《耶鲁综合抽动严重程度量表》（YGTSS）评分减分率作为疗效标准，本组临床治愈 3 例，显效 12 例，有效 18 例，无效 4 例，有效率为 89.2%[33]。

5 治疗癔症

选择癔症患者 22 例，其中瘫痪 2 例，抽搐 6 例，四肢抖动 3 例，呼吸困难 2 例，意识朦胧 2 例，肢体麻木 2 例，失音 2 例，癔症 3 例。均予风引汤煎服。每日 1 剂，疗程 6 天。结果以临床症状完全消失为痊愈，本组痊愈 20 例，无效 2 例。其中 15 例服 3 剂后症状即消失，且不再复发[34]。

6 治疗其他疾病

用风引汤原方或其加减方，还可用于上肢震颤、下肢抽搐、半身拘急、胸腹抽掣[35]，脑动脉硬化、短暂性脑缺血、小儿舞蹈症[36]，乙型脑炎后遗症（去皮质强直）、散发脑后遗症、乙型脑炎抽搐[37]，外周神经炎[38]，小儿抽动症[39]等见有本方证者。

【方剂评述】

风引汤是镇肝息风的方祖，现代多用此方治疗多用于治疗脑卒中、高血压、癔病性抽搐、乙型脑炎、小儿多动症等神志方面的疾病。特别用于这类血压高、体盛便秘、头昏欲作中风者，可以起到预防中风的作用，也用于治疗脑血管病（中风）后遗症半身不遂，并能预防"复中"（第二次或第三次中风），均起到了理想的效果，为中风病的有效的治疗方剂。本方为镇心肝，息风阳之剂。中风之病，原因虽有种种，但多由于风火内生，痰热亢盛逆塞灵窍，故昏倒而人事不省，痰阻经络而肢体不遂等。方中以龙骨潜镇安神，牡蛎潜志敛神，桂枝通阳气，甘草缓急迫，四药相合，先安心肾为主药。内风发动必挟肝木之势侮其脾土，脾气不行，则湿停液聚，又受风火相煽而湿热生痰，可致风痰上犯之证，故又以大黄荡涤湿热风火之邪，活血祛瘀，推陈致新，以堵痰火阻塞之源，为辅药。又取干姜温脾燥湿，并防寒药伤中；赤石脂、白石脂燥湿健脾；滑石利湿健脾，石膏清肺以制肝，为佐药。重用寒水石之寒，以壮肾水制火之阴气，紫石英之甘温以镇补已虚之心神，为使药。诸药相配，使五脏得安，故上述诸症皆能主之。

参 考 文 献

[1] 蒋媚媚. 药用寒水石浅析 [J]. 福建药学杂志，1994，6（1）：53.

[2] 李明雄，王洪军. 煅制火候对寒水石炮制质量的影响 [J]. 湖北中医学院学报，2003，5（2）：25-26.

[3] 国家中医药管理局《中华本草》编委会. 中华本草·蒙药卷 [M]. 上海：上海科学技术出版社，2004：55.

[4] 南京中医药大学. 中药大辞典 [M].2 版. 上海：上海科技出版社，2005：3391.

[5] 孙文君，周灵君，丁安伟. 矿物药赤石脂的研究进展 [J]. 广州化工，2010，38（11）：39-41.

[6] 刘继华，来国防，刘屹. 中药赤石脂的热分析 [J]. 中国药师，2011，14（6）：764-766.

[7] 郭怡飚，张世光. 赤石脂质量的探讨 [J]. 中国中药杂志，1989，14（4）：200-201.

[8] 李鸿超. 中国矿物药 [M]. 北京：地质出版社，1988：132-138.

[9] 杨美华. 中药赤石脂的质量探讨 [J]. 中国中药杂志，1991，16（8）：453-454.

[10] 张连凯，许丽华. 赤石脂　白石脂　黄石脂辨析 [J]. 山东中医杂志，1990，9（5）：43-44.

[11] 朱传静，常琳，康琛，等. 紫石英研究概况 [J]. 中国实验方剂学杂志，2011，17（14）：306-311.

[12] 张贞丽，赵渤年，袁敏，等. 紫石英商品药材质量现状及原矿物采集标准的研究 [J]. 中药材，2010，33（3）：38-40.

[13] 张贞丽，谢鸿霞，韩莉. 山东紫石英商品药材调查及质量研究 [J]. 时珍国医国药，1999，10（1）：27-29.

[14] 张贞丽，谢鸿霞，吕海平，等. 醋煅紫石英炮制工艺的实验研究 [J]. 中成药，1997，19（2）：21-22.

[15] 宁显维，张栓，冯凯利. 矿物药白石英紫石英与方解石的鉴别 [J]. 现代中医药，2008，28（5）：83-84.

[16] 刘春海，杨永华. 紫石英煎煮条件的研究 [J]. 中国中医药科技，2003，10（4）：232-233.

[17] 王保荣，胡多朝. 寒水石的鉴别及药理效应 [J]. 基层中药杂志，1996，10（4）：11-12.

[18] 陈朝军，陆景坤，高甜. 南寒水石炮制工艺及药效学初探 [J]. 基层中药杂志，2013，19（1）：191-194.

[19] 陆景坤，陈朝军，周昊菲，等. 寒水石生品、炮制品在人工胃肠液中的溶出率 [J]. 中国实验方剂学杂志，2012，18（9）：23-24.

[20] 李秀安. 浅谈矿物药的特点及炮制目的 [J]. 青海医药杂志，1997（4）：60-61.

[21] 张太山，张成元，徐明善，等. 赤石脂炮制工艺研究 [J]. 中药材，1993，16（5）：27.

[22] 周天驹，刘金梁. 药用矿物红色多水高岭石的研究 [J]. 天津中医，1989，5：25-27.

[23] 禹志领，窦昌贵，刘保林，等. 赤石脂对凝血系统作用的初步探究 [J]. 中药药理与临床，1992，8（4）：23-247.

[24] 张福康，韩乃皓，杨鸣，等. 赤石脂合剂凝血止血作用的药理研究 [J]. 中国中药杂志，1992，17（9）：562.

[25] 刘养杰. 陕西淳化阎家沟"白石脂"矿物药材研究 [J]. 西北大学学报（自然科学版），1994，24（3）：257-260.

[26] 李鸿超，李大经，严寿鹤，等. 中国矿物药 [M]. 北京：地质出版社，1988：84-89.

[27] 孔祥瑞. 必需微量元素的营养、生理和临床意义 [M]. 合肥：安徽科技出版社，1982：1-34.

[28] 袁鹤皋. 药用粘土矿物-赤白石脂 [J]. 地球，1983（2）：5.

[29] 王怡薇，朱传静，王彦礼，等. 不同色泽紫石英镇静催眠抗惊厥作用的研究 [J]. 中国实验方剂学杂志，2011，17（15）：199-201.

[30] 刘玉珍，魏小维. 风引汤治疗小儿癫痫50例 [J]. 陕西中医，2007，28（7）：778-779.

[31] 王冉，陈霞. 风引汤治疗脑梗塞继发性癫痫的体会 [J]. 辽宁中医杂志，2003，30（6）：464.

[32] 丁立功，于梅，陈玉珍. 风引汤治疗椎基底动脉供血不足性眩晕80例疗效观察 [J]. 山东医药，2007，47（21）：63.

[33] 齐越，魏小维. 风引汤治疗多发性抽动症37例 [J]. 河南中医，2013，33（7）：1030-1031.

[34] 詹丽娟，李存银. 风引汤治疗瘾症22例 [J]. 实用中医内科杂志，1999，13（3）：42.

[35] 文晖. 风引汤治风有特效 [J]. 中医临床研究，2011，3（8）：64.

[36] 丁向东，张秋霞，燕惠民. 风引汤治疗神经系统疾病探微 [J]. 中医函授通讯，1999，18（4）：20.

[37] 廖方生. 风引汤治疗痉病 [J]. 海峡药学，1996，8（2）：72.

[38] 童兴龙，马立英，赵学敏. 风引汤加减治疗外周神经炎4例 [J]. 河北中西医结合杂志，1996，5（4）：56-57.

[39] 杨蕾，任勤. 风引汤加减治疗小儿抽动症临证体会 [J]. 云南中医中药杂志，2014，35（1）：32.

防己地黄汤

【处方组成与功用】

防己地黄汤出自《金匮要略》中风历节病脉证并治（中风）篇，由防己3g，桂枝9g，防风9g，甘草6g，生地黄500g（绞汁）组成。具有养血滋阴，祛风清热的功能。传统用于阴血不足，风邪入中所致的时而发狂大笑，时而歌哭无端，或妄言错语，怒骂不止，独语不休，心烦意乱，夜不安卧，恐怖，惊悸等。

【方剂传统解析】

《金匮要略》载："治病如狂状，妄行独语不休，无寒热，其脉浮。"本条文论述了阴虚血热感受风邪所致癫狂的证治。本方重用生地黄滋阴养血，清营泄热；辅以防风、桂枝祛风散邪；防己利水除湿，通痹止痛；甘草调和诸药。全方具有养血滋阴，祛风清热之效。

【方剂药效物质基础】

1 拆方组分

1.1 防己　其化学组分见痉湿暍病脉证治篇"防己黄芪汤"。

1.2 桂枝、甘草　其化学组分见痉湿暍病脉证治篇"栝楼桂枝汤"。

1.3 防风　其化学组分见中风历节病脉证并治篇"侯氏黑散"。

1.4 生地黄　其化学组分见百合狐惑阴阳毒病脉证治篇"百合地黄汤"。

2 复方组分

目前尚未见有防己地黄汤复方化学组分的文献报道。

【方剂药理学研究】

1 拆方药理

1.1 防己　其药理研究见痉湿暍病脉证治篇"防己黄芪汤"。

1.2 桂枝、甘草　其药理研究见痉湿暍病脉证治篇"栝楼桂枝汤"。

1.3 防风　其药理研究见中风历节病脉证并治篇"侯氏黑散"。

1.4 生地黄　其药理研究见百合狐惑阴阳毒病脉证治篇"百合地黄汤"。

2 复方药理

目前尚未见有防己地黄汤复方药理研究的文献报道。

【临床研究与应用】

1 治疗急性风湿性关节炎

选择急性风湿性关节炎50例，用防己地黄汤加羌活、忍冬藤、蒲公英为主方煎服。若关节红肿、皮肤有环形红斑、舌质红者，去桂枝、羌活、忍冬藤，加生地黄至60g（个别90g）、牡丹皮、赤芍、水牛角、紫草。服中药期间，皆嘱休息且不用西药。结果以关节疼痛消失，血沉2～3周降至正常为显效，本组显效25例，有效18例，无效7例[1]。

2 治疗其他疾病

用防己地黄汤原方或其加减方，治疗各类精神病[2]，风湿性心肌炎、高血压、急性肾小球肾炎[3]等。

【方剂评述】

防己地黄汤有凉血解毒，祛风除湿的功能。凡对激素所致副反应及并发症，辨证属营血郁热，湿瘀壅滞，以体胖、舌红、脉滑、尿黄为主症者，皆可应用。尤以对皮质激素性瘀血症，效果可靠。临床使用本方或配合激素治疗本方主病，在减少其副作用的同时，能明显提高疗效。或为减撤激素，防止反跳，创造有利条件。原方应用，一般不作变动，但根据不同病证的临床表现，相应地予以加减用药，则能较好地提高疗效。需要注意的是，本方仅适用于壅肿、湿热、瘀毒等实证。凡属超量激素及停撤激素后，引起的反馈抑制，出现垂体－肾上腺皮质功能不全，表现为脾肾阳虚见证者，非本方所宜。防己地黄汤几乎是张抗变态反应的综合处方，所用诸药，于祛风除湿之中，重用地黄清营凉血，既不影响胃气，又无留湿之弊。故本方具有消炎解热，利尿排毒，抗风湿，抗过敏，改善血液流态，消除免疫复合物，提高或调整垂体－肾上腺皮质系统功能等作用。其所以能治疗多系统许多不同的病症，以及能有效地减轻或消除激素的毒副作用，可能与上述药理有关。因而防己地黄汤是值得深入研究的传统经方。

参 考 文 献

［1］陇辑. 防己地黄汤治疗急风关［J］. 新疆中医药，1992（4）：66.

［2］丁德正. 用防己地黄汤治疗精神病的验案与体会［J］. 河南中医，1984，（5）：31－32.

［3］魏雪舫，陈忠琳. 防己地黄汤临床新用［J］. 陕西中医，1991，12（4）：173－174.

⊷ 头风摩散 ⊷

【处方组成与功用】

头风摩散出自《金匮要略》中风历节病脉证并治（中风）篇，由炮大附子1枚，盐等分组成。用上两味制成为散剂，涂搽或外敷。该方具有祛风散寒，通络止痛的功能。传统用于头部感受风邪所致"头风"证。

【方剂传统解析】

《金匮要略》载："头风摩散方，大附子一枚，炮，盐等分，上二味，为散。沐了，以方寸匕，已摩疾上，令药力行。"本条文论述了外受风寒所致病症的证治，头风摩散方为外治法。附子大辛大热，通行十二经脉，有温经散寒，祛风止痛之效；盐入血分祛皮肤风毒。两药相配，有祛风散寒，通络止痛之效。本方是专为"头风"而设。头风，泛指头部感受风邪所致病证的总称，包括顽固头痛、眩晕、口眼歪斜、头痒多屑等。

【方剂药效物质基础】

1 拆方组分

1.1 炮附子 其化学组分见痉湿暍病脉证治篇"桂枝附子汤"。

1.2 盐 主要成分为氯化钠（NaCl）；因来源、制法等的不同，夹杂物质的质与量，都有所差异。普通常见的杂质，有氯化镁（$MgCl_2$）、硫酸镁（$MgSO_2$）、硫酸钠（Na_2SO_4）、硫酸钙（$CaSO_4$）及不溶物质等[1-2]。

2 复方组分

目前尚未见有头风摩散复方化学组分的文献报道。

【方剂药理学研究】

1 拆方药理

1.1 炮附子　其药理研究见痉湿暍病脉证治篇"桂枝附子汤"。

1.2 盐　钠离子和氯离子的生理功能主要有：①维持细胞外液的渗透压；②参与体内酸碱平衡的调节；③氯离子在体内参与胃酸的生成；④维持神经和肌肉的正常兴奋性等[1,3-5]。

2 复方药理

目前尚未见有头风摩散复方药理研究的文献报道。

【临床研究与应用】

1 治疗中风后遗症

选择中风后遗症患者随机分为治疗组 63 例和对照组 62 例中。治疗组用头风摩散原方药用生附子 15g、食盐 30g，加䗪虫 20g，共研细末。将百会穴周围头发剪至头皮，并用热水浴头或热毛巾热敷局部，然后置药末于百会穴处反复搓摩至皮肤热痛感止，立即予适量白酒溶解药末，纱布覆盖并固定，热痛消失后可反复搓摩至皮肤热痛感，每日换药 1 次。并配合内服补阳还五汤，每日 1 剂。2 组伴发高血压病、糖尿病者可酌情加用降血压、降血糖药物，所有患者均嘱低盐低脂饮食。忌烟、酒。加强功能锻炼。对照组内服补阳还五汤，每日 1 剂，水煎服。2 组均以 2 周为 1 个疗程。结果以 1995 年中华医学会第四次全国脑血管病学术会议通过的疗效评定标准拟定的功能缺损评分减少 91%～100%，病残程度 0 级为治愈，治疗组总有效率 95.24%；对照组总有效率 83.87%（$P < 0.05$）[6]。

2 治疗皮神经炎

选择股外侧皮神经炎 25 例，其中年龄最大者 71 岁，最小者 30 岁。病程最长者 30 年，最短者 3 个月。所有病例均治以头风摩散：炮附子、青盐各 50g，共为细末。将局部温水洗浴后，置药物于手心中，在患处反复搓摩，每次约 10 分钟，7 次为 1 个疗程。结果按上法治疗后，以所有症状、体征均消失，且随访 3 个月未复发为治愈，本组治愈 21 例，好转 4 例，患者全部有效[7]。

3 治疗其他疾病

用头风摩散原方或其加减方，还可治疗顽固性头痛[8]、肌肤顽麻疾病[9]等。

【方剂评述】

头风摩散方治疗病在头部经络之头风病，附子大辛大热，温经散寒，祛风除湿，通络止痛；盐味咸、微辛，能入血分祛皮肤风毒，引附子入经络而通血脉。洗头之后摩涂于患处，并加按摩，使药力行而祛风通络，收效迅捷。

参 考 文 献

[1] 蒋文玉. 食盐 [J]. 食品科技，1978（11）：18.

[2] 姚石安. 生活中的食盐应用 [J]. 致富之友，1997（12）：26.

[3] 苏更林. 百肴之将 - 食盐 [J]. 化工之友，2001（4）：13 - 14.

［4］袁凤林．食盐的作用与副作用（二）［J］.中国食品，1988（7）：4-5.

［5］袁凤林．食盐的作用与副作用（二）［J］.中国食品，1988（8）：9-10.

［6］毛美安．头风摩散合补阳还五汤治疗中风后遗症63例［J］.湖南中医杂志，2009，25（5）：56.

［7］郭新．头风摩散治疗股外侧皮神经炎25例［J］.浙江中医杂志，1996（8）：348.

［8］王照恒．头风摩散治顽固性头痛［J］.四川中医，1993（10）：28.

［9］侯恒太．头风摩散治疗肌肤顽麻疼痛［J］.江西中医药，1989（2）：2，8.

∽ 桂枝芍药知母汤 ∽

【处方组成与功用】

桂枝芍药知母汤出自《金匮要略》中风历节病脉证并治（历节病）篇，由桂枝12g，白芍10g，甘草7g，麻黄7g，生姜10g，白术15g，知母12g，防风12g，炮附子10g组成。具有祛风除湿，温经散寒，滋阴清热的功能。传统用于风湿历节所见之肢体关节疼痛，关节肿大，身体瘦弱，下肢、膝关节及踝部肿胀明显，头目昏眩，短气，心中郁闷不舒、恶心欲吐等。

【方剂传统解析】

《金匮要略》载："诸肢节疼痛，身体魁羸，脚肿如脱，头眩短气，温温欲吐，桂枝芍药知母汤主之。"本条文论述了风湿历节的证治，桂枝芍药知母汤用桂枝、麻黄、防风辛温祛风散寒；炮附子、白术，温补脾肾之阳气，除湿止痛；知母、白芍滋阴养血、清热，且防温燥伤阴；生姜和胃止呕；甘草调和诸药。全方同用，共奏祛风除湿，温经散寒，养阴清热之效。

【方剂药效物质基础】

1 拆方组分

1.1 桂枝、白芍、甘草、生姜 其化学组分见痉湿暍病脉证治篇"栝楼桂枝汤"。

1.2 麻黄 其化学组分见痉湿暍病脉证治篇"葛根汤"。

1.3 白术 其化学组分见痉湿暍病脉证治篇"麻黄加术汤"。

1.4 知母 其化学组分见痉湿暍病脉证治篇"白虎加人参汤"。

1.5 防风 其化学组分见中风历节病脉证并治篇"侯氏黑散"。

1.6 炮附子 其化学组分见痉湿暍病脉证治篇"桂枝附子汤"。

2 复方组分

目前尚未见有桂枝芍药知母汤复方化学组分的文献报道。

【方剂药理学研究】

1 拆方药理

1.1 桂枝、白芍、甘草、生姜 其药理研究见痉湿暍病脉证治篇"栝楼桂枝汤"。

1.2 麻黄 其药理研究见痉湿暍病脉证治篇"葛根汤"。

1.3 白术 其药理研究见痉湿暍病脉证治篇"麻黄加术汤"。

1.4 知母 其药理研究见痉湿暍病脉证治篇"白虎加人参汤"。

1.5 防风　其药理研究见中风历节病脉证并治篇"侯氏黑散"。

1.6 炮附子　其药理研究见痉湿暍病脉证治篇"桂枝附子汤"。

2 复方药理

1.1 抗炎作用　将雄性 Wister 大鼠40只，随机分为4组，即空白对照组（A组）、模型对照组（B组）、秋水仙碱对照组（C组）、桂枝芍药知母汤组（D组），按 Coderre 等经典方法，在受试大鼠右侧踝关节腔内注入尿酸钠溶液，形成痛风模型；A组以同样方法注射 0.2ml 0.9%氯化钠注射液；C组、D组分别在造模前灌胃秋水仙碱、桂枝芍药知母汤，A组、B组分别灌胃等剂量 0.9% 氯化钠注射液。于造模后72小时断尾采血，抽取关节液，观察各组血清 IL-1、IL-4 含量及关节液中 WBC 的变化，探讨并分析桂枝芍药知母汤对大鼠急性痛风性关节炎血清抗炎因子 IL-1、促炎因子 IL-4 含量的影响，探讨该方治疗急性痛风性关节炎的作用机制。结果显示，桂枝芍药知母汤组大鼠血清中 IL-1 含量明显低于模型对照组（$P < 0.01$）、秋水仙碱组（$P < 0.05$），血清中 IL-4 的含量明显高于模型对照组（$P < 0.01$）、秋水仙碱组（$P < 0.05$），且关节液中 WBC 渗出明显低于模型对照组（$P < 0.05$），但与秋水仙碱组比较差异无统计学意义（$P > 0.05$）。表明桂枝芍药知母汤可能是通过抑制 IL-1 及促进 IL-4 的表达来达到抑制急性痛风性关节炎炎症的目的[1]。

1.2 抗风湿作用　通过对桂枝芍药知母汤抗风湿的药效学研究，发现该方能明显抑制乙酸所致小鼠扭体反应和大鼠棉球肉芽肿组织增生，降低小鼠腹腔毛细血管通透性，显著抑制 AA 大鼠原发性足肿胀及继发性关节炎，可明显降低 AA 大鼠炎性组织中 PGE_2 的含量，同时还显著抑制炎症反应时的白细胞游走[2]。

1.3 对类风湿关节炎大鼠致病因子的改善作用　以弗氏完全佐剂诱导产生免疫性关节炎模型，探讨桂枝芍药知母汤对免疫性关节炎大鼠血清中肿瘤坏死因子-α（TNF-α）与关节滑膜组织 NF-κB 受体活化因子配体（RAN-KL）表达的影响。结果桂枝芍药知母汤用药4周后，明显增加模型大鼠体质量增长速度，减轻关节肿胀程度，使关节指数减小，（$P < 0.05$ 或 $P < 0.01$）。模型大鼠血清 TNF-α 水平降低，免疫组化染色镜检显示大鼠膝关节滑膜组织 Bcl-2 阳性细胞数减少，阳性细胞着色强度减弱（$P < 0.05$ 或 $P < 0.01$），关节滑膜组织 RANKL 表达下降（$P < 0.01$）。可明显减轻关节滑膜组织的炎症反应以及细胞增生，并通过降低 RANKL 表达，从而抑制破骨细胞的分化，达到缓解和控制类风湿关节炎病情，桂枝芍药知母汤对免疫性关节炎大鼠的关节损伤有治疗和保护作用[3-4]。

1.4 对类风湿关节炎骨破坏的抑制作用　采用 II 型胶原蛋白诱导类风湿关节炎（CIA）大鼠模型，灌胃给药30天后用原位杂交技术检测踝关节局部的 OPG/RANKL 水平，探讨桂枝芍药知母汤对大鼠踝关节骨组织细胞 RANKL 表达的影响。结果显示，桂枝芍药知母汤能降低 CIA 踝关节组织 RANKL、OPG 表达水平。表明桂枝芍药知母汤可以抑制 CIA 模型鼠关节 RANKL mRNA 的表达水平，提高 OPG mRNA 的表达水平，降低 RANKL/OPG 的比值，可能通过抑制破骨细胞的分化与活化，从而可能缓解或阻止关节的损伤破坏[5]。

1.5 对关节炎大鼠外周血 T 细胞亚群紊乱的调节作用　采用流式细胞仪检测佐剂性关节炎大鼠外周血中 $CD3^+$、$CD4^+$ 和 $CD8^+$ T 细胞的变化，探讨在"方证相关"理论指导下，以佐剂性关节炎模型平行比较乌头汤、桂枝芍药知母汤和白虎加桂枝汤对外周 T 细胞亚群的影响。结果显示，佐剂性关节炎大鼠外周 $CD3^+$ 和 $CD4^+$ T 细胞无明显变化，而 $CD8^+$ T 细胞显著减少，$CD4^+/CD8^+$ 显著升高，乌头汤和桂枝芍药知母汤均能显著提高异常降低的 $CD8^+$ T 细胞，白虎加桂枝汤仅高剂量能显著提高异常降低的 $CD8^+$ T 细胞，但三方均能使异常增高 CD4$^+$/CD8$^+$显著降低；临床等效剂量时降低的 CD4$^+$/CD8$^+$作用由强到弱依次是桂枝芍药知母汤、乌头汤和白虎加桂枝汤。表明临床等效剂量下乌头汤、桂枝芍药知母汤和白虎加桂枝汤均对佐剂性关节炎大鼠外周血 T 细胞亚群紊乱具有显著的调节作用，提高 CD8$^+$T 细胞和降低 CD4$^+$/CD8$^+$作用依次是桂枝芍药知母汤 > 乌头汤 > 白虎加桂枝汤[6]。

1.6 其他作用 桂枝芍药知母汤对类风湿关节炎患者的全血黏度、血浆黏度、红细胞电泳时间均有明显下降，具有改善血液流变学作用[7]。桂枝芍药知母汤对类风湿关节炎患者 IgG、IgA、IgM 治疗后明显下降，关节症状明显改善，提示具有一定的免疫抑制作用[8]。桂枝芍药知母汤可改善临床症状、体征及炎症指标血沉、C - 反应蛋白，患者 IgG、IgA、RF 较治疗前也有所下降[9]。另外，桂枝芍药知母汤还具有抗贫血，改善细胞中抗氧化酶活性的作用[10]。

【临床研究与应用】

1 治疗类风湿关节炎

选择活动期类风湿关节炎患者 36 例，随机分为观察组和对照组各 18 例。对照组口服甲氨蝶呤、双氯芬酸钠、叶酸，观察组在此基础上煎服桂枝芍药知母汤。若肿胀明显者加苍术、薏苡仁；多关节肿痛者加乌梢蛇或蕲蛇、蜈蚣；关节灼热者加苍术、生石膏、生地黄；关节肿痛日久，局部皮色晦暗者加红花、三七；类风湿结节者加白芥子、制天南星、穿山甲；X 线提示有骨质破坏者加威灵仙、骨碎补、透骨草；腰膝酸软者加杜仲、牛膝、续断等。2 组疗程均为 3 个月。结果 2 组均能改善关节疼痛指数、关节压痛指数、关节肿胀指数、关节活动指数、整体活动评价、晨僵时间评分以及血沉等指标（$P < 0.01$）。观察组对关节疼痛指数、关节压痛指数、关节肿胀指数、关节活动指数、整体活动评价、晨僵时间评分的改善以及总体疗效优于对照组（$P < 0.05$）[11]。

2 治疗急性痛风性关节炎

选择急性痛风性关节炎患者 80 例，随机分为观察组与对照组各 40 例。2 组均予以低嘌呤饮食、多饮水，禁止饮酒、停用利尿剂和糖皮质激素等药物治疗，并口服秋水仙碱。观察组在此基础上加用桂枝芍药知母汤煎服。若关节红肿热痛者倍加白芍、甘草、知母，减附子；气虚者加黄芪；关节重着遇阴雨加重加剧者倍加白术；脉细涩兼阴虚者减麻黄、附子，加玄参、麦冬、生地黄；关节发热，口渴者加石膏、薏苡仁。疗程均为 2 周。结果以观察组痊愈 20 例，显著进步 11 例，进步 7 例，无效 2 例，总有效率为 95.0%；对照组痊愈 15 例，显著进步 12 例，进步 5 例，无效 8 例，总有效率为 80.0%（$P < 0.05$）。2 组患者治疗前血浆 IL - 1、IL - 6 和 TNF - α 水平比较无明显统计学差异（$P < 0.05$）。治疗 2 周后，2 组患者血浆 IL - 1、IL - 6 和 TNF - α 水平均较治疗前明显下降（$P < 0.01$ 或 0.05），且观察组下降幅度较对照组更明显（$P < 0.05$）[12]。

3 治疗坐骨神经痛

选择坐骨神经痛 60 例，病程最长者 6 年，最短者 1 个月，发病部位左下肢 19 例，右下肢 30 例，双下肢 11 例，急性发病者 18 例，慢性引起者 42 例。治疗时将患者随机分为治疗组和对照组各 30 例。治疗组采用桂枝芍药知母汤加减结合针刺阳陵泉、三阴交等穴位治疗。若疼痛剧烈、遇寒痛甚者加制川乌（先煎）；重浊沉重者加防己、木瓜、薏苡仁；游走串痛者加威灵仙、红花；气虚明显者加黄芪；拘挛掣痛不可屈伸者加全蝎、乌梢蛇。对照组单纯针刺治疗。2 组均以 10 日为 1 个疗程，治疗 2 个疗程。结果以体征完全消失，能恢复原来从事的工作，随访 1 年以上未复发为临床治愈，治疗组治愈 11 例，显效 16 例，无效 3 例，总有效率为 90.00%；对照组治愈 6 例，显效 14 例，无效 10 例，总有效率为 66.67%（$P < 0.05$）[13]。

4 治疗腰椎间盘突出症

选择腰椎间盘突出症 37 例，以桂枝芍药知母汤加减治疗：桂枝 12g，白芍 30g，麻黄 6g，防风 12g，知母 10g，制附片 10g（先煎），白术 10g，甘草 10g，狗脊 15g，威灵仙 18g，木瓜 15g，鸡血藤 20g，每日 1 剂，水煎分 3 次服，15 天为 1 个疗程。若偏寒者制附片加至 15g，加入细辛 5g；偏热者加入石膏 30g，制附片减至 6g；偏湿者加薏苡仁 30g，苍术 15g；疼痛剧烈加入乳香 10g，没药 10g，并卧床休息。同时骨盆牵引，每天 2 次，每次半小时到 45 分钟。结果经过 2 个疗程治疗，以腰腿痛消失，直腿抬高 70° 以上，能恢复原工作为治愈，本组治愈 18 例，好转 13 例，无效 6 例，总有效率 83.7%[14]。

5 治疗膝关节积液

选择慢性膝关节滑膜炎患者 48 例，用桂枝芍药知母汤加味治疗：桂枝、白芍、知母、防风各 12～18g，麻黄、生姜、制附片、甘草各 10～15g，白术 15～20g；肿胀明显者加汉防己、独活、泽兰各 15～20g；有脾肾阳虚症状者加川断、牛膝、狗脊各 15～20g。每日 1 剂，水煎分 2 次服，20 天为 1 个疗程。结果以症状体征消失，关节活动自如，B 超示关节积液已消失为治愈，本组治愈 34 例，好转 10 例，无效 4 例，总有效率 91.7%[15]。

6 治疗关节型银屑病

选择关节型银屑病者 46 例，病程最短者 1 年，最长者 15 年，伴上肢远端性关节炎者 27 例，伴下肢远端性关节炎者 16 例，伴四肢远端性关节炎者 3 例。均以桂枝芍药知母汤加减治疗：桂枝 6g，白芍 12g，知母 10g，白术 12g，防风 10g，桑寄生 15g，秦艽 10g，青风藤 30g，甘草 10g。若病在上肢者加桑枝；病在下肢者加牛膝；关节疼痛较剧者加制乳香、没药；肿胀明显者加防己、苍术；关节屈伸不利者加伸筋草、络石藤；热盛加生石膏、黄柏；伴腰膝疼痛者加杜仲、川断；有月经不调者加仙茅、骨碎补；气虚者加黄芪、党参；血虚者加当归、鸡血藤。结果以关节疼痛、肿胀消失，活动功能正常，实验室检查正常，皮损完全消失或消退 95% 以上者为临床治愈，本组临床治愈 5 例，好转 34 例，未愈 7 例[16]。

7 治疗梨状肌综合征

选择梨状肌综合征患者 96 例，用桂枝芍药知母汤加味为基本方：桂枝 10g，麻黄 8g，附片 10g，白芍 12g，白术 12g，知母 10g，甘草 3g，防风 6g，桑寄生 15g，续断 15g，牛膝 12g，威灵仙 15g。若有外伤史者加三七末 10g；气虚者加黄芪 15g；血虚者加当归 15g，阴虚者加熟地黄 20g；阳虚者加鹿角胶 15g；患肢伸屈不利者加柴胡 10g。结果以臀腿痛消失，梨状肌无压痛，功能恢复正常为治愈，本组治愈 57 例，好转 32 例，未愈 7 例，总有效率为 92.7%。服药时间最短 5 天，最长 35 天，症状缓解时间最短 3 天，最长 9 天[17]。

8 治疗肩关节周围炎

选择肩关节周围炎患者 121 例，用桂枝芍药知母汤（桂枝 9g、白芍 20g、知母 15g、麻黄 9g、熟附子 9g、防风 10g、白术 15g、生姜 10g、甘草 9g）为基本方煎服。若病程较长，痛有定处，舌质瘀黯加白花蛇、蜈蚣、全蝎、穿山甲；血虚者加当归、川芎；气虚者加党参、黄芪；风甚者加羌活、秦艽、姜黄；湿盛者加苍术 10g、薏苡仁；阴虚者加山茱萸、熟地黄；阳虚者加肉桂、干姜；肌肉酸痛者加葛根；每日 1 剂。同时配合患侧局部电磁波治疗器照射治疗。结果以治疗后症状与体征全部消失，肩关节功能活动恢复正常，随访 1 年未见复发为治愈，本组治愈 93 例，有效 20 例，无效 8 例，总有效率 93.4%[18]。

9 治疗肌纤维疼痛综合征

选择纤维肌痛综合征 34 例，患者均有全身性疼痛。其中全身性僵硬 28 例，全身有 11 个以上压痛点者 26 例，全身有 25 个以上压痛点者 8 例；伴睡眠障碍者 31 例，头痛者 19 例，有焦虑、紧张等精神因素者 13 例；食欲减退者 28 例，不思饮食者 10 例；舌质淡红者 22 例，苔白或白腻者 19 例，脉沉弱者 11 例，沉细者 14 例。均采用桂枝芍药知母汤治疗：桂枝 24g，白芍 18g，甘草 12g，麻黄 12g，生姜 12g，白术 30g，知母 24g，防风 24g，附子 12g。水煎温服，1 天 1 剂，7 天为 1 个疗程。嘱患者调整思想情绪，不断解除焦虑、抑郁、紧张等精神因素，注意劳逸结合，规律饮食、睡眠。结果以患者自觉症状及体征明显减轻或消失，减少的压痛点数大于 50% 为显效，本组显效 11 例，有效 18 例，无效 5 例，总有效率 85.29%。疗程最短者 7 天，最长者 30 天，平均 13.8 天[19]。

10 治疗糖尿病周围神经病变

选择糖尿病周围神经病变患者 181 例，随机分为对照组 90 例和治疗组 91 例。对照组给予糖尿病基础治疗，如控制饮食，注射胰岛素控制血糖保持在空腹血糖 <7.0mmol/L、餐后血糖 <10.0mmol/L；同时给予甲钴胺注射液肌内注射，每次 0.5mg，每日 1 次。治疗组在对照组治疗基础上加用桂枝芍药知母汤加减（黄芪、当归、川芎、威灵仙、知母、桂枝、附子、丹参、红花、生地黄、生甘草、生川乌、桃仁、水蛭、细辛）外洗，以恒温浸泡及外洗双足，每次 30 分钟，每日 1 次。同时在中药外洗治疗的间歇期再给予中药棒（红花、当归、细辛、苏木、艾叶、花椒、伸筋草、透骨草、路路通、怀牛膝、泽兰、桂枝、鸡血藤等）穴位（脾俞、中脘、关元、鱼际、太溪、双侧足三里、双侧涌泉）按摩，每次按摩 30 分钟，每日 1 次。2 组均以 1 个月为 1 个疗程，共治疗 2 个疗程。结果以主要临床症状如疼痛、麻木等明显减轻，腱反射基本正常，肌电图示神经传导速度较治疗前增快 >5m/s 为显效，治疗组显效 51 例，有效 34 例，无效 6 例，总有效率 93.4%；对照组显效 22 例，有效 33 例，无效 35 例，总有效率 61.1%（$P<0.01$）[20]。

11 治疗老年肺部真菌感染

选择老年肺部真菌感染患者 65 例，随即分为试验组 33 例和对照组 32 例，试验组用桂枝芍药知母汤加味（桂枝 15g，白芍 30g，知母 18g，麻黄 15g，制附片 20g，白术 18g，生姜 15g，甘草 6g，防风 20g，五味子 10g，细辛 10g。若气喘痰多加莱菔子 12g，白芥子 10g；咳嗽痰黄加百部 20g，黄芩 15g；腹泻加儿茶 12g；水肿加茯苓 45g，车前子 15g；心力衰竭加人参 10g，麦冬 12g，葶苈子 15g；兼夹瘀血加丹参 15g，三七 6g），煎服，对照组用伊曲康唑胶囊口服。结果显示，真菌转阴率：试验组为 75.8%，对照组为 83.9%；临床积分改善情况：试验组与对照组疗效分别为：缓解 19、14 例，显效 13 例、15 例，有效 1、3 例。经统计分析，2 组疗效无显著性差异。表明桂枝芍药知母汤加味治疗对老年肺部真菌感染，无论临床积分改善情况还是真菌转阴情况，都具有与新一代抗真菌药伊曲康唑胶囊相似的良好效果[21]。

12 治疗其他疾病

用桂枝芍药知母汤原方或其加减方，还可用于糖尿病足[22]，糖尿病肾病水肿[23]，湿疹[24]，颈椎病、腰椎管狭窄症、慢性腰部劳损、骨质疏松症[25]，膝关节滑膜炎[26]，强直性脊柱炎[27]等见有本方证者。

【方剂评述】

桂枝芍药知母汤为张仲景治疗风湿历节主方，因风寒湿等外邪乘虚侵袭人体，闭阻经络，导致气血运行不畅而发本病，表现为肌肉、筋骨、关节发生酸痛、麻木、重着、屈伸不利，甚或关节肿大灼热。现代研究认为，该方可减少致痛因子产生，抑制炎症细胞因子，诱导细胞凋亡，调节 T 细胞功能，抑制破骨细胞活化，从而对类风湿关节炎具有多方面的调节作用。另外，桂枝芍药知母汤还具有抗炎、抗贫血，改善细胞中抗氧化酶活性作用。因而现代医家将该方作为治疗类风湿性关节炎及关节肿痛等的绝妙良方。从文献报道来看，本方治疗关节诸病，单独应用的极少，大多是随证加味，或是合方运用。如病在上肢者加桑枝、姜黄、葛根等；病在下肢者加牛膝、木瓜、独活等；关节疼痛较剧者加乳香、没药；肿胀明显者加防己、苍术；关节屈伸不利者加伸筋草、络石藤；热盛者加生石膏、黄柏；寒胜者重用麻黄、桂枝，加川乌、草乌、细辛等；湿盛者加苍术、薏苡仁、秦艽、茯苓等；伴腰膝酸痛者加杜仲、川断、桑寄生、骨碎补等；有月经不调者加仙茅、骨碎补；气虚者加黄芪、党参；血虚者加当归、鸡血藤；顽痹证加白花蛇、穿山甲、僵蚕、全蝎等。更有医家以桂枝芍药知母汤为基础方，辨证与辨病相结合，治疗肌纤维疼痛、静脉血栓形成、糖尿病并发症、老年肺部真菌感染及皮肤疾病等，进一步拓展了本方的运用范围。

参 考 文 献

[1] 肖碧跃，赵国荣，曾序求，等. 桂枝芍药知母汤对大鼠急性痛风性关节炎细胞因子 IL-1、IL-4 的影响 [J]. 中医药导报，2011，17 (12)：16-18.

[2] 许家骝，罗霄山，张诚光. 桂枝芍药知母汤抗风湿的药效学研究 [J]. 中药材，2003，26 (9)：662-664.

[3] 余方流，董群. 桂枝芍药知母汤对免疫性关节炎大鼠 TNF-α 与 Bcl-2 表达的影响 [J]. 中药材，2008，31 (12)：1852-1855.

[4] 余方流，董群. 桂枝芍药知母汤对免疫性关节炎大鼠 TNF-α 与 RANKL 表达的影响 [J]. 皖南医学院学报，2008，27 (5)：324-327.

[5] 虞佳乐，张杰. 桂枝芍药知母汤对Ⅱ型胶原蛋白诱导关节炎大鼠 RANKL/OPG 水平的影响 [J]. 辽宁中医药大学学报，2013，15 (6)：24-25.

[6] 徐世军，代渊，李磊. 基于"方证相关"理论的治"痹"经方调控 T 细胞亚群比较研究 [J]. 中国中药杂志，2010，35 (15)：2030-2032.

[7] 刘义义，俞平. 桂枝芍药知母汤治疗类风湿性关节炎83例 [J]. 贵阳中医学院学报，2003，25 (4)：23-24.

[8] 余阗，卿茂盛，肖伟. 桂枝芍药知母汤对类风湿性关节炎滑膜细胞凋亡的基因调控的实验研究 [J]. 当代医学，2010，16 (2)：18-20.

[9] 谢斌，田雪飞. 桂枝芍药知母汤治疗类风湿性关节炎60例临床观察 [J]. 湖南中医学院学报，2003，23 (5)：49-51.

[10] 余方流，董群. 桂枝芍药知母汤对免疫性关节炎治疗作用的实验研究 [J]. 中国实验方剂学杂志，2008，14 (8)：41-44.

[11] 肖舜洪. 桂枝芍药知母汤治疗活动期类风湿性关节炎 36 例临床观察 [J]. 中国当代医药, 2012, 18 (32): 112-113.

[12] 胡阳广, 罗丽飞. 桂枝芍药知母汤对急性痛风性关节炎患者血浆炎症因子的影响 [J]. 中国中医急症, 2013, 22 (2): 286-287.

[13] 邢越, 邢锐, 张璃, 等. 桂枝芍药知母汤结合针刺治疗坐骨神经痛 30 例临床观察 [J]. 黑龙江中医药, 2011 (6): 46-47.

[14] 张盖. 桂枝芍药知母汤治疗腰椎间盘突出症 37 例 [J]. 实用中医内科杂志, 2006, 20 (3): 291-292.

[15] 李复伟, 孙美娥. 桂枝芍药知母汤加味治疗慢性膝关节滑膜炎 48 例 [J]. 中国民间疗法, 2001, 9 (5): 51.

[16] 崔亚丽. 桂枝芍药知母汤治疗关节型银屑病 46 例 [J]. 黑龙江科技信息, 2011 (29): 38.

[17] 张慧英. 桂枝芍药知母汤加减治梨状肌综合征 96 例 [J]. 江西中医药, 2001, 32 (2): 14.

[18] 叶志光, 张丽红, 翁洁贤, 等. 桂枝芍药知母汤结合局部 TDP 照射治疗肩周炎 121 例 [J]. 中国中医药科技, 2009, 16 (3): 203.

[19] 陈宇, 周金福, 金勇. 桂枝芍药知母汤治疗肌纤维疼痛综合征 34 例疗效观察 [J]. 云南中医中药杂志, 2008, 29 (3): 26-27.

[20] 赵维纳, 李思瓯, 曲世巍, 等. 中西医结合治疗糖尿病周围神经病变 91 例 [J]. 中医研究, 2013, 26 (3): 32-34.

[21] 许勇, 曹晓玲, 周兴林, 等. 桂枝芍药知母汤加味治疗老年肺部真菌感染 33 例临床研究 [J]. 四川中医, 2010, 28 (11): 72-74.

[22] 张长喜. 桂枝芍药知母汤加减治疗糖尿病足 20 例 [J]. 江西中医药, 2010, 41 (3): 63.

[23] 樊东升, 李跃进. 合方序贯干预对糖尿病肾病水肿的疗效观察 [J]. 中国药物与临床, 2012, 12 (6): 831-832.

[24] 张明, 王怡. 彭培初应用桂枝芍药知母汤治疗湿疹经验简介 [J]. 山西中医, 2005, 21 (3): 14-74.

[25] 温桂荣. 桂枝芍药知母汤治疗杂病举隅 [J]. 环球中医药, 2012, 5 (4): 305-307.

[26] 陈敬坚. 桂枝芍药知母汤加味治疗膝关节滑膜炎 60 例 [J]. 吉林中医药, 1999, 19 (5): 17-18.

[27] 郭晓东. 从补肾祛寒治尪汤看焦树德教授治疗强直性脊柱炎的思路 [J]. 风湿病与关节炎, 2013, 2 (2): 47-48.

∽ 乌头汤 ∽

【处方组成与功用】

乌头汤出自《金匮要略》中风历节病脉证并治（历节病）篇, 由麻黄、白芍、黄芪各 10g, 炙甘草 10g, 川乌 6g, 蜂蜜 500g 组成。具有温经散寒, 除湿止痛的功能。传统用于寒湿历节所见之疼痛遍历整个关节, 剧烈冷痛, 肢体活动不利, 关节变形, 伴畏寒喜暖, 口淡, 舌淡苔白, 脉沉弦紧等。

【方剂传统解析】

《金匮要略》载: "病历节, 不可屈伸, 疼痛, 乌头汤主之。乌头汤方, 治脚气疼痛, 不可屈伸。"本条文论述了寒湿历节的证治。本证病因病机为寒湿邪气流注筋骨关节, 痹阻经脉气血。乌头汤用大辛大热之川乌为主药, 温经散寒, 除湿镇痛; 麻黄辛温宣散, 透表除湿散寒; 白芍养阴血、行血痹, 且防温燥伤阴; 蜂蜜与甘草相合, 又能缓急止痛; 蜂蜜与黄芪相配, 益气扶正, 且蜂蜜尚可解乌头之毒。诸药相配, 共奏温经散寒, 除湿止痛之功。

【方剂药效物质基础】

1 拆方组分

1.1 麻黄、炙甘草　其化学组分见痉湿暍病脉证治篇"葛根汤"。

1.2 白芍　其化学组分见痉湿暍病脉证治篇"栝楼桂枝汤"。

1.3 黄芪　其化学组分见痉湿暍病脉证治篇"防己黄芪汤"。

1.4 川乌　川乌含多种生物碱，如乌头碱，消旋去甲乌药碱，酯乌头碱，酯次乌头碱，酯中乌头碱，3-去氧乌头碱，多根乌头碱，新乌宁碱川附宁，附子宁碱，森布宁 A、B，北草乌碱、惰碱、塔拉胺、异塔拉定以及乌头多糖 A、B、C、D 等。近年研究，川乌头不同组织中含有极少的挥发性成分，且各组织中所含化合物差异较大。须根和子根中化合物明显少于母根和茎叶。但各组织的挥发油中均各有几种成分相对较大的组分，并有特殊的用途。子根挥发油中含的 7,10-十六碳二烯酸甲酯，为不饱和脂肪酸酯；茎叶中含的 2-甲氧基-5-甲基-4-苯基呋喃，为芳环化合物；母根中含的 4,6-雄甾二烯-3-酮，为甾体化合物，是一种雄性激素。这几种化合物均有特殊的香味[1-3]。

1.5 蜂蜜　蜂蜜是一种高度复杂的糖类过饱和混合物，其主要成分是碳水化合物。①糖类：蜂蜜中的糖类成分有果糖、葡萄糖、麦芽糖、绵子糖、曲二糖、松三糖等，而其中又以蔗糖、果糖和葡萄糖为主，占到糖类的 80%～90%。②酶类：蜂蜜中含有多种人体所需的酶类，如淀粉酶、氧化酶、还原酶、转化酶等。蔗糖酶和淀粉酶可以促进糖类吸收。葡萄糖转化酶直接参与物质代谢。过氧化氢酶有抗氧自由基的作用，可以防止机体老化和癌变。蜂蜜冲服中一定要注意不能用热水，应使用冷水或温水。③矿物质：蜂蜜中的很多种矿物质含量和人体血液中的矿物质含量相似，这就有利于人体对矿物质的吸收。④维生素、氨基酸类：蜂蜜中含有多种人体所必需的维生素，有维生素 B_1、维生素 B_2、维生素 B_6、维生素 C、叶酸和烟酸等。蜂蜜中的氨基酸含量是 0.1%～0.78%，其中主要是赖氨酸、组氨酸、精氨酸、苏氨酸等 17 种氨基酸。⑤芳香物质：不同的单花蜜具有不同的香气和味道，就是因为它含有不同的芳香性成分。芳香性的物质主要是醇和醇的衍生物——醛、酮及其相应的脂。⑥其他成分：每 100g 蜂蜜中含有 1200～1500μg 乙酰胆碱；蜂蜜中还含有一些抗氧化剂及花粉、色素、蜡质等[4-13]。

2 复方组分

2.1 蜂蜜对川乌水煎液的解毒作用　乌头汤以蜂蜜直接煎乌头，或以蜂蜜和乌头共同水煎浓缩后应用，或以蜂蜜为丸作辅形剂。历代医家也认为是蜂蜜能解乌头之毒。研究发现给蜂蜜的 10 只小鼠的中毒症状比给 0.9% 氯化钠注射液的症状明显减轻。表明蜂蜜确实能以多种形式解乌头的毒性，并且以对水煎液的解毒效果最佳，这与中医传统的解释是完全吻合的[14]。

2.2 不同配比组方对新乌头碱和次乌头碱含量的影响　采用高效液相色谱法，将乌头汤中制川乌与其余各药以不同量配比，考察对新乌头碱、次乌头碱的影响。结果显示，乌头汤中制川乌与其余各味药的不同配比对新乌头碱和次乌头碱含量影响很大，其中炙甘草的量影响最大，白芍次之。当制川乌、麻黄、黄芪、白芍和炙甘草组方为 6g、5g、13g、7g、13g 时，新乌头碱和次乌头碱含量之和最大[15]。

【方剂药理学研究】

1 拆方药理

1.1 麻黄、炙甘草 其药理研究见痉湿暍病脉证治篇"葛根汤"。

1.2 白芍 其药理研究见痉湿暍病脉证治篇"栝楼桂枝汤"。

1.3 黄芪 其药理研究见痉湿暍病脉证治篇"防己黄芪汤"。

1.4 川乌 川乌具有抗炎、镇痛、免疫调节、强心、抗心律失常和抗肿瘤等药理作用。①镇痛作用：川乌水煎液能显著减少冰醋酸所致小鼠扭体次数，延长小鼠扭体潜伏期；明显提高小鼠热板痛阈值，并且其镇痛作用与川乌的煎煮时间和给药量呈显著的相关性。川乌镇痛效果的有效成分为乌头碱类生物碱，如乌头总碱、乌头碱、中乌头碱和次乌头碱等。采用冰醋酸所致小鼠腹腔疼痛模型研究乌头碱醇质体的镇痛作用，发现乌头碱醇质体能延长小鼠扭体的潜伏期，减少扭体次数，说明乌头碱醇质体对冰醋酸引起的疼痛有明显的镇痛作用。随着研究的不断深入，乌头中起镇痛作用的成分不断被发现。②抗炎作用：川乌能明显抑制二甲苯所致小鼠耳廓肿胀，能显著对抗蛋清所致大鼠足肿胀，能抑制巴豆油所致大鼠炎性肉芽肿增生，减少炎性渗出。大量的实验证实，川乌具有明显的抗炎作用，为川乌用于风寒湿痹、关节疼痛提供了依据。③免疫调节作用：乌头碱对免疫器官、体液免疫、细胞免疫、巨噬细胞吞噬功能均有影响。利用 H_{22} 荷瘤小鼠为动物模型，检测不同剂量蜜煮川乌饮片治疗后小鼠脾脏中 T 细胞、B 细胞增殖和腹腔巨噬细胞吞噬活性。结果显示，中剂量蜜煮川乌能促进 H_{22} 荷瘤小鼠 T 细胞增殖、抑制 B 细胞增殖、增强腹腔巨噬细胞的吞噬活性。采用正常、升高和低下 3 种不同的小鼠耳廓皮肤迟发型超敏反应（DTH）模型，系统观察川乌与防己配伍前后，其水提液对小鼠细胞免疫的影响，结果发现，川乌对正常 DTH 影响很弱，对升高和低下的 DTH 也有较弱的抑制倾向。川乌与防己配伍后对 3 种 DTH 模型均有明显的抑制作用。川乌的免疫调节作用多为与其他中药配伍，其主要配伍中药有白芍、甘草和人参等。研究表明，制川乌配伍白芍可增加制川乌的免疫调节作用，其免疫调节机理可能是抑制类风湿因子和增加细胞因子来加强免疫作用。④抗肿瘤作用：采用小鼠骨髓嗜多染红细胞微核（MN）实验，小鼠骨髓细胞姊妹染色单体交换（SCE）实验及染色畸变（CA）实验研究川乌不同炮制品提取物的致突变与抗突变作用，结果显示，川乌的不同炮制品均无致突变性；各药对环磷酰胺（CP）引起的昆明种小鼠骨髓嗜多染红细胞（MN）、骨髓细胞 SCE 和 CA 有显著的抑制作用。其中蜜炙川乌醇提取物和蜜炙川乌提取物的抗突变作用优于药典法制川乌提取物，提示制川乌对由环磷酰胺引起的遗传损伤有着明显的拮抗作用，川乌经蜜炙后其抗突变性有一定增强，同时川乌对多种癌细胞均有直接杀伤效应和抑制作用。另以小鼠肉瘤 S180 细胞造模，灌胃给予高、中、低剂量的川乌水煎液 10 天后，观察生川乌水煎液的抑瘤作用，并应用四甲基偶氮盐（MTT）法观察生川乌水煎液在体外对肿瘤细胞 LoVo、MGC－803 的生长抑制作用。结果显示，生川乌水煎液可显著抑制小鼠 S180 实体瘤的生长，对肿瘤细胞 LoVo、MGC－803 的生长有明显的抑制作用。⑤强心作用：对于川乌的强心作用的研究，目前主要集中在对川乌和附子炮制前后强心作用的对比。研究表明，附子炮制前后有效部位在离体蟾蜍与在体大鼠上均有强心作用，且生附子和炮附子作用趋势相似。从离体心脏和整体动物两个方面证明，生乌头经过炮制后，虽然效强有所下降，但对心脏的毒性明显降低。比较附子不同炮制品的毒性和药效，在等同剂量下各炮附子均有强心抗毒作用，而炮制品毒性明显降低。对炮附子与生附子进行比较发现，炮附子强心作用强度与强心作用范围都大于生附子。⑥乌头的毒性：乌头生品有大毒，其剧毒成分为双酯型二萜类生物碱，主要为乌头碱、中乌头碱与次乌头碱。通过研究次乌头碱对心肌细胞的毒性发现，次乌头碱参与了心肌细胞的毒性损伤过程，30～120mmol/L次乌头碱溶液均能引起显著的心肌细胞毒性，表现为心肌细胞搏动频率改变、LDH漏出率增加及细胞脱壁死亡等，此研究从细胞水平初步阐明次乌头碱对心肌细胞具有毒性作用。通过比较附子、乌头、草乌不同炮制品及提取物的毒性表明，白附片和黑顺片毒性较小，其最大给药剂量均为20.52g/kg，盐附子毒性较大，LD_{50}为11.301g/kg；临床安全指数由大到小依次为黑顺片＞白附片＞盐附子。医药学者对乌头的毒理进行了较广泛的研究，尤其关注其药物对减毒增效的作用，如川乌与防己的配伍、白芍与川乌的配伍等，均能降低川乌的毒性[16-26]。

1.5 蜂蜜　蜂蜜具有润肠、护肝、抗菌、抗炎、抗癌等作用。①润肠通便作用：蜂蜜对小鼠的小肠推进有明显的促进作用，显著缩短小鼠的通便时间，有较好的调节肠胃功能的作用。蜂蜜具有中度抗肿瘤和显著的抗肿瘤转移作用。②护肝作用：蜂蜜中含有多种的营养成分，使蜂蜜具有良好的保肝作用；能增加实验动物的肝糖原，对四氯化碳引起的肝损伤有明显的保护作用。蜂蜜还能促进大鼠肝脏切除后的再生，增强蛋氨酸对肝组织再生的作用，促使动物的血糖、氨基己糖的含量升高和血胆固醇含量恢复正常。③对心血管系统的作用：蜂蜜对心血管系统起双向调节作用。蜂蜜可补偿心肌不间断工作的能量消耗，它还能使心血管扩张，改善冠状动脉的血液循环，促使冠状动脉血流正常。蜂蜜中含有微量乙酰胆碱类物质，对心脏疾病有良好的治疗作用。蜂蜜可使血流通畅，胆固醇降低，并能提高血液中高密度质蛋白的水平。蜂蜜还对幼儿的血红蛋白含量有所提高。④抗菌作用：未经处理的天然成熟蜂蜜具有很强的抗菌能力，对化脓性金色葡萄球菌、乙型溶血性链球菌、铜绿假单胞菌、大肠埃希菌都有明显的抑制效果。⑤抗炎作用：蜂蜜用于创伤能明显减轻炎症和创伤发炎引起的周围组织浮肿，减少渗出液和疼痛反应。临床试验发现蜂蜜可以防止局部深度烧伤部位引发炎症。蜂蜜创伤敷料可以减少斑痕和结痂，美容效果好。⑥加速创伤组织的修复作用：蜂蜜能促进部分切除大鼠肝脏的再生，并能增强蛋氨酸促进肝组织的再生作用。能使创伤处的分泌物所含的谷胱甘肽大量增加，这种肽对机体组织的氧化还原过程起着重大作用，它刺激细胞的生长和分裂，并促进创伤组织的愈合。⑦滋补强壮与促进组织再生作用：蜂蜜含有丰富的糖、维生素、氨基酸和酶等营养物质，能促进儿童生长发育，提高机体的抗病能力，是极佳的滋补品。此外，蜂蜜能调节神经系统功能、改善睡眠、提高脑力和体力活动能力。⑧对免疫功能的作用：分别给小鼠用1%和5%椴树蜜或杂花蜜灌胃，每日1次，连续7天，发现椴树蜜均能使抗体分泌细胞的数量增加。其中5%剂量组与对照组比较差异显著，表明椴树蜜有增强体液免疫功能的作用。而1%杂花蜜使抗体分泌细胞明显减少，有抑制抗体产生的作用。⑨对糖代谢的作用：在蜂蜜中使血糖降低的成分为乙酰胆碱，使血糖升高的因素为葡萄糖。给予低剂量蜂蜜时，乙酰胆碱降血糖的作用超过葡萄糖的作用，使血糖降低；高剂量时则相反，使血糖升高。⑩其他作用：具有降低大鼠血脂的作用；促进糖尿病大鼠创面愈合；具有较强的抗氧化能力和清除DPPH自由基能力，其抗氧化能力与蜂蜜中的多酚类化合物及氨基酸含量有关；研究发现，在注射癌细胞前给试验鼠口服蜂蜜，能够防止它们本身癌病发展，在注射癌细胞后给小鼠服用蜂蜜，能够制止癌细胞生长[5,13,27-37]。

2 复方药理

2.1 抗炎镇痛作用 采用小鼠热板法、扭体法和大鼠足趾肿胀法，比较单用乌头汤及合并局部加温对小鼠和大鼠的抗炎、镇痛作用。结果显示，乌头汤 40g/kg 灌服和 20g/kg 灌服合并局部加温 30 分钟后均能显著提高小鼠对热刺激的痛阈。乌头汤 20g/kg 灌服合并局部加温的镇痛药效接近哌替啶组。乌头汤 40/kg 和 20g/kg 灌服合并局部加温能降低 0.7% 乙酸所致小鼠扭体反应发生率。乌头汤 100% 浓度浸足合并局部加温对由皮下注射 10% 新鲜蛋清 0.1ml 所致的大鼠足趾肿度的抑制作用大于各单用实验组。表明乌头汤合并局部加温能增强小鼠对热致痛的镇痛作用及抑制大鼠足拓肿胀度作用增强[38]。采用完全弗氏佐剂诱导大鼠关节炎模型，用乌头汤进行干预，以放射免疫法测定大鼠血清中血清相关细胞因子 IL-1β、TNF-α 的含量，探讨乌头汤的抗炎镇痛作用。结果表明，乌头汤治疗类风湿性关节炎的机制可能是通过抑制血清中细胞因子 IL-1β、TNF-α 的分泌水平，从而阻止滑膜成纤维细胞的过度增殖，在细胞因子网络水平上发挥免疫调控作用而达到抗类风湿关节炎的目的[39]。

2.2 对关节炎大鼠血液浓、黏、凝、聚状态的改善作用 通过探讨乌头汤及其配伍各组对佐剂性关节炎大鼠血液流变性、血清中 IL-β、TNF-α 含量的影响，以及外周血中 CD4+、CD8+ 细胞百分比含量、CD4+/CD8+ 比值变化的影响，发现乌头汤及其配伍各组对佐剂性关节炎大鼠抑制作用的机制可能是通过调节外周血中异常的 CD4+、CD8+ 的百分比含量而发挥的；乌头汤及其配伍各组对佐剂性关节炎大鼠血液浓、黏、凝、聚状态有不同程度的改善作用，其作用机制可能是通过降低血浆黏度以及红细胞聚集指数从而达到降低全血黏度的目的；乌头汤及其配伍各组对佐剂性关节炎大鼠血清中细胞因子 IL-β、TNF-α 有抑制作用[40-42]。

【临床研究与应用】

1 治疗类风湿关节炎

将 144 例类风湿关节炎患者随机分为中西医结合组与西医组各 72 例，对照组给予非甾体类抗炎药（塞来昔布、甲氨蝶呤），治疗组在对照组的基础上同时给予乌头汤加减方：鸡血藤 50g，制草乌 10g，制川乌 10g，黄芪 30g，白芍 30g，麻黄 10g，炙甘草 15g，蜂蜜 60g。若疼痛初起或急性发作以邪实为主者，重用麻黄至 15g；全身酸痛者加寻骨风、鹿衔草、秦艽。下肢痛者加木瓜、川牛膝、薏苡仁；上肢痛者加桑枝；属寒者加细辛、干姜；属热者加知母、黄柏、牡丹皮；肿胀者加大腹皮、茯苓；心率快、汗出者，去麻黄；阳气偏虚者加用党参、鹿角片；阴血不足者加用生地黄、熟地黄、当归。川乌、草乌先煎 2 小时后再下余药，煮沸再煎 30 分钟；煎取 300ml，兑蜂蜜，1 日分 2 次服完，每日 1 剂。观察治疗 6 周后 2 组患者的临床症状和体征进行分级，并对血沉（ESR），C-反应蛋白（CRP）、类风湿因子（RF），血小板计数（PLT）等实验室指标进行检测。结果显示，中西医结合组与西医组相比，患者病情改善更明显，Ⅰ级、Ⅱ级患者增多，Ⅲ级、Ⅳ级患者减少。表面中西医结合治疗类风湿关节炎疗效优于西医[43]。

2 治疗风湿性关节炎

选择风湿痹症患者 64 例，将其随机分为治疗组和对照组各 32 例。对照组口服来氟米特，连续服用 1 个月。治疗组用乌头汤加味治疗：麻黄、白芍、黄芪各 12g，制川乌 9g，甘草10g。若风湿阻络证加清风藤、防风、威灵仙；寒湿痹阻证加桂枝、干姜。每日1剂，早晚餐后半小时服用，每15天为1个疗程，治疗2个疗程。结果以关节疼痛完全消失，关节功能恢复为治愈，治疗组有效率为93.8%，对照组有效率为68.8%（$P < 0.05$）。2组治疗前关节肿胀数、关节压痛数和血沉和比较，$P > 0.05$；治疗后各临床指标与治疗前比较，$P < 0.05$；治疗后，2组关节压痛数比较，$P < 0.05$，2组关节肿胀数比较，$P < 0.05$[44]。

3 治疗膝关节骨性关节炎

选膝关节骨性关节炎（KOA）患者80例，随机分为观察组与对照组各40例。对照组使用附桂骨痛颗粒治疗，观察组使用乌头汤（制川乌6g，黄芪9g，麻黄9g，白芍9g，炙甘草9g）煎服。结果以疼痛消失，关节功能不受限制为显效，观察组显效28例，显效率为70.00%；对照组显效19例，显效率为47.50%（$P < 0.05$）；观察组患者关节疼痛、关节功能和患肢运动能力得分均高于对照组，$P < 0.05$；观察组患者一氧化氮与TNF-α均低于对照组，$P < 0.05$[45]。

4 治疗退行性膝关节病

选膝退行性膝关节病患者80例，均以乌头汤加减治疗：取麻黄15g，赤芍15g，川乌10g，草乌15g，桂枝20g，海风藤15g，络石藤15g，雷公藤15g，川芎15g，徐长卿15g，伸筋草30g，透骨草30g，狗脊30g，威灵仙20g。将上方用布袋装好，放于熏蒸机内加水加热，患者将下肢放入熏蒸舱内，用药物产生的蒸汽熏蒸治疗，温度设定为48～51℃，每日1次，每次40分钟，10天为1个疗程。结果经过2～3个疗程治疗，以治疗后膝关节达到ROM测试标准，临床症状消失为显效，本组60例达到以上功能标准，16例临床症状明显好转，无效4例，总有效率95.0%[46]。

5 治疗坐骨神经痛

选择坐骨神经痛54例，年龄最大60岁，最小17岁，病程最长3年，最短15天。均以乌头汤化裁治疗：制川乌（先煎）6～12g，制草乌（先煎）6～12g，麻黄6g，黄芪30～60g，白芍24g，细辛3g，桂枝12g，当归12g，威灵仙15g，五加皮15g，川续断15g，川牛膝12g，乌梢蛇12g，甘草6g，生姜3片，大枣4枚。每日1剂，水煎，分2次服。若气虚明显者重用黄芪；血虚者重用当归、白芍；阳虚者加附子；肾虚者重用川续断、五加皮或加杜仲；局部发凉疼痛剧烈者重用川草乌；拘挛掣痛屈伸不利者重用白芍、甘草，加川木瓜；下肢沉困重着，酸痛不适，湿邪明显者加防己、独活；病程日久，顽痛不已者加全蝎、蜈蚣、乌梢蛇；局部麻木者重用当归，加鸡血藤。结果以症状完全消失，追访1年以上未复发为痊愈，本组痊愈40例，显效11例，无效3例，有效率为94.4%[47]。

6 治疗骶骨肌筋膜炎

选择骶骨肌筋膜炎患者106例，呈现表现：髋部广泛性疼痛、压痛，久卧、久坐、劳累后加重，轻活动或休息后疼痛缓解，排除腰骶部骨性病变及椎间盘病变。治疗以乌头汤加味：制川乌（先煎）、制草乌（先煎）、赤芍、黄芪各10g，薏苡仁、杜仲各20g，三七粉（另冲）、甘草、麻黄（后下）各5g。若寒湿盛者加细辛、苍术；局部触及痛性结节，有筋结者加三棱、莪术；体质虚弱者加桑寄生、怀牛膝。每日1剂，水煎分2次早晚温服。10天为1个疗程，共治3个疗程。结果以局部疼痛消失，无压痛，随访3月无复发为治愈，本组治愈78例，显效26例，无效2例，总有效率为98.11%。疗程最短3天，最长30天，平均疗程14天。经3个月～1年随访，疗效稳定[48]。

7 治疗风湿性多肌痛

将 52 例寒湿痹阻型风湿性多肌痛患者随机分为对照组 24 例和治疗组 28 例。对照组患者单纯应用泼尼松治疗，治疗组在对照组治疗基础上加用乌头汤（免煎中药饮片）：制川乌 9g，黄芪 15g，白芍 15g，制麻黄 10g，炙甘草 6g。用开水 300ml 入白蜜 30g，冲服，每日 1 次。2 组患者均治疗 8 周为 1 个疗程。结果以临床症状、体征明显改善，证候积分减少≥70% 为显效，治疗组显效 16 例，有效 9 例，无效 3 例，总有效率 89.3%；对照组显效 7 例，有效 8 例，无效 9 例，总有效率 62.5%（$P < 0.05$）。2 组患者治疗前 ESR、CRP、HGB、PLT 比较无显著性差异（$P > 0.05$）。治疗组治疗后 ESR、CRP、PLT 较对照组下降明显，HGB 较对照组明显升高，2 组比较有显著性差异（$P < 0.05$）。2 组患者治疗后 ESR、CRP、HGB、PLT 与本组治疗前比较有显著性差异（$P < 0.05$）[49]。

8 治疗不安腿综合征

选择不安腿综合征患者 20 例，以乌头汤加减化裁治疗：制草乌、制川乌 20g，黄芪、麻黄、白芍各 30g，炙甘草 20g，蜂蜜 20g。制川乌、制草乌先煎 2 小时再下余药，煮沸再煎 30 分钟，取药对蜂蜜，分 2 次服完。若感受风邪者加防风、桂枝；湿气重者加薏苡仁、牛膝；体有瘀血者加用桃仁、红花、当归；夜间难眠者加用龙骨、牡蛎；肝肾亏虚者加菟丝子、枸杞子。结果以症状基本消失，肢体不适感消失，夜间入眠不受影响为治愈，结果本组治愈 8 例，好转 10 例，无效 2 例，总有效率为 90%。疗程最短 15 天，最长 3 个月[50]。

9 治疗血管性头痛

选择证属寒凝头痛常见于西医非偏头痛型血管性头痛患者 96 例，以乌头汤煎服。若伴外感风寒而恶风畏寒者加川芎、荆芥、防风、羌活、白芷；伴肝阳上亢而头晕目眩者加天麻、钩藤、石决明、罗布麻、夏枯草；伴局部抽掣、入夜痛甚者加细辛、制乳香、制没药、延胡索、川楝子；伴失眠烦躁、大便干结者加远志、炒酸枣仁、大黄、厚朴、枳壳。每日 1 剂，水煎取汁分 5 次饭后温服。7 天为 1 个疗程，一般用药 2 ~ 6 个疗程。服药期间，停服西药止痛剂与镇静剂。结果以头痛未再发作达一年以上为治愈，本组痊愈 67 例，有效 18 例，无效 11 例，总有效率 88.54%[51]。

10 治疗三叉神经痛

选择三叉神经痛患者 28 例，年龄最大 60 岁，最小 20 岁；病程最短 6 个月，最长 5 年。均以乌头汤加减治疗：制川乌 10g，白芍 40g，丹参 30g，细辛 5g，元胡 12g，制乳香、制没药、麻黄、甘草各 6g。先取制川乌加水 500ml 先煎 20 分钟，然后将其他药物放入，煮沸后文火煎 30 分钟，取汁 200ml，再加水 300ml，煮沸后，文火煎 20 分钟，取汁 100ml，两汁合并共 300ml，早晚各服 1 次，每次 150ml。结果以颜面疼痛完全消失，随访 6 个月未复发为治愈，本组治愈 13 例，显效 9 例，无效 6 例，总有效率为 78.57%[52]。

11 治疗慢性足踝痛

选择足踝部损伤 2 月后遗留之慢性肿胀、冷痛、关节屈伸不利，缠绵不愈患者 50 例，以麻黄 9g，白芍 9g，黄芪 15g，甘草 9g，制川乌 9g，当归 9g，细辛 6g，牛膝 6g，筋骨草 15g，水煎，每日 1 剂，分 2 次空服。另外，每剂中药煎服后，将药渣捣烂如泥，再用白酒浸泡 2 小时，外敷于患处局部，辅以 TDP 局部照射，药干后取下，每日 1 次，一周为 1 个疗程。结果本组患者痊愈 41 例，好转 8 例，无效 1 例，总有效率为 98.0%。治疗时间最短

5 天，最长 24 天，平均 12 天[53]。

12 治疗其他疾病

用乌头汤原方或其加减方，还可用于肩关节周围炎[54]，子宫脱垂[55]，慢性腰腿痛[56]，强直性脊柱炎[57]，风湿寒性关节痛[58]，肌肉风湿疼痛、关节骨折愈后疼痛、神经性头痛[59]等见有本方证者。

【方剂评述】

乌头汤是《金匮要略》原为寒湿历节而设。然张仲景论疾，每详于变而略于证，故寒湿下注，阳气不得温通，经脉寒湿阻滞之脚气，虽病不同，但病理上同为寒湿阻滞所致，仍用是方，可见一斑。推而广之，凡寒湿所致的其他杂证亦可投之。如目前在风湿关节炎、类风湿关节炎、坐骨神经炎、椎骨狭窄、腰腿痛及骨科、妇科、内科杂病等方面的临床应用。充分体现了中医"异病同治""治病求本"的辨证论治思想。有文献报道，乌头汤在应用过程中多数病人在服药后均有不同程度地药效反应，表现为痛势加重，但是持续的时间长短也不尽相同，最长的达 4~6 小时，最短的 1~2 小时，然后而自行缓解，这是药物的反应所致，为此，患者服药后不必担心。乌头汤是以乌头为主要药物组成的方剂，因此，煎药时必须用文火久熬，方能防止乌头碱中毒，使药物达到疗效，从而保证安全用药，达到治疗目的。近年来乌头汤药理学研究主要集中在风湿性（类风湿）关节炎抗炎、镇痛作用方面，而对其他的药理研究较少，为探讨其方证的拓展运用，突破经方传统的应用范围，丰富乌头汤的配伍内涵信息，更好地运用乌头汤提供临床思路，有必要结合病案及所含化学成分进一步对其深入探讨和研究。

参 考 文 献

[1] 金军女，许桂花. 浅谈毒药川乌头以及中毒的防治 [J]. 中国医药指南，2012，10（34）：274-275.

[2] 陈红英. 川乌头不同组织中挥发油成分分析 [J]. 安徽农业科学，2011，39（6）：3325-3326，336.

[3] 李梦然，曲玮，梁敬钰. 乌头属化学成分和药理作用研究进展 [J]. 海峡药学，2010，22（4）：1-6.

[4] 冯立彬，武生，张晓冬. 蜂蜜中糖类成分的分离及含量测定 [J]. 中医药学报，2004，32（3）：26-27.

[5] 闫玲玲，杨秀芬. 蜂蜜的化学组成及其药理作用 [J]. 特种经济动植物，2005（2）：40，42.

[6] 张启华，聂梅. 高效液相色谱法与化学法测定蜂蜜中蔗糖、葡萄糖含量差异的探讨 [J]. 山东食品科技，2001（5）：15-16.

[7] 占达东. 紫外分光光度法测定蜂蜜中果糖的含量 [J]. 湘潭大学自然科学学报，2003，25（2）：41-42.

[8] 高永清，王国庆. HPLC 对葡萄糖降解产物 5-羟甲基糠醛的测定 [J]. 生命科学仪器，2004，4（2）：30-31.

[9] 郑凤仪. 蜂蜜中淀粉酶的测定 [J]. 中药新药与临床药理，1997，10（4）：242.

[10] 胡富良，詹耀锋. 现代分析技术在蜂蜜质量检测中的应用 [J]. 蜂蜜杂志，2003（1）：5-7.

[11] 赵贵明，邓钥，张旭. 蜂蜜淀粉酶值快速测定试剂盒的研制 [J]. 中国公共卫生，2002，18（2）：995-996.

[12] 杜学慧，高艾英，张昊，等. 高效液相色谱法测定蜂蜜中的果糖、葡萄糖和蔗糖 [J]. 中国计量，2013（7）：84-86.

[13] 郭夏丽，罗丽萍，冷婷婷，等. 7 种不同蜜源蜂蜜的化学组成及抗氧化性 [J]. 天然产物研究与开发，2010，22（4）：665-670.

[14] 刘茂林，苗明三，李玉香，等.《金匮》用乌头必用蜂蜜之谜 – 蜂蜜解乌头毒的实验研究 [J]. 河南中医，1991，11（2）：41.

[15] 李玲，刘殿高，张译文，等. 不同配比乌头汤组方中两种生物碱含量变化 [J]. 医药导报，2011，30（8）：988 – 990.

[16] 曹国琼，张永萍，徐剑，等. 乌头的药理与毒理作用及减毒的研究进展 [J]. 贵州农业科学，2013，41（2）：61 – 64.

[17] 李学林，陶继阳. 川乌不同煎煮时间总生物碱与酯型生物碱含量变化趋势对比 [J]. 中国药房，2010，43（21）：4099 – 4101.

[18] 张宏，彭成. 川乌煎煮时间、剂量与药效的相关性研究 [J]. 中药药理与临床，2006，22（5）：30 – 32.

[19] 邓家刚，范丽丽，杨柯，等. 附子镇痛作用量效关系的实验研究 [J]. 中华中医药学刊，2009，27（11）：2249 – 2251.

[20] 朱凡，刘小平. 乌头碱醇质体的制备及抗炎镇痛作用研究 [J]. 武汉理工大学学报，2011，33（8）：30 – 33.

[21] 李志勇，孙建宁，张硕峰. 次乌头碱对乳大鼠原代培养心肌细胞的毒性作用 [J]. 中国药理学与毒理学杂志，2010，24（4）：261 – 265.

[22] 方芳，赵杰，余林中，等. 乌头碱对斑马鱼心脏毒性的初步研究 [J]. 中药药理与临，2012，28（2）：31 – 33.

[23] 区炳雄，龚又明，林华，等. 川乌微波炮制工艺优选 [J]. 中国实验方剂学杂志，2012，18（1）：39 – 42

[24] 邓广海，林华. 川乌高压蒸制工艺优选 [J]. 中国实验方剂学杂志，2011，17（2）：21 – 24.

[25] 刘强强，郭海东，徐策，等. 川乌毒理作用研究进展 [J]. 中国中医药信息杂志，2012，19（8）：110 – 112.

[26] 刘瑶，焦豪妍. 川乌毒理与药理现代研究进展 [J]. 云南中医中药杂志，2010，31（3）：66 – 67.

[27] 朱威，胡富良，许英华，等. 蜂蜜的抗菌机理及其抗菌效果的影响因素 [J]. 天然产物研究与开发，2004，16（4）：372 – 373.

[28] 谢红霞. 蜂蜜的抗菌特性及其在医疗上的应用 [J]. 海峡药学，2004，16（4）：145 – 147.

[29] 黄文诚. 蜂蜜医疗作用的科学解释 [J]. 中国养蜂，2003，54（3）：46 – 47.

[30] 李琦智，朱敏，任德曦，等. 蜂蜜的功效与应用 [J]. 四川中医，2004，22（1）：30 – 31.

[31] 王海. 蜂蜜可防止肿瘤复发 [J]. 中国中医药信息杂志，2001，8（2）：52.

[32] 熊鹏辉. 蜂蜜在中药炮制及制剂中的应用 [J]. 时珍国医国药，2005，16（1）：35 – 36.

[33] 冯立彬，严斌，李陆军. 蜂蜜炼制工艺的研究 [J]. 中医药信息，2005，22（3）：62 – 53.

[34] 张丽珍，颜伟玉，王子龙，等. 江西野桂花蜂蜜对动物免疫力及降血脂功能的影响 [J]. 中国食品科学，2013，（4）：28 – 32.

[35] 李岚，陆祖谦，李翔，等. 蜂蜜治疗糖尿病创面与内皮祖细胞的动员 [J]. 中国组织工程研究与临床康复，2010，14（32）：6006 – 6009.

[36] 温玉顺. 蜂蜜蜂王浆有助抗癌 [J]. 蜜蜂杂志，2005（3）：17.

[37] 王元元，张德芹. 蜂蜜的外用功能主治研究进展 [J]. 天津中医药大学学报，2013，32（1）：61 – 64.

[38] 毛理纳，罗予，洪素兰，等. 乌头汤合并局部加温的镇痛抗炎作用 [J]. 中国中西医结合杂志，1998，18（6）：289 – 401.

[39] 刘伟栋，施旭光，旷永强，等. 乌头汤对 RA 大鼠相关细胞因子影响的研究 [J]. 中药材，2009，32（8）：1267 – 1269.

[40] 施旭光，王沛坚，葛峥，等. 乌头汤及其配伍对 AA 大鼠血清 IL – 1B、TNF – A 的影响 [J]. 中药药理与临床，2007，23（4）：10 – 11.

[41] 王沛坚，施旭光，葛峥，等. 乌头汤及其配伍对佐剂性关节炎大鼠外周血 T 淋巴细胞的影响 [J]. 中

药药理与临床，2007，23（3）：9－10.

［42］葛峥，王沛坚，彭秀峰，等. 乌头汤及其配伍对佐剂性关节炎大鼠血液流变性的影响［J］. 中药药理与临床，2007，23（2）：7－8.

［43］郭福，郑献敏，谢淑慧. 中西医结合治疗类风湿性关节炎 72 例疗效观察［J］. 中医临床研究，2012，4（6）：69－70.

［44］胡海璋. 乌头汤加味治疗风湿痹症的临床分析［J］. 中医临床研究，2011，3（2）：20.

［45］黎友允，刘晨峰，姚先秀，等. 乌头汤治疗膝关节骨性关节炎的效果分析［J］. 中国当代医，2013，20（21）：129－130.

［46］李武. 乌头汤加减熏蒸治疗退行性膝关节病 80 例［J］. 中医外用杂志，2011，20（4）：35.

［47］李建勇. 乌头汤加减治疗坐骨神经痛 54 例［J］. 河南中医，2009，29（11）：1055－1056.

［48］程功华. 乌头汤加味治疗能肌筋膜炎 106 例［J］. 新中医，2007，39（2）：59.

［49］钟秋生，李保国，李锦培. 乌头汤合强的松治疗风湿性多肌痛临床观察［J］. 世界中西医结合杂志，2009，4（4）：284－287.

［50］孙琛琛，孙西庆. 乌头汤加减治疗不安腿综合征的临床观察［J］. 健康必读杂志，2013，（5）：397.

［51］杨震，李蜜蜂. 乌头汤加减治疗寒凝头痛 96 例［J］. 中国中医急症，2006，15（8）：884.

［52］白光辉，张建华. 加减乌头汤治疗三叉神经痛 28 例［J］. 现代中西医结合杂志，2003，12（4）：385.

［53］何浚治. 加味乌头汤内服外敷治疗慢性足踝痛［J］. 西南国防医药，1992，2（2）：104－105.

［54］王春成，刘书琴. 乌头汤加味治疗肩关节周围炎 37 例［J］. 国医论坛，2005，20（1）：6－7.

［55］刘克龙. 加味乌头汤治疗子宫脱垂 76 例［J］. 湖北中医杂志，2001，23（12）：30－31.

［56］程功华. 乌头汤治疗慢性腰腿痛 56 例［J］. 实用中医内科杂志，2005，19（5）：455.

［57］杨敏，张俊. 吴启富教授治疗强直性脊柱炎的经验［J］. 风湿病与关节炎，2013，2（3）：53－55.

［58］曾祯. 乌头汤加味治疗风湿寒性关节痛 38 例［J］. 中国民族民间医药，2010（17）：40.

［59］王付. 乌头汤合方应用札记［J］. 辽宁中医杂志，2010，37（11）：2240－2241.

第六篇

血痹虚劳病脉证并治篇

> 本篇讨论血痹和虚劳两种疾病的病因病机、脉证及其治疗。血痹病和虚劳病虽为两类不同的疾病，但皆因正气不足，气血虚损所致。血痹主要因营卫气血不足，感受风邪，使阳气不畅，血行不利，痹阻于肌肤所致。临床以肢体局部肌肤麻木不仁为特征。本病类似于现代医学的多发性神经炎、面神经炎、面神经麻痹、神经根炎等疾病所致之感觉障碍。虚劳又称"虚损"，多为劳伤等原因所致。是以脏腑精气亏损，阴阳气血不足为主要病机的多种慢性衰弱性证候的总称。涵盖现代医学的造血功能障碍、营养缺乏、内分泌功能紊乱、代谢紊乱、自身免疫功能低下或失调、神经系统功能失调、脏器功能衰退或衰竭、各种贫血、低血压、营养不良综合征、慢性疲劳综合征、神经衰弱等多系统的多种疾病。

❧ 黄芪桂枝五物汤 ❧

【处方组成与功用】

黄芪桂枝五物汤出自《金匮要略》血痹虚劳病脉证并治（血痹病）篇，由黄芪 15～30g，白芍 10～15g，桂枝 10g，生姜 10～15g，大枣 10 枚组成。具有甘温益气，通阳行痹的功能。传统用于血气运行不畅，痹于肌肤所致之血痹证。

【方剂传统解析】

《金匮要略》载："血痹阴阳俱微，寸口关上微，尺中小紧，外证身体不仁，如风痹状，黄芪桂枝五物汤主之。"本条文论述了血痹重证的证治。本证病因病机为邪束血滞，凝于肌肤。该方以黄芪为主药，甘温益气，助阳固表，使气旺则血行；重用生姜，与桂枝相配，辛温祛风散邪，行滞而宣通阳气；白芍和营养血，兼行血滞；大枣甘平，气阴两补。诸药相合，药性以甘温为主，具有益气通阳，散邪行痹之效。

【方剂药效物质基础】

1 拆方组分

1.1 黄芪　其化学组分见痉湿暍病脉证治篇"防己黄芪汤"。

1.2 白芍、桂枝、生姜、大枣　其化学组分见痉湿暍病脉证治篇"栝楼桂枝汤"。

2 复方组分

2.1 对多糖的影响　采用硫酸－苯酚法测定黄芪桂枝五物汤中多糖的含量，显示该方煎剂中单煎得到的多糖等于各单味药多糖之和，多糖的含量可因不同配伍发生变化，5 种药合煎比单煎多糖含量减少。可能是方药在提取过程中，因不同药物组分间存在着相互作用所致[1]。又利用均匀设计法设置 5 个因素 11 个水平考察总多糖含量的方法，对黄芪桂枝五物汤不同剂量配比中的多糖含量进行测定，并分析不同剂量配比中多糖含量差异。结果表明，各单味药对总多糖含量贡献大小分别为大枣（20.0%），白芍（12.1%），黄芪（10.2%），桂枝（6.25%），干姜（0.183%）。多糖提取量并不与药物总量成正比，而存在一个最佳剂量配比[2]。

2.2 对黄芪皂苷的影响　应用正交设计法及紫外分光光度法进行影响因素考察和测定含量，探讨黄芪桂枝五物汤中桂枝、白芍、大枣、生姜与黄芪不同配伍的共煎水提液中，各因素对黄芪中黄芪皂苷提取率的影响。结果显示，黄芪与各药配伍混煎时，黄芪皂苷提取率大多比黄芪单煎高，白芍对黄芪皂苷提取率影响最大，其次为大枣、桂枝；因素交互作用中，生姜和大枣的协同作用对黄芪皂苷提取率影响最大（$P < 0.05$），次为白芍和桂枝、白芍和生姜、白芍和大枣[3]。

2.3 对总黄酮的影响　为考察黄芪桂枝五物汤中桂枝、白芍、大枣、生姜与黄芪不同配伍的超声提取液中，各因素对黄芪中总黄酮含量的影响，采用正交设计法对影响因素进行考察，以不同配伍中去除黄芪为对照，利用超声波法提取，紫外分光光度法测定总黄酮含量。结果显示，从单因素角度考虑，生姜对总黄酮提取率影响最大，其次为桂枝、大枣、白芍。因素交互作用中，"生姜＋桂枝"的协同作用对总黄酮提取率影响最大，其次为"生姜＋白芍""白芍＋大枣"。表明仅"生姜＋桂枝"的协同作用对黄酮提取有显著影响（$P < 0.05$）[4]。

2.4 对白芍总苷的影响　采用均匀设计法设置 5 个因素 11 个水平考察白芍总苷含量，经计算机处理，多元回归分析，探讨黄芪桂枝五物汤中黄芪、桂枝、大枣、生姜与白芍不同配伍的共煎醇提液中，各因素对白芍总苷含量的影响。结果显示，各单味药对白芍总苷含量贡献大小分别为白芍（75.5%），生姜（10.2%），黄芪（6.81%），桂枝（2.68%），大枣（2.6%）。表明复方配伍使白芍中白芍总苷的含量下降 24.5%，从单因素角度考虑，生姜对其影响最大占 10.2%[5]。

【方剂药理学研究】

1 拆方药理

1.1 黄芪　其药理研究见痉湿暍病脉证治篇"防己黄芪汤"。

1.2 白芍、桂枝、生姜、大枣　其药理研究见痉湿暍病脉证治篇"栝楼桂枝汤"。

2 复方药理

2.1 抗炎、镇痛作用 将黄芪桂枝五物汤按药对研究法拆方分组，采用热板法、醋酸扭体法镇痛实验模型，以及二甲苯致小鼠耳肿胀、小鼠腹腔毛细血管通透性、大鼠棉球肉芽肿、大鼠蛋清性关节炎、大鼠佐剂性关节炎等炎症模型实验显示，黄芪桂枝五物汤对二甲苯、蛋清所致急性炎症有明显抑制作用，对弗氏完全佐剂所致大鼠原发性关节炎也有较好的抑制作用，能降低腹腔炎症小鼠毛细血管通透性，抑制棉球肉芽肿增生，提高小鼠痛阈值，减少乙酸所致小鼠扭体次数；拆方药对研究显示，除黄芪桂枝五物汤外，其他药对组及单味药黄芪也有一定的抗炎镇痛作用，但作用强度有所不同，黄芪桂枝五物汤组的抗炎、镇痛作用最强[6]。

2.2 对大鼠佐剂性关节炎的作用 黄芪桂枝五物汤有抑制佐剂性关节炎大鼠血清中细胞因子 IL-1β、TNF-α 升高的作用。选用健康 SPF 级 SD 雌性大鼠随机分为空白对照组，模型组，甲氨蝶呤（MTX）组，黄芪桂枝五物汤高剂量（2g/200g）组，黄芪桂枝五物汤中剂量（1g/200g）组和黄芪桂枝五物汤低剂量（0.5g/200g）6 个组。先对大鼠进行 1 周的适应性饲养后，用完全弗氏佐剂诱导制作大鼠佐剂性关节炎模型，并用黄芪桂枝五物汤进行干预，采用放射免疫法测定大鼠血清中 IL-1β、TNF-α 的含量。结果显示，与空白对照组相比，模型组大鼠血清中细胞因子 IL-1β、TNF-α 的水平明显升高（$P < 0.01$）；与模型组相比，经黄芪桂枝五物汤高、中剂量组、MTX 组治疗干预后，大鼠血清中 IL-1β、TNF-α 的水平明显下降，且呈现一定的量效关系[7]。

2.3 增强机体免疫的功能 采用碳廓清法及小鼠迟发型超敏反应测定实验显示，黄芪桂枝五物汤 40mg/kg 能够显著增强正常小鼠单核-巨噬细胞的吞噬功能；对免疫低下的小鼠用黄芪桂枝五物汤 40mg/kg、20mg/kg 均能显著增强其单核-巨噬细胞的吞噬功能；黄芪桂枝五物汤 40mg/kg 能够显著增强免疫功能正常及免疫功能低下小鼠的迟发型超敏反应的强度[8]。

2.4 抗高血脂作用 选择雄性 SD 大鼠分为 5 组，分别饲以普通食物、富含胆固醇及脂肪的食物、黄芪桂枝五物汤加红参制成粉末状提取物、黄芪桂枝五物汤及红参，观察其抗高脂血症的作用。结果显示，黄芪桂枝五物汤加红参提取物给药 4 周后可显著降低血清总胆固醇（TC）及胆固醇脂（CE），而且在口服 2 周后即可使游离胆固醇（FC）明显减少，黄芪桂枝五物汤及红参降低血清 TC、CE 及 FC 的作用途径与黄芪桂枝五物汤加红参提取物相同，但作用较弱；黄芪桂枝五物汤加红参提取物还能有效地降低肝脏 TC。黄芪桂枝五物汤加红参提取物对大鼠治疗后与对照组相比，胆固醇吸收降低 33%；黄芪桂枝五物汤加红参提取物能显著增加肝脏微粒体胆固醇 7α-羟化酶的活性，促进胆汁酸合成，从而刺激了胆固醇的排泄[9]。

2.5 抗缺氧及抗氧化作用 采用大鼠脑缺血模型，观察由黄芪桂枝五物汤加味制成的止眩颗粒对大鼠脑组织代谢及脑组织生化的影响。结果显示，该药各剂量组对大鼠缺血脑组织中超氧化物歧化酶（SOD）含量均有显著升高作用。中（3g/kg）、高剂量（6g/kg）组还能明显降低脑组织中丙二醛（MDA）含量，有较强的抗缺氧作用，与模型组比较有显著性差异（$P < 0.05$）[10]。

2.6 改变血液黏度、抗脑缺血作用 采用大鼠脑缺血模型，观察由黄芪桂枝五物汤加味制成的止眩颗粒对其血液流变学的影响。结果显示，该制剂能在一定程度上改变全血黏度和血浆黏度，显著减少缺血脑组织中丙二醛（MDA）的堆积，提高超氧化物歧化酶

（SOD）含量，具有很好地清除过多自由基的能力，从而减轻由氧自由基介导的脂质过氧化反应，抑制血小板活化，扩张血管，改善脑循环，使缺血缺氧状态下的"浓、黏"的现象得到改善[10]。

2.7　抗心肌缺血作用　采用冰水游泳结合腹腔注射垂体后叶素法建立胸痹阳虚寒凝证大鼠模型，观察各给药组注射垂体后叶素后不同时间点 II 导联心电图 T 波变化以及血清乳酸脱氢酶（LDH）、肌酸磷酸激酶（CPK）、大鼠血栓素 B_2（TXB_2）和大鼠 6 - 酮 - 前列腺素 $F_{1\alpha}$（$6 - Keto - PGF_{1\alpha}$）的变化，探讨黄芪桂枝五物汤对胸痹阳虚寒凝证大鼠的治疗作用。结果发现，黄芪桂枝五物汤能明显对抗垂体后叶素引起的心电图变化，降低血清 LDH、CPK 的活性和 TXB_2 的含量，提高 $6 - Keto - PGF_{1\alpha}$ 含量。提示黄芪桂枝五物汤能够对抗由垂体后叶素引起的大鼠急性心肌缺血，对缺血的心肌具有一定的保护作用[11]。

2.8　对冻伤大鼠血液流变学的作用　通过对黄芪桂枝五物汤的传统汤剂和配方颗粒在大鼠冻疮模型的血液流变学方面进行实验对比研究，实验结果显示，造模后大鼠血液黏度、血浆黏度、红细胞聚集指数、红细胞变形指数显著降低，提示存在血液高黏滞现象，局部组织微循环障碍。黄芪桂枝五物汤的传统汤剂和配方颗粒均能够降低升高的血液黏度、血浆黏度、红细胞聚集指数和红细胞变形指数，改善微循环血液流变学性质，阻断或纠正血液高黏滞状态的恶性循环[12]。

2.9　对糖尿病周围神经的保护作用　以黄芪桂枝五物汤加味方水煎灌胃，观察其对糖尿病周围神经病理形态变化的影响。结果光镜下显示，模型组坐骨神经排列紊乱，髓鞘脱失、空泡、变性坏死；治疗组坐骨神经排列较规则，髓鞘脱失不明显，变性亦较轻。电镜下显示，模型组神经髓板层结构不清，部分可见板层松散、断裂，神经元纤维排列紊乱，轴索微丝及微管断裂、溶解，线粒体肿胀，神经内微血管管壁增厚，管腔狭窄，红细胞呈缗钱状聚集；治疗组病变较轻[13]。

2.10　对化疗致大鼠周围神经损伤的保护作用　为探讨评价黄芪桂枝五物汤对化疗致大鼠周围神经损伤的保护作用，选择 55 只 Wistar 大鼠随机分为空白组、模型组、甲钴胺组、黄芪桂枝五物汤低、高剂量组，每组 11 只。除空白组，其余各组采用多次腹腔注射奥沙利铂的方式建立大鼠周围神经损伤模型，黄芪桂枝五物汤高、低剂量组分别采用黄芪桂枝五物汤 19.40g/（kg·d）、4.85g/（kg·d）灌胃，连续 50 天；甲钴胺组腹腔注射甲钴胺注射液 104μg/kg，每周 2 次；模型组给予黄芪桂枝五物汤低、高剂量组等体积的 0.9% 氯化钠注射液灌胃，连续 50 天；空白组每周 2 次等体积腹腔注射 5% 葡萄糖注射液及灌胃等体积 0.9% 氯化钠注射液。分别于给药第 1、10、13、20、27、34、42、48 天进行大鼠机械性缩足阈值及大鼠尾部热痛觉潜伏期测试。给药结束后，处死大鼠，荧光定量 PCR（qRT - PCR）检测 L4 - 6 脊髓 NR2B mRNA 水平的影响，免疫组织化学法检测 L5 背根神经节（DRG）中 pNF - H 的表达。结果显示，第 13 天后各时间点，模型组的大鼠机械性缩足阈值与空白组比较明显下降（$P < 0.05$）；黄芪桂枝五物汤低、高剂量组、甲钴胺组与模型组比较明显增高（$P < 0.05$）；第 42、48 天，黄芪桂枝五物汤低、高剂量组与甲钴胺组比较机械性缩足阈值差异有统计学意义（$P < 0.05$）；各组大鼠不同时间点热辐射甩尾反应时间比较差异均无统计学意义（$P > 0.05$）；与空白组比较，模型组 NR2B mRNA 水平升高（$P < 0.01$），黄芪桂枝五物汤低、高剂量组大鼠 NR2B mRNA 水平较模型组降低（$P < 0.01$）；黄芪桂枝五物汤低、高剂量组 pNF - H 阳性细胞数量较多，胞体肥大，染色加深，呈多角形或圆形。表明黄芪桂枝五物汤可改善化疗致大鼠周围神经毒性，其机制可能是通过下调大鼠 L4 - 6 脊髓中

NR2B 的表达以及上调 DRG 中 pNF - H 蛋白水平来介导[14]。

2.11 对软骨的保护作用 通过采用黄芪桂枝五物胶囊对膝骨性关节炎的治疗研究表明，黄芪桂枝五物汤对软骨有保护作用[15]。

2.12 止痒作用 为探讨黄芪桂枝五物汤的止痒作用及其机制，采用尾静脉注射低分子右旋糖酐诱发小鼠阵发性皮肤瘙痒，记录小鼠 30 分钟内的阵发性皮肤瘙痒发作次数及时间，并测定小鼠血中组胺、TXB_2、$6 - keto - PGF_{1\alpha}$ 的含量。结果显示，与模型组相比，黄芪桂枝五物汤各剂量组均能明显抑制阵发性皮肤瘙痒发作次数，减少持续时间，差异有统计学意义（$P < 0.01$）；黄芪桂枝五物汤各剂量组均能降低血清中组胺含量（$P < 0.05$ 或 $P < 0.01$），但以中剂量组最佳；黄芪桂枝五物汤各剂量组 TXB_2 均显著降低（$P < 0.01$）；而黄芪桂枝五物汤大、中剂量组 $6 - Keto - PGF_{1\alpha}$ 显著升高（$P < 0.05$ 或 $P < 0.01$），小剂量组 $6 - Keto - PGF_{1\alpha}$ 含量变化无统计学差异（$P > 0.05$）。与苯海拉明组相比，在瘙痒发作次数和持续时间上，黄芪桂枝五物汤中剂量组（$P < 0.05$）较高低剂量组（$P < 0.01$）差异小。表明黄芪桂枝五物汤有明显的止痒作用，其机制可能与拮抗组胺释放和促进血液循环均有关系，但与抑制组胺释放关系最为密切，其止痒作用与剂量有一定的相关性[16]。

2.14 对大鼠的长期毒性作用 为探讨黄芪桂枝五物汤（浸膏）长期用药对大鼠所产生的毒性反应，采取连续给药 13 周，试验期间对大鼠的外观、行为、体质量以及摄食等各项指标进行观察检测，并分别于给药结束和恢复期结束进行血液学、血液生化学以及病理组织学检查。结果显示，在黄芪桂枝五物汤（浸膏）给药期间、给药结束后以及恢复期，大鼠体质量、摄食、血液学、血液生化学和病理组织学等均未见毒理学意义的异常改变。表明在本实验条件下，黄芪桂枝五物汤（浸膏）24.0g/（kg·d）（相当于临床拟用日剂量 109 倍）为无毒反应剂量，说明该药物具有相当大的安全范围[17]。

【临床研究与应用】

1 治疗糖尿病周围神经病变

为探讨黄芪桂枝五物汤治疗糖尿病周围神经病变微循环障碍的疗效，选取糖尿病周围神经病变微循环障碍的病患 76 例，随机分成实验组和对照组各 38 例，实验组以黄芪桂枝五物汤辨证加减联合丹参酮 II_A 磺酸钠注射液、注射用血塞通、银杏叶提取物注射液治疗，对照组采用西医基础治疗。2 组均同时采用糖尿病"五驾马车"非药物基础治疗，对比血液黏度、血脂、尼龙丝检测、主要症状、治疗有效率等指标。结果显示，实验组各项试验指标优于对照组，且 $P < 0.05$。表明应用中医辨证黄芪桂枝五物汤加减治疗糖尿病周围神经病变微循环障碍疗效显著[18]。

2 治疗酒精性周围神经病变

选择酒精性周围神经病变患者 71 例，均为每日饮酒，其中空腹饮酒者 21 例，常以酒代食，酒类均为白酒。患者均有不同程度的下肢感觉异常、下肢无力或肌萎缩。将所有患者随机分为对照组 35 例和治疗组 36 例。入选病例均戒酒，对照组给予肌内注射维生素 B_1、维生素 B_{12}，口服维生素 B_6；治疗组在上述治疗基础上予以黄芪桂枝五物加味汤：黄芪 20g，当归、鸡血藤各 15g，桂枝、白芍、姜黄、川芎、木瓜、地龙各 10g，大枣 7 枚。若上肢麻木重者加桑枝；下肢麻木重者加川牛膝；身重肢沉者加苍术、萆薢；肢端灼热者加玄参、牡丹皮。每日 1 剂，水煎分 2 次服，2 周为 1 个疗程。结果经 2 个疗程，以四肢远端运动、感觉、自主神经功能障碍及肌电图基本恢复正常为治愈，治疗组治愈 19 例，显效 10 例，有效 4 例，无效 3 例，总有效率为 91.7%；对照组治愈 11 例，显效 5 例，有效 7 例，无效 12 例，总有效率为 65.7%（$P<0.05$）[19]。

3 治疗糖尿病足

选择 110 例糖尿病足患者随机分为对照组 50 例和治疗组 60 例。对照组采用控制血糖、改善微循环功能、营养神经、抗感染、局部清创处理及对症治疗。治疗组在对照组治疗的基础上加用黄芪桂枝五物汤加减水煎外洗：黄芪 50g，桂枝 10g，白芍 50g，忍冬藤 60g，鸡血藤 30g，木瓜 10g，生艾叶 15g，伸筋草 15g。2 组均以 2 周为 1 个疗程，治疗 4 个疗程后评定疗效。结果以坏疽或溃疡完全愈合为治愈，治疗组治愈 30 例，显效 20 例，有效 6 例，无效 4 例，总有效率 93.33%；对照组治愈 17 例，显效 12 例，有效 6 例，无效 15 例，总有效率 70.00%（$P<0.05$）[20]。

4 治疗有机磷中毒致迟发性周围神经病变

治疗有机磷中毒致迟发性周围神经病变患者 26 例，用黄芪桂枝五物汤加当归、鸡血藤、地龙、党参、白术，水煎服，每日 1 剂，分 2 次服。若血瘀者，加桃仁、红花、丹参；上肢重者，加桑枝；下肢重者，加牛膝、木瓜；口渴心烦，舌红有热者，去桂枝，加知母、麦冬；腰脊酸软、头昏目眩、肝肾不足、病程较长者，同服虎潜丸。结果服药 4 周症状恢复 8 例，8 周恢复 10 例，3 个月内恢复 5 例，半年内恢复 2 例[21]。

5 治疗化疗所致迟发型蓄积性中毒

治疗含奥沙利铂化疗方案所致的迟发型蓄积性外周神经毒性肿瘤患者 11 例，予黄芪桂枝五物汤加鸡血藤、党参、丹参、当归、白术、茯苓、炮穿山甲、白僵蚕、丝瓜络。每日 1 剂，水煎，分早晚 2 次服用。10 日为 1 个疗程。若肢体末端麻木重者加络石藤、木瓜；病程久者加地龙、全蝎；上肢麻木重者加桑枝、羌活；下肢麻木重者加独活、牛膝；疼痛者加制乳香、制没药；瘀血重者加川芎、桃仁；气虚甚者加山药、党参，重用黄芪；日久肝肾亏虚者加桑寄生、菟丝子；白细胞计数或血红蛋白低者加鹿角霜、枸杞子。结果以 2 个疗程内症状、体征完全消失或基本消失为治愈，本组临床治愈 3 例，显效 6 例，有效 2 例，总有效率 100%[22]。

6 治疗末梢神经炎

选择末梢神经炎患者 33 例，用黄芪桂枝五物汤加味：生黄芪 30g，桂枝 12g，白芍 12g，当归 9g，鸡血藤 45g，茯苓 15g，桃仁 9g，红花 9g，川芎 9g，木瓜 15g，丹参 15g，生姜 5 片，大枣 5 枚。若患者下肢重者加川牛膝；上肢重者加羌活、防风、秦艽；肢体疼痛如针刺，舌质紫黯，或有瘀斑，脉弦涩者重用鸡血藤、桃仁、红花、川芎，另加姜黄、地龙；若肢体疼痛不温，遇寒甚者重用桂枝，另加附子、细辛；若见肾虚腰痛，腰膝酸软，畏寒肢冷者，加何首乌、川断、狗脊、肉桂；若伴发糖尿病、中风后遗症、尿毒症等其他疾病者，则要配合治疗原发病症。结果以肢体麻木疼痛消失，停药后 1 年内未复发为治愈，本组治愈 26 例，显效 3 例，有效 3 例，无效 1 例，总有效率 97.0%[23]。

7 治疗面神经麻痹

选择面神经麻痹患者 76 例，随机分为对照组和治疗组各 38 例，对照组使用醋酸泼尼松片、甲钴胺注射液、维生素 B_1 注射液、加兰他敏注射液治疗，治疗组以黄芪桂枝五物汤煎服。若面部麻木甚加蜈蚣、地龙；耳后疼痛甚加天麻、钩藤；舌苔厚腻加白术、茯苓。药渣以纱布包裹，热敷患处。连续治疗 14 天为 1 个疗程，结果以面瘫、眼睑闭合不全、口角歪斜等症状消失，面肌功能改善率达到 100% 为痊愈，治疗组痊愈 5 例，显效 12 例，有效 19 例，无效 2 例，总有效率 94.74%。对照组痊愈 3 例，显效 10 例，有效 16 例，无效 9 例，总有效率 76.32%（$P < 0.05$）[24]。

8 治疗血栓闭塞性脉管炎

选择血栓闭塞性脉管炎患者分为治疗组 32 例和对照组 28 例，2 组均给予罂粟碱、前列地尔、低分子右旋糖酐、尿激酶、烟酸片、肠溶阿司匹林片治疗。同时治疗组加服黄芪桂枝五物汤。15 天为 1 个疗程，2 组治疗 4 个疗程。结果以临床症状基本消失，肢体创面完全愈合，步行速度每分钟 100～120 步，能持续行走 1500m 以上，肢体光电血流图明显改善为临床治愈，治疗组临床治愈 15 例，显著有效 9 例，进步 6 例，无效 2 例，总有效率 93.75%；对照组临床治愈 9 例，显著有效 7 例，进步 5 例，无效 7 例，总有效率 75.00%（$P < 0.05$）[25]。

9 治疗血管性头痛

选择血管性头痛患者 112 例，用黄芪桂枝五物汤加川芎、当归、红花、牛膝、延胡索、甘草，水煎内服，15 天为 1 个疗程。结果经 1～3 个疗程治疗，以头痛症状消失，能完成全日工作，血液流变学指标明显改善为治愈，本组治愈 48 例，显效 36 例，有效 19 例，无效 9 例，总有效率 92%。用药前后血液流变学变化有显著性差异（$P < 0.01$）[26]。

10 治疗脑梗死

选择脑梗死患者 120 例，随机分为治疗组与对照组各 60 例。2 组均给予降颅压、改善脑水肿、抗血小板聚集、营养脑神经、调控血压和血糖等常规治疗。治疗组另予黄芪桂枝五物汤加减：黄芪 30g，桂枝 20g，白芍 20g，桃仁 15g，红花 15g，川芎 10g，赤芍 10g，全蝎 9g，地龙 2 条，生姜 12g，大枣 6 枚。每日 1 剂，水煎分服。3 周为 1 个疗程。结果以参照全国第 4 届脑血管疾病学术会议制定的《中国脑卒中临床神经功能缺损程度评分量表》进行神经功能损伤评分，2 组治疗后神经功能损伤与治疗前相比均明显下降（$P < 0.01$）；治疗组下降程度较对照组明显（$P < 0.01$）[27]。

11 治疗冠心病

选择 80 例冠心病患者给予黄芪桂枝五物汤加味治疗作为试验组，另外再选取 80 例给予常规西医治疗作为对照组，同时对 2 组患者临床疗效、心电图改善情况、生存质量和日常生活能力及血脂水平进行观察与检测，且对所得数据予以统计学处理分析。结果显示，第 4 个疗程时，2 组患者临床治疗总有效率、心电图改善情况、生存质量和日常生活能力评分分别相比无明显差异（$P > 0.05$）；而于第 8 个疗程结束时，2 组患者临床治疗总有效率、心电图改善情况、生存质量和日常生活能力评分比较（$P < 0.05$）；同时试验组在治疗第 4 个疗程、第 8 个疗程结束时血清总胆固醇、低密度脂蛋白、甘油三酯水平明显低于对照组（$P < 0.05$）。表明黄芪桂枝五物汤加味治疗冠心病临床治疗效果显著且疗效确切[28]。

12 治疗雷诺综合征

选择雷诺综合征 70 例，其中有产后受凉史者 38 例，有脑血管病史者 10 例，有类风湿关节炎病史者 6 例，有糖尿病病史者 4 例，有创伤史者 12 例。均以黄芪桂枝五物汤加味治疗。结果以服药 2 个疗程内自觉肢端麻木疼痛、发白、变紫等症状消失，并连续 2 个冬季无发作为治愈，本组总有效率 94.2%[29]。

13 治疗类风湿性关节炎

选择类风湿关节炎患者 88 例，随机分成治疗组 58 例和对照组 30 例，治疗组口服黄芪桂枝五物汤加当归、川芎、羌活、独活、制川乌、细辛、穿山甲、全蝎、蜈蚣、鸡血藤、海风藤、络石藤水煎液。1 个月为 1 个疗程。同时配合雷公藤多苷片口服。对照组口服雷公藤多苷片。结果 2 组经 2 个疗程治疗，治疗组临床总有效率 93%；对照组临床总有效率 80%[30]。

14 治疗颈椎病

选择 48 例颈椎病患者随机分为治疗组 38 例和对照组 10 例，治疗组以黄芪桂枝五物汤加葛根、川芎、鹿衔草、全蝎、路路通、鸡血藤，水煎服，每日 1 剂。10 天为 1 个疗程。若头痛伴颈椎不适加大鸡血藤用量；头痛、头晕、头重伴呕吐加丹参、麦冬、钩藤、全蝎；脾虚易外感加参麦散和玉屏风散；伴腰痛、足膝无力者加淫羊藿、骨碎补、杜仲、牛膝、熟地黄；口干而苦，颈部烧灼者加九香虫、木瓜、牡丹皮、香附。对照组给予曲克芦丁等静脉滴注。7 天为 1 个疗程。结果治疗组痊愈 25 例，显效 10 例，有效 2 例，无效 1 例，总有效率 97.4%；对照组痊愈 4 例，显效 2 例，有效 2 例，无效 2 例，总有效率为 80.0%（$P<0.05$）[31]。

15 治疗坐骨神经痛

选择坐骨神经痛患者 148 例，用黄芪桂枝五物汤加皂刺、独活、牛膝、薏苡仁、蜈蚣，煎服，早晚各 1 次。8 天为 1 个疗程。若阳虚者加熟附片、杜仲、巴戟天；痰湿者加苍术、白芥子、草薢；湿热者加忍冬藤、滑石、黄柏；瘀血者加桃仁、红花、地龙；阴虚者加玄参、生地黄、牡丹皮；疼痛较剧、病程较长者加制川草乌、细辛、全蝎、乌梢蛇、露蜂房。结果以临床症状消失，体征阴性，功能恢复正常为痊愈，本组痊愈 84 例，好转 50 例，无效 14 例[32]。

16 治疗肩关节周围炎

选择 120 例肩关节周围炎患者分为治疗组和对照组各 60 例，治疗组以局部选穴为主，配合循经辨证选穴针挑，同时应用黄芪桂枝五物汤随证加减煎服。对照组单以取穴针挑治疗。结果治疗组治愈 37 例，有效 20 例，无效 3 例，总有效率 95.0%；对照组治愈 23 例，有效 26 例，无效 11 例，总有效率 81.7%（$P<0.05$）。治愈病例中治疗组平均 1.8 个疗程，对照组 2.7 个疗程[33]。

17 治疗小儿反复呼吸道感染

治疗小儿反复呼吸道感染 65 例，用黄芪桂枝五物汤加防风、生白术、山药、煅龙骨、煅牡蛎、山楂、陈皮、甘草，1 日 1 剂，水煎分 2 次服用。如咳嗽加桔梗、浙贝母、桑叶；干咳加天花粉、百合、白僵蚕；喉痒加蝉蜕、牛蒡子、射干；痰多加半夏、陈皮；喷嚏加荆芥、防风；鼻流清涕加辛夷、苍耳子。4 周为 1 个疗程。结果停药半年内复感次数减少 3/4 以上，症状明显减轻为显效，本组显效 26 例，有效 35 例，无效 4 例，总有效率为 93.8%[34]。

18 治疗产后身痛

治疗人工流产术后身痛 20 例,用黄芪桂枝五物汤加当归、防风、秦艽、杜仲、炒白术,水煎温服。7 日为 1 个疗程。若血虚明显,鸡血藤、白芍加量;冷痛明显,加干姜;湿重,加防己、薏苡仁;腰痛明显,加桑寄生、牛膝;疼痛明显,加蜈蚣粉冲服。结果经 2 个疗程治疗,以肢体或全身酸痛、麻木等症状消失为痊愈,本组临床痊愈 14 例,有效 6 例,总有效率 100%[35]。

19 治疗其他疾病

黄芪桂枝五物汤还可用于产后多汗症[36],产后尿潴留[37],子宫内膜异位症[38],荨麻疹[39],老年性皮肤瘙痒症[40],周围神经炎、腕管综合征、骨科顽麻症[41],胃十二指肠球部溃疡、偶发室性期前收缩、脑血管紧张度增加性头痛[42]、扩张型心肌病[43],痤疮、系统性硬化病、产后风湿[44],胸痹、下肢静脉血栓形成、心悸[45],颜面部、手掌侧、麻木,感觉迟钝等感觉障碍症[46],脑血管意外后遗症[47],周围神经损伤[48],结节性红斑[49],腰椎管狭窄症[50],急性腰扭伤[51]等。

【方剂评述】

研究表明,黄芪桂枝五物汤应用的病历中 80% 以上病证系气血不足、营卫失调,症见肢体、局部皮肤麻木、不仁或不用等,多属《金匮要略》之血痹证。现代医学证实,黄芪桂枝五物汤具有抗炎、镇痛,抗高血脂,抗缺氧及抗氧化,抗脑缺血,抗心肌缺血,改善微循环,改善神经生长因子,提高神经细胞血氧及营养供应,促进损伤周围神经的修复等多方面药理作用。该方对氧化刺激有抑制作用,对活性氧应激引起的生物物质障碍有抑制作用,与抗氧化作用相同。由于脑神经组织容易接受活性氧氧化的应激,诱发多种神经疾病,因此黄芪桂枝五物汤及其加味方的抑制作用与临床报道有密切联系。还报道黄芪桂枝五物汤对铜引起的脂质过氧化和蛋白质因此本方对免疫系统疾病及脑血管疾病亦有较好疗效。另外,黄芪桂枝五物汤加红参对胆固醇 7α - 羟化酶、肝素释放性心脏脂蛋白脂酶及肝素化后血浆脂蛋白脂酶、乙酰辅酶 A - 胆固醇酰基转移酶活性有影响,有抗高胆固醇血症作用,这为我们在临床上扩大黄芪桂枝五物汤的应用提供了一定的实验基础。总之,黄芪桂枝五物汤不仅为一首临床常用方剂,而且是一剂非常有效、应用非常广泛、行之有效的好方。故凡现代医学疾病中辨证属气血不足、营卫不和、寒凝经脉者,皆可选用此方。并且在应用本方治疗血痹重证时,要辨证用药且不要拘于原方的用法、用量,根据病变不同的部位采用不同引经药物并配合选用针灸、牵引、推拿等外治方法可提高疗效,其中重用黄芪,亦是其临床应用要点之一。

参 考 文 献

[1] 边洪荣,潘海宇,黄木土,等. 黄芪桂枝五物汤及单味药材中多糖成分的含量测定 [J]. 华北煤炭医学院学报,2006,8 (2):149 - 151.

[2] 边洪荣,娄桂芹,张庆波,等. 黄芪桂枝五物汤不同剂量配比多糖含量测定 [J]. 中药材,2007,30 (6):729 - 731.

[3] 娄桂芹,边洪荣,李胜兵. 黄芪桂枝五物汤中黄芪不同配伍对黄芪皂苷含量变化的影响 [J]. 时珍国医国药,2007,18 (8):1946 - 1947.

［4］娄桂芹，边洪荣，张艳．黄芪桂枝五物汤中黄芪不同配伍对总黄酮含量的影响［J］．中药材，2009，32（8）：1298－1300.

［5］李姝臻，边洪荣，刘晓龙．均匀设计黄芪桂枝五物汤中不同剂量配伍白芍总苷含量变化比较的研究［J］．贵阳中医学院学报，2013，35（4）：297－299.

［6］黄兆胜，施旭光，朱伟，等．黄芪桂枝五物汤及其配伍抗炎镇痛的比较研究［J］．中药新药与临床药理，2005，16（2）：93－95.

［7］许晓峰，林斌，王沛坚．黄芪桂枝五物汤对 AA 大鼠血清 IL－1β、TNF－α 的影响［J］．现代生物医学进展，2007，7（8）：120－121.

［8］赵桂华，唐其风．黄芪桂枝五物汤对小鼠的免疫调节作用［J］．中国冶金工业医学杂志，2006，23（6）：709－711.

［9］赵晖，李宗友．黄芪桂枝五物汤加红参抗高血脂作用的实验研究［J］．国外医学：中医中药分册，2000，22（2）：84－85.

［10］许利平，胡晓梅，杨松涛，等．止眩颗粒对脑缺血大鼠模型血液流变学及 SOD、MDA 的影响［J］．中国中医基础医学杂志，2005，11（2）：137－139.

［11］闫娟娟，高文远．黄芪桂枝五物汤对胸痹阳虚寒凝证大鼠的心电图和血清酶的影响［J］．上海中医药杂志，2009，43（1）：75－77.

［12］史美娟，赵换．黄芪桂枝五物汤与其配方颗粒对冻伤模型大鼠血液流变学对比研究［J］．中国药物与临床，2011，11（6）：658－659.

［13］姜德友，单文，陈永坤，等．黄芪桂枝五物汤加味对糖尿病周围神经病理形态变化的影响［J］．中医药学报，2005，33（2）：51－52.

［14］霍介格，胡莹，杨杰，等．黄芪桂枝五物汤对化疗致大鼠周围神经损伤的作用［J］．中医杂志，2012，53（23）：2031－2034.

［15］朱洪民，宁显明．黄芪桂枝五物胶囊治疗膝骨性关节炎临床研究［J］．福建中医药，2002，32（3）：15－16.

［16］王静军，郭海龙，王永辉，等．黄芪桂枝五物汤止痒作用的实验研究［J］．世界中西医结合杂志，2010，5（12）：1040－1049.

［17］贾绍华，曲海洋，赵明春，等．黄芪桂枝五物汤对大鼠的长期毒性研究［J］．药物评价研究，2011，34（4）：262－266.

［18］陈文翠．黄芪桂枝五物汤对糖尿病周围神经病变微循环障碍影响观察［J］．亚太传统医药，2013，9（8）：160－1615.

［19］常惠忠．黄芪桂枝五物汤联合西药治疗酒精性周围神经病变 36 例［J］．陕西中医，2010，31（4）：420－421.

［20］李旭，宋宗良．黄芪桂枝五物汤外洗治疗糖尿病足 60 例疗效观察［J］．湖南中医杂志，2013，29（7）：53－54.

［21］吴广兴．黄芪桂枝五物汤加味治疗有机磷中毒致迟发性周围神经病变 26 例［J］．中华实用医学，2002，4（12）：90－91.

［22］孔颖泽，徐珍，冷嘉兴．黄芪桂枝五物汤加减治疗奥沙利铂所致神经毒性的体会［J］．河北中医，2005，27（12）：923－924.

［23］蒋岚．黄芪桂枝五物汤治疗末梢神经炎疗效观察［J］．中国民族民间医药杂志，2011，20（4）：66.

［24］刘俊生．黄芪桂枝五物汤联合西药治疗面神经麻痹随机平行对照研究［J］．实用中医内科杂志，2013，27（3上）：81－82.

［25］郑茹文．黄芪桂枝五物汤加味治疗血栓闭塞性脉管炎 32 例［J］．中国中医急症，2009，18（6）：987－989.

[26] 赵霞，李成勇.黄芪桂枝五物汤治疗血管性头痛112例［J］.中国中医药信息杂志，2006，13（9）：7-8.

[27] 范青红，刁建新.黄芪桂枝五物汤加减治疗脑梗死临床观察［J］.中国中医急症，2012，21（5）：834-835.

[28] 范先基，李俊，杨子玉.黄芪桂枝五物汤加味治疗冠心病心绞痛80例［J］.河南中医，2013，33（8）：1211-1213.

[29] 杨治萍，唐盛瑞.黄芪桂枝五物汤加味治疗雷诺综合征70例［J］.新疆中医药，2011，29（4）：122-123.

[30] 王成福，张红梅.黄芪桂枝五物汤治疗类风湿关节炎58例［J］.实用中医内科杂志，2004，18（5）：434-435.

[31] 冯巨全.加味黄芪桂枝五物汤治疗颈椎病38例［J］.中国民间疗法，2004，12（12）：49.

[32] 陈齐鸣.黄芪桂枝五物汤加味治疗坐骨神经痛148例疗效分析［J］.中华实用中西医杂志，2004，4（5）：724-725.

[33] 宁晓军，阮永队，郑智，等.针挑疗法配合黄芪桂枝五物汤治疗肩周炎60例［J］.中国民间疗法，2009，17（9）：43-44.

[34] 徐有水.黄芪桂枝五物汤加味治疗小儿反复呼吸道感染65例［J］.中医药学刊，2006，24（9）：1737-1738.

[35] 楚健子，韩连玉，刘晓明.黄芪桂枝五物汤加味治疗人工流产术后身痛20例［J］.河北中医，2004，26（1）：39-40.

[36] 郑月萍.黄芪桂枝五物汤加减治疗产后多汗症35例临床经验［J］.中国社区医师，2011，13（24）：173.

[37] 李桂翠，于霞，孙东海.黄芪桂枝五物汤加味治疗产后尿潴留60例［J］.光明中医，2001，16（6）：31-32.

[38] 梁秋霞，陈洪荣，李志敏，等.黄芪桂枝五物汤加味治疗子宫内膜异位34例［J］.中国民间疗法，2002，10（11）：54-55.

[39] 杨新林，黄敏.黄芪桂枝五物汤加减治疗慢性荨麻疹30例［J］.新疆中医药，2004（2）：16-17.

[40] 程晓春，龚一云，岳代荣，等.黄芪桂枝五物汤加味治疗老年性皮肤瘙痒症60例［J］.中国中医急症，2005，14（5）：481-482.

[41] 徐毅.黄芪桂枝五物汤加味皂角刺治疗顽麻症举隅［J］.风湿病与关节炎，2013，2（5）：34-35.

[42] 叶志光.黄芪桂枝五物汤临床新用［J］.中国中医药信息杂志，2013，20（2）：88-89.

[43] 田方.黄芪桂枝五物汤治疗扩张型心肌病临床观察［J］.求医问药，2013，11（1）：483.

[44] 考希良.黄芪桂枝五物汤临证验案举隅［J］.世界中西医结合杂志，2012，7（12）：1066，1090.

[45] 冷静.黄芪桂枝五物汤临床应用于老年人疾病［J］.中医临床研究，2012，4（22）：103-104.

[46] 古谷阳一.黄芪桂枝五物汤治疗感觉障碍三例［J］.日本东洋医学杂志，2004，55（1）：131-132.

[47] 张献忠.黄芪桂枝五物汤加味配合针刺治疗脑血管意外后遗症［J］.四川中医，2001，19（11）：31-32.

[48] 隋秀芝.中药治愈周围神经损伤5例［J］.山东医药，2001，41（16）：72-72.

[49] 景红梅.黄芪桂枝五物汤在皮肤科新用［J］.辽宁中医杂志，2007，34（6）：824.

[50] 杨进，马勇.黄芪桂枝五物汤在骨伤科的应用［J］.河南中医，2007，27（2）：14-15.

[51] 邹敏.针刺配合中药黄芪桂枝五物汤治疗急性腰扭伤53例疗效观察［J］.四川中医，2009，27（9）：115-116.

桂枝加龙骨牡蛎汤

【处方组成与功用】

桂枝加龙骨牡蛎汤出自《金匮要略》血痹虚劳病脉证并治（虚劳病）篇，由桂枝、芍药、生姜各 10 ~ 12g，甘草 7g，龙骨、牡蛎各 15 ~ 30g，大枣 12 枚组成。具有调和阴阳，潜镇摄纳的功能。传统用于失精、梦交，阴阳两虚所见之男子梦遗、滑精，女子梦交，少腹拘急，外生殖器寒冷不温，头昏目眩，头发脱落，脉极虚、芤迟等。

【方剂传统解析】

《金匮要略》载："夫失精家，少腹弦急，阴头寒，目眩发落。脉极虚芤迟，为清谷、亡血、失精。脉得诸芤动、微紧，男子失精，女子梦交，桂枝加龙骨牡蛎汤主之。"本条文论述了虚劳阴阳两虚，男子失精、女子梦交的证治。本证病因病机为阴损及阳，阴阳两虚。本方即桂枝汤原方加龙骨、牡蛎而成。方用桂枝汤辛甘化阳，酸甘化阴而调和阴阳；龙骨、牡蛎重镇宁神，敛摄浮越，涩精止遗。用之则阳能外固，阴能内守，心神得安，梦交失精诸症自愈。

【方剂药效物质基础】

1 拆方组分

1.1 桂枝、芍药（白芍）、生姜、甘草　其化学组分见痉湿暍病脉证治篇"栝楼桂枝汤"。

1.2 龙骨　其化学组分见疟病脉证并治篇"蜀漆散"。

1.3 牡蛎　其化学组分见百合狐惑阴阳毒病脉证治篇"栝楼牡蛎散"。

2 复方组分

目前尚未见有桂枝加龙骨牡蛎汤复方化学组分的文献报道。

【方剂药理学研究】

1 拆方药理

1.1 桂枝、芍药（白芍）、生姜、甘草　其药理研究见痉湿暍病脉证治篇"栝楼桂枝汤"。

1.2 龙骨　其药理研究见疟病脉证并治篇"蜀漆散"。

1.3 牡蛎　其药理研究见百合狐惑阴阳毒病脉证治篇"栝楼牡蛎散"。

2 复方药理

2.1 镇静作用　将小鼠随机分组后分别给予不同剂量的桂枝加龙骨牡蛎汤（中剂量为32.0g/kg，大剂量为64.0g/kg，小剂量为16.0g/kg）药液，对照组给予同体积的蒸馏水。给药后 1 小时，每次取各组小鼠 2 只，同时放入 GJ－7906 型三光道光电活动记录仪中，适应环境 5 分钟后，记录 10 分钟内各组小鼠的活动数，探讨桂枝加龙骨牡蛎汤对小鼠自主活动的影响。结果表明，桂枝加龙骨牡蛎汤所试 3 个剂量组均能明显减少小鼠的自主活动，并具有明显的量效关系（$P < 0.05$）[1]。

2.2 催眠作用 在室温24～25℃安静环境下实验，应用桂枝加龙骨牡蛎汤后1小时，腹腔注射戊巴妥钠35mg/kg，记录各组入睡的动物数，探讨桂枝加龙骨牡蛎汤对戊巴妥钠阈下催眠剂量的影响。结果表明，桂枝加龙骨牡蛎汤所试3个剂量组（中剂量为32.0g/kg，大剂量为64.0g/kg，小剂量为16.0g/kg）均显示出有催眠的协同作用（$P < 0.05$）[1]。

2.3 抗惊厥作用 采用连续给予桂枝加龙骨牡蛎汤2次（间隔1小时），于末次给药后1小时，腹腔注射100mg/kg戊四氮，记录30分钟内出现阵发性惊厥的动物数，探讨桂枝加龙骨牡蛎汤对戊四氮所致小鼠惊厥的影响。结果表明，桂枝加龙骨牡蛎汤能降低发生惊厥的小鼠数量（$P < 0.01$）[1]。

【临床研究与应用】

1 治疗心脏神经症

选择心脏神经症患者108例，分为治疗组108例，对照甲组33例及对照乙组25例。治疗组用桂枝加龙骨牡蛎汤煎服，同时口服谷维素片。对照甲组仅以桂枝加龙骨牡蛎汤煎服。对照乙组用安定片、谷维素片口服。各组治疗时间均为30天，治疗前后做心电图检查作为对照。结果以治疗后症状消失，心电图复查正常为治愈，治疗组治愈率为58%，总有效率达97%；对照甲组治愈率为24%，总有效率为79%；对照乙组治愈率为24%，总有效率为84%。治疗组疗效明显优于对照甲组（$P < 0.005$），与对照乙组比较治疗作用（$P < 0.001$）。提示桂枝和龙骨牡蛎汤与谷维素联合使用有良好地治疗心脏神经症的作用[2]。

2 治疗心动过缓

选择心动过缓患者12例，其中病程最长8年，最短2年；原发病为冠状动脉粥样硬化性心脏病8例，高血压性心脏病3例，风湿性心脏病1例。均予桂枝加龙骨牡蛎汤加味治疗：桂枝10g，煅龙骨30g，煅牡蛎30g，淫羊藿30g，白芍15g，大枣皮10g，麻黄根10g，蜈蚣（研末冲服）2条，附子（先煎）15g。每日1剂，水煎取汁200ml分3次服。15天为1个疗程。结果以连续观察3天，心率恢复正常为显效，本组显效7例，有效4例，无效1例。总有效率91.67%[3]。

3 治疗神经衰弱症

选择神经衰弱症患者100例，其中病程1年以内者17例，1～2年者48例，2年以上者35例，最长者22年；轻度失眠者27例，中度失眠者48例，重度失眠者25例。均予桂枝加龙骨牡蛎汤治疗：桂枝6g，生姜3片，白芍15g，大枣10枚，生龙骨30g，生牡蛎30g。若肝阳偏亢者加菊花、钩藤；肾阴不足者加山茱萸、枸杞子；肝气郁积者加柴胡、郁金；脾胃虚弱者加党参、白术；心神不宁者加五味子、莲子心；便稀泄泻者生龙骨、生牡蛎改为煅用，并加炒山药、葛根。水煎2次混合，分早、中、晚3次饭前1小时服，每日1剂，15剂为1个疗程。本组最少服用20剂，最长200剂，平均30剂。结果以睡眠恢复正常，每晚入睡达8小时左右，伴随症状消失，能坚持正常工作和学习为治愈，本组治愈29例，显效43例，好转18例，无效10例，总有效率90.0%[4]。

4 治疗顽固性失眠

选择顽固性失眠患者80例，随机分为治疗组和对照组各40例。治疗组方用桂枝加龙骨牡蛎汤加味组成：桂枝、白芍各 15g，生姜 3 片，甘草 10g，大枣 5 枚，龙骨（先煎）、牡蛎（先煎）各 30g，法半夏 24g。水煎服，每日 1 剂。对照组口服地西泮，均在每晚 20 时服药。2 组均以 2 周为 1 个疗程，共观察 1 个疗程。结果以症状完全或基本消失，睡眠率≥75% 为痊愈，治疗组痊愈 15 例，显效 10 例，有效 11 例，无效 4 例，总有效率 90.0%；对照组痊愈 6 例，显效 6 例，有效 10 例，无效 18 例，总有效率 55.0%（$P < 0.05$）[5]。

5 治疗糖尿病合并多汗症

糖尿病合并多汗症是糖尿病并发自主神经功能紊乱所致。选择本病患者 32 例，所有病例均为 2 型糖尿病患者，以汗出过多为主诉之一。其中自汗 15 例，盗汗 12 例，二者兼有 5 例。排除肺结核、甲状腺功能亢进症、低血糖症及更年期综合征引起的多汗症状。均采用执行糖尿病饮食、运动和药物控制血糖基础上给予桂枝加龙骨牡蛎汤：桂枝 9g、白芍 15g、生姜 3 片、大枣 5 枚、炙甘草 6g、煅龙骨（先煎）30g、煅牡蛎（先煎）30g。若醒时汗出、动则尤甚、乏力少气、面白无华、苔薄白脉细弱者加黄芪、浮小麦、糯稻根；潮热盗汗、心烦易怒、失眠多梦、舌边尖红苔少、脉细数者加知母、黄柏、生地黄、熟地黄、山萸肉；头部蒸蒸汗出、手足心汗出、腹胀便干、舌红脉沉实或滑数者加大黄、厚朴、知母、石膏、焦三仙。每日 1 剂，水煎服，早晚各 1 次。7 剂为 1 个疗程。最短服用 1 个疗程，最长服用 4 个疗程。服药期间禁辛辣之品。结果所有患者治疗 4 个疗程后，显效 13 例，有效 17 例，无效 2 例，总有效率 93.75%[6]。

6 治疗肠易激综合征

选择肠易激综患者 106 例，随机分为治疗组 66 例和对照组 40 例。2 组均予心理疏导，饮食调节，生活规律。治疗组予桂枝加龙骨牡蛎汤加味：桂枝 12g，白芍 12g，生姜 12g，甘草 6g，大枣 15g，龙骨 15g，牡蛎 15g。若肝郁气滞，加延胡索、枳壳；湿热阻滞，加黄芩、黄连；寒湿困脾，桂枝加量、干姜；脾气虚弱，加党参、白术；脾肾阳虚，加入肉豆蔻、补骨脂；瘀阻肠络，加红藤、姜黄；湿热、寒湿明显者，减龙骨、牡蛎用量。每日 1 剂，水煎分 3 次温服。对照组予匹维溴铵、丽珠肠乐胶囊口服。部分患者抑郁明显，加谷维素或多塞平；便秘者加酚酞片；腹泻重者加洛哌丁胺。2 组疗程均为 30 天。结果以主症、兼症消失，大便成形，每日 1～2 次或 2 日 1 次，舌苔及脉象基本恢复正常，其他相应的有关检查正常为临床痊愈，治疗组痊愈 15 例，显效 23 例，有效 22 例，无效 6 例，总有效率 90.91%；对照组痊愈 5 例，显效 9 例，有效 13 例，无效 13 例，总有效率 67.50%（$P < 0.05$）。2 组随访 6 个月后治疗组复发率较低，总有效率仍高于对照组（$P < 0.05$）[7]。

7 治疗功能性消化不良

选择功能性消化不良患者 82 例，随机分为治疗组 52 例和对照组 30 例。治疗组采用桂枝加龙骨牡蛎汤合平胃散加减：桂枝 10g，白芍 10g，生姜 10g，甘草 6g，大枣 10 枚，龙骨 20g，牡蛎 20g，苍术 10g，厚朴 10g，陈皮 12g。若胃脘胀满加鸡内金、大腹皮；胃脘疼痛加延胡索、乌药；嗳气泛酸加海螵蛸、半夏；饮食减少加神曲、莱菔子；心神不宁加五味子、茯苓。水煎分早晚 2 次温服，每天 1 剂。对照组给予多潘立酮、阿米替林治疗。2 组均以 1 个月为 1 个疗程。结果以症状、体征消失，积分减少≥95%，且停药 1 个月内无复发为临床治愈，治疗组痊愈 14 例，显效 17 例，有效 12 例，无效 9 例，总有效率 82.7%；对照组痊愈 5 例，显效 6 例，有效 6 例，无效 13 例，总有效率 56.7%（$P < 0.05$）。治疗后对照

组饱胀、嗳气症状评分低于治疗前，$P < 0.01$；治疗组饱胀、疼痛、嗳气症状评分低于治疗前，且疼痛评分低于对照组，$P < 0.01$；2组治疗前后症状与治疗前比较，$P < 0.01$，与对照组比较，$P < 0.01$[8]。

8 治疗格雷夫斯甲亢

选择格雷夫斯病患者60例，随机分为治疗组和对照组各30例。治疗组采用桂枝加龙骨牡蛎汤治疗：桂枝10g，炒白芍10g，党参10g，生龙骨20g，生牡蛎20g，大枣3枚，生甘草6g。若气虚、汗出、心悸者，加黄芪、白术、防风；烦躁不安，易怒，眼球突出，颈部弥漫肿痛者，加夏枯草、玄参、穿山甲、当归、川芎、丹参；失眠多梦者，加酸枣仁、柏子仁；心阳不足、心悸者，重用桂枝。并配合普萘洛尔、甲巯咪唑。对照组以普萘洛尔、甲巯咪唑治疗。2组疗程均观察45天。结果以主要症状及体征消失或基本消失为临床控制，治疗组临床控制13例，显著进步8例，进步7例，无效2例，总有效率93.33%；对照组临床控制8例，显著进步6例，进步8例，无效8例，总有效率73.33%（$P < 0.05$）[9]。

9 治疗盗汗

选择盗汗患者96例，其中体虚感冒12例，支气管炎10例，支气管肺炎5例，胃炎4例，产后3例，失眠2例，其他如胃癌手术放疗后、心肌炎、肺结核、肺脓肿、乙型肝炎、荨麻疹等20例，不明原因30例。均以桂枝加龙骨牡蛎汤煎服。若感冒加七叶一枝花、三叶青、金银花；咳嗽加杏仁、厚朴；阴虚加熟地黄、山药、山茱萸；消化不良加鸡内金；伴自汗加生脉饮；产后加四物汤。服药禁酒、辛辣动火食物及荔枝等热性果品。结果以3~6剂汗止为治愈，本组痊愈80例，好转13例，无效3例，总有效率为96.88%[10]。

10 治疗自汗

选择自汗患者21例，并排除内科器质性疾病如甲状腺功能亢进症、风湿热、结核病及恶性病变引起的病证。症见白昼时时汗出，动则益甚，伴见体倦乏力，面色少华，纳呆，便溏，甚者精遗滑泄，惊惕，舌淡苔薄白，脉细弱。均以桂枝加龙骨牡蛎汤治疗：桂枝6g，白芍9g，生姜6g，生龙骨30g，生牡蛎30g，浮小麦30g，甘草6g，大枣12枚。若气虚甚者汗出如细珠，加西洋参、五味子；精遗滑泄者，加山茱萸、龙眼肉；怕风恶寒者，加玉屏风散；便溏甚或水泻者，加制肉豆蔻、砂仁（后下）。每日1剂，水煎，早、晚温服。5剂为1个疗程，连服1~2个疗程。并嘱注意饮食起居，忌辛辣、生冷、油腻食物。结果以服药2个疗程临床症状消失，胸部平片、血常规正常，2年以上未复发者为治愈，本组痊愈19例，无效2例，治愈率为90.48%[11]。

11 治疗产后多汗症

选择产后多汗症患者78例，随机分为对照组30例和治疗组48例。对照组口服谷维素治疗，治疗组在对照组治疗基础上用桂枝加龙骨牡蛎汤：桂枝10g，白芍10g，生姜10g，甘草6g，大枣6枚，龙骨10g，牡蛎10g。若气虚，加黄芪、党参；血虚，加当归、熟地黄；阳虚，加制附子、肉苁蓉；阴虚，加麦冬、五味子；大便难，加玄参、生地黄、麦冬；恶露不尽，加当归、川芎、桃仁、炮姜。每日1剂，水煎，分3次服。2组均以6天为1个疗程。结果以自汗、盗汗停止，其他症状消失为痊愈，治疗组痊愈12例，显效24例，有效10例，无效2例，总有效率95.83%；对照组痊愈6例，显效6例，有效10例，无效8例，总有效率73.33%（$P < 0.05$）[12]。

12 治疗慢性宫颈炎

选择慢性宫颈炎患者 60 例，以桂枝加龙骨牡蛎汤为基本方：桂枝 12g，白芍 12g，甘草 9g，生姜 5 片，大枣 5 枚，龙骨 30g，牡蛎 30g。若带下色白质稀，伴头晕、腰酸腿软者，加鹿角胶、补骨脂、潼蒺藜；带下色黄质稠，伴阴痒者，加龙胆草、蛇床子、苦参；带下赤白相兼伴五心烦热，汗出者，加女贞子、墨旱莲、知母、栀子；带下清稀无味，伴身疲乏力者，加黄芪、车前子、扁豆等。每日 1 剂，水煎服，分 2 次早晚温服，经期停服，1 个月为 1 个疗程。结果以阴道分泌物之量、色、气味、质均恢复正常，妇科检查炎症消失，随访 3 个月经周期未见复发为痊愈，本组痊愈 41 例，有效 16 例，无效 3 例，总有效率为 95.0%[13]。

13 治疗遗精

选择遗精患者 49 例，其中，遗精每周两次者 41 例，一日数次者 7 例；有梦遗精者 43 例，清醒时精自滑出者 6 例；头昏耳鸣者 39 例，精神萎靡、腰酸腿软者 42 例，房事过度者 29 例，思欲过度、不良的性刺激者 18 例；未婚者 7 例，已婚者 42 例。均给予桂枝加龙骨牡蛎汤治疗：桂枝、白芍各 9g，甘草 6g，龙骨 20g，牡蛎 30g，大枣 8 枚，生姜 6 片。若头昏心悸、小便短黄者，加熟地黄、黄柏、灯心草；头昏耳鸣、形瘦腰酸、舌红少津者，加知母、黄柏、熟地黄、山药、山萸肉；滑精频作、面色苍白无力、畏寒者，加菟丝子、韭菜子、补骨脂；烦躁易怒、口苦咽干者，加龙胆草、熟地黄、柴胡、黄芩；小便短赤、苔黄腻者，加黄柏、车前子、苦参。每日 1 剂，水煎，早、晚服。服药同时，注意精神调养，清心寡欲，避免用脑过度、精神紧张，适当参加体力劳动，节制性欲，戒除手淫，夜晚进食不易过饱，睡前温水泡脚，养成侧卧的习惯，少食辛辣刺激性食物等。结果以遗精自觉症状完全消失，随诊半年无复发为痊愈，本组治愈 45 例，显效 2 例，无效 2 例，总有效率 95.9%[14]。

14 治疗其他疾病

用桂枝加龙骨牡蛎汤原方或其加减方，还可用于尿频、淋证、癫狂、感冒、泄泻、便秘、崩漏、内伤发热、心律失常、慢性非特异性肠炎、慢性结肠炎、白细胞减少症、有机磷中毒后遗症[15]，血虚头痛、久咳不愈、不射精、阳痿、精索静脉曲张、斑秃[16]，书写不能、癫痫并奔豚气[17]，脱发、心悸[18]等。

【方剂评述】

桂枝加龙骨牡蛎汤是由桂枝汤加龙骨、牡蛎组合而成。是针对"虚劳失精"的"失精"而设的主治方，虽源于《金匮要略》虚劳病篇，但没将该方列入补益剂范畴。现代医学实验也未曾见到本方治疗虚损的研究文献。因本方主要病机为阴阳不和之证，功效在于对阴阳的调整协调。临床凡见病机属阴阳不和之证，均可用之，故应用十分广泛，尤其是内伤杂病，且疗效较好。归纳起来，目前临床应用大致有以下方面：一是由心神不安，神失所主所致的病证。如癫狂、癔症、惊悸、神经衰弱、失眠、奔豚气、更年期综合征等。二是由阴阳失调，津液精微失于敛守所致的病证。如自汗、盗汗、遗尿、崩漏、带下、遗精、梦交等。三是治疗儿科病证，如小儿咳喘、小儿肺炎、小儿支气管炎、小儿心脏病等应用亦较多。故凡医者若谨遵本方之方旨，凡辨属营卫失调，阴阳违和，阴精不守，阳气外越之证皆加味用之,如前所举病例,皆能取得理想的疗效。纵观目前对本方的全面研究,在临证中仍有一些问题,一是病例太少,未设对照组,也没有采用盲法,多为回顾性观察,而无前瞻性研究;二是单用本方者少,而加减药物较多,有些情况下加减药物超过了本方,使得很难制定是本方的疗效还是加减药物的作用;三是各家对本方应用的方法也不一致,如桂枝、白芍之配伍剂量,各医家之间差异较大,且与张仲景原方不同;四是对本方的方剂药效物质基础和方剂药理学研究甚少。提示今后对桂枝加龙骨牡蛎汤需加强研究,应进一步完善科研设计方法,规范本方的药物组成,并应用现代科研的手段和方法,进一步探讨本方的未知。

参 考 文 献

[1] 贺玉琢,李晓琴,郭淑英,等.桂枝汤的药理学研究——七、桂枝汤和桂枝加厚朴杏子汤、桂枝加龙骨牡蛎汤的药理作用比较 [J]. 中药药理与临床,1991,7 (1):1-4.

[2] 奚赛峨,侯公林.桂枝加龙骨牡蛎汤合谷维素治疗心脏神经官能症108例临床观察 [J]. 中西医结合临床杂志,1993,3 (1):20-21.

[3] 王廷治,姜文才.桂枝加龙骨牡蛎汤加味治疗心动过缓12例 [J]. 河北中医,2010,32 (1):62.

[4] 吕建华.桂枝加龙骨牡蛎汤治疗神经衰弱症100例 [J]. 中国中医药信息杂志,2005,12 (10):71.

[5] 周山.桂枝加龙骨牡蛎汤加味治疗顽固性失眠40例 [J]. 陕西中医,2011,32 (10):1311-1312.

[6] 张静.桂枝加龙骨牡蛎汤治疗糖尿病多汗症32例 [J]. 社区医学杂志,2008,6 (5):74.

[7] 王继建.桂枝加龙骨牡蛎汤治疗肠易激综合征66例 [J]. 中国中医急症,2010,19 (7):1226-1227.

[8] 杨秀婷.桂枝加龙骨牡蛎汤合平胃散治疗功能性消化不良52例临床观察 [J]. 临床合理用药,2010,3 (8):42-43.

[9] 党兴全,肖海全.桂枝加龙骨牡蛎汤加减治疗格雷夫斯甲亢30例疗效观察 [J]. 中国社区医师,2008,10 (19):106.

[10] 卢昌义.桂枝加龙骨牡蛎汤治疗盗汗96例 [J]. 吉林中医药,2002,22 (2):20.

[11] 崔杰.桂枝加龙骨牡蛎汤治疗自汗21例 [J]. 河南中医,2012,32 (5):555-556.

[12] 杨红丽.桂枝加龙骨牡蛎汤加减治疗产后多汗症48例 [J]. 河南中医,2010,30 (10):959-960.

[13] 刘冬岩,董联玲,韩丽君.桂枝加龙骨牡蛎汤治疗慢性宫颈炎60例临床观察 [J]. 陕西中医,1998,14 (6):11.

[14] 张苍.桂枝加龙骨牡蛎汤治疗遗精49例 [J]. 内蒙古中医药,2010 (9):19.

[15] 储开博,何丽清.桂枝加龙骨牡蛎汤的现代临床应用 [J]. 中医药研究,2001,17 (2):59-61.

[16] 曹长恩,皮寒义,曹亮.桂枝加龙骨牡蛎汤药理研究及临床应用近况 [J]. 中医药信息,1996 (3):22-23.

[17] 康进忠.关思友运用桂枝加龙骨牡蛎汤的经验 [J]. 时珍国医国药,2006,17 (7):1356-1357.

[18] 卢永锋,王煜,郭乾乾,等.王自立教授运用桂枝加龙骨牡蛎汤经验 [J]. 中医研究,2014,27 (3):41-43.

❧ 天雄散方 ❧

【处方组成与功用】

天雄散方出自《金匮要略》血痹虚劳病脉证并治(虚劳病)篇,由天雄(炮)30g,白术80g,桂枝60g,龙骨30g组成。共杵为散,酒服。具有温补脾肾,固摄阴精的功能。传统用于失精、梦交,阳虚所见之失精证。

【方剂传统解析】

《金匮要略》载："此为补阳摄阴之方，治男子失精，腰膝冷痛。"本条文论述了阳虚失精的证治。本证病因病机为脾肾阳虚，命门失固。天雄散方用天雄壮命门之阳，以补先天之本，为君药；白术健脾益胃，培补后天之本；桂枝温经助阳，共为臣药；龙骨重镇涩精，收敛浮阳，为佐药。四药相配，温补脾肾之阳气，阴精得以固摄。

【方剂药效物质基础】

1 拆方组分

1.1 天雄　天雄为附子或草乌头之形长而细者，目前商品药材和药房已不专备"天雄"，天雄与附子功用类同，故以附子代之。炮附子化学组分见痉湿暍病脉证治篇"桂枝附子汤"。

1.2 桂枝　其化学组分见痉湿暍病脉证治篇"栝楼桂枝汤"。

1.3 白术　其化学组分见痉湿暍病脉证治篇"麻黄加术汤"。

1.4 龙骨　其化学组分见疟病脉证并治篇"蜀漆散"。

2 复方组分

目前尚未见有天雄散复方化学组分的文献报道。

【方剂药理学研究】

1 拆方药理

1.1 天雄　其药理研究见痉湿暍病脉证治篇"桂枝附子汤"。

1.2 桂枝　其药理研究见痉湿暍病脉证治篇"栝楼桂枝汤"。

1.3 白术　其药理研究见痉湿暍病脉证治篇"麻黄加术汤"。

1.4 龙骨　其药理研究见疟病脉证并治篇"蜀漆散"。

2 复方药理

2.1 修复钒中毒所致的睾丸组织损伤作用　为了考察加味天雄散对钒中毒所致小鼠睾丸组织损害的治疗作用，用偏钒酸钠（$NaVO_3$）经腹腔注射给雄性小鼠染毒，6周后作造模检查，证实引起睾丸组织明显损伤后，用加味天雄散水剂灌胃治疗，连续5周后取材，行睾丸组织学检查、睾丸钒含量测定。结果发现，中药治疗组睾丸钒含量显著低于模型组（$P<0.01$），与对照组无差异；曲细精管直径、各级生精细胞、支持细胞、间质细胞数均与对照组无差异，而显著高于模型组（$P<0.01$）。表明加味天雄散可修复钒中毒所致的睾丸组织损伤，恢复雄性生殖功能[1]。

2.2 逆转钒所致遗传损伤作用　选择雄性 KM 小鼠经腹腔注射 3mg/kg 的偏钒酸钠（$NaVO_3$），6周后每组随机取5只小鼠进行造模检查。结果显示精子密度、精子存活率、精子活动率与空白对照组比，均有显著性降低（$P<0.01$），精子畸形率增高（$P<0.01$），表明造模成功。此后，每天用加味天雄散煎剂灌胃 25ml/kg，连续给药5周后取材分别进行附睾液分析，睾丸钒含量测定与睾酮测定。结果表明，中药处理组附睾精液各项指标均接近空白对照组，血浆睾酮含量高于模型组。表明加味天雄散可逆转钒致雄性小鼠精液质量的改

变，即能逆转钒所致的遗传损伤[2]。

【临床研究与应用】

1 治疗男性性功能障碍

选择男性性功能障碍患者 30 例，其中 11 例患者均合并不育，精液常规检查示精子量少，死精子多，精子活动度差，其余 29 例患者均勃起障碍，勃起时间短、早泄明显，其中 5 例合并高血压，7 例合并糖尿病，30 例患者均有不同程度的手淫史，辨证为伐泄太过、肾阳不足。均以天雄散合五子衍宗丸加味组方：制附片 10g，白术 10g，桂枝 10g，龙骨 30g，五味子 30g，覆盆子 12g，枸杞子 24g，菟丝子（炒）24g，车前子（盐炒）10g，金樱子 10g，芡实子 10g，葫芦巴 10g，仙茅 10g，淫羊藿 10g。将以上药物先以汤剂水煎服之，待明显起效后制成丸剂，缓以给之。服药期间节房事、戒手淫。结果全部患者服药最多者汤剂 45 剂、丸药一料（以上方 10 剂粉末为丸），最少者汤药 10 剂、丸药一料，均取得明显效果，性功能恢复正常或基本正常，其中 11 例不育者其妻成功怀孕[3]。

2 治疗少弱精子症

选择少弱精子症患者 80 例，随机分为治疗组和对照组各 40 例。治疗组采用加味天雄散：附子（先煎）6g，白术 15g，桂枝 10g，龙骨 10g，茯苓 15g，黄芪 10g，菟丝子 15g，制何首乌 15g，枸杞子 20g，刺五加 10g，肉苁蓉 10g，丹参 10g，每天 1 剂，水煎至 300ml，每天 2 次口服，每次 150ml。对照组采用五子衍宗丸治疗，每次 6g，每天 2 次，2 组均以 3 个月为 1 个疗程，治疗 1 个疗程。结果以配偶受孕为治愈，治疗组总有效率 91.43%，配偶妊娠率为 8.57%，显效率 65.71%；对照组总有效率 85.71%，妊娠率为 5.71%，显效率 54.29%（$P > 0.05$）；2 组均能显著提高精子密度、精子活力、精子正常形态百分率，治疗组优于对照组[4]。

3 治疗不育症

选择不育症患者 156 例，患者均为同居 2 年以上未育（排除女方因素），男方检查无生殖器器质性病变者。治疗以天雄散加味：附子 10g，白术 18g，肉桂 6g，生龙骨 15g，韭菜子 15g，当归 12g，肉苁蓉 18g，枸杞子 12g，巴戟天 12g，党参 30g，淫羊藿 15g，菟丝子 15g。每日 1 剂，水煎分服。30 天为 1 个疗程，观察 3～4 个疗程。结果以配偶怀孕为治愈，本组精子动力异常症 78 例，治愈 51 例，显效 12 例，有效 7 例，无效 8 例；精子动力异常并少精子症 48 例，治愈 27 例，显效 11 例，有效 7 例，无效 3 例；单纯少精子症 21 例，治愈 13 例，显效 4 例，有效 3 例，无效 1 例，无精子症 9 例，治愈 2 例，无效 7 例[5]。

4 治疗慢性结肠炎

选择慢性结肠炎患者 46 例，以天雄散加味：制附子 10g，白术、桂枝各 15g，龙骨 20g，白芍、诃子各 12g，甘草 6g。若鸡鸣泻者，加吴茱萸、肉豆蔻；腹痛绵绵者，加木香、延胡索；泄泻次数多，有滑脱之势者，加赤石脂、乌梅；有脓血者，加白头翁、川黄连；有脱肛者，加升麻、黄芪。每日 1 剂，水煎分服，4 周为 1 个疗程。结果经 1 个疗程治疗，以临床症状消失，大便常规正常，结肠镜检查均已恢复正常，随访 1 年无复发者为治愈，本组痊愈 11 例，显效 24 例，好转 9 例，无效 2 例，总有效率 95.7%[6]。

5 治疗变应性鼻炎

选择变应性鼻炎患者 50 例，以天雄散加味方：制附子 10g，白术、桂枝各 15g，龙骨 20g，辛夷、白芍各 12g，甘草 6g。若气虚者，加黄芪、党参；鼻塞流涕严重者，加细辛、白芷、苍耳子，每日 1 剂，水煎服，5 天为 1 个疗程。结果以症状完全消失，功能恢复，6 个月以上未复发者为痊愈，本组痊愈 13 例，显效 36 例，好转 1 例。服药最多者 15 剂，最少者 3 剂，平均 9 剂[7]。

【方剂评述】

天雄散为桂枝加龙骨牡蛎汤后所出一方，该方有方无证，而桂枝加龙骨牡蛎汤所主之上一句又有证无方。观天雄散用药与其证颇相宜，《外台秘要》亦用治男子失精，故天雄散当是治其证方。证中清谷为脾阳气虚，失精为肾阳气虚。少腹弦急，阴头寒，目眩，发落，脉极虚芤迟为一身阳气尽虚，或不能温，或不得升，或不能化（精）。天雄散中桂枝益心阳，白术补脾阳，天雄温肾阳，龙骨安神秘精，交通心、脾、肾而固一身之阳，成温补心脾肾之方。如果说桂枝加龙牡汤是劳而阳气耗散不足的话，而天雄散则是劳而阳气内伤而虚，心、脾、肾三脏俱病。从桂枝加龙牡汤到天雄散，反映人身阳气渐虚，虚劳渐甚之发展过程。

参 考 文 献

[1] 文质君，陈筱春. 加味天雄散治疗钒中毒所致小鼠睾丸组织损害的实验研究 [J]. 湖南中医药导报，1999，5 (11)：32 - 34.

[2] 陈筱春，文质君. 钒中毒对雄性小鼠精液质量的影响及加味天雄散的防治作用 [J]. 上海实验动物科学，2000，20 (4)：230 - 232.

[3] 任世洲. 天雄散合五子衍宗丸加味治疗男性性功能障碍 30 例 [J]. 中国中医医药现代远程教育，2009，7 (4)：21.

[4] 耿强，吕伯东，黄晓军，等. 加味天雄散治疗少弱精子症的疗效观察 [J]. 中国中西医结合杂志，2010，30 (5)：496 - 498.

[5] 张庆新，张长义. 天雄散加味治疗男性不育症 156 例 [J]. 男科医学，2007 (2)：34.

[6] 吕长青. 天雄散加味治疗慢性结肠炎 46 例 [J]. 浙江中医杂志，2011，46 (7)：488.

[7] 柳秀真，吕长青，李华. 天雄散加味治疗过敏性鼻炎 50 例疗效观察 [J]. 中国社区医师，2006，22 (15)：43.

❦ 小建中汤 ❦

【处方组成与功用】

小建中汤出自《金匮要略》血痹虚劳病脉证并治（虚劳病）篇，由桂枝 10g，炙甘草 10g，大枣 12 枚，白芍 5~20g，生姜 7g，胶饴（饴糖）50~100g 组成。具有温中补虚，调补阴阳的功能。传统用于虚劳里急所见之脘腹挛痛，喜得温按，或虚劳发热，或心悸不宁，食减，面色无华，舌质淡，脉涩、弦等。

【方剂传统解析】

《金匮要略》载："虚劳里急，悸、衄、腹中痛，梦失精，四肢酸疼，手足烦热，咽干口燥，小建中汤主之。"本条文论述了阴阳两虚，虚劳里急的证治。本证病因病机为中气不足，化源匮乏，阳损及阴，阴阳两虚。小建中汤即桂枝汤倍用白芍加饴糖而组成。方用饴糖甘、温，补中、益气、缓急，为君药；重用白芍，敛阴和营，缓挛止痛，为臣药；君臣相配，有酸甘合化之妙。生姜、桂枝，温阳健胃；大枣、炙甘草补益脾胃。诸药相合，辛甘化阳，酸甘化阴，气血双补而协调阴阳；全方药性以甘温健补脾土为主，使中气健旺，化源充足，气血阴阳皆得其调补，虚劳里急诸症自愈。

【方剂药效物质基础】

1 拆方组分

1.1 桂枝、大枣、白芍、生姜　其化学组分见痉湿暍病脉证治篇"栝楼桂枝汤"。

1.2 炙甘草　其化学组分见痉湿暍病脉证治篇"葛根汤"。

1.3 饴糖　饴糖以糯米、粳米、大麦、小麦、粟或玉米等富含淀粉的粮谷蒸熟后，在大麦芽酶（淀粉酶）的作用下，将淀粉分解成糊精、麦芽糖及少量的葡萄糖（后 2 者均有甜味）。成分为麦芽糖（89.5%）、蛋白质、脂肪、维生素 B_2、维生素 C、烟酸等。饴糖有软、硬之分，入药以软者为佳[1-2]。

2 复方组分

目前尚未见有小建中汤复方化学组分的文献报道。

【方剂药理学研究】

1 拆方药理

1.1 桂枝、大枣、白芍、生姜　其药理研究见痉湿暍病脉证治篇"栝楼桂枝汤"。

1.2 炙甘草　其药理研究见痉湿暍病脉证治篇"葛根汤"。

1.3 饴糖　中医学认为饴糖性味甘、温、无毒。入肺、胃经。可用于补虚健脾，润肺止咳，滋养强壮。药理学研究认为，饴糖具有麦芽糖的一般作用，临床观察有滋养、止咳、止腹绞痛作用。饴糖与桂枝、白芍、甘草、黄芪配用，治疗胃、十二指肠溃疡病，有促进溃疡愈合的作用[3-4]。

2 复方药理

2.1 抗炎作用　采用二甲苯所致小鼠耳廓肿胀及乙酸诱发小鼠血管通透性增高的炎症模型，探讨小建中汤的抗炎作用。结果小建中汤各组、醋酸泼尼松组与模型组比较两耳重量差均有统计学意义（$P < 0.01$ 或 $P < 0.05$）；小建中汤高剂量组（12g/kg）、醋酸泼尼松组对小鼠腹腔液中伊文思兰浓度较模型组明显减少（$P < 0.05$ 或 $P < 0.01$），小建中汤低剂量组（6g/kg）具有抑制小鼠毛细血管通透性的趋势。表明小建中汤对二甲苯引起小鼠急性耳廓肿胀及乙酸所致毛细血管通透性的增加有显著抑制作用[5]。

2.2 抗幽门螺杆菌感染和抗胃黏膜损伤作用　采用 BABL/c 小鼠抗幽门螺杆菌（Hp）感染模型，观察小建中汤对其胃黏膜损伤的治疗作用。结果小建中汤水提组分高、中、低（12g/kg、6g/kg、3g/kg）剂量组的 Hp 根除率分别为 85%、65% 和 45%，均明显高于模型组（$P < 0.05$ 或 $P < 0.01$），且呈现一定的量效关系。同时治疗后的胃黏膜炎症明显改善，炎症细胞浸润明显减轻[6]。

2.3 改善脾虚证的作用 选取小鼠随机分为 7 组：正常对照组、脾虚模型组、水提液高剂量组、中剂量组及醇提液高剂量组、中剂量组、挥发油组，采用饮食失节法造脾虚模型，灌胃小建中汤不同提取物，观察其对实验性脾虚小鼠的一般症状及粪便、体重变化、胃残留率、小肠推进率及小肠浮长率、脾及胸腺指数的变化，观察小建中汤水提取液、乙醇提取液及小建中汤中挥发油对脾虚小鼠的影响。结果显示，灌胃小建中汤水提液、醇提液治疗后，其均能明显改善脾虚证小鼠的一般症状，增加小鼠的体重，促进胃排空及小肠推进运动，增加脾及胸腺指数，而挥发油成分几乎无影响。表明小建中汤的水提液及醇提液对脾虚证小鼠均有治疗效果，且醇提液治疗效果较水提液明显[7]。

2.4 对实验性脾胃虚寒的改善作用 选取 SD 大鼠随机分为 6 组，即对照组、模型组（4℃食醋法复制脾胃虚寒动物模型）、小建中汤低、中、高剂量组（3.50g/kg，7.00g/kg，14.00g/kg）、硫糖铝组（0.67g/kg），给予相应药物治疗连续 15 天，实验过程中观察大鼠的一般情况，测定其体重变化，末次给药后，采用黄嘌呤氧化酶法、硫代巴比妥酸法及酶联免疫法检测各组大鼠胃组织中 SOD、MDA、cAMP 和 cGMP 水平，HE 染色观察胃黏膜形态变化，观察小建中汤对脾胃虚寒大鼠一般情况及胃黏膜形态的影响，并从脂质过氧化损伤及环核苷酸水平紊乱角度探讨小建中汤抗脾胃虚寒的可能机制。结果显示，与模型组比较，小建中汤高剂量组能改善脾胃虚寒大鼠的一般情况，增加体重；能提高脾胃虚寒大鼠胃组织 SOD 水平，降低 MDA 含量（$P<0.01$ 或 $P<0.05$）；小建中汤高、中剂量组能够升高血浆 cAMP 含量，降低 cGMP 含量，升高 A/G 的比值（$P<0.05$）。表明小建中汤能够抗脾胃虚寒，作用机制可能是抗脂质过氧化损伤和改善环核苷酸水平紊乱[8]。

2.5 延缓胃衰老作用 用 10% D - 半乳糖腹腔注射造成 Wistar 大鼠衰老模型，观察小建中汤的抗胃衰老作。结果给药后小建中汤组脾、胃和胸腺的脏器指数显著增加，与模型组比较，差异有统计学意义（$P<0.01$）；小建中汤组胃黏膜、肝组织中 SOD 活性升高，MDA 含量降低，与模型组比较，差异有统计学意义（$P<0.05$）。说明小建中汤能抗氧化、清除自由基、修复胃黏膜损伤，具有一定延缓胃衰老的作用[9]。

2.6 增强免疫作用 采用小鼠炭粒廓清和溶血空斑生成实验，观察小建中汤对免疫系统的影响，结果小建中汤大剂量组（12g/kg）与空白对照组比较可明显增加小鼠吞噬细胞的廓清指数 K 值和吞噬指数 α 值（$P<0.05$），醋酸泼尼松组与空白对照组比较可明显降低小鼠吞噬细胞的廓清指数 K 值和吞噬指数 α 值；小建中汤大剂量组与空白对照组比较可明显增加小鼠溶血空斑生成，A_{413} 值显著增加，与空白对照组比较差异显著（$P<0.05$），醋酸泼尼松组与空白对照组比较可明显抑制小鼠溶血空斑生成，A_{413} 值显著降低，与空白对照组比较差异显著（$P<0.01$）。表明小建中汤可提高小鼠巨噬细胞的吞噬功能，对小鼠 B 细胞免疫具有促进作用，增强机体特异性与非特异性免疫系统[10]。

【临床研究与应用】

1 治疗消化性溃疡

选择脾胃虚寒型复发性消化性溃疡患者 90 例，随机分为治疗组和对照组各 45 例。治疗组用小建中汤加党参煎服。对照组给予奥美拉唑胶囊。若 Hp 阳性者加服阿莫西林胶囊。2 组疗程均为 4 周。结果 2 组胃镜疗效比较，对照组 91.11%，治疗组 93.33%（$P>0.05$）；2 组中医证候疗效比较，对照组 80.00%，治疗组 95.56%（$P<0.05$）；疗程结束后 1 年 2

组复发率比较，对照组 38.71%，治疗组 12.12%（$P < 0.05$）[11]。

2 治疗慢性胃炎

将慢性萎缩性胃炎患者 80 例随机分成治疗组和对照组，每组 40 例，2 组均采用抗幽门螺杆菌根除疗法，治疗组加用小建中汤加减治疗。结果以临床体征、症状消失，复查胃镜黏膜肠上皮异型化生或增生消失，腺体萎缩，黏膜炎性反应消失，Hp 阴性为治愈，治疗组治愈 20 例，显效 17 例，无效 3 例，总有效率 92.5%；对照组治愈 10 例，显效 18 例，无效 12 例，总有效率 70.0%（$P < 0.05$）。2 组 Hp 根除率以及临床复发率比较，治疗后治疗组清除 37 例，清除率为 92.5%，Hp 感染复发 8 例，复发率为 20.0%；对照组 Hp 清除 30 例，清除率为 75.0%，Hp 感染复发 16 例，复发率为 40.0%（$P < 0.05$）[12]。

3 治疗便秘

治疗证属中虚阴阳不和之习惯性便秘 20 例，用小建中汤配合大剂量白术煎服，2 日 1 剂，2 剂为 1 个疗程。同时保持心情舒畅，适当运动，调整饮食，定时登厕，多饮水。结果经治 1~4 个疗程，痊愈 16 例，有效 4 例，总有效率 100%[13]。

4 治疗肠易激综合征

选择肠道易激综合征患者 118 例，随机分为治疗组 74 例和对照组 44 例，对照组若腹泻为主者用蒙脱石散加洛哌丁胺，腹痛为主者用匹维溴铵和蒙脱石散，便秘为主者用聚乙二醇 4000 或乳果糖。治疗组以小建中汤制成的灭菌口服液联合微生态制剂保健乳饭前服用。2 组治疗时间均为 4~8 周。结果以所有症状消失，排便正常，停药 4 周后无反复为治愈，治疗组治愈 58 例，好转 12 例，无效 4 例，总有效率 94.59%；对照组治愈 21 例，好转 14 例，无效 9 例，总有效率 79.55%（$P < 0.01$）[14]。

5 治疗慢性腹泻

选择过敏性结肠炎、非特异性结肠炎、克罗恩病及功能性腹泻等慢性腹泻患者 50 例，随机分为治疗组 26 例和对照组 24 例。2 组患者根据病情均给予一般及补液治疗。治疗组服用小建中汤：白芍 18g、炙甘草 9g、生姜 12g、桂枝 12g、饴糖 30g，去渣后化入，大枣去核 4 枚。煮 3 杯，分 3 次服。对照组予以对症及支持治疗，腹痛者加用匹维溴胺片，腹胀者加用多潘立酮片。2 组均治疗 10 天为 1 个疗程。1 疗程后观察疗效。结果以大便正常，其他症状消失，临床检验正常为治愈，治疗组治愈 18 例，好转 6 例，未愈 2 例，总有效率 92.3%；对照组治愈 11 例，好转 8 例，未愈 5 例，总有效率 79.2%（$P < 0.05$）[15]。

6 治疗癌性腹痛

治疗癌性腹痛证属虚寒型者 38 例，用小建中汤为主方煎服。若脾气虚甚者，加党参、白术；阳虚甚者，加制附子、干姜；湿盛者，加泽泻、车前子；气血亏虚者，加黄芪、当归。夜间疼痛甚者可酌情应用西药临时镇静止痛。7 天为 1 个疗程。结果以治疗后疼痛完全缓解为临床缓解，本组临床缓解 13 例，显效 14 例，有效 8 例，无效 3 例，总有效率达 92.1%[16]。

7 治疗老年顽固性失眠

选择老年性顽固性失眠患者 54 例随机分成治疗组 34 例和对照组 20 例。治疗组采用小建中汤加首乌藤、女贞子、炒枣仁、五味子、百合、当归，水煎温服。对照组用阿普唑仑每晚睡前服用。2 组治疗 30 天后评定疗效。结果以睡眠时间和深度有重大改善，较易入睡，夜间睡眠时间延长大于 5 小时，醒后能消除疲劳，无头晕头痛、乏力及心神不宁为临床治愈，治疗组临床治愈 6 例，显效 18 例，有效 10 例，总有效率 100%；对照组临床治愈 2 例，显效 8 例，有效 4 例，无效 6 例，总有效率 70%（$P < 0.01$）[17]。

8 治疗遗精

治疗遗精 52 例，用小建中汤加黄连、肉桂、人参、五味子煎服。若头眩加川芎；心悸加柏子仁、远志；早泄加芡实、龙骨；阳痿加菟丝子、枸杞子、仙茅；虚汗加白薇、牡蛎。结果经 20 ~ 40 天治疗，所有患者均获治愈[18]。

9 治疗痛经

治疗痛经 25 例，用小建中汤水煎温服，早晚 2 次。若倦怠乏力者，加党参、黄芪；伴见腹胀者，加焦麦芽。7 剂为 1 个疗程。结果以行经疼痛大减，疼痛时间缩短，下次行经疼痛未作，随访 1 年未复发为痊愈，本组痊愈 18 例，好转 7 例，总有效率 100%[19]。

10 治疗其他疾病

用小建中汤原方或其加减方，还可用于窦性心动疲劳综合征、失眠、预防反复性感冒、心肌炎[20]，窦性心动过缓[21]，血管神经性腹痛[22]，神经症[23]，婴儿再发性腹痛[24]，癌性疼痛[25]，妊娠腹痛、产后腹痛、节育术后腹痛[26]，恶露不绝，崩漏，产后癫狂[27]，内伤咳嗽[28]等。

【方剂评述】

小建中汤是桂枝汤的变方，倍芍药、君饴糖组成。建中者建立中气，借中焦以运四旁，助脾输津，从阴引阳，从阳引阴，阴阳协调而愈病。现代药理研究表明，小建中汤具有抗炎、抗幽门螺杆菌感染、抗胃黏膜损伤、增强免疫功能、保肝、抗抑郁、改善脾虚证的作用。国内外临床应用情况来看，该方应用广泛，因而为一首治疗虚损不足证的有效方剂。临床应用小建中汤，要根据体质、病情轻重以及诊断随证加减化裁，凡见胃炎、胃溃疡如有吐酸、泛酸者，饴糖要少用或不用。

参 考 文 献

[1] 唐大寒. 糖的营养与食疗作用 [J]. 人人健康, 1999 (7): 20.

[2] 马家猛, 刘子良. 饴糖的药用前景 [J]. 中国医药科学, 2011, 1 (1): 53, 55.

[3] 张恩勤. 经方研究 [M]. 济南: 黄河出版社, 1989: 148.

[4] 马新童, 狄红, 杨栋等. 经方中胶饴应用辨析 [J]. 中国中医基础医学杂志, 2012, 18 (2): 210 – 211.

[5] 沈春祥, 陶玲, 柏帅. 小建中汤免疫作用的实验研究 [J]. 时珍国医国药, 2008, 19 (9): 2100 – 2101.

[6] 赵红, 杨倩, 孙蓉. 小建中汤水提组分对幽门螺杆菌感染小鼠胃黏膜损伤的治疗作用 [J]. 苏州大学学报 (医学版), 2010, 30 (2): 277 – 279.

[7] 赵稷. 小建中汤不同提取物对脾虚小鼠的影响 [J]. 黑龙江医药科学, 2011, 35 (6): 94 – 95.

[8] 周永学, 刘茜, 王斌, 等. 小建中汤抗脾胃虚寒大鼠脂质过氧化损伤及环核苷酸水平紊乱的研究 [J]. 中国实验方剂学杂志, 2011, 17 (23): 151 – 154.

[9] 张朝宁, 潘虹, 陈光顺, 等. 小建中汤延缓老龄鼠胃衰老的实验研究 [J]. 中国中医药信息杂志,

2011, 18 (69): 45 - 46.

[10] 沈祥春, 陶玲, 柏帅. 小建中汤抗炎免疫作用的实验研究 [J]. 时珍国医国药, 2008, 19 (9): 2100 - 2101.

[11] 吴国良. 加味小建中汤治疗脾胃虚寒型复发性消化性溃疡 45 例 [J]. 河南中医, 2010, 30 (1): 23 - 24.

[12] 果春雨. 小建中汤治疗慢性胃炎疗效观察 [J]. 现代中西医结合杂志, 2013, 22 (22): 2464 - 2465.

[13] 张春蓉. 小建中汤加白术治疗习惯性便秘 20 例 [J]. 新中医, 2004, 36 (2): 61.

[14] 赵文召, 高春芳. 小建中汤联合保健乳治疗肠道易激综合征的临床观察 [J]. 临床军医杂志, 2010, 38 (3): 406 - 409.

[15] 文黛薇, 赖瑜梅. 小建中汤治疗慢性腹泻 50 例临床观察 [J]. 内蒙古中医药, 2013 (17): 11.

[16] 刘翠峰, 郭雅明. 小建中汤加味治疗虚寒型癌性腹痛 38 例 [J]. 实用中医药杂志, 2000, 16 (12): 17.

[17] 张传平. 小建中汤加减治疗老年性失眠 34 例 [J]. 实用中医药杂志, 2001, 17 (8): 16.

[18] 牛利永. 小建中汤加味治疗遗精心得 [J]. 中医杂志, 2010 (S2): 11.

[19] 黄丽明. 小建中汤治疗痛经 25 例 [J]. 实用中医药杂志, 2001, 17 (9): 12.

[20] 吕沛宛. 小建中汤新用验案举隅 [J]. 辽宁中医杂志, 2010, 37 (3): 537.

[21] 薛春柏. 经方治疗心律失常举隅 [J]. 河南中医, 1995, 15 (2): 75 - 76.

[22] 丁广元. 加味小建中汤治疗血管神经性腹痛 [J]. 江苏中医, 1996, 17 (11): 17.

[23] 肖宛平. 冉先德教授经方应用验案举隅 [J]. 实用中医内科杂志, 1998, 12 (3): 3 - 4.

[24] 刘文选, 包小勇, 刘小彬. 小建中汤加减治疗婴儿再发性腹痛 22 例 [J]. 中国中医药现代远程教育, 2008, 6 (10): 1201.

[25] 程俊, 熊惠生. 郑卫琴主任医师治疗癌性疼痛经验举隅 [J]. 中国中医急症, 2011, 20 (6): 916.

[26] 聂四成, 余云霞. 小建中汤加味治疗妇科腹痛症 [J]. 湖北中医杂志, 2001, 23 (2): 29 - 30.

[27] 王小燕. 小建中汤在妇科杂病中的应用 [J]. 甘肃中医, 2000, 13 (5): 45.

[28] 王梦迪, 孟永利, 郭华. 孟永利老师运用小建中汤加减治疗内伤咳嗽经验举隅 [J]. 北京中医药大学学报 (中医临床版), 2011, 18 (5): 30 - 31.

❦ 黄芪建中汤 ❧

【处方组成与功用】

黄芪建中汤出自《金匮要略》血痹虚劳病脉证并治 (虚劳病) 篇, 由黄芪 5g, 桂枝 10g, 炙甘草 10g, 大枣 12 枚, 白芍 5 ~ 20g, 生姜 7g, 胶饴 (饴糖) 50 ~ 100g 组成。具有益气温中, 补虚缓急的功能。传统用于虚劳里急所见之腹中拘急不舒, 绵绵作痛, 气血阴阳虚损较重者。

【方剂传统解析】

《金匮要略》载: "虚劳里急, 诸不足, 黄芪建中汤主之。" 本条文论述了阴阳两虚, 虚劳里急, 阳气虚偏重的证治。本证病因病机为脾胃阳气虚弱较重。本方在小建中汤证基础上, 突出 "诸不足", 说明气血阴阳虚损程度更重, 可伴见一派全身性衰弱证象, 如少气懒言, 神疲体羸, 面色无华, 心悸气短, 自汗脉虚等。文中强调 "里急", 谓其脘腹拘急不舒, 或挛急疼痛较重等, 突出中焦脾胃阳气虚弱较重的病机。因而在小建中汤甘温补虚, 和里缓急, 调和阴阳的基础上, 再加一味黄芪, 增强其益气温中, 补虚缓急的疗效。

【方剂药效物质基础】

1 拆方组分

1.1 黄芪 其化学组分见痉湿暍病脉证治篇"防己黄芪汤"。

1.2 桂枝、大枣、白芍、生姜 其化学组分见痉湿暍病脉证治篇"栝楼桂枝汤"。

1.3 炙甘草 其化学组分见痉湿暍病脉证治篇"葛根汤"。

1.4 饴糖 其化学组分见血痹虚劳病脉证并治篇"小建中汤"。

2 复方组分

目前尚未见有黄芪建中汤复方化学组分的文献报道。

【方剂药理学研究】

1 拆方药理

1.1 黄芪 其药理研究见痉湿暍病脉证治篇"防己黄芪汤"。

1.2 桂枝、大枣、白芍、生姜 其药理研究见痉湿暍病脉证治篇"栝楼桂枝汤"。

1.3 炙甘草 其药理研究见痉湿暍病脉证治篇"葛根汤"。

1.4 饴糖 其药理研究见血痹虚劳病脉证并治篇"小建中汤"。

2 复方药理

2.1 对胃黏膜的保护作用 研究表明,黄芪建中汤可增加 CAG 大鼠胃黏膜血流量、SOD 活性及前列腺素(PGE_2)水平,减少 MDA 含量和 iNOS – mRNA 水平来保护胃黏膜[1]。为探讨加味黄芪建中汤对胃黏膜的保护作用机制,将 60 只 Wistar 大鼠随机分成正常对照组、模型组、加味黄芪建中汤大剂量组(20g/kg)、加味黄芪建中汤中剂量组(10g/kg)、加味黄芪建中汤小剂量组(5g/kg)和果胶铋组各 10 只,采用 100% 乙酸诱导的慢性胃溃疡模型,给予相应治疗 16 天后,观察胃黏膜的病理、血液中前列腺素(6 – K – PGF1α)、胃液中表皮生长因子(EGF)、胃组织中一氧化氮(NO)及血液中超氧化歧化酶(SOD)变化。结果显示,加味黄芪建中汤促进了胃溃疡黏膜修复、显著提高了血浆 6 – K – PGF1α、胃液中 EGF、胃组织中 NO 及血浆 SOD 水平。表明加味黄芪建中汤对乙酸致大鼠胃溃疡后的胃黏膜有明显的保护作用[2]。

2.2 抗胃溃疡的作用 采用 100% 乙酸诱导的慢性胃溃疡大鼠模型,观察胃溃疡黏膜的病理切片及测定血浆内皮素(ET – 1)、SOD、MDA 的水平,探讨加味黄芪建中汤治疗消化性溃疡的临床疗效及其抗消化性溃疡的作用机制。结果显示,模型组 ET – 1 水平明显高于正常组,说明了发生胃溃疡时内皮素 ET – 1 水平增加,ET – 1 参与了胃溃疡形成。大、中、小剂量加味黄芪建中汤组,雷尼替丁组 ET – 1 水平显示低于模型组,说明加味黄芪建中汤能使 ET – 1 的合成和分泌减少、降低血浆 ET – 1 水平,从而达到抗溃疡的作用。研究还表明,模型组 MDA 水平明显高于正常组($P < 0.01$),SOD 水平明显低于正常组($P < 0.01$),说明在溃疡发病过程中氧自由基参与了损害,具有保护作用的氧自由基清除剂减少。加味黄芪建中汤大、中、小剂量组与雷尼替丁组 MDA 水平均明显低于模型组,SOD 水平均明显高于模型组,并大、中剂量组 SOD 水平均高于雷尼替丁组($P < 0.05$),说明加味黄芪建中汤可通过提高氧自由基清除剂 SOD 水平而清除氧自由基达到抗溃疡的作用[3]。

2.3 对胃肠动力的促进作用 采用郭氏适度夹尾激怒法建立 FD 大鼠模型，设正常对照组、模型组、参苓白术丸组、多潘立酮组、黄芪建中汤组，观察各组大鼠灌胃后胃内色素残留情况及免疫组化法测定胃窦部胃肠激素胃肠道 P 物质（SP）的水平。结果显示，黄芪建中汤对胃排空有促进作用，SP 物质的水平明显升高，与其他组比较，差异有统计学意义（$P < 0.05$）。表明黄芪建中汤可促进 FD 大鼠的胃肠动力[4]。

2.4 补血作用 用水杨酸钠灌胃、饥饱失常、劳倦过度的方法复制出大鼠脾虚模型。造模后实验室检测大鼠血液的红细胞计数、血红蛋白、血浆白蛋白含量示明显低于正常，符合脾虚贫血的诊断标准。给予黄芪建中汤治疗 8 周后重新检测以上血液成分的含量，结果显示红细胞计数、血红蛋白、血浆白蛋白含量明显高于治疗前，恢复到正常水平，说明黄芪建中汤有补血的作用[5]。

2.5 增强免疫功能作用 为探讨观察黄芪建中汤对脾虚型慢性萎缩性胃炎（CAG）大鼠免疫功能的影响，将 24 只 Wistar 大鼠随机分为 4 组：正常对照组，CAG 组（6 只大鼠以 2% 的水杨酸钠灌胃 8 周造成胃黏膜损伤，后 4 周结合饥饱失常、劳倦过度使大鼠致虚），维酶素组（6 只已造模大鼠，使用维酶素治疗 21 天），黄芪建中汤组（6 只已造模大鼠，使用黄芪建中汤治疗 21 天）。观察大鼠胸腺指数、脾指数、巨噬细胞吞噬功能、血清 IgG 和回肠黏液 SIgA 的含量。结果显示，与正常对照组比较，CAG 组大鼠的上述指标显著降低，经黄芪建中汤和维酶素治疗 21 天后，大鼠的上述指标显著改善。表明黄芪建中汤可显著增强 CAG 大鼠的免疫功能[6]。

【临床研究与应用】

1 治疗慢性胃炎

选择脾胃虚寒型慢性萎缩性胃炎患者 60 例，随机分为治疗组和对照组各 30 例。对照组给予维酶素片口服；治疗组给予黄芪建中汤，每日 1 剂，每日 2 次，温服。2 组患者均治疗 8 周，治疗结束后统计疗效。结果以临床症状和体征消失，胃镜复查黏膜慢性炎症明显好转，病理检查证实腺体萎缩、肠上皮化生和异型增生复常或消失为临床治愈，治疗组总有效率 90.00%；对照组总有效率 63.33%（$P < 0.05$）[7]。

2 治疗消化性溃疡

选择胃溃疡患者 58 例，随机分为对照组和观察组各 29 例，对照组采用阿莫西林胶囊、甲硝唑、奥美拉唑胶囊治疗，观察组服用黄芪建中汤，2 组近期观察 4 周为 1 个疗程，观察 2 个疗程，远期观察 1 年，比较 2 组患者的临床效果。结果以自觉症状及体征完全消失，胃镜见溃疡面完全消失或瘢痕形成，局部无充血、水肿现象为痊愈。对照组总有效率为 82.76%；观察组总有效率 93.10%。对患者进行远期 1 年的观察，在 1 年中对照组复发率为 31.03%；观察组复发率 24.14%（$P < 0.05$）[8]。

3 治疗胃食管反流病

选择脾胃虚寒型的反流性食管炎的老年患者 88 例，随机分成对照组和治疗组各 44 例。对照组给予法莫替丁、多潘立酮治疗，治疗组给予黄芪建中汤煎服。结果经 1 个月治疗后，以食管黏膜充血水肿、溃烂面积缩小 50% 及以上为显效，治疗组总有效率为 84.6%，对照组总有效率为 63.6%（$P < 0.05$）。表明使用黄芪建中汤治疗老年患者的脾胃虚寒型反流性

食管炎，可获得明显的治疗效果[9]。

4 治疗肠易激综合征

选择腹泻型肠易激综合征患者 73 例，随机分为治疗组 38 例和对照组 35 例。治疗组以黄芪建中汤为主方治疗：黄芪 20g，桂枝 10g，白芍 20g，炙甘草 6g，生姜 3 片，大枣 3 枚，饴糖 15g，三七粉 6g，延胡索 10g，首乌藤 15g，白术 12g。若兼肝郁者加香附、枳壳、柴胡。上述中药浓煎至 150ml 溶液过滤，每日排空大便后保留灌肠。对照组以谷维素、蒙脱石散口服。2 组均以 4 周为 1 个疗程。结果以临床症状全部消失，大便次数正常，每天 1～2 次成形软便为显效，治疗组总有效率为 89.5%；对照组总有效率 68.6%（$P < 0.05$）[10]。

5 治疗溃疡性结肠炎

选择溃疡性结肠炎患者 92 例，随机分为治疗组和对照组各 46 例。对照组用美沙拉秦、盐酸小檗碱片。治疗组在对照组治疗基础上加用黄芪建中汤加减组方：黄芪 60g，生姜 20g，白芍 20g，桂枝 15g，防风 12g，川芎 12g，丹参 30g，陈皮 12g，饴糖 30g，甘草 6g，大枣 6 枚。若湿热者，加白头翁；脓血便较重或出血鲜红者，加侧柏炭、地榆炭；肝郁者，加柴胡、郁金；阳虚者，加附子、肉桂；气虚明显、滑脱不禁者，加罂粟壳、赤石脂。每日 1 剂，水煎 2 次，合并煎药液，分早晚温服。2 组均以 10 天为 1 个疗程，共治疗 3 个疗程。结果以临床症状及体征消失或基本消失为痊愈，治疗组痊愈、显效、好转和无效分别是 16 例、21 例、8 例和 1 例，对照组分别是 10 例、16 例、11 例和 9 例。对照组症状改善和结肠镜检查积分亦优于对照组（$P < 0.05$）[11]。

6 治疗缺乳

选择缺乳患者 30 例，在辨证的基础上均给予黄芪建中汤加味治疗：黄芪 60g，当归 20g，桂枝 20g，白芍 40g，炙甘草 20g，饴糖 40g，川芎 10g，砂仁 15g，陈皮 10g，川楝子 10g，栝楼 15g，生姜 15g，红枣 12 枚。水煎，早晚分 4 次口服，每日 1 剂，5～9 剂为 1 个疗程。每日饮食均给予净羊肉 500g、生姜 20g、陈皮 20g，慢火煮烂熟，尽量食之。结果于治疗后第 2、4、7 天随访病人，观察乳房情况，乳汁的量、色、质和食欲、脘腹有无胀满、二便等方面情况，显示治愈 24 例，好转 6 例[12]。

7 治疗小儿脾虚型泄泻

选择小儿脾虚型泄泻 300 例，随机分为治疗组和对照组各 150 例。治疗组予黄芪建中汤加味处方：桂枝 15g，芍药 30g，炙甘草 6g，黄芪 15g，大枣 6g，党参 10g，白术 10g，吴茱萸 12g，共炒焦研细末、装瓶封盖备用。先用温开水或 0.9% 氯化钠溶液擦洗干净脐窝，用黄酒调和药粉成糊状，填平脐窝，在神阙穴上隔姜片，然后用艾灸盒灸，温度以患儿舒适不灼为宜，每次 20 分钟，每日 1 次。对照组口服枯草杆菌二联活菌颗粒。2 组均治疗 7 天。结果以治疗 7 天内，大便次数及性状完全恢复正常，其他症状消失，大便常规恢复正常为治愈，治疗组总有效率 98.7%；对照组总有效率 88.0%（$P < 0.05$）[13]。

8 治疗其他疾病

用黄芪建中汤原方或其加减方，还可用于复发性口腔溃疡[14]，急性盆腔炎、子宫内膜异位症、产后发热[15]，白细胞减少症、血小板减少性紫癜、营养不良性贫血、恶性肿瘤化疗后不良反应、小儿厌食症、阳虚便秘、阳虚感冒、荨麻疹[16]，胃下垂、便血、眩晕、失眠、儿童春秋季手足脱皮症[17]，痰湿眩晕、疲劳综合征[18]，虚劳、气虚发热、泄泻、盗汗[19]，汗证、心悸、黄疸[20]等见有本方证者。

【方剂评述】

黄芪建中汤作为中医经典名方之一，为历代医家所重视，其方论较多且精深，在组方中，该方为小建中汤加黄芪而成，而小建中汤是桂枝汤倍白芍加饴糖而成，白芍用量加倍，其作用不仅仅是配桂枝以调和营卫，而是取其柔肝、和营血而止腹痛；同时加用甘温之饴糖，与甘草、生姜同用，加强了本方温中阳之作用，加用炙黄芪，加强了补气之作用。同时，此方以桂枝汤为基础，白芍用量加倍，更加饴糖，又配黄芪，则使此方具有温运血脉、通利心阳、补益心气、调和营血之功能，所以《金匮要略》用本方治疗"虚劳里急、诸不足"等病症。现代药理研究认为，黄芪建中汤具有制酸、抗溃疡、解痉、促进胃肠动力、抑制胃蛋白酶活性、增强免疫功能、镇静、抗氧化等作用，临床常用其治疗证属心脾两虚之消化系统、呼吸系统、循环系统等多系统、多科疾病。

参 考 文 献

［1］刘旺根，蒋时红，王雪萍．黄芪建中汤对脾虚型慢性萎缩性胃炎大鼠胃黏膜防护因子复健作用研究［J］．中药药理与临床，2007，23（4）：6－8．

［2］樊拖迎，周虎，樊群．加味黄芪建中汤对大鼠乙酸胃溃疡胃黏膜的保护作用［J］．现代中西医结合杂志，2011，20（15）：1846－1950．

［3］冯青青，周虎，樊拖迎．加味黄芪建中汤抗大鼠乙酸胃溃疡的作用［J］．临床军医杂志，2011，39（5）：818－820．

［4］裴秀月，徐珊．黄芪建中汤对功能性消化不良大鼠胃肠动力影响的实验研究［J］．中国中医药科技，2008，15（3）：176－177．

［5］王红伟，刘旺根，丁瑞敏．黄芪建中汤对脾虚大鼠血液成分及细胞免疫功能的影响［J］．河南中医药学刊，2002，17（6）：16－18．

［6］王红伟，蒋时红，刘旺根．黄芪建中汤对脾虚型慢性萎缩性胃炎大鼠免疫功能的影响［J］．河南中医，2006，26（8）：25－27．

［7］付强，王祖龙，蒋士卿．黄芪建中汤治疗慢性萎缩性胃炎脾胃虚寒证30例［J］．中医杂志，2013，54（18）：1600－1601．

［8］司爱军．黄芪建中汤治疗胃溃疡的58例临床观察［J］．中国实用医药，2013，8（4）：169．

［9］陆永妮．黄芪建中汤治疗44例老年脾胃虚寒型反流性食管炎患者的疗效分析［J］．中医临床研究，2013，5（2）：71－72．

［10］霍玉枝，杨建成．黄芪建中汤保留灌肠治疗腹泻型肠易激综合征73例［J］．中国中医药现代远程教育，2010，8（24）：186．

［11］王中甫，韩瑞锋．中西医结合治疗溃疡性结肠炎的临床观察［J］．中国医疗前沿，2012，7（14）：21－22．

［12］辛松根．黄芪建中汤加味治疗缺乳的临床应用体会［J］．中国中医基础医学杂志，2012，18（3）：341．

［13］徐君英，赵君平．黄芪建中汤散剂加味敷脐治疗小儿脾虚型泄泻［J］．四川中医，2011，29（8）：100．

［14］王虹，刘敏，张大铮，等．黄芪建中汤加减辨治复发性口腔溃疡［J］．辽宁中医杂志，2012，39（2）：288－289．

［15］宋锡民．黄芪建中汤临床妙用［J］．中国中医急症，2009，18（8）：1360－1361．

[16] 蒋朱秀. 黄芪建中汤临床及实验研究进展 [J]. 浙江中医杂志, 2005 (1)：41 – 43.

[17] 彭涛, 胡久略, 王付. 黄芪建中汤临床应用及实验研究进展 [J]. 河南中医, 2004, 24 (11)：80 – 82.

[18] 胡业建, 梁超. 梁超临床应用黄芪建中汤验案举隅 [J]. 上海中医药杂志, 2011, 45 (8)：53 – 54.

[19] 刘军. 黄芪建中汤的临床应用 [J]. 中国民康医学, 2011, 23 (22)：2801 – 2802.

[20] 胡巧云. 黄芪建中汤临床应用举隅 [J]. 中国实用医药, 2011, 6 (28)：185.

❦ 肾气丸 ❦

【处方组成与功用】

肾气丸（又名金匮肾气丸）出自《金匮要略》血痹虚劳病脉证并治（虚劳病）篇, 由熟地黄 24g, 山茱萸 12g, 山药 12g, 泽泻 9g, 茯苓 9g, 牡丹皮 9g, 桂枝 3g, 炮附子 3g 组成。具有温补肾阳的功效。传统用于虚劳腰痛所见之的腰酸脚软, 身半以下常有冷感, 小便不利或小便反多, 脉虚弱, 以及痰饮、脚气、消渴等症。

【方剂传统解析】

《金匮要略》载："虚劳腰痛, 少腹拘急, 小便不利者, 八味肾气丸主之。"本条文论述了虚劳腰痛的证治。本证病因病机为肾精不足, 肾阳亏虚。本方重用熟地黄、山茱萸、山药, 滋补肾中阴精, 配以小量的附子、桂枝, 助命门之火而温阳化气; 两组配伍, 填精滋肾, 温肾助阳; 配以泽泻、茯苓、牡丹皮三味, 淡渗泄浊, 补中寓泻, 使邪去则能补, 防滋补之腻滞。诸药合用, 阴阳并补, 以补阳为主。

【方剂药效物质基础】

1 拆方组分

1.1 熟地黄　其化学组分见百合狐惑阴阳毒病脉证治篇"百合地黄汤"。

1.2 泽泻、茯苓　其化学组分见脏腑经络先后病脉证篇"猪苓汤"。

1.3 桂枝　其化学组分见痉湿暍病脉证治篇"栝楼桂枝汤"。

1.4 炮附子　其化学组分见痉湿暍病脉证治篇"桂枝附子汤"。

1.5 牡丹皮　其化学组分见疟病脉证并治篇"鳖甲煎丸"。

1.6 山茱萸　①环烯醚萜类：马鞭草苷（山茱萸苷）、马钱子苷和 7 – 脱氢马钱子苷、7 – 莫诺苷、7 – O – 甲基莫诺苷、7 – O – 乙基莫诺苷、7 – O – 丁基莫诺苷、脱水莫诺苷、山茱萸新苷、山茱萸新苷Ⅲ、山茱萸新苷Ⅳ、马钱子酸、裂马钱子苷和獐牙菜苷。②五环三萜类：该类化合物主要有熊果酸、2α – 羟基熊果酸、齐墩果酸和阿江榄仁树葡萄糖苷Ⅱ等。③鞣质类：目前已从山茱萸中分离得到 28 个鞣质类化合物, 均属于可水解鞣质。④有机酸及其酯类：目前从山茱萸中分离鉴定出的有机酸及其酯类化合物有对羟基桂皮酸、苹果酸甲酯、没食子酸、没食子酸甲酯、白桦脂酸、苹果酸、原儿茶酸等。⑤氨基酸、维生素、矿物质、糖类和挥发性成分：分析测定山茱萸中含有天冬氨酸、谷氨酸、丝氨酸、苏氨酸、亮氨酸、丙氨酸、赖氨酸、组氨酸和精氨酸等十几种氨基酸, 含有维生素 A、维生素 C 等 4 种人体必需的维生素, 其中维生素 C 含量较高; 并含有 21 种丰富的矿物元素, 如 Ca、Mg、Fe、Cu、Zn、Se、Na、P、As 和 Mn 等。山茱萸总糖含量一般为 4.5% ~ 10.0%,

还原糖为 85% ~ 95%，以果糖为主，其次为葡萄糖和蔗糖。通过 GC - MS 分析表明，山茱萸中含有大量的挥发性成分，包括醇、酚、醛、萜烯、酯类、酸类、脂肪烃和芳香烃等。⑥其他成分：从山茱萸中还分离得到甾体、苯丙素、多元醇、酚及酚苷、木脂素、酚酸类等化合物，主要有 β - 谷甾醇、胡萝卜苷等[1-11]。

1.7 山药 ①多糖类：山药多糖是其主要活性成分，也是近年来山药研究的热点。山药多糖的组成和结构比较复杂，不同的研究者提取、分离出了不同的山药多糖，其中有均多糖，有杂多糖，也有糖蛋白，相对分子质量从数千到数百万不等，其多糖含量和糖基组成也各不相同。②氨基酸：山药含有丰富的蛋白质，含量为山药的 17.5%。山药所含氨基酸的种类较多，采用盐酸水解法分析福建省建阳主栽的 7 个山药品种都含有 17 种氨基酸，总氨基酸质量分数为 2.86% ~ 6.64%，且山药总氨基酸含量最高，各种氨基酸质量分数高低顺序基本相似，具体有精氨酸、谷氨酸、天冬氨酸等。③皂苷类：β - 谷甾醇、β - 胡萝卜苷、7 - 羰基 - β - 谷甾醇等。④酯类：从山药中分离并鉴定了 12 个化合物，分别为棕榈酸、油酸、β - 谷甾醇醋酸酯、5 - 羟甲基 - 糠醛、柠檬酸单甲酯、柠檬酸双甲酯、柠檬酸三甲酯等。⑤微量元素：山药含有丰富的微量元素 Zn、Fe、Mn、Cu、Se 和常量元素 Ca。⑥其他成分：如尿囊素、淀粉酶等[12-19]。

2 复方组分

桂皮酸和丹皮酚的体内代谢 采用 RP - HPLC 法测定新西兰兔经口服金匮肾气丸后桂皮酸与丹皮酚的血药浓度。结果表明，兔灌胃金匮肾气丸后，桂皮酸经 4 小时可达最大吸收峰，峰浓度为 1.1μg/ml，吸收速率常数每小时为 0.3，吸收半衰期为 2.2 小时，分布半衰期为 3.6 小时，消除半衰期为 3.7 小时，表明兔口服金匮肾气丸后桂皮酸吸收、分布和消除较慢的过程。金匮肾气丸中的丹皮酚经 2.7 小时可达最大吸收峰，峰浓度为 5.3μg/ml，吸收速率常数为每小时 0.5，消除速率常数为每小时 0.3，吸收半衰期为 1.5 小时，消除半衰期 2.4 小时，表明兔口服金匮肾气丸后丹皮酚吸收较快、消除较慢的过程[20]。

【方剂药理学研究】

1 拆方药理

1.1 熟地黄 其药理研究见百合狐惑阴阳毒病脉证治篇"百合地黄汤"。

1.2 泽泻、茯苓 其药理研究见脏腑经络先后病脉证篇"猪苓汤"。

1.3 桂枝 其药理研究见痉湿暍病脉证治篇"栝楼桂枝汤"。

1.4 炮附子 其药理研究见痉湿暍病脉证治篇"桂枝附子汤"。

1.5 山茱萸 ①抗菌作用：山茱萸水煎剂对金黄色葡萄球菌、伤寒杆菌和痢疾志贺菌等有抑制作用。不少研究证明，其成分没食子酸是多种中药抑菌特别是抑制金黄色葡萄球菌的活性成分。②抗炎作用：山茱萸水煎剂能抑制乙酸引起的小鼠腹腔毛细血管通透性的增高和大鼠棉球肉芽组织的增生，以及二甲苯所致的小鼠耳廓肿胀和蛋清引起的大鼠足垫肿胀，并能降低大鼠肾上腺内维生素 C 含量，证实了其具有抗炎作用。③对免疫功能的作用：山茱萸中马钱素成分对免疫反应有双向调节作用。④降血糖作用：山茱萸醇提物对正常大鼠的血糖无明显影响，而对由肾上腺素或四氧嘧啶诱发的糖尿病模型动物有明显的降血糖作用。熊果酸作用于四氧嘧啶诱导的糖尿病小鼠，发现熊果酸能够有效地控制糖尿病小鼠的血糖。齐墩果酸促进神经末梢释放乙酰胆碱，从而激活大鼠胰岛 B 细胞 M_3 受体，增加胰岛素分泌，降低血浆葡萄糖水平，表明齐墩果酸是升高大鼠血浆胰岛素水平的活性成分。环烯醚萜总苷对糖尿病肾病病变及糖尿病血管并发症均有良好的保护作用。从山茱萸中提取获得的莫罗忍冬苷显著降低糖尿病大鼠的血糖，且对正常大鼠的血糖没有影响。环烯醚萜总苷能够抑制糖尿病大鼠肾皮质晚期糖基化终末化产物的形成，使其受体 mRNA 表达水平下降，从而减轻糖尿病肾病病变，改善肾功能，缓解肾脏损伤。通过不同的糖尿病模型系统地观察了山茱萸总萜的降血糖作用及其对糖耐量的影响，结果表明山茱萸总萜对糖尿病模型动物具有良好的降血糖作用。⑤抗肿瘤作用：山茱萸多糖对 S180 瘤有明显的抑制作用，可以使外周血 $CD4^+T$ 细胞表达增加，$CD8^+T$ 细胞表达降低，提高 IL－2 水平、降低 IL－4 水平，且与剂量和浓度呈正相关。表明山茱萸多糖通过调节荷瘤小鼠异常的免疫状态而发挥抗肿瘤作用的。山茱萸中的熊果酸具有抗肿瘤作用，临床上用于放疗、化疗后白细胞减少症、原发性肝癌、转移性肝癌和宫颈癌出血等。⑥抗休克、强心作用：给猫静脉滴注山萸肉注射液 $2 \sim 8 g/kg$，观察对猫心功能、血流动力学及其心脏做功和耗氧气指标的影响。结果表明该注射液能增强心肌收缩性，提高心脏效率，扩张外周血管，明显增强心脏泵血功能，使血压升高。这些都对改善失血性休克有着重要意义。临床上已见重用山萸肉救治失血性休克成功的病例报道。⑦其他作用：山茱萸中总有机酸有抗心律失调作用；其环烯醚萜类物质有抗家兔失血性休克和心源性休克作用；山茱萸中维生素 C、维生素 E 和 Se 等有清除自由基和抗衰老作用；山茱萸中齐墩果酸具有保肝作用；另外，山茱萸还有抑制血栓形成作用等[21-31]。

1.6 山药 ①降血糖作用：山药可以显著地降低糖尿病（DM）大鼠的血糖水平和糖化血红蛋白率，并使胰岛素分泌水平恢复性升高；山药多糖对 2 型糖尿病（T2DM）大鼠具有明显的降血糖作用，其机制可能是通过提高己糖激酶（HK）、琥珀酸脱氢酶（SDH）、苹果酸脱氢酶（MDH）等糖代谢关键酶的活性而发挥作用。山药多糖对 DM 大鼠血糖的降低作用与剂量相关，大剂量降糖更明显，降糖百分率随剂量增大而增加。②降血脂作用：山药提纯淀粉喂食有动脉粥样硬化的小鼠，能降低脂类浓度，同时降低主动脉和心脏的糖浓度。对已饲喂过游离胆固醇和含有胆固醇食物的小鼠，山药能降低其胆固醇的浓度。③抗氧化、抗衰老作用：体外抗氧化活性实验表明，山药多糖具有一定的还原能力，对羟自由基具有较强的清除能力，并对小鼠肝匀浆自氧化有明显的抑制作用。山药多糖物可显著提高 POD 活性及血、肝、肾的 SOD 活性，并减少血、肝、肾组织中 MDA 的含量。实验证明山药水提液可以增强老龄小鼠游泳耐力，提高胸腺、脾脏指数，改善免疫器官形态结构，延缓免疫器官衰老，可以提高衰老模型大鼠脑组织和血清中 SOD、谷胱甘肽过氧化物酶（GSH－PX）的活性，降低 MDA 含量，改善脂质过氧化状态。薯蓣皂苷能显著提高衰老小鼠血清、肝脏和脑组织中的 SOD、GSH－Px 活性，降低 MDA 含量，与山药多糖同样具有抗氧化、延缓衰老作用。④免疫调节作用：山药多糖具有免疫调节活性，能促进网状内皮系统的吞噬功能，增强细胞杀伤力，活化吞噬细胞，诱导免疫因子的表达，增强巨噬细胞、淋巴细胞等免疫系统的功能。研究证实山药多糖能提高免疫低下小鼠的血清溶血素水平及炭粒廓清指数，提高小鼠单核巨噬细胞吞噬功能，具有确切的细胞免疫及体液免疫调节作用，且麸炒品的免疫增强作用更显著。山药多糖在体内能显著提高荷瘤小鼠的 T 淋巴细胞增殖能力和 NK 细胞活性，同时还能明显提高小鼠脾脏细胞产生 IL－2 的能力和腹腔巨噬细胞产生 TNF－α

能力。山药低聚糖可提高小鼠循环抗体血清中的溶血素水平，增强2,4-二硝基氯苯（DNCB）诱导小鼠的迟发性超敏反应（DTH），从而对机体体液免疫、细胞免疫发挥作用。⑤保肝作用：通过探讨山药多糖对卡介苗（BCG）与脂多糖（LPS）致小鼠免疫性肝损伤的保护作用，发现与模型组相比，山药多糖各剂量组均可降低肝、脾指数及血清 ALT、AST 活性，减少 MDA、GSH 含量，增加 gSH-Px 活性，具有保护免疫性肝损伤的作用。对四氯化碳所致的小鼠急性肝损伤进行研究表明，山药水提物可以降低血清 ALT、AST 肝功指标，增加肝组织 SOD 活性，减少肝组织 MDA 含量，改善肝组织病理损害，具有对抗肝损伤作用。⑥抗肿瘤作用：研究表明，低剂量的山药多糖（50mg/kg）对 Lewis 肺癌具有明显的抑制作用，而对 B16 黑色素瘤没有明显作用，而中、高剂量组则对两者均有抑制效果，且中等剂量作用最强。体内实验表明山药多糖对荷瘤小鼠 T 淋巴细胞增殖能力和 NK 细胞活性具有提高作用，同时还能提高小鼠脾脏细胞产生 IL-2 的能力和腹腔巨噬细胞产生 TNF-α 的能力。山药多糖在体内具有的强烈的抑瘤活性可能是通过增强机体的免疫功能实现的。⑦抗突变作用：通过应用 Ames 试验研究山药多糖对三种致突变物的拮抗作用，发现山药多糖对三种致突变物均有显著的抑制突变作用，且与剂量呈对数曲线关系，分析其抗突变作用主要是通过抑制突变物对菌株的致突变作用而实现的。⑧调节脾胃功能：山药具有调节脾胃功能的作用。研究发现，山药能抑制正常大鼠胃排空运动和肠推进作用，也能明显对抗苦寒泻下药引起的大鼠胃肠运动亢进。采用灌服食醋的方法，建立大鼠脾虚动物模型，研究山药粥对脾虚大鼠的作用，结果表明，山药粥对脾虚大鼠的形成有预防作用，对脾虚大鼠模型有一定的改善作用。采用利血平作为致虚因素造成近似脾气虚模型，研究了怀山药水煎剂对小鼠脑内单胺递质水平的影响，探讨怀山药健脾益气作用的机制，发现怀山药提高利血平脾虚小鼠脑内单胺递质水平是怀山药健脾益气作用的可能原因之一。⑨其他作用：山药皂苷对离体心脏缺血再灌注损伤有保护作用；鲜山药提取物可以呈剂量依赖性地降低血清胃泌素水平发挥抗胃溃疡作用；山药水煎剂能够增加氢化可的松诱导的免疫功能低下小鼠的耐缺氧时间；怀山药粉对轮状病毒有显著的抑制作用；怀山药可显著增加去势小鼠附性器官重量，显著改善肾阳虚小鼠体重及体温，说明其具有补肾、雄激素样作用[32-45]。

2 复方药理

2.1 对生殖功能的改善作用　通过探讨金匮肾气丸及其拆方（补肾阳、补肾阴、阴阳双补）对雌性肾阳虚大鼠卵巢功能的影响，研究该方治疗肾阳虚证及改善机体生殖功能的功效及作用机制。结果显示，肾气丸及其补阳拆方、补阴拆方均能一定程度上改善肾阳虚模型雌性大鼠一般症状，提高体重及子宫、卵巢脏器指数，提升血清 E_2、P 水平，改善病理性卵巢的形态，但其治疗效果以阴阳双补组最佳，进一步提示针对肾阳虚证，单纯补阳、补阴效果不明显，阴阳双补可提高疗效[46]。

2.2 对肾精亏虚证的作用　为探讨金匮肾气丸治疗肾阳虚的作用机制，以"劳倦过度，房事不节"制备肾阳虚小鼠模型，随机分为模型组及金匮肾气丸治疗组（治疗组），每组15只，另选取15只正常雄鼠作为正常组。正常组常规饲养，每天灌胃蒸馏水 0.1ml/10g；模型组造模同时每天灌胃蒸馏水 0.1ml/10g；治疗组造模同时每天灌胃金匮肾气丸混悬液 0.1ml/10g（浓度 0.241g/ml）。共干预4周。4周后采用 ELISA 法检测各组小鼠睾丸组织端粒酶活性。结果显示，与正常组比较，模型组小鼠睾丸端粒酶活性降低（$P < 0.01$）；与模

型组比较，治疗组端粒酶活性升高（$P < 0.01$）。表明"劳倦过度、房事不节"肾阳虚小鼠睾丸端粒酶活性较之正常小鼠明显降低，金匮肾气丸可使肾阳虚小鼠睾丸端粒酶活性得以恢复[47]。

2.3 增加精子密度与活率作用　通过研究金匮肾气丸对无精子症模型小鼠生精能力恢复作用的睾丸全基因表达谱发现，金匮肾气丸具有明确的促进无精子模型小鼠生殖能力恢复的作用。睾丸全基因表达谱分析发现金匮肾气丸对 804 个基因具有明显调节作用，其中上调基因 517 个，低于正常表达 1/2 的基因 287 个；具有较强烈作用的上调基因 127 个，低于正常表达 1/4 的基因 7 个。提示提示金匮肾气丸在促进生精过程中的基因表达，以正向促进/上调作用为主，以负向抑制/下调作用为辅[48]。

2.4 提高血清睾酮水平作用　为探讨金匮肾气丸对雄激素部分缺乏模型大鼠血清睾酮及 StAR 蛋白 mRNA 表达的影响，将 40 只 SD 大鼠采用腹腔注射环磷酰胺［$20mg/(kg \cdot d)$］复制模型后，随机分为 4 组，即模型组、金匮肾气丸高、中、低剂量组，每组各 10 只，分别采用蒸馏水及金匮肾气丸水溶液高、中、低剂量灌胃，治疗 28 天后，观察血清睾酮及睾丸 stAR 蛋白 mRNA 表达。结果显示，与模型组（98.33 ± 8.36）ng/dl 比较，金匮肾气丸高剂量组（301.17 ± 46.90）ng/dl、中剂量组（215.46 ± 26.73）ng/dl 血清睾酮显著性升高，差异有统计学意义（$P < 0.05$，$P < 0.01$）；金匮肾气丸高剂量组（11.08 ± 1.45）、中剂量组（10.47 ± 1.26）、低剂量组（7.30 ± 1.08）之间 StAR 蛋白 mRNA 表达水平分别与模型组（4.87 ± 0.95）比较差异有统计学意义（$P < 0.01$）。表明金匮肾气丸可提高雄激素部分缺乏大鼠血清睾酮水平，其机制可能是通过提高睾丸 StAR 蛋白 mRNA 表达水平实现的[49]。

2.5 对糖尿病的治疗作用　为探讨金匮肾气丸改善胰岛素抵抗的作用，采用高糖、高脂饲料喂养动物，诱发大鼠胰岛素抵抗，待模型成功后，再用金匮肾气丸治疗。40 只大鼠随机分为空白对照组、模型对照组、罗格列酮治疗组、金匮肾气丸低剂量组、高剂量组。除空白对照组外，其他组造模，均用胰岛素敏感性指数（ISI）判定胰岛素抵抗（IR）改善情况，第 14 周处死大鼠，取血检测血清中 TNF $-\alpha$、瘦素的含量。结果金匮肾气丸高、低剂量组、罗格列酮治疗组 ISI，较模型对照组升高（$P < 0.05$ 或 $P < 0.01$），2 型糖尿病模型大鼠经金匮肾气丸治疗后 ISI 升高，与罗格列酮治疗组有相似的治疗作用（$P > 0.05$）。罗格列酮治疗组、金匮肾气丸高、低剂量组血清 TNF $-\alpha$、瘦素值均降低，与模型对照组相比具有统计学意义（$P < 0.05$ 或 $P < 0.01$）。表明金匮肾气丸可提高大鼠 ISI，增强胰岛素的敏感性，降低 2 型糖尿病模型大鼠 TNF $-\alpha$、瘦素含量[50]。

2.6 对肺纤维化的防治作用　为探讨金匮肾气丸防治肺纤维化作用及机制，采用平阳霉素诱导肺纤维化模型大鼠后，用药组每天灌胃金匮肾气丸，28 天后处死，观察、比较各组大鼠肺部病理组织学改变及肺组织中 TNF $-\alpha$ 表达及 TGF $-\beta_1$ 的表达。结果显示，模型组大鼠肺泡炎症及纤维化程度、肺组织中 TNF $-\alpha$ 和 TGF $-\beta_1$ 表达均明显高于正常对照组及用药组（$P < 0.05$）。表明金匮肾气丸能明显减轻平阳霉素所致的大鼠肺泡炎症及纤维化程度，抑制肺组织中 TNF $-\alpha$ 和 TGF $-\beta_1$ 过度表达[51-52]。

2.7 对免疫功能的增强作用　采用环磷酰胺制造小鼠免疫抑制模型观察金匮肾气丸对免疫抑制小鼠的免疫调节作用，结果发现，该方能提高小鼠腹腔巨噬细胞的吞噬功能，提高胸腺重量，提高溶血素含量，促进淋巴细胞转化功能，提高红细胞数。从而证明金匮肾气丸具有增强免疫抑制小鼠免疫功能的作用[53]。

2.8 对记忆功能的增强作用 采用 Y 迷宫法、回避反射法分别观察了金匮肾气丸对于氢化可的松造成的阳虚小鼠及 18 月龄以上自然衰老大鼠学习记忆能力的影响。结果显示，金匮肾气丸能明显增强阳虚小鼠与老龄大鼠的学习记忆功能。同时测定了实验小鼠脑组织内线粒体脂质过氧化物的水平，发现金匮肾气丸可显著对抗氢化可的松造成的小鼠脑组织线粒体脂质过氧化物水平提高[54]。

2.9 抗衰老作用 采用 D - 半乳糖制造衰老模型小鼠，给予金匮肾气丸和微营养素，观察血中睾酮、组织中谷胱甘肽过氧化物酶（GSH - Px）和超氧化物歧化酶（SOD）水平，研究金匮肾气丸与微营养素合用对衰老小鼠雄激素水平及抗氧化作用的影响。结果显示，金匮肾气丸低、高剂量组及微营养素联合组血清睾酮水平分别为（1.826 ± 0.069）ng/ml、（1.842 ± 0.082）ng/ml、（1.883 ± 1.080）ng/ml 和（2.005 ± 0.120）ng/ml；明显高于模型对照组（$P < 0.05$ 或 $P < 0.01$）；与模型对照组比较，血液和心、肝、脑、肺组织中 GSH - Px 和 SOD 水平亦有明显升高，差异有统计学意义（$P < 0.05$）。表明金匮肾气丸具有明显升高血睾酮、血和组织 GSH - Px 和 SOD 水平作用，与微营养素合用效果更佳[55]。

2.10 抗疲劳作用 将大鼠随机分成对照组、模型组、中药组。模型与中药组大鼠进行负重力竭游泳训练，持续 21 天；中药组每日根据体重灌服金匮肾气丸混悬液；第 21 天测定大鼠血清超氧化物歧化酶（SOD）、丙二醛（MDA）、尿素氮（BUN）、肌酐（Cr），并测定大鼠肾、前列腺、睾丸、附睾各脏器指数。结果显示，中药组大鼠血清 SOD 较模型组明显升高，血清 MDA、BUN、Cr 含量显著降低；中药组体重增长和采食量增长趋势明显高于运动组。模型组与对照组、中药组比较，肾脏系数明显升高，睾丸系数明显降低，中药组与对照组相比差异不显著。说明金匮肾气丸对力竭性游泳运动疲劳雄性大鼠有明显的抗疲劳作用[56]。

2.11 抗辐射损伤作用 将 120 只 SD 大鼠随机分为模型组、金匮肾气组、泼尼松组和正常对照组，各组每日给予相应的药物，连续给药 14 天后，除正常对照组外，其他各组均采用后装技术在大鼠脊髓进行 ^{192}Ir 近距离照射，照射剂量均为 22Gy，试验大鼠分别在照射后 8 小时、24 小时、4 周时取损伤节段脊髓，应用免疫组化方法检测 CGRP 的变化。结果显示，与正常组比较，近距离照射后大鼠脊髓组织 CGRP 阳性细胞数明显增多、强度明显增加（$P < 0.01$）；金匮肾气丸和泼尼松组照射后 8 小时、24 小时阳性细胞数较模型组明显减少、强度明显变浅（$P < 0.01$）；而照射后 4 周时阳性细胞数及强度与模型组照射后 4 周比较无显著差异。表明 CGRP 参与了大鼠脊髓损伤的发生、发展和愈合的过程，起到调控作用；金匮肾气丸对大鼠近距离放射性损伤具有保护作用[57]。

2.12 抗突变作用 采用环磷酰胺制作小鼠骨髓抑制模型，观察金匮肾气丸对小鼠骨髓抑制的影响。结果发现，金匮肾气丸不仅能拮抗环磷酰胺对骨髓造血干细胞的毒性，促进造血功能恢复，而且能减轻环磷酰胺诱发小鼠骨髓细胞染色体突变[58]。

2.13 其他作用 金匮肾气丸还具有调节体内水液代谢[59]、保护卵巢[60]、促进小鼠免疫造血功能的恢复等作用[61]。

【临床研究与应用】

1 治疗 2 型糖尿病

选择 2 型糖尿病患者 120 例，随机分为对照组和治疗组各 60 例。对照组用二甲双胍、消渴丸治疗。治疗组给予金匮肾气丸处方，并根据患者其他兼证相应加减，每日1剂，水煎2次，早晚分服。疗程2个月，随访1个月。治疗期间嘱咐其保持情绪舒畅，生活有规律，忌烟、酒及辛、辣、肥、甘、厚味饮食。结果糖代谢指标变化：2组治疗后分别与本组治疗前比较，FBG、PBG2h、HbA1C水平均明显下降，2组治疗后比较，FBG、PBG2h、HbA1C水平均无明显差异（$P<0.05$）。血脂变化：对照组治疗后与治疗前比较，TC、TG、LDL-C水平均明显下降，HDL-C水平有升高趋势，但无明显差异，治疗组治疗后与治疗前比较，TC、TG、LDL-C水平均明显下降，HDL-C水平明显升高，2组治疗后比较，TC、TG、LDL-C、HDL-C水平均无明显差异。疗效比较：治疗组显效（临床症状基本消失，FPG<7.2mmol/L，或FPG较治疗前下降≥30%）31例，总有效率95.0%；对照组显效28例，总有效率83.3%（$P<0.05$）。表明金匮肾气丸可改善2型糖尿病患者多项糖代谢和血脂指标[62]。

2 治疗糖尿病肾病

选择糖尿病肾病患者70例，随机分为对照组和观察组各35例。全部患者均给予药物控制血糖、血脂和血压等，同时配合饮食、运动常规综合治疗；观察组患者在此基础上给予口服加味金匮肾气汤，每天1剂，分早晚2次水煎服。连续治疗4周，观察并比较2组患者24小时尿蛋白定量、肌酐（Scr）、尿素氮（BUN）等水平的差异。结果显示，与对照组比较，观察组24小时尿蛋白定量、Scr、BUN均较低，差异均具有统计学意义（$P<0.05$）。表明采用加味金匮肾气汤辅助治疗糖尿病肾病，可以取得较满意的临床疗效[63]。

3 治疗糖尿病并发高脂血症

为探讨金匮肾气丸对2型糖尿病合并高脂血症患者的治疗作用，将70例本病患者随机分为治疗组和对照组各35例。治疗组给予金匮肾气丸煎剂口服，对照组给予辛伐他汀和二甲双胍治疗。共治疗12周。观察2组患者症状、血糖、血脂、脂联素、瘦素、游离脂肪酸、血清一氧化氮及血浆内皮素的变化。结果显示，治疗组疲软乏力、口干心烦基本消失、舌质转淡红者21例；疲软乏力、口干心烦及舌质瘀黯明显好转者12例；疲软乏力等无变化者2例。对照组疲软乏力、口干心烦基本消失、舌质转淡红者8例，疲软乏力、口干心烦及舌质瘀黯明显好转者13例，疲软乏力等无变化者14例（$P<0.05$）。治疗前后2组组内比较，血糖、血脂、脂联素、瘦素、游离脂肪酸、血清一氧化氮及血浆内皮素差异有显著性意义（$P<0.05$），2组之间同期比较差异无显著性意义（$P>0.05$）。表明用金匮肾气丸治疗2型糖尿病合并高脂血症患者，能有效地降低血糖，调节血脂，增加一氧化氮、脂联素及瘦素水平，降低血浆内皮素和游离脂肪酸的水平[64]。

4 治疗老年性反流性食管炎

选择老年性反流性食管炎患者80例，随机分为治疗组和对照组各40例。治疗组口服金匮肾气丸4g（20粒），每日2次，奥美拉唑20mg，每日2次；对照组口服奥美拉唑20mg，每日2次，60天为1个疗程。治疗60天后，询问受试者症状及复查胃镜，评价其治疗效果。结果治疗组总有效率为85.0%；对照组总有效率为65.0%（$P<0.05$），治疗组临床疗效优于对照组。2组病例胃镜疗效比较：治疗组有效率为95.0%；对照组有效率为75.0%（$P<0.05$），治疗组胃镜疗效优于对照组[65]。

5 治疗前列腺增生症

选择良性前列腺增生合并逼尿肌不稳定患者 35 例，随机分为甲磺酸多沙唑嗪治疗组和甲磺酸多沙唑嗪联合金匮肾气丸组。甲磺酸多沙唑嗪组用甲磺酸多沙唑嗪 4mg，每日 1 次，睡前服。联合治疗组在服用甲磺酸多沙唑嗪同时，以金匮肾气丸口服，每次 6g，每日 2 次。分别在治疗 3 个月时采用国际前列腺症状评分（IPSS）、储尿期症状评分（SSS）、生活质量评分（QOL）评价治疗效。结果显示，2 组基线特征相似，治疗 3 个月后联合治疗组 IPSS、SSS 和 QOL 优于甲磺酸多沙唑嗪组。表明金匮肾气丸可减轻良性前列腺增生合并逼尿肌不稳定患者储尿期症状[66]。

6 治疗老年支气管哮喘

选择老年支气管哮喘患者 86 例，随机分为治疗组和对照组各 43 例。对照组采用单一穴位注射治疗；治疗组采用穴位注射联合金匮肾气丸进行治疗。分析 2 组短期疗效、长期疗效及治疗前后肺通气功能的改变情况。结果经 10 天治疗后，治疗组总有效率 95.35%，对照组总有效率 93.02%（$P > 0.05$）；治疗 2 个月后，治疗组的临床治愈率和总有效率为 76.74%、97.67%，明显高于对照组的 51.16%、95.35%（$P < 0.05$）；治疗组治疗后 1 秒末用力呼气量百分比（FEV1%）和呼气峰流速百分比（PEF%）为（92.87 ± 6.14）%、（91.95 ± 6.04）%，明显高于对照组的（81.3 ± 5.93）%、（82.53 ± 5.56）%（$P < 0.05$）。表明采用穴位注射加金匮肾气丸治疗老年支气管哮喘短期能明显改善患者的临床症状，明显提高肺通气功能，长期疗效好，治愈率高[67]。

7 治疗中老年原发性高尿酸血症

选择中老年男性原发性高尿酸血症患者 60 例，随机分为治疗组和对照组各 30 例。治疗组给予金匮肾气丸，每次 1 丸，每天 2 次；别嘌呤醇 0.1g，每天 2 次。对照组给予别嘌呤醇 0.1g，每天 2 次。2 组疗程均为 1 个月。结果显示，治疗组与对照组治疗后血尿酸均下降，但下降程度有区别，有统计学差异（$P < 0.05$）；治疗组和对照组在治疗前表现为：睾酮（T）值降低，雌二醇（E_2）值升高，E_2/T 升高；治疗组治疗后与治疗前比较：T 值升高、E_2 下降、E_2/T 下降，均有统计学差异（$P < 0.05$）；对照组治疗前后的 T 值、E_2 值、E_2/T 比较无统计学差异。表明金匮肾气丸对中老年男性原发性高尿酸血症血尿酸及性激素均有调节作用，性激素水平的平衡可能有降低高尿酸血症血尿酸的作用[68]。

8 治疗老年高脂血症

选择脾肾阳虚型老年高脂血症患者 96 例，随机分为对照组和治疗组各 48 例。对照组用血脂康胶囊治疗，治疗组在此治疗的基础上用金匮肾气丸每次 4g，每日 2 次。2 组均连续治疗 8 周为 1 个疗程。结果以实验室各项检查恢复正常为临床控制，治疗组临床控制 10 例，显效 21 例，有效 14 例，无效 3 例，总有效率 93.75%；对照组临床控制 8 例，显效 11 例，有效 18 例，无效 11 例，总有效率 77.08%（$P < 0.05$）。治疗组 TC、TG、LDL - C 均下降（$P < 0.01$），HDL - C 升高（$P < 0.01$）；对照组 TC、TG、LDL - C 下降（$P < 0.01$），HDL - C 升高（$P < 0.01$）。治疗组降低 TC、TG 及升高 HDL - C 的幅度高于对照组（$P < 0.01$），治疗组降低 LDL - C 与对照组降低 LDL - C 无显著差异（$P > 0.05$）。说明金匮肾气丸合血脂康胶囊能更好地改善老年高脂血症血脂水平[69]。

9 治疗中老年男性部分雄激素缺乏综合征

选择中老年男性部分雄激素缺乏综合征（PADAM）患者 58 例，口服金匮肾气丸，每日 3 次，每次 8 丸（相当于原生药 3g），连续服用 3 个月为 1 个疗程，观察期间停用与本病有关的其他药物。结果治疗后国际勃起功能指数评分提高，PADAM 评分体能症状 + 血管舒缩症状评分降低，精神心理症状评分显著降低，性功能减退症状评分降低，血睾酮水平升高，而黄体生成素水平降低，卵泡刺激素水平降低。前列腺特异性抗原无明显变化。表明金匮肾气丸治疗 PADAM 可使症状全面明显改善，精神心理症状和体能症状、血管舒缩症状的改善优于性功能减退症状的改善，对前列腺不产生明显影响[70]。

10 治疗老年慢性功能性腹泻

选择老年慢性功能性腹泻患者 53 例，随机分为治疗组 28 和对照组 25 例。2 组病人均予精神安抚，嘱合理饮食，并予口服蒙脱石散，每次 1 包，每日 3 次；谷维素，每次 10mg，每日 3 次；必要时对症用药予阿托品 0.03mg。治疗组加服金匮肾气丸（浓缩丸），每次 8 粒，每日 3 次。结果以服药 1～3 个月，症状由减轻到消失，停药 1 个月后未复发为痊愈（临床治愈）。治疗组总有效率为 85.7%；对照组总有效率 56.0%（$P < 0.05$）[71]。

11 治疗老年性椎基底动脉供血不足性眩晕

选择 60 岁以上椎基底动脉供血不足所致眩晕患者 36 例，以金匮肾气丸为基本方加减处方：制附子 15g，肉桂 3g，熟地黄 10g，山药 10g，山萸肉 10g，茯苓 8g，泽泻 8g，丹参 15g，川芎 15g，赤芍 15g，菟丝子 10g，黄精 10g。水煎服，每日 1 剂，最少服药 2 周，最多服药 4 周。结果以症状消失，TCD 检查正常为治愈，本组治愈 9 例，显效 14 例，有效 10 例，无效 3 例，总有效率为 91.7%。TCD 检查治疗后与治疗前比较，$P < 0.05$；血液流变学与血脂治疗后与治疗前比较，$P < 0.05$，$P < 0.01$[72]。

12 治疗冠心病不稳定型心绞痛

为探讨金匮肾气丸治疗冠心病不稳定型心绞痛的临床疗效，选择 75 例本病患者随机分为对照组 35 例和治疗组 40 例。对照组给予抗血小板聚集、扩张血管等常规治疗，治疗组在常规治疗的基础上加用金匮肾气丸加减治疗。观察 2 组患者治疗前后临床症状、心电图变化。结果以心绞痛基本消失或发作次数和持续时间较用药前减少 ≥80% 为显效，心绞痛症状疗效总有效率治疗组为 92.50%，对照组为 74.29%；心电图改善总有效率治疗组为 80.00%，对照组为 62.86%（$P < 0.05$）。表明在西医常规治疗基础上加用金匮肾气丸加减治疗冠心病不稳定型心绞痛疗效显著[73]。

13 治疗肾病综合征

选择肾病综合征 48 例，采用金匮肾气丸（浓缩丸）治疗，每次 8 丸，每日 3 次。用米酒（即醪糟米酒）50ml 加温开水少许冲服。若虚烦不寐症突出，加用酸枣仁 15g、五味子 10g，煎汤冲服金匮肾气丸；若神疲脚软，行走乏力，加用人参 20g、黄芪 30g、龟甲 30g，煎汤冲服金匮肾气丸；若水肿重兼咳嗽，加用五味子 10g、细辛 3g、麻黄 5g，煎汤冲服金匮肾气丸。1 个月为 1 个疗程。并作随访观察记录。治疗过程中逐步减少激素及其他药物用量，直至停用激素和免疫抑制剂。48 例中治疗 1 个疗程病例 36 例，连续治疗 2 个疗程病例 12 例，随访观察病情稳定。结果以临床症状消失，尿蛋白正常，血浆白蛋白上升到正常人水平为治愈，本组临床治愈 6 例，显效 16 例，有效 21 例，无效 5 例，总有效率为 89.58%[74]。

14 治疗成人夜尿症

选择以夜尿频繁为主要症状的 18 岁以上成人患者 90 例，予金匮肾气丸加味处方：生地黄 20g，山药、山茱萸、牡丹皮、茯苓、泽泻、益智仁各 10g，桂枝、制附子各 5g，覆盆子 30g。水煎 2 次，合并 2 次煎出液。每次空腹温服 150ml，每天 2 次，分别在午餐前 1 小时及晚餐前 1 小时服用，治疗 4 周。观察患者治疗前后排尿日记记录的夜尿次数、夜间尿量、白天尿量、总尿量、无干扰睡眠时间。结果显示，治疗前后患者观察指标与治疗前比较，治疗后患者夜尿次数、夜间尿量均减少，差异有极显著性意义或显著性意义（$P < 0.01$，$P < 0.05$）；白天尿量增加，差异有极显著性意义（$P < 0.01$），无干扰睡眠时间延长，差异有显著性意义（$P < 0.05$）；24 小时总尿量增加，与治疗前比较，差异无显著性意义（$P > 0.05$）[75]。

15 治疗胃下垂

选择肾阳虚型之胃下垂患者 64 例，以补肾益气为治疗原则，口服肾气丸汤剂：熟附子、茯苓、泽泻、牡丹皮各 10g，肉桂（后下）5g，熟地黄 30g，山药 20g，山茱萸 15g。若腹坠痛明显者加枳壳；久病者加桃仁；便秘者加白术、枳实。水煎服，每天 1 剂，复煎。1 个月为 1 个疗程。治疗 3 个疗程观察疗效。结果以临床症状消失，体重增加，食欲正常，恢复正常工作和劳动为治愈，本组治愈 23 例，好转 34 例，无效 7 例，总有效率为 89.06%[76]。

16 治疗未破裂卵泡黄素化综合征

选择未破裂卵泡黄素化综合征患者 90 例，随机分为治疗组和对照组各 45 例。对照组采用纯肌内注射绒毛促性腺激素治疗，治疗组在对照组相同的激素疗法基础上加服金匮肾气丸加味方：熟地黄 25g、山药 15g、山茱萸 15g、泽泻 10g、茯苓 12g、牡丹皮 10g、桂枝 6g、白顺片 9g、郁金 12g、牛膝 15g、当归 10g，每日 1 剂，分 2 次温服。于月经第 5 天开始服用，直到排卵停止。治疗 1～6 个周期后，对 2 组患者的治疗效果进行观察。结果以治疗 3 个月患者受孕或 B 超监测排卵成功为显效，治疗组显效 27 例，有效 14 例，无效 4 例，总有效率为 91.1%；对照组显效 7 例，有效 13 例，无效 25 例，总有效率为 44.4%（$P < 0.01$）。治疗组经过治疗后 27 例怀孕，对照组治疗后 7 例怀孕，2 组怀孕人数存在显著差异（$P < 0.01$）[77]。

17 治疗小儿遗尿

选择小儿遗尿患儿 30 例，所有患者小便常规及尿培养多无异常发现，无神经系统症状与体征，无泌尿系统感染及畸形，仅以夜间尿床为主症。治疗以金匮肾气丸，每丸 6 克。6 岁以下每次半丸，每日 2 次，温水送服；6 岁以上每次 1 丸，每日 2 次，温水送服。同时施以推拿治疗。结果以治疗后遗尿停止，观察半年以上无复发为治愈，本组痊愈 18 例，好转 11 例，无效 1 例，总有效率为 96.7%[78]。

18 治疗其他疾病

用金匮肾气丸（或汤）原方或其加减方，还可用于复发性口腔溃疡[79]，咽喉异物感[80]，脑血栓伴下肢水肿、顽固性失眠、非特异性结肠炎、老年性阴道炎、产后痹症[81]，肾上腺皮质功能低下、糖尿病性膀胱病、静脉血栓形成、痛风、小儿夏季热、牙痛、牙周炎、双眼球发凉、功能性溢泪、声哑[82]，脑梗死所致皮层性尿频[83]，肠易激综合征[84]，小腹绞痛性晕厥、腰痛证、男性不育证[85]等见有本方证者。

【方剂评述】

肾气丸为汉代张仲景所创名方之一，源于《金匮要略》，故称金匮肾气丸。该方经历代演变，后世将原方中桂枝改以肉桂，将干地黄改以熟地黄，沿用至今。又名崔氏八味丸、八味肾气丸、桂附地黄丸、桂附八味丸。肾气丸是温补肾阳的代表方，也是最早的补肾方剂，被称之为"补肾诸方之祖"。该方被历代医家所推崇。现代药理研究表明，肾气丸具有类似性激素样作用，使大鼠附睾重量、精子数、活动精子百分率及睾丸组织环磷酸腺苷量、血清睾酮明显增加。具有保护肾功能和减轻肾小管损害作用；抗纤维化、抗自由基损伤、抗衰老和防突变；可明显延长小鼠常压耐缺氧存活时间，改善心肌供血，抗心律失常，抗血小板聚集功能；能加速胶原的合成与分泌，促进钙盐沉积，促进成骨细胞增殖，从而加快骨折愈合；能增强造血功能，增强机体的免疫力；可明显提高小鼠脑和肝中 SOD 活性，降低肝、心、脾、肾中 MDA 含量，抑制脑和肝中单胺氧化酶（MAOB）活性等。随着对该方现代研究的深入，其临床应用范围亦不断扩大，已涉及神经、内分泌、免疫、消化、循环、呼吸、泌尿、生殖等多个系统，涵盖内、外、妇、儿、口腔、眼、耳鼻喉、皮肤、老年病等多个学科的众多疾病，且临床疗效显著。表明肾气丸有多重生物学效应，值得进一步深入探讨。

参 考 文 献

[1] 李平忠，孙晶．山茱萸化学成分及其药用与营养价值研究进展［J］.安徽农业科学，2013，41（4）：1493－1494.

[2] 韩淑燕，潘扬，丁岗，等.1H－NMR 和13C－NMR 在山茱萸环烯醚萜类化合物结构鉴定中的应用［J］.中医药学刊，2004，22（1）：56－59.

[3] 杨晋，陈随清，冀春茹，等．山茱萸化学成分的分离鉴定［J］.中药材，2005，36（12）：1780－1782.

[4] 程琛舒．山茱萸化学成分研究［D］.合肥：安徽大学，2011：5.

[5] 易晓卫，张宝善，闫雅岚．山茱萸营养功能及其保健食品研究现状［J］.食品研究与开发，2002，23（1）：45－46.

[6] 杨黎斌，刘少静，边军昌，等.gC－MS 分析山茱萸脂溶性成分［J］.安徽医药，2010，14（11）：1280－1281.

[7] 韩志慧，曹文豪，李新宝，等.GC－MS 分析山茱萸挥发油的化学成分［J］.精细化工，2006，23（2）：130－132.

[8] 杨云，刘翠平，王浴铭．山茱萸多糖的化学研究［J］.中国中药杂志，1999，24（10）：614－617.

[9] 曾芳，林青．山茱萸抑菌活性成分提取分离与检测方法分析［J］.中国医药指南，2013，11（20）：505－506.

[10] 陈延惠，冯建灿，郑先波，等．山茱萸研究现状与展望［J］.经济林研究，2012，30（1）：143－150.

[11] 王利丽，张涛，陈随清．山茱萸化学成分与气象因子相关性分析［J］.中国实验方剂学杂志，2013，19（9）：152－157.

[12] 杨秀虾．山药化学成分及药理活性研究进展［J］.亚太传统医药，2013，9（5）：65－66.

[13] 孔晓朵，白新鹏．山药的活性成分及生理功能研究进展［J］.安徽农业科学，2009，37（13）：5979－5981.

[14] 何凤玲，叶小利，李学刚，等．山药中降糖活性成分的筛选与比较［J］.食品工业科技，2011，32（6）：373－375.

[15] 张丽梅，陈菁瑛，黄玉吉，等. 山药品种间氨基酸含量的差异性研究 [J]. 氨基酸和生物资源，2008，30 (2)：12 - 15.

[16] 白冰，李明静，王勇，等. 怀山药化学成分研究 [J]. 中国中药杂志，2008，33 (11)：1272 - 1274.

[17] 赵国华，李志孝，陈宗道. 山药多糖 RDPS - I 的结构分析及抗肿瘤活性 [J]. 药学学报，2003，38 (1)：37 - 41.

[18] 白冰，李明静，王勇，等. 怀山药化学成分研究（II）[J]. 化学研究，2008，19 (3)：67 - 69.

[19] 王刚，杜士明，肖森生，等. 山药多糖的提取分离及山药总多糖的含量测定 [J]. 中国医院药学杂志，2007 (10)：1414 - 1416.

[20] 李文兰，王晓冬，季宇彬，等. 金匮肾气丸中有效成分的药代动力学研究 [J]. 中成药，2008，30 (10)：1432 - 1435.

[21] 赵武述，张玉琴，李浩，等. 山茱萸成分的免疫活性研究 [J]. 中草药，1990，21 (3)：17 - 20.

[22] 杜伟锋，王明艳，蔡宝昌. 山茱萸炮制前后多糖对小鼠免疫功能的影响 [J]. 中药材，2008 (5)：715 - 717.

[23] 戴岳，杜秉茜，黄朝林，等. 山茱萸对小鼠免疫系统的影响 [J]. 中国药科大学学报，1990 (4)：226 - 228.

[24] 闫润红，任晋斌，刘必旺，等. 山茱萸抗心律失常作用的实验研究 [J]. 山西中医，2001，17 (5)：52 - 54.

[25] 闫润红，任晋斌，倪艳，等. 山茱萸强心作用的实验观察 [J]. 山西中医学院学报，2000，1 (2)：1 - 3.

[26] 李慧敏，康杰芳. 山茱萸降血糖作用研究进展 [J]. 中药材，2012，35 (9)：1527 - 1530.

[27] 袁菊丽，姜红波. 山茱萸的主要化学成分及药理作用 [J]. 化学与生物工程，2011，28 (5)：7 - 9.

[28] 于淼，王晓先，贾琳. 山茱萸的药理作用研究进展 [J]. 东南国防医药，2010，12 (3)：240 - 243.

[29] 王明艳，凤鸣，蔡宝昌. 山茱萸及其活性成分的药效研究概述 [J]. 中华中医药，2008，26 (7)：1419 - 1421.

[30] 邹品文，赵春景，李攀，等. 山茱萸多糖的抗肿瘤作用及其免疫机制 [J]. 中国医院药学杂志，2012，32 (1)：20 - 22.

[31] 王世全. 山茱萸主要化学成分及药理学研究进展 [J]. 临床医学医学信息，2010，23 (12)：4867.

[32] 李志强，曹文富. 山药及其主要活性成分药理作用研究进展 [J]. 中国老年学杂志，2013，33 (8)：1975 - 1976.

[33] 许效群，常霞，刘志芳. 山药汁对糖尿病大鼠血糖的影响 [J]. 山西农业大学学报，2010，30 (2)：143 - 145.

[34] 杨宏莉，张宏馨，李兰会，等. 山药多糖对 2 型糖尿病大鼠降糖机理的研究 [J]. 河北农业大学学报，2010，33 (3)：100 - 103.

[35] 贾士奇，黄霞，刘惠霞. 山药低聚糖的免疫增强作用 [J]. 河南大学学报（医学版），2009，28 (1)：44 - 45.

[36] 张红英，王学兵，崔保安，等. 山药多糖对 PRRSV 灭活苗免疫猪抗体和 T 细胞亚群影响 [J]. 华北农学报，2010，25 (2)：236 - 238.

[37] 杨秀虾. 山药化学成分及药理活性研究进展 [J]. 亚太传统医药，2013，9 (5)：65 - 66.

[38] 鄐红利，肖本见，梁文梅. 山药多糖对糖尿病小鼠降血糖作用 [J]. 中国公共卫生，2006 (7)：804 - 805.

[39] 朱明磊，唐微，官守涛. 山药多糖对糖尿病小鼠降血糖作用的实验研究 [J]. 现代预防医学，2010 (8)：1524 - 1527.

[40] 梁亦龙，阎光凡，舒坤贤，等. 山药水溶性多糖的提取及抗氧化性研究 [J]. 食品研究与开发，2007，28 (11)：1 - 3.

[41] 杨宏莉，张宏馨，李兰会，等．山药多糖对 2 型糖尿病大鼠降糖机理的研究 [J]．河北农业大学学报，2010，33（3）：100－103．

[42] 赵国华，陈宗道，李志孝，等．山药多糖对荷瘤小鼠免疫功能的影响 [J]．营养学报，2003，25（1）：110－112．

[43] 郑素玲．山药对免疫机能低下小鼠耐缺氧能力的影响 [J]．动物医学进展，2010，31（2）：70－73．

[44] 覃俊佳，周芳，王建如，等．褐苞薯蓣对去势小鼠和肾阳虚小鼠的影响 [J]．中医药学刊，2003，21（12）：1993－1995．

[45] 孔晓朵，白新鹏．山药的活性成分及生理功能研究进展 [J]．安徽农业科学，2009，37（13）：5979－5981．

[46] 龙泳伶，李政木．金匮肾气丸及其拆方对肾阳虚雌鼠卵巢功能的影响 [J]．中国中西医结合杂志，2013，33（7）：967－971．

[47] 许翠萍，朱庆均，宋洁，等．金匮肾气丸对肾阳虚小鼠睾丸组织端粒酶活性的促进作用 [J]．中国中西医结合杂志，2013，33（2）：252－255．

[48] 王宁，陈西华，张树成，等．金匮肾气丸对小鼠生精恢复的基因表达谱研究 [J]．中国实验方剂学杂志，2012，18（10）：215－220．

[49] 吴天浪，张培海，钟钦，等．金匮肾气丸对雄激素部分缺乏大鼠血清睾酮及 StAR 蛋白 mRNA 表达的影响 [J]．中国男科学杂志，2009，23（2）：28－30．

[50] 金智生，潘宇清．金匮肾气丸对实验性 2 型糖尿病胰岛素抵抗大鼠血清 TNF－α、Leptin 的影响 [J]．现代中医药，2008，28（3）：66－68．

[51] 宋建平，刘方舟，李伟，等．金匮肾气丸对肺纤维化大鼠肺组织中肿瘤坏死因子－α 表达的影响 [J]．2006，中成药，28（1）：78－81．

[52] 宋建平，李伟，刘方州，等．金匮肾气丸对肺纤维化大鼠肺组织转化生长因子 β₁ 表达的影响 [J]．中国中医药信息杂志，2007，14（2）：29－30．

[53] 马红，沈继译，张名伟，等．金匮肾气丸免疫调节作用的实验研究 [J]．中药药理与临床，2000，16（6）：5－6．

[54] 程嘉艺，孙文静，张予阳．肾气丸方易化阳虚小鼠及老龄大鼠学习记忆能力的实验研究 [J]．中成药，1992，14（10）：33－34．

[55] 冯磊，鲍淑静，冯晨，等．金匮肾气丸及微营养素对衰老小鼠雄激素影响 [J]．中国公共卫生，2010，26（9）：1122－1123．

[56] 敖新平，王明镇，王兴友，等．金匮肾气丸抗雄性大鼠力竭性疲劳的研究 [J]．时珍国医国药，2013，24（3）：607－608．

[57] 沈进稳，郭建友，肖鲁伟，等．近距离放射损伤对大鼠脊髓神经细胞降钙素基因相关肽的影响及金匮肾气丸的干预作用 [J]．中国实验方剂学杂志，2008，14（6）：27－29．

[58] 吴海涛，顾海，尹星，等．金匮肾气丸对环磷酰胺所致骨髓抑制小鼠的影响 [J]．医药导报，2008，27（8）：923－924．

[59] 金蓉家，李守业，杨元宵，等．肾气丸对结肠癌 LoVo 细胞水通道蛋白 2 表达的调节作用 [J]．中国临床药理学与治疗学，2013，18（5）：481－486．

[60] 秦佳佳，李瑞满，吴倩．不同补肾方法减轻化疗后卵巢功能损害的比较研究 [J]．中国病理生理杂志，2012，28（10）：1847－1850．

[61] 冯璞，罗崇念，邓友平，等．金匮肾气丸对免疫缺陷小鼠免疫造血功能的影响 [J]．中药药理与临床，1998，14（1）：9－11．

[62] 吴红专．金匮肾气丸治疗 2 型糖尿病的临床观察 [J]．中药药理与临床，2013，29（3）：130－193．

[63] 孙贵生，甄贵平．加味金匮肾气汤治疗糖尿病肾病的病例观察 [J]．中医临床研究，2012，4（5）：34－35．

[64] 黄召谊, 陈广, 雷宏伟. 金匮肾气丸治疗 2 型糖尿病并发高脂血症的临床研究 [J]. 中华中医药学刊, 2010, 28 (11): 2457 – 2459.

[65] 刘桂章, 陶鸣浩. 金匮肾气丸联合奥美拉唑治疗老年性反流性食管炎 40 例 [J]. 河南中医, 2013, 33 (5): 658 – 659.

[66] 刘保兴, 陈国宏. 金匮肾气丸治疗良性前列腺增生症合并逼尿肌不稳定 17 例 [J]. 中国中西医结合外科杂志, 2013, 19 (2): 179 – 181.

[67] 杨亚勤, 孙冰, 李闯, 等. 穴位注射加金匮肾气丸治疗老年支气管哮喘疗效分析 [J]. 实用药物与临床, 2013, 16 (78): 631 – 633.

[68] 杨崇青, 杨锡燕, 林刚. 金匮肾气丸对中老年男性原发性高尿酸血症血尿酸及性激素的影响 [J]. 天津中医药, 2010, 27 (4): 286 – 287.

[69] 王宜健, 彭秀芳, 熊伟, 等. 金匮肾气丸合血脂康胶囊治疗脾肾阳虚型老年高脂血症随机平行对照研究 [J]. 实用中医内科杂志, 2012, 26 (8): 7 – 8.

[70] 车文骏, 何小舟, 经浩, 等. 金匮肾气丸治疗中老年男性部分雄激素缺乏综合征的临床研究 [J]. 中华全科医师杂志, 2007, 6 (7): 435 – 436.

[71] 汪连珍. 金匮肾气丸治疗老年慢性功能性腹泻疗效观察 [J]. 现代中西医结合杂志, 2000, 9 (5): 418 – 419.

[72] 王萍. 金匮肾气丸治疗老年性椎基底动脉供血不足性眩晕 36 例 [J]. 中医药临床杂志, 2010, 22 (1): 47 – 48.

[73] 张益康, 王诚喜. 金匮肾气丸加减治疗冠心病不稳定型心绞痛 40 例疗效观察 [J]. 新中医, 2007, 39 (6): 19 – 20.

[74] 高跃非, 吴一箪. 金匮肾气丸为主治疗肾病综合征 48 例的体会 [J]. 临床医药实践, 2009, 18 (2): 136.

[75] 朱晓光, 朱玲玲. 金匮肾气丸加味治疗成人夜尿症 90 例临床观察 [J]. 新中医, 2011, 43 (7): 45 – 46.

[76] 林少辉, 柳东杨, 陈育忠, 等. 肾气丸治疗胃下垂 64 例疗效观察 [J]. 新中医, 2001, 33 (9): 29.

[77] 陈文英, 赵旭辉. 中西医结合治疗未破裂卵泡黄素化综合征 [J]. 中国民族民间医药, 2013 (17): 21.

[78] 朱佐琼. 金匮肾气丸配合推拿治疗小儿遗尿 30 例 [J]. 中国伤残医学, 2013, 21 (4): 215 – 216.

[79] 叶卓丁. 加味金匮肾气丸治疗复发性口腔溃疡临床观察 [J]. 世界中医药, 2012, 7 (3): 225 – 226.

[80] 许凤莲, 靳玉萍. 金匮肾气丸加味治疗咽喉异感症 50 例 [J]. 光明中医, 2006, 21 (4): 49 – 50.

[81] 郭改革, 吴水生. 金匮肾气丸药理及临床研究概况 [J]. 海峡药学, 2007, 19 (2): 79 – 80.

[82] 张家玮, 鲁兆麟, 彭建中. 金匮肾气丸临床应用研究概况 [J]. 北京中医, 2001, 23 (3): 56 – 59.

[83] 刘儒盛. 金匮肾气丸治疗脑梗死所致皮层性尿频 30 例临床分析 [J]. 中华实用中西医杂志, 2005, 18 (7): 955.

[84] 何杭, 何欣. 金匮肾气丸治疗肠易激综合征 50 例 [J]. 浙江中医杂志, 1998, 33 (8): 340.

[85] 张志峰. 陈国权运用《金匮要略》肾气丸验举隅 [J]. 时珍国医国药, 2014, 25 (1): 234 – 235.

❦ 薯蓣丸 ❧

【处方组成与功用】

薯蓣丸出自《金匮要略》血痹虚劳病脉证并治（虚劳病）篇，由薯蓣（山药）300g，当归、桂枝、干地黄、神曲、豆黄卷各100g，甘草280g，川芎、麦冬、白芍、白术、杏仁各60g，人参70g，柴胡、桔梗、茯苓各50g，阿胶70g，干姜30g，白蔹20g，防风60g，大枣（为膏）300g（上 21 味，末之，炼蜜和丸）组成。具有健脾益气，养血滋阴，疏风散邪，宣肺理气的功能。传统用于虚劳风气白疾所见之诸证。

【方剂传统解析】

《金匮要略》载："虚劳诸不足，风气百疾，薯蓣丸主之。"本条文论述了虚劳诸不足，风气百疾的证治。本证病因病机为久病虚劳，气血虚弱，阴阳不足，抗病能力薄弱。本方重用山药，补脾胃、益肺肾，气阴双补；人参、白术、茯苓、大枣、甘草健脾益气；地黄、当归、白芍、川芎、麦冬、阿胶养血滋阴；干姜温中暖胃；桂枝、柴胡、防风疏风解表；桔梗、杏仁、白蔹理气宣肺；大豆黄卷、神曲健脾理滞。诸药相合，共奏健脾益气，养血滋阴，疏风散邪，宣肺理气之效。因其病深，虚实杂见，故宜缓用丸剂治之。

【方剂药效物质基础】

1 拆方组分

1.1 山药 其化学组分见血痹虚劳病脉证并治篇"肾气丸"。

1.2 当归 其化学组分见百合狐惑阴阳毒病脉证治篇"赤小豆当归散"。

1.3 桂枝、甘草、白芍、大枣 其化学组分见痉湿暍病脉证治篇"栝楼桂枝汤"。

1.4 地黄 其化学组分见百合狐惑阴阳毒病脉证治篇"百合地黄汤"。

1.5 白术、杏仁 其化学组分见痉湿暍病脉证治篇"麻黄加术汤"。

1.6 川芎、桔梗、防风 其化学组分见中风历节病脉证并治篇"侯氏黑散"。

1.7 人参 其化学组分见痉湿暍病脉证治篇"白虎加人参汤"。

1.8 柴胡 其化学组分见疟病脉证并治篇"鳖甲煎丸"。

1.9 茯苓、阿胶 其化学组分见脏腑经络先后病脉证篇"猪苓汤"。

1.10 干姜 其化学组分见百合狐惑阴阳毒病脉证治篇"甘草泻心汤"。

1.11 神曲 神曲为面粉或麸皮与杏仁泥、赤小豆粉及鲜青蒿、苍耳、辣蓼打汁，混合搅拌后经发酵、晒干制成的块状曲剂。主含蛋白质、脂肪、糖类及人体必需的宏量、微量元素。①蛋白质、脂肪和糖类：神曲中三种物质含量为：蛋白质（15.35g/100g）＞脂肪（5.10g/100g）＞糖类（4.29g/100g），脂肪含量略高于糖类。②人体必需的宏量、微量元素：15 种必需的宏量、微量元素含量（μ/g）为：钾（3938）＞磷（2629）＞镁（1153）＞钙（565）＞钠（45.5）和铁（131）＞锌（24.4）＞锰（18.1）＞铜（6.6）＞锶（3.0）＞镍（0.74）＞钼（0.369）＞铬（0.260）＞钒（0.170）＞钴（0.065）。③其他成分：还含有酵母菌以及原料药的化学成分，如挥发油、苷类、黄酮类、维生素 B、脂肪油和粗纤维等[1-3]。

1.12 豆黄卷 豆黄卷是取成熟饱满的大豆（黑色或黄色均可），簸净，用清水浸泡至表面略有皱缩，取出，置箩内，上盖湿蒲包，每天用 30℃左右温水淋洒 2～3 次，使大豆发芽，待芽长 0.5～1.5cm 时，取出晒干，拣出杂质，此谓净大豆卷，发表之力微弱；若用麻黄煎水与净大豆卷拌匀，吸尽，用文火炒至表面呈深黄色而成，即为制豆卷。其成分主含大豆异黄酮、天门冬酰胺、胆碱、黄嘌呤及次黄嘌呤，另含钙、钾、硅等。此外，还含有丰富的蛋白质、脂肪、碳水化合物，以及氨基酸类如甘氨酸、亮氨酸、异亮氨酸等[4-5]。

1.13 麦冬 麦冬中主要的化学成分有甾体皂苷、黄酮类及多糖等。①甾体皂苷：麦冬皂苷 A、麦冬皂苷 B、麦冬皂苷 B′、麦冬皂苷 C、麦冬皂苷 C′、麦冬皂苷 D、麦冬皂苷 D′。

②黄酮类：目前从麦冬及其变种中分得的 19 个黄酮类化合物均为高异黄酮类，如甲基麦冬二氢黄酮 A、甲基麦冬二氢黄酮 B、甲基麦冬黄酮 A、甲基麦冬黄酮 B、麦冬黄酮 A、麦冬黄酮 B、异冬黄酮 A、去甲基异麦冬黄酮 B、麦冬二氢黄酮 A、6 - 醛基异麦冬黄酮 B 和 6 - 醛基异麦冬黄酮 A。③麦冬多糖：随着麦冬的产地不同，麦冬多糖的化学成分也略有差异，所含的单糖及其相对物质的量也不同。麦冬多糖中单糖组成主要是果糖和葡萄糖，两者物质的量比为 12:1。麦冬多糖的中性糖可能含有 α - 吡喃半乳糖，3 种酸性糖可能含有吡喃糖和呋喃糖，且 3 种酸性糖具有一定的清除自由基活性。从麦冬多糖中还发现了两种麦冬多糖单体 MDG - 1 和 OJP1。④其他成分：麦冬中含有 0.085% 的挥发油，28 种微量元素。还含有 β - 谷甾醇、豆甾醇、龙脑苷等[6-14]。

1.14 白蔹 ①单宁类：从白蔹乙酸乙酯提取物中分离出了 5 个单宁化合物，分别为没食子酸、1,2,6 - 三氧 - 没食子酰基 - β - D - 吡喃葡萄糖、1,2,3,6 - 四氧 - 没食子酰基 - β - D - 吡喃葡萄糖、1,2,4,6 - 四氧 - 没食子酰基 - β - D - 吡喃葡萄糖及 1,2,3,4,6 - 五氧 - 没食子酰基 - β - 吡喃葡萄糖。②多酚类：从白蔹中分离出 7 个多酚类化合物，分别为二聚没食子酸、1,4,6 - 三氧 - 没食子酰基 - β - D - 吡喃葡萄糖、2,4,6 - 三氧 - 没食子酰基 - D - 吡喃葡萄糖、2,3,4,6 - 四氧 - 没食子酰基 - D - 吡喃葡萄糖等。③甾醇、有机酸、三萜及其苷类：从白蔹三氯甲烷和乙酸乙酯萃取物中分离得到大黄素 - 8 - O - β - D - 吡喃葡萄糖苷和 poriferast - 5 - en - 3β,7α - 二醇，又从乙酸乙酯萃取液中得到原儿茶酸和龙胆酸。白蔹还含有羽扇豆醇、卫矛醇二十五烷、三十烷酸、二十八烷酸、豆甾醇和豆甾醇 - β - D - 葡萄糖苷、β - 谷甾醇、富马酸和胡萝卜苷、新紫罗兰酮苷、新苯丙素鼠李糖苷。④蒽醌类：为大黄素甲醚、大黄酚和大黄素。⑤黄酮类：槲皮素。⑥木脂素类：五味子苷。⑦其他成分：从白蔹中还分离出甲基 - α - D - 呋喃果糖苷、甲基 - β - D - 吡喃果糖苷、β - D - 呋喃果糖甲苷、β - D - 呋喃果糖、尿苷和腺苷、α - D - 葡萄吡喃糖的 PAJM - I 均一多糖、白藜芦醇、表儿茶素没食子酸等[15-25]。

2 复方组分

目前尚未见有薯蓣丸复方化学组分的文献报道。

【方剂药理学研究】

1 拆方药理

1.1 山药 其药理研究见血痹虚劳病脉证并治篇"肾气丸"。

1.2 当归 其药理研究见百合狐惑阴阳毒病脉证治篇"赤小豆当归散"。

1.3 桂枝、甘草、白芍、大枣 其药理研究见痉湿暍病脉证治篇"栝楼桂枝汤"。

1.4 地黄 其药理研究见百合狐惑阴阳毒病脉证治篇"百合地黄汤"。

1.5 白术、杏仁 其药理研究见痉湿暍病脉证治篇"麻黄加术汤"。

1.6 川芎、桔梗、防风 其药理研究见中风历节病脉证并治篇"侯氏黑散"。

1.7 人参 其药理研究见痉湿暍病脉证治篇"白虎加人参汤"。

1.8 柴胡 其药理研究见疟病脉证并治篇"鳖甲煎丸"。

1.9 茯苓、阿胶 其药理研究见脏腑经络先后病脉证篇"猪苓汤"。

1.10 干姜 其药理研究见百合狐惑阴阳毒病脉证治篇"甘草泻心汤"。

1.11 神曲 神曲具有抗菌、促进肠蠕动等作用。六神曲乙酸乙酯提取部位具有很强的抗菌效果，最低抑菌浓度为 0.64mg/ml，最低杀菌浓度为 0.65mg/ml；正丁醇部位也有较强的抑菌、杀菌活性。其对肠道致病菌、常见致病菌的抗菌活性可能是其治疗外感食积不化、腹泻的机制之一[3,26]。

1.12 豆黄卷　豆黄卷对肺炎球菌、金黄色葡萄球菌等均有抑制作用；有抗病毒作用，可用于病毒性感冒、流行性感冒[4-5]。

1.13 麦冬　①对心血管系统的作用：麦冬提取物具有明显的抗心肌缺血和抗心肌梗死作用，并呈一定的量效关系，其作用可能与保护心肌的 SOD 活性，防止心肌细胞脂质过氧化及改善脂肪酸代谢有关。同时麦冬总皂苷对培养心肌细胞缺氧再给氧损伤具有保护作用。麦冬总皂苷能使结扎犬冠状动脉 24 小时后的室性心律失常发生率由（87±8）%降至（57±7）%。同时麦冬总皂苷可降低右心房的肌自律性和右心房的肌兴奋性，延长左心房肌功能不应期。②降低血糖作用：实验表明，麦冬多糖对糖尿病小鼠和大鼠都有降血糖作用。麦冬多糖（2g/d）明显改善胰岛素敏感性，使周围组织对胰岛素抵抗降低。麦冬多糖对正常小鼠血糖无明显影响，但能降低自发性高血糖小鼠血糖及升高血清胰岛素，能降低链佐星诱发高血糖大鼠的血糖及糖化血红蛋白，能推迟大鼠口服蔗糖后血糖升高时间并降低血糖。另外，从麦冬中提取的麦冬总皂苷可减弱四氧嘧啶对胰岛 B 细胞的损伤，能拮抗肾上腺素的升血糖作用，可能与抑制糖原分解有关。③增强免疫功能的作用：麦冬多糖可以促进体液免疫和细胞免疫功能。麦冬多糖显著增加小鼠胸腺和脾脏的重量，增强小鼠网状内皮系统的吞噬能力，提高血清中溶血素含量，显示麦冬多糖具有良好的免疫增强和刺激作用。另外，麦冬多糖对分别以 ^{60}Co-r 射线全身照射和注射环磷酰胺造成小鼠免疫损伤有一定的恢复作用，能显著增加免疫低下小鼠的胸腺和脾脏重量，还能升高注射环磷酰胺小鼠的外周血白细胞数。麦冬通过免疫促进作用对荷瘤小鼠具有一定的抑瘤谱及抑瘤强度，其作用机制与麦冬能够提高 NK 细胞的活性有关。④抗衰老作用：剂量为 3g/kg 的麦冬水煎液灌胃可对抗 D-半乳糖引起的大鼠脑组织 SOD、肝组织 GSH-Px 活性的显著降低及肝组织 MDA 含量的显著升高，剂量为 6g/kg 时，可对抗 D-半乳糖引起的大鼠红细胞 SOD 活性、血清总抗氧化能力及红细胞免疫功能的显著降低及血清 MDA 含量的显著升高。提示麦冬能降低机体自由基反应而发挥抗衰老作用。⑤对胃肠道的作用：麦冬多糖对萎缩性胃炎有一定的治疗作用，主要与改善胃黏膜的血液循环、抑制炎性反应、促进组织细胞的增生有一定的关系。⑥耐缺氧、抗疲劳作用：在大鼠颈总动脉结扎所致脑缺血实验中，结扎前给予 400mg/kg 和 200mg/kg 的麦冬多糖均可使给药组结扎后脑内乳酸含量较模型组显著降低，从而逆转缺血后酸中毒造成的各种损害。麦冬能提高皮下注射异丙肾上腺素的小鼠在低压缺氧条件下的存活数。麦冬煎剂、麦冬水提物、麦冬注射液皆有提高常压或低压小鼠的耐缺氧能力。小鼠游泳实验表明，麦冬氨基酸和麦冬多糖具有一定的抗疲劳作用。⑦抗肿瘤及抗辐射作用：麦冬乙酸乙酯提取物中的成分甲基沿阶草酮 A、甲基沿阶草酮 B 等高异类黄酮对 HeLa-S3 细胞有强的细胞毒性。麦冬多糖能抑制 S180 肉瘤和腹水瘤的生长，对小鼠原发性肝癌实体瘤也有一定的抑制作用。⑧对生殖功能的影响：通过研究麦冬水提物对雄性小鼠生殖细胞非程序 DNA 合成的影响，发现各剂量组诱导的非程序 DNA 合成与正常对照组比较差异无显著性。但是，在 6.8~13.6g/kg 剂量的范围内，麦冬水提物对甲基磺酸甲酯所诱导的非程序 DNA 合成有明显的抑制作用，表明麦冬对小鼠生殖细胞遗传物质具有一定的保护作用。⑨其他作用：麦冬多糖（200mg/kg，灌胃）对乙酰胆碱和组胺混合液引起的豚鼠支气管收缩有极显著的抑制作用；可显著延长卵白蛋白所致的致敏豚鼠呼吸困难、抽搐和跌倒的潜伏期（$P < 0.001$）。麦冬水煎液（80mg/100ml）加钙通道阻滞剂可以完全防止异丙肾上腺素长期用药的副作用。麦冬对小鼠生殖细胞遗传物质具有保护作用。麦冬石油醚、乙醇和水提取液均能显著改变小鼠微动（静）脉的管径，改善其血液流态，加快血流速度[27-40]。

1.14 白蔹 ①抗菌作用：白蔹的抗菌成分为大黄酚、大黄素甲醚、大黄素、没食子酸、富马酸等。白蔹的水浸剂（1:3），在试管内对同心性毛癣菌、奥杜盎小芽孢癣菌、腹肌沟表皮癣菌、红色表皮癣菌等皮肤真菌均有不同程度的抑制作用。通过体外检测白蔹正丁醇提取物的抗菌活性，结果表明白蔹正丁醇提取物有一定的抗菌作用。将白蔹的生品、炒黄品及白蔹的炒焦品分别通过水煎醇沉，取沉淀物和醇溶液部分分别制成 1:1 水溶液，用纸片法抑菌环实验检测白蔹的抑菌作用，发现白蔹经炒制后其体外抗菌作用比生白蔹的体外抗菌作用增强，其中又以炒焦的作用最好。通过临床采集的牙周病口臭患者对其测定挥发性硫化物，显示白蔹对唾液细菌的抑菌率为45%。②免疫调节作用：白蔹 3 种不同剂量的醇提取物对小鼠外周血淋巴细胞 ANAE 阳性率、T 细胞增殖能力以及对巨噬细胞吞噬功能均具有一定的促进作用，并且随着白蔹的剂量增加其相应的促进作用也逐渐增强。表明白蔹的醇提取物可以增强小鼠 T 淋巴细胞和巨噬细胞的免疫功能。③抗肿瘤作用：通过研究从白蔹中提取纯化的 momordin I 对白血病 HL-60 细胞的细胞毒作用，其 IC_{50} 为 19.0mg/ml，并且证明其作用机制是通过降低 Bcl-2 与 Bax 的比例及激活 caspase-3，诱导了白血病 HL-60 细胞凋亡。白蔹水提取物对酪氨酸酶有很强的抑制作用，其 IC_{50} 为 0.35mg/ml。但白蔹的 80% 乙醇提取物抑制效果较差，其 IC_{50} 比水提取物的数值高 5.9~23.8 倍。通过研究白蔹的抗肿瘤活性部位，发现乙醚和乙酸乙酯部位是其抗肿瘤的活性部位，并能引起人肝癌细胞株 $HepG_2$ 细胞的凋亡。④兴奋作用：白蔹水煎剂对小鼠有一定的兴奋作用，并且白蔹的兴奋作用与剂量有一定的关系。⑤其他作用：白蔹煎剂本身无镇痛作用，但能明显增强黑附片及炙川乌的镇痛作用；白蔹煎剂可拮抗黑附片、炙川乌、炙草乌对离体蛙心的作用，但能加重以上 3 种药对小鼠给药后心电图的变化[15-16,41-46]。

2 复方药理

2.1 增强机体免疫功能 采用 Friend 病毒感染小鼠作为艾滋病模型，用薯蓣丸进行干预，探讨薯蓣丸对模型动物免疫功能的影响。结果显示，薯蓣丸能够缓解环磷酰胺小鼠的骨髓抑制作用，提高小鼠外周血中红细胞、白细胞的数量和血红蛋白含量[47]。

2.2 抗肿瘤作用 薯蓣丸中所含薯蓣皂苷元是一种重要的甾体皂苷元，是合成甾体激素类药物的重要原料，并具有抗肿瘤、抗心血管系统疾病、抗炎以及抗皮肤病及改善皮肤老化等药理活性。尤其诱导肿瘤凋亡活性显著，为临床应用于肿瘤的防治提供有力依据[48]。研究表明，薯蓣皂苷元对 S180、HepA、U14 等小鼠移植肿瘤和 L929、HeLa、MCF 肿瘤细胞株具有明显抑制作用[49]。并能抑制大鼠肝癌细胞 CBRH7919 的生长和诱导其凋亡[50]。

2.3 抗疲劳作用 为探讨薯蓣丸抗疲劳作用机制以及 IL-6 与疲劳的相关性。选择 SD 雄性大鼠 36 只，随机分为空白组、模型组、薯蓣丸组，各 12 只。采取强制冷水游泳造模，薯蓣丸组进行喂食薯蓣丸配方颗粒的溶液，模型组亦相应增加饮水量。模型组与薯蓣丸组均继续强制冷水游泳 21 天。实验第 28 天各组均进行力竭游泳，测定力竭时间与 IL-6。结果显示，薯蓣丸组游泳力竭时间较模型组及空白组明显延长；薯蓣丸组与模型组 IL-6 均显著低于空白组。表明大鼠疲劳状态下 IL - 6 水平有所降低，提示薯蓣丸有一定抗疲劳作用[51]。

【临床研究与应用】

1 治疗慢性疲劳综合征

选择慢性疲劳综合征（CFS）患者 45 例，分为治疗组 23 例和对照组 22 例。治疗组以薯蓣丸组方治疗，每天分 2 次温服。对照组口服人参治疗（中药配方颗粒）。2 组均治疗 4 周为 1 个疗程。结果显示，薯蓣丸治疗组与对照组疲劳量表评分经治疗后在疲劳严重程度、疲劳后果及环境特异性、休息睡眠反应的差异均有显著性，薯蓣丸治疗组自身对照 T 细胞亚群在治疗前后改变有显著意义（$P < 0.01$）。表明薯蓣丸能够显著改善 CFS 的不适症状和提高细胞免疫功能[52]。

2 治疗日间过度倦睡症

选择脑卒中后日间过度倦睡症 25 例，在脑卒中常规治疗的基础上，另以加减薯蓣丸处方：山药 30g，熟地黄 12g，何首乌 60g，党参 12g，白芍 12g，全当归 10g，炙远志 6g 等，经物理方法浓缩提纯为口服液（每 1ml 含原药材 1g），每次 30ml，每日 2 次，疗程 3 周。结果以夜间睡眠超过 6 小时，白天睡眠不足 2 小时，白天感精力充沛为显效，本组显效 9 例，好转 10 例，无效 6 例，总有效率为 76.0%[53]。

3 治疗并预防反复感冒

选择慢性乙型肝炎反复感冒患者 46 例，在常规治疗慢性乙型肝炎的基础上口服薯蓣丸（蜜丸，规格为每丸 10g）10g，每日 3 次。3 个月为 1 个疗程，连续 2 个疗程。感冒发病期间可用西药抗感染、抗病毒、止咳化痰等措施治疗。结果经 2 个疗程治疗后，以治疗后发病次数（按年计）减少 1/2，且发病时症状减轻、病程缩短为显效，本组显效 19 例，有效 24 例，无效 3 例，总有效率为 93.48%[54]。

4 治疗肝癌

选择肝癌恶病质患者 80 例，随机分为治疗组和对照组各 40 例。对照组在还原型谷胱甘肽等护肝降酶及补充白蛋白的综合治疗基础上，不与中药治疗；治疗组在以上综合治疗基础上予以薯蓣丸膏方口服，每次 25g，每日 2 次，1 个月为 1 个疗程。疗程结束后，观察治疗前后 2 组患者生活质量、症状体征改善以及肝功能、TNF - α 等指标的变化情况。结果显示，症状体征改善以及肝功能、TNF - α 好转情况明显好于对照组（$P < 0.05$）。表明中药薯蓣丸膏方能有效改善肝癌恶病质患者的症状体征及肝功能[55]。

5 治疗晚期肿瘤厌食症

选择晚期肿瘤厌食患者 120 例，随机分为对照组和治疗组各 60 例。对照组采取支持治疗，治疗组以薯蓣丸组方，并随证加减煎服，最佳支持治疗同对照组，连续治疗 3 周为 1 个疗程。观测患者临床症状、体重、不良反应。结果食欲改善、卡氏评分、体重治疗组均优于对照组（$P < 0.01$）。表明薯蓣丸联合支持治疗晚期肿瘤患者厌食，能有效改善晚期肿瘤患者厌食症状[56]。

6 治疗小儿变应性鼻炎

选择儿童变应性鼻炎患者 90 例，随机分为薯蓣丸组 30 例、玉屏风颗粒组 30 例和鼻炎康片组 30 例。薯蓣丸组口服薯蓣丸，玉屏风颗粒组口服玉屏风颗粒，鼻炎康片组口服鼻炎康片。3 组疗程均为 12 周。观察治疗 12 周、随访 36 周症状积分及 IgE、PAF 和临床疗效。结果薯蓣丸组总有效率 93.33%，玉屏风组为 70.00%，鼻炎康组为 43.33%，薯蓣丸组综合疗效优于鼻炎康组（$P < 0.05$）。在治疗 12 周、随访 36 周后，薯蓣丸组症状积分参数、IgE 和 PAF 参数降低幅度最大，明显优于玉屏风组（$P < 0.01$）、鼻炎康组（$P < 0.01$）[57]。

7 治疗慢性荨麻疹

选择围绝经期女性慢性荨麻疹患者 74 例，随机分为治疗组 48 例和对照组 26 例。治疗组用薯蓣丸每日 15 ~ 20g，分 2 次服用，对照组以西替利嗪 10mg，每日 1 次。2 组疗程均为 3 个月。结果以风团消退，临床体征消失，不再发作为治愈，治疗组和对照组总有效率分别为 81.25%、57.69%，复发率分别为 19.05%、45.45%，2 组比较有显著性差异（$P < 0.05$）。治疗期间治疗组未见不良反应，对照组有 20 例出现嗜睡、乏力等不适，停药后消失。表明薯蓣丸治疗围绝经期女性慢性荨麻疹疗效好，复发率低，不良反应少[58]。

8 治疗其他疾病

用薯蓣丸（或汤）原方或其加减方，还可用于胃癌扩大性根治术后症、直肠癌化疗症、非霍奇金淋巴瘤化疗后症、肾癌术后症[59]，非痴呆型血管性认知功能障碍[60]等见有本方证者。

【方剂评述】

薯蓣丸乃张仲景为治疗"虚劳风气百疾"而设立，为补虚祛风之代表方剂。综观全方，益气升阳、滋阴养血。本方初看庞杂，细观则配伍精当，各药用量之轻重大有讲究。如方中重用山药，而柴胡、桔梗、防风的用量较山药少很多，补益药量远远大于祛邪药，可知张仲景用意之所在，即以调补为主，若一味地祛风，重伤阳气，反使风不得外解。故该方组方严谨，配伍精当，具有补气养血、疏风散邪等功效。被后世医家广泛用于治疗各种慢性虚损性疾病。现代药理研究表明，薯蓣丸能提高机体非特异免疫功能，增强机体细胞免疫能力和体液免疫能力，且有抗肿瘤、保护肾功能等作用。从临床报道可以看出，薯蓣丸已广泛用于脏腑虚损、气血俱虚、阴阳失调、营卫失和的各种慢性虚弱疾患，或与"风"有关的多种杂病，如风眩、中风、风痹、惊悸等，均取得了较好的临床疗效。基于此，薯蓣丸的临床应用还可以扩展到诸多疑难杂病，如心脑血管病、免疫性疾病等，这类疾病病机上多与虚、风、瘀密切相关，薯蓣丸集补虚、祛风、化瘀三法于一方，恰合病机，在应用时可随证加减，变通化裁，拓展于临床。

参 考 文 献

[1] 周淑贤，张甲生. 神曲的营养成分 [C]. 吉林省第七届科学技术学术年会，2012：659 - 660.

[2] 中国预防医学科学院营养与食品卫生研究所. 食物成分表（全国分省值）[M]. 北京：人民卫生出版社，1992.

[3] 徐勇. 建神曲与六神曲的比较研究 [J]. 中医药信息，1989（2）：43 - 44.

[4] 钱大欢. 钱育寿用豆黄卷及豆豉经验 [J]. 实用中医药杂志，2004，20（10）：5764.

[5] 于密密，傅欣彤，郭洪祝. 大豆黄卷质量控制方法研究 [J]. 中国实验方剂学杂志，2013，19（4）：103 - 106.

［6］陈屏，徐东铭，雷军．麦冬化学成分及药理作用的研究现状［J］．长春中医学院学报，2004，20（1）：35－36.

［7］朱永新，严克东，涂国士．麦冬中高异黄酮的分离与鉴定［J］．药学学报，1987，22（9）：679－684.

［8］刘成基，曾诠，马蓓．麦冬化学成分的研究［J］．中草药，1988，19（4）：10－11.

［9］朱永新，刘林喆，王维，等．麦冬的化学成分研究［J］．中国中药杂志，1989，14（6）：359－360.

［10］朱永新，刘林命，王维，等．麦冬挥发油化学成分的研究［J］．药物分析杂志，1991，11（1）：21－22.

［11］于伯阳，徐国钧，金蓉銮，等．麦冬中28种元素的分析［J］．南京药学院学报，1986，17（4）：286－288.

［12］黄光辉，孙连娜．麦冬多糖的研究进展［J］．现代药物与临床，2012，27（5）：523－529.

［13］王庆慧，李铣，王金辉．麦冬化学成分研究［J］．中国现代中药，2009，11（11）：21－21.

［14］江洪波，黄静，黄连．麦冬中新成分二氢高异黄酮的研究［J］．华西药学杂志，2012，27（5）：501－502.

［15］赵兵，高昂，贾旭，等．白蔹的药学研究进展［J］．安徽农业科学，2012，40（9）：5185－5186，5675.

［16］林玲，魏巍，吴疆．白蔹的化学成分和药理作用研究进展［J］．药物评价研究，2012，35（5）：391－392.

［17］俞文胜，陈新民，杨磊，等．白蔹单宁化学成分的研究［J］．天然产物研究与开发，1995，7（1）：15－18.

［18］赫军，畅晓兵，杨旭，等．白蔹的化学成分（Ⅱ）［J］．沈阳药科大学学报，2009，26（3）：188－190.

［19］俞文胜，陈新民，杨磊．白蔹多酚类化学成分的研究Ⅱ［J］．中药材，1995，8（6）：297－301.

［20］赫军，羑冀，宋莹莹，等．白蔹的化学成分［J］．沈阳药科大学学报，2008，25（8）：636－638.

［21］郭丽冰．广东白蔹化学成分的分离与鉴定［J］．广东药学院学报，1997，13（1）：5－6.

［22］邹济高，金蓉鸾，何宏贤．白蔹化学成分研究［J］．中药材，2000，23（2）：91－93.

［23］郭丽冰，卢雁，陈水平．白蔹化学成分的研究［J］．广东药学院学报，1996，12（3）：145－147.

［24］何宏贤，谢丽华，金蓉鸾．白蔹化学成分的初步研究［J］．中草药，1994，25（4）：568.

［25］米君令，吴纯洁，孙灵根，等．白蔹化学成分研究［J］．中国实验方剂学杂志，2013，19（18）：86－89.

［26］王秋红，付新，王长福，等．六神曲的抗菌活性研究［C］．中华中医药学会中药炮制分会学术研讨会论文集，2009年11月：525－529.

［27］于学康．麦冬的药理作用研究进展［J］．天津药学，2012，24（4）：69－70.

［28］蒋凤荣，张旭，范俊，等．麦冬药理作用研究进展［J］．中医药学刊，2006，24（2）：236－238.

［29］林晓，周强峰，徐德生，等．麦冬药理作用研究进展［J］．上海中医药杂志，2004，38（6）：59－61.

［30］程金波，卫洪昌，章枕，等．麦冬提取物抗犬心肌缺血的药效实验［J］．中国病理生理杂志，2001，17（8）：810－812.

［31］何平，代赵明．麦冬总皂苷对培养心肌细胞缺氧再给氧损伤的保护作用［J］．微循环学，2005，15（2）：45－46.

［32］韩凤梅，刘春霞，陈勇．麦冬多糖对免疫低下小鼠的保护作用［J］．中国医药学报，2004，19（6）：347－348.

［33］尤洁．麦冬的药理作用与临床应用进展［J］．菏泽医学专科学校学报，2011，23（1）：71－73.

［34］黄琦，许家鸾．麦冬多糖对2型糖尿病血糖及胰岛素抵抗的影响［J］．浙江中西医结合杂志，2002，12（2）：81－83.

[35] 何陵湘. 麦冬多糖降血糖作用的药效观察 [J]. 中国实用医药, 2007, 2 (16): 48 - 49.

[36] 高昌琨, 高建, 徐先祥. 麦冬总皂苷对实验性高血糖小鼠的降糖作用 [J]. 中国实验方剂学杂志, 2007, 13 (5): 33 - 35.

[37] 刘霞, 曹秀荣, 陈科力, 等. 湖北麦冬的研究进展 [J]. 医药导报, 2008, 27 (10): 1231 - 1233.

[38] 郭晶, 陈非, 李丽华, 等. 中药麦冬对 D - 半乳糖衰老模型大鼠的血液流变性的影响 [J]. 中国微循环, 2002, 6 (4): 246 - 248.

[39] 陶站华, 白书阁, 白晶, 等. 麦冬对 D - 半乳糖衰老模型大鼠的抗衰老作用研究 [J]. 黑龙江医药科学, 1999, 22 (4): 36 - 38.

[40] 朱玉琢, 庞慧民, 刘念稚. 麦冬对甲基磺酸甲脂诱发的小鼠精子非程序 DNA 合成的抑制作用 [J]. 吉林大学学报 (医学版), 2002, 28 (5): 461 - 462.

[41] 白明, 贾亚泉, 杨克伟, 等. 白蔹临床外用及药理作用研究进展 [J]. 中国当代医药, 2011, 18 (35): 13 - 14.

[42] 朱长俊, 朱红薇. 白蔹正丁醇提取物抗菌作用研究 [J]. 中国民族民间医药, 2011 (1): 44 - 45.

[43] 张梦美, 叶晓川, 黄必胜, 等. 白蔹抗肿瘤活性部位的筛选研究 [J]. 湖北中医药大学学报, 2012, 14 (2): 40 - 42.

[44] 闵凡印, 周一鸿, 宋学立, 等. 白蔹炒制前后的体外抗菌作用 [J]. 中国中药杂志, 1995, 20 (12): 728 - 730.

[45] 俞琪, 蔡琨, 田维毅. 白蔹醇提物免疫活性的初步研究 [J]. 贵阳中医学院学报, 2005, 27 (2): 20.

[46] 赵翠兰, 郭桂森, 李开源, 等. 白蔹部分药理作用实验研究 [J]. 云南中医中药杂志, 1996, 17 (3): 55 - 58.

[47] 任周新, 许前磊, 李青雅, 等. 薯蓣丸对 Friend 白血病病毒感染小鼠免疫功能的影响 [J]. 中国实验方剂学杂志, 2011, 17 (19): 191 - 194.

[48] 岳蕾, 陈玲, 寇俊萍, 等. 薯蓣皂苷元药理活性及其机制研究进展 [J]. 中国临床药理学与治疗学, 2010 (2): 233 - 237.

[49] 王丽娟, 王岩, 陈声武, 等. 薯蓣皂苷元体内、外的抗肿瘤作用 [J]. 中国中医药杂志, 2002, 27 (10): 777 - 779.

[50] 刘喜娟, 谭宇蕙, 吴映雅, 等. 薯蓣皂苷元对大鼠肝癌细胞 CBRH7919 的抑制及凋亡诱导作用 [J]. 中国现代医学杂志, 2010, 20 (7): 980 - 983.

[51] 刘百祥, 王志平, 聂盛丹. 薯蓣丸对疲劳大鼠 IL - 6 的影响 [J]. 湖南中医杂志, 2012, 28 (3): 126 - 127.

[52] 刘百祥, 郭立宇, 王志平, 等. 薯蓣丸对慢性疲劳综合征的 T 细胞亚群及 IL - 6 的影响 [J]. 湖南中医杂志, 2011, 7 (12): 39 - 40.

[53] 谭了虎, 涂晋文, 董梦久, 等. 加减薯蓣丸治疗脑卒中后日间过度倦睡症 25 例 [J]. 中国中医药信息杂志, 2001 (8): 78.

[54] 高学清. 薯蓣丸防治慢性乙型肝炎患者反复感冒 [J]. 辽宁中医学院学报, 2001, 3 (2): 120.

[55] 欧阳钦, 吴春明. 薯蓣丸膏方辅助治疗肝癌恶病质 40 例临床疗效分析 [J]. 中国高等医学教育, 2012 (6): 126 - 127.

[56] 王宜宗, 张秀凤, 安丰胜, 等. 薯蓣丸联合支持治疗晚期肿瘤患者厌食随机平行对照研究 [J]. 实用中医内科杂志, 2013, 27 (4): 99 - 101.

[57] 朱增柱. 薯蓣丸防治小儿变应性鼻炎临床观察 [J]. 山西中医, 2013, 29 (6): 10 - 12.

[58] 杨艳梅, 熊德上. 薯蓣丸治疗围绝经期女性慢性荨麻疹的疗效观察 [J]. 中国药房, 2011 (20): 1893 - 1894.

[59] 薛蓓云, 李小荣. 黄煌运用《金匮要略》薯蓣治疗肿瘤验案分析 [J]. 上海中医药杂志, 2010, 44 (12): 24.

［60］王江涛，金建立，何保军. 加减薯蓣丸治疗非痴呆型血管性认知功能障碍的磁共振波谱研究［J］. 中华中医药杂志，2014（1）：256－258.

❧ 酸枣仁汤 ❧

【处方组成与功用】

酸枣仁汤出自《金匮要略》血痹虚劳病脉证并治（虚劳病）篇，由酸枣仁 15～30g，甘草6g，知母10g，茯苓10g，川芎7g组成，具有养阴清热，宁心安神的功能。传统用于虚劳失眠所见之虚烦不得眠，心悸盗汗，头目眩晕，咽干口燥，脉弦或细数等。

【方剂传统解析】

《金匮要略》载："虚劳，虚烦不得眠，酸枣仁汤主之。"本条文论述了虚劳心烦失眠的证治，病因病机为心肝阴血亏虚，虚热内扰，心神不安。本方重用酸枣仁为君药，补肝阴、养心血，宁心安神治失眠；知母滋阴降火、除烦热，茯苓补脾宁心、定悸安神，共为臣药；佐以甘草调畅气机，疏达肝气，兼以活血，与君药相配，酸收辛散并用，具有养血调肝之妙；甘草和中缓急，是为使药。全方相合，共奏清热除烦、养阴安神之效。

【方剂药效物质基础】

1 拆方组分

1.1 甘草　其化学组分见痉湿暍病脉证治篇"栝楼桂枝汤"。

1.2 知母　其化学组分见痉湿暍病脉证治篇"白虎加人参汤"。

1.3 茯苓　其化学组分见脏腑经络先后病脉证篇"猪苓汤"。

1.4 川芎　其化学组分见中风历节病脉证并治篇"侯氏黑散"。

1.5 酸枣仁　酸枣仁成分主要包括三萜及三萜皂苷类、黄酮类、生物碱、脂肪酸以及氨基酸等。①三萜及三萜皂苷类：酸枣仁三萜主要包括羽扇豆烷型五环三萜类化合物，如白桦脂酸、白桦脂醇、美洲茶酸、麦珠子酸及麦珠子酸甲酯。酸枣仁皂苷属于达玛甾烷型四环三萜类皂苷，在结构上与人参皂苷类有效成分较为接近。从酸枣的干燥种子中分离得到酸枣仁皂苷 E、酸枣仁皂苷 B 及酸枣仁皂苷 A、白桦脂酸等化合物；其中酸枣仁皂苷 E 为新化合物，白桦脂酸为羽扇豆烷型三萜类成分，酸枣仁皂苷 A 常作为酸枣仁定性定量的指标和质量控制的检测指标。采用多种色谱方法又分离确定了酸枣仁皂苷 D 为新化合物；利用正、反相硅胶柱色谱分离得到了 1 个新的酮基达玛烷型四环三萜皂苷 H。此外，还含有酸枣仁皂苷 A_1、酸枣仁皂苷 B、酸枣仁皂苷 B_1、羽扇豆醇、白桦脂酸甲酯、豆甾醇－4－烯－3－酮、过氧麦角甾醇、菜油甾醇等。②生物碱类：主要有环肽生物碱和异喹啉生物碱两大类。对酸枣仁中生物碱类共分离鉴别了 8 个 14 元环肽类生物碱：sanjoinine－A，sanjoinine－B，sanjoineine－D，sanjoinine－F，sahjoinine－G_1 等，7 个阿朴菲类生物碱 sanjoinine－E，sanjoinine－Ⅰa，sanjoinine－Ⅰb，sanjoinine－K 等。③黄酮类：从酸枣仁中分离、鉴定的黄酮类化合物均属于黄酮碳苷类。主要有 5,7,4′－三羟基黄酮醇－3－O－β－D－鼠李糖（1→6）－β－D－葡糖苷，5,4′－二羟基－7－甲氧基黄酮－6－C－6‴－对香豆酰基－β－D－葡萄糖（1→2）－β－D－葡萄苷、当药素、酸枣黄素、当药黄素等。④脂肪酸：酸枣仁中含有超过 60% 的脂肪油,油中含 12 种主要脂肪酸:月桂酸、豆蔻酸、十五碳酸、十六烯酸、棕榈酸、油酸、亚油酸、硬脂酸、花生烯酸、花生酸、二十二碳酸、木焦油酸;其中含量最多的是油酸(38.73%)、亚油酸(37.14%)。⑤其他成分:酸枣仁中含有多种氨基酸以及植物甾醇、酸枣多糖、阿魏酸、挥发油、糖分、蛋白质、有机酸、氨基酸、维生素 C、苦味质、黏液质,丰富的钾、钠、钙、镁等常量元素,以及铁、铬、锰、镍、铜、锌等人体需要的微量元素[1-15]。

2 复方组分

2.1 酸枣仁汤中原型成分及其转化成分 采用高效液相色谱－电喷雾离子阱质谱法,探讨酸枣仁汤中多类成分及其在大鼠血浆中的多种代谢产物。实验结果表明,复方酸枣仁汤中酸枣仁、知母和甘草在大鼠体内的代谢有着明显的规律:酸枣仁皂苷成分可原型存在或者脱去糖链形成含一个糖皂苷以及皂苷元;知母皂苷多以原型及苷元形式存在;甘草皂苷以原型或者皂苷元的形式存在于血浆中;茯苓和川芎中成分检测到的化合物数量较少,这可能与这两味药在复方中的比例以及其中化合物主要为挥发油类有关。这些规律为进一步研究复方酸枣仁汤在体内的吸收、分布、代谢和排泄提供了基础和依据[16]。

2.2 汤剂及其各单味药的挥发性成分 为探讨酸枣仁汤及各单味药水蒸气蒸馏物化学成分的差异,鉴定该方经水煎煮后产生的新成分,采用水蒸气蒸馏法制备供试品溶液,运用气相色谱/质谱联用(GC－MS)对复方及各单味药的水蒸气蒸馏物进行成分分析。结果显示,全方共鉴定出 80 种化合物,其中共有峰酸枣仁占 17 种,茯苓 4 种,知母 17 种,甘草 1 种,川芎 37 种,还发现 20 种不属于任何一味中药,考虑可能为酸枣仁汤经水煎煮后产生的新成分,且以 1－苯基－1－戊酮的含量最高。表明酸枣仁汤单煎与合煎水蒸气蒸馏物的化学成分存在显著差异[17]。

2.3 方剂中皂苷类成分 对酸枣仁汤传统汤剂与配方颗粒汤剂通过 RP－HPLC 法测定,发现同一饮片制备的两种汤剂中均存在芒果苷、甘草苷[18-21]。通过比较研究酸枣仁汤单煎与合煎的提取物均发现有菝葜皂苷元,而且单煎与合煎含量变化不大,差异不显著[22]。采用 RP－HPLC 法,以梯度洗脱同时测定酸枣仁颗粒中酸枣仁皂苷 A、B 含量,并考察了提取方法,结果发现,5% 的氢氧化钠溶液的提取效率较高,所以在供试品溶液制备中采用 5% 的氢氧化钠溶液对酸枣仁颗粒进行提取[23]。建立了反相高效液相色谱－蒸发光散射检测法测定酸枣仁浓缩丸中菝葜皂苷元的含量,该方法操作简便、准确、重现性好、可用于酸枣仁浓缩丸的质量控制[24]。

2.4 方剂中黄酮类成分 采用 HPLC－ESI－MSn 联用技术从酸枣仁汤的主药酸枣仁中分离出 13 个化合物,其中有 8 个黄酮苷化合物[25]。用 RP－HPLC 法测定酸枣仁中黄酮碳苷的含量,不同产地的酸枣仁中,黄酮碳苷的含量存在一定的差异,可能与不同生长条件有关。同一产地酸枣仁的生品和炒品黄酮碳苷含量差别较明显,说明在炒制后酸枣仁中的黄酮碳苷更容易溶出[26]。

2.5 方剂中挥发油类成分 研究中药复方酸枣仁汤及其主要单味药超临界流体萃取物化学成分的差异。结果共鉴定出 37 个化合物,其中 2,4－癸二烯醛、棕榈酸甲酯、棕榈酸乙酯为首次从酸枣仁油中发现;4－甲基－3－环戊烯－1－醇、安息油、4－羟基－3－甲氧基安息香醛、1,2,3,4－四氢萘烯、4－甲基苯酚、3－甲基－7－甲氧基苯并吡喃、4－甲氧基苊烯、4,5－二甲氧基苯环丁烯醇 8 个化合物为首次从川芎油中发现[27]。

2.6 方剂中多糖类成分　应用分光光度法，经硫酸－苯酚显色，测定了酸枣仁中多糖的含量。同一产地不同年份采集的 3 份样品含量分别为 0.7185%，0.7519% 和 0.7856%[28]。用分光光度法考察了茯苓生品及不同炮制品中总糖及多糖含量的变化，以确定不同炮制方法对总糖及多糖含量的影响，结果显示，茯苓的不同炮制品中，总糖及多糖含量从高到低顺序依次为米汤制＞明矾米汤制＞土炒＞朱砂制 1＞朱砂制 2＞生品。因此，不同的炮制方法对茯苓总糖及多糖的含量较生品有显著性增加[29]。研究了不同炮制方法对知母主要化学成分的影响，结果显示不同炮制方法对知母总多糖含量影响不大，盐制品总多糖含量均比其他炮制品高。说明酸枣仁汤中的药效物质多糖类成分主要来自茯苓和知母[30]。

2.7 方剂中有机酸成分　对酸枣仁汤传统汤剂与配方颗粒汤剂通过 RP－HPLC 法测定发现同一饮片制备的两种汤剂中均存在阿魏酸、甘草酸[18-19]。采用 HPLC 法测定 10 批酸枣仁合剂中的重要指标性成分阿魏酸的含量，结果含量为 0.076～0.080mg/ml[31]。

2.8 方剂中金属元素成分　采用湿法 $HNO_3 - H_2O_2$ 对试样进行消解，用电感耦合等离子体原子发射光谱（ICP－AES）法同时测定酸枣仁汤的中药方剂中钙、铬、铝、铁、钾、镁、锰、锌等元素的含量，结果同时发现此方剂中含钾、钙含量很高，分别为 3148mg/kg 和 1083mg/kg[32]。

2.9 方剂药效物质基础及药效机制　通过采用中医方证代谢组学方法建立了"酸枣仁汤－失眠症－生物标记物"三维模式，从酸枣仁汤共检测 22 个成分，鉴定了其中 20 个成分，对大鼠口服酸枣仁汤后的血中移行成分分析发现，酸枣仁汤对 20 个生物标记物的代谢轨迹均有不同程度的调节作用，表现出较强的整体协同药效作用特征。进一步研究酸枣仁汤配伍对大鼠血中移行成分的影响，显示这些血中移行成分在全方配伍的情况下可被机体选择性吸收。说明运用中药血清药物化学方法可阐明酸枣仁汤的药效物质基础及其配伍的科学内涵[33-35]。

2.10 方剂拆方后的成分变化　通过制备酸枣仁汤、各单味药及拆方组供试液，相同色谱条件下建立其指纹图谱，将各色谱图进行对比分析，对色谱峰进行归属及定量分析，探讨酸枣仁汤拆方后成分变化，结果显示，在酸枣仁汤指纹图谱中共检出 23 个成分，拆方组成分均有一定减少，且相对单味药共有成分含量有明显变化。表明单味药与诸药合煎成分及含量存在显著差异。其结论可用于酸枣仁汤药效物质基础及配伍规律的研究[36]。

【方剂药理学研究】

1 拆方药理

1.1 甘草　其药理研究见痉湿暍病脉证治篇"栝楼桂枝汤"。

1.2 知母　其药理研究见痉湿暍病脉证治篇"白虎加人参汤"。

1.3 茯苓　其药理研究见脏腑经络先后病脉证篇"猪苓汤"。

1.4 川芎　其药理研究见中风历节病脉证并治篇"侯氏黑散"。

1.5 酸枣仁　①镇静催眠作用：酸枣仁是临床常用的镇静催眠药物，药理研究和临床用药表明，酸枣仁可以延长睡眠时间，与戊巴比妥等有协同作用，对多数失眠、入睡困难和睡眠易醒的人都有较好的疗效。以 5% 的酸枣仁提取物给小鼠灌胃，发现其能明显抑制正常小鼠的活动次数，抑制苯丙胺的中枢神经系统兴奋作用，降低大鼠的协调运动，明显延长戊巴比妥钠阈剂量的小鼠睡眠时间以及增加戊巴比妥钠阈下催眠剂量的入睡动物数，具有较明显的镇静催眠作用。②抗惊厥作用：采用士的宁致小鼠惊厥法，观察酸枣仁对小鼠惊厥潜伏期、死亡时间和死亡率的影响。发现小鼠口服酸枣仁提取物100mg/kg，出现惊厥的时间及死亡时间均明显延长。而且，实验证明起抗惊厥作用的主要物质是酸枣仁总生物碱及其环肽生物碱成分。③抗焦虑作用：采用动物模型高架十字迷宫诱发的动物焦虑状态，研究不同给药剂量的抗焦虑作用效果评价，结果发现酸枣仁具有一定的抗焦虑作用。酸枣仁抗焦虑作用的机制可能涉及对中枢神经递质、神经调质、免疫细胞因子、下丘脑－垂体－肾上腺轴的整体调控，提高相关脑区的单胺类递质的含量，增强 CABAA 受体 mRNA 表达以及脑组织中 IL－1β、GR 表达，保护焦虑症伴有的高皮质酮状态可能引起神经细胞损伤等。酸枣仁对焦虑引起或伴随的内分泌－免疫失调等复杂病态的治疗具有优势。④对学习记忆的作用：现在使用的以苯二氮䓬类为代表的镇静安眠药物通常具有严重的削弱学习记忆功能的副作用，但酸枣仁不但不会干扰小鼠的学习记忆功能，反而对其有加强作用。采用跳台法和避暗法研究了酸枣仁油对小鼠学习记忆的影响，以酸枣仁油灌胃，发现酸枣仁油大、中、小剂量组小鼠的错误潜伏期延长，错误次数减少，说明酸枣仁油可以增强正常小鼠的记忆功能，对正常和记忆损坏小鼠的学习记忆功能均有改善和提高作用。⑤降血压的作用：酸枣仁水煎液和醇提物对狗、猫、鼠，无论是口服、腹腔注射或静脉注射均具有明显的降血压的作用。实验表明，酸枣仁对颈上交感神经节无阻断作用，对中枢降压反射及 α 和 β 受体也无影响。因对心肌收缩力、心率和冠脉流量均无明显影响，说明其降血压作用与心脏功能的改变无关。⑥抗动脉粥样硬化、降血脂、抗心肌缺血作用：以酸枣仁总皂苷 164mg/kg，腹腔注射，连续 20 天，能明显降低正常饲养大鼠血清的胆固醇，显著升高高密度脂蛋白胆固醇和高密度脂蛋白胆固醇第二组分，说明酸枣仁总皂苷可通过降低血脂和调节血脂蛋白构成，对动脉粥样硬化的形成和发展有抑制作用。酸枣仁总黄酮和酸枣仁总皂苷可抗心肌缺血作用；酸枣仁醇提取物静脉注射或腹腔注射对垂体后叶素引起的心肌缺血均有对抗作用。⑦抗心律失常作用：酸枣仁水提物可减慢家兔的心率，且减慢心率作用与迷走神经兴奋以及 β₁ 受体阻断作用无关。酸枣仁水提物对乌头碱、三氯甲烷、氯化钡诱发的实验动物心律失常有对抗作用。⑧免疫增强作用：酸枣仁提取物 5g/kg 口服，连续20 天，能明显提高小鼠淋巴细胞转化值；小鼠抗体溶血素生成也明显高于对照组；能明显增强小鼠的单核巨噬细胞的吞噬功能；可明显增加小鼠的迟发型超敏反应并能拮抗环磷酰胺引起的小鼠迟发型超敏反应的抑制。酸枣仁用石油醚脱脂后，水提醇沉，沉淀部分为酸枣仁多糖，每天口服 0.1g/kg，共给药 16 天，能增强小鼠的体液免疫和细胞免疫功能，对放射引起的白细胞降低有明显的保护作用，同时能显著增加单核巨噬细胞系统的吞噬功能，并能延长受辐射小鼠的存活时间。⑨抗诱变、抗肿瘤作用：酸枣仁具有较好的抗肿瘤、抗诱变、防治癌症的作用，可以提高机体的非特异性免疫功能。采用艾氏腹水癌小鼠灌服酸枣仁油，以 1.45ml/kg 和 0.35ml/kg 剂量分别灌胃，结果发现酸枣仁可有效延长小鼠生存天数。研究表明总黄酮、总皂苷及白桦脂酸是抗诱变和防癌的有效成分。⑩其他作用：酸枣仁总皂苷能减少模型家兔肝组织和红细胞膜 MDA 的含量，增加肝组织小鼠 SOD 的活性，具有抗肝组织过氧化的作用。酸枣仁煎剂 20g/kg 灌胃，能够拮抗大肠埃希菌内毒素致热小鼠SOD 含量的下降，在全血与肝组织中用药小鼠 SOD 含量均明显高于模型组。酸枣仁总黄酮有强烈的清除自由基作用，而具有抗衰老作用。酸枣仁总皂苷 100mg/kg 腹腔注射对小鼠常压缺氧和异丙肾上腺素加重的缺氧及亚硝酸钠所致的携氧障碍均能显著延长存活时间。酸枣仁提取液具有明显的抗炎作用，能抑制小鼠腹腔、背部皮肤及耳廓毛细血管的通透性，对大鼠后足蛋清性肿胀及大鼠腋下植入纸片产生的肉芽肿均具有抑制作用。另外，酸枣仁水煎液还有降温作用，醇提取物有防治烫伤作用[1,37-47]。

2 复方药理

2.1 镇静催眠作用 通过探讨酸枣仁汤对失眠大鼠睡眠时相的影响，在恒温、恒湿、自动光控及电磁屏蔽条件下，给予实验动物不同剂量酸枣仁汤，采用慢性电极埋植技术描记电刺激所致失眠大鼠自由活动情况下的皮层脑电图，得出结论：酸枣仁汤对电刺激所致失眠大鼠的睡眠周期有影响，且与剂量有一定关系[48]。以大鼠对氯苯丙氨酸（PCPA）失眠模型为对象，观察酸枣仁汤对中脑中缝背核 Bcl-2 及 BDNF mRNA 表达的影响，探讨酸枣仁汤治疗失眠症的作用机制。结果表明，酸枣仁汤可增加 PCPA 失眠大鼠中脑 Bcl-2 及 BDNF 的含量，酸枣仁汤不仅能调节睡眠活动，而且还能保护神经细胞免受失眠带来的损伤。酸枣仁汤对中脑 Bcl-2 及 BDNF 的调节作用可能是其治疗失眠症的重要机制之一[49]。

2.2 抗焦虑作用 通过探讨心脏介入患者的心理应激特点及酸枣仁汤对焦虑评分的干预效果，发现酸枣仁汤能明显缓解心脏介入治疗患者围手术期的焦虑、抑郁情绪[50]。

2.3 抗抑郁作用 研究发现，酸枣仁汤可以显著改善慢性应激大鼠的兴趣丧失、活动能力下降等精神运动性抑郁症状，明显增加抑郁大鼠的脑内单胺类神经递质含量，因此酸枣仁汤具有抗抑郁作用，其作用机制与增加脑组织中的 5-HT、NE 含量有关[51]。

2.4 抗惊厥作用 研究表明，酸枣仁汤具有较好的抗腹腔注射 2% 苯甲酸钠咖啡因溶液所致小鼠惊厥的作用，也具有对惊厥致死的保护作用，与对照组比较均有显著性差异，还发现酸枣仁汤可下降患者血清 T_3、T_4、rT_3 的降落差值，对协助改良甲状腺功能有一定作用[52]。

2.5 增进记忆作用 通过水迷路法实验和跳台法试验，发现酸枣仁汤对正常小鼠的学习记忆有增进作用，对东莨菪碱及乙醇所致的记忆获得障碍均有显著的改善作用[53]。

2.6 降血脂作用 通过对 Wistar 大鼠实验，表明酸枣仁汤对实验高脂血症有较好的降脂作用，在降低 TC、TG、LDL-C，升高 HDL-C 方面与羟苯磺酸钙相当（$P > 0.05$），而在提高 LCAT、SOD 活性，升高 APOAI 水平，降低 APOB 水平方面则明显优于羟苯磺酸钙（$P < 0.05$）。但酸枣仁汤低剂量组对大鼠 APOAI、APOB 的影响不明显（$P > 0.05$）[54]。

2.7 对肝脏的保护作用 采用给小鼠腹腔注射 D-半乳糖胺和脂多糖制备小鼠急性肝衰竭模型，并于造模前 2 小时给治疗组灌胃酸枣仁汤，实验结果显示，酸枣仁汤可以提高小鼠存活率，减轻肝脏病变程度，降低血清转氨酶活性及 TNF-α、IL-1β 的浓度，增加肝脏组织中 SOD、GR 的活性，降低 NOS 的活性及 MDA、NO 的浓度[55]。又以临床观察的形式研究酸枣仁汤辅助治疗慢性重型肝炎的疗效及安全性，发现酸枣仁汤治疗组的睡眠状况有显著改善，治疗后 TBIL、TNF-α 和 IL-1 血清浓度较治疗前明显降低，治疗组好转率66.7%，显著高于对照组的 40.0%。说明酸枣仁汤可以减轻炎症细胞因子对肝细胞的损害[56]。

【临床研究与应用】

1 治疗失眠

选择顽固性失眠患者 60 例，随机分为治疗组和对照组各 30 例。治疗组每日口服免煎颗粒酸枣仁汤，对照组睡前口服劳拉西泮，2 组疗程均为 30 天。结果以睡眠时间恢复正常或 6 小时以上，伴随症状消失为临床治愈，治疗组痊愈 4 例，显效 14 例，有效 8 例，无效 4 例，总有效率 86.7%；对照组痊愈 2 例，显效 12 例，有效 9 例，无效 7 例，总有效率 76.7%（$P < 0.05$）。治疗组不良反应率显著低于对照组（$P < 0.05$）[57]。

2 治疗心肌梗死引起的睡眠及情绪障碍

治疗 17 例心肌梗死引起的睡眠及情绪障碍患者，用酸枣仁汤水煎早晚服用，每日 1 剂。若惊悸不安加琥珀、磁石、石决明；心气虚加太子参、黄芪；心血不足加白芍、当归；肝郁气滞加柴胡、佛手、郁金；脾胃虚弱、胃中不和去知母加法半夏、薏苡仁、砂仁；阴虚阳亢、心肝火盛，焦虑烦躁去川芎加生牡蛎、生龙骨；痰热加栀子、陈皮、夏枯草；痰湿蒙蔽、心肾不交去知母加石菖蒲、远志；肝肾亏虚、血不上荣加女贞子、墨旱莲；阴虚火旺加黄连、生地黄；头晕头痛加白芷、菊花。结果睡眠障碍改善情况治疗后总有效率 88%；焦虑程度改善情况治疗后总有效率 82%[58]。

3 治疗神经衰弱

选择以脑功能衰弱症状所呈现易兴奋、易疲劳、情绪症状、紧张性疼痛和睡眠障碍患者 86 例，予以酸枣仁汤处方：百合 30g，酸枣仁 30g，合欢皮 15g，知母 9g，川芎 24g，茯苓 24g，炙甘草 6g，每日 1 剂，水煎 2 次取汁 300ml，分上、下午温服，连服 2 周。结果治疗 14 天后以临床症状消失，不影响正常工作学习为痊愈，本组显效 58 例，有效 22 例，无效 6 例，总有效率为 93.02%[59]。

4 治疗不稳定型心绞痛伴抑郁

为探讨加味酸枣仁汤对不稳定型心绞痛伴抑郁状态的 IL-17 的影响，选择不稳定型心绞痛患者 117 例，以汉密尔顿抑郁量表（HAMD，17 项）评分≥17 分为伴有抑郁状态，分为单纯不稳定型心绞痛组（非抑郁组）60 例；不稳定型心绞痛伴抑郁状态组（抑郁组）57 例。比较 2 组患者血清 IL-17。其中抑郁组随机分为对照组（28 例）和试验组（29 例），分别给予常规治疗及联合加味酸枣仁汤治疗。结果显示，抑郁组白细胞介素-17 浓度高于非抑郁组，差异有统计学意义（$P < 0.01$）。治疗后试验组白细胞介素-17 浓度低于对照组，差异有统计学意义（$P < 0.05$）。表明不稳定型心绞痛合并抑郁状态患者 IL-17 浓度高于单纯不稳定型心绞痛患者。加味酸枣仁汤治疗后血浆 IL-17 水平明显下降，加味酸枣仁汤对不稳定型心绞痛伴抑郁状态患者的炎症反应具有抑制作用[60]。

5 治疗神经性头痛

选择神经性头痛患者 35 例，病程最长 17 年，最短 1 周。全部病例均经西医诊断为神经性头痛。发病与月经有关 9 例，劳累诱发 17 例，因情志郁结引发 9 例。均以酸枣仁汤处方：酸枣仁 30g，川芎 15g，知母 12g，茯苓 15g，白芷 12g，柴胡 12g，甘草 6g。每日 1 剂，水煎温服。若少阳头痛者，加龙胆草、黄芩；太阳头痛者，加羌活；阳明头痛者，加葛根；厥阴头痛者，加藁本；湿热挟痰者，加天竺黄、胆南星；气虚者，加党参、黄芪；肝火旺盛者，加天麻、钩藤、牛膝、菊花；久痛入络者，加桃仁、红花、全蝎。结果以头痛消失，停药 1 年内未见复发为痊愈，本组痊愈 8 例，好转 23 例，无效 4 例，总有效率为 88.57%[61]。

6 治疗其他疾病

用酸枣仁汤原方或其加减方，还可用于良性室性期前收缩[62]，先天性非溶血性黄疸、嗜酸症、遗精、梦交[63]，亚健康失眠[64]等见有本方证者。

【方剂评述】

酸枣仁汤是张仲景在《金匮要略》中原为虚劳心烦失眠证而设，后世医家在临床应用中不断扩展其应用范围，取得了满意疗效，使其成为临床疗效肯定的常用良方。近年来，医药工作者对酸枣仁汤的药理作用和化学成分等方面做了大量的研究工作，认为该方具有镇静催眠、抗抑郁、抗焦虑、抗惊厥、降脂、改善记忆、保护心脑血管及护肝保肝等多方面药理作用，且具有广泛的临床应用前景，特别对精神及神经系统的疾病的治疗，显示出其独特的疗效，值得深入研究和开发。但目前仍然存在一些需要解决的问题，如酸枣仁汤的药效物质基础及其活性方面的研究还不够深入、不够全面，应该还有一些有效成分未被发现，已经发现的部分有效成分的作用及机制还不清楚；方剂中部分有效成分如多糖的研究尚处在方法学的探索阶段；方剂中各成分之间的相互作用研究尚属空白；方剂的体内代谢过程研究不够深入。今后应加强诸方面的深入研究，以求揭示酸枣仁汤的药效物质基础及作用机制，对开发酸枣仁汤的现代剂型具有重要意义。

参 考 文 献

[1] 张军武，赵琦. 酸枣仁的生物学特征及化学成分研究进展 [J]. 中医学报，2013，28（4）：550-52.

[2] 曾路，张如意，王序. 酸枣仁化学成分研究 I [J]. 植物学报，1986，28（5）：517-521.

[3] 白焱晶，程功，陶晶，等. 酸枣仁皂苷 E 的结构鉴定 [J]. 药学学报，2003，38（12）：934-937.

[4] 王建忠，陈小兵，叶利明. 酸枣仁化学成分研究 [J]. 中草药，2009，40（10）：1534-1536.

[5] 王卫记，罗建光，孔令义. HPLC-ESI-MSn 分析酸枣仁有效部位的化学成分 [J]. 中国中药杂志，2009，34（21）：2768-2773.

[6] 尹升镇，金河奎，金宝渊，等. 酸枣仁生物碱的研究 [J]. 中国中药杂志，1997，22（5）：296-298.

[7] 王建忠. 酸枣仁中三萜皂苷的分离和结构研究 [J]. 有机化学，2008，28（1）：69.

[8] 李会军. HPLC 法测定酸枣仁不同炮制品中两种黄酮炭苷的含量 [J]. 中国中药杂志，2002，20（4）：260.

[9] 王贱荣，张健，殷志琦，等. 酸枣仁的化学成分 [J]. 中国天然药物，2008，6（4）：268-210.

[10] 王少敏，毕志明. 酸枣仁中一个新的角型呋喃黄酮苷 [J]. 林产化学与工业，2005，25（1）：37.

[11] 贡济宇，赵启铎，蔡广知，等. 超临界萃取酸枣仁油及其成分研究 [J]. 长春中医学院学报，2005，21（1）：58-59.

[12] 陈振德，许重远，谢立. 超临界流体 CO_2 萃取酸枣仁脂肪油化学成分的研究 [J]. 中草药，2001，32（11）：976-977.

[13] 张照荣，周凤琴，战旗，等. 山东产酸枣仁中微量元素及氨基酸分析 [J]. 微量元素与健康研究，1997，14（3）：29-30.

[14] 董顺福，韩丽琴，赵文秀，等. 火焰原子吸收分光光度法测定酸枣仁中金属元素的含量 [J]. 安徽农业科学，2009，37（20）：9328-9329.

[15] 张军武, 赵琦, 尉亚辉. 酸枣仁汤的药理学及化学成分研究进展 [J]. 河南中医, 2012, 32 (10): 1375 – 1377.

[16] 高博彦, 孔令义. 高效液相色谱 – 电喷雾离子阱质谱法初步鉴定复方酸枣仁汤中化学物质及血浆吸收成分 [J]. 药学与临床研究, 2010, 18 (3): 250 – 252.

[17] 孙志翠, 刘西建, 郭炜, 等. GC – MS 法分析酸枣仁汤及其各单味药的挥发性成分 [J]. 山东中医药大学学报, 2012, 36 (6): 534 – 536.

[18] 李玉娟, 毕开顺. RP – HPLC 法测定酸枣仁汤中棘苷和阿魏酸的含量 [J]. 中草药, 2004, 35 (7): 754 – 756.

[19] 李玉娟, 毕开顺. RP – HPLC 测定酸枣仁汤中芒果苷和甘草酸的含量 [J]. 中成药, 2004, 26 (10): 3363 – 3366.

[20] 张献冲, 雷鹏, 李新中. 酸枣仁汤传统汤剂与配方颗粒汤剂中芒果苷、阿魏酸、甘草苷含量测定比较 [J]. 中药材, 2008, 31 (3): 452 – 454.

[21] 张献冲, 李新中, 唐翎, 等. 酸枣仁汤传统饮片汤剂与配方颗粒汤剂中甘草酸含量的测定 [J]. 中南药学, 2007, 5 (3): 208 – 211.

[22] 孙桂鸿, 施群, 刘春新, 等. 酸枣仁汤单煎与合煎提取物中菝葜皂苷元含量的比较研究 [J]. 湖北中医杂志, 2000, 22 (11): 48 – 49.

[23] 周庆武, 李玲玲, 纪标, 等. RP – HPLC 测定酸枣仁颗粒中酸枣仁皂苷 A、B 含量 [J]. 中成药, 2008, 30 (6): 16 – 17.

[24] 成旭东, 贾晓斌, 陈彦, 等. 反相高效液相色谱 – 蒸发光散射检测法测定酸枣仁浓缩丸中菝葜皂苷元的含量 [J]. 中国药房, 2007, 18 (3): 204 – 205.

[25] 王卫记, 罗建光, 孔令义. HPLC – ESI – MSn 分析酸枣仁有效部位的化学成分 [J]. 中国中药杂志, 2009, 34 (21): 2768 – 2773.

[26] 李玉娟, 李萍, 李会军, 等. RP – HPLC 法测定酸枣仁中黄酮碳苷的含量 [J]. 中草药, 2001, 32 (12): 1079 – 1080.

[27] 陈婧, 刘军锋, 昝俊峰, 等. GC – MS 法对中药复方酸枣仁汤及其主要单味药超临界流体萃取物的成分分析 [J]. 药物分析杂志, 2007, 27 (1): 16 – 20.

[28] 李兰芳, 张魁, 吴树勋, 等. 酸枣仁中多糖的含量测定 [J]. 河北中医, 1996, 18 (4): 20 – 21.

[29] 杨武德, 李高刚. 茯苓及其不同炮制品中总糖及多糖的含量分析 [J]. 中国医院药学杂志, 2007, 27 (7): 916 – 918.

[30] 刘波. 不同炮制方法对知母主要化学成分的影响 [J]. 中国现代药物应用, 2008, 2 (23): 175 – 176.

[31] 赵瑛, 贺林, 彭毓芳. HPLC 法测酸枣仁合剂中阿魏酸的含量 [J]. 西南军医, 2008, 10 (2): 3 – 4.

[32] 张胜帮, 郭玉生. ICP – AES 法测定酸枣仁汤中多种金属元素 [J]. 光谱学与光谱分析, 2004, 24 (12): 1663 – 1665.

[33] Yang B, Dong W, Zhang A, et al. Ultra – performance liquid chro – matography coupled with electrospray i-onization/quadrupole – time – of – flight mass spectrometry for rapid analysis of constituents of Su – anzaoren de-coction [J]. J Sep Sci, 2011, 34 (22): 3208 – 3215.

[34] Wang X, Zhang A, Sun H. Future perspectives of Chinese medical formulae: chinmedomics as an effector [J]. OMICS, 2012, 16 (7 – 8): 414 – 421.

[35] 杨波, 张爱华, 董巍, 等. 酸枣仁汤的血清药物化学及不同配伍变化对血中移行成分的影响研究 [J]. 中医药信息, 2013, 30 (4): 44 – 47.

[36] 孙志翠, 裴强伟, 韩涛, 等. 酸枣仁汤拆方后成分变化的研究 [J]. 辽宁中医杂志, 2013, 40 (4): 761 – 763.

[37] 曾碧映, 李嘉滢, 李新才, 等. 中药酸枣仁研究现状 [J]. 湖南中医药大学学报, 2012, 32 (12): 74 – 75.

［38］胡明亚. 酸枣仁的药理作用及现代临床应用研究［J］. 中医临床研究，2012，4（19）：20－22.

［39］黄小娟，姜建国，林福兰，等. 酸枣仁多糖的提取及其镇静催眠作用的研究［J］. 现代食品科技，2006，22（2）：37－42.

［40］赵秋贤，王清莲，黄建华. 酸枣仁油对小鼠中枢神经系统的影响［J］. 西安医科大学学报，1995，16（4）：432－434.

［41］白晓玲，黄志光，莫志贤，等. 酸枣仁总皂苷对大鼠脑缺血损害及脑组织生化指标的影响［J］. 中国中药杂志，1996，21（2）：110－112.

［42］张玮，袁秉祥，于晓江，等. 酸枣仁总皂苷对大鼠急性心肌缺血的保护作用［J］. 西安交通大学学报：医学版，2005，26（4）：333－335.

［43］吴玉兰. 酸枣仁炮制品中总皂苷的抗心肌缺血作用［J］. 南京中医药大学学报，2004，20（3）：187－189.

［44］张家俊，陈文为. 中药酸枣仁、龙齿、石菖蒲对小鼠脑组织单胺类神经递质及代谢物的影响［J］. 北京中医药大学学报，1995，18（6）：64－66.

［45］史琪荣，周耘，周萍，等. 中药酸枣仁的研究概论［J］. 药学实践杂志，2004，22（2）：94－97.

［46］鲍淑娟，李淑芳，韩国强，等. 酸枣仁的抗炎作用［J］. 贵阳医学院学报，1994，19（4）：336－338.

［47］赵启铎. 酸枣仁油中不饱和脂肪酸的药理实验研究［J］. 天津中医药，2005，22（40）：331－333.

［48］金阳，李飞，李廷利. 酸枣仁汤对失眠大鼠睡眠时相的影响［J］. 时珍国医国药，2008，19（6）：1355－1356.

［49］王慧，罗坤，赵云华. 酸枣仁汤对失眠大鼠中脑中缝背核 Bcl－2 及脑源性神经营养因子 mRNA 的影响［J］. 时珍国医国药，2013，24（8）：1898－1900.

［50］赵立志，杨思进，白雪. 酸枣仁汤对心脏介入患者心理应激的干预研究［J］. 西部医学，2010，22（9）：1691－1693.

［51］夏寒星. 酸枣仁汤抗抑郁实验研究［J］. 浙江中医药大学学报，2010，34（1）：52－53.

［52］马德孚. 酸枣仁汤的药理研究［C］. 全国第二届仲景学术思想研讨会，1995：124.

［53］段瑞，黄鹏，张宏，等. 酸枣仁汤对记忆能力影响的实验研究［J］. 福建中医药，2003，34（1）：37－38.

［54］张仲一，高岚，胡觉民，等. 酸枣仁汤降脂作用的实验研究［J］. 江西中医药，2005，36（2）：58－59.

［55］朱海鹏，高志良，谭德明，等. 酸枣仁汤对小鼠试验性急性肝衰竭的影响［J］. 中国中药杂志，2007，32（8）：718－721.

［56］朱海鹏，高志良，谭德明，等. 酸枣仁汤辅助治疗慢性重型肝炎的临床观察［J］. 中国中西医结合杂志，2007，27（4）：303－305.

［57］王辉，王伟，史文华. 免煎颗粒酸枣仁汤治疗顽固性失眠疗效观察［J］. 中国民康医学，2013，25（6）：82.

［58］杨晓霞，陈彤伟. 酸枣仁汤改善心肌梗死患者睡眠和情绪障碍［J］. 中国临床康复，2004，8（12）：2370－2371.

［59］罗金文. 加味酸枣仁汤治疗神经衰弱86例［J］. 辽宁中医药大学学报，2009，11（10）：116－117.

［60］王俅俅，钱奇，徐珞，等. 加味酸枣仁汤对不稳定型心绞痛伴抑郁状态白细胞介素－17 的影响［J］. 中西医结合心脑血管病杂志，2012，10（1）：31－32.

［61］姜明. 酸枣仁汤加味治疗神经性头痛35例［J］. 现代中药，2010，30（2）：13－14.

［62］宋丹，丁碧云. 酸枣仁汤加减治疗室性早搏的疗效观察［J］. 西部中医药，2012，25（3）：60－61.

［63］刘磊，周东民. 酸枣仁汤应用近况概述［J］. 山东中医杂志，2008，27（4）：286－287.

［64］邵大飞. 酸枣仁汤合甘麦大枣汤治疗亚健康失眠60例［J］. 光明中医，2014，29（3）：540－542.

ꙮ 大黄䗪虫丸 ꙮ

【处方组成与功用】

大黄䗪虫丸出自《金匮要略》血痹虚劳病脉证并治（虚劳病）篇，由大黄（蒸）300g，黄芩60g，甘草90g，桃仁100g，白芍100g，干地黄300g，干漆20g，虻虫50g，水蛭50g，蛴螬30g，䗪虫30g（上药末之，炼蜜和丸，酒饮服）组成，具有缓中补虚，祛瘀生新的功能。传统用于虚劳兼瘀血（干血劳）所见之极度虚弱，少气懒言，形体瘦削，大肉已脱，腹部胀满，肚大青筋，纳差食少，肌肤甲错，两目黯黑等。

【方剂传统解析】

《金匮要略》载："五劳虚极羸瘦，腹满不能饮食，食伤、忧伤、饮伤、房室伤、饥伤、劳伤、经络荣卫气伤，内有干血，肌肤甲错，两目黯黑，缓中补虚，大黄䗪虫丸主之。"本条文论述了虚劳兼瘀血的证治。本证病因病机为五脏劳伤，气血阴阳皆虚，经络营卫损伤，瘀血久积。本方用大黄、桃仁、干漆、虻虫、水蛭、蛴螬、䗪虫破血逐瘀；地黄、白芍、蜂蜜滋阴养血而润干血；杏仁宣肺理气；黄芩清瘀热，甘草益气调中，酒可行气血，助药力。方中虽用大量破血逐瘀药，但又配伍地黄、白芍、蜂蜜等扶正之品，取其攻中寓补，峻剂丸服，意在缓攻渐消，从而达到破血逐瘀无伤正之弊，扶正补虚无留瘀之害。

【方剂药效物质基础】

1 拆方组分

1.1 䗪虫、桃仁　其化学组分见疟病脉证并治篇"鳖甲煎丸"。

1.2 大黄　其化学组分见痉湿暍病脉证治篇"大承气汤"。

1.3 黄芩　其化学组分见百合狐惑阴阳毒病脉证治篇"甘草泻心汤"。

1.4 甘草、白芍　其化学组分见痉湿暍病脉证治篇"栝楼桂枝汤"。

1.5 地黄　其化学组分见百合狐惑阴阳毒病脉证治篇"百合地黄汤"。

1.6 干漆　目前有关干漆的化学成分研究尚未见报道，但干漆由生漆干燥加工而来，故生漆的化学成分研究对于干漆成分有一定的参考价值。生漆的主要成分为漆酚、漆酶、漆多糖等。①漆酚类：漆酚是生漆的主要成分，为黄色黏稠液体，是由饱和漆酚、单烯漆酚和三烯漆酚等异构体组成。它溶于多种有机溶剂，不溶于水。②漆酶类：漆酶是存在于生漆中的一种含铜的多酚氧化酶，是生漆的重要组成部分，在其催化作用下使漆酚在常温下固化。漆酶不仅能催化漆酚氧化聚合成膜，而且能催化多元酚和多氨基苯氧化。漆酶的量及活化的高低直接影响生漆的质量。漆酶的本质是含铜的蛋白质，因此提取蛋白质的方法可用于提取漆酶。另外，对漆酶进行分析研究表明粗漆酶中含两种漆树漆酶同工酶Ⅰ、Ⅱ，生漆在成膜干燥过程中起主要作用的是同工酶Ⅰ。③漆多糖：漆多糖是优良的天然催化剂和稳定剂，它的存在使生漆中各种成分成为稳定而均匀的乳液，不仅如此，漆多糖对于干燥速度和漆膜性能也有重要影响。漆多糖是一种具有多层分支、结构复杂的酸性杂多糖，其化学结构与来源有关。漆多糖具有多种生物学活性，如抗肿瘤、抗HIV、抗凝血作用等。④其他成分：生漆中还含有油分、甘露醇、葡萄糖和微量的有机酸、烷烃、二黄烷酮以及钙、锰、镁、铝、钾、钠、硅等元素，还发现有微量的α（β）不饱和六元环内酯等挥发性致敏物质。另外，干漆的炮制需经炒制或煅制等高温过程，因漆酶是一种蛋白质，漆多糖是一种杂多糖，推测其中的漆酶与漆多糖在炮制过程中可能已部分或全部破坏。采用漆酚醋酸铅反应及漆酚显色反应进行检测，煅干漆无漆酚反应，漆酚类物质的存在形式尚无法推断，为此，对干漆及煅干漆的化学成分需要进行进一步的分析研究[1-4]。

1.7 虻虫　虻虫主要含有蛋白质、多糖类及微量元素等。①蛋白质：通过对虻虫纤溶成分及其性质研究，表明虻虫有两种相对分子质量的纤溶成分存在，既具有纤溶酶的直接水解纤维蛋白的作用，又具有纤溶酶原激活物的间接水解纤维蛋白的作用。②多糖类：基本结构为葡萄糖的多糖类物质。③微量元素：采用等离子体发射光谱法对虻虫中的微量元素进行了分析，发现虻虫含有 Cu、Mo、Zn、Fe、Mn 等丰富的微量元素。④脂肪类：采用丙酮及石油醚的混合溶液为提取液，对去翅虻虫干体的脂肪成分进行溶剂提取，并用 GC-MS 对提取的脂肪成分进行分析，结果鉴定出 21 种脂肪酸成分，其中棕榈油酸、棕榈酸、亚油酸、油酸和硬脂酸为主要脂肪类成分。⑤其他成分：胆甾烯醇、邻苯二甲酸双（2-乙基己基）脂、胞嘧啶、尿嘧啶、胆甾醇、胸腺嘧啶等 14 个化合物[5-10]。

1.8 水蛭　水蛭中主要含有两类成分：一类是以水蛭素为代表的多肽及蛋白类大分子成分；另一类是蝶啶等小分子化学成分。①大分子成分：水蛭体内的大分子物质主要有水蛭素和氨基酸。②小分子物质及微量元素：水蛭中的小分子物质主要有磷脂类化合物、糖脂类化合物及甾醇类等[11-16]。

1.9 蛴螬　蛴螬中含有氨基酸、多肽或蛋白质、多糖类、有机酸类等多种化学成分。①氨基酸、多肽或蛋白质：研究发现，不同产地蛴螬中含有的成分有一定差异，蛋白质含量为 33.4~44.4%，江西产蛋白质含量最高；各产地蛴螬中均含有 17 种氨基酸，其中 7 种为人体必需，含量较高的有谷氨酸（5.21%~7.03%）、酪氨酸（4.10%~5.27%）、天冬氨酸（3.21%~5.35%）。两种酚氧化酶原（Propo-Ⅰ 和 Propo-Ⅱ），三种酚氧化酶原活化因子（PPAF-Ⅰ、PPAF-Ⅱ 和 PPAF-Ⅲ）及数种活性多肽，如脂多糖识别蛋白、抗菌肽（holotricin Ⅰ~Ⅲ）。还从蛴螬中分离得到了酚氧化酶原活化因子 PPAF-Ⅱ 的高纯度单晶。②多糖类：蛴螬匀浆用乙醇沉淀后，离心，Sevage 液除蛋白，透析 24 小时得蛴螬多糖的水溶液。进一步用 DEAE-SephadexA-25、LPLC-SephadexG-75 层析分离纯化总多糖，得到 5 种蛴螬多糖。其中两种的相对分子质量为 26000 和 42000。③有机酸类：从蛴螬石油醚提取物中得到的 5 个单体化合物，分别鉴定为棕榈酸、癸酸、十八烷烯酸、胆甾醇、十六碳烯酸，乙酸乙酯提取物中得到了一个单体化合物鉴定为肉豆蔻酸，这些化合物均为首次从该药材中分离得到。用 GC-MS 对蛴螬提取物的脂溶性成分分析发现其中含烯脂酸 59.94%，烷烃酸 33.46%，此外还含有反油酸、棕榈酸、十五酸和硬脂酸。④微量元素与维生素：全国不同产地的蛴螬中无机元素含量有一定差异，各地蛴螬均含有丰富的 Mg、Ca、Fe、Zn 等；而 Pb 的含量低于 0.0015‰，As 的含量均低于 0.0008‰。蛴螬中 Cu、Mn含量也较为丰富；B 族维生素的含量较高，维生素 A 和维生素 E 的含量也较丰富。⑤其他成分：对蛴螬的水浸液、乙醇提取液、石油醚提取液进行了成分分析，发现蛴螬中除含有以上成分以外，还含有生物碱和甾体化合物等成分。近年报道，采用各种色谱材料和技术，结合谱学方法分离鉴定蛴螬的化学成分，从蛴螬的乙醇提取物中分离得到 10 个化合物，其结构经波谱鉴定分别是反-1,2-环己二醇、甘油醇-1-单油酸酯、水杨苷、对甲氧基苯乙酸、苯甲酸甘油－1－酯、（±）2－羟基戊二酸二甲酯、邻羟基苯甲醇等[17-23]。

2 复方组分

2.1 大黄䗪虫丸大黄素成分 利用高效薄层色谱（HPTLC）双波长扫描法对其中的大黄素含量进行了测定并和 HPLC 的测定结果进行了比较，结果显示，HPTLC 操作方法简便快速，高效硅胶 TLC 板间误差小，测定精密度高，回收率稳定，重现性好，为大黄䗪虫丸的质量控制提供了定量依据的质量控制[24]。

2.2 大黄䗪虫丸主要活性成分 通过建立 HPLC 同时测定大黄䗪虫丸中芦荟大黄素、大黄酸、大黄素、大黄酚和大黄素甲醚含量的方法，显示出芦荟大黄素、大黄酸、大黄素、大黄酚和大黄素甲醚 5 种成分分别为 0.042 ~ 0.840μg（$r = 0.9996$）、0.168 ~ 3.352μg（$r = 019998$）、01084 ~ 1.680μg（$r = 019997$）、0.093 ~ 1.852μg（$r = 019999$）和 0.174 ~ 3.488μg（$r = 019994$）呈良好线性关系，平均回收率分别为 98.87%（RSD = 1.43%）、98.63%（RSD = 0.64%）、97.80%（RSD = 1.46%）、97.29%（RSD = 0.97%）和 98.45%（RSD = 0.88%）。说明本法简便、快速、准确，可用于大黄䗪虫丸的质量控制[25]。

【方剂药理学研究】

1 拆方药理

1.1 䗪虫、桃仁 其药理研究见疟病脉证并治篇"鳖甲煎丸"。

1.2 大黄 其药理研究见痉湿暍病脉证治篇"大承气汤"。

1.3 黄芩 其药理研究见百合狐惑阴阳毒病脉证治篇"甘草泻心汤"。

1.4 甘草、白芍 其药理研究见痉湿暍病脉证治篇"栝楼桂枝汤"。

1.5 地黄 其药理研究见百合狐惑阴阳毒病脉证治篇"百合地黄汤"。

1.6 干漆 ①解痉作用：干漆醇提取物对离体平滑肌具有拮抗组胺、5－羟色胺、乙酰胆碱的作用，与抗组胺药、麦角酸二乙胺及阿托品作用相似，但强度较弱。②对心血管的作用：小剂量时，干漆使蛙、兔心脏的收缩增强，搏动加快，舒张充分，因而搏动量增加，还能使动物的血管收缩，血压升高，瞳孔散大。而大剂量时，对心脏有抑制作用，血压下降，瞳孔缩小，有麻痹中枢神经系统的作用。干漆浸膏能延长小鼠常压和减压耐缺氧存活时间，能部分对抗垂体后叶素引起大鼠心电图的 ST 段、T 波上移；对大鼠血小板血栓形成有一定的抑制作用；干漆与戊巴比妥钠有协同作用，LD_{50} 为（3.28 ± 1.05）g/kg。复方干漆系干漆与活血化瘀药川芎等组方，对小鼠血小板形成有一定抑制作用，这与干漆能够临床治疗冠心病相符。③抗凝血酶作用：实验结果表明，干漆提取液（0.2g 生药/ml）与对照组相比，凝血时间显著延长。④其他作用：干漆中医应用显示有破瘀、消积、杀虫等功效，临床可用于臌胀、肝硬化、肠易激综合征、血栓闭塞性脉管炎、瘀血型颅脑损伤、慢性盆腔炎、子宫内膜异位症、血吸虫病和肿瘤等的治疗[1-2,26-31]。

1.7 虻虫 ①抗凝血及抑制血小板聚集作用：虻虫提取液对内毒素（血栓诱发剂）所致实验性 DIC（弥漫性血管内凝血）效果甚微，但病理组织学可见其对肝出血性坏死病灶的形成有显著抑制作用。应用优球蛋白溶解时间法，对纤溶系统作用进行探讨，结果表明对纤溶系统具有活化作用。体外试验也发现虻虫提取液具有弱抗凝血酶作用，说明具有溶解血栓的作用。虻虫水提物连续给药 7 天与对照组比较，大剂量及常用量均能显著地延长大鼠出血时间，明显地减少血浆中纤维蛋白元含量，大剂量对血小板最大聚集率有显著的抑制作用。②抗炎作用：虻虫提取物 B、C、D 组分 80mg/kg，分别腹腔注射，均能明显抑制大鼠卡拉胶性足肿胀。其中 B 组分作用较强，后者静脉注射 10mg/kg、20mg/kg、40mg/kg，即有显著作用，强度相当于静脉注射 10～20mg/kg 的阿司匹林。③镇痛作用：虻虫提取物 A 或 B 组分 100mg/kg 灌胃，能明显对抗苯醌所致小鼠扭体反应，B 组分作用较强。④对小肠功能的作用：虻虫水煎剂对小鼠离体回肠运动有明显抑制作用。灌胃给药，对小鼠小肠推进功能无明显影响。按千克体重计算，以相当于人用量的 200 倍，连续 2 天，给小鼠灌服虻虫水煎液，也未见稀软便、黏液或腔血便。表明虻虫不阻止肠道水分的吸收，也无明显刺激，不但无致泻作用，相反使小鼠白天的排便次数明显减少。⑤其他作用：虻虫对家兔离体子宫有兴奋作用。对内毒素所致肝出血性坏死病灶的形成有显著的抑制作用。虻虫醇提取物还有明显溶血作用[5,32-35]。

1.8 水蛭 ①抗凝血作用：水蛭素是水蛭体内抗凝血作用的主要活性成分，它可以使凝血酶失去裂解纤维蛋白的能力，阻止凝血酶催化凝血因子的活化。水蛭素与凝血酶的亲和力极强，在很低的浓度下就能快速地中和凝血酶。②抗血栓形成作用：水蛭有直接溶解血栓的作用，它既可以与血浆中游离的凝血酶结合，又可以中和与纤维蛋白结合的凝血酶，可以防止血栓的形成和延伸。水蛭可以治疗各种瘀血顽症，而且与植物性中药抗血栓形成的药理作用不同，其作用不仅仅是预防血栓的形成，而是直接参与抗凝血和溶栓。③抗纤维化作用：采用 40% CCl_4 制备大鼠纤维化模型，观察水蛭素对纤维化大鼠肝脏组织结缔组织生长因子（CTGF）mRNA 表达的影响，采用荧光定量法检测大鼠肝组织 CTGF mRNA 的表达。结果表明，水蛭素能通过下调 CTGF mRNA 的表达，抑制肝细胞外基质异常增生发挥抗肝纤维化作用。水蛭能显著降低高脂动物的血清胆固醇、甘油三酯、低密度脂蛋白，提高高密度脂蛋白水平，可有效抵抗小鼠的肺纤维化作用。④抗肿瘤作用：采用电镜观察、MTT 检测、流式细胞仪等方法研究水蛭素提取液对荷瘤小鼠的治疗作用，发现水蛭素提取液可以使凋亡的细胞改变形态学，使 G_0/G_1 期的细胞数量增多，S 和 G_2/M 期的细胞减少，从而推断水蛭素提取液抑制了肿瘤细胞 DNA 的合成，并提升了 NK 细胞的活性，提高了细胞免疫能力。用水蛭素分别作用于神经胶质瘤细胞和兔增殖性玻璃体视网膜病变模型后，可明显抑制神经胶质瘤细胞的增生和细胞外基质的产生。⑤抗炎作用：水蛭对以血浆蛋白渗出、肿胀度为指标的急性炎症模型和对以肉芽组织增生为特征的慢性炎症模型的治疗作用发现，不同的给药途径及剂量，均对炎症早期及后期的病理改变有抑制作用，对炎症的治疗效果显著。水蛭可显著缓解患者症状、改善肝功能，对慢性病毒性肝炎患者很好的治疗作用。水蛭对类炎性介质有显著的拮抗作用，可以有效地清除循环免疫复合物，调节机体免疫功能，减少肾小球内纤维蛋白相关抗原沉积、减轻蛋白尿和低蛋白血症，减轻肾小球系膜细胞增殖和肾小球硬化，改善肾功能，从而起到治疗狼疮性肾炎的作用。⑥其他作用：复方水蛭滴眼液通过提高人晶状体上皮细胞活性、升高线粒体跨膜电位，达到保护人晶状体细胞的作用。此外，水蛭还具有降血脂、改善血液流变学、中止妊娠等作用[11,36-43]。

1.9 蛴螬 ①抗肿瘤作用：通过 MTT 法研究蛴螬石油醚提取物对人宫颈癌 HeLa 细胞增殖和凋亡的影响，发现随着作用时间延长和浓度的提高，凋亡率升高（$P<0.01$）；表现为时间依赖性和剂量依赖性。说明蛴螬石油醚提取物对 HeLa 细胞具有抑制增殖及诱导凋亡作用。用蛴螬提取物（终浓度为 4mg/ml）作用于 MGC-803 胃癌细胞 24 小时后，可见胞核固缩、胞核碎裂、凋亡小体形成等凋亡形态学变化，MGC-803 细胞的凋亡率和破膜率

分别为86.3%和41.9%，均高于自然凋亡率和破膜率。采用蛴螬乙醇提取物对小鼠腹膜巨噬细胞进行了体外试验。采用多种剂量的乙醇提取物（0.1μg/ml、1μg/ml、10μg/ml）作用于巨噬细胞20天，发现蛴螬乙醇提取物对巨噬细胞具有诱导杀灭肿瘤，增加肿瘤坏死因子产量的作用，并呈药物浓度依赖性。研究还发现，蛴螬联用羟基喜树碱对人MGC-803胃癌细胞株有显著抑制作用，说明蛴螬与其他药物合用具有很好的抗肿瘤作用。②保肝作用：研究发现，以水飞蓟素阳性对照，对蛴螬作了保肝作用的研究。用蛴螬单味药作用于由三氯甲烷和B-D-氨基半乳糖诱导的急性损伤肝细胞，降低了小鼠体内血浆中转氨酶的活性。另外还发现肝硬化模型小鼠经过4周的蛴螬给药治疗后，同时降低了血浆中ALT、AST以及碱性磷酸酶的活性和肝脏中羟脯氨酸的含量，使模型小鼠肝脏切片的组织学外观得到了改善，保肝作用要强于水飞蓟素。以上结果表明，蛴螬在一定程度上可以降低肝细胞损害，提示其可以用于肝硬化和急性肝损伤的治疗。③抗菌作用：蛴螬体内含有多种抗菌肽（AMP），AMP具有广谱抗菌活性，对细菌有很强的杀伤作用，尤其是其对某些耐药性病原菌的杀灭作用。从蛴螬的匀质无细胞的血浆中得到了脂多糖（LPS）的识别蛋白（LRP）对大肠埃希菌有凝固作用。④收缩血管作用：蛴螬水浸液1：10000浓度对兔冠状血管、离体兔耳血管、蟾蜍肺血管皆有收缩作用；1：1000浓度能兴奋离体心脏，浓度更高则导致舒张期停止；1：1000以上能兴奋离体兔子宫，收缩蟾蜍内脏血管；1：100能抑制离体兔肠管。大剂量有利尿作用，对血压无影响。⑤对视网膜视神经的保护作用：蛴螬提取物可以抑制实验性家兔脉络膜新生血管（CNV）中血管内皮生长因子和碱性成纤维细胞生长因子的表达，从而可以抑制实验性CNV的形成。蛴螬提取物可以减轻兔视网膜静脉阻塞（RVO）模型后视网膜各层细胞受到的损害，有效保护视网膜视神经细胞；可以减弱兔RVO模型后视网膜由于缺氧而诱导的iNOS表达，减轻NO的过量生成对视网膜视神经细胞造成的毒性伤害作用。研究发现，蛴螬对实验性RVO有保护作用，其机制可能与HSP70表达增强有关[17,44-53]。

2 复方药理

2.1 抗血栓形成作用　选择家兔65只随机分为正常组、改良挂线模型组、阿司匹林组、氯吡格雷组、阿司匹林加氯吡格雷组、大黄䗪虫丸低剂量组、大黄䗪虫丸高剂量组共7组，灌胃相应的药液8天，于末次灌胃2小时后处死家兔，取动脉血管。光学显微镜下观察各组家兔颈动脉血管组织病理学情况。结果发现，大黄䗪虫丸抗动脉血栓形成具有很好的效果，组织病理学分析表明，大黄䗪虫丸低剂量组管腔内丝线周围有血栓形成，但靠近内膜有血栓溶解现象，血管内弹力膜未见明显严重损伤，与阿司匹林、氯吡格雷组相似；大黄䗪虫丸高剂量组管腔内血栓较少，血管内膜完好，与阿司匹林加氯吡格雷组一致[54]。

2.2 降血脂及抗动脉粥样硬化作用　选择雄性Wistar大鼠50只，体重220~300g，随机分为5组，对照组、模型组、大黄䗪虫丸组高剂量和低剂量组，阳性药组，每组10只。以高脂饲料喂养复制动物模型，用大黄䗪虫丸灌胃8周后，观察各组大鼠血清血脂、脂联素、瘦素含量的变化。结果显示，模型组脂联素含量显著降低，瘦素含量显著升高，与对照组比较有显著差异（$P<0.05$），大黄䗪虫丸组较模型组血清脂联素含量明显升高，瘦素含量显著降低（$P<0.05$）。表明大黄䗪虫丸具有防治血脂异常的作用，其机制可能通过升高血清脂联素含量，降低血清瘦素含量发挥调节血脂作用[55]。通过复制家兔早期动脉粥样硬化模型来研究大黄䗪虫丸抗早期动脉粥样硬化的机制，发现大黄䗪虫丸可通过非降脂的作用

机制来抑制动脉粥样硬化的形成。另从血管平滑肌细胞（VSMC）的增殖和凋亡、血管壁胶原的合成等方面来研究大黄䗪虫丸抗动脉粥样硬化的机制，显示大黄䗪虫丸可抑制血管壁胶原的合成，抑制 VSMC 的增殖并促进其凋亡，进而逆转血管重塑，这可能是其抗动脉粥样硬化的机制之一[56]。

2.3 对平滑肌细胞的影响　采用免疫性内皮损伤合并高脂饲料喂养的方法，建立家兔动脉粥样硬化（AS）模型，通过 SP 免疫组化法检测增殖细胞核抗原（PCNA）在 VSMC 中的表述，缺口末端标记法（TUNEL）观察 VSMC 的凋亡情况，探讨大黄䗪虫丸拆方对 AS 模型家兔胸主动脉 VSMC 增殖与凋亡的影响。结果显示，与模型对照组比较，大黄䗪虫丸拆方各功效组分均可使 AS 模型家兔胸主动脉 VSMC 中 PCNA 阳性细胞显著减少（$P < 0.01$），而凋亡阳性细胞数显著增加（$P < 0.01$）。说明大黄䗪虫丸各功效组分通过抑制 VSMC 增殖，诱导其凋亡，从而调节 VSMC 增殖和凋亡之间的平衡，发挥抗 AS 作用。同时应用血管壁超微结构观察，大黄䗪虫丸可以使 AS 家兔血管壁中膜层厚度变小，VSMC 排列趋于正常，减轻线粒体肿胀和粗面内质网扩张，减少细胞器的增多，使 VSMC 表型转化减轻，抑制其增殖，减轻中膜厚度，逆转血管重塑。采用消化法测定血管壁羟脯氨酸含量表明大黄䗪虫丸降低其含量，抵制 VSMC 的增殖[57]。

2.4 对内皮细胞及氧化损伤的影响　采用酶标法测定 NO，放免分析法测定 ET 的含量，观察大黄䗪虫丸对脑出血大鼠模型脑组织 NO、ET，总抗氧化能力（T-AOC）含量的影响。结果显示，应用本方组能明显的降低造模后大鼠脑组织中 NO、ET 的上升，与模型组有显著性差异（$P < 0.05$），并可提高造模后大鼠脑组织中 T-AOC 的含量，从而发挥对大鼠脑出血损伤的保护作用[58]。

2.5 抗纤维化作用　以常规观察肝功生化指标、血清肝纤维化标志物和 B 超等指标的同时应用核素肝细胞功能显像定量分析法对 36 例慢性肝病肝硬化患者服用大黄䗪虫丸的疗效进行治疗前后比较。结果表明，大黄䗪虫丸不仅对慢性肝病患者肝功生化、肝纤维化标志物、B 超等指标有改善作用，而且在核素肝细胞功能显像定量分析方面能够提供好转的临床证据，说明该药具有改善慢性肝炎、肝硬化患者肝细胞代谢功能的作用[59]。采用分离培养大鼠肝星状细胞（HSC），制备大黄䗪虫丸大鼠药物血清，温育 HSC。逆转录聚合酶链反应（RT-PCR）法观察间质胶原酶（MMP-1）的表达。酶谱法检测 MMP-2 的活性，探讨大黄䗪虫丸对大鼠肝星状细胞 MMP-1 基因表达及分泌到培养基中的明胶酶 A（MMP-2）活性的影响。结果显示，大黄䗪虫丸药物血清可明显促进 HSC 对 MMP-1 的基因表达，同时可明显增加 HSC 合成的 MMP-2 的含量和活性（$P < 0.05$）。表明大黄䗪虫丸的抗肝纤维化作用与其促进 HSC 的 MMP-1 基因表达，增加 MMP-2 的含量和活性有关[60]。

除抗肝纤维化作用，本方还有抗肾（心肌、肺间质）纤维化作用[61-63]。

2.6 对肾损害的保护作用　采用 SD 大鼠一次性尾静脉注射阿霉素（5mg/kg）复制肾病模型，随机分为模型组和大黄䗪虫丸组，另以 6 只正常大鼠作为正常对照组，进行对比观察。实验第 28 天，大鼠检测尿蛋白及尿 NAG 酶后，全部处死，颈动脉取血检测血清尿素氮、血肌酐、白蛋白、胆固醇、甘油三酯水平及血液流变学指标，取肾脏观察大鼠肾组织病理形态学变化。结果显示，大黄䗪虫丸治疗组大鼠尿蛋白、尿 NAG 酶含量、血胆固醇水平均明显降低，与模型组相比有统计学意义（$P < 0.05$）；血液高凝状态改善，红细胞刚性指数、全血低切还原黏度水平下降，与模型组相比，有显著性差异（$P < 0.05$）；肾脏病理

损害减轻。表明大黄䗪虫丸能够降低蛋白尿、降低血脂水平、改善血黏度，对阿霉素所致的肾损害具有一定的保护作用[64]。

2.7 抗炎作用 用光镜观察大黄䗪虫丸大剂量给药后肾病大鼠的肾脏病理组织变化，发现可减轻炎性细胞浸润，抑制系膜细胞增生和减轻间质纤维化的作用[65]。

2.8 免疫调节作用 选取昆明种小鼠100只，随机分为非免疫抑制组（正常小鼠）和免疫抑制组，每组各50只。正常小鼠二次随机分为正常对照组、中药对照组（六味地黄组）、西药对照组（卡介苗多糖组）及大黄䗪虫合剂大、小剂量组；免疫抑制组腹腔注射环磷酰胺复制免疫低下小鼠，然后分为模型对照组、环磷酰胺＋中药对照组、环磷酰胺＋西药对照组及环磷酰胺＋大黄䗪虫合剂大、小剂量组。各组药物干预后采用放免C测量仪检测血清IL－2含量。结果显示，各药物组均能显著提高正常小鼠和被环磷酰胺抑制小鼠的血清IL－2生成水平（$P<0.05$ 或 $P<0.01$）；大黄䗪虫合剂大剂量组作用略优于小剂量组，但无明显差异（$P>0.05$）。表明大黄䗪虫合剂对小鼠的细胞免疫功能有明显的增强作用[66]。

2.9 抗肿瘤作用 通过建立小鼠克洛（S180）肉瘤动物模型，分别灌服高、中、低剂量的大黄䗪虫丸及环磷酰胺后，采用ELISA法检测S180荷瘤小鼠外周血IL－4含量。实验结果显示，大黄䗪虫丸方高、中、低剂量对S180荷瘤小鼠的抑瘤率分别50.00%、41.95%和31.03%。大黄䗪虫丸高、中、低剂量组与模型组比较，S180荷瘤小鼠外周血IL－4含量明显减少（$P<0.05$）。说明大黄䗪虫丸可通过降低荷瘤小鼠外周血IL－4含量而发挥抗肿瘤作用[67]。

2.10 抗衰老作用 采用昆明种六月龄小鼠50只，随机分成模型组、正常组、VE胶丸组、当归补血汤及大黄䗪虫丸组。以D－半乳糖致衰老小鼠模型，检测各组小鼠血清SOD活性和MDA含量。结果显示，与模型组比较，大黄䗪虫丸组及当归补血汤组小鼠血清SOD含量显著升高（$P<0.05$），血清MDA含量显著降低（$P<0.05$）。提示大黄䗪虫丸及当归补血汤可能通过清除衰老机体产生的过多自由基，提高抗脂质过氧化过程而达到延缓衰老的作用[68]。

2.11 其他作用 大黄䗪虫丸不仅可活血破瘀、祛瘀生新，促进瘀血肿块的消散和吸收，还可以祛腐生肌，有效控制创面感染，促进创面愈合。一般用于外伤骨折、恶性肿瘤手术前后等[69]。大黄䗪虫丸能抑制兴奋性氨基酸（Glu、Asp）的释放，纠正兴奋性氨基酸/抑制性氨基酸（GABA）失衡，从而减轻脑组织的损害，显示具有镇静、镇痛、抗惊厥作用[70]。

【临床研究与应用】

1 治疗慢性乙型肝炎肝纤维化

选择慢性乙型肝炎患者92例，随机分为治疗组61例和对照组31例。治疗组使用大黄䗪虫丸治疗，对照组应用甘草酸二胺治疗。2组疗程均为6个月。分别检测2组治疗前后透明质酸（HA）、血清Ⅲ型前胶原（PCⅢ）、Ⅳ型胶原（Ⅳ－C）、层粘蛋白（LN）、ALT、AST、白蛋白与球蛋白比（A/G），并进行对比观察。结果显示，经过治疗后，2组血清LN、Ⅳ型胶原、ALT、AST均显著下降（$P<0.01$），但治疗组LN、Ⅳ型胶原水平下降较之对照组更明显（$P<0.05$），而对于ALT、AST，两组治疗后无差异；另经治疗后，治疗组

血清 HA、PCⅢ 水平下降（$P < 0.01$），A/G 水平升高（$P < 0.01$），而对照组的血清 HA、PCⅢ、A/G 水平无明显变化（$P > 0.05$）。表明大黄䗪虫丸对乙型肝炎后肝纤维化有一定的治疗作用[71]。

2 治疗高脂血症

选择血脂异常患者 60 例，随机分成治疗组和对照组各 30 例。治疗组以心脉通片和大黄䗪虫丸治疗，对照组以辛伐他汀治疗。两组持续给药，每 2 个月查血脂、肝功能，进行疗效和副作用（肝功能损害）的比较。结果显示，治疗组用药 2 个月后血脂异常的治疗有效率为 90.3%，对照组的有效率为 90.0%，差异无显著性（$P > 0.05$）。治疗组肝功能均无异常，对照组肝功能异常 10 例，2 组有显著性差异（$P < 0.01$）。表明心脉通片加大黄䗪虫丸治疗血脂异常是安全有效的[72]。

3 治疗冠心病

选择冠心病合并慢性充血性心力衰竭患者 80 例，随机分成治疗组和对照组各 40 例。对照组常规给予休息，并进行限钠、强心、小剂量利尿剂、血管紧张素转化酶抑制剂、β 受体阻滞剂及硝酸酯类等治疗。治疗组在对照组治疗的基础上加用加味大黄䗪虫丸处方：熟大黄 300g，䗪虫（炒）30g，水蛭（制）60g，虻虫（去翅足，炒）45g，干漆（煅）30g，桃仁 120g，苦杏仁（炒）120g，黄芩 60g，地黄 300g，白芍 120g，甘草 90g，当归 120g，丹参 120g。将上药粉碎成细粉，过筛，混匀。每 100g 粉末用炼蜜 30～50g 共同制成小蜜丸或大蜜丸，备用。小蜜丸 1 次 6 丸，大蜜丸 1 次 1 丸，每日 2 次内服。两组治疗前后均查心脏彩超测左室射血分数、每搏射血量、每分心输出量、二尖瓣舒张早期与舒张晚期峰值流速比值，并定时记录其症状、体征等，观测心功能的分级变化。结果以心功能进步Ⅱ级以上，但未达到Ⅰ级，症状及体征基本消失，各项检查基本正常为显效，治疗组总有效率为 90.0%；对照组总有效率为 65.0%（$P < 0.05$）。同时显示用大黄䗪虫丸可使患者左心室收缩功能和舒张功能明显改善，左室射血分数显著增加，二尖瓣舒张晚期与舒张早期峰值流速比值明显上升，每搏射血量和每分心输出量增加，且临床应用安全[73]。

4 治疗复发性肾病综合征

选择复发性肾病综合征患者 40 例，随机分为治疗组和对照组各 20 例。2 组患者均采用休息、低盐优质蛋白饮食、激素标准疗法、控制感染等治疗。治疗组另给予大黄䗪虫丸，每次 1 丸，每天 3 次，口服。2 组疗程均为 2 个月。结果以多次测定尿蛋白定量 <0.2g/24h 为完全缓解，治疗组完全缓解 3 例，显著缓解 7 例，部分缓解 6 例，无效 4 例，总有效率为 80%；对照组完全缓解 1 例，显著缓解 4 例，部分缓解 7 例，无效 8 例，总有效率为 60%（$P < 0.05$）[74]。

5 治疗肾病蛋白尿

选择肾病蛋白尿患者 108 例，其中糖尿病肾病 79 例，慢性肾炎 29 例。随机分为治疗组和对照组各 54 例。在对原发病常规治疗的基础上加服大黄䗪虫丸，每次 0.3g，每日服 2 次，3 个月为 1 个疗程，对照组仅做常规治疗。每月进行 1 次 24 小时尿白蛋白定量，2 个疗程结束后，行总体疗效评定。结果以尿白蛋白完全消失或减少至 0.03g/24 小时为缓解，治疗组缓解 39 例，部分缓解 9 例，无效 6 例；对照组缓解 28 例，部分缓解 14 例，无效 12 例（$P < 0.01$）[75]。

6 治疗帕金森综合征

选择血管性帕金森综合征患者 26 例，随机分为治疗组 14 例和对照组 12 例。治疗组采用口服大黄䗪虫胶囊和基础性治疗，对照组仅采用基础性治疗。结果治疗组总体疗效 78.57%，对照组为 41.67%。治疗组与对照组比较，治疗后 28 天 UPDRS 积分及治疗后 14 天非运动症状积分三项指标存在统计学差异（$P < 0.05$）；单项中医症状改善例数（频数）比较显示，治疗组对肢体拘挛、麻木、失眠、口干、口渴的治疗效率与对照组比较有统计学意义，优于对照组[76]。

7 治疗晚期血吸虫病

选择晚期血吸虫病患者 62 例，随机分为治疗组和对照组，每组各 31 例，分别采用大黄䗪虫丸和常规治疗，疗程均为 52 周，观察治疗前后患者肝功能、肝纤维化指标、肝脏 B 超影像学的变化。结果显示，大黄䗪虫丸治疗组患者治疗 52 周后 ALT、总胆红素、肝纤维化指标及 B 超门静脉内径、门静脉血流量均较对照组有明显改善，差异均有统计学意义（$P < 0.05$）。大黄䗪虫丸治疗组患者治疗过程中未出现严重不良反应。表明大黄䗪虫丸治疗晚期血吸虫病安全有效[77]。

8 治疗盆腔炎

选择慢性盆腔炎患者 120 例，随机分对照组和治疗组各 60 例。对照组采用第二代、第三代头孢菌素及替硝唑治疗，治疗组在对照组治疗的基础上再将微波理疗探头置于下腹部周围，每次 20 分钟，同时服用大黄䗪虫丸，每次 6g，早晚各 1 次，10 天为 1 个疗程。结果以临床症状消失，B 超及妇科检查提示附件炎性包块消失，检查子宫活动，周围组织柔软为治愈，治疗组总有效率为 93.3%；对照组总有效率为 68.3%（$P < 0.05$）[78]。

9 治疗乳腺增生

选择乳腺增生病患者 100 例，随机分为对照组与治疗组各 50 例。治疗组行穴位贴敷。取穴：关元、气海、局部乳房阿是穴。外敷药物用大黄䗪虫丸，75% 乙醇调敷，每穴位 1 丸，脱脂棉覆盖脱敏胶布固定。隔日贴敷，10 次为 1 个疗程。对照组服加味逍遥丸，每天 2 次，每次 6g，连服 2 周。结果以症状体征消失或基本消失，疗效指数 ≥90% 为临床治愈，治疗组总有效率为 94%；对照组总有效率为 86%（$P < 0.01$）[79]。

10 治疗口周皮炎

选择口周皮炎患者 100 例，随机分为实验组和对照组各 50 例。两组均予甲硝唑乳膏外涂，对照组给予克拉霉素胶囊。实验组在对照组基础上加用大黄䗪虫丸，口服，每天 4 次，每次 5g。两组疗程均为 2 个月，治疗期间严密观察用药副反应，根据临床反馈酌情调整用药剂量。结果以治疗后临床症状完全消失或者皮损消退 ≥90% 为显效，实验组总有效率 96%；对照组总有效率 78%（$P < 0.05$）[80]。

11 治疗痤疮

选择结节型痤疮（证属血瘀型）患者 99 例，随机分为治疗组 52 例和对照组 47 例。治疗组以 28° 米酒送服大黄䗪虫丸，每次 1 丸，每日 2 次，连服 8 周；对照组口服异维 A 酸胶囊。观察两组患者治疗前后皮损评分变化、证候评分变化、不良反应，治疗结束后比较 2 组临床疗效及复发率。结果显示，皮损疗效治疗组有效率为 71.15%，对照组为 72.33%（$P > 0.05$）；证候疗效治疗组有效率为 80.76%，对照组为 38.30%，治疗组疗效明显优于对照组（$P<0.01$）；复发率、不良反应发生率治疗组均低于对照组（$P<0.05$）[81]。

12 治疗其他疾病

用大黄䗪虫丸（汤）原方或其加减方，还可用于银屑病[82]，淤积性皮炎[83]，急性单纯型结节性红斑[84]，心绞痛、慢性乙型肝炎、肝炎肝硬化后门脉高压、病毒性肝炎胆红素血症、肾病伴高脂血症、小儿粘连性肠梗阻、小儿过敏性紫癜、小儿支气管哮喘[85]，颈动脉粥样硬化斑块、急性脑梗死、成人支气管哮喘、卵巢囊肿[86]，高血压、脑血栓、肝囊肿、类风湿关节炎、颈部淋巴结核、结核性腹膜炎[87]，阴茎硬结[88]，老年性黄斑变性[89]等见有本方证者。

【方剂评述】

大黄䗪虫丸有四味虫类药破血逐瘀，四味植物药活血祛瘀，以活血祛瘀为主，兼顾缓中补虚，主干血内结，相当于陈旧性瘀血。现代药理研究表明，本方有改善微循环，增加心肌营养血流量，活化纤溶系统，降低血液黏度，抑制血栓形成和血小板聚集，促进体内血块的吸收，减少血栓重量，抗动脉粥样硬化，改善肝脏微循环、促进肝细胞再生、保肝、降酶、退黄、抗纤维化、保护慢性肝损伤，促进肠道推进功能、防治肠粘连以及抗菌、消炎、止痛、解痉、抗氧化、抗肿瘤、改善肾功能、保护脑组织、促流产等作用。本方集溶血、活血、通络、软坚融为一体，故临床应用广泛，已用于 40 余种疾病的治疗，如肝病、恶性肿瘤、心脑血管病、慢性肾病、皮肤病及妇科疾病等，均取得了良好的效果。中药复方总是由多少不同的药材组成，其中必然存在药物的相互作用。药物的相互作用非常复杂，可能性非常多。因而，今后需加强如大黄䗪虫丸这些经典名方的整方与拆方的药理比较研究，以此探索药物相互作用的路径和规律。

参 考 文 献

[1] 赵猛，魏朔南，胡正海，等．干漆及其原植物漆树的研究概况 [J]．中草药，2010，41（3）：附 10 – 12.

[2] 李映丽，吕居娴，牛晓峰．干漆的生药学研究 [J]．中国生漆，1988，7（2）：1 – 4.

[3] 吕桂月．中药干漆炮制工艺改进 [J]．中成药，1990，12（4）：45.

[4] 范治忠．生干漆的炮制与药用 [J]．中国生漆，1990，9（3）：42 – 45.

[5] 李军德，黄璐琦，陈敏，等．中药虻虫研究进展 [J]．中国实验方剂学杂志，2010，16（8）：228 – 230.

[6] 杨星勇，胡开治，闫光凡，等．中药虻虫纤溶成分（TFC）及其性质 [J]．西南农业大学学报，2000，22（2）：173.

[7] 金伟，王亚威．虻虫抗凝血物质的提取与鉴定 [J]．中医药学报，2000（3）：58 – 60.

[8] 龚跃新．抗癌虫类药的微量元素分析 [J]．中药通报，1988，13（11）：37.

[9] 丁呈华，曹丰璞，王燕华，等．中药虻虫脂肪成分的提取及 GC – MS 分析 [J]．中药材，2013（2）：188 – 190.

[10] 翟岩．中药虻虫的化学成分研究 I [D]．沈阳：沈阳药科大学，2007：5.

[11] 袁红霞，张莉芹，马瑾，等．水蛭药用成分及主要药理功效研究进展 [J]．甘肃医药，2013，32（4）：270 – 273.

[12] 刘欣，张文清，夏玮，等．提取水蛭有效成分初探 [J]．中成药，2002，24（11）：894.

[13] 闫继东．中药水蛭抗凝血活性部位的临床前研究 [D]．西安：西北大学，2001：5.

[14] 李友宾，相宇，黄卫华，等．日本医蛭化学成分研究 [J]．海峡药学，2009，21（5）：75．

[15] 殷国前，孙智勇，杨晓南，等．水蛭及水蛭素－再度风行的生物疗法 [J]．中国美容整形外科杂志，2007，18（4）：305－306．

[16] 黄震华．新型抗凝和抗血小板新药－重组水蛭素 [J]．中国新药与临床杂志，2003，22（5）：309．

[17] 曹蔚，裴克，张雅．蛴螬的药学研究进展 [J]．陕西中医，2013，32（2）：250－251．

[18] 李林，李小年，魏暑飚，等．蛴螬化学成分研究 [J]．大理学院学报，2012，11（9）：1－4．

[19] 曹蔚，王萌，权伟，等．不同炮制方法对蛴螬蛋白质氨基酸等含量的影响 [J]．陕西中医，2010，31（12）：1663－1665．

[20] 阳长明，侯世祥，王新春，等．蛴螬与蛴螬滴眼液的成分研究 [J]．中药材，2000，23（12）：769－771．

[21] 阚飞，孙捷，田路呖，等．蛴螬多糖的提取分离和体外对小鼠免疫细胞增殖的影响 [J]．南京农业大学学报，2009，32（2）：161－164．

[22] 张庆镐，朴奎善，李基俊，等．蛴螬矿物元素和维生素含量分析 [J]．微量元素与健康研究，2002，19（1）：30．

[23] 谢继锋．蛴螬脂肪体中抗坏血酸含量的分析 [J]．安徽农业科学，1997，25（4）：360．

[24] 张尊听，刘谦光，库尔班江．高效薄层双波长扫描法测定大黄䗪虫丸中大黄素含量 [J]．药物分析杂志，2001，21（2）：134－136．

[25] 陈广通，张琳，李玉琴，等．HPLC 测定大黄䗪虫丸中芦荟大黄素、大黄酸、大黄素、大黄酚及大黄素甲醚的含量 [J]．中国现代中药，2010，12（12）：20－22．

[26] 郭晓庄．有毒中药大词典 [M]．天津：天津科技翻译出版社，1992．

[27] 欧兴长．100 味中药和复方抗凝血酶作用的实验观察 [J]．中西医结合杂志，1988，8（2）：102．

[28] 许芍芳，许静亚，谭宫屏．干漆治冠心病的实验研究 [J]．中国生漆，2002，22（1）：5－61．

[29] 金莲花．中药干漆的药理作用及临床应用 [J]．现代医药卫生，2007，23（16）：2467－2468．

[30] 李林，魏朔南．生漆漆酚类化合物的 HPLC－ESI－MS 分析 [J]．中草药，2008，39（12）：1786－1787．

[31] 赵一庆，薄颖生．生漆及漆树文献综述 [J]．陕西林业科技，2003（1）：55－62．

[32] 金伟．虻虫抗凝血物质的药理研究 [J]．中医药信息，2000，3：64．

[33] 陈育尧，孟庆棣，佟丽，等．虻虫水提物对大鼠出血时间、纤维蛋白元含量及血小板聚集性的影响 [J]．第一军医大学学报，1990，10（3）：260．

[34] 赵荣国．虻虫药效学初探 [J]．中草药，1993，24（2）：87．

[35] 吴克让．虻虫活血化瘀作用初探 [J]．浙江中医学院学报，1983（S）：2．

[36] 周乐，赵文静，常惟智．水蛭的药理作用及临床应用研究进展 [J]．中医药信息，2012，29（1）：132－133．

[37] 冯光军，朱正光，余传林，等．水蛭乙醇提取物体外抗凝血活性研究 [J]．中药材，2007，30（8）：909－911．

[38] 王杰，韩俊庆，李伯辉，等．复方水蛭素的药效学研究 [J]．山东大学学报（医学版），2007，45（8）：852－854．

[39] 黄光武，殷国前，农辉图，等．水蛭对人血小板聚集抑制的探讨 [J]．广西医科大学学报，1997，14（4）：21．

[40] 刘京生，苗智慧，董力，等．水蛭抗肿瘤作用的实验研究 [J]．时珍国医国药，2001，12（10）：885．

[41] 任青华，贾金秋，范延英，等．复方水蛭丸对体内外肿瘤的影响 [J]．中华中西医杂志，2005，6（12）：46－48．

[42] 林建明，程世平，刘加林，等．水蛭对狼疮性肾炎患者血浆内皮素和可溶性白介素－受体的影响 [J]．疑难病杂志，2009，8（9）：535－537．

[43] 贾彦，牛英才，张英博．天然水蛭素对实验性肝纤维化大鼠肝脏结缔组织生长因子 mRNA 表达的影响

[J]. 时珍国医国药，2009，20（1）：95－97.

[44] 董庆峰，张崇禧，张书锋，等. 蛴螬的化学成分及药理作用研究进展 [J]. 药学实践杂志，2008，26（1）：14－16，19.

[45] 孙百研，孙抒，金哲，等. 蛴螬联用羟基喜树碱体外对人 MGC－803 胃癌细胞株抗增殖及药物敏感性的研究 [J]. 中华临床医学实践杂志，2003，2（10）：913－915.

[46] 金哲，孙抒，李基俊，等. 蛴螬提取物体外对人 MGC－803 胃癌细胞株凋亡相关基因作用的研究 [J]. 中国中医药科技，2004，11（2）：90.

[47] 宋莲莲，孙抒，李香丹，等. 蛴螬石油醚提取物对人宫颈癌 HeLa 细胞增殖和凋亡的影响 [J]. 中草药，2006，3（6）：884.

[48] Kang NS, Park SY, Lee KR, et al. Modulation of macrophagefunction activity by ethanolic extract of larvae of Holotrichia diomphalia [J]. Journal of Ethno pharmacology, 2002, 79（1）：89.

[49] Oh W Y, Pyo S, LeeKR, et al. Effect of Holotrichia diomphalia larvae on liver fibrosis and hepatotoxicity in rats [J]. Journal of Ethnopharmacology, 2003, 87（2－3）：175.

[50] Ju J S, Cho M H, Brade L. A novel 40－kDa protein containing six repeats of an epidermal growth factor－like domain functions as apattern recognition protein for lipopolysaccharide [J]. J Immuno, 2006, 177（3）：1838.

[51] 陈梅，邱晓星，彭清华，等. 蛴螬提取物对兔脉络膜新生血管 VEGF 和 bFGF 表达的影响 [J]. 国际眼科杂志，2008，8（12）：2443－2448.

[52] 张波涛，彭清华，叶群如，等. 蛴螬对兔视网膜静脉阻塞模型 iNOS 表达的干预研究 [J]. 湖南中医药大学学报，2008，28（1）：25－28.

[53] 叶群如，彭清华，张波涛. 蛴螬对实验性视网膜静脉阻塞兔 HSP70 表达的影响及意义 [J]. 中国中医眼科杂志，2008，18（5）：261－263.

[54] 王东生，陈方平，唐发清，等. 对家兔动脉血栓形成模型的影响 [J]. 中南大学学报（医学版），2009，34（9）：919－925.

[55] 张艳慧，郭素丽，王艳娜，等. 大黄䗪虫丸对血脂异常大鼠脂联素及瘦素的影响 [J]. 中国老年学杂志，2011，31（19）：3768－3770.

[56] 李静莉，刘俊田，苟伟，等. 大黄䗪虫丸抗家兔动脉粥样硬化机理研究 [J]. 中国实验方剂学杂志，2006，12（5）：32－34.

[57] 姬媛媛，刘俊田，李静莉，等. 大黄䗪虫丸拆方对动脉硬化家兔血管平滑肌细胞增殖与凋亡的影响 [J]. 中国中西医结合杂志，2006，26－28.

[58] 戴高中，顾明昌，袁灿兴. 大黄䗪虫丸对大鼠脑细胞 NO、ET、T－AOC 含量的影响 [J]. 辽宁中医杂志，2006，33（4）：492－493.

[59] 潘志恒. 大黄䗪虫丸对慢性肝病核素肝脏功能显像定量分析结果的影响 [J]. 第四军医大学学报，2006，27（23）：2193－2196.

[60] 潘志恒，谢瑶，何宏文，等. 大黄䗪虫丸对大鼠肝星状细胞基质金属蛋白酶表达及活性的影响 [J]. 中国中西医结合杂志，2005，25（12）：1100－1103.

[61] 吕小燕，刘强，苏娟萍，等. 大黄䗪虫丸对肾间质纤维化大鼠血液流变学及微循环的影响 [J]. 中国药物与临床，2012，12（5）：585－587.

[62] 宋金燕，刘俊田，庞晓明，等. 大黄䗪虫丸对异丙肾上腺素诱导大鼠心肌纤维化的影响 [J]. 中国实验方剂学杂志，2012，35（11）：169－172.

[63] 宋建平，谢忠礼，李伟，等. 大黄䗪虫丸对大鼠肺纤维化形成阶段肺与脑组织中神经递质的影响 [J]. 中医杂志，2011，52（19）：1676－1678.

[64] 陈继红，孙伟，周栋，等. 大黄䗪虫丸对阿霉素肾病大鼠肾保护作用的实验研究 [J]. 中国中医药科技，2011，18（5）：385－386.

［65］ 孙伟，朱萱萱，曾安平，等．大黄䗪虫丸对改良阿霉素肾病肾硬化大鼠模型作用的实验研究［J］．中成药，2006，28（1）：81－82.

［66］ 乔欣，王笈．大黄䗪虫合剂对免疫低下及正常小鼠血清 IL－2 水平的影响［J］．上海中医药杂志，2009，43（3）：66－68.

［67］ 张云，艾华．大黄䗪虫丸对 S180 荷瘤小鼠外周血 IL－4 含量的影响［J］．实用中医内科杂志，2012，26（6）：29－30.

［68］ 郭晓峰，冯玉华，赵延龙，等．大黄䗪虫丸、当归补血汤对 D－半乳糖致衰老小鼠血清中 SOD 和 MDA 影响的实验研究［J］．山西中医学院学报，2012，13（5）：17－19.

［69］ 成家茂，潘志恒，陈海燕．大黄䗪虫丸的现代功用及作用机制［J］．云南中医中药杂志，2009，30（2）：67－68.

［70］ 戴高中，陈汝兴，卫洪昌．大黄䗪虫丸对大鼠脑出血模型海马组织氨基酸含量的影响［J］．中国中西医结合杂志，2006，26（6）：538－540.

［71］ 陈孝银，李恩庆，孙立，等．大黄䗪虫丸抑制乙型肝炎后肝纤维化的临床研究［J］．中国病理生理杂志，2007，21（5）：1018－1019.

［72］ 冯淑芳，郑锋，潘显伯．心脉通片加大黄䗪虫丸治疗血脂异常的临床观察［J］．中国民族民间医药，2012（6）：86.

［73］ 屈敦涛，唐铭翔．中西医结合治疗冠心病合并慢性充血性心力衰竭 40 例总结［J］．湖南中医杂志，2011，27（3）：10－11.

［74］ 杨秀梅，常青．大黄䗪虫丸配合激素治疗复发性肾病综合征 20 例［J］．新中医，2007，39（7）：65－66.

［75］ 樊来应．大黄䗪虫丸治疗肾病蛋白尿 54 例［J］．光明中医，2010，25（5）：797.

［76］ 刘岑，史正青，史永梅，等．破血逐瘀荡浊法治疗血管性帕金森综合征的临床疗效研究［J］．中国临床医生，2011，39（4）：55－58.

［77］ 牛雪花，吴鹏飞，华海涌，等．大黄䗪虫丸治疗晚期血吸虫病临床疗效［J］．中国血吸虫病防治杂志，2011，23（6）：701－703.

［78］ 王丽雄．综合治疗慢性盆腔炎 60 例临床观察［J］．中国民族民间医药，2010（19）：144.

［79］ 焦乃军．大黄䗪虫丸穴位贴敷治疗乳腺增生病 100 例［J］．中国实验方剂学杂志，2011，17（12）：293－294.

［80］ 陈克盛．大黄䗪虫丸辅助治疗口周皮炎的临床观察［J］．临床医学过程，2011，18（9）：1407－1408.

［81］ 彭红华．酒服大黄䗪虫丸治疗结节型痤疮 52 例临床研究［J］．国医论坛，2012，27（6）：6－8.

［82］ 王蓓．大黄䗪虫丸配合杨树红水治疗银屑病疗效分析［J］．实用中医药杂志，2011，27（10）：661－662.

［83］ 王六银．大黄䗪虫胶囊治疗淤积性皮炎临床观察［J］．光明中医，2012，27（6）：1133－1134.

［84］ 李民，宋勋，高云路，等．大黄䗪虫丸联合消炎痛治疗急性单纯型结节性红斑疗效观察［J］．中国中西医结合皮肤性病学杂志，2010，9（2）：106－107.

［85］ 聂开平．大黄䗪虫丸临床应用研究综述［J］．中国民族民间医药，2010（15）：7－9.

［86］ 江玉娟，司秋菊．大黄䗪虫丸的临床应用及研究进展［J］．时珍国医国药，2009，20（5）：1215－1216.

［87］ 陈锐．大黄䗪虫丸临床应用解析［J］．中国社区医师，2011（46）：15.

［88］ 杨锦国，杨泱，杨渊．论经方在男科的应用［J］．光明中医，2012，27（8）：1665－1666.

［89］ 郭承伟，吕璐，马栋．从络论治老年性黄斑变性 23 例［J］．中国中医药现代远程教育，2013，11（1）：40－41.

第七篇

肺病肺痈咳嗽上气病脉证治篇

> 咳嗽，以症状言；上气，即肺气上逆，以病机言。由于咳嗽与气喘、哮喘临床多并见，故统称"咳嗽上气"。但三者在病因病机、证治预后上都有不同。本篇咳嗽上气所述以咳嗽气喘为主，临床多见有咳嗽气喘，痰多胸满，不能平卧，或喉中痰鸣有声为主者。涉及病种类似于现代医学的慢性支气管炎、支气管哮喘、肺气肿、慢性肺源性心脏病等肺系疾病。

ꕥ 麦门冬汤 ꕥ

【处方组成与功用】

麦门冬汤出自《金匮要略》肺痿肺痈咳嗽上气病脉证治（肺痿）篇，由麦门冬（麦冬）30~70g，半夏10g，人参10g，甘草7g，粳米30g，大枣12枚组成。具有养阴清热，止逆下气的功能。传统用于虚热肺痿所见之咳嗽或气急喘促，口中反有浊唾涎沫，喉咽干燥不利而渴，伴形体消瘦，皮毛干枯，舌红而干，寸口脉虚数等。

【方剂传统解析】

《金匮要略》载："大逆上气，咽喉不利，止逆下气者，麦门冬汤主之。"本条文论述了虚热肺痿的证治。本证病因病机为重伤阴津，虚火上炎，熏灼于肺，肺气上逆。本方重用麦冬为君药，甘、寒、质润，滋养肺胃，并清虚火；配少量半夏为臣，降逆下气，和胃化痰，其用量仅为麦冬的1/7，则不嫌其燥，且君臣相配，有润燥相济之妙。人参、粳米、大枣、甘草益气健脾，气阴双补，培土生金，而为佐使。六味相伍，既滋肺养胃清虚火，又降逆下气止咳嗽，正为虚热肺痿所治。

【方剂药效物质基础】

1 拆方组分

1.1 麦冬 其化学组分见血痹虚劳病脉证并治篇"薯蓣丸"。

1.2 半夏 其化学组分见百合狐惑阴阳毒病脉证治篇"甘草泻心汤"。

1.3 甘草、大枣 其化学组分见痉湿暍病脉证治篇"栝楼桂枝汤"。

1.4 人参、粳米 其化学组分见痉湿暍病脉证治篇"白虎加人参汤"。

2 复方组分

目前尚未见有麦门冬汤复方化学组分的文献报道。

【方剂药理学研究】

1 拆方药理

1.1 麦冬 其药理研究见血痹虚劳病脉证并治篇"薯蓣丸"。

1.2 半夏 其药理研究见百合狐惑阴阳毒病脉证治篇"甘草泻心汤"。

1.3 甘草、大枣 其药理研究见痉湿暍病脉证治篇"栝楼桂枝汤"。

1.4 人参、粳米 其药理研究见痉湿暍病脉证治篇"白虎加人参汤"。

2 复方药理

2.1 抗呼吸道炎症及镇咳作用 麦门冬汤治疗伴有严重咳嗽的气管炎和咽炎功效明确，具有止咳、抑制呼吸道高敏性、促进黏液纤毛运动及肺泡表面活性物质分泌的作用。其作用机制表明，该方对基因表达具有调节作用，可增加 β_1 肾上腺素能受体的基因表达，并且这种作用是通过 cAMP 依赖信号系统的激活起效；该方增加肺泡 II 型细胞 cAMP 的含量可能是既对 cAMP 生成有刺激作用又对 cAMP 降解有抑制作用，并且不同组分之间的协同效应是该方剂的主要作用[1]。麦门冬汤对支气管炎豚鼠具有选择性镇咳作用；对柠檬酸或辣椒辣素所致支气管炎豚鼠的镇咳效果，均强于对健康豚鼠的作用；预给予血管紧张素转换酶抑制剂依那普利可显著增加辣椒辣素引起的咳嗽次数，使用麦门冬汤（1g/kg）后可完全抑制该药促发的咳嗽反应。其镇咳机制可能是由于或部分由于抑制 NO 的生成和释放而起到作用的[2-3]。

2.2 气道清除及抑制分泌作用 用人中性粒细胞弹性蛋白酶（HNE）和 DNA，将雄性鹌鹑分别制作两种气管病理模型，探讨麦门冬汤对其气道表面液体的流变学及气道清除作用。结果表明，可通过抑制 HNE 所致的黏蛋白分泌过多以及降低气道表面液体流动性（减少蛋白质、DNA 等含量）来提高气管黏膜纤毛转运速率，从而起到改善阻塞性肺部疾病的作用[4]。

2.3 对肺纤维化干预作用 麦门冬汤对肺纤维化早期阶段有一定的干预作用。用平阳霉素诱导大鼠肺纤维化模型，以麦门冬汤灌胃后发现，在第 7、14 天麦门冬汤组及正常对照组肺泡炎、肺组织中 TNF-α 表达均显著低于模型组，肺组织中 IL-10 表达均显著高于模型组（$P<0.05$）；第 14 天麦门冬汤组肺纤维化程度低于模型对照组。表明麦门冬汤能明显减轻平阳霉素所致的大鼠肺泡炎，提高肺组织中 IL-10 的表达、抑制 TNF-α 的过度表达[5]。

2.4 防治放射性肺损伤作用 以放射性肺损伤大鼠模型为研究对象，采用预先给药、分期取材、动态观察的研究方法，探讨麦门冬汤对其肺组织 TGF-β、TNF-α 表达的影响，发现麦门冬汤能明显抑制放射性肺损伤大鼠肺组织 TGF-β、TNF-α 蛋白表达的上升，由此说明，麦门冬汤具有预防放射性肺损伤功效，其作用机制与抑制肺组织 TGF-β、TNF-α 蛋白表达有关[6]。

2.5 对慢性萎缩性胃炎的作用　麦门冬汤对慢性萎缩性胃炎有较好的治疗作用。研究认为，慢性萎缩性胃炎大鼠使用麦门冬汤（麦冬与半夏 7∶1），使出现皱襞紊乱、黏膜变薄、糜烂或溃疡的胃黏膜明显减轻或恢复正常，对逆转胃黏膜的不典型增生及肠上皮化生也有较好的效果[7]。

2.6 抗肿瘤及增强免疫功能作用　通过小鼠 H_{22} 荷瘤模型观察麦门冬汤高、中、低[41.76g/(kg·d)、20.88g/(kg·d)、10.44g/(kg·d)] 剂量组的抑瘤作用，发现高剂量组对小鼠有显著的抑瘤作用（$P < 0.01$），各剂量组能够增加脾脏重量，并提高脾指数（$P < 0.01$）[8]。

2.7 对硬皮病的治疗作用　选择 8 周龄 60 只 BALB/C 小鼠，实验前剃去小鼠背部中央区被毛，并随机分为 5 组，每组 12 只，分别为正常对照组（正常组）、模型对照组（模型组）、麦门冬汤大剂量组、麦门冬汤中剂量组、麦门冬汤小剂量组。除正常组外，其他组用博来霉素制作硬皮病模型。使用麦门冬汤大、中、小剂量治疗 3 周。眼球采血，用流式细胞仪采用单平台操作法检测 CD4+、CD8+T 细胞。进行腹腔灌洗并收集灌洗液，用预冷 RPMI - 1640 培养液洗涤细胞 3 次，每次 4℃、1500r/min 离心 10 分钟，去上清液，再用预冷的适量 RPMI - 1640 培养液悬浮细胞。结果显示，麦门冬汤小剂量组 CD4+T 细胞的含量高于模型组（$P < 0.01$）；大、中剂量组 CD8+T 细胞含量高于模型组（分别为 $P < 0.01$ 和 $P < 0.05$）。中、小剂量组腹腔巨噬细胞活力均高于模型组（$P < 0.01$）。表明麦门冬汤能提高 CD4+、CD8+T 细胞水平，提高模型小鼠腹腔巨噬细胞的活力。这可能是麦门冬汤对硬皮病模型小鼠发挥作用的机制之一。也一定程度说明了通过"治肺"可以达到"治皮"的目的[9]。

【临床研究与应用】

1 治疗咳嗽

治疗慢性咳嗽辨证属肺胃阴虚气逆者 80 例，其中治疗组 40 例用麦门冬汤加味治疗，对照组 40 例常规西药祛痰、止咳，并对症用抗感染、抗炎、抗过敏、舒张气道等方法，咳嗽症状缓解后药物减量维持。两组均治疗 12 周后观察近期疗效，停药后 3 个月观察随访疗效。结果近期疗效治疗组有效 38 例，对照组有效 36 例；随访疗效治疗组有效 39 例，对照组有效 38 例。治疗组和对照组有效率分别占 95%、90%，表明麦门冬汤可有效治疗感染性咳嗽[10]。

另外，对于其他原因导致的咳嗽也有较好的疗效，如感冒后的慢性咳嗽、喉源性咳嗽、药物所致咳嗽、胃食管反流性咳嗽[11-14]。

2 治疗肺不张

选择肺不张（肺痿）患者 28 例，临床证见咳吐浊唾涎沫，其质较黏稠，或咳痰带血，咳声不扬，甚则音嘎，气急喘促，口渴咽燥，午后潮热，形体消瘦，皮毛干枯，白细胞计数大多在正常范围。均以麦门冬汤处方：麦冬 60g，半夏 12g，人参 9g，甘草 6g，粳米 8g，大枣 3 枚。若火盛者，去大枣，加竹茹、生石膏，枇杷叶；咳吐浊黏痰，口干欲饮加天花粉、知母；津伤甚者加沙参、玉竹；潮热加银柴胡、地骨皮。每天 1 剂，水煎服分 2 次温服，10 天为 1 个疗程。结果经 3 个疗程治疗，以呼吸自如，无咳、无痰、无潮热，口干咽燥消失为显效，本组显效 12 例，好转 15 例，无效 1 例，总有效率 96.4% [15]。

3 治疗肺纤维化

选择病程 3 个月至 2 年的特发性肺间质纤维化患者 48 例，随机分为治疗组 32 例和对照组 16 例。治疗组以麦门冬汤加味组方：麦冬 60g，姜半夏 20g，生晒参 15g，甘草 12g，粳米 30g，大枣 4 枚。若气虚者加黄芪、制白术；阳虚者加干姜、蛤蚧；瘀重者加三七参、炮穿山甲粉（冲）；痰盛者加川贝母、胆南星；热盛者加黄芩、鱼腥草。每日 1 剂，加水煎取750ml，每次 250ml，每日 3 次。对照组口服泼尼松片 30～60mg/d，连服 1 个月。低氧血症者配合吸氧，合并感染者加用抗生素。2 组疗程均为 1 个月。治疗前后分别采桡动脉血做动脉血气分析，观察血氧分压情况；治疗前后各测肺功能 1 次，对比观察肺活量（VC）和一氧化碳弥散量（DLco）情况。结果以主证积分值减少 70% 以上，胸闷、气短明显好转为显效，治疗组显效 3 例，有效 23 例，无效 6 例，总有效率 81.25%。对照组显效 1 例，有效 8例，无效 7 例，总有效率 56.25%（$P < 0.05$）。2 组治疗前后动脉血氧分压的变化，治疗组明显优于对照组（$P < 0.01$）；2 组治疗前后肺功能变化，治疗组优于对照组（$P <0.05$）[16]。

4 治疗慢性咽炎

选择咽异感症属气津两亏、肺胃阴伤的女性患者 20 例，在排除咽喉部炎性病变及肿瘤后，以麦门冬汤加北沙参、旋覆花、郁金煎服。结果以喉中异物梗阻感、食欲不振、精神抑郁等症状消失为痊愈，本组患者总有效率达 90.0% [17]。

5 治疗口腔溃疡

选择口腔溃疡患者 120 例，随机分成治疗组和对照组各 60 例。治疗组予加味麦门冬汤，每日 1 剂。对照组予左旋咪唑片，用 2 天后停药 5 天（为 1 周）；复合维生素 B 片、维生素 C 片。2 组均以 2 周为 1 个疗程，共治疗 2 个疗程。结果治疗组总有效率 78.3%；对照组总有效率 58.3%（$P < 0.05$）。两组患者远期疗效比较治疗组总有效率 90.0%；对照组总有效率 68.3%（$P < 0.05$）[18]。

6 治疗其他疾病

用麦门冬汤原方或其加减方，还可用于治疗食管炎、胃下垂[19]，便秘[20]，支气管扩张[21]，支气管哮喘[22]，肺脓肿空洞、放疗后鼻咽部干燥疼痛[23]，慢性阻塞性肺气肿[24]，放射性肺炎[25]等见有本方证者。

【方剂评述】

麦门冬汤为治疗肺胃阴伤、火逆上气的良方，该方具有清润肺胃、降逆下气之功，开起了后世治内燥之先河。在临床应用中只要抓住其"肺胃阴伤，火逆上气"之病机特点，可灵活应用于多科杂证。如清代名医叶天士在《临证指南医案》中，大量化裁使用了该方，将应用范围由《金匮要略》中的劳复、肺痿病拓展到虚损、咳嗽、吐血、肺痿、三消、郁、疟、温热、疮疡等病证，拓宽了该方的临床运用范围。现代研究表明，麦门冬汤能明显改善慢性萎缩性胃炎病理状态，可用于慢性萎缩性胃炎的治疗；有明显加速胃排空、改善胃肠功能紊乱的作用，能治疗胃排空延迟性疾病；有抗炎、改善呼吸道过敏、气道清除和抑制其分泌作用，能用于多种因素促发的咳嗽、阻塞性肺疾病及肺间质纤维化等的治疗。另外，麦门冬汤对肿瘤化疗药物有明显的增效作用，提示在应用抗癌药物的同时加用本方能强化抑瘤和降低副作用。目前，麦门冬汤所治病证主要在呼吸系统、神经系统、内分泌系统、消化系统等方面，应用前景广阔，有待深入研究和开发。

参 考 文 献

[1] 史青，聂淑芩. 麦门冬汤治疗呼吸道炎症的分子药理机制研究 [J]. 国外医学：中医中药分册，2002，24（4）：214-214.

[2] 郑晓燕，阴宏. 麦门冬汤的药理学特性 [J]. 国外医学：中医中药分册，2005，27（4）：227-228.

[3] 曹莹. 麦门冬汤对曝露于香烟烟雾豚鼠的镇咳作用 [J]. 国际中医中药杂志，2006，28（5）：292.

[4] 孙备. 麦门冬汤对气道清除及分泌的影响 [J]. 国外医学：中医中药分册，2000，22（2）：101.

[5] 刘建军，康国强，白秀丽，等. 麦门冬汤对放射性肺损伤大鼠肺组织 TGF-β、TNF-α 表达的影响 [J]. 光明中医，2012，27（4）：677-680.

[6] 赵静，王兰青，王岩莉，等. 麦门冬汤麦冬半夏不同比例对慢性萎缩性胃炎模型大鼠胃黏膜病理形态的影响 [J]. 中国民族民间医药，2010（16）：53-54.

[7] 包素珍，郑小伟，宋红，等. 麦门冬汤的抑瘤作用 [J]. 中医研究，2005，18（8）：9-10.

[8] 王振亮，宋建平，邓伟，等. 麦门冬汤对 BALB/C 硬皮病小鼠 CD4+、CD8+T 细胞及腹腔巨噬细胞活力的影响 [J]. 国医论坛，2013，28（6）：59-61.

[9] 杨志强. 麦门冬汤加减治疗慢性咳嗽 40 例 [J]. 实用中医内科杂志，2011，25（12）：23-25.

[10] 迟文，陈贞. 加味麦门冬汤治疗感冒后咳嗽疗效观察 [J]. 北京中医药，2012，31（6）：446-447.

[11] 刘朝芳. 麦门冬汤治疗喉源性咳嗽临床观察 [J]. 光明中医，2001，16（3）：44-45.

[12] 胡梅. 麦门冬汤治疗 ACEI 所致心衰患者咳嗽的副作用分析 [J]. 实用中医内科杂志，2006，20（3）：278.

[13] 张晋云，陈建芬. 麦门冬汤加味治疗胃食管反流性咳嗽 80 例疗效观察 [J]. 河北中医，2008，30（6）：612-613.

[14] 孟旭升，张瑞霞. 麦门冬汤治疗肺不张 28 例 [J]. 陕西中医，2008，29（12）：1583.

[15] 翁恒，曲中平. 麦门冬汤加减治疗特发性肺间质纤维化 32 例临床观察 [J]. 国医论坛，2008，23（1）：6-7.

[16] 周仕亮. 加减麦门冬汤治疗梅核气 20 例 [J]. 河南中医，2003，23（9）：79.

[17] 韩燕，贺瀛. 加味麦门冬汤治疗阴虚火旺型复发性口腔溃疡 60 例 [J]. 中国中西医结合杂志，2007，27（7）：662.

[18] 郭本传. 麦门冬汤治疗上消化道疾病体会 [J]. 中医药通报，2004，3（4）：55-56.

[19] 翟玉琛. 麦门冬汤临床应用举隅 [J]. 中国社区医师，2008（3）：62.

[20] 黄泽辉. 王伯章教授治疗疑难病经验 [J]. 中医药学刊，2006，24（1）：30-31.

[21] 张亚强. 麦门冬汤的临床疗效与尿中排泄成分的分析：麦门冬汤对支气管哮喘的镇咳作用及其有效成分 [J]. 国外医学：中医中药分册，2000，22（6）：337-338.

[22] 雷耀晨. 麦门冬汤新用 [J]. 新中医，2002，34（8）：65.

[23] 张建忠. 麦门冬汤治疗慢性阻塞性肺气肿临床体会 [J]. 实用中医药杂志，2008，24（9）：597.

[24] 杨舒瑾. 麦门冬汤加减治疗放射性肺炎 [J]. 湖北中医杂志，2004，26（12）：35.

∽ 甘草干姜汤 ∽

【处方组成与功用】

甘草干姜汤出自《金匮要略》肺痿肺痈咳嗽上气病脉证治（肺痿）篇，由炙甘草15g，炮干姜（干姜）10g组成。具有温肺复气，散寒化饮的功能。传统用于虚寒肺痿所见之吐涎沫，头眩不渴，遗尿，小便数，舌质淡，苔薄白，脉迟缓或恶寒自汗，四肢不温，烦躁吐逆等。

【方剂传统解析】

《金匮要略》载："肺痿吐涎沫而不咳者，其人不渴，必遗尿，小便数，所以然者，以上虚不能制下故也。此为肺中冷，必眩，多涎唾，甘草干姜汤以温之。服汤已渴者，属消渴。"本条文论述了虚寒肺痿的证治。本证病因病机为肺中冷，上焦阳气不足，肺气虚寒，瘦弱不振。甘草干姜汤重用炙甘草补中益气，辅以炮干姜温肺散寒，化饮降逆。二药相配，有辛甘化阳，培土生金之妙，共奏温肺复气，散寒化饮之功。

【方剂药效物质基础】

1 拆方组分

1.1 炙甘草 其化学组分见痉湿暍病脉证治篇"葛根汤"。

1.2 干姜 其化学组分见百合狐惑阴阳毒病脉证治篇"甘草泻心汤"。

2 复方组分

目前尚未见有甘草干姜汤复方化学组分的文献报道。

【方剂药理学研究】

1 拆方药理

1.1 炙甘草 其药理研究见痉湿暍病脉证治篇"葛根汤"。

1.2 干姜 其药理研究见百合狐惑阴阳毒病脉证治篇"甘草泻心汤"。

2 复方药理

对变应性鼻炎的治疗作用 为探讨和评价甘草干姜汤对变应性鼻炎大鼠外周血中 IFN-γ、IL-4 细胞因子表达水平，将 90 只大鼠随机分为正常组、甘草干姜汤组、阳性对照组三组，各 30 只，甘草干姜汤组和阳性对照组采用卵清蛋白（AVO）对大鼠行实验性变应性鼻炎造模，随后甘草干姜汤组予甘草干姜汤灌胃，阳性对照组予西替利嗪灌胃，正常组予 0.9% 氯化钠注射液灌胃，均每只 2~2.5ml，每天 1 次；每组分别在灌胃 10 天、20 天、30 天三个时间段处死 10 只大鼠，分离血清，检测血清中 IFN-γ、IL-4 细胞因子水平的变化。结果显示，造模成功后，甘草干姜汤组和阳性对照组 10 天、20 天两个时段中 IFN-γ、IL-4 细胞因子水平与正常组均有明显差异（$P < 0.01$）；用药 30 天时，甘草干姜汤组和阳性对照组 IFN-γ、IL-4 与正常组无明显的差异（$P > 0.05$）。表明甘草干姜汤能调节 Th1 和 Th2 细胞因子的表达，可纠正失衡的 Th1/Th2 的细胞因子而对变应性鼻炎产生治疗作用[1]。

【临床研究与应用】

1 治疗寒症咳嗽

选择寒症咳嗽患者 30 例，其中典型伤寒 24 例，患者体温升高，脉搏 90~100 次，部分患者伴有腹泻，咳唾痰稀；不典型伤寒 6 例。咳嗽时间 3 天至 1 个月不等，所有患者表现为多痰、咳嗽，其中 13 例患者还出现胸闷气短、便秘等症状。治疗均以甘草（炙）、干姜为主方，依照证的变化选用益气药（黄芪、党参、白术等）、化痰药（川贝母、半夏等）等。水煎口服，每日 1 剂，分 2 次服用。结果以服用 1 周后咳嗽、痰多等症状消失，未见胸闷气短为显效，本组显效 14 例，好转 15 例，无效 1 例，总有效率为 96.70%。所有患者在服药过程中均未出现恶心、腹泻、呕吐等胃肠道不良反应，临床检查心、肝、肾功能未见不良反应。治疗期间患者未出现皮疹类过敏反应[2]。

2 治疗晚期肺癌咯血

选择晚期肺癌咯血患者 20 例，以甘草干姜汤为主方，根据证的变化分别选用益气药、化痰软坚药、活血药、清热药煎服，每日 1 剂。结果以治疗后咯血控制，症状消失为完全缓解，本组完全缓解 6 例，部分缓解 14 例[3]。

3 治疗寒性胃脘痛

选择寒性胃脘痛患者 28 例，病程最短 5~6 天，最长 5 年，并伴呕吐，或吐酸，或呃逆。均以甘草 9~15g，干姜 9~15g，煎汤温服并随证加减。结果以胃脘疼痛消失为治愈，本组患病断续发作多年者治愈 2 例，1 例无效；患病数日者治愈 23 例，2 例效果不明显[4]。

4 治疗其他疾病

用甘草干姜汤原方或其加减方，还可治疗遇寒即犯胃痛、形体肥胖眩晕、支气管炎感寒即作[5]，成人遗尿[6]等。

【方剂评述】

甘草干姜汤为温中复阳的基本方，该方利用甘草益气和中、干姜温中复阳的特点治疗中焦阳虚、脾弱肺寒之证。在选择时甘草采用炙甘草，用量两倍于干姜，两药相伍，心甘化和为阳，以使中阳复，里寒消。全方可奏益气、温中、复阳之功，且作用平和。通过灵活配伍运用，可以广泛运用于肺、脾、肾三脏阳虚之证。特别对于老年阳气虚弱，或因受寒而引起的尿频、排尿不净夜尿增多或尿床等症状，疗效甚笃。在临床应用时，要辨清兼证，如有阴伤存在，则应调整甘草和干姜比例，如有寒饮存在，当加入利水渗湿之药。本方适于脾虚肺弱之寒证，若服药后寒证已除者，则停用；见有阳热气盛，迫血妄行，表热，阴虚内热证者应予禁用。

参 考 文 献

[1] 王炜妍，张燕平．甘草干姜汤对变应性鼻炎大鼠模型 IL-4 和 IFN-γ 细胞因子水平的影响［C］．贵阳：世界中联耳鼻喉口腔科专业委员会第五届学术年会、中华中医药学会耳鼻喉科分会第十九届学术交流会暨贵州省中西医结合学会耳鼻咽喉分会第二次学术交流会，2013：8.

[2] 覃著平．甘草干姜汤化裁方治疗寒症咳嗽 30 例［J］．实用中医内科杂志，2012，26（9）：24-25.

[3] 严娟．甘草干姜汤加味治疗晚期肺癌咯血 20 例临床疗效观察［J］．辽宁中医杂志，2006，33（11）：1443-1444.

[4] 朱淑敏．甘草干姜汤治疗寒性胃脘痛 28 例［J］．中国民间疗法，2005，13（9）：26.

[5] 陈锐．甘草干姜汤临床新用［J］．中国社区医师，2011（5）：12.

[6] 李红杰，朱春兰．甘草干姜汤加味治疗成人遗尿顽疾例析［J］．实用中医内科杂志，2004，18（1）：32-33.

∽∾ 葶苈大枣泻肺汤 ∾∽

【处方组成与功用】

葶苈大枣泻肺汤出自《金匮要略》肺痿肺痈咳嗽上气病脉证治（肺痈）篇，由葶苈子10～15g，大枣12枚组成，具有泻肺逐实，开宣肺气的功能。传统用于酿脓期及支饮腹满所见之咳逆上气，喘鸣迫塞，胸中胀满，不能平卧，鼻塞、清涕出，不闻香、臭、酸、辛，一身面目浮肿，伴胸痛，咯黏稠腥臭痰，发热振寒，脉滑数等。

【方剂传统解析】

《金匮要略》载："肺痈，喘不得卧，葶苈大枣泻肺汤主之。""肺痈，胸满胀，一身面目浮肿，鼻塞清涕出，不闻香、臭、酸、辛，咳逆上气，喘鸣迫塞，葶苈大枣泻肺汤主之。""支饮不得息，葶苈大枣泻肺汤主之。"诸条文论述了肺痈痰热壅肺酿脓期及支饮腹满的证治。本证病因病机为痰热壅肺，毒结血瘀，肺实气闭，及支饮迫肺，胃肠热实，腑气壅滞。本方药仅两味，葶苈子辛、苦、大寒，泻肺逐实，开宣肺气，降气平喘；又恐其力峻伤正，故佐以大枣之甘、平，养胃安中，顾护正气，可收泻肺逐实而不伤正气之功。

【方剂药效物质基础】

1 拆方组分

1.1 葶苈子　其化学组分见疟病脉证并治篇"鳖甲煎丸"。

1.2 大枣　其化学组分见痉湿暍病脉证治篇"栝楼桂枝汤"。

2 复方组分

目前尚未见有葶苈大枣泻肺汤复方化学组分的文献报道。

【方剂药理学研究】

1 拆方药理

1.1 葶苈子　其药理研究见疟病脉证并治篇"鳖甲煎丸"。

1.2 大枣　其药理研究见痉湿暍病脉证治篇"栝楼桂枝汤"。

2 复方药理

对恶性胸腔积液的治疗作用　选用 C57BL/6J 小鼠建立肺癌动物模型，分为肿瘤组和中药组，并设立正常对照组，记录各组胸水量，并采用免疫组织化学及 real-time PCR 法测定水通道蛋白 1（AQP1）及 AQP1 mRNA 水平。结果发现，肿瘤组小鼠胸腔内见血性积液及肿瘤结节生长，中药组小鼠胸水量较肿瘤组显著减少，壁层胸膜 AQP1 水平及 mRNA 表达均较肿瘤组显著降低（$P<0.05$ 或 $P<0.01$）。表明葶苈大枣泻肺汤可以抑制肺癌小鼠壁层胸膜 AQP1 及 mRNA 表达，减少恶性胸水[1]。

【临床研究与应用】

1 治疗外感咳嗽

选择因外感所致久咳患者 133 例，其中辨证属痰湿型 47 例，痰热型 38 例，燥热型 33 例，气阴不足型 15 例。均以葶苈大枣泻肺汤化裁处方：葶苈子 10~30g，大枣 5~12 枚。若痰湿型加干姜、细辛、法半夏；痰热型加胆南星、黄芩、川贝母、全瓜蒌；燥热型加麦冬、天冬、北沙参；气阴不足型加太子参、麦冬、五味子。每日 1 剂，水煎分 3 次服，6 日为 1 个疗程。结果以咳嗽及临床体征消失，2 周以上未复发为治愈，本组痰湿型治愈 37 例，有效 8 例，无效 2 例；痰热型治愈 28 例，有效 8 例，无效 2 例；燥热型治愈 27 例，有效 6 例；气阴不足型治愈 12 例，有效 2 例，无效 1 例，其中以燥热型治疗效果最佳[2]。

2 治疗急性氯气吸入中毒

选择急性氯气吸入患者 380 例，本组患者均为停电检修时群体发病，临床表现除眼部有氯气刺激症状外，均呈现呼吸道刺激反应，如咳嗽、气急、吐白痰，部分患者有恶心、呕吐、心悸、两肺呼吸音粗，少数可闻及哮鸣音，其他无特殊异常。过去曾为生产一线工人备用复方甘草合剂，而工人自己常备用白酒，一旦生产环境有氯气泄漏，便立即服用。但其疗效往往不佳，在两次群体发病过程中，试用葶苈大枣泻肺汤，对有氯气吸入反应的职工均给 15~30ml，个别人最多 1 次服用 60ml，脱离现场后 1 小时症状缓解，部分工人又可重返抢修现场。在两起群体氯气吸入反应患者中，仅有 8 例因哮喘症状不缓解而住院治疗，其余患者均治愈[3]。

3 治疗其他疾病

用葶苈大枣泻肺汤加味，还可用于恶性肿瘤术后乳糜胸[4]等见有本方证者。

【方剂评述】

葶苈大枣泻肺汤药仅两味，但在临床上若选用适宜，疗效甚佳，一般用于肺部痰热壅结，表现为咳嗽咳喘甚至肿满者，无不应效。临床应用葶苈大枣泻肺汤，应根据患者病机、症状呈现的共同性和特异性，随需见症不同而配合加味，务求吻合症情。如痰浊阻肺，痰湿蕴中，肺胃不和者，应加党参、炒白术、薏苡仁等益气健脾之品；气津两虚应加天花粉、北沙参、党参等；阴亏潮热，热邪袭肺应加知母、地骨皮等；痰水壅肺，阻滞气机，心阳受损而出现喘咳肿满心悸而配用麻黄、桑白皮、桂枝、车前子、党参、茯苓、五味子等宣肺利水、益气强心之品。现代研究认为，葶苈大枣泻肺汤强心利尿，能有效改善肺心病血流动力学现象，对炎性胸腔胸膜间皮细胞起到保护作用，可抑制肺癌小鼠壁层胸膜多种因子表达，减少恶性胸水。临床已将其用于小叶性肺炎、大叶性肺炎、急性支气管炎、肺脓肿、胸积液、肺源性心脏病等多种肺系疾病的治疗，疗效较为显著。葶苈大枣泻肺汤加味虽然在临床取得了不错的疗效，但在研究方面还存在着一些问题与不足。如目前对该方多数系低水平的小样本随机对照重复研究为主，且绝大部分没有涉及药物与中医辨证分型关系和副作用观察。缺乏临床大样本、前瞻性相关研究，实验研究匮乏，缺少动物模型的建立及研究，缺少该方的基础性分子、靶点研究，作用机制不明确，临床使用多以个人经验为主，各为阵营。该方的疗效评价不统一，缺乏各个证型治愈或缓解的具体症候标准，难以评估疗效。提示今后对该方应加强深入探讨。

参 考 文 献

[1] 张靖轩，张伟，周华荣，等. 葶苈大枣泻肺汤对肺癌小鼠水通道蛋白 1 及恶性胸水的影响 [J]. 广州中医药大学学报，2013，30（4）：525 – 528，606.

[2] 关国伟，徐文君，胡云英. 葶苈大枣泻肺汤化裁治疗外感久咳 133 例 [J]. 中国民间疗法，2002，10（8）：44 – 45.

[3] 董桂军，王春胜. 葶苈大枣汤加味预防治疗急性氯气吸入中毒 38 例 [J]. 中医杂志，2001，42（5）：313 – 314.

[4] 张瑶. 中西医结合治疗恶性肿瘤术后乳糜胸 [J]. 吉林中医药，2014，34（1）：52 – 53.

∽ 桔 梗 汤 ∽

【处方组成与功用】

桔梗汤出自《金匮要略》肺痿肺痈咳嗽上气病脉证治（肺痈）篇，由桔梗 10g，甘草 20g 组成。具有宣肺排脓，清热解毒的功效。传统用于溃脓期所见之咳而胸满或胸痛，振寒发热，咽干不渴，时出浊唾腥臭，久吐脓如米粥，脉数有力等。

【方剂传统解析】

《金匮要略》载："咳而胸满，振寒脉数，咽干不渴，时出浊唾腥臭，久久吐脓如采粥者，为肺痈。桔梗汤主之。"条文论述肺痈病溃脓期的证治。本证病因病机为毒热壅肺，血败肉腐，脓成痈溃。方中桔梗苦、辛、性平，宣肺利咽，祛痰排脓；生甘草甘、平，清热解毒。药仅两味，但功效专一，共奏清热解毒，宣肺排脓之效。

【方剂药效物质基础】

1 拆方组分
1.1 桔梗　其化学组分见中风历节病脉证并治篇"侯氏黑散"。
1.2 甘草　其化学组分见痉湿暍病脉证治篇"栝楼桂枝汤"。

2 复方组分
目前尚未见有桔梗汤复方化学组分的文献报道。

【方剂药理学研究】

1 拆方药理
1.1 桔梗　其药理研究见中风历节病脉证并治篇"侯氏黑散"。
1.2 甘草　其药理研究见痉湿暍病脉证治篇"栝楼桂枝汤"。

2 复方药理

2.1 祛痰排脓作用　采用小白鼠呼吸道酚红排泌实验，结果发现，实验鼠的呼吸道酚红量排泌比对照组增加，表明桔梗汤可以通过增加呼吸道分泌，使脓液稀释易于排出。同时也发现，该方的祛痰排脓作用与甘草和桔梗在方中的用量比例密切相关，桔梗与甘草相等量组成的实验组与对照组比较 P 值少于 0.01，提示为最佳配伍用量。其次是桔梗 2 份，甘草 1 份组成的实验组，其 P 值少于 0.05。说明该方为治疗肺痈脓成的有效方剂[1]。

2.2 对急性肺损伤的治疗作用 采用早期急性肺损伤雄性 SD 大鼠模型，探讨加味桔梗汤对其的治疗作用。结果发现，该方能减少中性粒细胞在肺内的黏附和聚集，从而减少其对肺组织的浸润；可促进机体产生抗氧化因子，提高机体对氧自由基的清除能力，调节氧化/抗氧化平衡；能显著降低 LPS 致急性肺损伤大鼠血清中致炎因子 TNF - α 及抗炎因子 IL - 10 的含量；能抑制 LPS 致急性肺损伤肺组织 NF - κBp65 由胞质向胞核转移，阻断众多炎性因子的表达；能抑制 LPS 致急性肺损伤大鼠肺组织 TLR4 mRNA 基因表达，调控 NF - κB 等转录因子的激活。表明这些病理生理环节的干预作用可能是加味桔梗汤治疗急性肺损伤的药理学机制[2]。

2.3 对肺纤维化的治疗作用 将 C5781/6 小鼠随机分为正常组、模型组和中药组，模型组和中药组小鼠制备实验性肺纤维化模型，观察加味桔梗汤对其的治疗作用。结果表明，模型组第 28 日仅 2 只小鼠存活，中药组第 28 日有 7 只小鼠存活；模型组肺组织中 BMP7 蛋白在第 1 天升高，第 3~9 天下降，而中药组肺组织中 BMP7 蛋白的水平在第 5 天后高于模型组而趋于正常组，至第 9 天与模型组有显著差异（$P < 0.01$）而接近正常组。提示加味桔梗汤可能具有治疗肺纤维化的作用，其作用靶点可能与促进 BMP7 蛋白表达有关[3]。

2.4 改善便秘小鼠肠道传输功能 为探讨加味桔梗汤对便秘小鼠肠道传输功能和肺、肠组织速激肽 A（NKA）、血管活性肠肽（VIP）含量的影响，从神经肽角度探讨加味桔梗汤防治慢性传输型便秘的现代生物学机制，"肺合大肠"脏腑相关联络机制，选择 40 只小鼠随机分为正常组、模型组、模型给药组及正常给药组，采用自身粪便与复方地芬诺酯（2mg/kg）联合灌胃法建立慢传输型便秘模型。模型给药组及正常给药组以加味桔梗汤（12g/kg）灌胃，正常组、模型组以蒸馏水灌胃，连续 7 天。观察小鼠排便情况，测定肺、肠组织中 NKA 和 VIP 含量。结果与正常组比较，模型组小鼠首粒黑便时间延长，4 小时黑便粒数与重量明显减少，肺肠组织中 NKA 含量明显升高，VIP 含量明显降低；与模型组比较，模型给药组首粒黑便时间缩短，4 小时排便粒数与重量增加，肺肠组织中 NKA 含量明显降低，肺组织中 VIP 含量明显升高。说明加味桔梗汤可改善便秘小鼠肠道传输功能，其机制可能与调节肺、肠组织中神经肽 NKA、VIP 的含量相关[4]。

2.5 其他作用 桔梗汤尚有抗炎、祛痰以及介导胆囊收缩素从而促进胰腺外分泌的作用[5]。

【临床研究与应用】

1 治疗咽炎

选择慢性咽炎患者 180 例，随机分为治疗组和对照组各 90 例，治疗组予桔梗汤加牛蒡子、板蓝根、射干等，煎服。若热重者，加金银花、连翘、蒲公英；痰热壅盛见咽黏膜肥厚肿大者，加黄芩、石膏、川贝母；咽干较重者，加石斛、天花粉；声音嘶哑者，加胖大海；咽后壁淋巴滤泡增生较多者，加皂刺、穿山甲、浙贝母；肺阴虚为主者，加百合、沙参；肾阴虚为主者，加女贞子、五味子、何首乌；也可辨病加木蝴蝶、金灯笼。对照组服用万应胶囊。2 组均以 7 天为 1 个疗程。结果经连续服用 3 个疗程，以咽痛、咽干、异物感消失，咽部充血消失，咽后壁淋巴滤泡增生缩小为显效，治疗组总有效率 88.9%；对照组总有效率 77.8% （$P < 0.05$）[6]。

2 治疗慢性喉炎

选择 57 例表现为双侧声带、双侧披裂或前联合部位不同程度地慢性充血，引起声带闭合不良而致声嘶音哑的慢性喉炎患者，用桔梗汤加芦根、荆芥，水煎，早晚分服。服药 6 天为 1 个疗程。结果以治疗 1 个疗程声嘶症状明显改善者为显效，本组总有效率为 93.0%[7]。

3 治疗急性扁桃体炎

选择急性扁桃体炎患者 50 例，以桔梗汤加蒲公英、板蓝根、黄芩、荆芥、蝉蜕、玄参煎服。若高热者加生石膏；化脓溃烂者加金银花、鱼腥草；乳蛾较大者加僵蚕。每日 1 剂，早、中晚分服。结果以 3 天内症状全部消失为治愈，本组痊愈 32 例，好转 16 例，无效 2 例，总有效率为 96.0%[8]。

4 治疗放射性食管炎

选择急性放射性食管炎患者 80 例，随机分为对照组与治疗组各 40 例。放疗期间对照组采用蒙脱石散口服，治疗组采用加味桔梗汤缓慢吞服，观察 2 组病例放射性食管炎发生率。放疗结束后，进行放射性食管炎临床症状及内镜观察情况分级评价。结果以症状完全缓解，食管镜检示黏膜充血水肿及表浅溃疡消失为显效，治疗组放射性食管炎发生率 67.5%，对照组放射性食管炎发生率 92.5%，治疗组有效率为 95.0%，对照组有效率为 62.5%（$P < 0.05$）[9]。

5 治疗其他疾病

用桔梗汤原方或其加减方，还可治疗小儿疱疹性咽炎[10]，咽异物感症[11]，支气管扩张[12]等见有本方证者。

【方剂评述】

桔梗汤为治疗少阴客热咽痛证的一个方剂，传统用法取桔梗、甘草二味，以水三升，煮煎取一升，去渣，温分再服。本方虽然组成简单，但在临床应用中不可拘泥，须根据病情、体质和局部情况灵活加味变化。后世在使用桔梗汤时，往往进行加味使用。如《御药院方》卷九：桔梗、杏仁、甘草，主治胸中结气，咽喉不利。《万氏家抄方》卷六：桔梗、甘草、防风、牛蒡子、玄参、升麻、射干，主治后咽喉肿痛。《幼科类萃》卷二十五：人参、桔梗、甘草，主治小儿感冒风热，火气熏逼，痘疹蕴毒上攻，咽喉肿胀，痰气不顺，咳嗽失音。桔梗汤的多味方虽主治各异，但异中有同，同疗于咽喉疾患。且方中桔梗无疑是主药，如《内台方议》："用桔梗为君，桔梗能浮而治上焦，利肺痰，为众药之舟楫也；以甘草为臣佐，合而治之，其气自下也"。《医方集解》引用王好古对此方的变化运用时说："失音加诃子，声音不出加半夏，上气加陈皮，涎嗽加知母、贝母，咳渴加五味，少气加人参，呕加半夏、生姜，吐脓血加紫菀，肺病加阿胶，胸膈不利加枳壳，痞满加枳实，目赤加栀子、大黄，面肿加茯苓，肤痛加黄芪，发斑加荆芥、防风，痰火加牛蒡子、大黄，不得眠加栀子"。所以桔梗汤作为治疗咽痛、咳嗽的基本方，广泛见于内、外、儿各科医著方剂中，尤其在各类解表方剂之中。现代临床该方不但在喉科中运用，经辨证论治随证加减，已广泛应用于呼吸、循环、神经等多系统疾病的治疗，且取得了良好的临床疗效。

参 考 文 献

［1］李莈梅，曹清平，卢新华．仲景"桔梗汤"的药理研究［J］．湖南中医学院学报，1993，13（3）：46－47.

［2］郑丰杰，李宇航．从 Toll 样受体通路探讨加味桔梗汤治疗内毒素致急性肺损伤的作用机制［D］．北京：北京中医药大学，2007：6.

［3］李宇航，李丽娜，牛潞芳，等．加味桔梗汤治疗实验性肺纤维化的初步观察［J］．中华中医药杂志，2005，20（3）：183－184.

［4］郑丰杰．加味桔梗汤对慢传输型便秘小鼠肺肠组织神经肽含量的影响［J］．北京中医药大学学报，2013，36（1）：30－33.

［5］单进军，邹葭霜，徐建亚，等．桔梗汤的研究进展［J］．中国实验方剂学杂志，2012，18（19）：304－306.

［6］许彦来，李富玉．桔梗汤加味治疗慢性咽炎 90 例［J］．基层医药杂志，2008，25（1）：54.

［7］于洁．桔梗甘草汤加味治疗慢喉喑 57 例疗效观察［J］．甘肃中医，2003，16（6）：15.

［8］高丽丽．小儿急性扁桃体炎的临床治疗［J］．医药论坛杂志，2006，27（22）：83.

［9］周映伽，黄杰，沈红梅．中药加味桔梗汤防治放射性食管炎 80 例临床观察［J］．昆明医科大学学报，2013（1）：68－70.

［10］解宁湘，解春湘．清肺利咽汤治疗小儿疱疹性咽炎 32 例［J］．陕西中医，2007，28（12）：1638－1639.

［11］林进潮．桔甘汤加减治疗咽异物感 80 例［J］．陕西中医，2004，25（6）：518.

［12］郑秀琴．桔梗汤治疗支气管扩张随机平行对照研究［J］．实用中医内科杂志，2014，28（2）：48－49.

射干麻黄汤

【处方组成与功用】

射干麻黄汤出自《金匮要略》肺痿肺痈咳嗽上气病脉证治（咳嗽上气）篇，由射干 10g，麻黄 12g，生姜 12g，细辛 6g，紫菀 10g，款冬花 10g，五味子 12g，大枣 7 枚，半夏 10g 组成。具有散寒宣肺，降逆化饮的功效。传统用于寒饮郁肺所见之喉中哮鸣有声，呼吸气促困难，甚则喘息不得乎卧，伴见胸闷、咳嗽、咯痰、口淡不渴，苔白滑，脉浮紧等。

【方剂传统解析】

《金匮要略》载"咳而上气，喉中水鸣声，射干麻黄汤主之。"本条文论述了寒饮郁肺哮喘的证治。本证病因病机为风寒袭表，饮邪留伏，外寒引动，寒饮郁肺。方中用射干、麻黄宣肺降气平喘，消痰化饮利咽；生姜、细辛辛、温，散寒化饮，兼协麻黄疏表散风寒；半夏、紫菀、款冬花化痰降逆，止咳平喘；五味子收敛肺气，止咳平喘；大枣安中顾正。诸药合用，共奏温肺散寒，化饮降逆，止咳平喘之效。

【方剂药效物质基础】

1 拆方组分

1.1 麻黄　其化学组分见痉湿暍病脉证治篇"葛根汤"。

1.2 细辛 其化学组分见中风历节病脉证并治篇"侯氏黑散"。

1.3 生姜、大枣 其化学组分见痉湿暍病脉证治篇"栝楼桂枝汤"。

1.4 半夏 其化学组分见百合狐惑阴阳毒病脉证治篇"甘草泻心汤"。

1.5 射干 其化学组分见疟病脉证并治篇"鳖甲煎丸"。

1.6 紫菀 紫菀的主要活性成分有萜类化合物及其苷类衍生物，此外，还含有甾醇类、黄酮类、蒽醌类、香豆素类、有机酸和酚类等化合物。①萜类及其皂苷：萜类是紫菀中主要的化学成分，并且已被证明，萜类是紫菀中具有祛痰止咳作用的主要活性成分。目前分离鉴定的化合物为单萜和三萜及其皂苷，如紫菀酮苷 A ~ C、紫菀酮、表紫菀酮、astertarone A 和 astertarone B、friedel – 3 – ene、木栓酮、表木栓醇、β – 香树脂、β – 香树脂醇乙酸酯等。②肽类：目前已从紫菀中分离鉴定出 24 个肽类化合物，包括 6 个寡肽：asternin A ~ F；一个二肽：金色酰胺醇酯；6 个非环状五肽：asterinin A ~ F；10 个环状五肽：astin A ~ J。一个卤代环状五肽 asterin。③甾醇类：已分离鉴定的甾醇类化合物有豆甾醇、β – 谷甾醇和胡萝卜苷。④香豆素及蒽醌类：香豆素类为东莨菪素。蒽醌类有大黄酚、大黄素、大黄素甲醚和芦荟大黄素。⑤黄酮类：主要为槲皮素、木犀草素、木犀草素 – 7 – O – β – D – 吡喃葡萄糖苷、芦丁、山奈酚、3 – 甲氧基山奈酚等。⑥有机酸和酚类：有机酸类分离鉴定出有苯甲酸、对羟基苯甲酸、咖啡酸、对羟基肉桂酸十六烷酯、齐墩果酸、阿魏酸、阿魏酸二十六烷酯、lachnophyllic acid 和二十二碳酸。酚类有 3 – O – 阿魏酰基奎尼酸甲酯和（+）– 异落叶松酯素 – 9 – β – D – 吡喃葡萄糖苷。⑦其他成分：从紫菀根中还分离 N –（N – 苯甲酰基 – L – 苯丙氨酰基）– O – 乙酰基 – L – 苯丙氨醇和 11 – hydroxy – 10,11 – dihydroeuparin[1-12]。

1.7 款冬花 款冬花的化学成分类型主要包括黄酮类、萜类、酚类、生物碱类和挥发油类。①黄酮类：从款冬花95%乙醇提取物的乙酸乙酯和正丁醇部分中分离得到槲皮素、槲皮素 – 3 – O – β – D – 葡萄糖苷、槲皮素 – 4 – O – β – D – 葡萄糖苷、金丝桃苷、芦丁等黄酮类化合物。②萜类：从款冬花中提取出两个新型倍半萜类结构，为款冬花酮和新款冬花内酯。还从款冬中提取得到 14 – aeetoxy – 7,8 –（3 – ethyl crotonoyloxy）– 1 – α –（2 – methyl butyryloxy）– notonipetranon、冬二醇、山金车二醇、款冬巴耳新醇、巴耳三萜醇等。③酚类：从款冬花中提取分离得到一种新型酚性化合物 1,2 – O – dicaffeoyl – cychopenta – 3 – ol，从款冬花中分离得到酚酸及其衍生物，有咖啡酸、咖啡酸甲酯、绿原酸等。④生物碱类：款冬花中含双稠吡咯啶生物碱肾形千里光碱，还从北美产的款冬花中得到肾形千里光碱和千里光宁。⑤挥发油：款冬花中含丰富的挥发油成分，如石竹烯等。⑥其他成分：款冬花还含有尿嘧啶核苷、腺嘌呤核苷、蔗糖及胡萝卜苷等[13-18]。

1.8 五味子 五味子中含有挥发油、有机酸、维生素、木脂素、三萜、倍半萜及多糖等多种化学成分。①挥发性成分：主要成分为萜类化合物，另含有少量的醇、酯、醛、酮以及苯和萘的衍生物等，主要为 α – 蒎烯、β – 蒎烯、月桂烯、α – 萜品烯、柠檬烯等。另有报道，从五味子属植物中分离鉴定了 200 个成分，其中包括 34 个三萜类成分；有研究认为，五味子挥发油含有单萜类、含氧单萜类、倍半萜类、含氧倍半萜类和少量醇、酸等含氧化合物；还从五味子挥发油中鉴定了 29 中化合物，占挥发油总量的 39.65%，除澄茄烯、依兰烯、防风根烯外，其余成分均属首次从五味子挥发油中发现，包括倍半萜烯、α – 花柏醇等。②木脂素类：从北五味子中分离出五味子甲素、五味子乙素、五味子丙素、五味子醇甲、五味子醇乙、五味子酯甲、五味子酯乙等化合物。③有机酸类：北五味子中含有枸橼酸、苹果酸、酒石酸、琥珀酸。研究表明，北五味子干果总氨基酸含量为 9.23%。在分析的 16 种氨基酸中，人体必需氨基酸有 8 种。分别为赖氨酸、色氨酸、苯丙氨酸、蛋氨酸、苏氨酸、异亮氨酸、亮氨酸、缬氨酸。④多糖类：五味子粗多糖含有五味子总多糖（占 59.93%）、17 种以上氨基酸和 16 种以上微量元素的蛋白多糖。如原儿茶酸、奎尼酸、柠檬酸单甲酯、5 - 羟甲基 - 2 糠醛等。⑤苷类：五味子中含有麝香草酚 5 - O - β - D - 吡喃葡萄糖苷、麝香草酚 2 - O - β - D - 吡喃葡萄糖苷、山柰酚 3 - D - β - 芸香糖苷等苷类物质。⑥其他成分：五味子中还含有柠檬醛、叶绿素、甾醇、维生素 C、维生素 E、树脂、鞣质及少量糖类等物质。⑦南北五味子的成分差异：以不同产地的南、北五味子为研究对象，通过同时测定南、北五味子指纹图谱和其中 6 种主要木脂素类成分含量，发现南五味子与北五味子具有某些相同的化学成分，即五味子醇甲、五味子醇乙、五味子酯甲、五味子酯乙、五味子酯丙、五味子酯丁、五味子甲素，但是含量差异较大。此外，五味子乙素、五味子丙素等为北五味子的特有成分；南五味子素为南五味子的特有成分。⑧炮制对五味子成分影响：五味子经过醋制后，其总木脂素的含量基本不变；但从 6 种五味子中重要的木脂素单体成分的含量测定可见，木脂素的比例发生了很大变化，经醋制后五味子醇甲、五味子甲素、五味子乙素和五味子丙素含量减少，五味子醇乙和五味子酯甲含量增加。醋五味子醇提液可明显提高肝蛋白含量和 CYP450 水平；生、醋五味子均可诱导大鼠肝脏中 CYP3A4 酶的活性，醋制品抑制 CYP1A2 和 CYP2E1 活性要强于生品，有解毒作用[19-22]。

2 复方组分

目前尚未见有射干麻黄汤复方化学组分的文献报道。

【方剂药理学研究】

1 拆方药理

1.1 麻黄　其药理研究见痉湿暍病脉证治篇"葛根汤"。

1.2 细辛　其药理研究见中风历节病脉证并治篇"侯氏黑散"。

1.3 生姜、大枣　其药理研究见痉湿暍病脉证治篇"栝楼桂枝汤"。

1.4 半夏　其药理研究见百合狐惑阴阳毒病脉证篇"甘草泻心汤"。

1.5 射干　其药理研究见疟病脉证并治篇"鳖甲煎丸"。

1.6 紫菀　①镇咳、祛痰作用：紫菀的水煎剂具有很明显的祛痰作用，但镇咳作用效果稍差。紫菀水煎剂的正丁醇提取物及其分离得到的丁基 - D - 核酮糖苷有祛痰效果。通过小鼠呼吸道酚红排泄实验发现，紫菀水煎剂中的有效成分主要包含在石油醚及乙酸乙酯提取液中，进一步研究发现，从中分离出来的紫菀酮和表木栓醇均具有明显的祛痰作用。另外，在紫菀和款冬花配伍应用于止咳的研究中发现，紫菀 30% 的乙醇提取物对款冬花止咳的增效作用优于其他溶剂提取物，且其 90% 醇提取液部分与款冬花配伍止咳作用更为显著。②平喘作用：紫菀对组胺和乙酰胆碱引起的气管收缩均有显著的抑制作用，对组胺引起的气管收缩作用最佳浓度为 8.23mg/ml。琥珀酸钠适于各种过敏性哮喘以及不适于服麻黄素、氨茶碱的患者。③抗菌作用：对紫菀中生物碱的体外抑菌研究中发现，紫菀乙醇提取物对金黄色葡萄球菌、链球菌、沙门菌均有较强的抑制作用。另有报道，紫菀 1∶50 和 1∶100 浓度体外试验分别对人型和牛型结核分枝杆菌有抑制作用，并对小鼠实验性结核病有一定疗效。④抗氧化作用：紫菀中的槲皮素和山柰酚对细胞溶血、脂质过氧化物和超氧化自由基的产生均有很高的抑制作用，在剂量 1g/L 时，对超氧化自由基产生的抑制率分别约为 98.6% 和 97.3%。紫菀中的东莨菪素和大黄素对超氧化自由基的产生有抑制作用，二肽 aurantiamide acetate 具有阻断超氧化自由基和羟基增加的作用。⑤抗肿瘤作用：紫菀中的表木栓醇对小鼠的艾氏腹水癌及 P388 淋巴细胞、白血病细胞均有较明显的抑制作用。通过两种小鼠肿瘤模型，设置 3 种浓度的紫菀水提物，研究紫菀水提物抗肿瘤活性，发现紫菀的水提物能选择性地抑制荷瘤小鼠 S180 肿瘤生长。紫菀中环状五肽 astin A ~ C 对小鼠肉瘤 180 有抑制作用。卤代环状五肽 asterin 也具有显著地抗 salcoma - 180 肿瘤活性。紫菀多糖能抑制胃癌细胞 SGC - 7901 的增殖和生长，诱导 SGC - 7901 细胞株的凋亡。⑥其他作用：临床发现紫菀还具有止痛作用，对寒热错杂引起的头痛、胸胁脘腹疼痛的止痛效果比一般止痛药的效果好。另外，紫菀中一种活性酰胺物质具有钙拮抗活性。紫菀中的特有成分 astin C 能够诱导激活的 T 细胞凋亡，还能够治疗 T 细胞介导的疾病[23-29]。

1.7 款冬花 ①止咳化痰作用：采用氨水引咳法观察小鼠的咳嗽潜伏期和 3 分钟内咳嗽次数，用气管段酚红法观察气管中酚红排泌量，结果显示，款冬止嗽颗粒能明显延长浓氨水引咳后小鼠咳嗽的潜伏期，减少咳嗽次数，增加小鼠气管段酚红排泌量。②抗炎作用：款冬花乙醇提取物可以明显减少二甲苯致小鼠耳肿及卡拉胶所致小鼠足跖肿；款冬花乙醇提取物能明显减少蓖麻油、番泻叶所致小鼠腹泻，降低水浸应激溃疡、盐酸所致溃疡及吲哚美辛 - 乙醇所致溃疡。③抗氧化作用：将款冬花黄酮提取液加入 3 种化学发光体系，测量其发光强度，根据系统化学发光被抑制的程度评价款冬花对活性氧的清除能力。结果表明，款冬花黄酮对 3 种自由基有较好的清除能力，且在 0.38 ~ 47.65mg/L 范围内呈现一定量效关系。④对心血管系统的作用：将款冬花醇提取液及煎剂对麻醉猫静脉注射后，发现血压开始呈现短暂微降，迅即呈急剧上升，达到高峰后缓慢下降而维持一段时间的高血压状态。醚提取物升压作用较强，对麻醉猫、兔、犬及大鼠等静脉注射，可见呼吸兴奋，心率增快，血压急剧升高。血管灌流实验及肾容积测定，均显示对血管有收缩作用。⑤抗血小板活化因子作用：血小板活化因子（PAF）是和炎症、气喘有关的一种脂类介质，PAF 拮抗剂可用于治疗过敏性呼吸系统疾病、炎症等。研究发现，款冬花素、甲基丁酸款冬花酯和 14 - 去乙酰氧基 - 3,14 - 去氢 - 2 - 甲基丁酸款冬花酯对血小板活化因子引起的血小板聚集有抑制作用。⑥抗肿瘤作用：山奈酚和槲皮素对小鼠肺癌细胞 LA795 的增殖均显示出一定的抑制作用，其中槲皮素对肺癌细胞 LA795 的抑制作用最显著；槲皮素亦可抑制肺腺癌细胞 A549 细胞的增长，并使其凋亡；槲皮素对其他肿瘤也显示出较强的抑制作用。⑦抗过敏作用：通过不同浓度乙醇溶液提取，乙酸乙酯萃取及硅胶柱层析分离获得不同的款冬花提取物；采用透明质酸酶抑制实验和豚鼠离体回肠实验评价款冬花的抗过敏作用。结果发现，80% 乙醇溶液粗提物对透明质酸酶的抑制率为 65.5%；硅胶柱色谱的流分 B - 5 对透明质酸酶的抑制率为 69.96%；硅胶柱色谱再分离的流分 B - 5 - 6 对透明质酸酶的抑制率为 70.26%；B - 5 - 6 对豚鼠离体回肠的抑制率为 53.72%，B - 5 - 7 对豚鼠离体回肠的抑制率为 57.84%。表明款冬花的提取物具有较强的抗过敏作用。⑧其他作用：款冬酮用于蛙、蟾蜍、小鼠、大鼠、豚鼠及家兔等动物均可引起狂躁不安、呼吸兴奋、肌肉紧张、颤动、阵挛，最后惊厥致死。未麻醉猫静脉注射吗啡 30mg/kg 抑制呼吸后，注射款冬酮可以恢复，兴奋呼吸作用与尼可刹米近似，款冬酮具有显著与剂量有关的呼吸兴奋作用。款冬花 75% 乙醇提取物均明显减少 1 ~ 8 小时蓖麻油致小鼠腹泻，减少 1 ~ 2 小时番泻叶致小鼠腹泻；明显降低水浸应激溃疡指数，同时也能降低盐酸与吲哚美辛－乙醇所致溃疡指数。款冬花对小鼠胃肠推进实验表明，款冬花对胃肠推进无明显影响，款冬花抗腹泻作用可能来源抗炎作用机制。小鼠灌胃给予款冬花水提液、醇提液、总生物碱、非生物碱、克氏千里光碱及腹腔注射克氏千里光碱，结果显示，在所给剂量下，水提液无肝脏毒性，用药安全，总生物碱、克氏千里光碱有明显的肝脏毒性。但在多年临床应用中，并未发现含有款冬花的复方有不良反应[13,30-41]。

1.8　五味子　①抗氧化、抗疲劳作用：抗氧化活性实验表明，南五味子粗多糖有较强的清除羟自由基作用，北五味子粗多糖清除羟自由基效果大大弱于南五味子粗多糖。五味子多糖具有良好的抗衰老作用，能使衰老的小鼠萎缩的胸腺和脾脏明显增大变厚，胸腺皮质细胞数及脾淋巴细胞数量明显增加，脾小结增大，证实五味子多糖可显著地提高衰老小鼠的免疫功能，同时也证实了五味子多糖可明显促进衰老小鼠神经细胞的发育。五味子中粗多糖能明显提高实验小鼠的耐缺氧能力，具有抗疲劳作用。②解毒保肝作用：五味子中所含的化学成分五味子乙素能明显有效地降低四氯化碳所导致的肝损伤小鼠升高的 ALT，可使肝小叶病变部位缩小，提高机体抵抗力。对四氯化碳肝损伤有良好的保护作用。用北五味子粗多糖多次给四氯化碳中毒的小鼠灌胃给药发现，实验小鼠肝中丙二醛含量明显降低，北五味子粗多糖能明显促进正常小鼠的胆汁分泌和部分肝切除后肝的再生，表明北五味子粗多糖具有保肝作用。用五味子乙素对丙戊酸钠诱导大鼠肝损伤的保护作用进行了实验，结果表明，丙戊酸钠对肝脏具有毒性作用，五味子乙素能够降低丙戊酸钠引起的实验大鼠血清中的 ALT、AST 水平值升高，意味着五味子乙素可明显有效地降低丙戊酸钠所引起的肝脏毒性。③对中枢神经系统的作用：五味子对于改善睡眠具有显著效果且不产生药物依赖性。五味子及其乙醇提取物、五味子甲素、五味子乙素、五味子丙素、五味子醇乙可明显延长戊巴比妥钠所致小鼠睡眠的时间，减少小鼠自主活动。通过研究北五味子中木脂素对小鼠的镇静催眠作用，发现北五味子木脂素能明显减少小鼠自主活动次数；延长阈上剂量戊巴比妥钠致小鼠睡眠时间；缩短小鼠的睡眠潜伏期。五味子能拮抗兴奋药戊四氮、烟碱引起的惊厥，对抗苯丙胺引起的兴奋，加强利血平抑制小鼠的自主活动的作用，并与氯丙嗪抑制中枢神经系统的作用具有协同效应。五味子素还能抑制大鼠由电刺激或长期独居引起的激怒行为，对大鼠的回避性条件反射有选择性抑制作用。④对心血管系统的作用：五味子有加强和调节心肌细胞和心脏小动脉的能量代谢、改善心肌营养和功能的作用。同时，五味子还具有调节血管扩张作用。从五味子中提取到的五味子素还对血压有双向调节的作用，并且五味子提取液具有减慢心率、抑制心肌收缩等功效。研究发现，五味子中含有多种有效成分，能减少氧自由基对心肌细胞的损伤，对心肌缺血－灌注损伤可起到保护作用；同时还可以舒张血管，降低血压，调节心肌细胞代谢，降低心肌收缩力，降低血脂，产生抗血小板聚集作用。⑤免疫功能调节作用：五味子成分能使脾脏白髓的生发中心增大，动脉周围淋巴鞘增厚，免疫细胞数量增加，特别是边缘区的 IgMB 细胞变化更为显著。五味子多糖可明显提高正常小鼠腹腔巨噬细胞吞噬功能，促进溶血素和溶血空斑的形成，促进淋巴细胞的转化。⑥抗肿瘤作用：五味子素对白血病和 KB 细胞有明显的细胞毒作用；五味子粗多糖能抑制 S180 荷瘤的增长，且抗肿瘤作用与剂量有一定的相关性。采用五味子水煎液按不同时间（12、24、48、72 小时）及不同浓度（5mg/ml、1mg/ml、0.2mg/ml）分别处理宫颈癌细胞，光镜观察细胞形态变化，CCK－8 法检测细胞增殖抑制率，通过细胞贴壁率实验、划痕实验、流式细胞术测定细胞的黏附、迁移及细胞周期变化。结果发现，与对照组相比，五味子对宫颈癌细胞的生长具有抑制作用，且作用呈明显的时效和量效关系；五味子处理组细胞形态发生明显改变，贴壁率和迁移力均显著下降；流式细胞术结果显示，五味子可将宫颈癌细胞周期阻滞在 G_1 期从而阻止细胞增殖。说明五味子具有体外抑制宫颈癌细胞生长的作用，其作用机制可能包括直接的细胞毒作用、抑制细胞迁移和黏附、影响细胞周期等多重作用。⑦抗菌作用：五味子乙醇浸液对金黄色葡萄球菌、志贺菌病、霍乱弧菌、铜绿假单胞菌、伤寒杆菌、产气及变形杆菌都具有抑菌作用，对多种真菌如白色念珠菌、红色毛菌、石膏样毛癣菌、大小孢子菌、猪小孢子菌等也有抑菌和杀菌作用。五味子水煎液还可以抗龋齿病原菌，对变形链球菌的生长、繁殖有较强的抑制作用，且随着药物浓度提高，抑菌效果亦增强。其机制可能与所含有机酸有关。⑧对肾脏和生殖系统的作用：木质素对免疫性肾炎呈抑制作用。五味子水提液使成年小鼠睾丸重量增加了 57.1%，使曲细精管直径增加了 41%，并且光镜下生精细胞的层数及精子的数量有所增加，表明五味子有促进精子发生的作用。⑨对呼吸系统的作用：五味子可直接兴奋呼吸中枢，煎剂可使呼吸频率及振幅显著增加，其改善呼吸衰竭作用明显优于尼可刹米注射液。以五味子为主组成的煎剂对咳嗽变异型哮喘的治疗具有显著的效果。五味子对二氧化硅引起的肺组织损伤有保护作用，它可能通过提高机体抗氧化能力，减弱脂质过氧化损伤，直接或间接地抑制胶原代谢，维护肺组织的正常结构与功能等来发挥作用。⑩其他作用：大鼠静脉注射五味子醇乙和五味子素可抑制胃的自发运动，并减少其紧张度。亦可对抗毛果云香碱所引起的胃蠕动亢进，口服对大鼠应激性溃疡有预防作用。五味子醇乙、五味子素可使大鼠胆汁分泌增加。对幽门结扎大鼠可抑制胃液分泌，并有降低胃液总酸度的倾向。对离体回肠有抗乙酰胆碱、抗组胺作用。五味子醇提取物和水提取物均具有明显改善糖尿病小鼠血糖的作用，可明显提高糖尿病小鼠血清胰岛素水平，改善糖尿病症状。近年来的研究表明，五味子科植物中的木脂素和三萜都显示了较好的抗艾滋病毒活性，抗 HIV 和抗乙肝病毒（HBV）作用[42-51]。

2 复方药理

2.1 抗炎作用　通过观察射干麻黄汤对哮喘大鼠支气管肺泡灌洗液中炎症细胞、IL-4 和 IFN-γ/IL-4 比值的影响，探讨其对控制哮喘气道炎症和 Th1/Th2 细胞亚群失衡的影响，揭示其治疗支气管哮喘的作用机制。结果发现，射干麻黄汤能显著降低哮喘大鼠 IL-4 水平，提高 IFN-γ/IL-4 比值，减轻哮喘大鼠气道炎症，调节哮喘 Th1/Th2 失衡，降低气道高反应性，从而达到治疗哮喘的作用[52]。

2.2 祛痰作用　通过小鼠气管酚红实验及家鸽气管纤毛运动实验，观察射干麻黄汤对祛痰作用的作用机制。结果显示，射干麻黄汤高剂量组小鼠气管酚红排泄量明显增加，家鸽纤毛运动加快，中、低剂量组亦有一定的作用。表明射干麻黄汤可降低痰液黏度，增加气管纤毛运动，祛痰作用明显[53]。

2.3 平喘作用

2.3.1 对嗜酸性粒细胞的影响　嗜酸性粒细胞（EOS）是哮喘发病机制中重要的炎症效应细胞。激活的 EOS 释放多种毒性蛋白，致哮喘气道上皮损伤脱落，引起气道高反应性。尤其是嗜酸性粒细胞阳离子蛋白（ECP），被认为是 EOS 活化的重要标志，且与哮喘的严重程度呈显著正相关。另外，高密度嗜酸性粒细胞被认为是活动性 EOS，其凋亡增加有利于炎症消退。射干麻黄汤可抑制哮喘豚鼠气道 EOS 的上升，增加 EOS 的凋亡，降低 ECP 水平，从而减轻气道炎症反应。射干麻黄汤还可有效降低哮喘豚鼠肺泡灌洗液中明显增加的 EOS 和高密度嗜酸性粒细胞数，并促进两者的凋亡[54-59]。

2.3.2 对肥大细胞脱颗粒作用的影响　肥大细胞是 IgE 介导的 I 型变态反应的主要始动效应细胞，其分泌颗粒释放多种介质，这些介质可引起平滑肌收缩，黏液分泌亢进，血管通透性增加，炎症反应及气道高反应性。研究显示，射干麻黄汤化裁方可从变态反应发生的根本环节（IgE 的产生）抑制其发生，能有效预防 I 型变态反应[60]。

2.3.3 对细胞因子的作用　通过探讨射干麻黄汤对慢性哮喘大鼠气道重塑和缺氧诱导因子 -1α（HIF -1α）、血管内皮生长因子（VEGF）的影响，结果发现，射干麻黄汤可抑制哮喘大鼠气道重塑的发生，其机制可能与下调 HIF -1α 及 VEGF 的表达有关，且其抑制哮喘气道重塑的程度与射干麻黄汤的剂量呈正相关[61]。

2.3.4 对一氧化氮的影响　哮喘状态下一氧化氮（NO）产生增多，可造成组织黏膜水肿；NO 又是有力的血管扩张剂，引起气道充血，加重气道的渗出和水肿，因而加重气道的炎症反应。有研究证实，射干麻黄汤能降低哮喘大鼠血清及肺泡灌洗液中 NO 的含量，且疗效接近于泼尼松[62]。

2.4 其他作用　射干麻黄汤可使哮喘豚鼠 II 型肺泡细胞明显增生，分泌旺盛，肺毛细血管基底膜增厚、胶原纤维增多的肺泡组织结构恢复正常[63]。

【临床研究与应用】

1 治疗咳嗽

选择变应性咳嗽患者 46 例，随机分为治疗组 25 例和对照组 21 例。治疗组给予中药射干麻黄汤煎服，并用布地奈德粉吸入剂，每次 200μg，每日 2 次，吸入治疗；对照组单纯给予布地奈德粉吸入治疗。2 组疗程均为 14 天。结果治疗后 1 周、2 周视觉模拟评分，治疗组分别为（4.42 ±0.86）分及（1.78 ±0.65）分，对照组分别为（5.69 ±0.93）分及（3.45 ±0.77）分，2 组比较均有显著性差异（P 均 <0.01）。治疗组复发率 16%，对照组复发率 43%，2 组比较有显著性差异（P <0.01）[64]。

2 治疗支气管炎

选择急性支气管炎患者 80 例，其中病程最短者 3 天，最长者有 20 天；年龄最小者 9 岁，年龄最大者 72 岁。均以射干麻黄汤加减治疗处方：射干 10g，炙麻黄 10g，紫菀 10g，款冬花 10g，杏仁 10g，浙贝母 10g，桔梗 10g，法半夏 10g，生姜 6g，细辛 3g，甘草 6g。儿童药量酌减。若发热甚者，加石膏、金银花；痰带血丝者，加白茅根、白及；痰黏稠者，加鲜天竺黄、胆南星；口干痰黄者，加黄芩、芦根；气喘者，加紫苏子、地龙；胸闷痰多者，加厚朴、制半夏。每日 1 剂，水煎 2 次混合后分 3 次服。治疗期间停用抗生素及其他治疗方法，1 周为 1 个疗程，1 个疗程后观察疗效。结果以咳嗽咳痰、鼻塞咽痛等其他症状全部消除，白细胞及中性粒细胞计数和 X 线胸片检查均正常为痊愈，本组痊愈 57 例，好转 22 例，无效 1 例，总有效率 98.75%[65]。

3 治疗儿童寒性哮喘

为探讨射干麻黄汤加减治疗儿童哮喘急性发作的临床疗效，将患儿 160 例随机分为两组各 80 例，对照组给予西医常规治疗，治疗组加用射干麻黄汤治疗。比较 2 组在治疗有效率及临床症状、体征等方面的改善情况。结果治疗组临床总有效率（96.25%）显著高于对照组（87.50%）；治疗组平均住院时间、咳嗽气喘消失时间、肺部哮鸣音消失时间、X 线肺部阴影消失时间方面均短于对照组（P 均 < 0.05）[66]。

4 治疗支气管哮喘

选择支气管哮喘急性发作患者 60 例，随机分为观察组和对照组各 30 例。对照组应用吸氧、抗炎、缓解支气管痉挛、应用 β 受体激动剂和糖皮质激素等常规西医疗法治疗。观察组在对照组治疗的基础上应用射干麻黄汤处方：瓜蒌、紫菀、款冬花各 15g，射干、桔梗各 12g，麻黄（后下）、半夏、陈皮、生姜各 9g，五味子 6g，细辛 3g，大枣 6 枚。水煎，顿服，每日服 1 次。若患者咳稀痰，加用葶苈子、莱菔子；有咽痒、剧烈咳喘，加用地龙；呼吸急促，加用厚朴、杏仁；浮肿，加车前子、茯苓。结果以喘息、呼吸困难、胸闷、咳嗽等症状完全消失，双肺听诊哮鸣音完全消失为显效，观察组总有效率 90.00%；对照组总有效率 56.66%（P < 0.05）。2 组患者治疗后的中医症状积分均较治疗前有所改善，且前后差异具有统计学意义（P < 0.05）。但观察组患者的中医症候积分改善程度优于对照组患者，且 2 组间的差异具有统计学意义（P < 0.05）[67]。对于小儿支气管哮喘同样有效[68]。

5 治疗咳嗽变异性哮喘

选择咳嗽变异性哮喘（CVA）患儿 68 例，随机分为治疗组和对照组各 34 例。治疗组以射干麻黄汤为主方：射干 6g，炙麻黄 3g，细辛 3g，法半夏 6g，紫菀 9g，款冬花 6g，生姜 6g，大枣 5g，五味子 4g。若患儿以刺激性呛咳为主，加黄芩、桑白皮等；咽痛者，加牛蒡子、薄荷、玄参等；咽痒者，加桔梗、生甘草、蝉蜕等；鼻痒喷嚏者，加紫苏叶、防风、辛夷等；干咳日久呈阴虚者，加沙参、麦冬、百部等；反复感冒者，加黄芪、白术、防风；畏寒者，酌加桂枝。对照组予孟鲁司特钠片治疗。2 组总疗程均为 4 周。结果治疗组患儿的 EOS、IgE、TNF-α、IL-4、IL-10 和 IL-13 水平以及症状评分的改善程度均显著优于对照组，2 组 PEF 评分变化无显著差异，治疗组未发生明显不良反应，对照组 20.58% 的患儿发生不良反应。说明射干麻黄汤与孟鲁司特钠相比较，在 CVA 治疗上具有显著优势，可有效干预血清免疫指标及炎性因子的释放，且安全性较好[69]。

6 治疗其他疾病

用射干麻黄汤原方或其加减方，还可用于过敏性鼻炎[70]，急性支气管炎合并支原体属感染[71]等见有本方证者。

【方剂评述】

射干麻黄汤主治的症候为"内饮外寒"，即内有痰饮阻肺，外有风寒束表。痰饮阻肺，是肺气上逆，不得肃降；风寒束表，则腠理闭塞，肺气不宣。肺气失于宣降，则有咳嗽、喘促的症状，即原文所说的"咳而上气"；痰饮随肺气上逆，则有多量的清稀痰液咳咯而出；又因喉为呼吸出入之门户，呼吸之气触动痰饮，痰气互相搏击，则喉中痰鸣有声，即原文所谓"喉中水鸡声"。喘而有声为哮。故咳嗽、哮喘、痰多清稀，为射干麻黄汤所治疗的主要症状。此外，风寒束表还会表现有轻微的恶寒、发热、无汗等表证；痰饮内停，肺失宣降也会有胸膈满闷、口不渴的症状。这些则属于兼见的症状。射干麻黄汤诸药相伍，发表、降气、润燥、化痰，温肺化饮，止咳平喘，标本兼顾，缓解症状。现代药理研究表明，该方具有抗炎、镇咳、祛痰、平喘作用，在治疗呼吸系统疾病方面得到了充分体现。临床应用显示，射干麻黄汤既可单独应用于临床，亦可临床随证加减，成为其他药物的增效加强剂，其疗效显著。所以在治疗呼吸系统疾病方面具有很大潜力。

参 考 文 献

[1] 田苗，郭亚玲. 紫菀属植物的化学成分研究进展 [J]. 广州化工，2013，41 (18)：40 - 43.

[2] 房慧勇，单高威，秦桂芳，等. 紫菀的化学成分及其药理活性研究进展 [J]. 医学研究与教育，2012，29 (5)：73 - 77.

[3] 卢艳花，王峥涛，叶文才，等. 紫菀化学成分的研究 [J]. 中国药科大学学报，1998，29 (2)：97 - 99.

[4] 金晶，张朝凤，张勉，等. 紫菀的化学成分研究 [J]. 中国现代中药，2008，10 (6)：20 - 22.

[5] 刘可越，张铁军，高文远，等. 紫菀化学成分的研究 [J]. 中草药，2006，37 (1)：31 - 33.

[6] 王国艳，吴弢，林平川，等. 紫菀三萜类化学成分的研究 [J]. 中草药，2003，34 (10)：875 - 876.

[7] 卢艳花，王峥涛，徐珞珊，等. 紫菀中的多元酚类化合物 [J]. 中草药，2002，33 (1)：17 - 18.

[8] 王国艳，吴弢，林平川，等. 紫菀酚类化学成分的研究 [J]. 中国中药杂志，2003，28 (10)：946 - 948.

[9] 刘可越，张铁军，高文远，等. 紫菀中多酚类化合物的研究 [J]. 中草药，2007，38 (12)：1793 - 1795.

[10] 杨滨，肖永庆，梁日欣，等. 紫菀挥发油中祛痰活性化学成分研究 [J]. 中国中药杂志，2008，33 (3)：281 - 283.

[11] 唐小武，刘湘新，唐宇龙，等. 紫菀有效成分分析及生物碱的提取与体外抑菌研究 [J]. 中兽医医药杂志，2006，25 (1)：16 - 19.

[12] 刘可越，张铁军，高文远，等. 紫菀中三萜及甾体化合物的研究 [J]. 天然产物研究与开发，2006，18 (1)：4 - 6.

[13] 陈雪园，张如松，杨苏蓓. 款冬花化学成分及药理毒理研究进展 [J]. 亚太传统医药，2012，8 (1)：173 - 174.

[14] 李婉婷. 款冬花多糖提取及分离纯化工艺研究 [D]. 西安：西北大学，2010.

[15] 吴笛，张勉，张朝凤，等. 款冬花中黄酮和酚酸类成分的研究 [J]. 中国中药杂志，2010，35 (9)：1142 - 1144.

[16] 刘可越，刘海军，张铁军，等. 款冬花中萜类及甾体化合物的分离与鉴定 [J]. 复旦学报：自然科学版，2010，49 (3)：389 - 393.

[17] 刘晓冬，卫永第，安占元，等. 中药款冬花挥发油成分分析 [J]. 白求恩医科大学学报，1996，22 (1)：33 - 34.

[18] 闫克玉，贾玉红，闫洪洋. 水蒸气蒸馏萃取法和同时蒸馏萃取法提取款冬花挥发油的比较 [J]. 河南农业科学，2008 (7)：91 - 93.

[19] 高剑锋，刘春山. 五味子药材资源的研究概况 [J]. 中国医药指南，2010，8 (18)：66 - 69.

[20] 徐博，沈楠，赵丽晶，等. 五味子各成分最新研究进展 [J]. 中国老年保健医学，2013，11 (5)：74，77.

[21] 高文新. 五味子木脂素类成分 HPLC、UPLC/Q - TOF - MS 分析 [D]. 哈尔滨：黑龙江中医药大学，2012：29 - 42.

[22] 姚庆，陆兔林，朗芳，等. 五味子不同炮制品对小鼠 CYP450 的诱导作用 [J]. 华西药学杂志，2011，26 (3)：249 - 251.

[23] 卢艳花，戴岳，王峥涛，等．紫菀祛痰镇咳作用及其有效部位和有效成分 [J]．中草药，1999，30（5）：360 – 362.

[24] 王本祥．现代中药药理与临床 [M]．天津：天津技术翻译出版社，2004：1299 – 1301.

[25] 张巧真，张燕，张勉，等．款冬花止咳有效部位和紫菀配伍"相须"部位的研究 [J]．时珍国医国药，2009，20（5）：1042 – 1044.

[26] 刘华珍，徐子亮．紫菀的止痛功效 [J]．时珍国药研究，1997，8（2）：112.

[27] 贺志安，马兴科，白素平．紫菀水提取物体内抗肿瘤作用 [J]．新乡医学院学报，2006，23（4）：332 – 334.

[28] 徐诺，巢志茂．紫菀中有细胞毒的三萜 [J]．国外医学：中医中药分册，1998，20（3）：52.

[29] 库尔班江，欧阳艳，努尔买买提．紫菀属植物化学成分及药理作用研究进展 [J]．中国野生植物资源，2010，29（2）：1 – 4，33.

[30] 高慧琴，王存琴．款冬止嗽颗粒止咳化痰药效学研究 [J]．甘肃中医学院学报，2009，26（4）：8 – 9.

[31] 朱自平，张明发，沈雅琴，等．款冬花抗炎及其对消化系统作用的实验研究 [J]．中国中医药科技，1998，5（3）：160 – 162.

[32] 刘彩红，张莹，李玉琴，等．款冬花多糖抗氧化能力测定 [J]．中国现代应用药学，2011，28（10）：886 – 889.

[33] 王筠默．款冬花的药理研究（二）- 对心血管系统的作用 [J]．药学学报，1979，14（5）：268 – 275.

[34] 韩桂秋，杨燕军，李长龄，等．款冬花抗血小板活化因子活性成分研究 [J]．北京医科大学学报，1987，19（1）：33 – 35.

[35] 刘可越，刘海军，吴家忠，等．款冬花中抑制肺癌细胞 LA795 增值的活性成分研究 [J]．复旦学报：自然科学版，2009，48（1）：125 – 129.

[36] 王箭，张鹏辉，涂植．槲皮素对肺腺癌 A549 细胞生长的影响 [J]．第三军医大学学报，2007，29（19）：1852 – 1854.

[37] 翟莺莺，周蕾，赖永洪．槲皮素抗肿瘤作用的研究 [J]．现代临床医学生物工程学杂志，2005，11（1）：18 – 21.

[38] 张秀昌，刘华，刘玉玉，等．款冬花粗多糖体外诱导人白血病 K562 细胞的凋亡 [J]．中国组织工程研究与临床康复，2007，11（11）：2029 – 2031.

[39] 陈雪园，金祖汉，张如松，等．款冬花抗过敏作用的研究 [J]．中华中医药学刊，2013，31（4）：866 – 868.

[40] 王金凤，杨苏蓓．款冬花研究进展 [J]．中国实用医药，2009，4（32）：221 – 224.

[41] 张燕，黄芳，吴笛，等．款冬花及其生物碱对小鼠肝脏毒性作用的研究 [J]．时珍国医国药，2008，19（8）：1810 – 1811.

[42] 林蔚，黄宗锈，陈冠敏，等．中药五味子改善小鼠睡眠作用的研究 [J]．海峡预防医学杂志，2009，15（4）：51 – 52.

[43] 齐彦，郭丽新，周迎春．五味子对四氯化碳所致小鼠急性肝损伤的作用研究 [J] 中医药学报，2009，37（4）：26 – 27.

[44] 王晓明，刘学敏，张疑．五味子的药理作用研究 [J]．北方药学，2013，10（2）：72.

[45] 赵洪海，王晓蕾，张可兴，等．五味子的现代药理作用研究进展 [J]．中医药信息，2010，27（4）：123 – 125.

[46] 王文燕，陈建光．五味子的药理作用及开发研究 [J]．北华大学学报（自然科学版），2007，8（2）：128 – 131.

[47] 边才苗，杨云斌．费杰，等．五味子提取物体外抑菌作用初探 [J]．浙江中医药大学学报，2009，33（1）：122 – 123.

[48] 郑若洋，何冬梅，李江滨．五味子对体外培养宫颈癌细胞生长的抑制作用 [J]．亚太传统医学，2013，

9（2）：44－45.

［49］冯士华，王庆周，李粉格，等．五味子不同溶剂提取物对糖尿病小鼠血糖的影响［J］．辽宁中医药大学学报，2011，13（1）：192－194.

［50］苏明威，王乃平，辛华雯，等．五味子药理作用研究进展［J］．中国药师，2009，12（7）：960－962.

［51］徐博，沈楠，赵丽晶，等．五味子各成分最新研究进展［J］．中国老年保健医学，2013，11（5）：74，77.

［52］赵红，王长海，魏亚强．射干麻黄汤对哮喘大鼠气道炎症及外周血 Th1/Th2 平衡的影响［J］．中国中医急症，2010，19（3）：466－468.

［53］赵丽芸，单丽囡，何建茹．射干麻黄汤对哮喘祛痰作用的动物实验研究［J］．中国中医急症，2011，20（8）：1269，1298.

［54］陈丹，徐希平．血液中嗜酸性粒细胞与气道高反应性关系分析［J］．淮海医药，2005，23（4）：266.

［55］董朝辉．嗜酸性细胞阳离子蛋白与支气管哮喘［J］．国外医学：呼吸系统分册，1995，15（3）：39－41.

［56］Gleich GJ. Mechanisms of eosinophil－associated in flammation［J］. Allergy ClinImmunol，2000，105（4）：651－663.

［57］罗光伟，孙洁民．射干麻黄汤对哮喘豚鼠气道 ECP 和嗜酸性粒细胞凋亡的影响［J］．中国中医急症，2006，15（6）：639－640.

［58］陈菁，孙洁民．射干麻黄汤对哮喘豚鼠气道 EOS 凋亡、IL－5mRNA 及 IL－10mRNA 表达的影响［J］．华中医学杂志，2007，31（4）：247－250.

［59］林永廉，林求诚．射干麻黄汤对实验性哮喘豚鼠嗜酸性粒细胞凋亡的影响［J］．实用中医药杂志，2007，23（1）：35.

［60］谭素娟．射干麻黄汤化裁方抗过敏性哮喘的实验研究［J］．中医杂志，2000，41（5）：282.

［61］刘鑫，邹中兰，梅全慧，等．射干麻黄汤对慢性哮喘大鼠缺氧诱导因子－1α、血管内皮生长因子表达及气道重塑的影响［J］．中国实验方剂学杂志，2012，18（8）：190－195.

［62］张丽艳．加味射干麻黄汤对哮喘大鼠体内一氧化氮及 IgE 水平影响的实验研究［D］．沈阳：辽宁中医学院，2002.

［63］黄真炎，杨冬娣，吴玲霓，等．加味射干麻黄汤对过敏性哮喘豚鼠肺超微结构变化的电镜观察［J］．中医药研究，1998，14（2）：27－28.

［64］郭静，王虹，魏丽娟，等．中西医结合治疗变应性咳嗽疗效分析［J］．现代中西医结合杂志，2013，22（5）：523－524.

［65］韦茂渊．射干麻黄汤加减治疗急性支气管炎 80 例疗效总结［J］．中国民族民间医药，2013（8）：66.

［66］安建峰，张娟利，梁蓬勃．射干麻黄汤加减治疗儿童寒性哮喘临床观察［J］．中国中医急症，2014，23（1）：121－122.

［67］徐波．应用射干麻黄汤治疗支气管哮喘 30 例的临床效果观察［J］．求医问药，2013，11（6）：175－176.

［68］翟妙琴．射干麻黄汤加减治疗小儿支气管哮喘的临床观察［J］．中国医药指南，2013，11（1）：276－277.

［69］王兵．射干麻黄汤对咳嗽变异性哮喘患儿血清免疫指标及炎性因子的影响［J］．实用临床医药杂志，2012，（16）：19.

［70］邱根祥，江敏．加味射干麻黄汤为主治疗小儿过敏性鼻炎 30 例－附西药治疗 30 例对照［J］．浙江中医杂志，2004（11）：483.

［71］毛芝芳，吴清，郑利锋．射干麻黄汤加减治疗急性支气管炎合并支原体属感染临床研究［J］．中华医院感染学杂志，2014，24（4）：909－913.

⊙∽ 皂荚丸 ∽⊙

【处方组成与功用】

皂荚丸出自《金匮要略》肺痿肺痈咳嗽上气病脉证治（咳嗽上气）篇，由皂荚（酥炙）100g，末之，蜜丸梧子大，枣膏和汤服。具有散寒宣肺、降逆化饮的功效。传统用于痰浊壅肺所见之咳嗽，喘促气急，时时吐浊，不停咯吐黏稠痰浊，痰液胶黏难咯，胸满憋闷；但坐不得眠，大便困难，舌苔白腻，脉弦滑等。

【方剂传统解析】

《金匮要略》载"咳逆上气，时时吐浊，但坐不得眠，皂荚丸主之。"本条文论述了痰浊壅肺咳喘的证治。本证病因病机为痰浊壅盛，肺气闭郁，气机壅塞。方中皂荚辛咸滑利，宣塞导滞，利窍涤痰；以其药力竣猛，且有小毒，故用酥炙蜜丸，枣膏调服，以缓和其竣烈及毒性，并顾护脾胃，使涤除痰浊而无伤正之弊。

【方剂药效物质基础】

1 拆方组分

1.1 大枣 其化学组分见痉湿暍病脉证治篇"栝楼桂枝汤"。

1.2 皂荚 ①萜类：主要成分为白桦脂酸、alphitolic acid、$3\beta - O - trans - p - coumaroy-$lalphitolic acid、$3\beta - O - trans - p - caffeoyl$ alphitolicacid 和 zizyberanalic acid 等。②黄酮类：主要成分为双氢山奈素、北美圣草素、槲皮素、$3,3',5,5',7 -$五羟基双氢黄酮醇、表儿茶素等。③酚酸类：主要成分为没食子酸乙酯、咖啡酸、$3 - O -$甲基鞣花酸 $- 4' - $（$5'' -$乙酰基）$- A - L -$阿拉伯糖苷、$3 - O -$甲基鞣花酸 $-4' - O - A - L -$鼠李糖苷等。④甾体类：主要成分为豆甾醇、$\beta -$谷甾醇等。⑤其他成分：尚含鞣质、蜡醇、甘九烷、豆甾醇等[1-7]。

2 复方组分

目前尚未见有皂荚丸复方化学组分的文献报道。

【方剂药理学研究】

1 拆方药理

1.1 大枣 其药理研究见痉湿暍病脉证治篇"栝楼桂枝汤"。

1.2 皂荚 ①祛痰、平喘作用：临床实践亦表明，皂荚的祛痰、平喘效果较好，为中医分型的痰湿型和西医分型的喘息型疗效满意。②抑菌作用：采取水浸提后异丙醇萃取纯化法提纯皂荚皂苷，以双倍营养法研究皂荚皂苷的抑菌作用，发现皂荚皂苷水溶液对大肠埃希菌、金黄色葡萄球菌、铜绿假单胞菌、阴沟肠杆菌、沙门菌及白色念珠菌等均有抑菌作用。③抗炎作用：皂荚果实的乙醇提取物具有很好的抗炎活性，其机制可能是减少了组胺释放。④抗病毒作用：从皂荚刺中分离到 5 个白桦脂酸型三萜，均具有明显的抗 HIV 活性，抗 HIV 活性是通过阻止 HIV 进入宿主细胞和阻止 HIV 在宿主细胞中成熟两个途径来实现，不同于目前临床抗 HIV 药物通过作用于病毒的逆转录酶和蛋白酶这两个靶点的作用机制，这为新型抗 HIV 药物研制带来了新的希望。⑤抗凝血作用：能明显延长凝血时间和血浆复钙凝血时间，同时能明显延长白陶土部分凝血活酶时间，推测其凝血机制可能是作用于内源性凝血途径。⑥其他作用：还有调节免疫功能、抗肿瘤、抗氧化等作用。皂荚有一定的毒性作用，主要为溶血作用，但高等动物一般对其吸收很少，故口服并无溶血毒性，而主要表现为局部黏膜刺激作用，但如服用量过大或有胃肠黏膜损伤，则可产生溶血和其他组织细胞毒作用[8-14]。

2 复方药理

目前尚未见有皂荚丸复方药理研究的文献报道。

【临床研究与应用】

用皂荚丸原方或其加减方，可用于治疗慢性阻塞性肺疾病[15]、支气管哮喘[16]等见有本方证者。

【方剂评述】

皂荚丸运用主证为喘促、吐稠浊痰。现代药理研究表明，皂荚所含皂苷能刺激胃黏膜而反射性促进呼吸道黏液分泌，从而产生祛痰作用。临床运用皂荚丸亦显示，患者症状描述不外"喘促""咳则连声不已，时时吐浊痰，稠凝非常，剧则不得卧""咳而上气，但坐不得眠，痰甚浓厚""所吐之痰黄甚胶黏"等。前人提出："皂荚丸之功用，能治焦痰，而不能去湿痰，良由皂荚能去积年之油垢，而不能除水气也"，可谓一语中的。皂荚丸虽为峻猛之剂，但在运用中只要认证准确，时时注意正气的调护，确有较好的临床疗效，若仅仅看到其毒副作用而弃之不用，实为可惜，在进一步增效减毒的研究上仍有较大空间。

参 考 文 献

[1] 王蓟花，唐静，李端，等. 皂荚化学成分和生物活性的研究进展 [J]. 中国野生植物资源，2008，27 (6)：1-3.

[2] 蒋建新，张卫明，朱莉伟，等. 我国皂荚资源的化学利用 [J]. 中国野生植物资源，2003，22 (6)：9-12.

[3] 汪涛. 皂角刺药学与临床应用的研究进展 [J]. 锦州医学院学报，2005，26 (5)：60-62.

[4] 梁静谊，安鑫南，蒋建新，等. 皂荚化学组成的研究 [J]. 国野生植物资源，2003，22 (3)：44-46.

[5] 邵则夏，陆斌，杨卫明，等. 多功能树种滇皂荚及开发利用 [J]. 中国野生植物资源，2002，21 (3)：33-341.

[6] 李万华，李琴，王小刚，等. 皂荚刺中 5 个白桦脂酸型三萜抗 HIV 活性研究 [J]. 西北大学学报：自然科学版，2007，37 (3)：401-403.

[7] 邵金良，袁唯，董文明，等. 皂荚的功能成分及其综合利用 [J]. 中国食物与营养，2005 (4)：23-25.

[8] 倪付花，桑青，陈敏，等. 皂荚皂苷的提取及其抑菌作用的研究 [J]. 时珍国医国药，2012，23 (2)：351-352.

[9] 王蓟花，唐静，李端，等. 皂荚化学成分和生物活性的研究进展 [J]. 中国野生植物资源，2008，27 (6)：1-3.

[10] 曹学锋，郭澄，张俊平. 皂角刺总黄酮对小鼠细胞因子的调节作用 [J]. 时珍国医国药，2002，13

（10）：588 - 589.

[11] ShoemakerM，Hamilton B，Dairkee SH，et al. In vitro anticancer activity of twelve Chinese medicinal herbs [J]. PhytotherRes，2005，19（7）：649 - 651.

[12] 龙玲，耿果霞，李青旺. 皂荚刺抑制小鼠宫颈癌 U14 的生长及对增殖细胞核抗原和 p53 表达的影响 [J]. 中国中医杂志，2006，31（2）：150 - 153.

[13] 刘芳，赵声兰，李玲，等. 皂荚多糖提取工艺及其抗氧化活性的初步研究 [J]. 食品工业科技，2011，32（8）：275 - 278.

[14] 张振宇，张晓丽，程红球. 皂荚抗肝癌细胞成分的初步研究 [J]. 中国中医急症，2012，21（8）：1266 - 1268，1259.

[15] 张南会. 定喘汤合皂荚丸对慢性阻塞性肺疾病急性加重期的改善作用 [J]. 中医药临床杂志，2008，20（5）：460 - 462.

[16] 李振乾，魏素丽，陈选京，等. 葶苈平喘栓治疗支气管哮喘 151 例 [J]. 陕西中医，2003，24（10）：881 - 882.

❀❀ 越婢加半夏汤 ❀❀

【处方组成与功用】

越婢加半夏汤出自《金匮要略》肺痿肺痈咳嗽上气病脉证治（咳嗽上气）篇，由麻黄 12g，石膏 30~60g，生姜 10g，大枣 15 枚，甘草 6g，半夏 10g 组成。具有宣肺泄热化饮，降气止咳平喘的功效。传统用于外感风热，饮热迫肺所见之咳嗽上气，喘促气急，喉中痰鸣，胸中满闷，目如脱状，脉浮大有力等。

【方剂传统解析】

《金匮要略》载"咳而上气，此为肺胀，其人喘，目如脱状，脉浮大者，越婢加半夏汤主之。"条文论述了饮热迫肺喘咳的证治。本证病因病机为外感风热，里有水饮，郁热迫肺。方中用麻黄配石膏，疏风清热，发越水气，兼清肺热；生姜、半夏，化饮降逆；甘草、大枣安中顾正，培土制水。诸药相合，共奏宣肺泄热，化饮降逆，平喘止咳之功。

【方剂药效物质基础】

1 拆方组分

1.1 麻黄 其化学组分见痉湿暍病脉证治篇"葛根汤"。

1.2 石膏 其化学组分见痉湿暍病脉证治篇"白虎加人参汤"。

1.3 生姜、大枣、甘草 其化学组分见痉湿暍病脉证治篇"栝楼桂枝汤"。

1.4 半夏 其化学组分见百合狐惑阴阳毒病脉证治篇"甘草泻心汤"。

2 复方组分

目前尚未见有越婢加半夏汤复方化学组分的文献报道。

【方剂药理学研究】

1 拆方药理

1.1 麻黄　其药理研究见痉湿暍病脉证治篇"葛根汤"。

1.2 石膏　其药理研究见痉湿暍病脉证治篇"白虎加人参汤"。

1.3 生姜、大枣、甘草　其药理研究见痉湿暍病脉证治篇"栝楼桂枝汤"。

1.4 半夏　其药理研究见百合狐惑阴阳毒病脉证治篇"甘草泻心汤"。

2 复方药理

减轻和控制气道及肺部的慢性炎症　为探讨加味越婢加半夏汤对慢性阻塞性肺病（COPD）大鼠模型肺组织形态学以及血清 IL－8、TNF－α 的影响，将 40 只 Wistar 大鼠随机分成模型组、泼尼松组、加味越婢加半夏汤低剂量组、加味越婢加半夏汤高剂量组，每组10 只，以烟熏及气管内滴注脂多糖的方式建立大鼠 COPD 模型，HE 染色对各组大鼠进行肺部组织学评分，ELISA 法检测大鼠血清中 IL－8、TNF－α 的含量。结果显示，模型组肺部炎性细胞浸润，肺泡扩大融合，数量减少；血清中 IL－8 和 TNF－α 高表达，各治疗组以上改变均明显减轻，以泼尼松组和加味越婢加半夏汤高剂量组最为显著（$P < 0.01$），且二者治疗效果无明显差异。表明加味越婢加半夏汤能有效缓解 COPD 大鼠模型肺部炎症，降低COPD 大鼠体内细胞因子 IL－8 和 TNF－α 水平，其作用具有一定的量效关系，即随给药剂量的增加有加强趋势[1]。

【临床研究与应用】

1 治疗支气管哮喘

选择支气管哮喘急性发作期热哮证患者 65 例，随机分成治疗组 35 例和对照组 30 例。对照组给予西医常规治疗，酌情使用抗生素、支气管舒张药物、吸氧及补液等对症治疗（不应用糖皮质激素）。治疗组在西医常规治疗基础上加用越婢加半夏汤为基础处方。若咳嗽甚者，加海浮石、枇杷叶；痰黄稠者，加浙贝母、桑白皮、黄芩、鱼腥草；咽痛咽痒者，加山豆根、射干、赤芍；恶寒发热者，加薄荷、荆芥、牛蒡子；痰黏不易咯出者，加皂角、白芥子、桔梗、枳壳；胸闷气短者，加香附、郁金、丹参、黄芪、太子参；口干口渴者，加天花粉、玉竹、沙参；喘息难以平卧者，加地龙、杏仁、白果；鼻塞者，加细辛、苍耳子、石菖蒲；脘腹胀满、不欲饮食者，加黄芩、黄连、薏苡仁、厚朴、枳实；兼有大便秘结者，加大黄、芒硝、枳实。水煎服，每日 1 剂，口服，3 次（不使用糖皮质激素）。2 组均以 2 周为 1 个疗程，连续观察 2 周。结果以临床症状，体征或基本消失为临床痊愈，近期疗效比较，治疗组总有效率为 97.14%；对照组总有效率为 63.33%（$P < 0.05$）[2]。

2 治疗百日咳

选择百日咳患者 50 例，其中病程最短者 2 周，最长者 3 个月，合并支气管肺炎 16 例。患者曾以西药（抗菌、解痉镇咳之剂）或单方、验方 1 周无效者。治疗拟越婢加半夏汤处方：麻黄 2～5g，生石膏 15～30g，制半夏 5～8g，甘草、生姜各 5g，大枣（或红枣）5 枚。每天 1 剂，病重者每天 1.5 剂，水煎服。若痰黏稠或色黄者，加黄芩、赤芍、鲜竹沥（冲服）；咳嗽剧烈者，加前胡、杏仁、僵蚕。用药剂量，随年龄和病情轻重增减。结果以临床症状全部消失，心肺透视和血常规化验均恢复正常为痊愈，本组治愈率86%，总有效率94%[3]。

3 治疗其他疾病

用越婢加半夏汤还可用于慢性阻塞性肺疾病急性加重期[4]等见有本方证者。

【方剂评述】

越婢加半夏汤为痰热郁肺所致肺胀的论治，本方宣泄肺热，降逆平喘，主要用于治疗饮热遏肺，宣降失司的喘咳，痰多黏稠，呼吸声高息粗，目睛胀突，舌苔白或黄白相兼，脉滑者。方由麻黄、生石膏、生姜、甘草、大枣、半夏组成，其中麻黄、石膏辛凉配伍可以清热平喘，生姜、半夏散痰饮降逆，甘草、大枣安中以调和诸药。应用之时若热重痰稠者，可加海浮石、瓜蒌、海蛤壳等以清热化痰，津伤重者，可加天花粉、知母、芦根等以生津润燥，表邪较重者，可加菊花、薄荷等以辛凉解表。总之，临床只要辨证准确，运用经方定能收到良好效果。

参 考 文 献

［1］李晓晨，尹燕. 加味越婢加半夏汤对 COPD 模型大鼠血清 IL－8 和 TNF－α 的影响［J］. 武警医学院学报，2011，20（6）：471－474.

［2］成菲. 越婢加半夏汤治疗支气管哮喘急性发作期热哮证35例［J］. 中国中医药现代远程教育，2010，8（13）：25－26.

［3］顾为政. 越婢加半夏汤治疗百日咳50例［J］. 江苏中医，1995，16（1）：15.

［4］左明晏. 越脾加半夏汤加减治疗 COPD 急性加重53例［J］. 内蒙古中医药，2014（1）：31－32.

∽ 厚朴麻黄汤 ∽

【处方组成与功用】

厚朴麻黄汤出自《金匮要略》肺痿肺痈咳嗽上气病脉证治（咳嗽上气）篇，由厚朴15g，麻黄12g，石膏30g，杏仁10g，半夏10g，干姜7g，细辛6g，浮小麦50g，五味子12g组成。具有化饮清热，降气止咳，兼疏表邪的功效。传统用于饮热迫肺，外感风寒，寒饮挟热所见之咳嗽喘逆，胸中满闷，喉中痰鸣，难以平卧，咽喉不利，烦躁不安，恶寒发热，脉浮等。

【方剂传统解析】

《金匮要略》载"咳而脉浮者，厚朴麻黄汤主之。"条文论述了风寒束表，寒饮挟热迫肺咳喘的证治。本证病因病机为风寒束表，寒饮挟热，上迫于肺。方中用厚朴宣肺降气，平喘咳；麻黄、杏仁、细辛，宣肺降气，兼疏解表邪；干姜、半夏温化水饮，降逆气；石膏清热除烦，五味子敛肺止咳，浮小麦安中扶正，养心除烦。诸药同用，共奏化饮清热，止咳平喘，疏解表邪之功。

【方剂药效物质基础】

1 拆方组分

1.1 厚朴　其化学组分见痉湿暍病脉证治篇"大承气汤"。

1.2 麻黄　其化学组分见痉湿暍病脉证治篇"葛根汤"。

1.3 石膏　其化学组分见痉湿暍病脉证治篇"白虎加人参汤"。

1.4 杏仁　其化学组分见痉湿暍病脉证治篇"麻黄加术汤"。

1.5 半夏、干姜　其化学组分见百合狐惑阴阳毒病脉证治篇"甘草泻心汤"。

1.6 细辛　其化学组分见中风历节病脉证并治篇"侯氏黑散"。

1.7 五味子　其化学组分见肺痿肺痈咳嗽上气病脉证治篇"射干麻黄汤"。

1.8 浮小麦　主要成分是碳水化合物、脂肪、蛋白质、粗纤维、钙、磷、钾、维生素 B_1、维生素 B_2 及烟酸等成分，还有一种尿囊素的成分。此外，小麦胚芽里还富含食物纤维和维生素 E，少量的精氨酸、淀粉酶、谷甾醇、卵磷脂和蛋白分解酶。另外，对浮小麦药材进行提取分离纯化，得到 5 - 二十一烷基间苯二酚等单体化合物[1]。

2 复方组分

目前尚未见有厚朴麻黄汤复方化学组分的文献报道。

【方剂药理学研究】

1 拆方药理

1.1 厚朴　其药理研究见痉湿暍病脉证治篇"大承气汤"。

1.2 麻黄　其药理研究见痉湿暍病脉证治篇"葛根汤"。

1.3 石膏　其药理研究见痉湿暍病脉证治篇"白虎加人参汤"。

1.4 杏仁　其药理研究见痉湿暍病脉证治篇"麻黄加术汤"。

1.5 半夏、干姜　其药理研究见百合狐惑阴阳毒病脉证治篇"甘草泻心汤"。

1.6 细辛　其药理研究见中风历节病脉证并治篇"侯氏黑散"。

1.7 五味子　其药理研究见肺痿肺痈咳嗽上气病脉证治篇"射干麻黄汤"。

1.8 浮小麦　具有抗疲劳作用，可增强抗病能力、提高机体免疫功能及镇静作用。中医认为，本品味甘，性凉。具有益气，除热，止汗，养心安神，除烦的功效，用于自汗、骨蒸劳热、盗汗。临床用于治疗心神不宁，失眠，妇女脏躁，烦躁不安，精神抑郁，悲伤欲哭等症[1-2]。

2 复方药理

2.1 抑制变态反应和抗过敏作用　通过观察厚朴麻黄口服液对豚鼠离体气管平滑肌的影响，发现厚朴麻黄口服液不仅可对抗组胺、乙酰胆碱所致离体气管平滑肌痉挛，亦可抑制大鼠被动皮肤过敏反应。说明厚朴麻黄口服液具有抑制变态反应、抗过敏、改善炎症病灶、解除支气管痉挛的作用[3]。

2.2 对支气管哮喘的作用　采用皮下多点注射卵蛋白、腹腔注射百日咳杆菌菌苗的方法复制 Wister 大鼠支气管哮喘模型，探讨厚朴麻黄汤对其的作用机制。结果表明，厚朴麻黄汤能明显改善支气管哮喘大鼠的整体状态、减少支气管和肺组织中炎症浸润及气道痉挛，从组织结构上减轻支气管哮喘的程度。高、低剂量厚朴麻黄汤均可以降低 NO 和 ET – 1 水平，减少气道炎性因子的释放，降低支气管哮喘程度。高、低剂量厚朴麻黄汤均降低了肥大细胞脱颗粒百分率，有效控制了大鼠变态反应的程度[4]。

【临床研究与应用】

1 治疗支气管哮喘

选择支气管哮喘患者 168 例，随机分为治疗组 126 例和对照组 42 例。治疗组给予厚朴麻黄汤，每日 1 剂，分 3 次口服。对照组给予桂龙咳喘宁胶囊，每粒 0.3g，每次 5 粒，每天 3 次，口服。2 组患者如有哮喘严重难以控制者，临时给予万扶林气雾剂喷吸，但不能超过 2 天，2 天后仍需喷吸者按无效处理。2 组均以 10 天为 1 个疗程。结果依照中华医学会呼吸系病学会制定的疗效评定标准，治疗组总有效率 89.68%；对照组总有效率 76.19%（$P < 0.05$）[5]。

2 治疗慢性支气管炎

选择慢性支气管炎合并肺气肿患者 250 例，随机分为治疗组 200 例和对照组各 50 例。对照组应用头孢噻肟钠、氨茶碱及持续低流量吸氧纠正缺氧治疗。治疗组在对照组治疗基础上，给予厚朴麻黄汤煎服。若久病脾虚者，加白术、党参；寒痰较重者，将石膏去除；咳嗽较严重者，加入枇杷叶、浙贝母、金银花；内热外寒、心烦口渴者，加黄芩、桑白皮；痰多汗出且苔黄腻者，加佩兰、砂仁；胸满气急者，加白芥子、紫苏子、莱菔子；夹瘀者，加川芎、地龙。2 组均以 10 天为 1 个疗程。结果以症状消失，一年以上未出现复发情况为痊愈，治疗组总有效率为 97.00%；对照组总有效率为 34.00%（$P < 0.05$）[6]。

3 治疗其他疾病

用厚朴麻黄汤原方或其加减方，还可用于寒气袭肺结咽证[7]，肺脓肿[8]等见有本方证者。

【方剂评述】

厚朴麻黄汤证病机为饮邪上迫于肺，方中以厚朴、麻黄为君，麻黄为辛温解表药，用于风寒咳喘证；厚朴燥痰湿、宽胸，用于内脏病之痰湿饮证。细辛、干姜、半夏、杏仁皆性温，助黄麻温散，又助厚朴温化痰、饮、湿，所以此方之适应证为伤风寒之外证和内之痰饮湿为病。外邪侵袭人体多入里化热即寒包火，外邪侵袭表证化热重用生石膏清之；此方诸药辛燥之性较强，服后可致痰稠，辛燥又伤阴，所以重用浮小麦煎液浸泡此方中药，浮小麦助五味子补益肺气，增强人体之抗病功能，全方有温燥而不伤阴气之功。临床急（慢）性气管炎等咳喘病，其发病与气候变化关系较大，秋冬寒冷则发病率高，先由外感引发咳喘，春夏渐温暖至热，外感少而咳喘病者由重至轻，多数自愈。故咳喘病者多阳气不足，不适宜寒冷的气候，厚朴麻黄汤可对症治疗。

参 考 文 献

[1] 孟霜，李慧峰，闫艳，等. 浮小麦药材质量控制研究 [J]. 中国实验方剂学杂志，2012，18（24）：124 – 127.

[2] 陈小红. 浮小麦中药学研究 [J]. 中国医疗前沿，2013，8（16）：91 – 93.

[3] 袁效涵，宁选，刘方洲，等．厚朴麻黄口服液治疗支气管哮喘的临床与实验研究 [J]．中国中西医结合杂志，1998，18（9）：517－519.

[4] 刘秀剑．厚朴麻黄汤对哮喘大鼠一氧化氮、内皮素 1 与肥大细胞脱颗粒的影响 [D]．沈阳：辽宁中医药大学，2009：4.

[5] 李建军，庞志勇．厚朴麻黄汤治疗支气管哮喘 126 例 [J]．中医研究，2007，20（10）：42－43.

[6] 李杰．厚朴麻黄汤加减联合西药治疗慢性支气管炎对照观察 [J]．实用中医内科杂志，2012，26（11）：54－55.

[7] 王付．经方合用辨治慢性支气管炎 [J]．中医药通报，2010，9（3）：8－9，27.

[8] 王琛琛，王枭，齐文升．经方治疗肺脓肿经验浅析 [J]．中国中医急症，2014，23（5）：991－992.

∽ৡ 泽漆汤 ৡ∽

【处方组成与功用】

泽漆汤出自《金匮要略》肺痿肺痈咳嗽上气病脉证治（咳嗽上气）篇，由半夏 10g，紫参（拳参，一作紫菀，应作紫菀之误）15g，泽漆 10g，生姜 15g，白前 15g，甘草、黄芩、人参、桂枝各 10g 组成。具有逐饮消痰，健脾降气的功效。传统用于饮热迫肺，留饮所见之咳嗽气喘，喉中痰鸣，胸膈满闷，或引胁痛，肢体浮肿，小便不利，脉沉等。

【方剂传统解析】

《金匮要略》载"脉沉者，泽漆汤主之。"本条文论述了水饮留结，上逆迫肺的证治。本证病因病机为水饮留结，上逆迫肺，肺气壅滞。方中重用泽漆，逐饮消痰为主药；辅以紫菀、白前、半夏、生姜，化饮降逆，止咳平喘；人参、桂枝、甘草，益气健脾，以绝痰饮之源；黄芩清泄郁热。诸药相合，共奏逐饮消痰，健脾降气之功。

【方剂药效物质基础】

1 拆方组分

1.1 泽漆　主要含二萜酯类、黄酮类化合物，是其主要的生物活性物质，另外还含有三萜、甾醇、多酚类及氨基酸、天然油脂类化合物等多种成分。①二萜酯类：有千金二萜烷型酯、假白榄酮型酯、松香烷型二萜酯、巨大戟烷型酯和巴豆萜烷型二萜酯。②三萜类和倍半萜类：羽扇豆醇乙酸酯、β－桉油醇、hemistepsin、4,5－二羟基－布卢门醇 A、淫羊藿苷 B_2 苷元。③多酚类：从泽漆中分离得到的多酚类化合物主要包括可水解鞣质和单元体多酚，可水解鞣质有泽漆鞣质 A、泽漆鞣质 B、泽漆新鞣质 A、泽漆新鞣质 B、泽漆半新鞣质，其中泽漆鞣质 A 具有抗过敏和平喘的作用。单元体多酚主要有原儿茶酸、没食子酸、短叶苏木酚等化合物。④黄酮类：泽漆中分离得到的黄酮类化合物主要包括槲皮素、山奈酚和以槲皮素为苷元的黄酮苷，如槲皮素－3－β－葡萄糖苷、槲皮素－3－β－半乳糖苷（金丝桃苷）等。此外，泽漆中还含有甘草查耳酮 A、甘草查耳酮 B、光甘草酮、2',4,4'－三羟基查耳酮、4',5,7－三羟基二氢黄酮、刺甘草素等。⑤氨基酸类：泽漆中分离得到两种氨基酸，即间二羟基苯甘氨酸和 3,5－二羟基苯甘氨酸。⑥油脂类：泽漆中的油脂类化合物有月桂酸、肉豆蔻酸、棕榈酸、硬脂酸、油酸、亚油酸、花生酸、山酸等，还有二十八烷醇、二十七烷醇等。⑦其他成分：异嗪皮啶、胸苷等[1-4]。

1.2 白前 《中国药典》所收载正品白前为柳叶白前或芫花叶白前的干燥根茎及根。柳叶白前的根茎中含有 β-谷甾醇、高级脂肪酸和华北白前醇。芫花叶白前根中含有白前皂苷 A~K、白前新皂苷 A 和 B 及白前二糖等[5]。

1.3 紫菀 其化学组分见肺痿肺痈咳嗽上气病脉证治篇"射干麻黄汤"。

1.4 生姜、甘草、桂枝 其化学组分见痉湿暍病脉证治篇"栝楼桂枝汤"。

1.5 黄芩、半夏 其化学组分见百合狐惑阴阳毒病脉证治篇"甘草泻心汤"。

1.6 人参 其化学组分见痉湿暍病脉证治篇"白虎加人参汤"。

2 复方组分

目前尚未见有泽漆汤复方化学组分的文献报道。

【方剂药理学研究】

1 拆方药理

1.1 泽漆 ①抗肿瘤作用：在泽漆根体外抗肿瘤实验研究中，泽漆根水提取液（EWE）对人肝癌 7721 细胞、人宫颈癌 HeLa 细胞、人胃癌 MKN-45 细胞均有明显的抑制作用，提示泽漆有可能通过细胞毒作用发挥抗肿瘤作用，而且其直接细胞毒作用与时间、剂量呈正相关。在 EWE 体内抗肿瘤作用研究中，EWE 10g/kg 有明显的体内抗移植瘤和延长荷瘤小鼠存活期的作用，并且 EWE 还能降低荷瘤小鼠脾指数，使之趋向正常值。提示 EWE 不仅能抑制体内肿瘤生长，还能提高机体的免疫功能。②抑制酪氨酸激酶活性作用：研究发现白化病等色素障碍性疾病、恶性黑色素瘤和老年性痴呆的发生与治疗，均与酪氨酸激酶直接相关。在体外实验研究中发现，从泽漆中提取的可水解鞣质酸对酪氨酸激酶有抑制作用。②平喘、止咳作用：泽漆是一味疗效确切的化痰止咳药物，主要是通过化痰，使痰量减少，而达到止咳、平喘的目的。从泽漆中提取的多酚类化合物 helioscopinin A，可通过抑制白三烯 D_4 诱导的反应而发挥抗变态反应和平喘的作用。③毒副作用：个别报道仅有口干、胃部不适、上腹疼痛等轻度反应，但仅占服药者的 6.89%。研究证实，泽漆中的主要有毒物质为二萜酯类化合物，如大戟型二萜酯不仅对皮肤有刺激作用，还有或多或少的肿瘤促进作用[1,2,6]。

1.2 白前 ①镇咳、祛痰、平喘、抗炎作用：芫花叶白前水提物在镇咳、祛痰、平喘三项指标上均有很明显的作用。柳叶白前和芫花叶白前的药理作用相似。两者醇提物及醚提物灌胃给药对浓氨水诱发的小鼠咳嗽均有明显的镇咳作用，芫花叶白前水提物也有镇咳作用。两者醇提物、水提物及柳叶白前醚提物均有祛痰作用。两者的水提物腹腔注射给药时对巴豆油致炎剂引起的小鼠耳肿胀有明显的抗炎作用。②对消化系统的作用：柳叶白前75%醇提物 5g/kg 和 15g/kg 口服灌胃能显著地抑制小鼠水浸应激性溃疡、盐酸性溃疡及吲哚美辛-乙醇性胃溃疡的形成，能显著地减少蓖麻油及番泻叶引起的小鼠腹泻次数及发生率，使麻醉大鼠的胆汁分泌量有短暂的增加，但对小鼠胃肠推进运动无明显影响。③镇痛作用：采用常规的炎症和疼痛模型以及电刺激麻醉动物颈动脉的体内血栓形成模型。给小鼠口服灌胃白前醇提物 5g/kg 和 15g/kg，能显著延长热痛刺激甩尾反应的潜伏期，减少由乙酸引起的扭体反应的次数。④抗血栓形成作用：白前水提物中 16g/kg 组抗栓效果最明显，而在醇提物中 4g/kg 组效果最明显，相对于对照组的 59 秒均有一定的延长。同等剂量前提下，白前醇提物血栓形成时间较白前水提物长，提示同等剂量前提下，白前醇提物血栓形成作用强于白前水提物。考虑与白前中具有抗血栓形成作用的成分以醇溶性物质居多相关。在白前醇提物组中，中剂量（4g/kg）组的抗血栓形成作用较高剂量（8g/kg）组强，且在实验过程中高剂量（8g/kg）组小鼠的死亡率在醇提物组中最高，可能是高剂量（8g/kg）白前醇提物对小鼠的毒副作用过大所致。⑤其他作用：还具有退热、保护胸腺、增强机体非特异性免疫功能、抗惊厥、清除自由基、抑制动脉粥样硬化形成及抑制血小板聚集、抗心律失常及降低心肌耗氧量等作用[5,7-9]。

1.3 紫菀　其药理研究见肺痿肺痈咳嗽上气病脉证治篇"射干麻黄汤"。

1.4 生姜、甘草、桂枝　其药理研究见痉湿暍病脉证治篇"栝楼桂枝汤"。

1.5 黄芩、半夏　其药理研究见百合狐惑阴阳毒病脉证治篇"甘草泻心汤"。

1.6 人参　其药理研究见痉湿暍病脉证治篇"白虎加人参汤"。

2 复方药理

抗肿瘤作用　采取 C57BL/6 小鼠在右前腋皮下接种 Lewis 肺癌细胞造模，观察低、中、剂量泽漆汤组对荷瘤小鼠抑瘤率、胸腺指数和肿瘤细胞增殖周期的影响，并通过免疫组化染色观察泽漆汤组对 Lewis 肺癌荷瘤小鼠肿瘤组织 survivin 蛋白的表达。结果显示，低、中、高剂量泽漆汤组对 Lewis 肺癌荷瘤小鼠的瘤重抑制率分别为 24.55%、28.74% 和 35.93%；与模型组比较，泽漆汤能抑制肿瘤细胞的增殖周期，下调 Lewis 肺癌荷瘤小鼠肿瘤组织凋亡抑制蛋白 survivin 的表达水平（$P < 0.01$）。表明泽漆汤在体内具有明显的抗肿瘤作用，这一作用可能与其能下调肿瘤细胞的凋亡抑制蛋白 survivin 的表达相关[10]。

【临床研究与应用】

1 治疗急性支气管炎、慢性支气管炎、支气管哮喘、支气管扩张

选择急性支气管炎、慢性支气管炎、支气管哮喘、支气管扩张患者共 120 例。均以泽漆汤化裁处方：泽漆 15～90 个，紫菀 25g，款冬花 25g，半夏 20～30g，白前 25g，前胡 10g，柴胡 15～30g，枳壳 9 个，桔梗 9g，生甘草 9g。每日 1 剂，煎汤分 2 次服用（小儿 1 剂煎 3 汁，分 2～3 日服完）。同时按痰量多少及有无胃病加泽漆片，每次 2～4 片，每日 2～3 次。观察近期疗效，以 1 周为 1 个疗程。若偏寒证者，选加炙麻黄、细辛、桂枝、生姜；偏热证者，选加黄芩、桑白皮、金银花、连翘；血瘀者，配伍丹参、郁金、桃仁；哮鸣者，选用地龙、全蝎；兼有胃疾者，加用黄连、吴茱萸、海螵蛸。本方加减尤适用于肺系病中病情迁延不愈，寒热错杂之痰饮患者。结果以咳嗽、咳痰量、哮鸣好转九成以上，或病情不足轻度者为临床控制，本组总有效率 93.34%。其中 1 周内有效者 110 例，平均为 5.47 天[11]。

2 治疗结核性渗出性胸膜炎

选择肝功能损害的结核性渗出性胸膜炎 20 例，以泽漆汤化裁处方：泽漆 30g，旋覆花 10g，葶苈子 15g，炙百部 10g，功劳叶 30g，柴胡 10g，枳壳 10g，丝瓜络 20g，薏苡仁 30g，茯苓 12g，泽泻 12g，桃仁 9g，红花 6g。若体质虚弱者，加黄芪 15g，党参 15g；气阴两虚者，加太子参 30g，麦冬 20g，五味子 10g；纳食差者，加鸡内金 8g，建曲 9g；黄疸者，加茵陈 30g；胸腔积液较多者，配合胸腔穿刺术、左氧氟沙星静脉滴注或口服。所有病人均常规服用保肝药。7 剂为 1 个疗程，6 个疗程观察疗效，必要时继续服药至半年以巩固疗效。

结果以 6 周后症状、异常体征消失，X 线检查胸腔积液完全吸收为治愈，本组总有效率为 90.0%[12]。

3 治疗其他疾病

用泽漆汤原方或其加减方，还可用于结核性胸膜炎和细菌性胸膜炎引起的胸腔积液[13]，肺癌、转移性肺肿瘤病[14]，慢性阻塞性肺疾病伴咳喘、水肿[15]等见有本方证者。

【方剂评述】

泽漆汤逐水通阳、消痰散结、健脾扶正、清化郁热，为寒热并用、攻补兼施之方剂。若临床加减应用，又是一个适用于虚实寒热错杂的痰饮病证的方剂，它既能扶正、祛邪，又能温清并用，对于本虚标证轻的病情尤为适宜。若属于偏虚、偏实或偏寒、偏热，亦可配伍有关的方药；如属于脾虚痰湿，则宜与二陈汤相合；外感风寒，内有痰饮，可与射干麻黄汤配伍；痰郁化热可用小柴胡汤或银翘散加减；兼有胃疾者可与六君子汤、四逆汤、左金丸配伍。然而不论肺系何种病证，只要见咳嗽、咯痰、哮喘等，均可随证加减。本方泽漆是一味强有力的化痰药，配入紫菀、白前、款冬花、枳壳、桔梗、前胡、杏仁等肃降肺气之剂，而桔梗、前胡、杏仁又有宣发肺气之用，可加强化痰的效果。若久治症状虽得改善，惟痰饮（湿）不能完全消除，兼有胃痰者，则需标本兼顾或以调理脾胃为主。关于泽漆汤在现代临床或研究中紫菀代紫参者居多，亦有学者认为紫参药材为石见穿所用的植物即唇形科植物紫参（*Salvia chinensis* Benth.）的全草，尚需进一步研究和探讨。

参 考 文 献

[1] 杨莉，陈海霞，高文远．泽漆化学成分及药理作用研究进展 [J]．中草药，2007，38（10）：1585 – 1589.

[2] 胡小华，李国强，贾晓光．泽漆的研究进展 [J]．新疆中医药，2008，26（2）：80 – 81.

[3] 何江波，刘光明．泽漆化学成分的初步研究 [J]．大理学院学报，2010，9（6）：5 – 7.

[4] 杜春华，马霖，辛风丽．泽漆化感作用、化学成分及农用生物活性的相关性 [J]．世界农药，2013，35（1）：46 – 48.

[5] 玛依拉，付梅红，方婧．中药白前及其同属植物近 10 年研究概况 [J]．中国民族民间医药杂志，2003（6）：318 – 322.

[6] 杨莉，陈海霞，高文远．泽漆化学成分及其体外抗肿瘤活性研究 [J]．天然产物研究与开发，2008，1（20）：575 – 577，595.

[7] 梁爱华，薛宝云，杨庆，等．柳叶白前的镇咳、祛痰及抗炎作用 [J]．中国中药杂志，1996，21（3）：173 – 175.

[8] 沈雅琴，张明发，朱自平，等．白前的消化系统药理研究 [J]．中药药理与临床，1996，12（6）：18 – 21.

[9] 黄芳，方悦，郑琦，等．白前抗血栓形成作用的研究 [J]．浙江中西医结合杂志，2012，22（7）：574 – 575，518.

[10] 张永为，夏华峰，范丽萍，等．泽漆汤对小鼠 Lewis 肺癌抑制作用及 survivin 蛋白表达的影响 [J]．中华中医药学刊，2012，30（11）：2489 – 2491.

[11] 王余民，陈晓宏，黄吉赛．《金匮》泽漆汤加减治疗肺系疾病 120 例分析 [J]．中国中医急症，2000，9（2）：54.

[12] 季红燕，胡国俊，张念志，等．泽漆汤化裁治疗结核性渗出性胸膜炎伴肝功能损害临床观察 [J]．中医药临床杂志，2008，20（5）：483.

[13] 陶汉华. 论悬饮及其治疗 [J]. 山东中医药大学学报, 2006, 30 (1): 11 – 12.

[14] 庞德湘, 连建伟.《金匮要略》泽漆汤证治法探讨 [J]. 中华中医药杂志, 2007, 22 (12): 829 – 831.

[15] 关芳芳, 王付. 泽漆汤辨治思路与方法 [J]. 中国中医药现代远程教育, 2014, 12 (10): 14, 21.

∽ 小青龙加石膏汤 ∽

【处方组成与功用】

小青龙加石膏汤出自《金匮要略》肺痿肺痈咳嗽上气病脉证治（咳嗽上气）篇, 由麻黄、白芍、桂枝、细辛、甘草、干姜各 6 ~ 12g, 五味子、半夏各 10 ~ 15g, 石膏 10 ~ 15g 组成。具有解表化饮, 清热除烦的功效。传统用于饮热迫肺, 外感风寒, 饮邪郁热所见之咳逆上气, 烦躁而喘, 痰多清稀, 胸满作息, 恶寒发热, 头身疼痛, 无汗, 脉浮而紧等。

【方剂传统解析】

《金匮要略》载" 肺胀, 咳而上气, 烦躁而喘, 脉浮者, 心下有水, 小青龙加石膏汤主之。"本条文论述了外寒内饮、郁热迫肺的证治。本证病因病机为外感风寒, 内有饮邪, 郁热迫肺。本方即小青龙汤加石膏组成。方中麻黄、桂枝、细辛辛温发汗解表；半夏、干姜、细辛温肺化饮, 降逆气；五味子敛肺止咳, 收敛耗散之肺气；白芍敛阴和营, 且防温燥太过伤阴；石膏清热除烦, 与麻黄相配, 发越水气；甘草调和诸药。全方具有辛温发汗、温肺化饮、清热除烦之效。

【方剂药效物质基础】

1 拆方组分

1.1 麻黄　其化学组分见痉湿暍病脉证治篇" 葛根汤"。

1.2 白芍、桂枝、甘草　其化学组分见痉湿暍病脉证治篇" 栝楼桂枝汤"。

1.3 细辛　其化学组分见中风历节病脉证并治篇" 侯氏黑散"。

1.4 干姜、半夏　其化学组分见百合狐惑阴阳毒病脉证治篇" 甘草泻心汤"。

1.5 五味子　其化学组分见肺痿肺痈咳嗽上气病脉证治篇" 射干麻黄汤"。

1.6 石膏　其化学组分见痉湿暍病脉证治篇" 白虎加人参汤"。

2 复方组分

目前尚未见有小青龙加石膏汤复方化学组分的文献报道。

【方剂药理学研究】

1 拆方药理

1.1 麻黄　其药理研究见痉湿暍病脉证治篇" 葛根汤"。

1.2 白芍、桂枝、甘草　其药理研究见痉湿暍病脉证治篇" 栝楼桂枝汤"。

1.3 细辛　其药理研究见中风历节病脉证并治篇" 侯氏黑散"。

1.4 干姜、半夏　其药理研究见百合狐惑阴阳毒病脉证治篇" 甘草泻心汤"。

1.5 五味子　其药理研究见肺痿肺痈咳嗽上气病脉证治篇" 射干麻黄汤"。

1.6 石膏 其药理研究见痉湿暍病脉证治篇"白虎加人参汤"。

2 复方药理

目前尚未见有小青龙加石膏汤复方药理研究的文献报道。

【临床研究与应用】

1 治疗慢性阻塞性肺疾病

选择慢性阻塞性肺疾病急性加重期患者 54 例，随机分为对照组 26 例和治疗组 28 例。对照组给予持续低流量氧疗、抗感染、止咳化痰平喘、雾化吸入、糖皮质激素等西医常规治疗。治疗组在对照组基础上加用小青龙加石膏汤：炙麻黄 15g，桂枝 12g，白芍 12g，细辛 3g，半夏 12g，甘草 6g，五味子 15g，石膏（先煎）15g，陈皮 12g，茯苓 12g，黄芩 12g，浙贝母 12g，桔梗 12g。若痰热壅肺，便秘腹胀者，加大黄、天花粉；痰鸣喘息，不能平卧者，加射干、葶苈子、款冬花、桑白皮；痰热伤津者，加麦冬、知母、玄参。每日 1 剂，水煎分服。2 组均以 15 天为 1 个疗程，治疗 1 个疗程后进行疗效判定。结果以咳、痰、喘症状基本消失，肺部湿性啰音少许，肺功能、血气分析基本正常，胸片提示肺部感染基本吸收为临床控制。治疗组总有效率为 96.43%；对照组总有效率为 88.46%（$P < 0.05$）[1]。

2 治疗小儿肺炎

选择小儿肺炎 95 例，随机分为治疗组 48 例和对照组 47 例。对照组所有患儿均根据病情予头孢呋辛钠以抗炎、抗感染，若为病毒感染则以利巴韦林抗病毒治疗，期间维持水液电解质平衡以及对症支持治疗。治疗组在对照组的治疗基础之上加用小青龙汤加石膏汤。据其体重及年龄大小合理使用药物剂量。若如壮热汗出、烦渴甚者，宜加重石膏 15g，加入知母 6g；大便秘结者，加大黄 3g；痰多黄稠者，加重半夏用量 10g，加瓜蒌 8g，浙贝母 6g；气急者，加葶苈子 6g，枇杷叶 8g。2 组均以治疗 7 天为 1 个疗程，1 个疗程后统计疗效。结果以症状消失，体温恢复正常，肺部啰音消失，X 线复查肺部病灶吸收，血常规恢复正常为治愈。治疗组总有效率为 95.8%；对照组总有效率为 89.4%（$P < 0.05$）。2 组临床症状与体征消失时间比较，治疗组在咳嗽、咯痰、体温、啰音的改善方面明显优于对照组（$P < 0.05$）[2]。

3 治疗其他疾病

用小青龙加石膏汤原方或其加减方，还可用于艾滋病咳嗽（内饮外寒型）[3]，支气管哮喘导致阻塞性肺气肿、胃寒蓄饮上逆犯肺咳喘、风湿性心脏病伴有水饮凌心犯肺作喘[4]等见有本方证者。

【方剂评述】

小青龙加石膏汤除二两石膏外，余药及用量与小青龙汤相同，功用在前方基础上又兼具有清解郁热的作用，适用于里重于表、饮重于热之"肺胀，咳而上气，烦躁而喘，脉浮"等症。

该方的基本病机为外感风寒，内有痰饮郁热，临床上既可见到发热、恶寒、头痛、周身不适之风寒表证，又可见到咳嗽、喘促、胸闷、气短、痰量多而质稀的痰饮犯肺之里证。"烦躁"，是张仲景对内有郁热之病机的高度概括，并非单指症状。就其烦躁一症，患者可有可无，但一定要有郁热的其他见症，如咳痰黄白相间或舌苔现黄等。另外，临床应用本方，往往有表证者少，而无表证者多。这是因为麻黄与桂枝配伍，有表证者可发散风寒，无表证者可宣肺平喘、通阳化饮。因此，患者虽无外感表证，但只要符合痰饮郁热之病机，即可应用本方。此外，要重视和解决痰饮在发病中的致病因素。张仲景云："病痰饮者，当以温药和之"。这是因为痰饮为阴浊之邪，非温热药不能运化，故张仲景以干姜、半夏、细辛、桂枝等温药以示之，又以干姜、细辛、五味子三药相配，为辛散酸收并用，乃治寒饮作喘惯用之法。小青龙加石膏汤治痰饮郁热作喘极效，但因其偏于温燥，不宜久服，以免伤阴动血。

参 考 文 献

［1］王富国，张之舜，丁芬．中西医结合治疗慢性阻塞性肺疾病急性加重期 28 例疗效观察［J］．西部中医药，2012，25（9）：70－71.

［2］文志南，谭凤．小青龙汤加石膏汤治疗小儿肺炎 48 例临床观察［J］．中医药导报，2012，18（1）：47－48.

［3］王丹妮，蒋自强，刘成丽，等．李发枝教授艾滋病咳嗽医案数据挖掘分析［J］．中国实验方剂学杂志，2013，19（22）：335－338.

［4］陈锐．小青龙加石膏汤临床新用［J］．中国社区医师，2011（10）：16.

第八篇

奔豚气病脉证治篇

本篇讨论奔豚气病的病因病机、脉证及治疗。奔豚气病发生的原因，一为情志刺激，气机逆乱，逆气挟冲脉上冲心胸；二为心肾阳虚，下焦寒气或寒水妄动上逆所致。所以气机紊乱，冲气上逆是本病的基本病机，理气降逆平冲是治疗本病的主要法则。奔豚气病类似于现代医学的胃肠神经官能症、心神经官能症、癔病等神经官能症。

∽ 奔豚汤 ∽

【处方组成与功用】

奔豚汤出自《金匮要略》奔豚气病脉证治（肝热奔豚）篇，由甘草、川芎、当归各6～10g，半夏12～15g，黄芩6～10g，生葛（葛根）15g，白芍6～10g，生姜12g，甘李根白皮（李根皮）30g组成。具有清肝泄热，降逆养血的功效。传统用于肝热奔豚所见之气上冲胸，腹中疼痛，往来寒热，伴心烦、呕吐、口苦、脉弦细数等。

【方剂传统解析】

《金匮要略》载："奔豚，气上冲胸，腹痛，往来寒热，奔豚汤主之。"本条文论述了肝郁化热奔豚的证治。本证病因病机为七情刺激，肝郁化热，冲气上逆。方中甘李根白皮即李子树根的白皮，是治疗热证奔豚的专药，本品作为主药，味苦、性寒，止心烦逆，降奔豚气；黄芩、葛根清肝泻火；当归、川芎、白芍养血调肝；甘草与白芍相合，敛阴柔肝，缓急止痛；半夏、生姜降逆和胃。诸药相配，共奏清肝泄热，降逆和胃，养血止痛之效。

【方剂药效物质基础】

1 拆方组分

1.1 甘草、白芍、生姜　其化学组分见痉湿暍病脉证治篇"栝楼桂枝汤"。

1.2 川芎　其化学组分见中风历节病脉证并治篇"侯氏黑散"。

1.3 当归　其化学组分见百合狐惑阴阳毒病脉证治篇"赤小豆当归散"。

1.4 黄芩、半夏　其化学组分见百合狐惑阴阳毒病脉证治篇"甘草泻心汤"。

1.5 葛根　其化学组分见痉湿暍病脉证治篇"葛根汤"。

1.6 甘李根白皮　李树为蔷薇科植物李 *Prunus salicina* Lindl.，本品来源于李的根皮，味涩，性寒，入足厥阴肝经。用常规的粉末显微鉴别方法进行观察，其粉末中可见草酸钙方晶和簇晶，方晶众多且较大；导管为网纹导管和具缘纹孔导管；木栓细胞多角形，棕色或无色；纤维众多，成束，偶见晶鞘纤维。李的根皮化学成分目前尚未曾见有报道[1]。

2 复方组分

目前尚未见有奔豚汤复方化学组分的文献报道。

【方剂药理学研究】

1 拆方药理

1.1 甘草、白芍、生姜　其药理研究见痉湿暍病脉证治篇"栝楼桂枝汤"。

1.2 川芎　其药理研究见中风历节病脉证并治篇"侯氏黑散"。

1.3 当归　其药理研究见百合狐惑阴阳毒病脉证治篇"赤小豆当归散"。

1.4 黄芩、半夏　其药理研究见百合狐惑阴阳毒病脉证治篇"甘草泻心汤"。

1.5 葛根　其药理研究见痉湿暍病脉证治篇"葛根汤"。

1.6 甘李根白皮　中医认为本品具有下肝气之奔冲，清风木之郁热的作用。临床主要用于治疗消渴心烦，奔豚气逆，带下齿痛等病症。其药理作用未曾见有报道[1]。

2 复方药理

抗抑郁作用　采用昆明种小鼠行为绝望模型，探讨奔豚汤的抗抑郁作用。结果显示：①对小鼠悬尾实验的作用：给药组和对照组小鼠倒置悬挂后，均表现为小鼠活动激烈，悬棒摆动幅度大，描记图线紧密，上（下）振幅高。不同的是给药组小鼠兴奋和激动一段时间后，处于绝望（头翘、躯体和四肢不动，曲线为直线）状态，实际上是在活动劳累后暂时休息，随后又是激烈的活动。而对照组小鼠兴奋活动的时候短，暂休一刻后也能恢复，但悬棒摆动减弱，描记曲线振幅变低，持续时间变短，甚至不动（绝望）。实验显示奔豚汤大、中、小剂量均能明显缩短小鼠在悬尾状态下的失望时间，与对照组比较有显著性差异（$P < 0.01$）。②对小鼠强迫性游泳的作用：小鼠在强迫游泳模型中出现的不动状态反映了动物的绝望行为，可模拟人类的抑郁状态。奔豚汤大、中、小剂量，均可显著缩短小鼠在强迫游泳期间的不动时间，有明显的抗抑郁作用，与对照组比较差异显著。③对小鼠自主活动的作用：给予不同剂量的奔豚汤后，小鼠的外观和行为没有明显的变化，活动自如，活动次数与对照组相似，统计处理无明显差异。表明奔豚汤有抗抑郁作用，但对动物的自主活动无明显影响。实验结果表明奔豚汤可对抗动物的绝望行为，能显著缩短动物在强迫游泳实验、悬尾模型中的"不动时间"。但对正常小鼠的自发活动时间无明显影响，说明奔豚汤具有抗抑郁作用，本研究为奔豚汤的临床应用提供了药理学依据[2]。

【临床研究与应用】

1 治疗抑郁症

选择抑郁症患者 50 例，并排除器质性精神障碍、精神活性物质与非依赖性物质所致精神障碍以及精神分裂症。拟奔豚汤处方：李根白皮 20g，半夏 9g，川芎、当归、白芍各

12g，葛根 15g，黄芩、甘草各 9g，生姜 3 片。若嗳气频作、胸脘不畅者，加旋覆花、代赭石；心烦失眠者，加磁石、珍珠母；激越者，加礞石滚痰丸；木僵者，加胆南星、菖蒲；精神恍惚、善悲易哭者，加浮小麦、大枣。每日 1 剂，15 天为 1 个疗程。结果以汉密顿抑郁量表（HAMD）评分前 17 项降至 7 分以下为痊愈，本组治愈 22 例，显效 12 例，有效 11 例，无效 5 例。总有效率 90%[3]。

2 治疗失眠症

选择 94 例临床确诊失眠患者，将其分为 A、B 两组各 47 例。A 组患者采用艾司唑仑进行治疗，B 组患者采用艾司唑仑与奔豚汤联合进行治疗。结果 A 组临床总有效率 70.2%；B 组临床总有效率 93.6%，B 组患者治疗后失眠症状的改善效果明显优于 A 组；B 组患者住院接受治疗的时间明显短于 A 组；住院过程中出现并发症的人数明显少于 A 组；时间症状缓解时间明显早于 A 组；治疗方案实施结束后失眠症状再次复发率明显低于 A 组。表明中西医结合方法治疗失眠症临床效果非常明显[4]。

3 治疗肠易激综合征

选择肠易激综合征患者 40 例，以奔豚汤加减处方：葛根 15g，黄芩 10g，白芍 24g，川芎 10g，当归 12g，干姜 3g，煮半夏 10g，李根皮 15g，党参 24g，白术 10g，炙甘草 6g。若腹痛甚者，加延胡索、乌药；肠鸣腹胀甚者，加木香、枳壳；完谷不化者，加神曲、山楂；脾肾虚者，加四神丸；脾虚湿滞者，合平胃散或猪苓、茯苓；湿郁化热者，加野麻草、黄连；反复不愈者，加乌梅、诃子。7 天为 1 个疗程，一般 2 个疗程。同时配合艾灸治疗。结果以症状消失，大便成形，每天 1～2 次，无黏液便，无阳性体征为治愈，本组治愈 19 例，显效 15 例，有效 2 例[5]。

4 治疗小儿发热

选择外感型和胃肠积滞型小儿发热、便秘患儿 125 例，随机分为治疗组 63 例和对照组 62 例。治疗组拟奔豚汤处方：当归 7g，川芎 9g，黄芩 6g，白芍 6g，制半夏 3g，生甘草 6g，葛根 12g，柴胡 12g。患儿外感和积滞发热常易伴双侧扁桃体肿大，舌红，尿赤，便干，辨证时应具体调整，可酌加桔梗、玄参、麦冬、生地黄。若小儿络脉紫红，多属里热，方中加枳实、制大黄、肉苁蓉、草果。每日 1 剂，早晚各喂服 1 次。阴虚发热者禁用；若患儿络脉鲜红，方中不可妄加枳实、大黄、肉苁蓉、草果之属，以免引起表邪入里而发生变证。对照组口服马来酸氯苯那敏，根据体重折算具体服用量。2 组均以 1 周为 1 个疗程。结果以临床症状、体征消失，发热明显好转达轻度为临床痊愈，治疗组总有效率 87.3%；对照组总有效率 64.5%。2 组治疗前后临床症状积分与本组治疗前比较，$P < 0.01$；与对照组治疗后比较，$P < 0.05$[6]。

5 治疗其他疾病

用奔豚汤原方或其加减方，还可用于惊恐发作[7]，遇冷或冬季加重的长期腹痛、慢性萎缩性胃炎伴胆汁反流、十二指肠球炎[8]等见有本方证者。

【方剂评述】

奔豚汤方剂是为降冲脉之逆气、清解其郁热而设。《金匮要略·奔豚气病》云："奔豚病……皆从惊恐得之"。惊则气乱，恐则气下，忧思则气结。七情为病均可导致气机紊乱。

故奔豚气之产生在于肝肾气逆，奔豚汤之治疗在于调畅气机。符合"疏其血气，令其条达，而致和平"之经旨。气机失和，既可使血行不畅，又可致运化失常，使气郁化火，水聚为痰。故奔豚汤又有泻火化痰之功。调畅气血、泻火化痰，实乃奔豚汤所以治奔豚气之根本所在。因此，凡因七情内伤致气机紊乱，或痰热内生而有上逆之势者，无论何病，均可以奔豚汤治之。当代有学者认为，奔豚汤以甘李根白皮为主药，在方剂配伍中尤其为重要。因甘李根白皮性大寒，治消渴，止烦逆，奔豚气；辅以黄芩、葛根、生姜、半夏，解寒热而逆气；佐川芎、白芍，理血而散结，止腹痛，共为和解寒热，泄逆缓痛。《名医别录》载甘李根白皮"大寒，主消渴，止心烦逆，奔豚气"，《长沙药解》云其"下肝气之奔冲，清风木之郁热"。陈苏生在《金匮要略讲座资料选编中》撰文道："……惟李根白皮为药肆所无，曾治一例病家找到李根皮，仅两剂即愈……"。由此可见甘李根白皮在奔豚汤中的重要性，临床应用亦有多例报道，奔豚汤若得甘李根白皮，可使该方疗效大增，治疗效果事半而功倍。而今甘李根白皮作为传统经方之药，研究者甚少，纵观文献几无化学成分和药理学等有关研究，药材市场已无此商品供应。中医处方所用甘李根白皮者，不得不用桑白皮、椿根皮等物代之，从功效、方义上均无道理。可见甘李根白皮废用已久矣，使一味经典中药渐渐遗失，实为憾事。提示今后加强传统经方及药物的研究刻不容缓。

参 考 文 献

[1] 覃军，李艳椿，龚又明，等. 李树根皮的粉末显微鉴别研究 [J]. 北方药学，2013，10（7）：14.

[2] 史先芬，宋海宏，吴自光. 奔豚汤对行为绝望小鼠的抗抑郁作用研究 [J]. 四川杂志，2012，30（11）：47-48.

[3] 史先芬，吴自广. 奔豚汤治疗抑郁症 50 例疗效观察 [J]. 中国社区医师，2006，22（17）：37.

[4] 侯合云. 中西医结合治疗失眠症疗效观察 [J]. 基层医学论坛，2012，16（23）：3083-3084.

[5] 陈肖琼，陈正芳. 奔豚汤治疗肠易激综合征 40 例 [J]. 中国中医药现代远程教育，2012，10（15）：19-20.

[6] 刘帅. 奔豚汤治疗小儿发热 63 例 [J]. 实用中西医结合临床，2011，11（4）：64-65.

[7] 宋珺，王光辉，袁承臣. 奔豚汤治疗惊恐发作验案举隅 [J]. 中医临床研究，2013，5（12）：95-96.

[8] 田养年. 温氏奔豚汤治杂病 [N]. 中国中医药报，2014，7：4.

❧ 桂枝加桂汤 ❧

【处方组成与功用】

桂枝加桂汤出自《金匮要略》奔豚气病脉证治（寒气奔豚）篇，由桂枝 15~20g，白芍 12g，生姜 10g，炙甘草 6~10g，大枣 6 枚组成。具有温通心阳，调合营卫的功效。传统用于阳虚寒气奔豚所见之自觉有气从少腹上冲心胸或咽喉，常伴腹中包块，痛苦异常，气降则痛减；或少腹冷痛，呕逆，舌淡、胖嫩，苔白、滑、润，脉弦、沉、细等。其治疗可外用灸法以温散寒凝之邪，内服则用桂枝加桂汤，以加强其温通心阳，平冲降逆作用。

【方剂传统解析】

《金匮要略》载："烧针令其汗，针处被寒，核起而赤者，必发奔豚。气从少腹上冲心，灸其核上各一壮，与桂枝加桂汤主之。"本条论述了下焦寒气上逆奔豚的证治。本证的病机为烧针部位受到寒邪的侵袭损伤心阳，寒气循冲脉上逆。桂枝加桂汤即桂枝汤原方加重桂枝用量而成。重用桂枝，取温阳散寒，平冲降逆之效。方中桂枝与炙甘草、大枣、生姜相伍，辛甘化阳，温振心阳；白芍与大枣、炙甘草相配，酸甘化阴，缓急止痛。诸药共用，获温振心阳，平冲降逆之效。

【方剂药效物质基础】

1 拆方组分

1.1 桂枝、白芍、生姜、大枣　其化学组分见痉湿暍病脉证治篇"栝楼桂枝汤"。

1.2 炙甘草　其化学组分见痉湿暍病脉证治篇"葛根汤"。

2 复方组分

目前尚未见有桂枝加桂汤复方化学组分的文献报道。

【方剂药理学研究】

1 拆方药理

1.1 桂枝、白芍、生姜、大枣　其药理研究见痉湿暍病脉证治篇"栝楼桂枝汤"。

1.2 炙甘草　其药理研究见痉湿暍病脉证治篇"葛根汤"。

2 复方药理

方剂药代动力学　采用 LC-MS/MS 法分析大鼠灌服桂枝汤、桂枝加桂汤和桂枝加芍药汤后在大鼠体内的桂皮酸、马尿酸、芍药苷和甘草次酸血药浓度和药动学参数的差异，比较桂枝汤类方不同配伍在大鼠体内的药动学差异。研究结果表明，大鼠灌胃给予桂枝汤、桂枝加桂汤和桂枝加芍药汤后血浆中可检测到桂皮酸、马尿酸、芍药苷和甘草次酸。与桂枝汤和桂枝加芍药汤组比，桂枝加桂汤组桂皮酸的 C_{max} 和 AUC 升高，证明其体内暴露增加。桂皮酸为桂枝的主要入血成分，桂枝加桂汤中桂枝药量增加，旨在加强助阳平冲之力，用于治疗心阳虚弱，寒水凌心之奔豚。推测桂枝加桂汤组桂皮酸体内暴露的增加将有助于该复方中桂枝药效作用的发挥。桂枝汤类方提取物细粉中桂皮酸、芍药苷和甘草酸的量有很大的不同，这种含量上的差异是来源于药味用量及制备过程（煎煮）。在本研究中，桂枝汤中桂枝和白芍均为 7.4g/kg，甘草为 4.9g/kg，而桂枝加桂汤中的桂枝根据原方加量到12.3g/kg，桂枝加芍药汤中的白芍根据原方加量到 14.8g/kg。由于各给药组提取物中各成分的量以及各复方药味剂量的差异，导致各组中桂皮酸、芍药苷和甘草酸的给药剂量不一致[1]。

【临床研究与应用】

1 治疗血管神经性头痛

选择脑血管神经性头痛患者 36 例。患者均为发作性头痛，以侧颞部者居多，一侧者 22 例，两侧者 14 例，并伴有失眠多梦。疼痛性质为锥刺样、钻样、搏动样，多伴恶心，少数呕吐，头晕，失眠多梦，记忆力减退，头痛甚者如裂，翻滚不安，纳少肢困，可每日发作或数天，数十天发作一次，可呈慢性头痛，每次发作持续数小时至数十天不等，常以情绪波动，感受风寒，日晒劳累或睡眠不足为诱因，少数女性与月经有关。全部病例适用脑血流图检查提示，轻度异常者 18 例，中度异常者 10 例，正常者 8 例，心电图检查，头部检查，以及血压均正常，神经系统检查阴性。治疗以桂枝加桂汤合川芎茶调散加减处方：桂枝 20g、白芍 15g、甘草 5g、川芎 15g、柴胡 15g、防风 15g、白芷 15g、薄荷 10g、当归 15g、丹参 20g、茶叶少许为引。若感受风寒为诱因者，加荆芥，重加防风至 20g；以情绪因素病者，加郁金；以日晒为诱因者，加菊花、六一散；以劳累为诱因者，加生黄芪、党参；以睡眠不足为诱因者，加酸枣仁、远志；与月经有关者，加熟地黄、何首乌；久病头痛不愈者，加僵蚕、全蝎。水煎服，1 日 1 剂。服药期间忌生食生冷。连服 1 个月为 1 个疗程。停药后如有轻度头痛可再服 1 个疗程。结果本组 12 例痊愈，观察两年以上头痛未复发，脑血流图检查正常；显效转好 19 例，偶有头痛发病间隔时间延长，睡眠正常或明显改善，脑血流图检查明显改善；无效 5 例，治疗中及治疗后无不良反应，症状无改善，脑血流图检查无改变，总有效率为 86.1%[2]。

2 治疗房室传导阻滞

选择房室传导阻滞患者 286 例，用桂枝加桂汤加茯苓煎服。若偏肾阳虚者，加附子；偏气虚者，加玄参、黄芪；心中悸动不安者，加龙骨、牡蛎。6 天为 1 个疗程。结果以临床症状消失，心电图无异常，停药 3 个月无复发为痊愈，本组痊愈 157 例，显效 78 例，有效 32 例，无效 19 例，总有效率为 93.36%[3]。

3 治疗胸口发冷

治疗证属心阳不振，不能下蛰于肾，肾之寒气上凌于心所致之胸口发冷患者 51 例，用桂枝加桂汤煎服。伴鼻塞流涕者，加防风、细辛；伴咳嗽气喘者，加桑白皮、杏仁、麻黄；伴腰膝发冷者，加淫羊藿、仙茅。15 天为 1 个疗程。结果以胸口发冷症状基本缓解为显效，本组显效 36 例，有效 12 例，无效 3 例，总有效率 94.12%。服药最少 15 剂，最多 45 剂[4]。

4 治疗虚寒型腹痛

选择证属虚寒型腹痛患者 50 例，用桂枝加桂汤加肉桂煎服。若疼痛甚者，加郁金、木香；气虚甚，加黄芪、党参；兼呕者，加半夏、灶心土；兼胀者，加厚朴、砂仁。6 天为 1 个疗程，结果经 1~3 个疗程治疗，以症状消失，饮食如常为显效，本组有效 29 例，显效 18 例，无效 3 例，总有效率达 94.00%[5]。

5 治疗其他疾病

用桂枝加桂汤原方或其加减方，还可治疗顽固性呃逆[6]、寅时腹胀痛、未时头胀痛、奔豚病（胸痹）、前后奔豚病[7]等见有本方证者。

【方剂评述】

桂枝加桂汤证临床报道病例不多，个案病例中主要见于心血管系统的疾病。关于本方在临床应用时究竟加桂枝，还是加肉桂，历代医家多有争论，后世医家徐灵胎认为是加桂枝。认为应加肉桂者，又多是从肉桂能伐肾邪，认为桂枝缺少平冲之。文献研究认为，张仲景之方，凡用桂之处，均为桂枝，本无例外，不应有所疑惑，其意在于既保留桂枝汤的解表作用，又能治疗逆气上冲。但以临床所见而论，若患者之证，于发生奔豚证的同时，又可见阳气外散之汗出，则应以加肉桂温护里阳为要。

参 考 文 献

[1] 陈莹蓉，高成璐，裴福荣，等．桂枝汤类方主要成分在大鼠体内药代动力学比较研究 [J]．中成药，2013，25（4）：683－689.

[2] 李海章．应用中医理论治疗脑血管神经性头痛的分析 [J]．中国实用医药，2011，6（19）：163.

[3] 刘振伟．桂枝加桂汤加减治疗房室传导阻滞 286 例 [J]．国医论坛，2005，20（5）：6.

[4] 泮晓波．桂枝加桂汤治疗胸口发冷 51 例 [J]．江西中医药，2006（2）：46.

[5] 王亚．桂枝加桂汤治疗虚寒型腹痛 50 例 [J]．陕西中医函授，2001（6）：22.

[6] 杜世华．桂枝加桂汤加减治疗顽固性呃逆 [J]．山西中医，2007，23（1）：14.

[7] 邵桂华．桂枝加桂汤应用验案 4 则 [J]．中国民间疗法，2000，8（6）：35.

❧ 茯苓桂枝甘草大枣汤 ❧

【处方组成与功用】

茯苓桂枝甘草大枣汤（苓桂甘枣汤、苓桂枣甘汤）出自《金匮要略》奔豚气病脉证治（寒水妄动）篇，由茯苓 20～30g，炙甘草 10g，桂枝 12～15g，大枣 15 枚组成，甘澜水（即为用勺扬过数遍之水，又称甘烂水、劳水。因其水寒之性已去，用此煎药，不助水邪而益脾胃）代水煎。具有温阳化气，利水定悸的功效。传统用于汗后阳虚证（心阳虚）寒水妄动所见之小腹动悸不宁，有上冲之势，心悸气短，形寒怯冷，小便不利，下肢浮肿，舌体淡胖等。

【方剂传统解析】

《金匮要略》载："发汗后，其人脐下悸者，欲作奔豚，茯苓桂枝甘草大枣汤主之。"本条文论述了汗后心阳虚寒水妄动，欲作奔豚的证治。本证的病因病机为发汗后，损伤心阳，下焦素有水饮内停，寒水妄动于下。本方重用茯苓为君药，淡渗利水，宁心定悸；桂枝为臣，温阳散寒，与茯苓相配，通阳化气利水；大枣、炙甘草为佐使，与茯苓相配，健脾益气，培土制水；与桂枝相配，辛甘合化，有温振心阳之功。全方药仅四味，配伍有序，共奏温阳化气，利水定悸之效。

【方剂药效物质基础】

1 拆方组分

1.1 茯苓 其化学组分见脏腑经络先后病脉证篇"猪苓汤"。

1.2 炙甘草 其化学组分见痉湿暍病脉证篇"葛根汤"。

1.3 桂枝、大枣 其化学组分见痉湿暍病脉证治篇"栝楼桂枝汤"。

2 复方组分

目前尚未见有茯苓桂枝甘草大枣汤复方化学组分的文献报道。

【方剂药理学研究】

1 拆方药理

1.1 茯苓 其药理研究见脏腑经络先后病脉证篇"猪苓汤"。

1.2 炙甘草 其药理研究见痉湿暍病脉证治篇"葛根汤"。

1.3 桂枝、大枣 其药理研究见痉湿暍病脉证治篇"栝楼桂枝汤"。

2 复方药理

利尿作用 采用小鼠利尿实验法，探讨茯苓桂枝甘草大枣汤的利尿作用。结果显示，在投药后第1、2小时，呋塞米利尿作用明显优于茯苓桂枝甘草大枣汤；而在第4、5、6小时茯苓桂枝甘草大枣汤利尿作用明显优于呋塞米。用药6小时内小鼠排尿总量，茯苓桂枝甘草大枣汤与呋塞米均明显优于生理盐水，但茯苓桂枝甘草大枣汤与呋塞米的6小时排尿总量之间却无显著性差异。表明苓桂甘枣汤有类似呋塞米样的利尿作用，但发挥利尿作用的时间较呋塞米晚，而持续时间较呋塞米为长[1]。

【临床研究与应用】

1 治疗躯体形式障碍

选择躯体形式障碍患者15例，用四逆散与苓桂甘枣汤及百合地黄汤合方煎服。若头痛者，加葛根、代赭石；腹痛腹胀者，加炒白术、川楝子；心悸者，加瓜蒌、珍珠母。4周为1个疗程，连续治疗3个疗程。结果13例患者症状基本消失，能正常生活或工作；余2例病情明显减轻，但仍有失眠、纳差，继续服药4周后症状消失[2]。

2 治疗非器质性心脏病室性期前收缩

选择非器质性心脏病室性期前收缩患者85例，随机分为治疗组45例和对照组40例。对照组采用酒石酸美托洛尔片12.5mg，每日2次。室性期前收缩增多时改为每日3次。治疗组在对照组治疗基础上以苓桂甘枣汤加味处方：茯苓30g，桂枝15g，炙甘草15g，大枣15g，白术15g，黄芪20g，当归15g。每日1剂，水煎2次，每次150ml，温服。2组均以1周为1个疗程，1个疗程结束后统计疗效。结果以临床症状消失或基本消失，心电图检查室性期前收缩显著减少或达到室性期前收缩消失为显效，治疗组总有效率为93.3%；对照组总有效率为80.0%（$P < 0.05$）[3]。

3 治疗其他疾病

用茯苓桂枝甘草大枣汤原方或其加减方，还可治疗更年期综合征[4]等见有本方证者。

【方剂评述】

茯苓桂枝甘草大枣汤和苓桂术甘汤均由桂枝甘草汤演化而来，两者相同点是大枣和白术均为补脾益气的方剂，两者的不同点是白术性燥，大枣滋润。有研究认为茯苓桂枝甘草大枣汤里大枣与茯苓合用有宁心安神的作用，茯苓倍量为了加强宁心安神之效，因而利水作用也有所加强。临床证实，茯苓桂枝甘草大枣汤特别适用于脐下水饮上冲而产生挛急，用大枣镇定其挛急，加倍用茯苓利水和宁心安神，而苓桂术甘汤主要是治疗心下痰饮，因而有加白术或大枣的区别。本方为治疗奔豚证轻者（或欲作奔豚者），若奔豚已发者，则宜用桂枝加桂汤或奔豚汤。

参 考 文 献

［1］孙维敏，王孝先，胡邦仁，等. 茯苓桂枝甘草大枣汤利尿作用实验观察［J］. 新疆中医药，2003，21

（1）：8-9.

［2］刘永．经方治疗躯体形式障碍15例［J］．北京中医，2006，25（1）：34-35.

［3］毕春和，刘春贵．苓桂甘枣汤加味治疗非器质性心脏病室性早搏45例［J］．云南中医中药杂志，2011，32（12）：48.

［4］马大正．经方治疗更年期综合征验案4则［J］．黑龙江中医药，2007（4）：28-29.

第九篇

胸痹心痛短气痛脉证治篇

本篇讨论胸痹、心痛两病的病因病机、脉证及治疗。胸痹、心痛两病症状均以疼痛为主症，病变部位邻近，皆以阳虚阴盛为其病机，且可相互影响，合并发生。胸痹又称为"真心痛"和"胸痛"。主要因胸中阳气不足、痰浊等阴邪上乘阳部，痹阻于胸中所致。本病类似于现代医学的冠状动脉粥样硬化性心脏病、心绞痛、心肌梗死、肺源性心脏病、心包炎、胸膜炎等。心痛包括心前区疼痛和心窝部疼痛。前者属心脏本身的病变，即胸痹范畴，后者多属胃脘疼痛。心痛病类似于现代医学的急、慢性胃炎及胃溃疡、十二指肠溃疡、胃痉挛、胃癌等疾病。本篇论述方剂共10首。

∽∽ 瓜蒌薤白白酒汤 ∽∽

【处方组成与功用】

瓜蒌薤白白酒汤出自《金匮要略》胸痹心痛短气病脉证治（胸痹）篇，由瓜蒌30g，薤白15～20g，白酒30～100ml组成。具有宣痹通阳，豁痰下气的功效。传统用于胸痹典型证所见之气喘，咳嗽，唾痰涎，胸部疼痛牵引及背部，呼吸气短；寸部脉象沉而迟，关部脉象小紧等。

【方剂传统解析】

《金匮要略》载："胸痹之病，喘息咳唾，胸背痛；短气，寸口脉沉而迟，关上小紧数，瓜蒌薤白白酒汤主之。"本条文论述了胸痹典型证的证治。本证的病因病机为上焦阳虚，痰饮上乘，阻痹胸阳。本方用瓜蒌宽胸理气，涤痰开结；薤白辛温，宣痹通阳，行气散结；白酒辛、温，通阳宣痹，温通气血，且行药势、助药力。三药相配，共奏宣痹通阳，豁痰散结，下气宽胸之效。

【方剂药效物质基础】

1 拆方组分

1.1 瓜蒌 ①挥发油类：棕榈酸乙酯、亚油酸乙酯、棕榈酸甲酯、亚麻酸乙酯、亚麻酸甲酯和亚油酸甲酯等。②甾醇类：瓜蒌中的甾醇类化合物种类繁多，其中 α – 菠菜甾醇的研究报道较多，另有 β – 菠菜甾醇、豆甾烯 – 3β、多孔甾烷 – 3β 等。③黄酮及其苷类：以山奈酚类和木犀草素类为主，包括山奈酚 – 3,7 – 二 – O – β – 葡萄糖苷、山奈酚 – 3 – O – β – 葡萄糖苷 – 7 – O – α – 鼠李糖苷、山奈酚 – 3 – O – β – 槐糖苷、山奈酚 – 3 – O – β – 芸香糖苷、槲皮素 – 3 – O – β – 芸香糖苷、木犀草素 – 7 – O – β – 葡萄糖苷等。④三萜及其苷类：3 – O – 苯甲酸酯、7 – 氧代二氢栝楼仁二醇、5 – 脱氢栝楼仁二醇、异栝楼仁二醇等。⑤蛋白质及氨基酸：瓜蒌中含有大量的蛋白质及氨基酸。蛋白质有栝楼素、凝集素（糖蛋白）、丝氨酸蛋白酶 A、丝氨酸蛋白酶 B；氨基酸类有苏氨酸、缬氨酸、亮氨酸、异亮氨酸、蛋氨酸、赖氨酸、苯丙氨酸 7 种必需氨基酸及丝氨酸、谷氨酸、脯氨酸、精氨酸、组氨酸、门冬氨酸等 10 种非必需氨基酸。⑥生物碱：目前虽然已分离到某些瓜蒌特有的生物碱，如瓜蒌酯碱，但其药理作用不明。⑦其他成分：还含有半乳糖酸 C – 内酯和半乳糖、2,5 – 二羟甲基呋喃、柯伊利素 – 7 – O – β – D – 葡萄糖苷、苹果酸丁二酯等[1-9]。

1.2 薤白 ①甾体皂苷类：甾体皂苷是薤白的主要活性成分之一，除螺甾皂苷外，还含有大量的呋甾皂苷。②挥发油类：薤白中的挥发油主要为含硫化合物，包括二甲基三硫醚、甲基烯丙基三硫醚和二甲基四硫醚，不同产地的薤白挥发油中含硫化合物其组成存在差异。③脂肪酸类：薤白中含有丰富的长链脂肪酸，如棕榈酸、油酸、亚麻酸、21 – 甲基二十三烷酸。此外，还含有丁二酸、对羟基肉桂酸及对羟基苯甲酸等。④多糖类：薤白多糖中含有 3 个主要级分均一的多糖 PAM – Ⅰb、PAM – Ⅱa 及 PAM – Ⅲ′，其中 PAM – Ⅰb 主要由半乳糖和葡萄糖组成；PAM – Ⅱa 主要由半乳糖、葡萄糖、果糖、木糖和鼠李糖组成；PAM – Ⅲ′主要由半乳糖、葡萄糖和木糖组成。⑤无机元素：有研究表明，薤白中微量元素含量由高到低为 Ca、Mg、Fe、Zn、Mn、Cu。⑥其他成分：薤白中还含有天冬氨酸、苏氨酸和色氨酸等 17 种氨基酸，前列腺素 A_1、β – 谷甾醇、胡萝卜苷、胡萝卜苷十一烷酸酯、紫丁香苷[10-17]。

1.3 白酒（米酒） ①糖类：大米中的淀粉转化成单糖和低聚糖，这更有利于它快速补充人体的能量，以及改变口味。主要的单糖和双糖有葡萄糖、果糖、麦芽糖、蔗糖、异麦芽糖。②有机酸类：这些有机酸大部分是大米淀粉在发酵过程中由根酶发酵产生的，所含的主要有乳酸、乙酸、柠檬酸等。③蛋白质和氨基酸类：大米中大部分的蛋白质是不溶于水的（谷蛋白、醇溶蛋白、清蛋白、球蛋白），经过发酵的过程有部分会被分解成为游离氨基酸和多肽类物质，米酒含有十多种氨基酸，其中有 8 种是人体不能合成而又必需的。④维生素和微量元素类：这些物质大部分都是大米中本身含有的，主要是他们的结合形式产生了变化，以及根霉在发酵时也会产生一些维生素。主要有维生素 A、维生素 B_1、维生素 B_2、维生素 B_6、维生素 B_{12}、胡萝卜素、叶酸、泛酸、烟酸和钙、铁、磷、钾、钠、铜、镁、锌、硒等[18]。

2 复方组分

利用各种化学和色谱手段对瓜蒌薤白白酒汤进行追踪分离，利用化学及波谱手段鉴定化学结构，研究瓜蒌薤白白酒汤药效作用的物质基础。结果从螺甾烷皂苷类活性成分分离得到 7 个螺甾烷类化合物，且 7 个化合物都有抑制血小板聚集的活性；从活性部位提到 4 个呋甾皂苷类化合物，4 个化合物均有抑制血小板聚集的活性；从黄酮类活性成分提到 4 个黄酮类化合物，其中化合物 3′,5 – 二羟基 – 4′ – 甲氧基黄酮 7 – O – A – L – 鼠李糖基（1→6）– β – D – 葡萄糖苷和两种黄酮苷类化合物（分子式为 $C_{28}H_{34}O_{15}$、$C_{27}H_{32}O_{14}$）有抑制血小板聚集活性；从活性部位分离到 10 个含氮化合物，其中 adenosine 鉴定为腺苷，有抑制血小板聚集的活性[19-23]。

【方剂药理学研究】

1 拆方药理

1.1 瓜蒌　①改善心血管系统的作用：瓜蒌具有扩张微血管，增加冠脉血流量、增加耐缺氧能力、保护缺血心肌、抗凝血及降低血清胆固醇等多种活性。瓜蒌乙醇提取部位有较强的扩张血管作用，但水溶性成分对血管扩张有抑制作用，这可能与瓜蒌乙醇部位阻滞钙通道起到舒张动脉的作用有关。瓜蒌提取物可扩张豚鼠心脏冠状动脉、显著增加冠脉流量，并呈现出一定的量效关系，还能延长异丙肾上腺素作用缺氧小鼠的存活时间，增加缺血再灌注局部 SOD 的活性，减少 MDA 的含量，对垂体后叶素所致的大鼠急性缺血心肌有保护作用；还可减少游离脂肪酸（FFA）在缺血心肌的堆积，改善缺血心肌 FFA 的代谢，使膜酶活性得以保护，从而保护缺血心肌。②祛痰止咳作用：瓜蒌中分离得到的氨基酸有较好的祛痰作用。半胱氨酸能裂解痰液黏蛋白，使痰液黏度下降而易于咳出，天门冬氨酸可促进骨髓 T 淋巴细胞前体转化为成熟的 T 淋巴细胞，有利于减少炎性分泌物；蛋氨酸可变为半胱氨酸及胱氨酸起到协同的作用。瓜蒌水煎剂有较显著的祛痰作用，可有效抑制氨水引起的咳嗽。③抗菌作用：瓜蒌水提液有较好的抑菌作用，瓜蒌水浸剂可抑制奥杜盎小孢子菌与星形奴卡菌，促进光合细菌的生长，在低浓度下即可发挥作用。瓜蒌煎剂体外对大肠埃希菌、霍乱杆菌、志贺菌属、伤寒杆菌、副伤寒杆菌、铜绿假单胞菌及溶血性链球菌、肺炎球菌、白喉杆菌、金黄色葡萄球菌、流感杆菌等均有抑制作用。④对消化系统的作用：瓜蒌醇提物可降低大鼠胃酸分泌和胃酸浓度，对结扎幽门引起的溃疡、5 – 羟色胺及水浸压法诱发的胃损伤均有显著的抑制作用。瓜蒌提取物对乙酰胆碱引起的小鼠回肠收缩均有明显松弛作用。⑤抗肿瘤作用：1∶5 瓜蒌煎剂在体外能杀死小鼠腹水癌细胞。动物实验发现，瓜蒌对肉瘤比对腹水癌细胞作用强，对腹水癌作用不明显，也不稳定。瓜蒌在体外可直接抑制 HeLa 细胞，而对巨噬细胞则有促进和损伤双向作用。在给药浓度较高和时间较长时，都能引起巨噬细胞损伤。⑥其他作用：栝楼仁二醇、10α – 葫芦二烯醇等三萜类化合物及 3β,6α – 豆甾二醇等羟基甾醇类化合物对 12 – O – 十四酰佛波醇 – 13 – 乙酸酯诱导的小鼠耳部炎症有一定抑制作用[1,24-29]。

1.2 薤白　①扩张血管作用：以离体兔主动脉条为标本，对薤白的扩血管机制进行了探讨，结果发现薤白能舒张已为氯化钙、高钾和去甲肾上腺素收缩的兔主动脉条，使去甲肾上腺素、氯化钾和氯化钙的剂量 – 效应曲线非平行右移，最大效应降低，薤白的扩血管机制与其对钙通道阻断作用有关。②抑制凝血和抗血栓作用：薤白不同溶剂提取物能显著延长小鼠凝血时间，提高胶原蛋白 – 肾上腺素血栓模型小鼠的恢复率，说明薤白提取物有抑制凝血和抗血栓形成的作用。③抗血小板相关炎症作用：研究表明 3 种薤白皂苷单体化合物呈剂量依赖性抑制血小板 CD40L 的表达，并明显抑制 ADP 诱导的血小板与中性粒细胞之间的黏附。提示薤白皂苷化合物可能具有抗血小板相关炎症的作用。④降血脂作用：薤白提取物能显著降低高脂血症家兔血清总胆固醇、低密度脂蛋白和甘油三酯含量，明显升高高密度脂蛋白含量，同时能显著降低过氧化脂质。⑤对心肌损伤的保护作用：采用异丙肾上腺素致小鼠缺氧模型、垂体后叶素致大鼠急性心肌缺血模型及大鼠心肌缺血再灌注模型，结果表明薤白提取物能延长异丙肾上腺素作用的小鼠常压缺氧存活时间，对抗垂体后叶素所致的大鼠急性心肌缺血作用，并能明显保护缺血再灌注引起的大鼠心肌的损伤。⑥增强免疫功能作用：薤白能提高小鼠免疫功能，可能是薤白增强了巨噬细胞分泌 1L－1、1L－2、TNF 等细胞因子的活性和 NK 细胞的细胞毒作用，即增强机体非特异性免疫功能，同时增强机体的特异性免疫功能。薤白挥发油能明显增加 S180 荷瘤小鼠的脾脏指数，巨噬细胞吞噬率明显增强，脾细胞增殖指数明显升高。研究显示，薤白对正常小鼠免疫功能无明显影响，但能改善环磷酰胺对机体造成的免疫抑制。⑦抗肿瘤作用：薤白可以和目前所知的最强化学致癌物质之一的 N－亚硝基化合物进行反应，对亚硝酸盐有一定的清除作用。薤白挥发油能够明显抑制体外培养的肿瘤细胞生长，对 S180 和 H_{22} 瘤细胞有明显的细胞毒效应。薤白挥发油能够增强 S180 荷瘤小鼠的免疫功能，这可能是其抑制体内肿瘤生长的机制之一。通过细胞生长抑制试验证明，不同浓度的薤白挥发油均可诱导胃癌细胞凋亡，其对人胃癌细胞的杀伤作用主要是通过诱导细胞凋亡来实现，且这种凋亡作用呈剂量依赖性，提升 p53 蛋白表达可能是诱发胃癌细胞凋亡的作用途径之一。薤白总皂苷有显著的抑制人宫颈癌 HeLa 细胞增殖和诱导凋亡作用。⑧抗氧化作用：薤白多糖半纯品（PAM）及三种精制多糖具有体外抗氧化活性，薤白乙醚提取物和原汁对·OH 具有明显的清除作用，并能保护 DNA 的氧化损伤，作用强度与浓度之间存在正比关系。⑨其他作用：通过豚鼠制作动物哮喘模型，采用磷酸组胺喷雾致喘法，以氨茶碱为阳性对照药，结果发现薤白提取物有明显的平喘作用。用小鼠热板法及醋酸扭体法试验发现，薤白生品及炮制品水煎剂均有镇痛作用。动物实验表明薤白预防和治疗腹腔粘连与肠粘连优于新斯的明和生理盐水，临床早期用薤白对术后肠粘连有较强的预防作用。薤白水提物具有抗抑郁活性，其作用机制可能与脑神经再生及脑源性神经营养因子的释放有关[10,30-42]。

1.3 白酒（米酒）　开胃提神，并有活气养血、滋阴补肾的功能[18]。

2 复方药理

2.1 对缺血心肌的保护作用　采用 SPF 级大鼠结扎心脏冠状动脉左前降支法复制心肌缺血再灌注损伤模型，通过不同剂量（7.5g/kg，15g/kg，30g/kg）瓜蒌薤白白酒汤，观察其心电图 ST 段变化，分离血清检测 SOD 活性、MDA 以及血清肌酸激酶（CK）、肌酸激酶同工酶（CK－MB）含量，并摘取左室心肌做常规组织切片，探讨瓜蒌薤白白酒汤抗心肌缺血再灌注损伤的疗效。结果显示，与模型组相比，瓜蒌薤白白酒汤组在造模后 10～30 分钟各时间段均见 T 波明显回落（$P < 0.05$）；与假手术组比较，模型组 MDA 水平明显升高，SOD 明显降低；与模型组比较，瓜蒌薤白白酒汤组 MDA 水平降低（$P < 0.05$），SOD 水平升高（$P < 0.05$）。病理组织结果显示高剂量组优于低剂量组。说明瓜蒌薤白白酒汤剂量对心肌缺血再灌注损伤有保护作用，且在一定范围内，剂量越高，保护作用越强[43]。

2.2 对血液流变学的影响　为探讨瓜蒌薤白白酒汤对缺血性脑卒中模型大鼠血液流变学的影响，探究其作用机制，采用给药 7 天，末次给药后 40 分钟向一侧颈内动脉注入血栓栓子复制模型。术后 24 小时取脑组织，进行各项指标测定。结果显示，与模型组比较，瓜蒌薤白白酒汤可降低脑卒中大鼠血小板聚集率，降低血液黏稠度（$P < 0.05$ 或 $P < 0.01$），改善模型大鼠脑组织病理状态。说明瓜蒌薤白白酒汤对大鼠缺血性脑卒中有预防作用，其作用机制可能与改善血液流变学有关[44]。

2.3 对血脂的影响　瓜蒌和薤白均能显著降低血清甘油三酯、低密度脂蛋白胆固醇和动脉硬化指数，通过实验发现二者联用有协同作用，降脂效果更佳[45]。

2.4 抗凝血和溶纤作用　通过凝血实验、体外溶纤实验，研究加味瓜蒌薤白白酒汤对小鼠凝血时间和体外纤维蛋白重量的影响。结果显示，加味瓜蒌薤白白酒汤高、低剂量组作用相近，均能显著延长小鼠的凝血时间，与阴性对照组比较有显著差异（$P < 0.05$）；加味瓜蒌薤白白酒汤低剂量组能减轻血浆纤维蛋白凝块的重量，与阴性对照组对比有显著差异（$P < 0.05$），说明其有促进血浆纤维蛋白溶解的作用。高剂量组有减轻血浆纤维蛋白凝块重量的趋势，但与阴性对照组对比无统计学差异（$P > 0.05$）[46]。

【临床研究与应用】

1 治疗冠心病

选择冠心病心绞痛患者 30 例，其中年龄 45～80 岁，平均 59.2 岁；病程最短 2 个月，最长 20 年。均以瓜蒌薤白白酒汤为主方：瓜蒌 15g，薤白 15g，生地黄 15g，赤芍 15g，川芎 15g，水蛭 5g，炙甘草 15g，桔梗 15g，牛膝 15g，红花 15g，白酒 5g 为引。每日 1 剂，水煎 2 次，早晚分服。14 天为 1 个疗程，2 个疗程间隔 5 天。结果以症状消失或基本消失，或由重度减到轻度，即症状减轻进步 2 度为显效，本组心绞痛疗效：显效 20 例，有效 5 例，无效 5 例，总有效率 83.3%；心电图疗效：显效 5 例，有效 13 例，无效 12 例，总有效率 60.0%[47]。

2 治疗不稳定型心绞痛

选择不稳定型心绞痛患者 60 例，随机分为治疗组与对照组各 30 例。2 组均进行常规抗血小板、抗凝血、抗缺血治疗（阿司匹林、氯吡格雷、肝素、硝酸酯类药物、β 受体阻滞剂、A - CEI、钙拮抗剂等）。治疗组配以瓜蒌薤白白酒汤处方：瓜蒌实 30g，薤白 30g，土黄酒 50ml，紫丹参 30g，降香 30g。若血瘀者，加赤芍、桃仁、红花、三七；寒凝者，加桂枝、附片；气郁者，加乌药、郁金、沉香；痰盛者，加半夏、石菖蒲；气血（阴）虚寒者，加人参、当归、黄芪、麦冬、五味子、地黄。水煎内服，每日 1 剂。2 组疗程均为 2 个月。结果以对比期内无不稳定性心绞痛发作表现或发作频率明显降低，严重度分级（Braunwald 分级）降低；偏移的 ST 段完全回复、T 波倒置或回复；治疗组总有效率 93.30%；对照组总有效率 76.60%（$P < 0.05$）[48]。

3 治疗其他疾病

用瓜蒌薤白白酒汤原方或其加减方，还可治疗病毒性心肌炎[49]，肋间神经痛、高脂蛋白血症[50]等见有本方证者。

【方剂评述】

瓜蒌薤白白酒汤为胸痹主证专方，适用于"喘息咳唾，胸背痛，短气，寸口脉沉而迟，关上小紧数"者。其功用通阳散结，豁痰下气。方中主用瓜蒌苦寒滑润，开胸祛痰；以温通滑利、通阳行气止痛之薤白为辅，且驱逐寒浊之邪使之下行，亦遵"心伤宜食薤"之经旨；再借白酒辛散善通，行气活血，助药上行之力，以加强薤白行气通阳的作用为佐药。今之医者有忽视白酒在本方中的作用，或弃而不用，而减低了本方临床效用。本方药虽三味，但配伍精当，药简意精，祛痰行气两者兼备，相辅相成，相得益彰，与本病病机颇为贴切。诸药合用，方使胸中阳气宣通，升降复常，痰浊消除，气机调畅，则喘咳痹病自除，共奏温寒通阳之效。此为治疗胸痹轻症之方。如果由于气滞痰阻，痰浊结聚较甚，以致胸背疼痛相引，病情严重不能安卧者，可在原方基础上加半夏，以增强涤痰散结之力，称之为"瓜蒌薤白半夏汤"，用治胸痹重症。由于本方治疗胸痹、心痛确有良效，故而自汉至今，历时两千多年，一直沿用不衰。张仲景瓜蒌薤白白酒汤中之白酒，现代应用比较混乱。有用米酒者，也有用黄酒者，还有用高粱烧酒及米醋者，都有温振阳气、通行气血的作用，临证可因人、因证，根据具体条件酌情选用。如患者能饮酒者，可用黄酒或少量白酒兑服或同煎；不能饮酒者，可用米酒或醋同煎。其用量也不必过大，原方纯用"白酒七升"煎药，似不可。考张仲景方之用酒者，有白酒、清酒、酒、苦酒四种。一般认为米酒（如醛糟酒）之初熟者，其色白，故为"白酒"；久储而色澄清者，称为"清酒"；苦酒是米醋。另外根据《本草纲目》记载，我国酿造烧酒（即蒸馏酒，又名白干酒）的技术至元代才具备。所以张仲景经方所用之白酒、清酒及酒，都不是现代意义的"白酒"。

参 考 文 献

[1] 刘金娜，温春秀，刘铭，等. 瓜蒌的化学成分和药理活性研究进展 [J]. 中药材，2013，36（5）：843 - 848.

[2] 屠婕红，余菁，陈伟光，等. 瓜蒌的化学成分和药理作用研究概况 [J]. 中国药师，2004，7（7）：562 - 563，572.

[3] 范雪梅，陈刚，苏姗姗，等. 瓜蒌化学成分的分离与鉴定 [J]. 沈阳药科大学学报，2011，28（12）：947 - 948，954.

[4] 巢志茂，刘静明. 湖北栝楼果皮挥发油化学成分的研究 [J]. 中国药学杂志，1996，31（3）：140 - 142.

[5] 闫永婷，何家庆，黄训端，等. 栝楼籽油的理化性质及其脂肪酸组成分析 [J]. 中国林副特产，2008，96（5）：29 - 31.

[6] 时岩鹏，姚庆强，刘拥军，等. 栝楼化学成分的研究及其 α - 菠菜甾醇的含量测定 [J]. 中草药，2002，33（1）：14 - 16.

[7] 刘岱琳，曲戈霞，王乃利，等. 瓜蒌的抗血小板聚集活性成分研究 [J]. 中草药，2004，35（12）：1334 - 1336.

[8] 孙晓业，吴红华，付爱珍，等. 瓜蒌的化学成分研究 [J]. 药学学报，2012，47（7）：922 - 925.

[9] 孙娟，孟冰，赵启韬，等. 瓜蒌药理作用的物质基础研究概况 [J]. 山东中医杂志，2012，31（6）：461 - 462.

[10] 盛华刚. 薤白的化学成分和药理作用研究进展 [J]. 药学研究，2013，32（1）：42 - 44.

[11] 姜勇，王乃利，姚新生. 中药薤白的研究进展 [J]. 天然产物研究与开发，2000，12（5）：74 - 79.

[12] 林琳，蒋和众，罗丽勤，等. 薤白挥发油成分的超临界 CO_2 萃取及 GC - MS 分析 [J]. 分析实验室，2008，27（1）：115 - 118.

[13] 许捷思，卓玥，唐晓东，等. 薤白药用化学成分及其价值的研究 [J]. 科技信息，2007（33）：372，454.

[14] 夏新奎，杨海霞，陈利军. 薤白中脂肪酸组成的 GC - MS 法分析 [J]. 食品科技，2010，35（7）：279 - 280，283.

[15] 夏新奎，杨海霞，李纯，等. 薤白多糖的分离纯化及组成分析 [J]. 食品工业科技，2010（1）：244 - 247.

[16] 吴素珍，李加林，李银保. 薤白微量元素的测定 [J]. 时珍国医国药，2007，18（11）：2654 - 2655.

[17] 康小东，吴学芹，张鹏. 薤白的化学成分研究 [J]. 现代药物与临床，2012，27（2）：97 - 99.

[18] 儿童与健康编辑部. 米酒 [J]. 儿童与健康，2013（5）：1.

[19] 何祥久，王乃力，邱峰，等. 瓜蒌薤白白酒汤螺甾烷皂苷类活性成分研究 [J]. 药学学报，2003，38（6）：433 - 435.

[20] 何祥久，邱峰，姚新生，等. 瓜蒌薤白白酒汤活性成分研究（Ⅱ）：呋甾皂苷类成分 [J]. 沈阳药科大学学报，2003，20（2）：107 - 109.

[21] 何祥久，王乃利，邱峰，等. 瓜蒌薤白白酒汤活性成分研究（Ⅲ）黄酮类活性成分、[J]. 中国中药杂志，2003，28（5）：420 - 423.

[22] 何祥久，邱峰，姚新生. 瓜蒌薤白白酒汤活性成分研究Ⅳ：含氮及其它类化合物 [J]. 天然产物研究与开发，2003，15（1）：9 - 12.

[23] 陈素慧. 瓜蒌薤白汤的研究进展 [J] 天津药学，2013，25（2）：60 - 62.

[24] 滕勇荣，王连侠，张永清. 瓜蒌药理研究进展 [J]. 齐鲁药事，2010，29（7）：417 - 419.

[25] 吴波，曹红，陈思维，等. 瓜蒌提取物对缺血缺氧及缺血后再灌注损伤心肌的保护作用 [J]. 沈阳药科大学学报，2000，17（6）：450 - 451.

[26] 阮耀，岳兴如. 瓜蒌水煎剂的镇咳祛痰作用研究 [J]. 国医论坛，2004，19（5）：48.

[27] Derocq JM，Laurentg，Casellas P，et al. Rational for these lection of ricin A - chain anti - T immunotoxins for-mature T cell depletion [J]. Transplantation，1987，44（6）：763 - 769.

[28] Takano T. 瓜蒌的抗溃疡作用 [J] 国外医药：植物药分册，1991，6（3）：133.

[29] 秦林，高伟良. 瓜蒌对子宫颈癌细胞和巨噬细胞的影响 [J]. 山东中医学院学报，1995，19（6）：414 - 416.

[30] 苏丽梅，袁德俊，蒋红兰. 薤白的药理研究进展 [J]. 今日药学，2009，19（1）：28 - 29，18.

[31] 农彩丽，吕淑娟，韦锦斌. 薤白药用价值的研究进展 [J]. 中国现代中药，2012，14（11）：21 - 24.

[32] 吴波，陈思维，曹虹，等. 薤白提取物对心肌缺氧缺血及缺血再灌注心肌损伤的保护作用 [J]. 沈阳药科大学学报，2001，18（2）：131 - 133.

[33] 贺立勃. 瓜蒌、薤白降脂作用的析因研究 [J]. 湖南中医药导报，2002，8（4）：205 - 206.

[34] 万京华，章晓联，辛善禄. 薤白对小鼠免疫功能的影响 [J]. 承德医学院学报，2005，22（3）：188 - 190.

[35] 张卿，高尔，侯琦，等. 薤白挥发油对 S180 荷瘤小鼠免疫功能的影响 [J]. 潍坊医学院学报，2008，24（2）：94 - 95.

[36] 张卿，高尔. 薤白挥发油抗肿瘤作用的实验研究 [J]. 潍坊医学院学报，2003，25（5）：347 - 349.

[37] 吴志民，张岂凡，薛英威，等. 薤白挥发油诱导人胃癌细胞的凋亡 [J]. 中国临床康复，2006，10（19）：115 - 117.

[38] 罗涛，石孟琼，刘雄，等. 薤白总皂苷对人宫颈癌 HeLa 细胞增殖与凋亡作用的影响 [J]. 疑难病杂志，2012，11（10）：762 - 765.

[39] 覃丽蓉，吴珊，韦锦斌. 薤白提取物平喘作用的实验研究 [J]. 广西医学，2008，30（12）：1844 - 1845.

[40] 丁丰，焦淑萍，方良. 薤白提取物清除羟自由基及抗 DNA 损伤作用的实验研究 [J]. 中药材，2005，28（7）：592 - 593.

[41] 金凌应，邬四明，金凌民，等. 薤白预防肠粘连的实验与临床研究 [J]. 中华实验外科杂志，2010，

27 (12)：1928 - 1929.

[42] Seungjoo Lee, Dong Hyun Kim, Chang Hwan Lee, et al. Antidepressant - like activity of the aqueous extract of Alliummacrostemon in mice [J]. Journal of ethnopharmacology, 2010, 131 (2)：386 - 395.

[43] 李明明, 黄芳, 韩林涛, 等. 瓜蒌薤白白酒汤对大鼠心肌缺血再灌注损伤的保护作用 [J]. 中国实验方剂学杂志, 2013, (16)：188 - 192.

[44] 卞海, 王雅娟, 李亚军, 等. 瓜蒌薤白白酒汤对缺血性脑卒中模型大鼠血液流变学的影响 [J]. 中药材, 2014, 37 (2)：303 - 306.

[45] 贺立. 瓜蒌、薤白降脂作用的析因研究 [J]. 湖南中医药导报, 2002, 8 (4)：205 - 207.

[46] 吴雪茹, 吴启端, 符惠燕. 加味瓜蒌薤白白酒汤抗凝和溶纤作用的实验研究 [J]. 时珍国医国药, 2009, 20 (1)：88 - 89.

[47] 李姝花, 范建清, 逄金彩. 瓜蒌薤白白酒汤加味治疗冠心病心绞痛 30 例 [J]. 中国民间疗法, 2011, 19 (8)：45.

[48] 关登明. 瓜蒌薤白白酒汤配合他汀类药物治疗不稳定型心绞痛 30 例临床观察 [J]. 中国中医急症, 2012, 21 (6)：994.

[49] 王建军, 孙玫. 炙甘草汤合瓜蒌薤白白酒汤治疗病毒性心肌炎 30 例 [J]. 河南中医, 2004, 24 (6)：7 - 8.

[50] 陈锐. 瓜蒌薤白白酒汤临床新用 [J]. 中国社区医师, 2013 (19)：15.

∽❀ 瓜蒌薤白半夏汤 ❀∽

【处方组成与功用】

瓜蒌薤白半夏汤出自《金匮要略》胸痹心痛短气病脉证治（胸痹）篇，由瓜蒌实30g，薤白15g，半夏10g，白酒50～100ml 组成。具有宣痹通阳，豁痰散结的功能。传统用于胸痹痰浊壅盛证所见之喘息咳唾，痰涎较多，胸闷窒塞，短气，呼吸困难，不能平卧，心痛彻背，疼痛剧烈，舌苔厚腻滑，寸脉沉迟、关脉紧弦等。

【方剂传统解析】

《金匮要略》载："胸痹，不得卧，心痛彻背者，栝蒌薤白半夏汤主之。"本条文论述了痰浊壅盛的证治。本证的病因病机为阳虚阴盛，痰饮浊邪壅塞，胸阳痹阻较重。本方即在瓜蒌薤白白酒汤宣痹通阳，豁痰降气基础上，再加半夏以增强其燥湿化痰，逐饮散结之功效，故主治胸痹痰浊壅盛证。

【方剂药效物质基础】

1 拆方组分

1.1 瓜蒌、薤白、白酒（米酒） 其药理研究见胸痹心痛短气病脉证治篇"瓜蒌薤白白酒汤"。

1.2 半夏 其化学组分见百合狐惑阴阳毒病脉证治篇"甘草泻心汤"。

2 复方组分

目前尚未见有瓜蒌薤白半夏汤复方化学组分的文献报道。

【方剂药理学研究】

1 拆方药理

1.1 瓜蒌、薤白、白酒（米酒）　其药理研究见胸痹心痛短气病脉证治篇"瓜蒌薤白白酒汤"。

1.2 半夏　其药理研究见百合狐惑阴阳毒病脉证治篇"甘草泻心汤"。

2 复方药理

2.1 对心肌缺血再灌注损伤的保护作用　研究发现，瓜蒌薤白半夏汤能通过 JAK - STAT 细胞信号传导通路的介导，上调 JAK2、STAT3 的蛋白表达，升高血清腺苷、缓激肽含量，减少心肌梗死面积，对缺血再灌注心肌起保护作用[1]。

2.2 扩张冠状动脉作用　通过对大鼠离体血管保留或去除内皮，阻断剂预处理后，观察瓜蒌薤白半夏汤的血管舒张作用及其机制。结果显示，瓜蒌薤白半夏汤具有舒张血管作用且为内皮依赖性舒张，其机制主要与内皮 NO - cGMP 途径和环氧合酶途径有关[2]。

2.3 调节血脂作用　对实验性动物用以瓜蒌薤白半夏汤为主要组成的温心胶囊，发现温心胶囊具有显著的调脂、降脂，减轻脂质过氧化损伤而起到抗动脉粥样硬化的作用，并能增强机体抗氧化能力，保护内皮细胞，延缓动脉粥样硬化的形成和发展[3]。

2.4 对心肌纤维化的抑制作用　为探讨瓜蒌薤白半夏汤抑制心肌纤维化的作用机制，采用胰酶消化法进行新生大鼠心肌成纤维细胞（CFs）培养，制作离体心肌纤维化病理模型，分别予 5%、10% 和 15% 瓜蒌薤白半夏汤含药血清干预 24 小时。采用 EnVision 免疫组织化学方法检测组织平滑肌肌动蛋白 - α（α - SMA）、纤维连接蛋白（FN）及波形蛋白（VN），进行心肌成纤维细胞的鉴定；MTT 法和 3H - TdR 掺入法进行细胞增殖和 DNA 合成检测，羟脯氨酸法进行胶原含量检测。结果表明，瓜蒌薤白半夏汤 5% 低剂量、10% 中剂量组有明显的拮抗 Ang II 促心肌纤维化作用，其可明显降低 CFs 增殖、DNA 的合成，抑制 CFs 细胞外基质中胶原的合成、分泌，以达到改善心肌纤维化的作用[4]。

2.5 其他作用　加味瓜蒌薤白半夏汤对高脂血症模型大鼠糖脂代谢各项指标均有改善作用，机制与其能降低血脂、升高 SOD 活性及降低 MDA 含量有关，且在一定范围内，剂量越高，治疗作用越强[5]。

【临床研究与应用】

1 治疗冠心病

选择痰浊内阻型冠心病稳定型心绞痛患者 100 例，随机分为治疗组和对照组各 50 例。对照组给予单硝酸异山梨酯、阿司匹林肠溶片对症支持治疗。治疗组在对照组治疗基础上辨证应用瓜蒌薤白半夏汤加味处方：瓜蒌 20g，法半夏 10g，薤白 10g，陈皮 10g，厚朴 10g，郁金 10g，丹参 15g，菖蒲 10g，甘草 6g，川贝母 12g，鱼腥草 30g，炙百部 10g。水煎服，每日 1 剂，分早晚 2 次温服。2 组均治疗 2 个疗程后评价疗效。结果以症状消失或基本消失，或由较重减到轻度为显效，治疗组总有效率为 96%；对照组总有效率为 86%（$P < 0.05$）。2 组患者治疗后心绞痛发作次数和疼痛持续时间均较治疗前减少，但治疗组减少更为明显（$P < 0.05$）[6]。

2 治疗心律失常

选择顽固性频发室性期前收缩患者 62 例，随机分为治疗组 34 例和对照组 28 例。对照组采用胺碘酮片口服，治疗组在对照组治疗基础上拟炙甘草汤合瓜蒌薤白半夏汤处方：炙甘草 15g，红参 10g，麦冬 30g，生地黄 30g，桂枝 10g，半夏 10g，薤白 10g，生姜 10g，阿胶（烊化）10g，麻子仁 10g，瓜蒌 30g，大枣 10g。若期前收缩频繁，高丽参易红参，加龙骨、牡蛎；偏阴虚，去桂枝、红参，加西洋参、五味子、天冬；偏阳虚加熟附子。每日 1 剂，水煎 2 次，各取汁 250ml，早晚空腹温服。2 组患者均以 4 周为 1 个疗程，2 个疗程后观察疗效。结果以用药后室性期前收缩较原来减少 80% 以上为显效，治疗组显效 19 例，有效 11 例，无效 4 例，总有效率 88.2%；对照组显效 8 例，有效 10 例，无效 10 例，总有效率 64.3%（$P < 0.05$）[7]。

3 治疗慢性充血性心力衰竭

选择慢性充血性心力衰竭 64 例，随机分为治疗组 34 例和对照组 30 例。2 组患者均给予休息、吸氧，治疗原发病，常规使用利尿剂等，无禁忌患者给予 β 受体阻滞剂，并给予支持及预防感染治疗。治疗组在西医综合治疗基础上，加用瓜蒌薤白半夏汤：全瓜蒌、党参、赤芍、丹参各 15g，薤白、半夏、茯苓各 9g，桂枝、炙甘草各 6g。若血瘀明显者，加当归、红花、丹参；阴虚者，加麦冬、生地黄、沙参；阳虚者，加制附片（先煎）、干姜；气虚者，加人参、炙黄芪。水煎服，早晚各服药 1 次。结果以 NYHA 分级标准，治疗后心功能改善 2 级以上为显效，治疗组总有效率 97.0%；对照组总有效率 95.0%（$P < 0.05$）[8]。

4 治疗其他疾病

用瓜蒌薤白半夏汤原方或其加减方，还可用于治疗冠脉支架术后再狭窄[9]，急性胃肠炎[10] 等见有本方证者。

【方剂评述】

瓜蒌薤白半夏汤用以主治痰饮壅盛、闭阻胸阳、阴乘阳位所致"胸痹不得卧，心痛彻背"证的专方。本方证是由于痰浊结聚较甚，所以喘咳的程度也比较严重，亦即由前证的喘息咳唾基础上发展至"不得卧"和由胸痛而至于"心痛彻背"，且胸背痛较剧。此为胸阳不振、痰涎塞阻胸中所致。且胸痹者多胃浊上逆，其证较前证为重，故在瓜蒌薤白白酒汤基础上加半夏，以逐饮降逆，兼和胃气，加强其祛痰散结作用。至于为何加半夏，《金匮要略心典》载："胸痹不得卧，是肺气上而不下也；心痛彻背是心气塞而不和也，其痹为尤甚矣。所以然者，有痰饮以为之援也。故于胸痹药中加半夏以逐痰饮。"本方瓜蒌宽胸顺气，薤白温通胸阳，半夏降阴逆而泄饮浊，亦可间接扶助心阳，通降并用，可收开痹之功，白酒调畅气机，通阳除痹，以行药势。瓜蒌薤白白酒汤和瓜蒌薤白半夏汤均主用瓜蒌薤白同配以白酒，后方酌减薤白量加半夏，故其证较前方证为重，而长于降逆逐饮。后人以本方为基础，取其通阳散结、豁痰宽胸的作用，经历代医家的不断发挥扩充，其临床应用范围已日益广泛。目前，瓜蒌薤白半夏汤治疗疾病主要涉及心脑血管系统疾病，如冠心病、心绞痛、风湿性心脏病、心律失常、慢性阻塞性肺疾病、创伤性气胸、肋间神经痛、乳腺增生、中风后遗症、脑动脉硬化等，以及神经系统的神经炎、血管神经性头痛多种疾病。

参 考 文 献

[1] 段雪涛，晋红宾，易亚乔，等．瓜蒌薤白半夏汤预处理对大鼠心肌缺血再灌注损伤 JAK – STAT 细胞信号传导调节的研究 [J]．中国实验方剂学杂志，2011，17（24）：147 – 150.

[2] 李亚娟，周佳玮，卞卡，等．瓜蒌薤白半夏汤舒张血管机制 [J]．中药药理与临床，2010，26（4）：5 – 7.

[3] 张华敏，曹洪欣，殷惠军．温心胶囊对实验性动物粥样硬化血脂及脂质过氧化物的影响 [J]．中医药学刊，2003，21（3）：396 – 397.

[4] 沈雁，韦红．瓜蒌薤白半夏汤对血管紧张素 II 诱发心肌成纤维细胞增殖与胶原合成的抑制作用 [J]．上海中医药杂志，2011，45（6）：69 – 71.

[5] 孙赫，李文雄，韦伟标，等．加味瓜蒌薤白半夏汤对高脂血症大鼠 SOD 和 MDA 水平的影响 [J]．动物医学进展，2014，35（4）：84 – 88.

[6] 姜奥．中西医结合治疗冠心病稳定型心绞痛 50 例临床观察 [J]．健康大视野，2013（3）：184 – 185.

[7] 王生娟．中西医结合治疗顽固性频发室性期前收缩 34 例临床观察 [J]．江苏中医药，2012，44（6）：36 – 37.

[8] 孙漫原，成凯，王捷虹．瓜蒌薤白半夏汤配合西药治疗慢性心力衰竭 34 例 [J]．陕西中医，2009，30（10）：1288 – 1289.

[9] 陆进辉，孙繁雨，梁超，等．梁超教授温通法治疗冠脉支架术后再狭窄经验浅析 [J]．国医论坛，2013，28（1）：13 – 14.

[10] 陆进辉，孙繁雨．瓜蒌薤白半夏汤的临床应用 [J]．河南中医，2013，33（1）：25 – 30.

∽ 枳实薤白桂枝汤 ∽

【处方组成与功用】

枳实薤白桂枝汤出自《金匮要略》胸痹心痛短气病脉证治（胸痹）篇，由枳实 10 ~ 12g，厚朴 12g，薤白 15 ~ 20g，桂枝 6g，瓜蒌实 30g 组成。具有宣痹通阳，泄满降逆的功能。传统用于胸痹气滞证气滞偏实所见之喘息咳唾，胸背引痛，呼吸气短，胸中满闷，心下痞塞不畅，胁下逆气抢心，且伴腹胀、大便不畅，舌苔厚腻，脉弦、紧等。

【方剂传统解析】

《金匮要略》载："胸痹，心中痞，留气结在胸，胸满，胁下逆抢心，枳实薤白桂枝汤主之……"。本条文论述了胸痹气机壅滞而偏实的证治。本证的病因病机为阳虚阴盛，胸阳痹阻，气机壅滞，邪盛为主。本方用枳实下气破结，消痞除满；薤白辛温通阳，宽胸散结；桂枝通阳宣痹，降逆平冲，三药合用，则通阳散结之力益强。再配以瓜蒌宽胸理气，涤痰散结；厚朴行气宽胸，消胀除满，则祛痰下气、散结除满之力更佳。全方配伍可使胸阳振而痰浊除，阴寒消而气机畅，胸痹诸症可愈。

【方剂药效物质基础】

1 拆方组分

1.1 枳实、厚朴　其化学组分见痉湿暍病脉证治篇"大承气汤"。

1.2 薤白、瓜蒌　其化学组分见胸痹心痛短气病脉证治篇"瓜蒌薤白白酒汤"。

1.3 桂枝 其化学组分见痉湿暍病脉证治篇"栝楼桂枝汤"。

2 复方组分

2.1 抗心肌细胞损伤活性成分的研究 采用 H_2O_2 损伤乳鼠心肌细胞，并用二乙酸荧光素标记活细胞，建立心肌细胞损伤模型用于心肌细胞保护物质的筛选；以抗坏血酸为阳性对照，对枳实薤白桂枝汤的 43 个组分进行快速筛选，发现了 7 个心肌细胞保护作用较明显的组分；采用液相色谱－质谱联用法（LC－MS）对 C18、D14、D15、D16 和 E09 进行定性分析，推测出 11 个化学成分；对其中 6 个成分进行快速筛选，发现橙皮苷、新橙皮苷和圣草酚具有心肌细胞保护作用，而圣草酚的活性最强，且呈良好的量效关系[1]。

2.2 柚皮苷含量的研究 瓜蒌与薤白共为枳实薤白桂枝汤的君药，但目前尚无可供含量测定的活性成分。枳实为臣药，主要含有黄酮类成分和辛弗林，但辛弗林稳定性较差，经过提取、浓缩、干燥后损失较大。研究表明柚皮苷在降血脂、镇静、抗氧化、抗肿瘤、抗动脉粥样硬化、解痉、镇痛、调节血糖等方面具有较强的生物活性，因此测定柚皮苷的含量可反映和控制该制剂的内在质量。通过建立枳实薤白桂枝汤颗粒中柚皮苷的含量测定方法，用 HPLC 法测定柚皮苷的含量。结果表明，柚皮苷在 $15.12 \sim 151.2 \mu g/ml$ 范围内呈较好线性关系，$r = 0.9999$；精密度、稳定性和重复性均良好，平均回收率为 101.13%，RSD = 1.53%。此法准确可靠，适用于枳实薤白桂枝汤颗粒中柚皮苷的含量测定[2]。

【方剂药理学研究】

1 拆方药理

1.1 枳实、厚朴 其药理研究见痉湿暍病脉证治篇"大承气汤"。

1.2 薤白、瓜蒌 其药理研究见胸痹心痛短气病脉证治篇"瓜蒌薤白白酒汤"。

1.3 桂枝 其药理研究见痉湿暍病脉证治篇"栝楼桂枝汤"。

2 复方药理

2.1 对高脂血症大鼠血脂及血管内皮功能的影响 为探讨枳实薤白桂枝汤对高脂血症大鼠血脂及血管内皮功能的影响，以高脂饲料喂养建立高脂血症大鼠模型；分正常、模型、西药组、不同剂量中药干预组，共 6 组；西药组给予普伐他汀钠灌胃，中药干预分别给予高（7.2g/kg）、中（3.6g/kg）、低剂量（1.8g/kg）枳实薤白桂枝汤灌胃 3 周；测定总胆固醇（TC）、甘油三酯（TG）、高密度脂蛋白（HDL－C）、低密度脂蛋白（LDL－C）；一氧化氮（NO）、内皮素（ET－1）的含量。结果显示，与正常组比较，模型组大鼠血清 TC、TG、LDL－C 均显著升高（$P < 0.01$），HDL－C 降低（$P < 0.05$）；血清 NO 水平降低（$P < 0.05$），血浆 ET－1 水平升高（$P < 0.05$）。与模型组相比，普伐他汀钠组、枳实薤白桂枝汤高剂量组 TC、TG、LDL－C 均显著降低（$P < 0.01$），枳实薤白桂枝汤中、低剂量组 TC、LDL－C 均降低（$P < 0.05$），中剂量组 TG 降低（$P < 0.05$）；用药各组对 HDL－C 均无明显影响。普伐他汀钠组、枳实薤白桂枝汤高剂量组 NO 明显升高（$P < 0.05$），普伐他汀钠组 ET－1 明显降低（$P < 0.05$）。表明枳实薤白桂枝汤可明显降低高脂血症大鼠 TC、TG 和 LDL－C 含量，提高血清 NO 水平，对 ET－1 的释放没有明显影响。枳实薤白桂枝汤具有降血脂及部分改善血管内皮功能的作用[3]。

2.2 改善高脂血症大鼠血液流变学指标及抗氧化作用 为探讨枳实薤白桂枝汤对高脂

血症大鼠血液流变学及抗氧化作用的影响，采用高脂饲料喂养建立高脂血症大鼠模型；分模型组、西药组、枳实薤白桂枝汤高、中、低剂量组，用药组给予普伐他汀钠（3.6mg/kg）和不同剂量的枳实薤白桂枝汤（相当于原生药量7.2g/kg、3.6g/kg、1.8g/kg）灌胃治疗3周；观察各组大鼠血液流变学指标和丙二醛（MDA）、超氧化物歧化酶（SOD）的变化。结果显示，与正常组比较，模型组大鼠高切200/s、低切5/s下的全血黏度和血浆黏度均升高（$P < 0.05$），血清MDA水平升高（$P < 0.05$），SOD水平显著降低（$P < 0.05$）；与模型组相比，普伐他汀钠组、枳实薤白桂枝汤高剂量组大鼠高切、低切下的全血黏度与血浆黏度降低（$P < 0.05$）；血清MDA水平降低（$P < 0.05$），SOD水平升高（$P < 0.05$）。表明枳实薤白桂枝汤具有部分改善高脂血症大鼠血液流变学指标及抗氧化作用[4]。

2.3 对不稳定型心绞痛患者 MMP-9/TIMP-1 的影响　为探讨枳实薤白桂枝汤对血瘀、痰浊、气滞、寒凝为主的不稳定型心绞痛患者基质金属蛋白酶9（MMP-9）、基质金属蛋白酶抑制剂1（TIMP-1）水平及其基因表达的影响及其作用机制，将患者划分为对照组和治疗组，每组各30例。酶联免疫标记（ELISA）测定血清MMP-9、TIMP-1水平，实时荧光定量PCR技术进行相对定量检测MMP-9、TIMP-1基因表达，比较2组MMP-9、TIMP-1水平及其基因表达的变化。结果显示，2组患者症候积分较治疗前均有改善（$P < 0.05$），且治疗组优于对照组（$P < 0.05$）。2组患者MMP-9、TIMP-1水平较治疗前均有改善（$P < 0.05$），且治疗组优于对照组（$P < 0.05$）。2组患者MMP-9、TIMP-1 mRAN较治疗前均有改善（$P < 0.05$），MMP-9、TIMP-1 mRAN比较，治疗组优于对照组（$P < 0.05$）。说明在规范化治疗的基础上加用枳实薤白桂枝汤可进一步改善不稳定型心绞痛患者MMP-9、TIMP-1水平及其基因表达，促进粥样斑块的稳定性[5]。

【临床研究与应用】

1 治疗冠心病

为观察枳实薤白桂枝汤治疗不稳定型心绞痛的临床疗效及对心电图、基质金属蛋白酶-9（MMP-9）水平的影响，将不稳定型心绞痛患者随机分为对照组和治疗组各30例。对照组给予西医常规治疗，治疗组加用枳实薤白桂枝汤。疗程均为4周。观察2组心绞痛发作情况、心电图ST-T变化、MMP-9水平变化。结果治疗组疗效明显优于对照组，2组心电图NST、MMP-9较治疗前均有明显改善，治疗组优于对照组（$P < 0.05$）[6]。

2 治疗急性心肌梗死

选择急性心肌梗死（AMI）患者203例，随机分为治疗组102例和对照组101例。2组均选用持续胸痛超过0.5小时，含服硝酸甘油症状不缓解，心电图相邻两个或更多导联ST段抬高0.2mV，发病时间在6小时以内的AMI患者，年龄<75岁。对2周内有活动性出血、有创伤性心肺复苏、有外伤史、高血压控制不满意、有出血性脑卒中、严重的肝肾功能障碍或恶性肿瘤、各种血液病、出血性疾病或出血倾向者、糖尿病合并出血性视网膜病变、高度怀疑有夹层动脉瘤等患者均不选入溶栓范畴。对照组以尿激酶静脉滴注、口服阿司匹林治疗，共7~14天。治疗组在对照组用药基础上加用复方丹参注射液静脉滴注。同时以加味枳实薤白桂枝汤处方：枳实12g、桂枝9g、瓜蒌15g、薤白9g、厚朴12g、郁金12g、红参6g、黄芪15g、水蛭6g、三七粉3g（冲服或装入胶囊内吞服），每日1剂，水煎分服，疗程共4周。结果2组血管再通率分别为68.62%和55.46%（$P < 0.05$），4周病死率分别为

3.92% 和 9.90%，出血发生率分别为 1.96% 和 9.90%（$P < 0.01$ 和 $P < 0.001$），心力衰竭的发生率分别为 5.88% 和 15.84%，严重心律失常发生率分别为 11.76% 和 19.80%（$P < 0.001$ 和 $P < 0.01$），休克发生率分别为 3.92% 和 7.92%（$P < 0.01$）。说明治疗组疗效优于对照组，并发症明显低于对照组[7]。

3 治疗高脂血症

选择高脂血症患者 68 例，随机分为治疗组与对照组各 34 例。治疗组中高血压 24 例，冠心病 17 例，中、重度脂肪肝 8 例；对照组中高血压 22 例，冠心病 15，中、重度脂肪肝 9 例。治疗组用枳实薤白桂枝汤处方：枳实 12g，厚朴 12g，薤白 24g，桂枝 6g，瓜蒌 30g。水煎服，每日 1 剂，取汁 300ml，早晚各服 1 次，每次 150ml。对照组口服氟伐他丁每次 40mg，每晚睡前服用。2 组均以 8 周为 1 个疗程。结果以血脂各项指标达到以下任何一项者（TC 下降≥20%，TG 下降≥40%，HDL – C 上升≥0.26mmol/L）为显效，2 组均有明显疗效，治疗组服药前后对比，可明显降低患者总胆固醇、甘油三酯、低密度脂蛋白含量；升高高密度脂蛋白含量。且未见不良反应，说明枳实薤白桂枝汤对高脂血症有较好的疗效[8]。

4 治疗其他疾病

用枳实薤白桂枝汤原方或其加减方，还可用于治疗窦性心动过缓[9]、慢性阻塞性肺疾病合并急性加重期肺源性心脏病[10]等见有本方证者。

【方剂评述】

枳实薤白桂枝汤原为治疗胸痹的方药。其病势是由胸部向下扩展到胃脘两胁之间，而后胁下之气又逆而上冲，形成胸胃合病，证候之偏实者。本方由枳实、薤白、桂枝、厚朴、瓜蒌组成。五药合用既宣上焦之阳，又导中焦之滞，且能化下焦之阴，使三焦之气通畅。因此，无论是气机阻滞导致的胸中阳气不得通达，还是阴寒之邪凝结胸胃、阻遏阳气畅达的病证，皆可治之。如所报道病例中的冠心病、心绞痛、室性期前收缩、窦性心动过缓、更年期综合征中的胸闷憋气、胸痛的病机就是阴寒之邪凝结于胸，阻遏阳气畅达，血行不能得到正常胸阳的温煦，心脉血流缓慢而发病。总之，掌握该方的组成、方义及功效后，临证时就可以依据异病同治的原则，使方剂在医生手下得心应手，扩大本方的临床运用范围。瓜蒌薤白白酒汤、瓜蒌薤白半夏汤和枳实薤白桂枝汤三方乃张仲景所创治胸痹之经典方剂，后世医家用其治疗冠心病等，悉取佳效，屡用不爽，此乃中医中药治疗冠心病之优势所在。近年来，对用上述三方治疗冠心病的挖掘及研究愈演愈烈，而且对单味中药的药理成分及药理作用也有较深入的研究。然而对方剂的药理成分及药理作用的研究终究欠缺，而且多数研究都只是停留在知其然的层面，对作用机制的研究太少太浅，有效成分不明确，始终缺乏说服力，难以成为循证医学的依据。且实验设计的创新性不够，低水平重复太多。因而提示今后应加强三方的探讨和研究。

参 考 文 献

[1] 王程，张玉峰，赵筱萍. 枳实薤白桂枝汤抗心肌细胞损伤活性成分的发现研究 [J]. 中国中药杂志，2013，38（10）：1061 – 1065.

[2] 盛华刚. HPLC 测定枳实薤白桂枝汤颗粒中柚皮苷的含量 [J]. 食品与药品，2013，15（2）：126 – 128.

[3] 夏寒星，张业. 枳实薤白桂枝汤对高脂血症大鼠血脂及血管内皮功能的影响 [J]. 中国实验方剂学杂志，2012，18（10）：224 - 226.

[4] 夏寒星，张业. 枳实薤白桂枝汤对高脂血症大鼠血液流变学指标及抗氧化作用的影响 [J]. 中国实验方剂学杂志，2012，18（11）：170 - 172.

[5] 戴飞，陆曙，苏伟，等. 对不稳定型心绞痛患者 MMP - 9/TIMP - 1 的影响 [J]. 中国实验方剂学杂志，2013，19（14）：307 - 310.

[6] 魏慧渊，陈浩，苏伟. 枳实薤白桂枝汤治疗不稳定型心绞痛 30 例 [J]. 中国中医急症，2011，20（3）：462 - 463.

[7] 高鲜会，席孟杰. 尿激酶结合枳实薤白桂枝汤治疗急性心肌梗死 102 例 [J]. 医药论坛杂志，2004，25（17）：66 - 67.

[8] 夏寒星. 枳实薤白桂枝汤对高脂血症调脂疗效的临床观察 [J]. 陕西中医学院学报，2010，33（6）：50 - 51.

[9] 王金锁. 枳实薤白桂枝汤治疗窦性心动过缓 45 例疗效观察 [J]. 实用全科医学，2005，3（1）：86.

[10] 张学锋，杨维佳. 中西医结合治疗 AECOPD 合并急性加重期肺源性心脏病疗效观察 [J]. 中华中医药学刊，2014，32（6）：1411 - 1413.

❧ 人参汤 ❧

【处方组成与功用】

人参汤出自《金匮要略》胸痹心痛短气病脉证治（胸痹）篇，由人参、甘草、干姜、白术各 10 ~ 12g 组成。具有温中助阳，益气散寒的功能。传统用于胸痹气滞证气滞偏虚所见之喘息咳唾，胸背引痛，呼吸气短，胸中满闷，心下痞塞不畅，胁下逆气抢心，且伴四肢不温，倦怠少气，语声低微，大便溏泻，舌质淡，脉沉、迟、虚弱等。

【方剂传统解析】

《金匮要略》载："胸痹，心中痞，留气结在胸，胸满，胁下逆抢心，枳实薤白桂枝汤主之；人参汤亦主之。"本条文论述了胸痹气机壅滞而偏虚的证治。本证的病因病机为阳虚阴盛，胸阳痹阻，气机壅滞，阳气虚为主。人参汤即张仲景《伤寒论》之理中汤。方用人参、甘草益气补中；白术益气健脾，除湿邪；干姜温中助阳。四药相配，温中助阳，散寒益气。用之则使阳气振奋，阴寒自消，诸症可除。

【方剂药效物质基础】

1 拆方组分

1.1 人参　其化学组分见痉湿暍病脉证治篇"白虎加人参汤"。

1.2 甘草　其化学组分见痉湿暍病脉证治篇"栝楼桂枝汤"。

1.3 干姜　其化学组分见百合狐惑阴阳毒病脉证治篇"甘草泻心汤"。

1.4 白术　其化学组分见痉湿暍病脉证治篇"麻黄加术汤"。

2 复方组分

目前尚未见有人参汤复方化学组分的文献报道。

【方剂药理学研究】

1 拆方药理

1.1 人参 其药理研究见痉湿暍病脉证治篇"白虎加人参汤"。

1.2 甘草 其药理研究见痉湿暍病脉证治篇"栝楼桂枝汤"。

1.3 干姜 其药理研究见百合狐惑阴阳毒病脉证治篇"甘草泻心汤"。

1.4 白术 其药理研究见痉湿暍病脉证治篇"麻黄加术汤"。

2 复方药理

2.1 对一氧化氮/内皮素的影响 采用苦寒泻下建立脾阳虚大鼠模型，在此基础上研究人参汤对血浆中一氧化氮（NO）/内皮素（ET）的影响。结果显示人参汤能有效改善模型大鼠脾阳虚证的诸多证候，提高大鼠血清 D - 木糖含量，同时尚能降低血浆 ET 含量，提高血清 NO 水平。提示人参汤除能调节体内物质代谢水平，增加营养物质的吸收，提高机体功能状态以外，还能有效调节 NO/ET 的平衡，恢复血管内皮功能，这可能是人参汤治疗冠心病、心绞痛的机制之一[1]。

2.2 对血管内皮细胞保护作用 通过用体内、外血管内皮细胞损伤模型，测定体外血管内皮细胞破裂 MTT 染色后的 OD 值、体内血管内皮细胞损伤时血中 CEC 数及血清中 NO 的浓度。实验结果发现，无论在体内、体外人参汤对血管内皮细胞的保护作用均有显著性意义（$P < 0.05$，$P < 0.01$）。体内、体外实验结果的相互印证，证明了人参汤的保护作用，循环内皮细胞（CEC）数量的减少表明人参汤可以减少血管内皮细胞的损伤脱落。由于人参汤对血管内皮细胞的保护作用使血清中 NO 浓度降低，而人参汤使 NO 浓度的降低也间接证明了人参汤对血管内皮细胞的保护作用[2]。

2.3 增强 SOD 活性和抑制 LPO 的作用 通过人参汤（人参 15g，甘草 25g，干姜 15g，白术 15g）对超氧化物歧化酶（SOD）及脂质过氧化物（LPO）的实验中发现，大鼠红细胞中的 SOD 活性高于对照组，人参汤组的 LPO 明显低于对照组（$P < 0.05$）。说明大鼠服人参汤后红细胞 SOD 活性增强，血清 LPO 含量减少，提示人参汤有增强 SOD 活性、抑制 LPO 的作用[3-4]。

【临床研究与应用】

1 治疗冠心病

观察人参汤加味（人参、干姜、白术、甘草、瓜蒌各 15g，薤白、丹参各 10g，川芎 5g）治疗冠心病、心绞痛 30 例的疗效。治疗组 30 例，服用人参汤加味，对照组 30 例，口服复方丹参片，每次 3 片，每天 3 次。以 4 周为 1 个疗程，连续观察 2 个疗程。结果显示人参汤加味组对虚寒性胸痹心痛起效快，持续时限长，对缓解心绞痛发作、改善胸痹心痛证候疗效明显，并且对心电图、血脂、血液流变学指标有明显改善作用[5]。

2 治疗稳定型心绞痛

选择冠状动脉粥样硬化性心脏病稳定型心绞痛患者 120 例，随机分为观察组和对照组各 60 例。观察组采用人参汤处方：人参 30g，白术 12g，甘草 10g，干姜 10g，水煎 2 次，合并过滤煎煮液，装瓶保存，每日 600ml，早晚各分次服用 300ml。对照组每日舌下含服硝酸甘油0.3mg；口服肠溶阿司匹林0.3g；口服硝苯地平10mg，每日3次；每日以每分钟20～25滴速度静脉滴注前列腺素。2组均以1个月为1个疗程。结果以静息检查时心电图恢复正常，心绞痛症状消失或发作次数减少80%以上为显效，观察组总有效率88.33%；对照组总有效率70.00%（$P<0.05$）。2组患者治疗后心电图检测比较，观察组的总有效率明显高于对照组（$P<0.05$）。2—组患者治疗后对肝、肾功能及心肌酶和血、尿、粪常规等进行检测，结果较治疗前均未见显著性异常，治疗过程中也未出现不良反应[6]。

3 治疗其他疾病

用人参汤原方或其加减方，还可用于治疗慢性萎缩性胃炎、消化性溃疡、胆汁反流性胃炎[7]，心律失常、阵发性心房颤动、胸痹合并腹泻[8]等见有本方证者。

【方剂评述】

人参汤方中人参、干姜、甘草、白术四味药物与《伤寒论》理中丸（汤）方完全相同，一般被大多数医家认为是同方异名。而在张仲景的270余首经方之中，同方异名者亦仅此而已。就病机用药方面而言，人参汤治疗胸痹，或认为是王叔和编纂时的辑误，或认为确有此法无疑，诸家争议颇大，以致人参汤针对胸痹病机如何正确运用，尚无定论。有医家认为，《金匮要略》描述的胸痹病病机为"阳微阴弦"，且"阳虚知在上焦"，实际上指出了胸痹病的发生基础，其一者胸阳不足，二者阴邪充盛。观人参汤证条文，证候是一个胸阳虚衰，而气机郁阻逆满的情况。此与人参汤方药组成并不切合，方证不符，当为辑误。亦有认为胸痹病机本是阳微阴弦，上焦的阳虚一定是存在的。而胸痹日久，可累及中焦，中阳不足，出现四肢不温，倦怠少气，语低乏力，便溏，舌淡，脉无力等症状。此时治法在理中阳，待中阳盛则上焦阳气可复。如人参汤证实为上虚导致中虚，中虚即胃虚，此时的阳微阴弦实际表现为胃虚有寒停饮，即成理中汤证，用人参汤调理中焦。张志聪的《金匮要略注》指出："夫血行脉中，气行脉外，故虽有经气之分，然胞中之宗气，积于胸中，上出于肺，以司呼吸，而又与荣气同行于十二经隧之中，是以气虚则脉虚，而为心中痞留。经气不通，则胸中之气亦结，而为气结胸满，是胸中之气，与心肾上下之经脉，互相交通须使者也。故人参汤亦主之者，补气以资脉也，气盛，则经脉通而胸痹解矣。"多数医家实秉此观点，认为人参汤虽与理中汤组成相同，但其针对胸痹病胸中宗气不足的特点，用药重点、加减法不同。诸观点不难看出，各医家在人参汤治中阳方面没有分歧，矛盾在于胸痹病病机虚在上焦，治中焦能否理上焦，是否应重用人参提振宗气，或加桂枝温通心阳。诸家观点论述各有相左，实际用之临床却又多能效验。既然述有矛盾，何以各有其效呢？有学者认为，诸家多从病机用药论述入手，从病机与证的角度来说，诸家所论述的不同病机，本质是各述了胸痹病的不同证候。而医者临床实际诊疗中，辨证处方，最终还要根植于方与证、药与证的相应，实为人参汤证与各个药证的加减组合，虽然病机理解上差异很大，但其实就临床运用并无不同。

参 考 文 献

［1］康继红，陈继婷. 人参汤对脾阳虚大鼠血中NO/ET的影响的实验研究［J］. 贵阳中医学院学报，2006，28（3）：18－19.

［2］白秀云，王伟明，张树明，等. 人参汤提取物对血管内皮细胞保护作用的研究［J］. 哈尔滨商业大学学

报（自然科学版），2006，22（3）：11-13.

[3] 罗陆一. 人参汤抑制脂质过氧化物的实验 [J]. 国医论坛，1992（4）：42.

[4] 罗陆一. 人参汤对老龄大鼠红细胞超氧化物歧化酶活性及血清脂质过氧化物含量的影响 [J]. 国医论坛，1994（6）：37-38.

[5] 宋奇江. 人参汤加味治疗冠心病心绞痛30例临床观察 [J]. 中国医药指南，2009，7（11）：228-230.

[6] 黄干初. 人参汤对冠状动脉粥样硬化性心脏病稳定型心绞痛的疗效分析 [J]. 中医临床研究，2011，3（10）：52-53.

[7] 宋巧梅. 经方治疗脾胃病的临床运用 [J]. 辽宁中医杂志，2006，33（3）：263-264.

[8] 李小可，王阶. 人参汤方证病机释微 [J]. 北京中医药大学学报，2011，34（12）：808-809，818.

⌘ 茯苓杏仁甘草汤 ⌘

【处方组成与功用】

茯苓杏仁甘草汤出自《金匮要略》胸痹心痛短气病脉证治（胸痹）篇，由茯苓10g，杏仁10g，甘草6g组成。具有化饮、宣肺、利气的功效。传统用胸痹轻证，饮阻气滞，饮邪偏盛所见之胸中气塞，呼吸气短，咳嗽气逆，吐唾涎沫，小便不利等。

【方剂传统解析】

《金匮要略》载："胸痹，胸中气塞，短气，茯苓杏仁甘草汤主之……"。本条文论述了胸痹轻证饮阻气滞的证治。本证的病因病机为饮阻气滞，饮邪偏盛，上乘于肺。本方用茯苓化饮利水；杏仁宣肺降气，化痰止咳；甘草和中健脾。三药同用，使水饮除而肺气利，诸症自消。

【方剂药效物质基础】

1 拆方组分

1.1 茯苓 其化学组分见脏腑经络先后病脉证篇"猪苓汤"。

1.2 杏仁 其化学组分见痉湿暍病脉证治篇"麻黄加术汤"。

1.3 甘草 其化学组分见痉湿暍病脉证治篇"栝楼桂枝汤"。

2 复方组分

目前尚未见有茯苓杏仁甘草汤复方化学组分的文献报道。

【方剂药理学研究】

1 拆方药理

1.1 茯苓 其药理研究见脏腑经络先后病脉证篇"猪苓汤"。

1.2 杏仁 其药理研究见痉湿暍病脉证治篇"麻黄加术汤"。

1.3 甘草 其药理研究见痉湿暍病脉证治篇"栝楼桂枝汤"。

2 复方药理

目前尚未见有茯苓杏仁甘草汤复方药理研究的文献报道。

【临床研究与应用】

1 治疗扩张型心肌病

选择 116 例符合诊断标准的扩张型心肌病患者按入院顺序随机分成治疗组和对照组各 58 例。2 组均给予常规药物治疗，包括 ACEI 或者 ARB、β 受体阻滞剂、醛固酮受体拮抗剂和洋地黄等药物治疗，治疗组同时用茯苓杏仁甘草汤加味处方：茯苓 9g，杏仁 9g，甘草 6g。并依据患者病情辨证加减应用。若气阴两虚证者，合用生脉散；心血瘀阻证者，加用红花、当归、桃仁；水饮凌心证者，加用泽泻、车前子、葶苈子；气滞心胸证者，加用瓜蒌、薤白。治疗 3 周为 1 个疗程，1 个疗程后观察疗效。结果 116 例患者中有 5 例未能完成临床观察，其中 1 例为治疗组，4 例均为对照组患者，其余 111 例患者均顺利完成临床观察。2 组患者心功能疗效比较：治疗组 57 例中显效 30 例，有效 23 例，无效 4 例，总有效率为 92.98%；对照组 54 例中显效 17 例，有效 21 例，无效 16 例，总有效率为 70.37%（$P <$ 0.05）。2 组患者中医证候疗效比较：治疗组 57 例中显效 40 例，有效 13 例，无效 4 例，总有效率为 92.98%；对照组 54 例中显效 26 例，有效 21 例，无效 7 例，总有效率为 87.04%（$P < 0.05$）。2 组患者治疗前后 LVEF 改善率比较：治疗 3 周后，LVEF 明显改善，治疗组患者总改善率 94.74%，对照组 88.89%（$P < 0.05$）。2 组患者治疗前后 LVEF 值比较：治疗组（治疗前 33±9，治疗后 48±9）比对照组（治疗前 34±8，治疗后 45±6），2 组治疗后 LVEF 值比较有显著性差异（$P < 0.01$）[1]。

2 治疗阻塞性肺疾病

为观察茯苓杏仁甘草汤加味治疗慢性阻塞性肺疾病发作期的疗效，将 80 例患者分为对照组和治疗组各 40 例。对照组采用予以持续低流量吸氧、抗感染、解痉祛痰平喘等综合治疗。观察组在西医对照组治疗基础上，加服茯苓杏仁甘草汤：茯苓 15g，杏仁 12g，甘草 9g。若风寒型，加麻黄、细辛、制半夏、紫苏子、白芥子、莱菔子；风热型，加黄芩、白果、桑白皮、葶苈子、桔梗、瓜蒌；肺肾两虚型，加人参、胡桃、五味子、蛤蚧、黄芩、紫菀。2 组均治疗 7 天。结果以咳嗽、咳痰及临床体征消失为临床痊愈，治疗组临床痊愈 16 例，好转 23 例，未愈 1 例，总有效率为 97.5%；对照组临床痊愈 10 例，好转 19 例，未愈 11 例，总有效率为 72.5%（$P < 0.05$）[2]。

3 治疗其他疾病

用茯苓杏仁甘草汤原方或其加减方，还可用于治疗心律失常、频发室性期前收缩、房中隔缺损[3]等见有本方证者。

【方剂评述】

茯苓杏仁甘草汤虽载于《金匮要略》胸痹心痛短气病脉证治（胸痹）篇，但该方剂的临床应用与瓜蒌薤白白酒汤、瓜蒌薤白半夏汤和枳实薤白桂枝汤相比较少，这可能与对茯苓杏仁甘草汤的主治不甚了解有关。《医宗金鉴》中提到："胸痹，胸中急痛，胸痛之重者也；胸中气塞，胸痹之轻者也。胸为气海，一有其隙若阳邪干之则化火，火性气开不病痹也。若阴邪干之则化水，水性气阖，故令胸中气塞短气，不足以息，则为胸痹也。水盛气者，则息促，主以茯苓杏仁甘草汤，以利其水，水利则气顺矣。"此段文字对于胸痹的形成原因描述颇为精当，认为胸痹的形成与胸中阴邪水气相关甚密，认为茯苓杏仁甘草汤对于胸痹内有水饮的类型是有效的。因而，对于茯苓杏仁甘草汤的应用，应当首先掌握其基本的主治，即饮停胸胁所导致的胸闷气塞等症，在此基础上加以发挥，只要病机相同，即可使用，有时就算有一个或是两个症状具备亦可使用，如张仲景所说：但见一证便是，不必悉俱。只要不断地使之应用于临床，其临床应用还会不断地拓宽。对于其他经方的应用亦是如此，无论是临床应用已经很广泛的，还是目前临床应用还不是很多的，我们都应当深入研究，掌握其理论基础，尤其是对于目前应用还不多的方剂，多是因为理论基础的研究不甚明了而导致应用的局限，因而加强理论的研究是基础，在此基础上加以临床应用，多实践、多摸索，以增宽其临床应用的范围。

参 考 文 献

[1] 余希文，吴宁波. 茯苓杏仁甘草汤加味配合西药治疗扩张型心肌病 58 例 [J]. 湖北民族学院学报·医学版，2010，27（3）：25-66，68.

[2] 刘杰. 茯苓杏仁甘草汤治疗阻塞性肺病发作期 80 例临床观察 [J]. 中国医学创新，2009，6（27）：91-92.

[3] 武艳慧. 茯苓杏仁甘草汤治疗胸痹探析 [J]. 河南中医，2011，31（6）：587-588.

∞ 橘枳姜汤 ∞

【处方组成与功用】

橘枳姜汤出自《金匮要略》胸痹心痛短气病脉证治（胸痹）篇，由橘皮（陈皮）30g，枳实10g，生姜15g组成。具有行气和胃化饮的功能。传统用于胸痹轻证，饮阻气滞，气滞偏盛所见之胸中气塞，憋闷不舒，呼吸短促，心下痞满，恶心呕吐等。

【方剂传统解析】

《金匮要略》载："胸痹，胸中气塞，短气，茯苓杏仁甘草草汤主之；橘枳姜汤亦主之。"本条文论述了胸痹轻证饮阻气滞的证治。本证的病因病机为气滞失宣，饮停胃中，胃失和降。本方重用陈皮，理气和胃，宣畅气机；枳实下气消痞，泄满散结；生姜温胃化饮，降逆止呕。三药相合，使气行而饮除，胃气得和，诸症得愈。

【方剂药效物质基础】

1 拆方组分

1.1 枳实 其化学组分见痉湿暍病脉证治篇"大承气汤"。

1.2 生姜 其化学组分见痉湿暍病脉证治篇"栝楼桂枝汤"。

1.3 陈皮 ①挥发油类：挥发油是陈皮中除黄酮类化合物外另一重要的活性物质，含量为1.198%~3.187%，主要成分有己醛、α-侧柏烯、α-蒎烯、β-水芹烯、β-蒎烯、β-月桂烯、柠檬烯、γ-松油烯、异松油烯、芳樟醇、壬醛、香茅醛、松油醇-4、α-松油醇、癸醛、Z-橙花醇、藏茴香酮、紫苏醛、百里香酚、榄香烯、α-石竹烯、α-金合欢烯等。陈皮中挥发油的含量除了与产地、品种、采集期有关外，还可能与炮制、栽培条件、干燥方法及贮存时间有关。②黄酮类：主要成分有橙皮苷（陈皮苷、橘皮苷）、新橙皮苷、柚皮苷元（柑橘素）、川陈皮素（蜜橘黄素）、红橘素（橘皮素、蜜橘素）等。③生物碱类：主要成分为辛弗林和 N - 甲基酰胺。④多糖类：陈皮中多糖的提取率达 6.01%。陈皮多糖 PSP 经 DEAE - celuose 阴离子交换柱梯度洗脱，分离得到四个组分：PSM、PSE、PST、PSF。⑤微量元素：用原子吸收分光光度法测得陈皮样品中含有钾、钠、钙、镁、铜、锌、铁、锶和锰等微量元素。⑥其他成分：还含有果胶（15% ~30%）和桔色素（包括类胡萝卜素、隐黄素、之氢香茄红素等）。此外，还分离得到了环肽类、氨基酸类、维生素、肌醇、昔奈福林等。⑦炮制对陈皮挥发性化学成分的影响：以水蒸气蒸馏法提取陈皮炮制品中的挥发油，采用 GC - MS 联用技术对所提取挥发油的化学成分进行比较分析研究。结果发现，陈皮蒸制后挥发油含量有所减少，由生品的 1.13% 减少到 1.06%，这与加热炮制成分挥发有关，结果与炮制后缓和辛燥性的传统炮制理论吻合。分析得出，陈皮生品中共检测出 33 个峰，可鉴定化合物有 24 种；制陈皮中共检测出 30 个峰，可鉴定物质有 24 种。在已鉴定化合物中，蒸制前后共有的有 15 种，蒸制后未检出的有 9 种，新检出的有 9 种。炮制前后共有的化学成分主要有 α - 侧柏烯、α - 蒎烯、β - 月桂烯、柠檬烯、α - 松油烯、4 - 松油醇等。经炮制后消失的化合物有 4 - 蒈烯、壬醛、橙花醇、香茅醇、麝香草酚等，经过炮制后新增的化合物有桧烯、α - 水芹烯、γ - 松油烯、3 - 蒈烯、香茅醇、古巴烯等，炮制前后共有的 15 种物质中，有 4 种化合物相对含量增加，10 种化合物相对含量减少。其中最突出的是：生制品陈皮挥发油中均以柠檬烯为相对含量最高的成分，炮制后相对含量明显增高（68.8%→76.9%），陈皮生品中相对含量第二的 α - 松油烯（9.3%），炮制后几乎损失殆尽，制品中新检出的 γ - 松油烯（10.8%）成为制陈皮挥发油中的相对含量仅次以柠檬烯的化合物，是炮制后又一个明显的变化特征。可见陈皮蒸制前后挥发油中化学成分有一定差异，组分及含量都发生了一系列的变化[1-20]。

2 复方组分

目前尚未见有橘枳姜汤复方化学组分的文献报道。

【方剂药理学研究】

1 拆方药理

1.1 枳实 其药理研究见痉湿暍病脉证治篇"大承气汤"。

1.2 生姜 其药理研究见痉湿暍病脉证治篇"栝楼桂枝汤"。

1.3 陈皮 陈皮对消化系统、心血管系统及免疫系统等具有多方面的药理作用。①对消化系统作用：在体实验中，利用琥珀色树脂小球和炭末混合物推进率，观察陈皮水煎剂对大鼠胃排空及小鼠胃肠推进运动的影响，发现陈皮具有促进胃排空和抑制胃肠推进运动的作用。采用改良的酚红含量测定法，观察到陈皮水煎剂对胃肠有抑制作用，表现为拮抗新斯的明所致的小鼠胃排空、小肠推进加快；协同肾上腺素、阿托品所致的胃排空减慢。提示陈皮对胃排空、肠推进有一定抑制作用，作用机制可能与胆碱能受体和肾上腺素受体有关，橙皮苷不是其抑制胃肠运动的主要成分。以上实验表明，陈皮对肠平滑肌的作用是双向的，既能抑制胃肠运动，又能兴奋胃肠运动。陈皮挥发油对胃肠道有温和的刺激作用，促进大鼠正常胃液的分泌，有助于消化。将陈皮水煎剂与正常人唾液的生理盐水稀释液等量混合，采用比色法测定唾液淀粉酶的活性，结果表明，陈皮水煎剂对离体唾液淀粉酶活性有明显促进作用。皮下注射甲基橙皮苷，可使麻醉大鼠胆汁及胆汁内固体物排出量增加；用橘皮油制成的复方乳剂，对胆固醇结石和胆色素结石有很强的溶解能力，表明陈皮具有一定的利胆、排石作用。②对心血管系统作用：陈皮对心脏有兴奋作用，能增强心肌收缩力、扩张冠状动脉、升高血压、提高机体应激能力。陈皮水提物静脉注射，可显著增加实验动物的心输出量和收缩幅度，增加脉压差和每搏心排出量，提高心脏指数、心搏指数、左室做功指数，并可短暂增加心肌耗氧量。陈皮水溶性生物碱可显著升高大鼠的血压，使动脉收缩压的最大平均上升百分率平均达53%，维持升压4分钟；在一定剂量范围内量－效、时－效呈线性相关，其作用具有时间短暂、清除快的特点。③平喘作用：离体实验表明，陈皮挥发油能松弛气管平滑肌，水提物或挥发油均能阻滞或解除氯化乙酰胆碱所致的气管平滑肌收缩，且挥发油对豚鼠药物性哮喘有保护作用。④抗菌作用：利用管碟法进行陈皮提取液抗菌实验，并与制霉菌素的抗菌效果进行比较，结果证明，陈皮提取液有较好的抗菌能力，在室温条件下储存1年后仍有一定的抗菌活力。另外，试管内抑菌实验发现，浓度为25%的陈皮对红色毛癣菌、石膏样毛癣菌、羊毛状小孢子菌、絮状表皮癣菌均有显著抑制作用，但对白色念珠菌无抑制作用，且通过临床疗效观察发现25%陈皮酊、25%陈皮软膏与2%达克宁霜的痊愈率及总有效率相比，无显著性差异（$P > 0.05$）。⑤抗氧化、抗衰老作用：陈皮提取液可延长果蝇寿命和增强其飞翔能力，提高果蝇头部超氧化物歧化酶活性，降低过氧化脂质含量。体内实验表明，陈皮水提液对小鼠脑、心、肝组织的脂质过氧化具有较强的抑制作用，还可明显增强SOD的相对活性。以Fenton反应产生的羟自由基引发人红细胞膜氧化损伤，并以此为实验模型研究橙皮苷对红细胞膜氧化损伤的影响，发现羟自由基能引起红细胞膜脂质过氧化，MDA含量显著升高，而橙皮苷可使膜MDA含量明显减少，显著提高膜脂流动性和膜重封闭能力，对膜氧化损伤有一定的保护作用；橙皮苷对羟自由基有明显的清除作用，且呈浓度依赖关系。陈皮提取物可清除次黄嘌呤－黄嘌呤氧化酶系统产生的超氧阴离子自由基和Fenton反应产生的羟自由基，抑制氧自由基发生系统诱导的小鼠心肌匀浆组织过氧化作用，表明陈皮具有抗氧化和抗衰老作用。⑥对免疫系统作用：陈皮对豚鼠血清溶血酶含量、血清血凝抗体滴度、心血T淋巴细胞E玫瑰花环形成率均有显著增强作用，促进体液及细胞免疫。通过对草鱼淋巴细胞转化率的影响研究，证实陈皮作为饲料添加剂可非常明显提高草鱼的免疫功能。⑦抗肿瘤作用：采用四氮唑蓝快速比色法观察到陈皮提取物对人肺癌细胞、人直肠癌细胞和肾癌细胞最敏感，提示陈皮提取物是一种有开发前景的抗肿瘤中药提取物。川陈皮素、橙皮油素等能减少复制的DNA合成而诱导细胞凋亡作用，可能通过诱导细胞凋亡和（或）细胞增殖发挥抗肿瘤的作用，而橙皮苷等在细胞发育、死亡及DNA合成方面只有极小的调节作用。⑧其他作用：陈皮具有抗过敏、避孕作用。此外，陈皮还有抗动脉粥样硬化、抗炎、抗血小板和细胞凝聚、调节雌激素平衡、抗紫外线辐射、降血糖以及预防糖尿病肾病和神经系统并发症等作用[1,21-28]。

2 复方药理

目前尚未见有橘枳姜汤复方药理研究的文献报道。

【临床研究与应用】

1 治疗冠心病

选择冠心病患者 56 例，其中年龄最小 43 岁，最大 78 岁；病程最短 3 个月，最长 20 年，临床上出现不同程度的心前区疼痛，胸闷憋气，甚则痛牵后背，放散至左手。均经心电图检查提示心肌缺血性改变，心脏彩超诊断：冠心病，其中 3 例为冠心病并发心律失常。治疗以针刺中脘、至阳为主穴，配穴以内关、公孙。中药以苓桂术甘汤合橘枳姜汤主方随其脉证加减化裁：桂枝、陈皮各 10g，茯苓 30g，白术、枳壳各 15g，炙甘草 6g，生姜 5 片。针灸每日施术 1 次，中药每日 1 剂分 2 次服用，针药共用 10 天为 1 个疗程。结果按《最新国内外疾病诊疗标准》之冠心病心绞痛疗效评定标准评价，全部患者经临床观察症状改善者为 100%，心电图治疗前后对比，缺血情况改善者达 83.92%[29]。

2 治疗其他疾病

用茯苓杏仁甘草汤原方或其加减方，还可用于治疗咳喘证[30]等见有本方证者。

【方剂评述】

橘枳姜汤与茯苓杏仁甘草汤均治胸痹胸中气塞短气之证。前者是肺气不利，饮停胸膈，重在停饮，故治宜宣肺化饮，而用茯苓、杏仁；此方主治乃肺胃气滞，气阻饮停，重在气滞，治宜行气开郁。故方中以陈皮为君，行肺胃之气而宣通气机；臣以枳实，行气除满而利五脏；佐以生姜，散结气而降逆化饮。三者相合，行气开郁，和胃化饮，使气行痹散，胃气因和，而胸脘气塞之症自除。

参 考 文 献

[1] 赵秀玲. 陈皮生理活性成分研究进展 [J]. 食品工业科技, 2013, 34 (12): 376 - 381.

[2] 文高艳, 周贤梅. 陈皮有效成分在呼吸系统中的作用研究 [J]. 现代中西医结合杂志, 2011, 20 (3): 385 - 386.

[3] 潘靖文. GC - MS 分析不同采收期广陈皮中挥发油成分的变化 [J]. 中国医药指南, 2011, 9 (21): 258 - 259.

[4] 高蓓. 广陈皮黄酮类化合物和挥发油成分及其活性研究 [D]. 武汉: 华中农业大学, 2011.

[5] 周欣, 黄庆华, 廖素媚, 等. 不同产地陈皮挥发油的对比分析 [J]. 今日药学, 2009, 19 (4): 43 - 45.

[6] 廖金花, 叶勇树, 杨宜婷, 等. 广陈皮的超临界流体萃取和水蒸气蒸馏挥发油的比较分析 [J]. 中国药房, 2011, 43 (22): 4079 - 4080.

[7] 蔡庆顺, 钟小群, 余华. 陈皮不同提取工艺橙皮苷提取率分析 [J]. 中成药, 2010, 32 (6): 1067 - 1070.

[8] 夏文斌, 周瑞芳, 欧桂香. 橘白、橘纸、橘叶、化橘红、青皮与陈皮的挥发油成分比较分析 [J]. 亚太传统医药, 2011, 7 (10): 33 - 36.

[9] 周吴萍, 陈忠坤, 韦媛媛, 等. 不同品种陈皮中辛弗林的含量分析 [J]. 时珍国医国药, 2011, 22 (8): 1934 - 1935.

[10] 李粉玲, 蔡汉权, 李红, 等. 陈皮多糖的提取工艺 [J]. 食品研究于开发, 2009, 30 (10): 38 - 41.

[11] 高明, 徐小飞, 陈康. 陈皮炮制前后挥发性成分的比较研究 [J]. 中药材, 2012, 35 (7): 1046 - 1048.

［12］解胜利，苟建霞，李冬锋．陈皮中黄酮类化合物的微波辅助提取［J］．光谱实验室，2012，29（3）：1482－1485.

［13］杨宜婷，罗玻捷，叶勇树，等．不同储存年限广陈皮的多甲氧基黄酮提取研究［J］．食品工业科技，2011（9）：258－260.

［14］王岩岩，李文娟．纤维素酶提取陈皮黄酮的工艺条件［J］．食品与生物技术学报，2008，27（2）：71－74.

［15］曾晖．鲜桔皮、陈皮、青皮中黄酮化合物的提取［J］．中医药导报，2009，15（6）：94－97.

［16］贺冬秀，何小珍，刘璐．陈皮中黄酮和辛弗林的不同提取方法优化比较［J］．食品科技，2011，36（8）：206－210.

［17］魏永生，杨振，耿薇，等．陕西陈皮挥发性成分的固相微萃取/气相色谱/质谱法分析［J］．应用化工，2011，40（3）：539－541.

［18］谢捷，曹铭希，朱六一，等．闪式辅助水蒸气蒸馏提取陈皮挥发油工艺的优化研究［J］．林业实用技术，2010（10）：49－51.

［19］陈韵，石展望，黄晓敏．编程全自动微波密封辅助提取陈皮多糖研究［J］．时珍国医国药，2011，221：140－141.

［20］骆杨丽，曲玮，梁敬钰．柑橘属植物化学成分和药理作用研究进展［J］．海峡药学，2013，25（7）：1－6.

［21］欧立娟，刘启德．陈皮药理作用研究进展［J］．中国药房，2006，17（10）：787－789.

［22］周贤梅，赵阳，何翠翠，等．陈皮挥发油对大鼠纤维化的干预作用［J］．中西医结合学报，2012，10（2）：200－209.

［23］王志宏，薛建斌，平晓丽，等．陈皮膳食纤维对亚硝酸盐的吸附作用［J］．中国实验方剂学杂志，2012，18（8）：92－95.

［24］高春燕，蒋丽珠，卢跃红．陈皮对亚硝酸盐清除作用的研究［J］．食品科技，2008（4）：148－150.

［25］刘宝枚，张芳，石振艳，等．生姜陈皮汤对顺铂所致水貂呕吐模型的治疗作用［J］．泰山医学院学报，2012，33（2）：81－82.

［26］马森．瓯柑橘皮和陈皮降血糖作用研究［J］．武夷学院学报，2010，29（2）：18－20.

［27］张雄飞，竹剑平．陈皮提取物对酒精肝的保护作用［J］．当代医学，2008，143（6）：157－158.

［28］郑小吉，詹晓如，王小平．陈皮研究进展［J］．中国现代中药，2007，9（10）：30－33.

［29］李世君，鲍家铸．针药合治冠心病56例小结［J］．针灸临床杂志，2000，16（8）：28－29.

［30］魏道祥．胸痹方治疗咳喘证验案［J］．山东中医杂志，2002，21（8）：504－505.

❧ 薏苡附子散 ❧

【处方组成与功用】

薏苡附子散出自《金匮要略》胸痹心痛短气病脉证治（胸痹）篇，由薏苡仁250g，炮附子100g（为散）组成。具有温经通阳，散寒除湿，缓急止痛的功能。传统用于胸痹急证所见之胸背彻痛，病势剧烈，喘息咳唾，呼吸短促，筋脉拘急，病势急迫，舌苔白滑，脉沉伏等；亦用于寒湿痹证，肢体关节疼痛。

【方剂传统解析】

《金匮要略》载："胸痹缓急者，薏苡附子散主之。"本条文论述了胸痹急重证的证治。本证的病因病机为阳气不足，寒湿阴邪壅盛，痹阻胸阳。本方重用炮附子大辛、大热，速破阴邪，温经通阳，散寒止痛；大剂量的薏苡仁，甘、淡、渗湿，导浊邪下行，能且缓解筋脉拘挛。因病势急迫、危重，故仅取两味，药简力专，且制为散剂，取其药力厚而收效速。

【方剂药效物质基础】

1 拆方组分

1.1 炮附子　其化学组分见痉湿暍病脉证治篇"桂枝附子汤"。

1.2 薏苡仁　其化学组分见痉湿暍病脉证治篇"麻黄杏仁薏苡甘草汤"。

2 复方组分

目前尚未见有薏苡附子散复方化学组分的文献报道。

【方剂药理学研究】

1 拆方药理

1.1 炮附子　其药理研究见痉湿暍病脉证治篇"桂枝附子汤"。

1.2 薏苡仁　其药理研究见痉湿暍病脉证治篇"麻黄杏仁薏苡甘草汤"。

2 复方药理

抗炎作用　为探讨溃疡性结肠炎大鼠 Treg/Th17 细胞的变化特点及薏苡附子败酱散对 Treg/Th17 的影响，采用 2,4,6 - 三硝基苯磺酸法制作溃疡性结肠炎大鼠模型，随机分为正常组、模型组、薏苡附子败酱散（YFB）组、阳性药美沙拉秦缓释颗粒（5 - ASA）4 组。治疗 14 天后取标本，观察肉眼形态学改变及显微镜下黏膜损伤情况，采用 ELISA 法测定血清中 IL - 17、IL - 10 活性；采用实时荧光定量 PCR 法检测结肠组织中 RORγt、Foxp3 mRNA 的表达。结果显示，与正常组相比，模型组大鼠结肠粘连伴肠腔扩张，肠壁增厚，组织水肿、充血，有溃疡形成；病理切片 HE 染色后在光镜下观察，部分黏膜出现充血坏死，肉芽组织形成；隐窝丢失，炎症细胞浸润，与模型组相比，YFB 组及 5 - ASA 组镜下病理组织评分明显降低。说明 YFB 影响 Treg/Th17 细胞数量及功能是其发挥治疗溃疡性结肠炎大鼠炎症作用的机制之一[1]。

【临床研究与应用】

1 治疗哮喘

选择属寒哮证且病情严重等级为哮喘急性发作期轻中度患者 120 例，随机分为治疗组和对照组各 60 例。治疗组采用薏苡附子散治疗，每 8 小时 1 次，每次 2g（6 岁以下减半）。对照组成人口服氨茶碱每次 200mg，每日 2 次。2 组均连续用药 10 天为 1 个疗程，治疗 1 个疗程后评价疗效。2 组合并感染及发热的患者，均可应用抗生素，可以吸氧及一般支持治疗。结果以临床症状、体征消失，最大呼气流量昼夜变异率 <20%，嗜酸粒细胞恢复正常，FEV1 恢复正常为临床治愈，治疗组临床治愈 24 例，好转 32 例，无效 4 例，总有效率 93.33%。对照组治愈 12 例，好转 20 例，无效 28 例，总有率 53.33%（$P < 0.01$）。对 2 组患者每日咳嗽、哮喘（轻、中、重）、咯痰、哮鸣音（少、中、多）进行观察，薏苡附子散治疗较氨茶碱治疗更能迅速有效地控制病情发作（$P < 0.01$）。对 2 组嗜酸粒细胞计数及发作频度进行比较，薏苡附子散组较对照组可较快地促进嗜酸粒细胞恢复，减少发作频度（$P < 0.05$）[2]。

2 治疗其他疾病

用薏苡附子散原方或其加减方，还可用于治疗脚气病[3]等见有本方证者。

【方剂评述】

薏苡附子散证为论述胸痹急症的治法。"缓急"一词，在学术方面有一定争议。有学者认为，该方剂"救急"之说多有不妥，因为薏苡附子散所主之症应为时缓时急，时发时止，病情总属缓证。"缓急"虽为偏义复词且多有偏"急"之意，但因胸痹总属轻证，故胸痹即使偏"急"而实则不急，类似于"小发作"，故治用薏苡附子散温阳通痹，除湿止痛。在临床实践中也有学者发现，冠心病发作时有些患者表现为腓肠肌痉挛（腿抽筋）或左手尺侧三指拘挛不能伸展。从薏苡附子散的组成来看，其具有缓急止痛、散寒舒筋之效，是缓解胸痹发作症状的有效方剂。

参 考 文 献

[1] 张双喜，史仁杰. 薏苡附子败酱散对 TNBS 结肠炎模型大鼠 Treg/Th17 的影响 [J]. 世界华人消化杂志，2014，22（11）：1542 – 1546.

[2] 于宗学，胡东明，李强. 薏苡附子散治疗哮喘发作期临床观察 [J]. 光明中医，2011，26（11）：2228 – 2229.

[3] 吴腾师. 薏苡附子散治疗脚气病 [J]. 中医药学报，2003，31（1）：43.

❧ 桂枝生姜枳实汤 ❧

【处方组成与功用】

桂枝生姜枳实汤出自《金匮要略》胸痹心痛短气病脉证治（心痛）篇，由桂枝 12g，生姜 12g，枳实 10g 组成。具有温阳化饮，下气降逆的功能。传统用于胸痹心痛，寒饮气逆所见之胃脘痛、呕吐，心悬痛，舌质淡，舌苔白滑，脉沉而紧等。

【方剂传统解析】

《金匮要略》载："心中痞，诸逆，心悬痛，桂枝生姜枳实汤主之。"本条文论述了寒饮气逆心悬痛的证治。本证的病因病机为痰饮寒邪聚于中焦，气机痞塞，逆气上冲。本方以桂枝辛温散寒，温振阳气，降逆平冲；生姜温胃散寒，化饮和胃；枳实消痞除满，降气开结。三味相伍，共奏温阳散寒，化饮降逆，消痞下气之效。

【方剂药效物质基础】

1 拆方组分

1.1 桂枝、生姜 其化学组分见痉湿暍病脉证治篇"栝楼桂枝汤"。

1.2 枳实 其化学组分见痉湿暍病脉证治篇"大承气汤"。

2 复方组分

目前尚未见有桂枝生姜枳实汤复方化学组分的文献报道。

【方剂药理学研究】

1 拆方药理

1.1 桂枝、生姜　其药理研究见痉湿暍病脉证治篇"栝楼桂枝汤"。

1.2 枳实　其药理研究见痉湿暍病脉证治篇"大承气汤"。

2 复方药理

目前尚未见有桂枝生姜枳实汤复方药理研究的文献报道。

【临床研究与应用】

1 治疗慢性胃炎

选择慢性浅表性胃炎患者 62 例，符合寒饮停胃型的辨证：胃脘痞痛、胸脘满闷、呕吐痰涎、舌质淡、苔白腻、脉弱而迟等为主症。尚可伴有泛酸、嗳气、咳痰心悸、倦怠少气、语声低微等。胃镜检查：胃黏膜充血水肿，红白相间，白多红少，或有小片状糜烂。其中有不同程度心肌供血不足者 24 例，有慢性支气管炎者 21 例，有慢性肝病者 8 例，有胆囊炎、胆石症者 7 例。治疗均以桂枝生姜枳实汤合人参汤加减：桂枝、枳实、党参、炒白术、茯苓、神曲、甘草各 10g，干姜 6g。若阳虚明显者，加制附片；恶心、呕吐明显者，加姜半夏；胸阳不振明显者，加瓜蒌、薤白；有瘀血症状者，加失笑散；泛酸者，加海螵蛸。每日 1 剂，10 天为 1 个疗程。结果以服药 2～3 个疗程，症状消失为显效，本组显效 39 例，有效 15 例，无效 8 例，总有效率 87.1%[1]。

2 治疗其他疾病

用桂枝生姜枳实汤原方或其加减方，还可用于治疗冠心病[2]、无症状型心肌缺血[3]、哮病急性期[4]等见有本方证者。

【方剂评述】

《金匮要略》胸痹篇提出：胸痹的基本病机为"阳微阴弦"，本虚标实，治疗以宣痹通阳为主，以栝蒌薤白白酒汤为主治方剂。中焦阳虚者，以人参汤补中助阳；痰浊内盛者，药用瓜蒌、薤白为主涤痰理气，温化宣通，以除痰浊；阴寒内盛轻者，以桂枝生姜枳实汤主之。桂枝生姜枳实汤方中桂枝温阳化饮，平降冲逆；生姜散寒化饮，开结除痞；枳实开结下气，消痞除满。诸药合用化饮降逆功著，当寒去饮除，则心中痞与悬痛自止。本方剂为胸痹而诸逆心痛的证治，诸逆是指痰饮等邪气，临床上主要见于痰饮邪气阻于心胸，胸阳被遏，壅结不通而胸痹心痛，治疗上主要以温阳散结，下气通痹为主，治以桂枝生姜枳实汤。

参 考 文 献

[1] 方宏图. 桂枝生姜枳实汤合人参汤治疗寒饮停胃型慢性浅表性胃炎 62 例 [J]. 中国中医药科技，2010，17（1）：35.

[2] 李蕾，姜春梅. 冠心病的经方治疗 [J]. 实用中医内科杂志，2012，26（3）：36-37.

[3] 金先红，陶洁. 张磊治疗冠心病的临床经验 [J]. 实用中医研究，2008，21（5）：40-41.

[4] 魏道祥. 开泄法治疗哮病急性期 101 例疗效观察 [J]. 新中医，2004，36（11）：29-31.

⁎◌ 乌头赤石脂丸 ◌⁎

【处方组成与功用】

乌头赤石脂丸出自《金匮要略》胸痹心痛短气病脉证治（心痛）篇，由蜀椒 10g，炮乌头 5g，附子 5g，干姜 10g，赤石脂 10g（末之，制蜜丸）组成。具有温阳散寒，峻逐阴邪的功能。传统用于胸痹心痛，阴寒痼结所见之心痛彻背，背痛彻心，痛无休止，面白唇青，畏寒怯冷，手足厥逆，冷汗自出，舌质淡，苔白滑，脉沉伏而紧。

【方剂传统解析】

《金匮要略》载："心痛彻背，背痛彻心，乌头赤石脂丸主之。"本条文论述了阴寒痼结心痛重证的证治。本证的病因病机为阴寒内盛，痼结心下，痹阻阳气。本方用乌头、附子、干姜、蜀椒四味大辛、大热之品，温阳散寒，峻逐阴邪而止痛；赤石脂温涩调中，收敛欲散之阳气，蜂蜜甘平顾正，缓解乌头、附子之燥烈毒性。诸药相配，温阳散寒、逐阴止痛之功极强。

【方剂药效物质基础】

1 拆方组分

1.1 蜀椒 其化学组分见百合狐惑阴阳毒病脉证治篇"升麻鳖甲汤"。

1.2 乌头 其化学组分见中风历节病脉证并治篇"乌头汤"。

1.3 炮附子 其化学组分见痉湿暍病脉证治篇"桂枝附子汤"。

1.4 干姜 其化学组分见百合狐惑阴阳毒病脉证治篇"甘草泻心汤"。

1.5 赤石脂 赤石脂主要成分为含水硅酸铝 $Al_4(Si_4O_{10})(OH)_8 \cdot 4H_2O$。此外，尚含有少量钡、铬、锶、锌、钠及微量的钴、镍、钒、铜、铅、硒、钾、磷等元素。研究表明，赤石脂往往与多种矿物共生，不同产地的赤石脂，其共存元素和伴生矿物等不尽相同，物理性状、药用功效也会有一定的变化。而且产地不同，矿层周围毒性元素分布亦不同。而仅凭外观性状很难正确判别赤石脂的质量及真伪。因此可将 X 线衍射、电镜、原子吸收光谱、差热分析、物相分析及红外光谱、核磁共振等现代测试方法应用于赤石脂的化学成分鉴定和质量控制[1-3]。

2 复方组分

目前尚未见有乌头赤石脂丸复方化学组分的文献报道。

【方剂药理学研究】

1 拆方药理

1.1 蜀椒 其药理研究见百合狐惑阴阳毒病脉证治篇"升麻鳖甲汤"。

1.2 乌头 其药理研究见中风历节病脉证并治篇"乌头汤"。

1.3 炮附子 其药理研究见痉湿暍病脉证治篇"桂枝附子汤"。

1.4 干姜 其药理研究见百合狐惑阴阳毒病脉证治篇"甘草泻心汤"。

1.5 赤石脂 ①对血液系统的作用：赤石脂既有止血作用，又有抗血栓形成作用。研究发现，赤石脂水煎浓缩液（2g生药/ml）能显著缩短凝血时间和血浆复钙时间；体外、体内均能显著抑制ADP诱导的血小板聚集；对ADP引起的体内血小板血栓形成也有显著拮抗作用，对全血黏度影响不明显。②抗炎作用：赤石脂研末外用有吸湿作用，能使创面皮肤干燥，防止细菌生成，减轻炎症，促进溃疡愈合。③止泻作用：赤石脂口服进入肠道后，能形成硅酸盐和水合氧化铝的胶体溶液，吸附胃肠中的污染食物，清洁肠道而达到止泻作用。④保护消化道黏膜作用：赤石脂内服可以吸附消化道内的毒物，减少异物刺激；可吸附炎性渗出物，使炎性得以缓解，对发炎的胃黏膜有保护作用，同时对胃肠出血也有止血作用[1,4,5]。

2 复方药理

2.1 对缺血损伤心肌的保护作用　为研究乌头赤石脂丸对异丙肾上腺素（ISO）诱导的大鼠缺血损伤心肌的保护作用，选择SD大鼠60只，随机分成正常对照组，ISO模型组，乌头赤石脂丸低、中、高剂量组，复方丹参滴丸组。乌头赤石脂丸各剂量组和复方丹参滴丸组均灌胃给药，正常对照组和ISO模型组灌胃等量生理盐水，每天1次，连续7天。除正常对照组外，其余各组均于第6、7天灌胃30分钟后皮下多点注射ISO 5mg/kg，每天1次，连续2天。末次给ISO 24小时后用3%戊巴比妥钠以35mg/kg腹腔注射麻醉，描记Ⅱ导联心电图，观察Ⅱ导联J点变化；腹主动脉取血，测定血清中乳酸脱氢酶（LDH）、肌酸激酶（CK）浓度；取心室，观察心肌组织形态学变化。结果与ISO模型组相比，预先给予乌头赤石脂丸中、高剂量组及复方丹参滴丸组能改善Ⅱ导联J点上抬（$P < 0.05$），降低血清LDH、CK含量（$P < 0.05$），减轻心室肌组织受损程度，而乌头赤石脂丸低剂量组能改善心肌损伤，但无统计学意义。结论说明乌头赤石脂丸能减轻ISO对大鼠的缺血心肌损伤，对缺血心肌有保护作用[6]。

2.2 对急性冠状动脉综合征的缓解作用　按照盲法、随机、对照的原则进行有关的临床及动物实验观察，对乌头赤石脂汤治疗急性冠状动脉综合征（ACS）的临床疗效、安全性及作用机制。结果显示，乌头赤石脂汤治疗ACS可以有效地改善患者临床以及中医症候，尤其对于气虚证型以及心阳不振型，效果更好。并且服用安全，治疗组较对照组不良事件发生率无明显增多。提示该方剂对于改善患者整体证候有优势。动物实验亦提示乌头赤石脂汤治疗急性心肌缺血大鼠有一定的疗效，可能通过扩展痉挛的冠脉起作用，而且用药后无一大鼠出现心率加快、恶性心律失常、血尿、猝死等不良事件[7]。

【临床研究与应用】

1 治疗不稳定型心绞痛

选择不稳定型心绞痛患者44例，随机分为治疗组24例和对照组20例。治疗组在常规西医处理的基础上（口服阿司匹林、美托洛尔等药物，皮下注射低分子肝素，胸痛发作时予硝酸甘油含服），加用以乌头赤石脂汤（乌头3g先煎，制附子10g先煎，蜀椒3g，干姜6g，赤石脂15g包煎，每天1剂），对照组亦用相同的西医处理方案。并在此基础上服用小剂量的瓜蒌薤白半夏汤（瓜蒌5g，薤白5g，法半夏3g，每天1服）。结果在中医症候积分改善方面治疗组较对照组有优势，2组在住院观察期间均无出现心绞痛加重的患者[8]。

2 治疗急性心肌梗死

选择急性心肌梗死40例，随机分为治疗组和对照组各20例。治疗组入院后即给予丹参注射液静脉滴注，并合用乌头赤石脂汤煎服。每天 1 剂。对照组予硝酸甘油治疗。2 组其余对症治疗相同，均以 3 周为 1 个疗程。结果以心前区疼痛缓解，一般活动不引起疼痛发作，心肌酶三项及心电图 ST 段、T 波恢复正常为显效，2 组心梗总有效率比较，治疗组总有效率为 95%；对照组总有效率为 95%（$P > 0.05$）。2 组治疗后心前区疼痛减轻，持续时间缩短，治疗前后比较，差异有显著性意义（$P < 0.05$），但 2 组比较，差异无显著性意义（$P > 0.05$）。2 组治疗后均能使 ST 段及 T 波恢复正常，但差异无显著性意义（$P > 0.05$），对 Q 波影响不大。2 组治疗后均能使心肌酶三项下降，但治疗组心肌酶三项恢复正常的时间明显缩短，2 组比较，差异有显著性意义（$P < 0.05$）。治疗组治疗后患者血清中的 MDA 降低、SOD 升高，治疗前后比较，差异有非常显著性意义（$P < 0.01$）；而对照组治疗前后比较，差异无显著性意义（$P > 0.05$）；但 2 组比较，差异有显著性意义（$P < 0.05$）[9]。

3 治疗其他疾病

用乌头赤石脂丸或其加减方汤剂，还可用于治疗病态窦房结综合征[10]，心源性休克、心绞痛急性发作、寒厥腹痛、腹泻急作、手足逆冷[11]等见有本方证者。

【方剂评述】

《金匮要略》胸痹心痛短气病脉证治（心痛）篇之心痛证，是心脏诸多疾病在临床中常见的症状之一，临床多见于冠心病、风湿性心脏病、心肌病等。中医辨证，主要证型有血瘀证、气郁证、痰阻证、气虚证，以及热证、寒凝证等。无论是冠心病，还是风湿性心脏病，或是心肌病，只要其病变证机属于阳虚寒凝证，均可选用乌头赤石脂丸治疗，常能取得预期治疗效果。该方为张仲景治疗阳虚寒凝证的重要效验方，若非阳虚寒凝证，则不能应用乌头赤石脂丸。临床使用本方，病情比较重者当用汤剂，病情比较轻或缓解者，可用散剂或丸剂以巩固治疗效果。亦可根据病情，随证加减。若胸闷明显者，加甘松、薤白，以行气宽胸；心痛明显者，加丹参、冰片，以活血通脉，开窍止痛；失眠多梦者，加菖蒲、远志，以开窍化浊安神；咽喉不利者，加桔梗、甘草，以利咽缓急；血虚者，加当归、白芍，以补血缓急；气虚者，加人参、白术，以益气补虚等。乌头赤石脂丸为大辛大热、燥烈走窜之品，临床运用本方须辨证精当，谨守阴寒痼结之病机。阴虚体质、虚火偏亢者禁用，真热假寒者禁用，无明显寒象或寒象轻者不宜久用。各种先天性心脏病或心脏病已成器质性病变者，须在严密观察下使用。

参 考 文 献

［1］孙文君，周灵君，丁安伟. 矿物药赤石脂的研究进展［J］. 广州化工，2010，38（11）：39-41.

［2］叶定江，张世臣. 中药炮制学［M］. 北京：人民卫生出版社，2004：141.

［3］程宾，来国防. 中药赤石脂的红外光谱分析［J］. 齐鲁药事，2011，30（8）：444-445.

［4］禹志领，窦昌贵，刘保林，等. 赤石脂对凝血系统作用的初步探究［J］. 中药药理与临床，1992，8（4）：236-247.

［5］梅全喜. 现代中药药理与临床应用手册［M］. 北京：中国中医药出版社，2008：993-994.

［6］戴启刚，汪受传，王忠山，等. 乌头赤石脂丸对异丙肾上腺素所致大鼠心肌损伤的保护作用［J］. 北京中医药大学学报，2011，34（11）：755-758，762.

［7］黄汉超，吴永刚. 乌头赤石脂汤治疗急性冠状动脉综合征的临床观察与实验研究［J］. 成都中医药大学学报，2011，34（2）：56-70.

［8］黄汉超，周凤娇，陈宏珪. 乌头赤石脂汤治疗不稳定型心绞痛的临床观察［J］. 中华中医药学刊，

2007，25（5）：1032－1034.

［9］徐光华，张学山，黄展新．乌头赤石脂汤合丹参注射液治疗急性心肌梗死的疗效观察［J］.新中医，
　　 2001，33（9）：30－31.

［10］傅强，吕长青，李 华．乌头赤石脂丸治疗病态窦房结综合征 20 例［J］.浙江中医杂志，2006，41
　　　（8）：452.

［11］陈锐．乌头赤石脂丸临床新用［J］.中国社区医师，2011（18）：19.

第十篇

腹满寒痛宿食病脉证治篇

本篇讨论腹满、寒疝、宿食三病的病因病机、证候及其治疗。由于三病的病位皆在腹部，涉及胃肠道，临床均有腹部胀满或疼痛的症状。腹满即腹部胀满，根据病因将其分为实热、虚寒两大类。本病涉及现代医学消化系统及腹腔脏器的多种疾病。如急慢性胃炎、胃下垂、胃及十二指肠溃疡、慢性肠炎、慢性肝炎、肠梗阻、胰腺炎、阑尾炎等疾病。寒疝是一种阴寒性的腹中疼痛证，多因阳虚阴寒内盛，寒疝攻冲所致；临床以发作性的肚脐周围剧痛，按其腹部高突不平，汗出肢冷，脉沉、弦、紧为典型表现，类似于现代医学之肠痉挛、肠梗阻等。宿食即伤食、食积，多因暴饮暴食，损伤脾胃，失于运化，使食物经宿不消而停积于胃肠所致；本病涉及现代医学胃肠消化系统的多种疾病，如急性胃肠炎、胃扩张、肠梗阻、胰腺炎、消化不良等疾病。

⚘ 厚朴七物汤 ⚘

【处方组成与功用】

厚朴七物汤出自《金匮要略》腹满寒疝宿食病脉证（腹满）篇，由厚朴 15～24g，甘草 10g，大黄 12g，大枣 10 枚，枳实 10g，桂枝 7g，生姜 12g 组成。具有泻热除满，疏表散邪的功能。传统用于热证腹满，热实兼表证所见之发热数日，脉浮而数，腹部胀满，大便干燥，伴心烦口渴，舌红苔黄等。

【方剂传统解析】

《金匮要略》载："病腹满，发热十日，脉浮而数，饮食如故，厚朴七物汤主之。"本条文论述了阳明里实兼表证腹满发热的证治。本证的病因病机为太阳表证未解，阳明热实已成。本方用厚朴、枳实、大黄三味泻热通下，行气除满以治里实；桂枝、生姜疏解太阳之表邪，大枣、甘草，和中益胃，且调和诸药。全方共奏泻热除满，解表散邪之效。

【方剂药效物质基础】

1 拆方组分

1.1 厚朴、大黄、枳实 其化学组分见痉湿暍病脉证治篇"大承气汤"。

1.2 甘草、大枣、桂枝、生姜 其化学组分见痉湿暍病脉证治篇"栝楼桂枝汤"。

2 复方组分

目前尚未见有厚朴七物汤复方化学组分的文献报道。

【方剂药理学研究】

1 拆方药理

1.1 厚朴、大黄、枳实 其药理研究见痉湿暍病脉证治篇"大承气汤"。

1.2 甘草、大枣、桂枝、生姜 其药理研究见痉湿暍病脉证治篇"栝楼桂枝汤"。

2 复方药理

2.1 对肠推进运动的影响 通过观察对小鼠灌以厚朴三物汤、桂枝去芍药汤、厚朴七物汤、桂枝去芍药汤与厚朴三物汤分煎再合的厚朴七物汤后炭末在肠道中前进距离，探讨厚朴三物汤、桂枝去芍药汤与合方厚朴七物汤及合方的先合后煎与先煎后合对胃肠道推进运动的影响。结果表明，桂枝去芍汤与厚朴三物汤合方后，在促进肠推进方面，桂枝去芍药汤对厚朴三物汤产生了相使作用，即桂枝去芍药加强了厚朴三物汤的肠推进作用。合方先合后煎的效果要明显优于先煎后合；在胃排空方面，厚朴三物汤和桂枝去芍药汤先合后煎，出现了类似中药七情和合中的相恶效应，即厚朴三物汤减弱了桂枝去芍药汤的胃排空作用。厚朴七物汤与厚朴三物汤组和厚朴七物汤组相比则有显著性差异（$P < 0.05$），而与桂枝去芍药汤无显著性差异，提示厚朴三物汤和桂枝去芍药汤先煎后合，未出现类似中药七情和合中的相恶效应。提示合方先合后煎的效果要明显优于先煎后合，说明合方的煎煮方法对药效确有明显影响[1]。

2.2 对胃分泌功能的影响 厚朴七物汤由厚朴三物汤与桂枝去芍药汤相合而成，主治太阳表邪未解，阳明热结之表里同病。厚朴三物汤现多用于治疗肠胀气、胃扩张、肠梗阻等。厚朴七物汤现主要用于治疗外有表证兼胃肠功能紊乱的病证。为探讨此三方对大鼠胃分泌功能的影响，有学者采用药理学方法，结合中药方剂的配合理论原则对厚朴七物汤及其母方厚朴三物汤与桂枝去芍药汤进行分析。结果表明，厚朴七物汤能显著减少大鼠胃液分泌，降低胃液酸度和胃蛋白酶含量。桂枝去芍汤与厚朴三物汤合方后，在保护胃黏膜方面，桂枝去芍药汤对厚朴三物汤产生了"相杀"作用，即桂枝去芍药汤减轻了厚朴三物汤对胃黏膜的损害；桂枝去芍药汤与厚朴三物汤相合组成的厚朴七物汤，先合后煎的效果要优于先煎后合。由此可以得出结论，张仲景的合方中有"七情合和"的思想在闪耀。虽然在本实验中显示，先合后煎的效果要优于先煎后合。但并不是说先合后煎优于先煎后合，至于是在合方时是先合后煎或是先煎后合，需具体情况具体分析[2]。

【临床研究与应用】

1 治疗急性胰腺炎

选择急性胰腺炎患者 72 例，随机分为治疗组和对照组各 36 例。对照组用醋酸奥曲肽注射液，加入10%葡萄糖注射液静脉缓慢注射，并由葡萄糖和中长链脂肪乳剂提供肠外营养。治疗组予厚朴七物汤加减联合肠内营养（含低脂和水解蛋白的肠内营养混悬液制剂）交替输注治疗。药物组成：厚朴15g，甘草10g，大黄（后下）10g，枳实10g，黄芩10g，黄连10g，丹参10g，白花蛇舌草15g，半枝12g，木香10g，槟榔10g，赤芍12g，延胡索10g，白芍10g。每剂水煎取汁300ml，先抽空胃液，再经鼻肠管注入汤剂100ml后夹闭鼻肠管60分钟，继以持续泵入肠内营养液。每8小时1次，每日3次。2组均5天为1个疗程，2个疗程后统计疗效。结果以症状、体征消失，实验室指标均恢复正常，无假性胰腺囊肿形成，无慢性胰腺炎症状为痊愈，治疗组痊愈22例，显效9例，有效3例，无效2例，总有效率94.4%；对照组痊愈17例，显效6例，有效4例，无效9例，总有效率75.0%（$P < 0.05$）[3]。

2 治疗术后早期炎性肠梗阻

选择对腹部术后1~2周表现为炎症性肠梗阻的95例患者，随机分为治疗组64例与对照组31例。2组在常规治疗的基础上，治疗组施以加味厚朴七物汤（厚朴18g，枳实12g，酒大黄10g，桂枝12g，当归15g，蒲黄15g，五灵脂12g，白芍30g，生甘草10g，生姜6g，大枣5枚）煎液200ml，每日2次灌胃。结果以腹胀、腹痛、呕吐消失，胃肠功能恢复，进食半流饮食后无复发，X线未见肠梗阻征象为临床治愈，治疗组临床疗效总有效率96.88%，对照组临床疗效总有效率90.32%；治疗组7天治愈12例，7~14天治愈26例，14~30天治愈13例；对照组治疗组7天治愈3例，7~14天治愈7例，14~30天治愈8例，治疗组能明显缩短治疗时间，与对照组比较有统计学意义（$P < 0.05$）[4]。

3 治疗其他疾病

用厚朴七物汤原方或其加减方，还可用于胃肠型感冒、急性肠炎、痢疾初起、肠梗阻[5]等见有本方证者。

【方剂评述】

厚朴七物汤证始于外感风寒，延久或失治而渐次化热，邪热入里，化燥成实，形成太阳表证未罢又见阳明腑实之证，表里同病，且里证重于表证，治当表里双解，方用厚朴七物汤行气除满，疏表散寒。厚朴七物汤为厚朴三物与桂枝汤之组合化裁，不可简单视作两方之合方。此方以厚朴命名，且厚朴用量独重（半斤），知其为方中君药，下气除满；生姜、桂枝辛散温通、通阳化气；枳实破气消痞；大黄虽苦寒但用量小（三两），去性存用以加强通降之力；大枣、甘草甘缓补虚，令正气不损。全方共收辛开散满、苦降温通之功。厚朴七物汤现代临床常用于表里同病的胃肠型感冒、急性肠炎、痢疾初起、肠梗阻及消化系统等多种疾病的治疗。

参 考 文 献

[1] 王昌儒. 桂枝去芍药汤、厚朴三物汤及其合方的实验研究 [J]. 中国医院用药评价与分析，2008，8（6）：441 – 443.

[2] 王昌儒. 基于厚朴七物汤及其母方对大鼠胃分泌功能的影响探讨合方的思想 [J]. 环球中医药，2013，6（8）：593 – 595.

[3] 刘亚辉. 厚朴七物汤联合肠内营养支持治疗急性胰腺炎36例临床观察 [J]. 河北中医，2013，35（6）：856 – 857.

[4] 李广林. 加味厚朴七物汤治疗腹部术后早期炎性肠梗阻64例 [J]. 陕西中医学院学报，2011，34（2）：52－53.

[5] 阴爱辉，周振理. 浅谈《金匮要略》腹满五实方 [J]. 山东中医药大学学报，2009，33（1）：23－24.

❧ 大柴胡汤 ❧

【处方组成与功用】

大柴胡汤出自《金匮要略》腹满寒疝宿食病脉证（腹满）篇，由柴胡 15～24g，大黄 10g，黄芩 12g，芍药（白芍）12g，半夏 12～15g，枳实 10g，生姜 15g，大枣 12 枚组成。具有通腑泻实，和解少阳的功能。传统用于热证腹满，热实兼少阳证所见之痞结胀满，疼痛拒按，胸胁苦满疼痛，心烦呕吐口苦，往来寒热，不大便或发潮热，舌红、苔黄、脉弦数等。

【方剂传统解析】

《金匮要略》载："按之心下满痛者，此为实也，当下之，宜大柴胡汤。"本条文论述了阳明热实兼少阳证腹满痛的证治。本证病因病机为少阳相火内郁，枢机不利，阳明腑实已成。方中柴胡、黄芩和解少阳，半夏生姜和胃降逆；大黄、枳实内泻热结；白芍敛阴和营血，缓急止痛；大枣安中顾脾。诸药合用，共奏和解少阳，内泻热结之效。

【方剂药效物质基础】

1 拆方组分

1.1 柴胡　其化学组分见疟病脉证并治篇"鳖甲煎丸"。

1.2 大黄、枳实　其化学组分见痉湿暍病脉证治篇"大承气汤"。

1.3 黄芩、半夏　其化学组分见百合狐惑阴阳毒病脉证治篇"甘草泻心汤"。

1.4 白芍、生姜、大枣　其化学组分见痉湿暍病脉证治篇"栝楼桂枝汤"。

2 复方组分

目前尚未见有大柴胡汤复方化学组分的文献报道。

【方剂药理学研究】

1 拆方药理

1.1 柴胡　其药理研究见疟病脉证并治篇"鳖甲煎丸"。

1.2 大黄、枳实　其药理研究见痉湿暍病脉证治篇"大承气汤"。

1.3 黄芩、半夏　其药理研究见百合狐惑阴阳毒病脉证治篇"甘草泻心汤"。

1.4 白芍、生姜、大枣　其药理研究见痉湿暍病脉证治篇"栝楼桂枝汤"。

2 复方药理

2.1 抗炎利胆作用　为探讨加味大柴胡汤对实验性豚鼠胆囊炎的影响，选取 350～450g 豚鼠50只，给予盐酸林可霉素 60mg/（kg·d），皮下注射，建立胆囊炎模型，将造模成功的动物随机分为模型组和加味大柴胡汤低、中、高剂量（3.83g/kg，7.67g/kg，15.33g/kg）组及消炎利胆片（0.25g/kg）组，另取 10 只作为正常对照组，每组 10 只，均灌胃给药，每日 1 次，给药 3 周。结果显示，加味大柴胡汤中、高剂量可显著增加动物胆汁量（$P <$ 0.05）；中、高剂量可显著降低动物血浆白细胞数（$P < 0.01$）；低、中、高剂量可显著降低动物胆囊组织中 TNF – α 含量和 TNF – α mRNA 的表达（$P < 0.01$ 或 $P < 0.05$）。表明加味大柴胡汤具有增加胆囊炎动物胆汁量，降低血浆中白细胞含量和胆囊组织中 TNF – α 含量和 TNF – α mRNA 表达的作用，对胆囊炎有一定的治疗作用[1]。

2.2 抗溃疡作用 大柴胡汤对大鼠应激性胃溃疡有明显的防治作用。采用放射免疫法测定应激性溃疡模型大鼠血清内皮素（ET）、血清胃泌素（GAS）和促甲状腺激素（TSH）含量变化等实验，结果证实，大柴胡汤能减少 ET 合成和分泌，降低血清 ET 含量，使 NO/ET 趋于平衡，胃黏膜血流恢复正常，从而保护胃黏膜；增加血清中 6 – K – PGF1α 含量，对胃黏膜起到保护作用，促进溃疡愈合；显著抑制胃窦 G 细胞分泌 GAS，降低血清胃泌素含量，防止胃酸过多分泌，从而保护胃黏液黏膜屏障；调节下丘脑 – 垂体 – 甲状腺轴的功能，减少 TSH 异常分泌，维持内环境相对稳定，利于溃疡愈合[2-3]。

2.3 对急性坏死性胰腺炎的治疗作用 大柴胡汤对急性坏死性胰腺炎（NAP）有明显的治疗作用。为探讨大柴胡汤对 NAP 大鼠的治疗作用，用健康雄性 SD 大鼠造模后进行实验，结果显示，大柴胡汤预处理组腹水量明显低于 ANP 组（$P < 0.05$）；在 3 小时、6 小时、12 小时时间点 ANP 组血清淀粉酶水平高于假手术组（$P < 0.01$）；NAP 组胰腺、肺、肠壁组织伊文思蓝（EB）含量均显著高于假手术组（$P < 0.05$）；大柴胡汤预处理组血清淀粉酶水平较 ANP 组显著降低（$P < 0.05$）；大柴胡汤预处理组胰腺、肺、肠壁组织病理改变较 ANP 组减轻；胰腺、肺、肠壁组织 EB 含量均显著低于 ANP 组（$P < 0.05$）。表明大柴胡汤预处理可以改善 ANP 模型大鼠的疾病严重程度，其机制可能与降低毛细血管通透性有关[4]。

2.4 对肝脏的保护作用 采取逆转录 – 聚合酶链反应（RT – PCR）检测急性阻塞性黄疸模型大鼠胆汁酸受体（FXR）基因的 mRNA 表达实验，发现大柴胡汤可以通过上调 FXR mRNA 表达来降低血胆汁酸浓度，减轻肝脏损害[5]。以奈异硫氰酸脂（ANIT）诱发大鼠急性肝内胆汁淤积模型，观察大柴胡汤等治疗黄疸的经典方剂对其肝组织病理学变化的影响。结果与模型组相比，用药干预组胆管上皮细胞或小胆管明显减少，肝细胞相对变多，胶原纤维增生减少，肝组织纤维化程度减轻。说明大柴胡汤等方剂均能有效改善 ANIT 所诱发肝内胆汁淤积大鼠模型病理组织学状态[6]。

2.5 抗动脉粥样硬化作用 采用高胆固醇饮食诱导兔动脉粥样硬化模型，观察大柴胡汤对动脉粥样硬化兔血管平滑肌 CPT – 1 mRNA 表达的影响，探讨动脉粥样硬化形成过程中血管平滑肌的能量代谢变化。结果发现，大柴胡汤早期应用可显著降低高胆固醇诱导的兔血脂水平，抑制动脉粥样硬化的形成，并显著增加血管平滑肌层 CPT – 1 mRNA 的表达[7]。

2.6 其他作用 早期口服大柴胡汤，对胆囊炎切除术后患者的胃肠功能恢复疗效明显，服药后肠鸣音、肛门排气恢复时间均有明显缩短[8]；大柴胡汤还能提高胰腺癌术后患者的缓解率、稳定率及生存期[9]。

【临床研究与应用】

1 治疗发热

急性感染性发热患者 69 例，随机分为治疗组 39 例和对照组 30 例。治疗组予大柴胡汤煎服，若肺热壅盛夹痰者，加鱼腥草、桔梗、金银花、生石膏、杏仁；肝胆湿热者，加金钱草、茵陈蒿、栀子；大肠湿热者，加葛根、黄连；胃热炽盛者，加生石膏（先煎）、知母；有表证者，酌加解表之剂；若气营两燔者，加用清开灵注射液。对照组根据病因给予抗感染、对症等治疗。2 组均以 7 天为 1 个疗程。结果治疗组症状、体征全部消失 36 例（92.3%），对照组仅 21 例（70.0%）。治疗组疗效明显优于对照组（$P < 0.05$）[10]。

2 治疗囊炎

选择慢性胆囊炎患者随机分为治疗组 252 例和对照组 90 例。治疗组用大柴胡汤加青皮、金钱草、蒲公英、姜黄、炒白术、丹参煎服。若呕吐者，加藿香、竹茹；纳差者，加鸡内金、砂仁、炒麦芽、山楂；黄疸者，加茵陈、栀子、秦艽；便溏次多者，易大黄、枳实，加炒山药、炒薏仁、茯苓、莲子；有结石者，加海金沙、威灵仙、鸡内金、芒硝；大便干者，加芒硝、川厚朴。对照组口服消炎利胆片。2 组均以 15 天为 1 个疗程。结果经治疗 2~4 个疗程后，以临床症状、体征消失，B 超检查胆囊壁增厚，毛糙恢复正常为治愈，治疗组痊愈 133 例，显效 98 例，无效 21 例，总有效率 91.67%；对照组痊愈 14 例，有效 42 例，无效 34 例，总有效率 62.22%（$P < 0.01$）[11]。

3 治疗胆石症

选择肝内及肝外胆管结石、胆囊结石共 97 例，均以大柴胡汤加郁金、金钱草、海金沙、鸡内金、栀子、青皮、木香煎服。若胁痛不已者，加川楝子、延胡索；身热不解者，加金银花、蒲公英；伴黄疸者，加茵陈、虎杖；脘腹胀满者，加厚朴、陈皮；大便滞结者，加芒硝、瓜蒌仁。10 天为 1 个疗程。结果经 1~3 个疗程治疗，以疼痛缓解，其他症状消失，实验室及 B 超检验恢复正常为治愈，本组治愈 60 例，好转 31 例，无效 6 例，总有效率 93.81%[12]。

4 治疗淤胆性肝炎

选择淤胆性肝炎患者 36 例，随机分为治疗组和对照组各 18 例。对照组予护肝退黄对症、支持或加用抗病毒药物治疗。治疗组在此基础上另予大柴胡汤加茵陈、浙贝母、车前子、赤芍、郁金、山楂、金钱草、豨莶草等煎服。4 周为 1 个疗程。治疗以黄疸指数在 3 周内降至正常值 2 倍以下或降至正常，主要症状消失或减轻为显效。治疗组显效 13 例，对照组显效 7 例，治疗组显效率高于对照组[13]。

5 治疗胰腺炎

选择 36 例肝郁气滞型急性轻型胰腺炎分为单纯西医治疗组（A 组）、西医治疗加中药安慰剂组（B 组）和西医治疗加大柴胡汤组（C 组），3 组疗程均为 7 天。结果各组血清胰淀粉酶和 C-反应蛋白水平治疗后较治疗前均降低（$P < 0.05$，$P < 0.01$）。C 组与 A 组、B 组比较，治疗第 1、3、5 天血清胰淀粉酶和治疗第 1、3、5、7 天 C-反应蛋白水平均明显降低（$P < 0.05$）[14]。

6 治疗妇科术后腹胀

选择妇科术后腹胀患者 60 例，随机分为治疗组和对照组各 30 例。2 组均给予抗炎、补液、调节电解质平衡等基础治疗。治疗组在此基础上以大柴胡汤加莱菔子、黄芩、槟榔、乌药、当归煎服。西药组予以开塞露肛门注入。结果以 24 小时内肛门排气，腹胀消失为显效，治疗组显效 20 例，有效 8 例，无效 2 例，总有效率为 93.3%；对照组显效 10 例，有效 12 例，无效 8 例，总有效率为 73.3%（$P < 0.05$）[15]。

7 治疗其他疾病

用大柴胡汤原方或其加减方，还可治疗急性阑尾炎[16]，胆囊积液[17]，糜烂型口腔扁平苔藓[18]，小儿风热感冒、高热、疱疹性口腔炎[19]，便秘、支原体肺炎、偏头痛[20]。

【方剂评述】

大柴胡汤是由小柴胡汤合小承气汤加减而成的外解内泻方剂，现代临床研究表明，该方外解少阳，可用于外感性发热、急性感染性发热及呼吸道感染等病症的治疗。内泻阳明热结，可用于肝胆和消化系统等疾病。尤其对消化系统急性胰腺炎、急性上消化道溃疡穿孔及急性阑尾炎合并阑尾穿孔等危急重症疾病，大柴胡汤显示出其独特的疗效。此外，凡患者外感后同时出现阳明和少阳合病者，不可拘泥于大柴胡汤原方所治症状的描述，随予大柴胡汤原方或其加减方，辨证施治，同时结合现代医学实验研究成果，均可取得显著地临床疗效。

参 考 文 献

[1] 徐迎涛，孙雪萍. 加味大柴胡汤治疗胆囊炎的实验研究 [J]. 中国实验方剂学杂志，2013，19（3）：234－237.

[2] 罗丹. 大柴胡汤对应激性溃疡大鼠血清内皮素（DT）和血清前列腺素 12（PG12）的影响 [J]. 中华实用中西医杂志，2003，3（12）：1741－1742.

[3] 罗丹，徐安莉，周艳艳，等. 大柴胡汤对应激性溃疡大鼠血清胃泌素（GAS）促甲状腺激素（TSH）的影响 [J]. 中华实用中西医杂志，2002，2（1）：9.

[4] 奉典旭，陈亚峰，陈腾，等. 大柴胡汤对急性坏死性胰腺炎大鼠模型的影响 [J]. 中国中西医结合杂志，2009，15（3）：298－302.

[5] 缪辉来，林木生，张利强，等. 加味大柴胡汤对阻塞性黄疸大鼠胆汁酸代谢的影响及机制 [J]. 中华实验外科杂志，2006，23（8）：934－936.

[6] 朱平生，龙爱华，王兵，等. 不同经典方剂对肝内胆汁淤积大鼠病理组织学的影响 [J]. 中国实验方剂学杂志，2011，17（4）：184－185.

[7] 宣柳，李筱青，盛晓蓉，等. 大柴胡汤对兔动脉粥样硬化血管平滑肌层肉碱棕榈酰转移酶－1 表达的影响 [J]. 中国中药杂志，2009，25（3）：2232－2235.

[8] 王彧，秦鸣放. 大柴胡汤对腹腔镜胆囊切除术后胃肠功能恢复的影响 [J]. 中国中西医结合外科杂志，2009，15（3）：223－225.

[9] 张婷素，山广志. 大柴胡汤加味治疗胰腺癌术后 46 例 [J]. 浙江中医杂志，2011，46（5）：341.

[10] 金庆文. 大柴胡汤加减治疗急性感染性发热 39 例疗效观察 [J]. 中国中医急症，2008，17（9）：1213，1231.

[11] 李敏. 大柴胡汤加减治疗慢性胆囊炎 252 例 [J]. 陕西中医，2009，30（5）：557－558.

[12] 王晓春. 大柴胡汤加减治疗胆石症 97 例 [J]. 实用中医内科杂志，2011，25（4）：80.

[13] 王福忠. 中西医结合治疗淤胆性肝炎 18 例 [J]. 江西中医药，2010，41（12）：37－38.

[14] 程宇星，王萌，程霞，等. 大柴胡汤治疗肝郁气滞型急性轻症胰腺炎的临床观察 [J]. 中国中西医结合杂志，2008，28（9）：793－795.

[15] 陈冬梅，郫胜. 加味大柴胡汤治疗妇科术后腹胀 30 例 [J]. 新中医，2009，41（3）：64.

[16] 唐云志，金波. 大柴胡汤治疗急腹症体会 [J]. 中国中医急症，2007，16（12）：1546.

[17] 彭磊. 大柴胡汤治疗胆囊积液 [J]. 医药论坛杂志，2007，28（15）：84.

[18] 牛秀艳，曹丽梅，樊丽萍. 中西医综合疗法治疗糜烂型口腔扁平苔藓 [J]. 中国实验方剂学杂志，2011，17（17）：306－307.

[19] 韦栋余，王光耀. 大柴胡汤的临床应用 [J]. 现代中西医结合杂志，2013，22（13）：1476－1478.
[20] 张静华，杨军. 大柴胡汤加减治疗内科杂证 [J]. 实用中医内科杂志，2012，26（11）：71－72.

∽ 厚朴三物汤 ∽

【处方组成与功用】

厚朴三物汤出自《金匮要略》腹满寒疝宿食病脉证（腹满）篇，由厚朴20～30g，大黄10～15g，枳实10～15g组成。具有行气泄满，去积通便的功效。传统用于热证腹满，热实积胀俱重证所见之腹部胀满较重，疼痛拒按，大便闭结不通，伴心烦口渴，舌红苔黄，脉实等。

【方剂传统解析】

《金匮要略》载："痛而闭者，厚朴三物汤主之。"本条文论述了热实腹满，胀重于积的证治。本证病因病机为热实内积，气滞不行，气滞重于积滞。方中重用厚朴下气散满，配枳实、大黄下气荡实泻热，又有桂枝、生姜辛温散寒、解肌发表，甘草、大枣和中气而调诸药。合而成方，表里双解，则腹满荡而表邪除。全方以行气破气为主，故适用于热实而气滞偏重者。

【方剂药效物质基础】

1 拆方组分

厚朴、大黄、枳实　其化学组分见痉湿暍病脉证治篇"大承气汤"。

2 复方组分

2.1 对厚朴酚含量的影响　为探讨研究影响厚朴三物汤中主要有效成分之一厚朴酚煎出率的诸因素，采用HPLC法测定厚朴三物汤不同配伍及合煎、分煎组浸膏及药材残渣中厚朴酚含量，并用正交设计法考察大黄、枳实用量及煎煮时间、提取次数等因素对厚朴酚含量的影响。结果显示，厚朴三物汤合煎组厚朴酚溶出率高于分煎组1倍以上，随着枳实用量及提取次数的增加，厚朴三物汤中厚朴酚的溶出率升高。说明枳实及提取次数为影响厚朴三物汤中厚朴酚含量的主要因素[1]。为研究厚朴及厚朴三物汤中和厚朴酚在大鼠体内的药代动力学特征，探讨药物配伍对和厚朴酚在大鼠体内过程的影响，采用HPLC法测定厚朴组和厚朴三物汤组中和厚朴酚在大鼠体内的血药浓度，估算二者的药代动力学参数。结果显示，2组中和厚朴酚在大鼠体内药－时曲线均符合一级吸收二房室模型，主要药代动力学参数AUC、C_{max}、T_{max}、CL/F等有显著差异（$P < 0.05$）。表明厚朴三物汤中大黄枳实配伍能影响和厚朴酚的吸收、分布和排泄等[2]。

2.2 对蒽醌类含量的影响　采用薄层洗脱－紫外分光光度法，对厚朴三物汤等三方中大黄的结合型大黄素、结合型大黄酸、结合型蒽醌类化合物进行含量测定。结果显示，厚朴、大黄、枳实三味药配伍合煎，增加了各指标成分的溶出率，显然也增加了药效；剂量配伍对溶出率有明显影响；小承气汤合煎方各成分含量较厚朴三物汤、厚朴大黄汤低，这是因为小承气汤中的大黄是酒洗大黄；三个方剂合煎方蒽醌类化合物溶出率变化顺序为厚朴三物汤＞厚朴大黄汤＞小承气汤。说明三个合煎方各成分溶出率既然发生了变化，显然三个方剂的药效也会相应发生变化[3]。

【方剂药理学研究】

1 拆方药理

厚朴、大黄、枳实　其药理研究见痉湿暍病脉证治篇"大承气汤"。

2 复方药理

2.1 对小肠推进率的促进作用　以炭末推进率及对平滑肌的直接作用为指标，在厚朴三物汤拆方分析的基础上，通过三种药物药量变化的情况，对三方进行比较研究，揭示三方泻下作用的机制。研究结果表明，组成厚朴三物汤的厚朴、枳实、大黄，以及厚朴大黄汤和小承气汤，均有不同程度的泻下作用。通过炭末推进率实验进一步表明，在炭末于小肠内的推进率方面，只有厚朴三物汤显示出很明显的促进作用（推进率83.45%），即对小肠部位的作用最强。大黄（53.24%）、厚朴（50.81%）、枳实（67.08%）的推进作用均不如厚朴三物汤，其中枳实的推进作用较突出，进一步验证了配伍后的厚朴三物汤提高了各药的推进作用；小承气汤（67.88%）的作用程度与厚朴大黄汤（62.95%）相近，但都远远不如厚朴三物汤[4]。

2.2 对术后胃肠功能的恢复作用　为探讨观察厚朴三物汤空肠给药对胃、十二指肠术后胃肠功能恢复的促进作用，选择胃、十二指肠术后患者68例，随机分为两组。治疗组38例，术后6小时开始将厚朴三物汤（厚朴12～18g、大黄9～12g、枳实9～12g，剂量大小依据患者性别、年龄、体重而定）颗粒剂冲溶200ml，分两次经硅胶管缓慢注入空肠，每次100ml，6小时1次。对照组30例，术后不给特殊治疗，等待胃肠功能自然恢复。比较两组肛门排气情况、术后5天体重下降情况及平均住院时间。结果显示，治疗组平均排气时间为（36.8±17.1）小时，术后体重下降（2.2±0.5）kg，术后住院时间为（9.2±1.2）天；对照组平均排气时间为（57.4±14.2）小时，术后体重下降（3.2±0.9）kg，术后住院时间为（11.8±2.8）天（$P<0.01$）。说明厚朴三物汤确有促进胃、十二指肠术后胃肠功能恢复、缩短排气时间的作用，从而减少患者术后消耗并缩短住院时间[5]。

【临床研究与应用】

1 治疗肠梗阻

为探讨厚朴三物汤治疗不完全性肠梗阻的临床疗效，选择104例不完全性肠梗阻患者随机分为2组，对照组52例予西医常规治疗，治疗组52例在对照组治疗基础上加厚朴三物汤，2组均治疗3天。记录肠鸣音恢复及首次排气、排便时间；统计临床症状（包括腹痛、腹胀、恶心、呕吐、停止排气、排便及电解质紊乱改善率和临床疗效）。结果以症状、体征消失，恢复排气、排便，体温、血常规、血液生化及腹部X线影像恢复正常为治愈。治疗组总有效率92.31%；对照组总有效率76.92%（$P<0.01$）[6]。

2 治疗慢性胃炎、消化性溃疡疼痛

选择单纯浅表性胃炎、慢性萎缩性胃炎、反流性胃炎、出血糜烂性胃炎、胃溃疡、十二指肠溃疡证属气滞型胃脘痛患者65例。治疗均以予加味厚朴三物汤处方：厚朴15g，枳实10g，大黄炭10g，木香10g，川楝子10g，赤芍15g，延胡索10g，水煎取汁300ml，分3次口服，1个月为1个疗程。1个疗程结束后，再复查胃镜。若嗳气泛酸者，加瓦楞子；纳

少者，加佛手、白豆蔻；出血糜烂型胃炎、胃及十二指肠溃疡者，加三七粉（冲）、白芷；胃脘灼热者，加白芍、柴胡。结果以胃脘胀痛等症状消失，2 年内未见复发，胃镜复查基本恢复正常为痊愈，本组痊愈 14 例，有效 44 例，无效 7 例，总有效率为 89.2%[7]。

3 治疗其他疾病

用厚朴三物汤原方或其加减方，还可用于治疗慢性糜烂性胃炎[8]，老年胃肠道手术后腹胀、腹痛、肠粘连、切口裂开[9]，阑尾切除术后早期肠麻痹[10]等见有本方证者。

【方剂评述】

厚朴三物汤由厚朴、大黄、枳实三味药组成，其中厚朴理气导滞，枳实破气消积，大黄通腑泄热，三药合用共奏行气消积祛瘀之功。然而此三味药又是小承气汤、厚朴大黄汤的组成，其关键在于剂量配伍不同，厚朴三物汤重用厚朴为君旨在行气，小承气汤以大黄为君旨在消导积滞，厚朴大黄汤旨在荡涤中下焦痰饮。现代药理研究表明，厚朴三物汤具有促进胃肠功能恢复的作用，空肠给药具有促进胃及十二指肠术后胃肠功能的恢复。药理实验比较发现，厚朴三物汤理气效果较好，小承气汤泻下作用较强，厚朴大黄汤止咳化痰作用明显。厚朴三物汤临床辨证要点以腹胀为主，或伴有腹痛、恶心、呕吐，便秘甚则大便不通，苔厚或腻。其病机关键为肠道气滞，腑气不通兼有血瘀，故此方配伍上行气与消积合用，并配以活血化瘀，共奏气通积消瘀散。临床运用此方以腹胀为主症；不仅可以用于实证，亦可以用于虚证；此方的病位在胃肠，又尤以肠道为主。临床应用亦表明，此方多用于胃肠道疾病，如不完全性肠梗阻、麻痹性肠梗阻、急腹症、输卵管结扎术后腹部胀痛、消化道术后腹胀等。

参 考 文 献

[1] 寇俊萍，宣圆圆，严永清. 影响厚朴三物汤厚朴酚含量因素的初步研究 [J]. 中成药，2001，23（6）：401-403.

[2] 苏文娟，黄熙，秦峰，等. 大鼠灌胃厚朴及厚朴三物汤后和厚朴酚的药动学比较 [J]. 中药材，2008，31（2）：255-258.

[3] 郭锡勇，陈新华，周皇. 剂量配伍对厚朴三物汤等三方中蒽醌类含量影响的比较研究 [J]. 贵阳中医学院学报，2002，24（2）：62-64.

[4] 陈琦，杨雪梅，徐成贺. 厚朴三物汤拆方及其药量变化的实验研究 [J]. 时珍国医国药，2001，12（9）：776-778.

[5] 李慎贤，王宝胜，王廷振. 厚朴三物汤空肠给药促进胃十二指肠术后胃肠功能恢复的临床观察 [J]. 中国中西医结合急救杂志，2005，12（3）：162-164.

[6] 张晓东，顾群浩，蔡照弟，等. 厚朴三物汤治疗不完全性肠梗阻 52 例临床观察 [J]. 河北中医，2012，34（6）：852-853.

[7] 向一青. 加味厚朴三物汤治疗气滞型胃脘痛 65 例疗效观察 [J]. 河北中医，2004，26（8）：585.

[8] 赵敏奇. 调气通腑为主辨证论治慢性糜烂性胃炎 127 例临床观察 [J]. 云南中医中药杂志，2011，32（9）：25-26.

[9] 陈继荣，张家衡. 加味厚朴三物汤对老年术后胃肠功能恢复的影响 [J]. 湖北中医杂志，2008，30（1）：45.

[10] 许京锋，赵卫兵，金保亮. 加味厚朴三物汤治疗阑尾切除术后早期肠麻痹 93 例 [J]. 中国中西医结合杂志，2007，27（6）：549-550.

∽ 附子粳米汤 ∽

【处方组成与功用】

附子粳米汤出自《金匮要略》腹满寒疝宿食病脉证（腹满）篇，由炮附子 6～10g，半夏 12g，甘草 6g，大枣 10 枚，粳米 30～50g 组成。具有温中散寒，化饮降逆的功能。传统用于寒证腹满，阳虚寒饮所见之腹中雷鸣，疼痛如切，胸胁逆满，呕吐清水，腹部胀满，畏寒喜暖，舌淡、苔白滑，脉沉、迟、紧、细等。

【方剂传统解析】

《金匮要略》载："腹中寒气，雷鸣切痛，胸胁逆满，呕吐，附子粳米汤主之。"本条文论述了阳虚寒饮腹满疼痛的证治。本证病因病机为脾胃阳虚，阴寒内盛，水饮内停，寒饮上逆。方中用炮附子温阳散寒止痛；半夏燥湿化饮、降逆止呕；粳米、大枣、甘草补脾益胃且缓急。诸药相合，辛散温通而甘补，共奏温中散寒，化饮降逆，止痛缓急之效。

【方剂药效物质基础】

1 拆方组分

1.1 炮附子 其化学组分见痉湿暍病脉证治篇"桂枝附子汤"。

1.2 半夏 其化学组分见百合狐惑阴阳毒病脉证治篇"甘草泻心汤"。

1.3 甘草、大枣 其化学组分见痉湿暍病脉证治篇"栝楼桂枝汤"。

1.4 粳米 其化学组分见痉湿暍病脉证治篇"白虎加人参汤"。

2 复方组分

目前尚未见有附子粳米汤复方化学组分的文献报道。

【方剂药理学研究】

1 拆方药理

1.1 炮附子 其药理研究见痉湿暍病脉证治篇"桂枝附子汤"。

1.2 半夏 其药理研究见百合狐惑阴阳毒病脉证治篇"甘草泻心汤"。

1.3 甘草、大枣 其药理研究见痉湿暍病脉证治篇"栝楼桂枝汤"。

1.4 粳米 其药理研究见痉湿暍病脉证治篇"白虎加人参汤"。

2 复方药理

2.1 对神经、免疫、内分泌系统的调节作用 为探讨附子粳米汤对脾阳虚模型大鼠血清中 IL-1β、TNF-α 的影响，选择 Wistar 大鼠将其随机分为 6 组，分别为空白对照组、模型组、附子粳米汤大剂量组、中剂量组、小剂量组和吲哚美辛组，第 21 天除空白组外均形成脾阳虚模型，第 22 天予相应的汤剂灌胃治疗。32 天后，快速取股静脉血，分离血清，置 -20℃ 保存备用，测定其中 IL-1β、TNF-α 含量的变化。结果显示，附子粳米汤大、中剂量组、吲哚美组均能明显改善大鼠脾阳虚症状，降低其血清中 IL-1β、TNF-α 的含量；附子粳米汤小剂量组含量虽有降低，但无附子粳米汤大、中剂量组明显，其与正常对照组相比存在差异（P<0.01）。说明附子粳米汤能够调节机体神经、内分泌、免疫系统，治疗脾

阳虚证腹痛，并在治疗过程中存在量效关系[1]。

2.2 镇痛作用 为探讨附子粳米汤对脾阳虚大鼠疼痛模型血浆降钙素基因相关肽（CGRP）和血管紧张素Ⅱ（AngⅡ）的影响，取 Wister 大鼠 50 只，随机分为 5 组，即空白对照组、模型对照组、附子粳米汤高、低剂量组和吲哚美辛对照组，每组 10 只。除空白对照组正常饲养，其余各组大鼠造脾阳虚疼痛模型，除模型对照组和空白对照组给予生理盐水，药物组分别灌胃给予附子粳米汤和吲哚美辛干预，各组给药 15 天后取血，制备血浆，用放免法测定各组血浆 CGRP 和 AngⅡ 水平。结果显示，与空白对照组比较，模型对照组大鼠血浆 CGRP 含量明显降低（$P < 0.01$），AngⅡ 含量明显升高（$P < 0.01$）；与模型对照组比较，附子粳米汤高、低剂量组、西药对照组大鼠血浆 CGRP 含量明显升高（$P < 0.01$ 或 $P < 0.05$），AngⅡ 含量明显降低（$P < 0.01$ 或 $P < 0.05$）。表明附子粳米汤具有明显改善脾阳虚大鼠的疼痛症状，可调节血浆 CGRP 和 AngⅡ 水平，说明该方镇痛作用可能与其调节胃肠肽类激素的水平有关[2]。

【临床研究与应用】

1 治疗顽固性久泄

用附子粳米汤加炮姜、五味子治疗数十例顽固性久泄，均获佳效。此类久泄，亦可少佐酸涩不滞之乌梅肉、焦山楂敛肠止泻。脾胃大伤、肾关不固者，宜用丸药缓图，坚持 2～3 个月甚至更长时间，方可奏效。如见症状改善即停药，则易使病情反复。治疗过程中，应嘱患者注意防寒保暖，适天时，节房事，这对慢性泄泻的治疗和康复极为重要[3]。

2 治疗其他疾病

用附子粳米汤原方或其加减方，还可用于治疗慢性萎缩性胃炎[4]等见有本方证者。

【方剂评述】

附子粳米汤具有温中散寒止痛、和胃蠲饮降逆的作用，主要用于脾胃虚寒、水湿内停的腹满痛证治。《黄帝内经·灵枢》五邪篇云："邪在脾胃……阳气不足，阴气有余，则寒中肠鸣腹痛。"盖脾胃喜温而恶寒，阳虚寒盛，水湿不行，寒气上逆，故见腹中雷鸣切痛、胸胁逆满、呕吐等证。所谓雷鸣切痛者，肠鸣如雷、腹痛如切也。治宜附子粳米汤散寒降逆、温中和胃。方中炮附子大辛、大热，温阳散寒，为君药；水湿不行，胸胁逆满，呕吐，臣以半夏辛、温，燥湿下气，降逆止呕；寒气之袭，由于脾胃之虚，又有粳米、甘草、大枣温中和胃以缓急迫，共为佐使药。诸药合用，辛甘化阳，振奋阳气，助阳散阴，止痛，降逆止呕。该方为张仲景治疗脾阳虚证型腹痛的经方。现代药理研究表明，附子粳米汤对神经、免疫、内分泌系统具有调节作用，能促进肠道蠕动，对急性黏膜损伤有保护和修复，能激活迷走神经传出活动而具有止痛、镇吐等作用。目前临床应用范围已涉及消化、心血管、免疫等多系统、多方面的疾病。

参 考 文 献

[1] 张芸. 附子粳米汤对脾阳虚模型大鼠血中白介素 -1β 肿瘤坏死因子 -α 的影响 [J]. 贵阳中医学院学报，2009，31（3）：78－80.

[2] 王俊霞，陈继婷，王和生，等. 附子粳米汤对脾阳虚大鼠疼痛模型血浆 CGRP 和 AngⅡ 的影响 [J]. 中国实验方剂学杂志，20011，17（23）：192－194.

[3] 庞学丰. 徐富业教授治疗慢性泄泻经验 [J]. 湖北中医杂志, 2004, 26 (7): 16.

[4] 王欢, 乔模. 经典方剂加味治疗慢性萎缩性胃炎 [J]. 山西中医学院学报, 2005, 6 (3): 24 - 26.

∽ 赤丸 ∽

【处方组成与功用】

赤丸出自《金匮要略》腹满寒疝宿食病脉证 (腹满) 篇, 由茯苓 40g, 乌头 20g, 半夏 40g, 细辛 10g (末之, 蜜丸, 朱砂为衣, 酒饮下) 组成。具有温阳散寒止痛, 化饮降逆止呕的功效。传统用于寒证腹满, 寒气厥逆所见之手足厥逆, 腹满腹痛, 肠鸣呕吐, 心悸眩晕, 舌淡胖, 苔白滑, 脉沉弦等。

【方剂传统解析】

《金匮要略》载:"寒气厥逆, 赤丸主之。"本条文论述了寒气厥逆, 腹满腹痛的证治。本证病因病机为脾肾阳虚, 阴寒水饮内盛, 寒饮上逆。方中用乌头、细辛, 温脾肾, 散阴寒, 除痼冷, 止疼痛; 半夏、茯苓, 化水饮, 降逆气; 朱砂重镇安神定悸, 且降逆气。该方乌头有毒, 且与半夏相反, 相伍取其相反相成、峻逐阴邪水饮之功。恐其药性竣烈, 故炼蜜为丸, 每服小量, 酒饮送下。且乌头、朱砂二味皆有毒性, 用时须慎。

【方剂药效物质基础】

1 拆方组分

1.1 茯苓 其化学组分见脏腑经络先后病脉证篇 "猪苓汤"。

1.2 乌头 其化学组分见中风历节病脉证并治篇 "乌头汤"。

1.3 半夏 其化学组分见百合狐惑阴阳毒病脉证治篇 "甘草泻心汤"。

1.4 细辛 其化学组分见中风历节病脉证并治篇 "侯氏黑散"。

1.5 朱砂 朱砂主要成分为硫化汞 (HgS),《中国药典》规定含硫化汞不得少于 96.0%。除含硫化汞外, 还含有少量游离汞和可溶性汞盐。朱砂无论产自何地、采用何种加工方法, 均含有大量的可溶性汞和游离汞, 特别是研磨朱砂中可溶性汞和游离汞含量均高于水飞朱砂, 同时, 还发现含朱砂中成药均有可溶性汞存在。在朱砂的人工胃液浸出液中尚可检出 As、Pb、Cd、Ba、Fe 等 25 种元素。硫化汞是典型的共价化合物, 溶解度很小, 不溶于热盐酸和硝酸, 但可溶于混合酸; 溶于碱金属硫化物中, 形成络合阴离子和复合硫化物。朱砂与具有还原性的卤化物 (如碘化钾、三溴片) 合用, 可能生成毒性较强的碘化汞、溴化汞而致汞中毒[1-5]。

2 复方组分

目前尚未见有赤丸复方化学组分的文献报道。

【方剂药理学研究】

1 拆方药理

1.1 茯苓 其药理研究见脏腑经络先后病脉证篇 "猪苓汤"。

1.2 乌头 其药理研究见中风历节病脉证并治篇 "乌头汤"。

1.3 半夏 其药理研究见百合狐惑阴阳毒病脉证治篇"甘草泻心汤"。

1.4 细辛 其药理研究见中风历节病脉证并治篇"侯氏黑散"。

1.5 朱砂 ①镇静、催眠、抗惊厥作用：通过朱砂浸出液的镇静安神和抗惊厥药效实验显示，朱砂浸出液能和水合氯醛及戊巴比妥钠协同作用，能显著缩短睡眠潜伏期、促进小鼠的睡眠率，也能明显延长戊巴比妥钠的睡眠时间。但未发现朱砂浸出液对硝酸士的宁所致小鼠惊厥有拮抗作用。动物实验亦表明，小鼠口服朱砂（0.01g/g）7天后，腹腔注射苯甲酸咖啡因，其产生惊厥的平均时间比生理盐水对照组推迟（80秒）。观察发现口服朱砂组大鼠（0.05g/g）比对照组脑电图频率减慢，波幅增大。表明朱砂对中枢神经系统有抑制作用。但亦有实验结果显示，朱砂混悬后给小鼠一次灌胃，相当于成人用量的20倍，不能使小鼠入睡，不能明显减少小鼠的活动，不能使阈下剂量的异戊巴比妥钠产生催眠作用，不能明显延长催眠剂异戊巴比妥钠所致睡眠时间，也未观察到朱砂对戊四氮所致惊厥有拮抗作用。有学者认为长期连续服用朱砂所引起的异戊巴比妥钠催眠时间延长，是由于朱砂中汞蓄积而影响巴比妥钠盐类的代谢功能和延缓了自尿中排泄的结果。②抗焦虑作用：采用国际通用的焦虑动物模型，小鼠高架十字迷宫实验，确认小剂量朱砂有抗焦虑作用，此神经药理作用可能反映其镇静安神的功效之一；但高剂量（1g/kg，相当于成人治疗剂量的12倍）并不显示出抗焦虑作用。实验测定小鼠脑内的神经递质5-羟色胺及代谢产物5-羟吲哚乙酸、去甲肾上腺素、多巴胺及其代谢产物二羟基乙酸和高香草酸，发现5-羟色胺水平显著降低，但给药小鼠脑内单胺氧化酶（MAO-A及MAO-B）活性与空白对照组均无显著差异。因此，推测朱砂可能通过减少5-羟色胺的合成或释放而发挥抗焦虑作用。③抗心律失常作用：通过研究朱砂、朱砂安神丸及去朱砂之安神丸抗心律失常作用，发现家兔分别口服朱砂、朱砂安神丸及去朱砂之安神丸对三氯甲烷-肾上腺素和草乌注射液所致心律失常具有明显的拮抗作用，使用强度依次为朱砂安神丸＞朱砂＞去朱砂之安神丸，同时发现朱砂安神丸作用远强于去朱砂之安神丸，肯定了朱砂在方中君药的地位。④毒性：朱砂久服可引起神经毒性早在清代就有认识，古人不仅认识到了朱砂的毒性，同时还掌握了朱砂毒性增强的规律。朱砂超量服用、服用方法不当（如加热煎煮、火烧或用朱砂拌其他中药煎煮）或长久服用均可能造成汞中毒。急性中毒可能由于用火直接加热朱砂形成汞蒸气后经呼吸道吸入或大量朱砂加热煎煮后内服而引起胃肠道吸收而中毒；而长久服用朱砂造成的慢性汞蓄积中毒更为多见。一般认为，朱砂中的汞以无机汞形式蓄积在体内从而导致肾毒性及神经系统的毒性。因此，用水飞法炮制朱砂，这样既可避免高温，又可降低可溶性有毒元素的含量[6-14]。

2 复方药理

对实验性大鼠心脏的影响 选择取Wistar大鼠80只，随机分为赤丸高、中、低剂量组及正常对照组4组，每组各20只，雌雄各半，分笼喂养。各给药组依次按33g、16.5g、5.5g生药/（kg·d）剂量灌胃；对照组用蒸馏水灌胃，灌胃体积为同等体重条件下给高剂量组大鼠灌胃时所需药液的剂量，每日定时灌胃1次，各组连续灌胃90天，停药后继续观察3周。实验结果表明，长期大剂量服用赤丸可影响大鼠的体重，表现为体重增长缓慢，但停药后即可恢复；长期大剂量服用赤丸，对大鼠心率及心电图无显著影响；长期大剂量服用赤丸对大鼠的红细胞、血红蛋白、血小板数量无显著影响；长期服用赤丸对大鼠心脏功能及心脏组织形态学无显著影响；赤丸对大鼠不存在迟发性的心脏毒性反应[15]。

【临床研究与应用】

1 治疗全身型厥逆、内有阴气凝结证

选择以冷感为主诉的患者24例，使其服用赤丸。根据自觉冷感改善及伴有的疼痛、皮肤及精神症状等减轻或消失情况判断疗效。有效组12例（显效7例，有效5例），无效组12例（男3例，女9例）。根据两组的临床特征，分析冷感部位和脉象，又分为全身型、上热下寒型及四肢型。由主管医师根据脉象的浮沉和虚实程度，分5级对两组进行评价。

结果显示：①冷感部位：有效组全身型7例、四肢型4例，1例电温针检查存在冷症，但自我感觉不明显。无效组全身型6例、四肢型6例。2组均未见上热下寒型。2组的冷感类型无明显差异。②脉象：24例中，有脉象记载的21例，其中有效组10例，无效组11例。有效组实脉1例、稍实4例、虚实之间5例。无效组实脉3例、虚实之间4例、虚脉4例（包括稍虚3例、虚1例），2组间的脉力无明显差异。浮沉脉象有效组浮沉之间3例、稍沉3例、沉2例，无效组稍浮1例、浮沉之间7例、稍沉1例、沉2例，两组间脉的浮沉无明显差异。给予四逆汤类方剂无效，而赤丸有效的3例患者，脉均有力。赤丸无效而四逆汤有效的5例患者，3例为虚脉、1例脉象介于虚实之间、1例稍实。治疗结果表明，赤丸适用于全身型厥逆、内有阴气凝结、脉多有力的冷症[16]。

2 治疗其他疾病

用赤丸或其汤剂加减方，还可用于治疗痛经[17]，脾胃夹寒痰、心夹寒痰、肝夹寒痰、肺夹寒痰、肾夹寒痰等证所呈现的头身肢体沉、重、困、胀，手足不温，舌质淡，苔白腻[18]等见本方证者。

【方剂评述】

赤丸是《金匮要略》中辨治寒痰证的重要基础代表方，书中对赤丸条文论述简略，历代医家对其理解多不一致，且注释亦含糊不清。加之赤丸方中又用乌头与半夏这对反药，以致后世医者更难以掌握其具体的临床证候，限制了其临床应用，故临床病例报道较少。目前，对赤丸的研究仍处于探索阶段，虽取得一定进展，但还存在着诸多问题，多数报道属零星的各案分析，缺乏大样本、多中心、随机双盲对照的前瞻性研究。今后对赤丸应侧重于实验室研究，以增强其科学性和可靠性。随着中医药技术的现代化，应充分利用中药多途径、多靶点、多层次的整合效应，加强临床与实验研究相结合，从多方面探讨赤丸的作用机制和临床应用范围及疗效。

参 考 文 献

[1] 李萍. 传统中药朱砂的研究概况 [J]. 华西药学杂志，2010，25（5）：622 – 624.

[2] 刘洪旭，邓思珊，吴文晞，等. 传统中药朱砂研究概况 [J]. 海峡药学，2012，24（3）：12 – 13.

[3] 张力，高思华，周超凡，等. 从牛黄解毒片（丸）看含砷中成药的安全性问题 [J]. 中国中药杂志，2006，31（23）：2010 – 2012.

[4] 温磊，楼雅卿，江滨，等. 四硫化四砷动物药动学研究 [J]. 中国药学杂志，2006，41（8）：619 – 623.

[5] 张晨，黄世林，向阳，等. 低剂量雄黄诱导 NB4 细胞凋亡的研究 [J]. 中国中医基础医学杂志，2000，6（2）：11 – 13.

[6] 苏丽春. 朱砂的微生物浸出及其朱砂药效、毒性的重新评价 [D]. 兰州：兰州大学，2007.

[7] 魏金锋，尚伟芬，杨世林．朱砂药理学及毒理学研究概况 [J]．中草药，1999，30（12）：953-956.

[8] 周昕睿，王旗，杨晓达，等．朱砂的药理及毒理机制研究进展 [J]．中国中药杂志，2009，34（22）：2843-2847.

[9] 刘建璇，陈颖，付萍，等．朱砂中汞在大鼠体内蓄积的研究 [J]．世界元素医学，2006，13（14）：29-30.

[10] 梁爱华，李春英，薛宝云，等．朱砂汞在大鼠体内的蓄积性研究 [J]．中国中药杂志，2009，34（23）：3068-3072.

[11] 梁爱华，王金华，薛宝云，等．朱砂对大鼠的肝肾毒性研究 [J]．中国中药杂志，2009，34（3）：312-317.

[12] 沈昌盛．中药朱砂合理应用的探讨与改进 [J]．内蒙古中医药，2012，11（3）：16-19.

[13] 彭茨克，周昕睿，符君，等．朱砂与氯化汞、硫化汞神经及肾毒性的比较研究 [J]．现代预防医学，2011，12（24）：12-15.

[14] 李超英，滕利荣，魏秀德，等．朱砂水飞炮制工艺及质量标准研究 [J]．中成药，2008，30（12）：1806-1809.

[15] 晁利芹．长期灌胃赤丸方水煎液对大鼠心脏功能及心脏组织形态学的影响 [D]．郑州：河南中医学院，2011.

[16] 木村豪雄（日）．赤丸的临床研究 [J]．日东医志，2004，55（5）：639-643.

[17] 经方治疗痛经验案举隅 [J]．山西中医，2005，21（5）：47-48.

[18] 王付．学用赤丸方证及合方的思路与方法 [J]．中医药通报，2013，12（5）：12-14.

❧ 大建中汤 ❧

【处方组成与功用】

大建中汤出自《金匮要略》腹满寒疝宿食病脉证（腹满）篇，由蜀椒6～10g，干姜10～15g，人参10g，饴糖50～100g组成。具有温阳补虚，散寒止痛的功能。传统用于寒证腹满，阳衰寒盛所见之心胸中大寒痛，腹中寒冷，上下痛不可触近，呕吐频繁，不能饮食，上冲皮起，出见头足，伴腹部胀满，手足逆冷，舌淡苔白，脉沉、弦、紧等。

【方剂传统解析】

《金匮要略》载："心胸中大寒痛，呕不能饮食，腹中寒，上冲起，出见有头足，上下痛而不可触近，大建中汤主之。"本条文论述了脾胃阳衰阴盛，寒气攻冲腹满腹痛的证治。本证病因病机为脾胃阳衰，阴寒内盛，寒气攻击冲于上下。方中重用甘温之饴糖为君药，甘以建中，温以助阳，兼可缓急止痛；干姜、蜀椒为臣药，温中散寒止痛，降逆和胃止呕；佐以人参，补脾益气，助饴糖大建中气。诸药合用，使中阳振奋，阴寒消散，逆气得平，则诸症自愈。

【方剂药效物质基础】

1 拆方组分

1.1 蜀椒　其化学组分见百合狐惑阴阳毒病脉证治篇"升麻鳖甲汤"。

1.2 干姜　其化学组分见百合狐惑阴阳毒病脉证治篇"甘草泻心汤"。

1.3 人参　其化学组分见痉湿暍病脉证治篇"白虎加人参汤"。

1.4 饴糖　其化学组分见血痹虚劳病脉证并治篇"小建中汤"。

2 复方组分

目前尚未见有大建中汤复方化学组分的文献报道。

【方剂药理学研究】

1 拆方药理

1.1 蜀椒 其药理研究见百合狐惑阴阳毒病脉证治篇"升麻鳖甲汤"。

1.2 干姜 其药理研究见百合狐惑阴阳毒病脉证治篇"甘草泻心汤"。

1.3 人参 其药理研究见痉湿暍病脉证治篇"白虎加人参汤"。

1.4 饴糖 其药理研究见血痹虚劳病脉证并治篇"小建中汤"。

2 复方药理

2.1 镇痛作用 通过现代生物技术手段,从神经递质 5 - HT、5 - HTP、5 - HIAA 和致痛物质 NO 及镇痛物质 β - 内啡肽(β - EP)的变化来研究大建中汤治疗脾阳虚腹痛的机制。研究结果发现,大建中汤大、中、小剂量组与模型组比较有显著性差异,能显著降低脾阳虚大鼠血清中 5 - HT、5 - HTP、5 - HIAA 含量,大、中、小剂量组之间有量效关系,大建中汤大剂量组与吲哚美辛组之间的疗效比较无显著差异。说明大建中汤能够降低血浆中与疼痛刺激相关的神经递质 5 - HT、5 - HTP、5 - HIAA 含量,从而达到镇痛作用。NO 是与疼痛有关的一种非经典的新型递质和信息传递分子,具有致痛和疼痛增敏的作用;β - EP 是镇痛物质,是对疼痛通路进行调节的抑制性递质。脾阳虚大鼠血中 NO 含量明显升高,β - EP 含量明显降低,可能是脾阳虚腹痛出现的病理基础之一。而大建中汤能显著降低脾阳虚大鼠血中 NO 含量,升高脾阳虚大鼠血中 β - EP 含量,其镇痛机制可能与 NO 的降低及 β - EP 的升高密切相关。大建中汤大剂量较大建中汤小剂量疗效明显,接近正常组,与西药吲哚美辛组对照无明显差异,提示大建中汤是治疗大白鼠脾阳虚所致腹痛的有效方剂[1-2]。

2.2 对消化道运动的影响 有学者研究了大建中汤对狗消化道运动及肠血流的影响,胃内给药时,幽门、十二指肠、空肠上段出现阶段性收缩,该作用可被阿托品六甲溴胺抑制,昂丹司琼可抑制胃、十二指肠运动亢进,酚妥拉明、普萘洛尔对大建中汤诱发肠收缩作用没有影响。十二指肠给药时,出现十二指肠、空肠上段收缩,幽门无反应。空肠上段给药时,空肠收缩,幽门、十二指肠无反应。通过实验证明,大建中汤及其组成成分对豚鼠胃、大肠平滑肌具有收缩作用[3]。

2.3 对消化道血液循环的影响 选择大鼠随机均分为正常组、模型组、建大组、建小组和理中组,用多因素方法建立大鼠脾阳虚模型后,分别予生理盐水、大建中汤、附子理中汤灌胃治疗 15 天,观测各组大鼠肠系膜微循环状况。结果显示,建中组、理中组及正常组微循环状况均优于模型组($P < 0.01$),且建大组优于建小组和理中组($P < 0.01$)。表明大建中汤能改善大鼠肠系膜微循环,且存在明显量效关系,可能是其建中作用的机制之一[4]。

2.4 对脑肠肽免疫反应物血浆水平的影响 通过研究大建中汤对健康人促胃动素、胃泌素和促生长素抑制素 3 种脑肠肽免疫反应物(IS)血浆水平的影响,发现大建中汤口服能显著提高药后 60 ~ 90 分钟血浆促胃动素水平[5]。

2.5 对下丘脑神经活动的影响 采用通过饮食失节伤脾气,劳倦过度伤脾气及苦寒泻下伤脾阳的方法,建立脾阳虚模型,实验分为正常对照组、模型组、大建中汤治疗组。采用免疫组织化学染色法对下丘脑 Bcl-2 和 Bax 进行染色，观察下丘脑组织 Bcl-2 和 Bax 表达的变化，探讨 Bcl-2 和 Bax 在脾阳虚大鼠下丘脑组织的表达变化和大建中汤对其表达变化的影响。结果显示，与正常对照组相比，脾阳虚模型组大鼠 Bcl-2 表达减少而 Bax 表达增加，差异具有统计学意义（$P < 0.01$）；与模型组相比，大建中汤能显著增加脾阳虚大鼠下丘脑 Bcl-2 蛋白的表达（$P < 0.01$），减少 Bax 蛋白的表达（$P < 0.01$）。表明脾阳虚证能使下丘脑组织 Bcl-2 表达下降，Bax 表达增加，大建中汤能上调脾阳虚证动物下丘脑 Bcl-2 的表达及下调 Bax 的表达，其作用机制可能涉及多方面因素[6]。

2.6 对肝切除术后肝功能恢复的作用　外科肝切除术后因伴有肝硬化、门脉高压和低蛋白血症，常出现肠麻痹或术前肠蠕动功能低下，术后难以恢复，细菌增多，菌群失调，特别是革兰阴性菌和内毒素增多，致术后肝损害。因此，尽快恢复肠蠕动是术后的关键。有学者试验表明，大建中汤可促进术后早期肠蠕动，抑制血氨升高及内霉素产生，有利于肝功能恢复[7]。

2.7 其他作用　大建中汤作用于 5-羟色胺能神经元使 5-羟色胺释放，通过胆碱能神经节前纤维的 5-HT$_4$ 受体刺激以及节后纤维的 5-HT$_3$ 受体促进神经末端乙酰胆碱分泌等机制，促进胃肠收缩，调节功能紊乱，治疗功能性消化不良、肠易激综合征、除外器质性病变的反流性食炎等多种疾病；大建中汤可增强下消化道运动，是治疗肠梗阻的理想药物。此外，大建中汤不仅在调整消化功能，增进食欲，缓解腹痛方面有显著作用，而且够改善机体循环系统，增强抵抗力。大建中汤对妇科、产科疾病也有一定作用，主要集中在对疼痛的缓解和解除上[3,8]。

【临床研究与应用】

1 治疗慢性胃炎

选择慢性浅表性胃炎患者 80 例，均属西药治疗效果差或无效者。治疗采用大建中汤加味处方：蜀椒、桂枝各 9g，干姜、厚朴、白芍各 12g，党参、黄芪各 20g，木香、半夏、大枣各 15g，砂仁、甘草各 10g。以上 12 味药物组成协定处方，对症辨证加减。每日 1 剂，水煎至 300ml，日服 3 次（饭后）。结果以症状消失，胃镜检查正常为治愈，本组治愈 58 例，好转 20 例，无效 2 例[9]。

2 治疗缺血性结肠炎

选择缺血性结肠炎患者，在发病 2 天内进行肠超声波、肠 X 线、内窥镜检查，了解肠壁的厚度和层次结构。患者分为大建中汤组 10 例及非大建中汤组（对照组）15 例，采用禁食不禁水，静脉给予营养剂，腹痛、肉眼便血消失、肠壁厚度达 4mm 时开始进流食。大建中汤组用量为每日 15g，分 3 次服。结果大建中汤组从治疗开始到腹痛、肉眼便血消失、禁食时间明显缩短，但白细胞、CRP 恢复正常所需时间与对照组间未见明显差异；肠壁厚度大建中汤组平均治疗 3.5 天肠壁恢复正常厚度，对照组肠壁恢复正常厚度时间平均需要 5.6 天。显示大建中汤可明显缩短缺血性结肠炎腹痛、便血、禁食、肠壁恢复正常厚度的时间。对照组缺血性结肠炎愈后常出现的肠管局限性扩张不良，而大建中汤组未见扩张不良的病例，表明大建中汤可提高缺血性结肠炎患者的康复质量[10]。

3 治疗儿童功能性便秘

选择小儿功能性便秘 64 例，随机分为治疗组 34 例和对照组 30 例。对照组以乳果糖口服液治疗。治疗组在此基础上，用大建中汤加味处方：蜀椒、干姜各 1~3g，党参、厚朴、木香、炙甘草、槟榔各 6~9g，茯苓、白术、苍术各 10~12g。若伴腹痛者，加生白芍、延胡索；面色㿠白，舌淡有畏寒，加附片，干姜、川椒加量。每日 1 剂，分 2 次煎服，7 天为 1 个疗程，治疗 4 个疗程。2 组均于治疗 4 个疗程后再随访 3 个月。结果以每天排便 1 次，便质软，量中，无腹痛为显效，治疗组总有效率 88.2%；对照组总有效率 76.7%（P > 0.05）。对显效和有效的患儿进行 3 个月随访，治疗组 30 例中，复发 3 例，复发率 10.0%；对照组 23 例中，复发 10 例，复发率 43.5%（P < 0.05）[11]。

4 治疗其他疾病

用大建中汤原方或其加减方，还可用于治疗吗啡所致重症便秘[12]，慢性胃炎、胃下垂、胃痉挛、消化性溃疡、溃疡性结肠炎[13]，慢性关节炎、慢性头痛、儿科虚弱性消化道疾病、脾肾阳虚的男科疾病[14]等见有本方证者。

【方剂评述】

大建中汤以蜀椒、干姜大辛大热之品温中止痛；人参、饴糖甘缓建中，主治中焦阳虚、脾胃虚寒腹满痛。从目前所收集的资料分析，大建中汤所治疾病涉及内、外、妇、儿等多科，治疗范围广泛。原书本方主治脾胃虚寒腹满痛，后人将其推广运用到以消化系统为主的全身多系统疾病，如用于预防术后粘连性肠梗阻、不完全性肠梗阻、胃肠痉挛、慢性胃炎、肠炎、消化性溃疡引起的腹痛、呕吐等。符合传统的中医脾胃理论，亦与脾实质的现代研究结果相一致。纵观文献，目前国内对本方临床报道较多，且多辨证应用，但大宗病例对比观察报道不多；对处方中的单味药物研究较多，但对全方作用机制的基础研究较少。国外对本方的应用研究和药理等基础理论研究相对较多，如日本学者，但不够全面深入。所以，今后尚需在中医药理论指导下，用现代多学科方法对本方进行更加深入细致地全方位探讨。

参 考 文 献

[1] 陈继婷，郭维，杨毅. 大建中汤对脾阳虚大鼠血清神经递质影响的实验研究 [J]. 浙江中医杂志，2007，42（5）：300-301.

[2] 陈继婷，王俊霞. 大建中汤对脾阳虚疼痛大鼠模型血中 NO、β-EP 影响的实验研究 [J]. 辽宁中医药大学学报，2008，10（12）：170.

[3] 张丽娟. 汉方药促进消化道运动的研究与应用 [J]. 国外医学：中医中药分册，2004，26（5）：283-285，292.

[4] 陈学习，翟信长. 大建中汤对脾阳虚大鼠肠系膜微循环功能的影响 [J]. 辽宁中医杂志，2002，29（10）：632-633.

[5] 刘素. 大建中汤对人血浆 3 种脑肠肽的影响 [J]. 国外医学：中医中药分册，2000，22（5）：294.

[6] 蒋鹤飞，武静，陈继婷，等. Bcl-2 和 Bax 在脾阳虚大鼠下丘脑组织中的表达和大建中汤的干预作用 [J]. 时珍国医国药，2012，23（11）：2716-2717.

[7] 李晶，郭丽娟，邢彦霞. 汉方药治疗肝病的研究 [J]. 国外医学：中医中药分册，2005，27（4）：212-213.

[8] 钱勇. 大建中汤药理研究进展 [J]. 中国保健营养，2010，27（4）：41-43.

[9] 董毒军，路康新. 大建中汤加味治疗慢性表浅性胃炎 80 例 [J]. 四川中医，2002，20（6）：45.

[10] 大濑正夫. 大建中汤治疗缺血性结肠炎的有效性 [J]. 汉方医学，2003，27（4）：19-22.

[11] 李芳. 大建中汤加味治疗小儿功能性便秘34例 [J]. 浙江中医药大学学报, 2009, 33 (3): 359-360.

[12] 矢野真吾. 大建中汤对于吗啡所致重症便秘的改善作用 [J]. 汉方医学, 2002, 21 (8): 12-14.

[13] 张尊如. 大建中汤证应是实寒证 [J]. 中国中医基础医学杂志, 2006, 12 (10): 723-724.

[14] 陈清阳, 许展帅, 陈学习. 大建中汤临床运用与现代研究概况 [J]. 亚太传统医药, 2014, 10 (12): 58-60.

∽ 大黄附子汤 ∽

【处方组成与功用】

大黄附子汤出自《金匮要略》腹满寒疝宿食病脉证（腹满）篇，由大黄10～12g，炮附子7～10g，细辛6g组成。具有温下寒实的功效。传统用于寒证腹满、寒实内结所见之胁下偏痛，腹部胀满，大便不通，畏寒肢冷，舌淡苔白，脉沉、紧、弦等。

【方剂传统解析】

《金匮要略》载："胁下偏痛，发热，其脉紧弦，此寒也。以温药下之，宜大黄附子汤。"本条文论述了寒实内结腹满腹痛的证治。本证病因病机为阳气不足，寒实内结，腑气不通，积滞不行。方中用大黄泻实通滞，附子、细辛温阳散寒而止痛；大黄虽苦、寒，但与辛热温燥之附子、细辛相配，则寒性去而攻泻之功仍存，攻下实积却无伤阳之碍。诸味相合，共奏温下寒实之效。

【方剂药效物质基础】

1 拆方组分

1.1 大黄 其化学组分见痉湿暍病脉证治篇"大承气汤"。

1.2 炮附子 其化学组分见痉湿暍病脉证治篇"桂枝附子汤"。

1.3 细辛 其化学组分见中风历节病脉证并治篇"侯氏黑散"。

2 复方组分

2.1 配伍对附子中乌头碱含量的影响 为探讨大黄附子汤中各组分不同配伍对附子中乌头碱含量的影响，以大黄附子汤为基础，配伍成不同的组方，采用不同的提取工艺，应用紫外分光光度法测定乌头碱的含量。结果显示，各组方单煎混合提取液中乌头碱的含量比附子单煎下降20%左右，各组方合煎提取液中乌头碱的含量比附子单煎下降45%；细辛与附子配伍对乌头碱的含量无影响。表明大黄附子汤中大黄能佐制附子的毒性。另有研究认为，附子与大黄配伍的解毒机制是由于大黄中所含的鞣酸与附子中的双酯型生物碱络合生成难溶于水的复合物，而使双酯型生物碱的含量降低所致[1-2]。

2.2 配伍前后有效成分含量的变化 采用HPLC法测定大黄等五种中药与附子配伍前后其有效成分含量的变化，结果显示，附子各炮制品与大黄等五种中药分别配伍后，配伍药材中有效成分的含量均有不同程度的下降。说明大黄与附子配伍在降低附子毒性的同时，也造成了配伍药材中有效成分的损失[3]。

2.3 配伍对大黄酸提取率的影响 采用HPLC法测定大黄附子汤合煎与分煎不同药物配伍情况下，大黄有效成分蒽醌类大黄酸的溶出率。结果显示，大黄附子汤合煎液，大黄与炮附子水煎液，大黄与细辛水煎液的结合型大黄酸含量溶出率略有提高，但差异无显著性

（$P > 0.05$）。表明大黄附子汤全方水煎液不影响其有效物质结合型大黄酸的溶出[4]。

2.4 配伍对入血成分的影响　采用血清药物化学的研究方法，同时建立大黄附子汤及大鼠灌胃给予大黄附子汤后血清 HPLC 指纹图谱，通过分析比较分别给予大黄附子汤、单味生药所得血清样品，初步鉴定大黄附子汤在大鼠血清中的移行成分。对大黄附子汤进行血清药物化学初步研究，通过分析入血成分探讨该复方发挥药效的物质基础。结果显示，大鼠灌胃给予大黄附子汤后，血清中发现 18 个入血成分，其中 14 个为代谢产物；4 个为原型成分。大黄附子汤所含成分吸收入血后，血中移行成分主要来源于大黄和附子两味君药，复方中的芦荟大黄素、大黄酸、大黄素、细辛脂素均以原型直接吸收入血，初步推测其为治疗寒积腹痛的药效物质基础[5]。

2.5 配伍对酸、碱性成分的影响　采用高效液相色谱法对大黄、附子单味药提取液、大黄附子对药提取液及全方提取液中蒽醌类成分和乌头生物碱类成分的提取量进行了测定。结果显示，对大黄而言，蒽醌类成分的提取量随着单药、对药及全方的配伍变化，水煎滤过、水煎离心逐渐减低，乙醇回流蒽醌类成分的提取总量逐渐升高。水煎煮单药与对药、对药与全方之间的变化趋势均明显。对附子而言，水煎煮只检测到单酯型乌头生物碱，乙醇提取既可检测到单酯型乌头生物碱，又可检测到双酯型乌头生物碱；乌头生物碱的提取量随着单药、对药及全方的配伍变化，水煎滤过、水煎离心逐渐减低，乙醇回流变化不明显；水煎煮单药与对药、对药与全方之间的变化趋势均明显。表明大黄、附子单煎和乙醇回流，大黄、附子对药煎煮和乙醇回流，大黄附子汤全方煎煮和乙醇回流，酸、碱性成分的提取量发生有规律的变化[6]。

【方剂药理学研究】

1 拆方药理

1.1 大黄　其药理研究见痉湿暍病脉证治篇"大承气汤"。

1.2 炮附子　其药理研究见痉湿暍病脉证治篇"桂枝附子汤"。

1.3 细辛　其药理研究见中风历节病脉证并治篇"侯氏黑散"。

2 复方药理

2.1 通便和镇痛作用　用大黄附子汤主要药物附子和大黄不同配伍比例对阳虚便秘小鼠及大鼠的排便时间、排便量、小肠推进作用进行研究，结果显示，与模型组比较，附子、大黄配伍组动物的首粒排便时间显著缩短，3 小时内排便粒数显著增加，小肠推进率明显提高，其疗效优于附子单煎剂或大黄单煎剂。另外还显示，附子大黄配伍组动物血中胃动素、促胃液素、内皮素、乙酰胆碱酯酶显著升高。表明附子、大黄配伍对阳虚便秘动物疗效确切，其机制可能与其干预胃肠激素及肠神经递质的分泌有关[7]。

2.2 抗炎作用　通过观察大黄附子汤对重症急性胰腺炎并肺损伤（SAP－ALI）时血清促/抗炎症因子的影响，发现 TNF－α、IL－1β、IL－4 及内毒素等共同参与了 SAP－ALI 的发病过程。大黄附子汤通过降低血清 LPS 水平，进而下调血清 TNF－α 及 IL－1β 表达，上调 IL－4 表达，减轻 SAP－ALI 的程度[7]。

2.3 复方中附子生用与制用对药效和毒性的影响　以冰水灌服制备小鼠寒积型便秘模型，以粪便中出现炭末的时间和数量为指标，考察了附子生用和制用的大黄附子汤的药效作用；采用改良寇氏法测定大黄附子汤中附子生用对小鼠的 LD_{50} 以及最大耐受量。结果：

不同剂量的大黄附子汤均能缩短寒积便秘型小鼠的粪便炭末出现时间和增加排便数量，且随剂量增加药效作用增强，附子生用比制用作用更强。大黄附子汤的 LD_{50} 为 138.90g/kg，最大给药量为 85g/kg，小鼠最大耐受量倍数为人用量的 202 倍。说明在大黄附子汤中使用生附子药效作用强于制附子[8]。

【临床研究与应用】

1 治疗便秘

选取住院急性心肌梗死患者 45 例，随机分为治疗组 23 例和对照组 22 例。治疗组采取大黄附子汤神阙穴贴敷，对照组采取常规护理开塞露治疗，观察患者排便情况。结果治疗组便秘发生率显著少于对照组（$P < 0.05$）[9]。

2 治疗肠梗阻

将收治的 85 例术后急性粘连性肠梗阻患者，随机分为对照组 40 例和治疗组 45 例。对照组采用常规治疗，包括禁食、胃肠减压、肥皂水保留灌肠、补液及抗感染治疗等。治疗组在常规治疗的基础上，以大黄附子汤保留灌肠替代对照组肥皂水灌肠；加用醋酸奥曲肽（善宁）及 N（2）-L-丙氨酸-L-谷氨酰胺（喜能静），均给药至梗阻解除。观察 2 组患者临床表现恢复情况、临床疗效、手术中转例数及住院时间。结果以临床症状及体征完全消失，排气排便通畅，进食后无腹胀、腹痛，腹部透视或立位 X 片示肠管无扩张、气液平面消失为治愈。治疗组总有效率 93.3%，而对照组仅为 80.0%[10]。

3 治疗溃疡性结肠炎

选择溃疡性结肠炎患者 40 例，辨证属脾肾阳虚、湿热瘀滞者，采用大黄附子汤加味处方：制附子先煎 15~30g，大黄 9~25g，细辛 6g，黄连 3g，黄芪 30g，并与西药对照组进行对照观察。结果显示，治疗组 40 例中，总有效率为 95.0%；对照组 38 例中，总有效率为 78.9%（$P < 0.05$）[11]。

4 治疗其他疾病

用大黄附子汤原方或加减方，还可用于治疗慢性肾炎[12]、胁痛[13]、慢性盆腔炎[14]、甲沟炎[15]等见有本方证者。

【方剂评述】

大黄附子汤为温下的代表方，多为寒积互结于肠道所致。现代研究表明，该方具有增强肠蠕动及排便的作用，可用于治疗多类型的顽固性便秘；可用于急性阑尾炎等发热性炎症疾病的治疗等。中医临床自治疗寒证腹满、寒实内结、胁下偏痛以来，后世医家根据本方"寒热并用、去性取用、补泻兼施"的配伍特点，将其加减化裁、病证结合，应用广泛。此外，凡属素体阳虚，寒邪内聚所致的"阴结"杂症，运用该方治疗也取得了显著效果。然而，目前关于大黄附子汤的临床报道多见于个案分析和小样本的随机、对照试验，药理研究整方的机制研究报道较少，尤其是其药理作用的微观机制如何，这就使大黄附子汤的临床扩大应用缺乏认可度和药理研究支持。因而有必要进行随机、双盲、对照、多中心、大样本的临床试验以及深入的量效关系、药理毒理研究，以现代药理毒理为依据、以临床为核心，使大黄附子汤的扩大应用具有科学性和合理性。

参考文献

[1] 徐建东，王洪泉，张文英，等．大黄附子汤中诸药的不同组合及煎法对乌头碱含量的影响［J］．中国药房，2003，14（10）：634 – 635.

[2] 越皓，皮子凤，宋凤瑞，等．附子不同配伍药对中生物碱成分的电喷雾质谱分析［J］．药学学报，2007，42（2）：201 – 203.

[3] 张梅，苏筱琳，雨田，等．五种中药与附子配伍前后有效成分含量的变化［J］．世界科学技术 – 中医药现代化，2006，8（3）：27 – 29.

[4] 吴振强，吴达荣，张鸿练．方药配伍对大黄附子汤的大黄酸提取率变化的影响［J］．实用医技杂志，2005，12（12）：3429 – 3430.

[5] 郭辉，刘晓，蔡皓，等．大黄附子汤血清药物化学初步研究［J］．中草药，2013，44（5）：528 – 531.

[6] 段秀俊，裴妙荣，裴香萍．酸碱对药大黄与附子在大黄附子汤中配伍的化学研究［J］．中国中药杂志，2009，34（17）：2167 – 2171.

[6] 王岚，彭成，郭力．附子大黄配伍对阳虚便秘动物的治疗作用及其机制研究［J］．中国中西医结合消化杂志，2006，14（2）：82 – 84.

[7] 路小光，战丽彬，康新，等．重症急性胰腺炎并发肺损伤促/抗炎症因子的变化及大黄附子汤的干预研究［J］．中华临床医师杂志，2010，4（11）：2098 – 2103.

[8] 裴妙荣，赵丽娜．大黄附子汤中附子生用与制用的药效及毒性研究［J］．中药药理与临床，2008，24（2）：4 – 5.

[9] 陈青青，郭玲娟，廖赟，等．大黄附子汤神阙穴位贴敷防治老年急性心肌梗死患者便秘的观察［J］．浙江中医药大学学报，2012，36（5）：592 – 593.

[10] 康新，杨亮，路小光，等．善宁、大黄附子汤及喜能三联疗法治疗术后急性粘连性肠梗阻45例［J］．世界华人消化杂志，2012，20（1）：79 – 83.

[11] 叶峰．寒温并用治疗溃疡性结肠炎40例［J］．浙江中医杂志，2009，44（1）：37.

[12] 周军怀．自拟大黄附子汤为主治疗慢性肾炎90例临床观察［J］．中华实用中西医杂志，2002，2（2）：181.

[13] 万清信，王燕．大黄附子汤加味治疗胁痛64例［J］．山东中医杂志，2002，21（1）：27.

[14] 胡欣欣，马大正．马大正诊治慢性盆腔疼痛经验［J］．上海中医药杂志，2013，47（7）：29 – 31.

[15] 王高强，高鹏，龚少飞．大黄附子汤酊剂外涂治疗甲沟炎68例［J］．河南中医，2010，30（10）：958 – 959..

꧁ 乌头煎 ꧂

【处方组成与功用】

乌头煎出自《金匮要略》腹满寒疝宿食病脉证（寒疝）篇，取乌头（熬）6～10g，以水600ml煮取200ml，去滓后，加蜂蜜400ml，煎取400ml内服。具有峻逐阴寒，温阳止病的功效。传统用于阴寒痼结所见之绕脐剧痛，全身冷汗，面白唇青，手足厥冷，脉沉而弦等。

【方剂传统解析】

《金匮要略》载："寒疝绕脐痛，若发则白汗出，手足厥冷，其脉沉弦者，大乌头煎主之。"本条文论述了阴寒痼结，寒疝发作期的证治。本证病因病机为阳气虚弱，阴寒极盛，痼结于里，阻闭阳气。方中乌头大辛、大热，峻逐阴寒，温补元阳，善驱沉寒痼冷而止疼痛。又因其峻烈毒剧，故配蜂蜜，既解乌头之毒，又缓急延长药效。

【方剂药效物质基础】

1 拆方组分

乌头、蜂蜜 其化学组分见中风历节病脉证并治篇"乌头汤"。

2 复方组分

目前尚未见有乌头煎复方化学组分的文献报道。

【方剂药理学研究】

1 拆方药理

乌头、蜂蜜 其药理研究见中风历节病脉证并治篇"乌头汤"。

2 复方药理

目前尚未见有乌头煎复方药理研究的文献报道。

【临床研究与应用】

1 治疗寒疝

选择腹痛寒疝患者 13 例，按 WHO 标准已排除肠梗阻、肠套叠，临床以绕脐痛为主要症状。其中单纯腹痛 7 例，腹痛合并呕吐 5 例，腹痛呕吐合并汗出 1 例。治疗用制川乌 10g，加水 1kg，文火煮 2 小时，去渣加蜂蜜 300g，继续煮取 70g，口服，每日 1 次，每次 5g。结果以经治疗后临床症状全部消失，查体脐周无硬结，随访 1 月无复发为治愈，本组患者治疗 1 次而愈 8 例，治疗 2 次而愈 4 例，治疗 3 次而愈 1 例，总有效率为 100%[1]。

2 治疗其他疾病

用乌头煎原方或其加减方，还可用于治疗踝关节外伤后遗症[2]、乳腺癌（外敷）[3]等见有本方证者。

【方剂评述】

乌头煎是《金匮要略》中记载治疗寒疝腹痛的方剂，由于乌头为剧毒之药，现代临床令医师望而生畏，或不敢用，或用不足量，不能发挥其真正的魅力所在。有学者认为，只要在临证过程中，以证候作为治疗的关键，辨证为寒凝疼痛者，即使西医所辨之病不同，也可以采用中医相同的治则治法，即所谓的"异病同治"。临床所报道的腰椎间盘疾病、雷诺综合征、糖尿病周围神经病变及多种关节外伤后遗症等，辨证为西医不同的疾病，但是病机多为寒凝血瘀，患者的主症皆表现为寒性疼痛，故都可以温经止痛为原则治疗，将中医辨证、西医辨病、明确患者临床主症有机结合起来，达到最佳疗效。乌头煎中因乌头为剧毒之品，药性峻烈，故虽为良方，但用之不当，则可能中毒。临床应用时一定要注意乌头使用的安全性。一要明辨病机，分清所用的药材是川乌或草乌，随症适量，明确病情的轻重缓急，并根据患者体质强弱情况决定用量；用药应从小剂量开始逐步加量，要考虑患者的耐受度和敏感度，圆机活法。二要强调正确煎煮乌头或者适当配伍以减毒防毒，如与蜂蜜或甘草同煎。

参 考 文 献

[1] 孙予杰. 乌头煎治疗寒疝 13 例 [J]. 河南中医, 2006, 26 (7): 18.
[2] 李景银, 袁建明. 乌头煎熏洗治疗踝关节外伤后遗症 112 例 [J]. 山东中医杂志, 2001, 20 (11): 667 - 668.
[3] 孟宜丹. 膏方处理乳腺癌放疗化疗毒副反应探讨 [J]. 中华医学信息导报, 2012, 27 (14): 21.

❦ 乌头桂枝汤 ❦

【处方组成与功用】

乌头桂枝汤出自《金匮要略》腹满寒疝宿食病脉证（寒疝）篇, 由乌头煎和桂枝汤组成。具有温里散寒止痛, 解表调和营卫的功效。传统用于寒疝兼表证所见之腹中剧痛, 四肢逆冷, 手足麻痹不仁出冷汗, 身体疼痛, 或伴恶寒发热等。

【方剂传统解析】

《金匮要略》载: "寒疝, 腹中痛, 逆冷, 手足不仁。若身疼痛, 灸刺诸药不能治, 抵当乌头桂枝汤主之。"本条文论述了寒气内结、风寒束表寒疝的证治。本证病因病机为阳衰阴盛, 寒气内结; 风寒束表, 营卫失和。该方即大乌头煎与桂枝汤之合方。乌头煎峻逐阴寒, 温阳止痛; 桂枝汤祛风散寒, 调和营卫。病属内外皆寒, 表里兼病, 曾用灸刺单纯温里, 解表诸药未能见效, 故用二方相合, 以解表里之寒邪。

【方剂药效物质基础】

1 拆方组分
1.1 乌头　其化学组分见中风历节病脉证并治篇"乌头汤"。
1.2 桂枝、白芍、甘草、生姜、大枣　其化学组分见痉湿暍病脉证治篇"栝楼桂枝汤"。

2 复方组分
目前尚未见有乌头桂枝汤复方化学组分的文献报道。

【方剂药理学研究】

1 拆方药理
1.1 乌头　其药理研究见中风历节病脉证并治篇"乌头汤"。
1.2 桂枝、白芍、甘草、生姜、大枣　其药理研究见痉湿暍病脉证治篇"栝楼桂枝汤"。

2 复方药理
镇痛作用　采用 SPF 级 ICR 小鼠镇痛实验显示, 乌头桂枝汤及其相合方剂均能使化学刺激后各组小鼠血清 $IL-1$、$IL-6$ 含量下降, 且乌头桂枝汤与相合方剂桂枝汤、乌头煎组比较均有统计学意义, 此似可说明乌头桂枝汤与相合方剂桂枝汤、乌头煎对小鼠血清 $IL-1$、$IL-6$ 含量调节的作用上有"相须、相使"关系的存在。乌头桂枝汤及其相合方剂对小鼠扭体反应的影响，与空白对照组比较，除桂枝汤组外其余各组均有显著或极显著的差异；乌头桂枝汤不同制法（先煎后合与先合后煎）与桂枝汤组比较有显著或极显著的差异，乌头桂枝汤与乌头煎组则无明显统计学意义。乌头桂枝汤及其相合方剂对小鼠热刺激（痛阈）的影响在个别的时间点上有统计学意义。说明乌头桂枝汤中大乌头煎与桂枝汤在镇痛方面的关系出现了类中药配伍的"相须、相使"[1]。

【临床研究与应用】

1 治疗嵌顿痔

选择嵌顿痔患者43例，本次发病以前有反复脱垂和（或）曾发生过嵌顿者37例，其余6例平时无明显症状。治疗以乌头桂枝汤处方：川乌25g，桂枝45g，白芍45g，甘草30g，生姜30g，大枣7枚（掰开），蜂蜜30g，上七味加水4000ml，微火煮沸30分钟，不去渣，将上药乘热熏蒸肛门，温时坐浴或蘸取药液洗敷患处，同时轻轻向上托按痔核，以患者能耐受为度。每次30分钟，2～4小时1次。每日1剂，用时再加温。结果以患者主观症状疼痛、肿胀、下坠消失，痔核回复或基本回复为治愈，本组患者全部治愈，其中1天治愈17例，3～5天治愈21例，7天治愈5例[2]。

2 治疗类风湿关节炎

选择类风湿关节炎活动期患者68例，其中男性22例，女性46例；年龄13～60岁；病程6个月至25年；关节活动均不同程度受限。治疗内服药以乌头桂枝汤加减处方：制川乌15g，制草乌15g，桂枝10g，白芍15g，甘草6g，仙茅15g，淫羊藿15g，全蝎（酒洗）6g，蜈蚣（酒洗）3条，地龙15g，丹参30g。若兼风者，加防风、秦艽、葛根、当归；兼湿者，加薏苡仁、苍术、羌活、独活；兼热者，减川乌、草乌剂量，加防己、蚕沙、赤小豆、连翘；痛甚者，加制附子、干姜、细辛。每日1剂，7天为1个疗程。外用药用生川乌20g，生草乌20g，桂枝15g，红花15g，干姜25g，鸡血藤30g，青风藤30g，威灵仙30g，防己20g，海桐皮30g，骨碎补30g，仙茅20g，淫羊藿20g，加白酒1000ml煮沸，密闭浸泡。1周后取药酒外搽患处，每日2次。7天为1个疗程。结果以晨僵、关节肿痛、皮下结节等主要临床表现消失，类风湿因子阴性为近期控制，本组近期控制15例，显效28例，有效19例，无效6例，总有效率91.18%[3]。

3 治疗其他疾病

用乌头桂枝汤原方或其加减方，还可用于治疗坐骨神经痛[4]，腰骨性关节炎、腰椎间盘突出症[5]等见有本方证者。

【方剂评述】

乌头桂枝汤方是由大乌头煎与桂枝汤相合而成。本证病机是阳虚于里，阴寒内盛，寒凝经脉，故寒病腹痛；阳气不达四肢，故手足逆冷，麻痹不仁；寒束于外，营卫不和，身体疼痛；其诊断为内外皆寒，表里俱病。治疗本病若单纯解表或单纯温里皆不能奏效，宜表里双解，内外兼顾。本方亦用乌头五枚，但原文没有强调用大者，可见其寒邪较大乌头煎所治腹痛之寒邪略轻，且本方合用桂枝汤，说明本方在应用时存在正气不足，阴阳不和之病机，本条文中"手足不仁，若身疼痛"即是其一种表现。

参 考 文 献

[1] 贾春华，庞宗然，李晓军，等. 乌头桂枝汤中方与方间镇痛作用的"七情"关系研究 [J]. 中国中医基础医学杂志，2008，14（9）：694－695

[2] 邓艳霞. 乌头桂枝汤熏洗治疗嵌顿痔43例 [J]. 中医外治杂志，2008，17（3）：20－21.

[3] 罗世惠，周登科. 中药治疗类风湿性关节炎68例 [J]. 中国中医急症，2003，12（4）：372.

[4] 邱志济，朱建平，马璇卿. 朱良春治疗坐骨神经痛廉验特色选析－著名老中医学家朱良春教授临床经验（48）[J]. 辽宁中医杂志，2003，30（12）：955－956.

[5] 马桂琴. 经方辨治风湿病 [J]. 世界中西医结合杂志，2012，7（2）：157－160.

᷎᷎ 当归生姜羊肉汤 ᷎᷎

【处方组成与功用】

当归生姜羊肉汤出自《金匮要略》腹满寒疝宿食病脉证（寒疝）篇，由当归20～30g，生姜30～50g，羊肉150～250g组成。具有温补气血、散寒止痛的功效。传统用于血虚寒疝所见之腹中挛急疼痛，两胁拘急疼痛，形体虚羸少气，面色无华，舌质淡、舌苔白，脉沉、细、弱等。亦可用于妇人产后血虚有寒者。

【方剂传统解析】

《金匮要略》载："寒疝腹中痛及胁痛、里急者，当归生姜羊肉汤主之。"本条文论述了血虚寒疝的证治。本证病因病机为阳气虚弱寒自内生，肝血虚损失于濡养。方中羊肉属血肉有情之品，甘温益气补血，温中暖下，为君药；辅以当归养血活血止痛，生姜辛温气香，温中散寒，醒脾调味。三药同用，温而不燥，补而不腻，共奏温养气血，散寒止痛之功。

【方剂药效物质基础】

1 拆方组分

1.1 当归 其化学组分见百合狐惑阴阳毒病脉证治篇"赤小豆当归散"。

1.2 生姜 其化学组分见痉湿暍病脉证治篇"栝楼桂枝汤"。

1.3 羊肉 羊肉有山羊肉、绵羊肉之分，其性味甘热，含有蛋白质、脂肪、糖类、无机盐、核黄素、烟酸、胆甾醇、维生素A、维生素C、烟酸等成分。羊肉的粗蛋白含量（12.8%～18.6%）低于牛肉（16.2%～19.9%），高于猪肉（13.5%～16.4%）。粗脂肪含量（16%～37%）低于猪肉（25%～37%），高于牛肉（11%～28%）。蛋白质中所含主要氨基酸的种类和数量，符合人体营养的需要。羊肉中的赖氨酸、精氨酸、组氨酸含量都高于牛肉、猪肉、鸡肉。羊肉中的胆固醇含量较低，每100g羊肉脂肪中含有胆固醇仅29mg，而牛肉脂肪中含75mg，猪肉脂肪为74.5～126mg，人对羊肉的消化率亦高[1]。

2 复方组分

目前尚未见有当归生姜羊肉汤复方化学组分研究的文献报道。

【方剂药理学研究】

1 拆方药理

1.1 当归　其药理研究见百合狐惑阴阳毒病脉证治篇"赤小豆当归散"。

1.2 生姜　其药理研究见痉湿暍病脉证治篇"栝楼桂枝汤"。

1.3 羊肉　中医认为，羊肉性温热、味甘。有补虚益气，温中暖下，益肾助火，养肝明目，利脾健胃，利肺助气等作用。可用于防治肺结核、气管炎、贫血、产后气血两亏、病后虚冷、寒病腹痛、虚劳羸弱等[1]。

2 复方药理

目前尚未见有当归生姜羊肉汤的复方药理研究的文献报道。

【临床研究与应用】

1 治疗消化性溃疡

周雪林等[3]选择消化性溃疡患者185例，随机分为治疗组93例和对照组各92例。对照组采用根除幽门螺杆菌七日四联疗法，治疗组在对照组用药基础上使用当归生姜羊肉汤加味方：当归15g，生姜25g，羊肉50g，白术5g，陈皮10g，上述中药加水800ml，沸后文火煮取汁300ml，每次150ml，每日2次温服，连服4周。结果以溃疡及周围炎症完全消失为治愈，治疗组总有效率98.9%；对照组总有效率82.6%（$P < 0.05$）[2]。

2 治疗肠易激综合征

选择肠易激综合征患者56例，治疗方法饮食要求少量、规律、多饮水；作有规律的散步或（和）仰卧起坐。另予加味当归生姜羊肉汤处方：当归12g，生姜20g，羊肉250g，花椒60g，胡椒20g，黄芪60g，甘草20g，薏苡仁60g，盐适量加水炖至羊肉熟为度，取汁加水适量，置胡萝卜、白萝卜各100g，煮熟后空腹食用，每日2次。1个月为1个疗程，视病情治疗1～2个疗程。结果以症状消失，大便成形、每日1～2次或每2日1次为治愈，本组治愈37例，好转12例，无效7例，总有效率87.5%[3]。

3 治疗其他疾病

用当归生姜羊肉汤原方或其加减方，还可用于妇人产后血虚里寒腹痛[4]，缺乳、产后头昏乏力、腹中冷痛、贫血、腹泻引起营养不良、妇女产后气血虚弱所引起的低热、多汗[5]等见有本方证者。

【方剂评述】

本方的组成非常简单，不过羊肉、生姜、当归三味。其中，当归是中医常用的补血药，有活血养血、补血调经、止痛的功效，常用于妇科调经、虚寒腹痛、瘀血疼痛、跌打损伤等；生姜辛温发散，可以温中散寒、发汗解表；羊肉性温热，能温中补虚，历来被当做冬季进补的重要食品之一，本方开创了药食结合治疗疾病之典范。本方又是一个效果显著的药方，医书上明确记载此方可用于寒性的疝气、腹痛、两胁疼痛等病症，也可用于产后的调理，适用于妇女气血虚弱、阳虚失温所致的腹部冷痛、血虚乳少、恶露不止等。后人根据此方的特点，随证加减，已拓展应用于证属血虚有寒的多种病证，如妇女产后头昏乏力、低热、多汗、肢体疼痛、腹中冷而隐隐作痛，贫血，慢性支气管炎，慢性腹泻引起营养不良，久病气短、乏力，以及心血管系统等多种羸弱病症者。另外，值得注意的是本方剂中羊肉虽然味道虽美，但因其性温，故有外感或素体痰火湿浊较重，或患有严重皮肤病者应当忌用。

参 考 文 献

[1] 郑灿龙. 羊肉的营养价值及其品质的影响因素 [J]. 肉类研究, 2003 (1): 47 – 48.

[2] 周雪林, 王艳辉. 当归生姜羊肉汤加味配合西药治疗消化性溃疡 [J]. 医学论坛杂志, 2009, 30 (6): 93 – 94.

[3] 李文著, 张雪莲. 加味当归生姜羊肉汤治疗肠易激综合征 56 例 [J]. 中国中医急症, 2004, 13 (9): 620.

[4] 刘冬慈, 付正英. 《金匮要略》妇人产后腹痛证治 [J]. 河南中医, 2012, 32 (2): 133 – 134.

[5] 谭绍银, 秦丽媛, 陆丽碧, 等. 浅议当归生姜羊肉汤的临床应用 [J]. 中国民族民间医药, 2010 (16): 170.

෴ 瓜蒂散 ෴

【处方组成与功用】

瓜蒂散出自《金匮要略》腹满寒疝宿食病脉证（宿食）篇，由瓜蒂 10g，赤小豆 10g，淡豆豉 15g 组成。具有涌吐痰涎宿食的功效。传统用于宿食在上脘所见之胸中痞硬，懊憹不安，欲吐不出，气上冲咽喉不得息，误食毒物尚在胃中，寸脉微浮等。用时将前 2 味药物研细末和均，用淡豆豉煎汤送服。不吐者，用洁净翎毛探喉取吐。

【方剂传统解析】

《金匮要略》载："宿食在上脘，当吐之，宜瓜蒂散。"本条文论述宿食在上脘的证治。本证病因病机为宿谷不化，停于上脘，气机壅滞，浊气上逆。方中瓜蒂味苦，其性涌泄，为主药；赤小豆味酸为辅药，可加强瓜蒂涌泄作用；淡豆豉情轻宣泄，载药上行，以其汤合散，共成涌吐之峻剂。瓜蒂以鲜者、味苦者为佳，陈久则效力较逊。

【方剂药效物质基础】

1 拆方组分

1.1 瓜蒂 其化学组分见痉湿暍病脉证治篇"一物瓜蒂汤"。

1.2 赤小豆 其化学组分见百合狐惑阴阳毒病脉证治篇"赤小豆当归散"。

1.3 淡豆豉 中药淡豆豉作为大豆的发酵产物，除了含有丰富的大豆异黄酮、有机酸、大豆低聚糖和大豆磷脂等多种生物活性成分，还含有大量蛋白质、脂肪、大豆低聚糖及胡萝卜素、维生素 B_1、维生素 B_2、烟酸等成分。将从淡豆豉中提取分离得到的化合物，在核磁作用下对其进行了结构鉴定，分别为丁香酸、大豆苷、大豆苷元、黄豆黄苷、黄豆黄素、染料木素、染料木苷、芹菜素、β – 谷甾醇、菜油甾醇、豆甾醇等[1-4]。

2 复方组分

目前尚未见有瓜蒂散复方化学组分的文献报道。

【方剂药理学研究】

1 拆方药理

1.1 瓜蒂 其药理研究见痉湿暍病脉证治篇"一物瓜蒂汤"。

1.2 赤小豆 其药理研究见百合狐惑阴阳毒病脉证治篇"赤小豆当归散"。

1.3 淡豆豉 ①抗动脉粥样硬化作用：用淡豆豉提取物80%乙醇提取2次，每次2小时，减压浓缩至4g生药/ml，观察其对高脂血症致AS大鼠血中TG、TC、HDL、LDL、ET、NO含量的影响，显示其有抗动脉粥样硬化的作用，其机制与调节NO、ET的分泌和释放等因素有关。研究还表明，淡豆豉对于卵巢切除或不切除的雌性小鼠均有降低血清胆固醇浓度的作用。通过观察淡豆豉异黄酮对血管紧张素（AngⅡ）诱导大鼠血管平滑肌细胞（VSMC）细胞周期的影响，发现淡豆豉可保护主动脉内膜；抑制早期AS大鼠VSMC的过度增殖，维持其正常形态，降低其增殖指数；体外实验研究也发现，淡豆豉异黄酮可阻断JAKZ/STAT3信号通路的磷酸化，JAKZ/STAT3信号通路与细胞增殖、细胞周期的调控密切相关，因此淡豆豉异黄酮有望成为抑制VSMC增殖的天然药物。②降血糖作用：以2型糖尿病大鼠模型，研究在淡豆豉中提取得的染料木素的降血糖效果以及改善糖耐量的作用，结果表明，给药1周后降血糖效果较佳、糖耐量明显改善。通过观察淡豆豉异黄酮浓缩物对大鼠胰岛素抵抗的改善作用，发现各剂量淡豆豉异黄酮浓缩物及大豆异黄酮浓缩物均可明显降低空腹血糖及糖化血红蛋白。尤其是高剂量淡豆豉异黄酮浓缩物，其降低空腹血糖、糖化血红蛋白，改善糖耐量，减少胰岛素分泌、提高胰岛素敏感指数的效果明显优于大豆异黄酮浓缩物，与传统抗糖尿病药罗格列酮的作用相当。由此可见，淡豆豉异黄酮浓缩物较大豆异黄酮浓缩物在降血糖、改善糖尿病方而作用更优。③调节血脂作用：淡豆豉所含的大豆异黄酮具有降血脂的作用，其作用机制与其抗氧化作用、类雌激素作用、增强低密度脂蛋白受体活性、抑制毛细血管内皮细胞增殖、抑制血管渗透性因子诱导的冠状动脉舒张、抑制主动脉平滑肌的作用有关。对淡豆豉水提物分离得到的异黄酮和多糖部分进行研究，探讨各活性部位对脂肪指数和血脂的影响，发现水提液和异黄酮可显著降低游离脂肪酸、甘油三酯和总胆固醇含量，降低大鼠MDA水平、提高血清SOD水平，淡豆豉多糖抗氧化能力较强。④抗骨质疏松作用：通过去卵巢大鼠模拟人绝经后骨质疏松，对中药淡豆豉在骨质疏松的防治作用方面进行了研究，结果表明，淡豆豉中游离染料木素含量比原料大豆高出48.3%，大豆黄素含量高出94%，游离的苷元具有更强的生理活性，对去卵巢大鼠有明显增加骨密度，降低血清中ALP含量，提高血钙、磷含量，改善绝经后骨质疏松作用。⑤雌激素样作用：淡豆豉异黄酮与雌激素结构相似，实验证明，淡豆豉异黄酮能与内源性雌激素受体结合，主要与雌激素受体的B亚型（ERp）结合，发挥雌激素样作用。⑥抗氧化作用：通过对淡豆豉中多糖进行提取分离，对清除自由基的活性进行体研究，发现淡豆豉多糖对（·OH）和（·O^{2-}）等活性氧具有直接清除的作用，淡豆豉多糖可以保护细胞免受自由基的破坏，防止自由基过多对人体造成伤害，在抗氧化及防衰老方面具有一定的作用。⑦抗肿瘤作用：通过实验研究了淡豆豉体外抗肿瘤作用，发现淡豆豉乙醇提取物具有抑制肝癌肿瘤细胞增殖的作用，与时间、剂量呈正相关，并发现淡豆豉的抗肿瘤活性成分主要存在于醇提物中，其提取物中主要的异黄酮、皂苷等是抗肿瘤作用的主成分。通过实验研究表明不同剂量淡豆豉提取物可能通过调节细胞内氧应激，抑制MCF-7细胞的增殖，参与了抗肿瘤作用。研究发现，淡豆豉醇提物体外具有抗肝癌细胞作用。通过探讨淡豆豉和黑豆提取物对乳腺癌 MCF-7 细胞增殖的调节作用，发现淡豆豉提取物与黑豆相比具有较强的抑制癌细胞增殖作用，淡豆豉中含量较高的异黄酮成分大豆苷、大豆苷元和染料木素，可能是其较强的抗癌细胞增殖作用的物质基础。⑧其他作用：淡豆豉中的果聚糖（$\beta-2,6$-果聚糖）是一种免疫调制物，可能对变态反应性疾病有预防作用；淡豆豉中的主要成分大豆异黄酮的苷及苷元均具有促进肾钙质沉着的作用[5-11]。

2 复方药理

2.1 戒酒作用 利用瓜蒂散和阿扑吗啡的催吐作用，分别对 30 例酒依赖者进行厌恶疗法戒酒，观察并比较 2 组患者治疗后是否建立条件反射，不良反应和半年戒断率。结果显示，2 组患者均建立了条件反射。瓜蒂散组患者中，16 例出现腹泻，但无需做特殊处理。2 组患者半年戒断率间差别无统计学意义（$P>0.05$）。表明瓜蒂散戒酒疗效与阿扑吗啡相当，但其价格低廉，服药方便[12]。

2.2 其他作用 瓜蒂散还具有催吐作用；并可升高大脑皮层去甲肾上腺素含量[13]。

【临床研究与应用】

1 治疗淤胆型高胆红素血症

选择中度、重度黄疸及程度不等的消化道症状、总胆红素均在 171μmol/L 以上、黄疸期 4 周以上及 ALT、AST、ALP 等均有程度不等升高患者，随机分为治疗组 35 例和对照组 31 例。对照组给予丁二磺酸腺苷蛋氨酸、肝复肽治疗 4 周。治疗组用上述药物 3 周后总胆红素下降不明显时，用复方瓜蒂散少许粉末吸入患者双侧鼻腔，每隔 10 分钟一次，共 5 次。结果用复方瓜蒂散 1 次治疗后，80% 以上的患者在 1 周后总胆红素下降至治疗前约 50% 水平，继续保肝、对症治疗，胆红素继续下降，不反跳，治疗后症状改善，较对照组黄疸期明显缩短 2 周以上。2 组在治疗前后肝功能各项指标显示，$P<0.01$[14]。

2 治疗酒精依赖

用等量的瓜蒂及赤小豆研末制成胶囊（每粒含瓜蒂 0.2g、赤小豆 0.2g），每次 3~6 粒，对 30 例酒精依赖患者进行厌恶戒酒治疗。并与 30 例给予阿扑吗啡皮下注射每次 5~10mg 治疗对照比较。每周治疗 1~3 次，5~15 次为 1 个疗程。结果 2 组经 1 个疗程治疗均已建立条件反射，治疗次数、反应时间及持续时间、呕吐次数比较均无显著性差异（$P>0.05$）；腹泻只有治疗组存在，为 0~6 次，平均（3.8 ± 1.2）次，患者多能耐受，只有个别患者需延长治疗间隔时间。而对照组没有腹泻。2 组治疗前后患者血压、脉搏、呼吸变化，治疗组 11 例治疗后 15 分钟及 30 分钟血压下降，对照组 19 例治疗后 5 分钟血压下降，其他均无显著变化，但波动基本在正常范围。半年后随访，治疗组在家自行服药的 27 例无再嗜酒，另 3 例复饮（均为未坚持服药者），半年戒酒成功率为 90.0%；对照组复饮 4 例，半年戒酒成功率为 86.7%，2 组无显著性差异（$P>0.05$）[15]。

3 治疗其他疾病

用瓜蒂散原方或其加减方，还可用于治疗变应性鼻炎[16]等见有本方证者。

【方剂评述】

瓜蒂散的主要病理特征为胸上有邪，也就是痰饮宿食壅塞膈上，邪实上盛，正气上壅，并有驱邪外出之势。主要表现在发热、汗出、恶风、胸中痞硬、气上冲咽喉不得息、饮食入口则吐、愠愠欲吐，严重者可见手足寒。治法为涌吐实邪。该方应用之时宜于顿服，取其药力集中，得快吐而邪去，但吐后勿再服。因吐法最易伤人胃气，故对吐血、咯血之人以及体弱、孕妇和老年人皆当禁用。此药用量也不宜过大，一般在5g左右为宜。攻用汤剂时不宜久煎。

参 考 文 献

[1] 张静. 中药淡豆豉有效成分含量与结构分析以及降血糖机理研究 [D]. 北京：北京化工大学，2008：3.

[2] 赵丽军. 中药淡豆豉的质量及其抗骨质疏松的物质基础研究 [D]. 石家庄：河北医科大学，2013：3.

[3] 袁珊琴，于能江，赵毅民，等. 淡豆豉中的化学成分 [J]. 中药材，2008，31（8）：1172-1174.

[4] 柴川，于生，崔小兵，等. 静态顶空-气质联用分析淡豆豉中挥发性成分 [J]. 食品研究与开发，2013，34（14）：81-85.

[5] 李娜，黄庆柏. 淡豆豉中的异黄酮成分及药理作用与临床应用 [J]. 中国现代中药，2008，10（7）：18-19.

[6] 曹秀莲，牛丽颖，王鑫国，等. 淡豆豉提取物对早期动脉粥样硬化损伤大鼠血清NO ET的影响 [J]. 辽宁中医杂志，2009，36（8）：1425-1426.

[7] 毛俊琴，李铁军，黄晓瑾. 中药淡豆豉防治去卵巢大鼠骨质疏松的实验研究 [J]. 解放军药学学报，2006，22（2）：136-138.

[8] 任艳青，李清，刘娇，等. 淡豆豉异黄酮对Ang Ⅱ诱导大鼠血管平滑肌细胞周期的影响 [J]. 中药药理与临床，2011，27（3）：44-47.

[9] 刘娇，田义龙，王益红，等. 淡豆豉提取物对2型糖尿病大鼠主动脉iNOS，eNOS mRNA表达的影响 [J]. 大豆科学，2012，31（1）：116-118.

[10] 谭颖颖，张琪. 淡豆豉与黑豆提取物抗癌细胞增殖作用及4种异黄酮成分的含量测定 [J]. 中华中医药杂志，2012，27（6）：1547-1549.

[11] 刘娇，田义龙，李琛，等. 淡豆豉异黄酮浓缩物对大鼠胰岛素抵抗的改善作用 [J]. 食品工业科技，2012，33（10）：347-348，361.

[12] 王文林，李松梅，王辉. 瓜蒂散与阿扑吗啡戒酒治疗的对照研究 [J]. 北京：北京中医药大学，2008，11（8A）：1373-1374.

[13] 贺娟，甘贤兵，梁怡. 不同的调理脾胃方药对大鼠脑内单胺类神经递质的影响 [J]. 北京：北京中医药大学，2005，28（3）：31-34.

[14] 高凤成，任贺庄，张启龙，等. 复方瓜蒂散鼻腔吸入治疗淤胆型高胆红素血症临床观察 [J]. 中国医院药学杂志，2010，33（1）：47.

[15] 单义辉，赵艳红，高树河. 中药瓜蒂胶囊戒酒的临床对照观察 [J]. 中国神经精神疾病杂志，2005，31（3）：195.

[16] 李娜，高昂，巩江，等. 瓜蒂类药材药学研究进展 [J]. 安徽农业科学，2011，39（14）：8369-8370.

第十一篇

五脏风寒积聚病脉证并治篇

本篇从论述五脏中风、五脏中寒、五脏死脉、五脏病证，热在三焦，大、小肠的寒热病变等。五脏病论述五脏中风、中寒的病机与证候，五脏死脉的形态和五脏部分病证的治疗。三焦病主要讨论上、中、下三焦寒、热、虚、实的病证。积聚是腹内有结块，或胀或痛的病证。积聚类似于现代医学之肝大、脾大、腹腔肿瘤、增生型肠结核、胃肠功能紊乱、肠梗阻等。

∽ 旋覆花汤 ∽

【处方组成与功用】

旋覆花汤出自《金匮要略》五脏风寒积聚病脉证并治（五脏病）篇，由旋覆花 10g，大葱 10 ~ 15g，新绛（茜草）10g 组成。具有行气活血、通阳散结的功效。传统用于肝着病所见之先未苦时但欲饮热，胸胁微满，痞塞满闷，胀痛或刺痛，常欲蹈其胸上等。

【方剂传统解析】

《金匮要略》载："肝着，其人常欲蹈其胸上，先未苦时，但欲饮热，旋覆花汤主之。"本条文论述了肝着病的证治。本证的病因病机为七情所伤，感受风寒。方中旋覆花咸、温，温通肝络，理气散结；大葱辛、温，通阳散寒，行气散结；新绛即茜草，活血化瘀通络。三药同用，共奏行气活血，通阳散结之功。

【方剂药效物质基础】

1 拆方组分

1.1 旋覆花 ①倍半萜类：主要成分有：羧基桉双烯、1β-羟基冬青叶豚草酸、脱氢木香酸、罗汉松酸 A、罗汉松酸 B、罗汉松酸 C、罗汉松酸 E、旋覆花内酯等。②二萜、三萜和甾体类：主要成分有：$17-O-\beta-D-$吡喃葡萄糖$-16-\beta-H-$内-贝壳杉烯$-19-$酸$-19-O-\beta-D-$吡喃葡萄糖苷、蒲公英甾醇乙酸酯、$\beta-$香树脂、$\beta-$扶桑甾醇、豆甾醇、羽扇豆醇等。③黄酮类：近年来分离和鉴定的黄酮化合物有：泻鼠李黄素、野樱素、

7－O－甲基山奈二氢素、3－O－乙酰基李属素、5,7,4′－三羟基－6－甲氧基黄酮、5,4′－二羟基－6,7－二甲氧基黄酮等。④其他成分：如二氢芥子醇、阿里二醇、蒲公英醇乙酸酯、花旗松素、木犀草素、泽兰黄酮、泽兰黄醇素、槲皮素等[1-5]。

1.2 大葱　大葱内含有挥发油，其主要成分为蒜素，又含蛋白质、多种维生素、氨基酸、矿物质、二烯丙基硫醚、草酸钙结晶、烟酸、硬脂酸、花生酸等。大葱成分中起作用的主要是葱油（一种被称为蒜素的挥发油）、大葱谷胱甘肽过氧化物酶（GSH－Px）和槲皮素[6-7]。

1.3 茜草　①蒽醌及其苷类：茜草素、1－羟基－2－甲基蒽醌、1,3,6－三羟基－2－甲基蒽醌－3－O－（6′－O－乙酰基）新橙皮苷、1,3,6－三羟基－2－甲基蒽醌－3－O－新橙皮糖苷、羟基茜草素、伪羟基茜草素等。②萘醌类：二氢大叶茜草素、2－（3′－羟基）异戊基－3－甲氧羰基－1H－萘氢醌－1－O－β－D－吡喃葡萄糖苷、萘酸双葡萄糖苷等。③萜类：主要成分为茜草乔木醇及其苷 rubiarbonol B 等；茜草乔木酮及其苷 rubiarbonone D 等。④多糖类：首次从茜草中分离得到 3 种茜草多糖 QC－Ⅰ、QC－Ⅱ和 QC－Ⅲ，对其化学组成及其摩尔比进行了分析，结果显示均由 L－鼠李糖、L－阿拉伯糖、D－木糖、D－甘露糖、D－葡萄糖和 D－半乳糖组成。之后又分离得到茜草多糖 RPS－Ⅰ、RPS－Ⅱ、RPS－Ⅲ。⑤其他成分：茜草中还有其他一些成分，如环己肽类、微量元素等；另外，还含有茜草双酯、胡萝卜苷、脂肪酸、茜草酸、异茜草素、大黄素甲醚、豆甾醇、芸苔甾醇及香豆素类物质[8-16]。

2 复方组分

目前尚未见有旋覆花汤复方化学组分的文献报道。

【方剂药理学研究】

1 拆方药理

1.1 旋覆花　①抗氧化作用：通过大脑中动脉栓塞法制作大鼠局灶性脑缺血再灌注损伤模型，观察欧亚旋覆花总黄酮（TFIB）对脑缺血－再灌注后大鼠神经症状改善情况，结果显示，TFIB 对大鼠缺血－再灌注损伤大脑具有显著的保护作用，其作用机制可能与 TFIB 抗氧化作用有关。TFIB 是一种有效的血管保护制剂，通过抗氧化而减轻血管内皮损伤和内膜增生程度。从旋覆花正丁醇提取物中分离出的黄酮类化合物通过 DPPH 试验证明，该化合物有抗氧化活性，通过抑制钙内流、降低细胞内过氧化物水平和增加谷胱甘肽水平而对抗谷氨酸对大脑皮层神经细胞的损伤，产生明显的神经保护作用。②抗炎作用：研究发现，倍半萜内酯可抑制 LPS 脂多糖刺激的 RAW264.7 细胞中 COX－2、iNOS、PGE_2 及 NO 的表达水平；同时，抑制 LPS 诱导的 NK－κB p65、MAPKs、Akt 蛋白磷酸化。该抑制作用是通过蛋白酶体降解肿瘤坏死因子受体相关因子－6 而抑制 NF－κB 和 MAPKs 信号转导通路。③抗肿瘤作用：采用 MTT 比色法，检测低、中、高个剂量范围旋覆花素对小鼠肝癌 H_{22} 细胞株、小鼠肉瘤 S180 细胞株、人肺腺癌 A549 细胞株、人卵巢癌 SK－OV－3 细胞株及人宫颈癌 HeLa 细胞株的细胞毒性作用。倒置显微镜下及激光共聚焦显微镜下观察旋覆花素对上述 5 种肿瘤细胞形态的影响，发现旋覆花素具有抗肿瘤作用，并有细胞株选择性。④降血糖作用：低剂量链佐星诱导的小鼠糖尿病是一种干扰素依赖型的自身免疫性糖尿病模型，研究发现旋覆花提取物对小鼠 1 型糖尿病和大鼠 2 型糖尿病均有显著降血糖作用，同时对糖尿病引起的血脂紊乱也有明显改善作用。⑤其他作用：通过对欧亚旋覆花特征性成分旋覆花素进行了镇咳、祛痰活性的实验，发现旋覆花素小鼠口服给药具有显著的镇咳和祛痰作用；旋覆花素还可保护大鼠神经细胞。旋覆花多糖具有治疗便秘作用[17-25]。

1.2 大葱 ①发汗、解热、祛痰作用：大葱的挥发油等有效成分，具有刺激身体汗腺，达到发汗散热之作用；葱油刺激上呼吸道，使黏痰易于咯出。②抗菌、抗病毒作用：大葱中所含大蒜素，具有明显的抵御细菌和病毒的作用，尤其对志贺菌属和皮肤真菌抑制作用更强。③促进消化作用：生葱中的烯丙基硫醚会刺激胃液的分泌，且有助于食欲的增进。④其他作用：大葱还具有舒张血管、降血压、降血脂、抗氧化等作用[26-28]。

1.3 茜草 ①止血、化瘀作用：实验研究表明，家兔灌胃适量茜草温浸液2～4小时内有明显的促进血液凝固作用，表现为复钙时间、凝血酶原时间及白陶土部分凝血活酶时间缩短。②抗菌、抗病毒作用：茜草对金黄色葡萄球菌、白葡萄球菌和肝炎双球菌均有明显的抑制作用。化学合成的茜草素在体外对金黄色葡萄球菌、变形杆菌、大肠埃希菌、铜绿假单胞菌、沙门菌和克雷伯菌等均有显著的抑制作用。大叶茜草素具有良好的体外抑制艾滋病病毒活性，为该药材进行抗艾滋病病毒的进一步研究提供依据。③止咳、祛痰作用：小鼠灌胃茜草煎剂，有明显的止咳、祛痰作用（氨水喷雾引咳法）。临床上用于治疗慢性气管炎和咳嗽久治不愈等，有较好的止咳、祛痰和平喘作用。④其他作用：实验表明，茜草还具有抗氧化、免疫抑制、抗肿瘤等作用[8,29-32]。

2 复方药理

目前尚未见有旋覆花汤复方药理研究的文献报道。

【临床研究与应用】

1 治疗胆囊术后综合征

选择胆囊术后综合征患者83例，随机分为治疗组42例和对照组41例。治疗组以旋覆花汤加味处方：旋覆花（包煎）12g，茜草10g，甘草3g，青葱管10g，丹参30g，香橼12g，丝瓜络10g。每日1剂。对照组口服曲匹布通，每次40mg，每日3次。2组均以治疗4周为1个疗程，治疗1个疗程后评价疗效。结果以症状、体征消失，肝功能恢复正常，影像学复查正常为治愈。治疗组总有效率为80.5%；对照组总有效率为56.10%（$P < 0.05$）[33]。

2 治疗肋间神经痛

选择带状疱疹后遗神经痛患者40例，随机分为治疗组和对照组各20例。治疗组以旋覆花汤加味处方：旋覆花、茜草、葱白、丹参、郁金、当归、桃仁、鸡血藤、醋炒大黄。1周为1个疗程。对照组口服尼美舒，注射维生B₁。结果治疗组治愈12例，有效6例，无效2例；对照组治愈4例，有效3例，无效13例。治疗组疼痛减轻、疼痛消失时间例数多于对照组，无效例数少于对照组，治愈天数短于对照组（$P < 0.05$）[34]。

3 治疗其他疾病

用旋覆花汤原方或其加减方，还可用于急性肝炎、肝硬化腹水[35]，肠易激综合征[36]等见有本方证者。

【方剂评述】

旋覆花汤在《金匮要略》中是治"肝着"病的，所谓"着"，就是着而不去的意思。

"肝着"，是患者经常感觉胸胁部痞硬或疼痛且久久不去的一种病症，为缓解症状，患者常捶打病变部位，这是肝气严重不舒的现象，患者经常揪疼痛之处的皮肤，也属于这种表现。文献研究表明，旋覆花汤目前临床应用广泛，如治疗内科、妇产科等杂病证属肝经气血瘀滞的多种疾病，均可随证加减运用。若因实致虚者，可加益气养血之黄芪、当归、丹参、人参等；肝风内动者，可加钩藤、菊花、郁金、僵蚕等；湿热阻滞者，可加泽泻、佩兰、泽兰、鸡内金、大黄、黄连、吴茱萸等；咳嗽盛者，可加橘络、枳壳、僵蚕等；络瘀盛者，可加三七粉、红花、全蝎、土鳖虫、蜈蚣、瓜蒌、赤芍、延胡索等；胁痛者，可加柴胡、香附、青皮等。该方虽被后世尊为治疗络病的祖方，应用广泛。但目前临床研究多以个案报道居多，原方方剂药理学药效物质基础、作用机制等研究均未见有报道，今后应借助现代科学技术对其进行深入的探讨。

参 考 文 献

[1] 朱虹，唐生安，秦楠，等. 旋覆花中化学成分及其活性研究 [J]. 中国中药杂志，2014，39（1）：83 – 88.

[2] 黄火强，闫美娜，朴香兰，等. 水朝阳旋覆花化学成分研究 [J]. 中国实验方剂学杂志，2011，17（14）：106 – 108.

[3] 张飞，覃江江，成向荣，等. 湖北旋覆花化学成分的研究 [J]. 天然产物研究与开发，2012，24（4）：427 – 429.

[4] 查建蓬，付焱，吴一兵. 欧亚旋覆花挥发油的 GC – MS 分析 [J]. 中药材，2005，28（6）：466 – 468.

[5] 付焱，郭毅，张嫡群，等. 欧亚旋覆花中多糖的苯酚 – 硫酸法测定 [J]. 中草药，2006，37（4）：544.

[6] 隗苗苗，崔波，张建磊. 大葱中活性物质的研究进展 [J]. 食品与发酵科技，2010，46（5）：62 – 64，73.

[7] 高丽敏，陈运起，刘松忠，等. 固相微萃取 – 气相色谱 – 质谱法分析大葱挥发性成分 [J]. 西北农业学报，2008，2（2）：247 – 249，253.

[8] 李鹏，胡正海. 茜草的生物学及化学成分与生物活性研究进展 [J]. 中草药，2013，44（14）：2009 – 2014.

[9] 张琳. 茜草的化学成分研究进展 [J]. 现代中医药，2008，128（2）：52 – 53.

[10] 侯喜祥，李永亮. 茜草的生药学研究 [J]. 中国新医药，2003（1）：34.

[11] 王素贤，华会明，吴立军，等. 茜草中蒽醌类成分的研究 [J]. 药学学报，1992，27（10）：743 – 747.

[12] 华会明，王素贤，吴立军，等. 茜草中萘酸酯类成分的研究 [J]. 药学学报，1992，27（4）：279 – 282.

[13] 康文艺，臧鑫炎，李黎，等. 茜草抗氧化成分研究 [J]. 河南大学学报：医学版，2006，25（3）：6 – 8.

[14] 孟宪元，邢连宗. 茜草多糖的提取与分析 [J]. 北京中医，2005，24（1）：35 – 36.

[15] 谢红，张涛. 茜草的化学成分及生物活性研究进展 [J]. 中国老年学杂志，2006，26（1）：139.

[16] 王晓建，黄胜阳. 茜草属植物化学成分及其药理作用研究进展 [J]. 中国中医药信息杂志，2012，19（2）：109 – 112.

[17] 耿红梅，祁金龙. 欧亚旋覆花总黄酮对大鼠局灶性脑缺血 – 再灌注损伤保护作用的实验研究 [J]. 时珍国医国药，2008，19（12）：3050.

[18] 胡建平，梅和珊，赵可新，等. 欧亚旋覆花总黄酮提取物对大鼠局灶性脑缺血再灌注损伤的保护作用研究 [J]. 中国药房，2009，20（27）：2097 – 2099.

[19] Kobayashi T，Song QH，Hong T，et al. Preventative Effects of the Flowers of Inula britannica on Autoimmune

Diabetes in C57BL/KsJ Mice Induced by Multiple Low Doses of Streptozotocin [J]. Phytother Res, 2002, 16 (4): 377 – 82.

[20] 赵修南, 刁玉林, 武春密, 等. 旋覆花多糖对糖尿病动物的降血糖活性研究 [C]. 中国药学大会暨第九届中国药师周论文集, 2009.

[21] Zhang HB, Wen JK, Wang YY. et al. Flavonoids from Inula britannica L. inhibit injury – induced neointimal formation by suppressing oxidative – stressgeneration [J]. J Ethnopharmacol, 2009, 126 (1): 176 – 83.

[22] 张红兵, 韩梅, 温进坤. 欧亚旋覆花总黄酮类提取物抑制内皮损伤诱导的血管氧化应激反应 [J]. 中国中药杂志, 2009, 34 (5): 615.

[23] 魏海青, 李军霞, 王永利. 旋覆花素体外抗肿瘤作用研究 [J]. 河北医药, 2011, 33 (13): 20 – 22.

[24] 单俊杰, 张馨予, 武春密, 等. 旋覆花多糖抗便秘作用的研究 [C]. 中国药学会全国多糖类药物研究与应用研讨会论文集, 2008.

[25] 王英杰, 柴锡庆, 黄冬霞, 等. 旋覆花素对阿尔茨海默病模型大鼠脑海马组织 Bax, Bcl – 2 表达的影响 [J]. 中国老年学杂志, 2013, 33 (18): 4457 – 4458.

[26] 马春颖, 刘岩, 王海泉. 大葱的食用与药用 [J]. 食品研究与开发, 2003, 53 (1): 70 – 71.

[27] 杨尚军, 牟艳玲, 李胜, 等. 大葱对高脂血症小鼠血清总胆固醇、甘油三酯水平的影响 [J]. 山东医药, 2013, 53 (14): 36 – 37.

[28] 杨粟燕. 大葱提取物抑菌活性及作用机制研究 [D]. 兰州: 兰州大学, 2009: 5.

[29] 单鸣秋, 陈星, 李娟, 等. 茜草与茜草炭对大鼠急性血瘀模型的影响比较研究 [J]. 中国中药杂志, 2014, 35 (12): 493 – 497.

[30] 崔颖, 梁剑平, 陈积红, 等. 茜草素的抗菌活性与药效试验 [J]. 中国兽医科技, 2005, 35 (12): 1008 – 1011.

[31] 杨连荣, 周庆华, 张哲锋, 等. 茜草的化学成分与药理作用研究进展 [J]. 中医药信息, 2007, 24 (1): 21 – 23.

[32] 张振英, 黄显峰. 茜草药理作用研究进展 [J]. 现代中西医结合杂志, 2007, 16 (15): 2172 – 2173.

[33] 陈爱国. 旋覆花汤加味治疗胆囊术后综合征 42 例 [J]. 西部中医, 2013, 26 (9): 68 – 69.

[34] 李静军. 中西医治疗带状疱疹后遗神经痛对照观察 [J]. 实用心脑肺血管病杂志, 2012, 20 (1): 146.

[35] 将燕. 刘渡舟治疗肝病组方用药经验 [J]. 辽宁中医杂志, 2004, 31 (7): 533 – 534.

[36] 沈卫星. 妙用仲景方治疗肠易激综合征 [J]. 光明中医, 2007, 22 (8): 18 – 19.

❦ 麻子仁丸 ❧

【处方组成与功用】

麻子仁丸出自《金匮要略》五脏风寒积聚病脉证并治（五脏病）篇，由麻子仁 250g，白芍 120g，枳实 100g，大黄 100g，杏仁 120g，厚朴 100g 组成。原方以上六味为细末，以蜜和丸饮服。现以汤剂、胶囊剂等多种剂型应用。该方具有泄热润燥、缓通大便的功效。传统用于脾约证所见之胃肠燥热，大便秘结，小便频数，兼见口唇干燥，脉沉、滑等。

【方剂传统解析】

《金匮要略》载："趺阳脉浮而涩，浮则胃气强，涩则小便数，浮涩相搏，大便则难，其脾为约，麻子仁丸主之。"本条文指出了脾约的病机和证治。本证的病因病机为胃中燥热加之脾阴虚，以致脾为燥热约束，不能输津于胃，胃中愈燥遂发便秘。本方即小承气汤方加麻子仁、白芍、杏仁所组成。方中麻子仁质润多脂，润肠通便为主；杏仁宣肺降气，润肠通便；白芍微养脾家之阴以和里；大黄、厚朴、枳实泄热去实，行气导滞。以蜜和为丸，使峻药缓行，用药从小到大，以通为度，取其缓缓润下之功。

【方剂药效物质基础】

1 拆方组分

1.1 白芍　其化学组分见痉湿暍病脉证治篇"栝楼桂枝汤"。

1.2 枳实、大黄、厚朴　其化学组分见痉湿暍病脉证治篇"大承气汤"。

1.3 杏仁　其化学组分见痉湿暍病脉证治篇"麻黄加术汤"。

1.4 麻子仁　①脂肪酸：主要有油酸、亚油酸、亚麻酸、棕榈油酸、二十碳二烯酸、硬脂酸、花生酸、豆蔻酸、己酸、2－甲基－丙酸、山嵛酸、木蜡酸、棕榈酸等。②酯类：有油酸甲酯、亚油酸乙酯、硬脂酸甲酯、亚麻酸甲酯、亚麻酸乙酯、棕榈酸甲酯、棕榈酸乙酯、三甲基双环乙酸庚酯、邻苯二甲酸丁基十二烷酯、亚硫酸乙丙基异丙酯等。③其他成分：还含有天然的植物甾醇，其中以β－谷甾醇的含量最丰富；富含生育酚和叶绿素，且γ－生育酚的含量最高。蛋白质类主要为麻仁蛋白和麻仁白蛋白。火麻仁含有的有毒成分为四氢大麻酚、大麻二酚、大麻酚和Δ^9－四氢大麻酚等毒性成分，这些成分具有强烈的致幻作用，使人产生恶心、呕吐、四肢麻木、昏迷、瞳孔散大等中毒症状[1-8]。

2 复方组分

用高效液相色谱法、薄层扫描法、高效毛细管电泳法测定了麻子仁丸中有效成分番泻苷A、大黄酸、厚朴酚、和厚朴酚、大黄素、大黄酚、芍药苷、柚皮苷及橙皮苷的含量，为该方的有效成分有效利用提供了依据[2,5]。

【方剂药理学研究】

1 拆方药理

1.1 白芍　其药理研究见痉湿暍病脉证治篇"栝楼桂枝汤"。

1.2 枳实、大黄、厚朴　其药理研究见见痉湿暍病脉证治篇"大承气汤"。

1.3 杏仁　其药理研究见见痉湿暍病脉证治篇"麻黄加术汤"。

1.4 麻子仁　①治疗便秘和腹泻作用：火麻仁能刺激肠黏膜，使肠道蠕动加快，减少大肠吸收水分，故有泻下作用；研究还发现，火麻仁具有抑制胃肠推进运动、减少番泻叶引起的大肠性腹泻次数的作用。显示了火麻仁对便秘和腹泻有双向治疗作用。②抗溃疡作用：给小鼠灌胃火麻仁乙醇提取物能明显抑制盐酸性胃溃疡形成，对吲哚美辛－乙醇性胃溃疡形成的抑制率为75.7%；对水浸应激性胃溃疡形成的抑制率为60.8%。③降血压作用：火麻仁乳剂给正常大鼠灌服后，血压亦可显著降低；麻醉犬股静脉注射火麻仁醇提物后，出现持久的降血压作用，而且降血压持续时间随剂量增加而延长；青年人服用火麻仁乳剂可使血压降低；高血压患者服用火麻仁亦可降低血压，且无不良反应。④降血脂、抗动脉硬化和抑制血小板聚集作用：通过火麻仁油的降血脂和抗动脉硬化的实验研究，发现火麻仁油可使血HDL－Ch升高，T－Ch、TG、LDL－Ch降低，并可减轻动脉壁内膜细胞及平滑肌细胞的病变程度。这种全面而明显的调节脂质代谢的作用，是火麻仁油抗动脉硬化发生与发展的主要作用机制或始发环节之一。火麻仁油在降低高血脂的同时，减轻了主动脉壁内皮细胞的损伤和平滑肌细胞的增生，从而为抗动脉硬化及抗衰老奠定了物质基础。实验发现火麻仁能明显抑制胆固醇诱导的家兔血小板聚集，并证实是其中的不饱和脂肪酸参与了这一过程。⑤对心肌损伤的保护作用：通过离体再灌注实验，发现火麻仁能够明显降低心脏缺血后再灌注所导致的心室纤维颤动发生率，改善心功能。研究还发现，火麻仁中多元不饱和脂肪酸能够明显改善大鼠心肌缺血后的心功能，提高再灌注期间的心肌张力，显示出了对缺血再灌注心肌损伤良好的保护作用。⑥抗炎作用：火麻仁油能够改变异位性皮炎患者血浆中甘油三酯、胆固醇和磷脂的脂肪酸谱，升高血液中必需脂肪酸、亚麻酸、α-亚麻酸、γ-亚麻酸水平，显著改善皮肤干燥、瘙痒等一系列临床症状。⑦抗氧化、抗衰老作用：通过小鼠实验，表明火麻仁油通过抗氧化作用、降低 NO 及对免疫系统的影响而延缓衰老。⑧镇痛作用：给小鼠灌胃火麻仁乙醇提取物，可显著减少乙酸引起的扭体反应次数，但对热痛刺激甩尾反应潜伏期没有明显影响。⑨镇静、抗惊厥和改善睡眠作用：火麻仁提取物腹腔注射可增强和延长镇痛作用时间，延长环己巴比妥钠的催眠作用和入睡时间，并能抑制电刺激足底引起的小鼠激怒行为。同时发现火麻仁提取物大麻酚和四氢大麻酚分别脑室内给予可显著改善由于嗜睡或过度梦幻所导致的睡眠紊乱。⑩抗疲劳和免疫调节作用：麻仁蛋白能明显延长小鼠游泳时间、降低血乳酸值、增加肝糖原含量和 T 淋巴细胞百分比；增强 ConA 诱导的脾淋巴细胞转化、迟发型变态反应和巨噬细胞吞噬能力，提高抗体生成数和半数溶血值。表明麻仁蛋白具有增强抗疲劳能力和免疫调节作用[1,9-17]。

2 复方药理

2.1 泻下、润肠、通便作用　通过临床实验发现，麻子仁丸能明显改善患者排便周期、粪便性状、排便时间及排便不适、腹胀不舒、口干咽燥等症状，并能改善患者血中肽类神经递质（SP）和一氧化氮（NO）含量（$P < 0.01$）[18]。

2.2 对胃肠功能的恢复作用　通过临床剖宫产术后产妇病例统计表明，麻仁丸可使患者肠蠕动恢复、肛门排气、排便时间明显缩短，与对照组有显著差异（$P < 0.05$）[19]。

2.3 解痉止痛作用　选择单侧肾绞痛患者 120 例随机分为 A、B 两组，A 组在常规治疗的同时，再给予麻仁丸，B 组常规治疗。结果证实，患者服用麻仁丸后，肾绞痛再次发作较常规用药组有显著减少，且服用麻仁丸组的排大便情况、腰及侧腹酸痛不适、腹胀与常规用药组相比有明显差异（$P < 0.05$），虽然胃纳转佳和呕吐发生情况少于常规用药，但无显著性差异（$P > 0.05$）。表明麻仁丸在常规药物治疗肾绞痛的情况下应用可加强解痉止痛的作用，提高疗效[20]。

2.4 抗氧化及抗衰老作用　采用便秘衰老昆明种小鼠模型，治疗组给予麻子仁丸大、小两个剂量，阳性对照组给予六味地黄丸。结果发现，麻子仁丸可升高脑组织及血清中 SOD、MDA、GSH-Px 的含量。同时可降低 MDA 的含量。表明麻子仁丸可通过缓解小鼠便秘而提高机体与老化相关酶的活力，诱导酶活性防御系统，消除 MDA 等老化代谢产物，保护细胞和机体免受自由基损伤，进而发挥其抗氧化、延缓衰老的作用[21]。

2.5 调节血糖和血脂代谢紊乱作用　采用链佐星复制糖尿病大鼠模型，观察麻子仁丸对糖尿病模型大鼠相关实验指标的影响。结果经治疗给药 30 天后，检测糖尿病大鼠空腹血糖值、模型组治疗前后血糖值无差异（$P > 0.05$），模型组与正常对照组血糖值相比，$P < 0.01$，二甲双胍组、麻子仁丸中（0.5g/ml）、低（0.17g/ml）剂量组与模型组比较，$P < 0.05$。麻子仁丸治疗组在血糖、血脂、血清肌酐、血尿素氮各项指标方面与模型组比较，$P < 0.05$ 或 $P < 0.01$。提示麻子仁丸有降血糖、改善血清肌酐及血尿素氮各项指标，且有保护肾脏的功能[22]。

【临床研究与应用】

1 治疗便秘

选择 60 例老年便秘患者，随机分成治疗组和对照组各 30 例，治疗组每天晚 17 时至 19 时服麻子仁丸水煎剂 200ml，对照组每天早 7 时至 9 时服用 200ml。结果以服药 3 天内便软、排便通畅，每周 1~3 次，1 周内主要症状基本消失，连续用药 1 个月，停药后大便能较易排出为显效，治疗组显效率 83.33%；对照组显效率 63.33%（$P < 0.01$）[23]。

2 治疗便秘型肠易激综合征

选择便秘型肠易激综合征患者 100 例，随机分为治疗组和对照组各 50 例。2 组均给予口服匹维溴铵，每日 3 次，于进餐时服用。治疗组在此基础上加服麻子仁丸煎剂。若兼有腹痛者，加延胡索；腹胀者，加瓜蒌、郁金；焦虑、失眠多梦者，加合欢皮、酸枣仁；纳差者，加神曲及谷芽、麦芽。2 组疗程均为 4 周。结果以症状全部消失，肠道功能正常，舌、脉象正常，随诊复查无异常为治愈。治疗组总有效率为 96%；对照组总有效率为 82%（$P < 0.05$）[24]。

3 治疗高脂血症

选择高脂血症患者 80 例，随机分为治疗组 50 例和对照组 30 例，治疗组用麻子仁丸加制首乌、决明子、生黄芪、绞股蓝、泽泻、参三七煎服。若伴胸闷、心悸者，加丹参、郁金；伴乏力、眩晕者，加党参；便干者，用生大黄；便稀者，用制大黄。对照组服用烟酸肌醇片。2 组均以 4 周为 1 个疗程。结果以血清总胆固醇（TC）下降≥20% 或甘油三酯（TG）下降≥40% 为显效，治疗组总有效率 88.0%；对照组总有效率 63.3%（$P < 0.01$）。2 组治疗前后血脂变化比较，治疗组降低 TC、TG 作用明显优于对照组（$P < 0.01$）[25]。

4 治疗其他疾病

用麻子仁丸原方（丸）或其加减方，还可治疗脂肪肝[26]，急性支气管炎[27]，肛裂[28]，慢性阻塞性肺疾病合并慢性浅表性胃炎、慢性阻塞性肺疾病合并习惯性便秘[29]等见有本方证者。

【方剂评述】

麻子仁丸的组方可以看作是小承气汤加麻子仁、杏仁、白芍而成。从组方分析胃中燥热积滞是本病的基础，因此这里的脾约而非脾之虚弱，应为胃强所致，即脾因受胃中燥热津伤的影响，而不能正常发挥其输布、运化津液的功能，致肠道津亏，水津过散于肺，津液但输膀胱，故见便秘和尿频。目前麻子仁丸在临床主要被用于治疗年老体弱、津枯血亏或脾气虚弱之便秘，还被用于治疗消渴、防止术后肠粘连、防止肛肠术后便秘等。亦可用于高脂血症、脂肪肝等疾病的治疗。麻仁丸用于老年人等便秘，应因人而异，因为麻子仁丸含有生大黄，生大黄容易伤正气，久服后可产生依赖性，使便秘更加顽固难治，因而不可久服。

参 考 文 献

[1] 周鸿翔，吴凤智，王广莉，等，火麻仁油研究进展 [J]. 食品研究与开发，2013，34（24）：275 – 279.

[2] 贺海波，石孟琼，火麻仁的化学成分和药理活性研究进展 [J]. 中国民族民间医药，2010（15）：

56 - 57.

[3] 张媛，王喆之．火麻仁挥发油的化学成分研究 [J]．天然产物研究与开发，2009，21（2）：259 - 262.

[4] 吴娜，沈谦，蔡光明，等．巴马火麻仁木脂素酰胺类提取物的鉴定及清除自由基活性的研究 [J]．化学学报，2009，67（7）：700 - 704.

[5] 金贤兰．火麻仁的药理作用与临床应用 [J]．现代医药卫生，2007，23（17）：2624 - 2625.

[6] 李永进，杨睿悦，扈学俸．火麻仁蛋白对小鼠抗疲劳和免疫调节功能的初步研究 [J]．卫生研究，2008，37（2）：175 - 178.

[7] 陈聪颖，唐年初，崔淼，等．巴马火麻仁的组分测定及营养评价 [J]．食品工业科技，2011，32（12）：435 - 438.

[8] 沈谦，蔡光明，何桂霞，等．超临界 CO_2 萃取和水蒸气蒸馏法对火麻仁挥发油提取的比较 [J]．中南药学，2008，6（6）：669 - 671.

[9] 蔡霜，付珣，邓安刚，等．巴马火麻仁油、蛋白粉和木脂素酰胺类提取物对老年小鼠的抗衰老作用研究 [J]．中南药学，2010，8（3）：165 - 170.

[10] 苏婧，贺海波，石孟琼，等．火麻仁油对 D - 半乳糖致衰老小鼠学习记忆障碍的保护作用 [J]．中国临床药理学与治疗学，2011，16（12）：1332 - 1339.

[11] 余琼瑶，李凤娟，杨贤强，等．脂溶性茶多酚对火麻仁油的抗氧化作用研究 [J]．中国粮油学报，2012，27（1）：66 - 69.

[12] 扈学俸，李永进，王军波，等．火麻仁油安全性评价及血清抗氧化功能初步研究 [J]．中国食品卫生杂志，2008，20（5）：385 - 388.

[13] 卫莹芳，王化东，郭山山，等．火麻仁品种与药用部位本草考证 [J]．中国中药杂志，2010，35（13）：1773 - 1775.

[14] 尹燕霞，吴和珍，魏群．火麻仁的研究进展 [J]．中国中医药信息杂志，2003，10（6）：92 - 94.

[15] 曹俊岭，陈刚正，任汉阳，等．火麻仁油对复方地芬诺酯致便秘模型小鼠血清及脑 NO 及胸腺组织学的影响 [J]．河南中医学院学报，2004，19（110）：25 - 27.

[16] 尹燕霞，吴和珍，魏群．火麻仁的研究进展 [J]．中国中医药信息杂志，2003，10（6）：92 - 94

[17] 李寒冰，马永洁，苗静静，等．火麻仁油对衰老模型小鼠皮肤相关指标的影响 [J]．中国实验方剂学杂志，2012，18（9）：201 - 205.

[18] 郭淑云，徐江雁，高丽英．润肠通便浓缩丸治疗慢性功能性便秘 30 例临床观察及对患者血中 SP、NO 影响的研究 [J]．中医研究，2006，19（1）：27 - 29.

[19] 富春艳．麻仁丸对剖宫产术后促排气的探讨 [J] 护理与健康，2003，2（1）：59 - 60.

[20] 陈怀，朱慧平，林创坚，等．常规药物加麻仁丸治疗肾绞痛 60 例临床观察 [J]．中医药信息，2006，23（4）：27 - 28.

[21] 杨翠平，曾俊岭．麻仁丸对便秘模型小鼠抗氧化作用的实验研究 [J]．中华实用中西医杂志，2006，19（15）：1893 - 1894.

[22] 李昊霖，张万光，王迪．麻子仁丸对糖尿病大鼠影响的实验研究 [J]．吉林中医药，2007，27（7）：59 - 60.

[23] 时长忠．择时服用麻子仁丸（汤）治疗老年便秘 30 例临床研究 [J]．浙江中西医结合杂志，2009，27（4）：80 - 81.

[24] 刘蔚，徐州．麻子仁丸联合匹维溴铵治疗便秘型肠易激综合征 50 例临床观察 [J]．中国医药指南，2011，9（15）：115 - 116.

[25] 茅国荣．麻仁丸加味治疗高脂血症 50 例 [J]．实用中医药杂志，2000，16（12）：19.

[26] 杜方纯．加味麻子仁丸联合丹参滴注液治疗脂肪肝的临床观察 [J]．实用中西医结合临床，2010，10（4）：21 - 22.

[27] 张胜利．麻子仁丸加味治疗急性气管支气管炎疗效观察 [J]．山西中医，2014，30（1）：43 - 59.

[28] 丁建华．非手术联合治疗措施治疗 48 例肛裂患者临床效果观察 [J]．实用预防医学，2007，14

　　（2）：511

［29］刘华平，李兆荣．六君子汤合麻子仁汤治疗慢性阻塞性肺疾病合并脾胃病体会［J］．中医学报，2012，
　　　　27（12）：1560－1561．

∽ 甘草干姜茯苓白术汤 ∽

【处方组成与功用】

　　甘草干姜茯苓白术汤（甘姜苓术汤、肾着汤、肾著汤）出自《金匮要略》五脏风寒积
聚病脉证并治（五脏病）篇，由甘草7g，白术10g，干姜12g，茯苓15g组成。具有温通阳
气、散寒除湿的功效。传统用于肾着病所见之腰中冷如坐水中，腰重如带五千钱，腰以下
寒冷疼痛，身体重形如水状，口淡不渴，饮食如故，小便自利等。

【方剂传统解析】

　　《金匮要略》文载："肾着之病，其人身体重，腰中冷如坐水中，形如水状反不渴，小
便自利，饮食如故。病属下焦，身劳汗出，衣里冷湿，久久得之，腰以下冷痛，腹重如带
五千钱，甘姜苓术汤主之。"本条文论述了肾着病的证治。本证的病因病机为寒湿留着困滞
腰部，阳气痹阻。本方重用干姜、茯苓为君药，干姜大辛、大热，温阳散寒；茯苓甘、平，
淡渗利水除湿；辅以苦温质燥之白术，燥湿健脾；甘草益气健脾。四味相配，共奏温阳散
寒除湿之效。

【方剂药效物质基础】

1 拆方组分

1.1 甘草　其化学组分见痉湿暍病脉证治篇"栝楼桂枝汤"。

1.2 白术　其化学组分见痉湿暍病脉证治篇"麻黄加术汤"。

1.3 干姜　其化学组分见百合狐惑阴阳毒病脉证治篇"甘草泻心汤"。

1.4 茯苓　其化学组分见脏腑经络先后病脉证篇"猪苓汤"。

2 复方组分

目前尚未见有甘草干姜茯苓白术汤复方化学组分的文献报道。

【方剂药理学研究】

1 拆方药理

1.1 甘草　其药理研究见痉湿暍病脉证治篇"栝楼桂枝汤"。

1.2 白术　其药理研究见痉湿暍病脉证治篇"麻黄加术汤"。

1.3 干姜　其药理研究见百合狐惑阴阳毒病脉证治篇"甘草泻心汤"。

1.4 茯苓　其药理研究见脏腑经络先后病脉证篇"猪苓汤"。

2 复方药理

2.1 促进脂肪代谢及防治非酒精性单纯性脂肪肝作用　为观察益气健脾、温阳健脾、温
阳利水等不同治法防治非酒精性单纯性脂肪肝（NAFL）的疗效差异，探讨 NAFL 的中医病
机。选择雄性 Wistar 大鼠随机分为正常组、模型组、四君子汤组、理中汤组、苓桂术甘汤

组和肾着汤组。正常组大鼠喂食普通饲料，其余大鼠均喂食高脂饲料诱导脂肪肝；各药物组分别再给予四君子汤、理中汤、苓桂术甘汤及肾着汤药物干预。治疗 4 周后，测量肝质量、附睾脂肪质量、计算肝脏指数、附睾脂肪指数；苏木精和伊红染色观察大鼠肝脏病理改变；检测血清 ALT、AST、甘油三酯、总胆固醇、高密度脂蛋白胆固醇、低密度脂蛋白胆固醇含量。结果显示，模型组大鼠体质量、肝脏指数、附睾脂肪指数以及肝组织甘油三酯水平均显著升高（$P < 0.05$），苓桂术甘汤、肾着汤可减轻高脂饮食诱导的 NAFL 模型大鼠肝细胞脂肪浸润，显著降低模型大鼠肝组织甘油三酯水平（$P < 0.05$）以及血清甘油三酯和 ALT 水平（$P < 0.05$）。表明温阳、利水药肾着汤对脂肪的代谢有促进作用。温阳利水兼施可能是防 NAFL 的有效方法[1]。

2.2 长期毒性研究　通过灌胃给予大鼠 90 天肾着汤颗粒稠膏样品，研究本品所产生的长期毒性反应及其程度。整个试验期间大鼠整体状况较好，体重正常增加，体重和摄食量各剂量组与对照组比较无显著性差异；脏器系数各剂量组与对照组比较无显著性差异；血液学指标、血清生化学、血清电解质各剂量组与对照组比较也无显著差异；表明大鼠 90 天长期毒性试验对大鼠无毒性损伤及延迟性毒性反应[2]。

【临床研究与应用】

1 治疗寒湿腰痛

选择寒湿腰痛患者 84 例，采用甘姜苓术汤加减处方：甘草 10g，干姜 15g，茯苓 30g，白术 15g。临证可加桂枝、苍术以温经散寒燥湿；独活、牛膝祛风湿，利腰膝，且能引药入经；若寒邪偏盛，腰部冷痛痛甚者，加附片；若湿邪偏胜，则以痛而沉重显著者，加薏苡仁、厚朴、陈皮；若以风邪为甚者，可加防风；若寒凝瘀血，腰部刺痛甚者，加红花、桃仁；肾阳偏虚，腰部酸痛伴有下肢酸软无力者，加桑寄生、菟丝子、淫羊藿。每日 1 剂，水煎分 2 次服。10 剂为 1 个疗程。结果经治疗 2 疗程，以腰痛全部消除，腰部活动自如，恢复正常工作为痊愈，本组治愈 43 例，有效 36 例，无效 5 例，总有效率为 94.05%[3]。

2 治疗慢性肾盂肾炎

为探讨肾着汤治疗气阴两虚兼膀胱湿热型慢性肾盂肾炎的临床疗效，选择 150 例本病患者，均给予阿莫西林钠舒巴坦钠，连用 2 周。随机分为对照组 50 例和治疗组 100 例。对照组给予呋喃妥因肠溶片，治疗组给予三金片和肾着汤。2 组均治疗 6 个月，于治疗前及治疗结束 6 周、6 个月后复查尿常规、血肌酐、尿素氮等指标。结果以症状全部消失，尿常规恢复正常，尿菌落数为阴性，影像学检查肾损伤部分恢复，肾功能正常为治愈，治疗组总有效率为 93.0%；对照组总有效率为 64.0%（$P < 0.05$）[4]。

3 治疗其他疾病

用甘草干姜茯苓白术汤原方或其加减方，还可治疗前列腺增生症[5]，男性不育症[6]，腰椎变形疼痛、闪挫受伤疼痛，腰椎肥大性疼痛[7]等见有本方证者。

【方剂评述】

中医认为，腰为肾之外府，感受寒湿，着而不去，故名肾着。肾着汤四药相伍，功能散寒除湿。寒湿去、阳气振。则肾着可愈。现代医家根据其病因病机，以肾着汤为主方，辨证论治，拓展运用。目前广泛应用于临床。对于西医疗效不显著的功能性疾病，可显示出该方具有独特的疗效,也体现了中医异病同治的辨证论治特点。

参 考 文 献

[1] 柳涛,杨丽丽,张莉,等.不同治法复方防治非酒精性单纯性脂肪肝的效应差异 [J].中西医结合学报,2012,10(10):1120-1126.

[2] 解利艳.肾着汤颗粒的制备工艺、质量标准研究及长期毒性研究 [D].武汉:湖北中医药大学,2013:5.

[3] 胡文治,蔡亮.甘姜苓术汤加减治疗寒湿腰痛临床疗效观察 [J].中国中医药现代远程教育,2012,10(9):59.

[4] 陈江,朱黎明.三金片联合肾着汤治疗气阴两虚兼膀胱湿热型慢性肾盂肾炎的临床观察 [J].中国中医药指南,2011,9(9):135.

[5] 刘健.肾着汤合真武汤治疗肾气亏虚型老年前列腺增生症 [J].山西中医,2014,30(2):58.

[6] 张家亭.甘草干姜茯苓白术汤加味治疗男性不育症 [J].中外医疗,2009,28(32):98.

[7] 谭峻峰.肾着汤治疗腰痛病症50例疗效观察 [J].中国民族民间医药,2011(18):44.

第十二篇

痰饮咳嗽病脉证并治篇

> 本篇讨论痰饮病的病因病机、分类及证治预后。痰饮泛指体内水液输布运化失常，津液停聚而成的病理产物，随处留积，由其造成的疾病即为痰饮病。根据饮邪停积的部位和症状的不同，将其区分为痰饮、悬饮、溢饮、支饮四种。痰饮病的治疗，当以温药和之的治疗原则。本病涉及现代医学的呼吸、消化、循环、泌尿、神经多系统多种疾病。如慢性支气管炎、支气管哮喘、肺源性心脏病、胸膜炎、胸腔积液、脑积水、内耳性眩晕、胃肠功能紊乱、不全性幽门梗阻、心包积液、急（慢）性肾功能衰竭等。

❧ 苓桂术甘汤 ❧

【处方组成与功用】

苓桂术甘汤（茯苓桂枝白术甘草汤）出自《金匮要略》痰饮咳嗽病脉证并治（痰饮）篇，由茯苓12~15g，桂枝10g，白术10g，甘草7g组成。具有温阳蠲饮、健脾利水的功效。传统用于痰饮、病饮停心下所见之胸胁支满，目眩心悸，心下逆满，呕吐多唾，心悸气短，咳嗽咯痰，肠鸣便溏，纳少体倦，小便不利，或肢体浮肿，畏寒喜暖，背冷如手，舌苔白滑，脉弦滑或沉紧等。

【方剂传统解析】

《金匮要略》载："心下有痰饮，胸胁支满，目眩，苓桂术甘汤主之。"本条文论述了脾胃阳虚，饮停心下的痰饮证治。本证的病因病机为脾胃阳虚，温运失司，饮停心下，饮阻气逆。本方重用茯苓健脾利湿，宁心安神，为君药；桂枝温通经脉，温化水湿，散寒止痛，为臣药；白术补脾化湿，为佐药；甘草调和诸药，通行十二经脉，为使药。白术配茯苓，健脾益气，加强利尿作用；桂枝配甘草，除风湿冷痛；桂枝配白术、茯苓，利水气而治眩悸，茯苓配甘草则能解中满。四药合用，共奏温脾阳，振心阳，健脾土，利水饮之功。

【方剂药效物质基础】

1 拆方组分

1.1 茯苓 其化学组分见脏腑经络先后病脉证篇"猪苓汤"。

1.2 桂枝、甘草 其化学组分见痉湿暍病脉证治篇"栝楼桂枝汤"。

1.3 白术 其化学组分见痉湿暍病脉证治篇"麻黄加术汤"。

2 复方组分

2.1 对全方成分的分析 采用正交试验设计探讨苓桂术甘汤的药效物质基础,结果确定了茯苓和桂枝在方剂中的主药地位,而白术和甘草则是辅药。茯苓为君,桂枝为臣,佐以白术,使以甘草的配伍关系,与方剂传统诠释相一致;通过回归分析和相关分析从 50 个色谱峰中选取 17 个作为药效物质基础,其中桂皮酸、甘草酸和去氢土莫酸被确定为质量控制指标[1]。

2.2 对甘草酸的分析 用正交法研究了苓桂术甘汤的醇提工艺,确定 95% 的乙醇为苓桂术甘汤的最优提取溶剂,同时测定了方中甘草酸及去氢土莫酸的含量[2-3]。

【方剂药理学研究】

1 拆方药理

1.1 茯苓 其药理研究见脏腑经络先后病脉证篇"猪苓汤"。

1.2 桂枝、甘草 其药理研究见痉湿暍病脉证治篇"栝楼桂枝汤"。

1.3 白术 其药理研究见痉湿暍病脉证治篇"麻黄加术汤"。

2 复方药理

2.1 改善慢性充血性心力衰竭作用 为观察苓桂术甘汤对慢性心力衰竭模型大鼠心肌组织 $TNF-\alpha$ 蛋白及 mRNA 表达、$NF-\kappa B$、$IL-1\beta$ 水平的影响,探讨苓桂术甘汤防治慢性心力衰竭的作用机制。采用冠状动脉结扎法制备慢性心力衰竭大鼠模型,造模 4 周后将模型大鼠随机分为模型组、卡托普利(4.375mg/kg)阳性对照组及苓桂术甘汤低、中、高剂量(生药 2.1g/kg、4.2g/kg、8.4g/kg)组,另设假手术组,每天给药 1 次,连续给药 4 周。结果显示,与假手术组相比,模型组大鼠心肌组织 $TNF-\alpha$ 蛋白及 mRNA 表达增强,血清 $NF-\kappa B$、$IL-1\beta$ 水平显著升高($P<0.01$);与模型组相比,苓桂术甘汤及卡托普利均能显著抑制模型大鼠心肌组织 $TNF-\alpha$ 蛋白及 mRNA 表达、降低模型大鼠血清 $NF-\kappa B$、$IL-1\beta$ 水平($P<0.05$ 或 0.01)。表明苓桂术甘汤干预慢性心力衰竭的机制与其调节细胞因子网络有关[4]。

2.2 对心肌缺血再灌注损伤的改善作用 为研究苓桂术甘汤在大鼠心肌缺血再灌注损伤时对心肌细胞凋亡的影响,选择 40 只 SD 大鼠随机分为假手术组、模型组、辛伐他汀组、苓桂术甘汤组。辛伐他汀组药量为 20mg/(kg·d),苓桂术甘汤组药量为 50g/(kg·d),另两组给 0.9% 氯化钠注射液 1.0ml/kg。采用结扎大鼠左冠状动脉前降支方法制备心肌缺血再灌注模型。缺血 30 分钟、再灌注 2 小时后,采用流式细胞术检测心肌细胞凋亡情况,采用免疫组化技术检测心肌细胞 Smad3、Smad7 蛋白表达的变化。结果显示,与假手术组相比,模型组心肌细胞的凋亡率明显增加($P<0.01$),并且 Smad3 蛋白表达增加($P<0.01$),Smad7 蛋白表达减少($P<0.01$);与模型组相比,苓桂术甘汤和辛伐他汀可明显降低心肌

细胞的凋亡率（$P < 0.01$）；心肌细胞 Smad3 蛋白表达减少（$P < 0.05$）；Smad7 蛋白表达增加（$P < 0.05$）。说明苓桂术甘汤可以抑制大鼠缺血再灌注损伤时心肌细胞凋亡，上调 Smad7 蛋白表达，下调 Smad3 蛋白表达，可能是其保护 MIRI 的作用机制之一[5]。

2.3 对脾阳虚泄泻大鼠水通道蛋白 3 表达的影响　用苓桂术甘汤水煎液高、中、低剂量治疗脾阳虚泄泻大鼠，并对治疗后大鼠胃体、胃窦、回肠、结肠组织中的水通道蛋白 3（AQP3）表达进行分析。发现治疗组与模型组比较，高、中、低（12ml/kg、10ml/kg、6ml/kg，）剂量组胃体、胃窦、回肠、结肠组织中 AQP3 表达有不同程度的增强。表明苓桂术甘汤治疗脾阳虚泄泻时，通过提高胃肠道 AQP3 表达，可能是其治疗作用机制之一[6]。

2.4 增强免疫功能作用　用近交系昆明种小鼠以环磷酰胺诱导免疫功能低下模型，用苓桂术甘汤（42.90g/kg、24.45g/kg、4.29g/kg）连续灌胃给药 10 天，分别采用间接免疫荧光法和小鼠胸腺细胞氚标胸腺嘧啶核苷掺入法检测 T 细胞亚群及 IL-2 活性。结果苓桂术甘汤能明显提高环磷酰胺所致免疫抑制模型小鼠 T 细胞总数，纠正 T 细胞亚群紊乱，明显增加 IL-2 活性，与环磷酰胺模型组比较具有显著性差异（$P < 0.05$）。表明苓桂术甘汤对环磷酰胺模型小鼠免疫功能的改善作用与其促进 T 细胞功能、恢复 T 细胞亚群的比例、增强 IL-2 活性有关[7]。

2.5 对胰岛素抵抗的改善作用　为探讨苓桂术甘汤联合热量限摄对胰岛素抵抗（IR）模型大鼠空腹血糖（FPG），IR 及过氧化物酶体增殖物激活受体-γ（PPAR-γ）的影响。选择 48 只雄性 Wistar 大鼠随机分为对照组、模型组、限摄组和中药限摄组，每组 12 只。对照组喂以普通饲料，其他 3 组以高脂饮食喂养 12 周建立 IR 模型。造模成功后，对照组和模型组继续原饲料喂养 4 天，并灌胃 0.9% 氯化钠注射液 20ml/(kg·d)；限摄组给予热量限摄 4 天及 0.9% 氯化钠注射液 20ml/(kg·d) 灌胃；中药限摄组给予热量限摄 4 天联合苓桂术甘汤 20ml/(kg·d) 灌胃。比较各组大鼠体重、FPG、血清空腹胰岛素（FINS），胰岛素抵抗指数（IRI）和大网膜脂肪组织 PPAR-γ 蛋白表达。结果显示，热量限摄 4 天后，与模型组比较，限摄组和中药限摄组大鼠体重明显下降（$P < 0.01$），两限摄组间比较，$P > 0.05$；限摄组大鼠 FINS、IRI 明显降低（$P < 0.01$，$P < 0.05$），中药限摄组大鼠 FPG、FINS 和 IRI 均显著降低（$P < 0.05$，$P < 0.01$）；两限摄组大鼠 PPAR-γ 蛋白表达均明显下降（$P < 0.01$），以中药限摄组作用更显著。表明苓桂术甘汤联合热量限摄能降低 IR 模型大鼠体重、FPG 及 IRI，且较单纯热量限摄效果更佳，其改善 IR 作用可能与抑制 PPAR-γ 的活性有关，并可能同时具有抑制脂肪细胞分化的作用[8]。

【临床研究与应用】

1 治疗慢性心力衰竭

为探讨苓桂术甘汤治疗慢性心力衰竭的临床疗效，选择符合纳入标准的慢性心力衰竭患者 120 例，随机分为治疗组及对照组各 60 例。2 组均予西医常规治疗，治疗组加用苓桂术甘汤，2 周为 1 个疗程。结果治疗组临床疗效总有效率为 91.7%，优于对照组的 85.0%（$P < 0.05$）[9]。

2 治疗心律失常

选择心律失常 100 例，用苓桂术甘汤为主方治疗。若缓慢型心律失常，或每因心动过缓时心律失常发生频繁，酌情加重桂枝用量；四肢发凉，畏寒明显者改用肉桂，加熟附子、红参；快速型心律失常加五味子、生白芍、苦参、全瓜蒌；血瘀明显加血竭、鸡血藤、川芎、丹参；惊悸明显加远志、生龙骨、生牡蛎、首乌藤、珍珠粉；气血虚弱者配服归脾丸；湿盛或纳差加清半夏、厚朴、焦三仙。结果经治疗 2 周后，以心悸症状消失为显效，本组显效 49 例，有效 49 例，无效 2 例[10]。

3 治疗肺癌胸水

选择肺癌胸水患者 60 例，随机分为治疗组和对照组各 30 例。2 组均以肺癌常规化疗。治疗组在此基础上加用苓桂术甘汤煎服，每日 1 剂。2 组均以 1 个月为 1 个疗程，连续治疗 3 个疗程，并追踪随访 0.5～1 年，观察治疗前后胸水改善情况。结果治疗组有效率为 76.67%，对照组有效率为 46.67%（$P < 0.05$）[11]。

4 治疗慢性肾功能不全

为探讨苓桂术甘汤治疗慢性肾功能不全的疗效，选取 32 例本病患者，将其分为对照组 14 例和治疗组 18 例。对照组采用常规的抗感染、降血压、低蛋白饮食、纠正水电解质紊乱等对症治疗，治疗组在对照组治疗的基础上用苓桂术甘汤煎服。观察 2 组患者治疗前后血脂、血压及肾功能的改变。结果治疗组患者的血尿素氮、血肌酐水平显著低于甲组；治疗组患者的胆固醇、甘油三酯水平在治疗前后有显著差异，降低明显，其中高密度脂蛋白水平比对照组高。表明降血压、低蛋白饮食联合苓桂术甘汤治疗慢性肾功能不全，其疗效有显著的提高[12]。

5 治疗胃脘痛

选择浅表性胃炎、浅表糜烂性胃炎、浅表萎缩性胃炎胃脘痛患者（痰饮内停型）共 181 例，随机分为观察组 92 例和对照组 89 例。观察组采用苓桂术甘汤加生姜、厚朴、枳实煎服。若湿邪明显者，加砂仁；气郁明显者，加柴胡；泛酸者，加煅海螵蛸；呕吐者，加半夏。对照组口服维酶素及果胶铋。2 组均连服 2 周为 1 个疗程。结果以疼痛及其症状消失，X 线钡餐造影或胃镜检查正常为治愈，观察组总有效率 95.7%；对照组总有效率 68.5%（$P < 0.01$）[13]。

6 治疗单纯性肥胖

为探讨加味苓桂术汤联合短期禁食对单纯性肥胖患者生理、生化指标的影响，评价该疗法对人体的安全性及健康维护优势，探讨人类合适的禁食时长。将 78 例单纯性肥胖患者随机分为治疗组 40 例和对照组 38 例。治疗组以加味苓桂术甘汤联合短期禁食治疗，对照组以单纯短期禁食治疗，疗程为 1 周。观察禁食前后体重、腰围、体重指数（BMI）、临床症状及生理、生化指标的改变。结果 2 组患者治疗后体重、腰围、BMI 较治疗前明显下降（$P < 0.05$）；2 组治疗后总胆固醇、总胆红素、直接胆红素、血尿酸上升，甘油三酯下降（$P < 0.05$ 或 $P < 0.01$）；治疗组不良反应发生率较低，其中乏力、腹胀、失眠、口淡、饥饿感发生率与对照组比较有统计学差异（$P < 0.05$ 或 $P < 0.01$）。2 组患者生理、生化指标大致保持在正常范围之内。说明加味苓桂术汤联合短期禁食可以明显降低单纯性肥胖患者体重、腰围、甘油三酯，5 天的短期禁食对人体具有良好的安全性和可行性[14]。

7 治疗非酒精性脂肪性肝病

为探讨加味苓桂术甘汤治疗中医辨病属痰饮病之中阳不足型非酒精性脂肪肝的临床疗效，对 90 例本病患者随机分为治疗组 48 例和对照组 42 例。2 组患者在强调合理膳食谱，每日 30 分钟有氧运动的基础上，治疗组采用加味苓桂术甘汤治疗，对照组选用多烯磷脂酰胆碱胶囊治疗，均以3个月为1个疗程。结果2组患者症状疗效比较，治疗组明显优于对照组（$P < 0.01$）；2组患者治疗前后肝功能变化比较，治疗组优于对照组（$P < 0.05$）；2组患者治疗前后血脂变化比较，治疗组优于对照组（$P < 0.05$）；两组治疗前后CT检查结果比较，治疗组优于对照组（$P < 0.05$）。表明加味苓桂术甘汤治疗痰湿蕴结型非酒精性脂肪肝疗效显著[15]。

8 治疗神经衰弱

为评价苓桂术甘汤治疗神经衰弱（痰湿内停证）的临床疗效，采用随机对照临床研究方法，实验组服用苓桂术甘汤，对照组服用枣仁安神液；实验组90例，对照组32例。结果苓桂术甘汤治疗组临床总有效率为94.4%，对照组临床总有效率为65.6%（$P < 0.01$）。在改善神经衰弱症状群方面和中医证候积分方面，治疗组也优于对照组。说明苓桂术甘汤治疗神经衰弱（痰湿内停证）有良好的临床疗效[16]。

9 治疗变应性鼻炎

为系统观察苓桂术甘汤加味治疗常年性变应性鼻炎发作期痰饮上犯证的临床疗效。选择105例常年性变应性鼻炎发作期痰饮上犯证患者，随机分为治疗组52例和对照组53例，前者予苓桂术甘汤加味口服，后者予氯雷他定片口服，疗程为14天。观察并记录治疗过程中两组患者临床症状、体征的变化。疗程结束后对积分进行统计学分析，判定疗效。结果中药治疗组显效率为46.15%，总有效率为76.92%；西医对照组显效率为24.53%，总有效率为58.49%（$P < 0.05$）。表明对于常年性变应性鼻炎发作期痰饮上犯证，使用苓桂术甘汤加味治疗，疗效确切[17]。

10 治疗其他疾病

用苓桂术甘汤原方或其加减方，还可以治疗冠心病[18]，心动过缓、期前收缩、心房纤颤[19]，慢性滑膜炎、肩周炎、颈椎病[20]，骨折术后尿潴留[21]，慢性胃炎、肠易激综合征、胃下垂、萎缩性胃炎、幽门不完全性梗阻[22]，慢性咽痛[23]等见有本方证者。

【方剂评述】

苓桂术甘汤的适应证主要定位在上、中、下三焦，脏腑体现为肺、脾、肾三脏，其重点在中焦脾胃，病本为阳气虚，病标为痰饮、水湿，专为治痰饮之本源而设。本方在临床上应用甚为广泛，且疗效显著，在内科、妇科、儿科、五官科等均有较多的病例报道。特别在心血管、呼吸、消化、泌尿及生殖系统的临床研究资料更为丰富，这是近年来临床工作者根据苓桂术甘汤传统功效结合现代药学理论拓展新用的成果，对该方的运用现代化有着重要的指导意义。纵观整体研究状况，目前仍然存在一些问题，如临床研究报告中多为回顾性临床经验总结，缺乏大规模多中心临床研究和科研评价，并结合相关数理统计分析，以使苓桂术甘汤防治疾病研究更为科学化。提示我们今后尚需要从更广更深的领域进行探索和研究。

参 考 文 献

[1] 宋宗华，冯东，许俊博，等. 苓桂术甘汤配伍机制及药效物质基础研究 [J]. 中成药，2003，25（2）：132 – 137.

[2] 黄晓红，宋宗华，毕开顺. 正交法研究苓桂术甘汤的醇提工艺 [J]. 时珍国医国药，2002，13（4）：

199 – 201.

[3] 黄晓红，宋宗华，毕开顺，等．苓桂术甘汤中去氢土莫酸和甘草酸的含量测定 ［J］．中药材，2002，25
（1）：43 – 44.

[4] 王靓，侯晓燕，黄金玲，等．苓桂术甘汤对慢性心衰模型大鼠心肌组织 TNF – α 及血清 NF – κB 和 IL –
1β 的影响 ［J］．中草药，2013，44（5）：586 – 589.

[5] 龚明玉，杜超，许倩，等．苓桂术甘汤对大鼠心肌缺血再灌注损伤心肌细胞凋亡的影响 ［J］．中国实验
方剂学杂志，2012，18（23）：273 – 276.

[6] 江月斐，李奕祺，吕冠华，等．苓桂术甘汤对脾阳虚泄泻大鼠水通道蛋白 3 表达的影响 ［J］．福建中医
学院学报，2009，19（1）：3 – 5.

[7] 黄金玲，龙子江，吴华强，等．苓桂术甘汤对免疫功能低下模型小鼠 T 细胞亚群及 IL – 2 活性的影响
［J］．中国实验方剂学杂志，2003，9（6）：38 – 40.

[8] 汪园园，金明华，柯斌，等．苓桂术甘汤联合热量限摄对胰岛素抵抗模型大鼠的影响及机制研究［J］.
中国中西医结合杂志，2013，33（3）：356 – 360.

[9] 张雨田．苓桂术甘汤治疗慢性心力衰竭的临床观察 ［J］．中西医结合心脑血管病杂志，2013，11（6）：
661 – 662.

[10] 马丽，徐进杰．苓桂术甘汤加减治疗心律失常 100 例 ［J］．新中医，2001，33（10）：34.

[11] 刘俊保．苓桂术甘汤配合化学疗法治疗肺癌胸水 30 例 ［J］．河南中医，2013，33（1）：19 – 20.

[12] 柳素珍．苓桂术甘汤治疗治疗慢性肾功能不全疗效分析 ［J］．中医临床研究，2013，5（9）：75 – 76.

[13] 谢宏文．苓桂术甘汤加味治疗胃脘痛 92 例疗效观察 ［J］．山东医药，2008，48（35）：111.

[14] 柯斌，师林，张俊杰，等．加味苓桂术甘汤联合短期禁食治疗单纯性肥胖患者的安全性研究 ［J］．中
国中医药科技，2013，20（2）：112 – 114.

[15] 宋清武，李慧臻．加味苓桂术甘汤治疗非酒精性脂肪性肝病的临床研究 ［J］．中国中医药科技，2013，
31（8）：60 – 62.

[16] 王书浩，曾强．苓桂术甘汤治疗神经衰弱疗效观察 ［J］．广州医药，2013，44（5）：49 – 51.

[17] 刘宝，田理．苓桂术甘汤加味治疗常年性变应性鼻炎发作期痰饮上犯证临床研究 ［J］．四川中医，
2013，31（5）：114 – 116.

[18] 郑和豪，方琪，董嘉毅．美托洛尔联合苓桂术甘汤治疗冠心病心律失常的效果分析 ［J］．中国现代医
生，2013，51（15）：58 – 60.

[19] 杨秋敏，赵克华，陈丽君，等．苓桂术甘汤临床应用举隅 ［J］．内蒙古中医药，2005，（5）：31.

[20] 范春兰．苓桂术甘汤在中医骨伤科中的应用举隅 ［J］．江西中医药，2011，42（9）：51 – 52.

[21] 黄伟明，刘毅．苓桂术甘汤加减治疗老年髋部骨折术后尿潴留 32 例 ［J］．新中医，2008，40（7）：
86 – 67.

[22] 陈磊．苓桂术甘汤治疗脾胃病临床应用 ［J］．实用中医内科杂志，2011，25（5）：69 – 70.

[23] 吴金勇，张金．苓桂术甘汤加味治疗慢性咽痛 ［J］．光明中医，2013，28（8）：1691 – 1692.

∽ 五苓散 ∽

【处方组成与功用】

五苓散出自《金匮要略》痰饮咳嗽病脉证并治（痰饮）篇，由猪苓 18g，泽泻 30g，白术 18g，茯苓 18g，桂枝 12g 组成。具有通阳化气、利水除饮的功效。传统用于痰饮病下焦饮逆所见之形体瘦弱，小腹动悸，吐唾涎沫，头晕目眩，伴口干渴，小便不利等。

【方剂传统解析】

《金匮要略》载："假令瘦人，脐下有悸，吐涎沫而癫眩，此水也。五苓散主之。"本

条文论述了下焦停饮上逆的证治。本证的病因病机为饮蓄下焦，气化不行，水饮上逆。该方以泽泻为君药，利水渗湿；臣药茯苓、猪苓淡渗利湿，白术甘、温，健脾利湿；佐配桂枝辛、甘，既温通肌表，又能内助膀胱气化。五药共奏通阳化气，利水除饮之功。

【方剂药效物质基础】

1 拆方组分

1.1 猪苓、泽泻、茯苓　其化学组分见脏腑经络先后病脉证篇"猪苓汤"。

1.2 白术　其化学组分见痉湿暍病脉证治篇"麻黄加术汤"。

1.3 桂枝　其化学组分见痉湿暍病脉证治篇"栝楼桂枝汤"。

2 复方组分

2.1 泽泻醇 A24 – 乙酸酯含量　通过建立五苓散水煎剂中成分泽泻醇 A24 – 乙酸酯的含量测定的方法，采用高效液相 – 蒸发光散射检测器测定，显示泽泻醇 A24 – 乙酸酯在 $1.25 \sim 7.5 \mu g$ 范围内线性关系良好，$r = 0.9999$。平均加样回收率为 100.1%，RSD 为 1.01%（$n = 5$）。表明该方法操作简单，结果准确[1]。

2.2 麦角甾醇和桂皮醛含量　将五苓散样品经甲醇超声提取后，通过建立五苓散中麦角甾醇和桂皮醛的 HPLC 含量测定法，发现麦角甾醇在 $0.0437 \sim 1.3098 mg/ml$ 浓度范围内线性关系良好（$r = 0.9991$），平均回收率为 102.9%，RSD 为 1.5%（$n = 6$）；桂皮醛在 $0.0062 \sim 0.1872 mg/ml$ 浓度范围内线性关系良好（$r = 1.0000$），平均回收率为 97.8%，RSD 为 1.9%（$n = 6$）。该方法简便、准确、可靠，可用于五苓散中麦角甾醇和桂皮醛的同时含量测定[2]。

【方剂药理学研究】

1 拆方药理

1.1 猪苓、泽泻、茯苓　其药理研究见脏腑经络先后病脉证篇"猪苓汤"。

1.2 白术　其药理研究见痉湿暍病脉证治篇"麻黄加术汤"。

1.3 桂枝　其药理研究痉湿暍病脉证治篇"栝楼桂枝汤"。

2 复方药理

2.1 对水液代谢的双向调节作用　五苓散对水液代谢有双向调节作用，机体处于脱水状态，则显示抗利尿作用，处于水肿状态则显示利尿作用，最终可使机体的水液代谢趋于平衡。人们把像五苓散这样的药理作用称为双向调节作用，或被称为适应原样作用。通过观察不同浓度五苓散含药血清及不同受体阻滞剂对离体输尿管平滑肌的影响，发现五苓散含药血清在离体情况下对正常家兔输尿管平滑肌具有收缩作用，有利于尿液的输送[3]。

2.2 减轻肾功能损害作用　研究发现，五苓散提取液具有消除水肿、降低尿蛋白、提高血清白蛋白以及减轻肾脏损害等作用[4]。另有研究发现，五苓散可通过降低组织局部的内皮素（ET），血管紧张素Ⅱ（AngⅡ）水平而增加肾组织的血液供应，改善相关血流动力学指标，抑制阿霉素肾病大鼠肾组织内皮素 A 型受体蛋白及 mRNA 的高表达，保护阿霉素肾病大鼠的足细胞形态及基底膜电荷屏障，从而减轻阿霉素肾病大鼠的蛋白尿[5-7]。

2.3 抑制肾结石形成作用　为研究五苓散防治雄性大鼠草酸钙肾结石形成的作用，为其临床治疗肾结石提供实验依据，选择大鼠随机分为正常组、模型组、枸橼酸钾组

（2.5g/kg）、五苓散低剂量（4.8g/kg）和高剂量组（9.6g/kg），共5组。采用1%乙二醇和0.5%氯化铵混于饮用水中制备大鼠草酸钙肾结石模型，同时各组给予相应药物，每天测量大鼠体重和饮水量，连续给药4周后，检测大鼠24小时尿量及尿液结石情况。结果显示，五苓散在剂量4.8~9.6g/kg剂量范围内，均可降低血钙、尿草酸等促肾结石形成物质的含量，增加结石形成抑制物镁的含量，促进肾结石溶解，明显抑制尿中和肾组织中草酸钙晶体的形成及减轻肾功能损伤程度。表明五苓散可明显抑制草酸钙晶体的形成，保护肾脏[8]。

2.4 降低肝硬化患者门静脉高压作用 运用五苓散治疗肝硬化患者门静脉高压，发现治疗后对照组、治疗组指标门静脉内径、脾静脉内径、门静脉最大血流速度和脾静脉最大血流速度分别与治疗前比较，差异均有显著性意义（$P < 0.05$）；与对照组比较，治疗组改善更为显著，差异均有显著性意义（$P < 0.05$）[9]。

2.5 抗肿瘤作用 研究发现，五苓散有利尿、维持水及电解质平衡的作用，其主要成分茯苓多糖、茯苓素及猪苓中的猪苓多糖均有抗肿瘤作用，能抑制多种动物移植性肿瘤的生长，茯苓素能增强抗癌药的抑瘤效果，茯苓、猪苓尚能增强机体的免疫功能，激活免疫系统而抑制肿瘤细胞生长[10]。

2.6 降血压作用 实验发现，用五苓散水溶液（20%）灌胃模型大鼠后，其血压、血糖、血清胰岛素、胰岛素敏感系数和模型组比较，$P < 0.05$。表明该方可通过利尿、增加胰岛素的敏感性而降低代谢性高血压[11]。

2.7 止泻作用 为观察五苓散对番泻叶所致腹泻模型大鼠小肠绒毛高度、宽度的影响，将SD大鼠随机分为正常组、模型对照组、氢氯噻嗪组、口服盐液组及五苓散低、中、高剂量组7组。除正常组外，其系各组大鼠均上午灌胃番泻叶液造成腹泻，各实验组下午灌胃给药，每日观察大鼠腹泻状态、测体重等。于第4、7天上午距回盲口5cm处取大鼠回肠进行固定、切片、染色等，用图像分析系统检测小肠绒毛的高度与宽度。结果显示，与正常组比较，模型对照组、口服盐液组3天和6天后检测小肠绒毛的高度和宽度均明显下降；五苓散高剂量组小肠绒毛高度、宽度变化不明显，明显高于模型对照组；五苓散中、低剂量组和氢氯噻嗪组绒毛高度明显下降，宽度下降不明显。说明五苓散有促进腹泻大鼠小肠黏膜增殖及修复能力的作用[12]。

2.8 其他作用 五苓散在体内、外均对尿中砂石形成均表现出有明显的抑制活性，可试用于尿路结石的防治[13]；五苓散温阳健脾、化水祛湿的机制可能与其使大鼠肠黏膜微血管内皮细胞分泌NO量升高或下调的双向调节作用有关[14]。

【临床研究与应用】

1 治疗肾炎

选择紫癜性肾炎患者34例，在注意避免一切可疑致敏物质外，以五苓散加商陆（另包先煎）、肉豆蔻、金樱子、芡实、牡丹皮、仙鹤草煎服。若兼肾阳虚者，加附子、补骨脂；兼气虚者，加人参、黄芪；兼阴虚者，加熟地黄、山药；兼血瘀者，加益母草、丹参。10天为1个疗程。结果经服药6个疗程，以紫癜消失，尿蛋白、隐血消失，1年内无复发为治愈，本组痊愈18例，有效12例，无效4例，总有效率88.24%[15]。

2 治疗肾病综合征

为探讨五苓散对原发性肾病综合征的临床症状及激素副作用的改善情况，将39例肾病综合征患者随机分为两组，对照组 18 例进行常规西药治疗；治疗组 21 例在对照组治疗的基础上加用五苓散，对治疗过程中的临床症状以及激素副作用的改善情况统计分析。结果显示，治疗组水肿消退的平均时间、血浆蛋白恢复正常时间以及尿蛋白恢复正常时间明显缩短，与对照组比较，$P<0.05$；且治疗组激素副作用发生率明显下降，与对照组比较，$P<0.05$。说明在常规西药基础上加用五苓散治疗肾病综合征可明显改善临床症状、减轻激素的副作用[16]。

3 治疗肾结石

选择肾结石患者 98 例，随机分为治疗组 50 例和对照组 48 例。治疗组采用五苓散加味处方：白术 20g，肉桂 5g，生地黄 15g，泽泻 15g，猪苓 10g，桂枝 10g，延胡索 10g，广金钱草 30g，芒硝 10g，鸡内金 15g。每日 1 剂，清水煎，取药汁 500ml，分 2~3 次口服。若血尿者，加琥珀；腰腹痛者，加川牛膝；偏湿热者，加白茅根；偏阳虚者，加淫羊藿；偏阴虚者，加枣皮。对照组服用中成药排石颗粒。2 组均以 10 天为 1 个疗程。服用 1~9 个疗程后进行疗效观察。结果治疗组有效率为 88.00%；对照组有效率为 60.42%（$P<0.05$）[17]。

4 治疗水肿

选择特发性水肿患者 60 例，均以五苓散为基本方煎服。若气虚者，加黄芪、党参；血虚者，加当归、阿胶（烊化）；食欲不振者，加鸡内金、炒麦芽；月经不调者，加香附、川断。结果以水肿全部消失，体重下降，体力、食欲增加，尿量正常，6 个月无复发者为痊愈，本组痊愈 23 例，好转 34 例，无效 3 例，总有效率达 95.0%[18]。

5 治疗术后尿潴留

选择子宫切除、直肠癌根治、十二指肠切除等手术后患者 43 例，采用五苓散加黄芪、党参、当归、红花、牛膝煎服。若有腹胀者，加陈皮、大腹皮。结果以服药后 24 小时内能自行排尿为显效，本组显效 18 例，有效 20 例，无效 5 例[19]。

6 治疗类风湿关节炎

选择类风湿关节炎患者 60 例，随机分为治疗组和对照组各 30 例。对照组予美洛昔康分散片、甲氨蝶呤常规治疗，治疗组在此治疗基础上用五苓散煎服。若寒重者，加附子；热重者，加知母；湿重者，加薏苡仁；兼阴虚者，加生地黄；兼气虚者，加黄芪；兼血瘀者，加赤芍、当归。2 组均以 14 天为 1 个疗程，2 个疗程后判定疗效。结果以症状全部消失，功能活动恢复正常，主要实验指标正常为临床缓解。对照组总有效率为 73.0%；治疗组总有效率为 90.0%（$P<0.05$）[20]。

8 治疗其他疾病

用五苓散原方或其加减方，还可治疗原发性高脂血症[21]、肥胖型 2 型糖尿病[22]、单纯性肥胖症[23]、尿道炎[24]、非酒精性脂肪肝[25]、小儿遗尿[26]等见有本方证者。

【方剂评述】

五苓散作为主治"太阳经腑同病之蓄水证"的经方，历经数代应用而不衰。五苓散的温阳化气、通利小便作用，几乎参与了人体水液代谢的全过程，系统地调节了水液代谢的各个阶段，从而使水有所主，并按正常的轨道输布，确保体内水液分布均衡，故其适用于多种与水液代谢障碍有关的疾病。现代医学研究认为，五苓散具有利尿、维持水及电解质平衡，对水液代谢有双向调节作用；具有降低尿蛋白、提高血清白蛋白及减轻肾脏损害作用；可通过利尿、增加胰岛素敏感性而降低血压；能通过调整脂质代谢而改善血液流变性。依据"异病同治"中医辨治原则，当代已将其扩大运用于泌尿、循环、神经等系统多种疾病的治疗。目前，五苓散的研究内容虽然较多，但其现代研究尚有不足的地方，如回顾性经验总结还停留在小样本的方面，因而许多研究结果和结论还需要在实践中进一步加以证明以达到要求；其次，报道中剂型与给药途径单一，应设计更合理的实验研究；探讨复方的化学成分及成分与药理药效之间的关系，尚需加强探讨；还需改变传统剂型，开发新的制剂，以便更好地发挥临床疗效。

参 考 文 献

[1] 张莹，宓穗卿. HPLC - ELSD 法测定五苓散水煎剂中泽泻醇 A24 - 乙酸酯的含量 [J]. 中药材，2005，28 (10)：950 - 951.

[2] 李彧，姜君，赵春杰. RP - HPLC 法测定五苓散中麦角甾醇和桂皮醛的含量 [J]. 海峡药学，2011，23 (6)：58 - 60.

[3] 郑慧敏，曹先德，海青山，等五苓散含药血清对家兔离体输尿管平滑肌作用的实验研究 [J]. 天津中医药，2011，28 (2)：152 - 153.

[4] 韩宇萍，王宁生，宓穗卿. 五苓散对阿霉素型肾病综合征大鼠治疗作用的实验研究 [J]. 中药新药与临床药理，2003，14 (4)：223 - 227.

[5] 何岚，蔡宇，陈朝晖，等. 五苓散对阿霉素肾病大鼠肾脏血流动力学的影响 [J]. 中国中药杂志，2006，31 (16)：1358 - 1360.

[6] 何岚，蔡宇，陈朝晖，等. 五苓散对阿霉素肾病大鼠肾组织内皮素 A 型受体表达的影响 [J]. 中成药，2007，29 (7)：963 - 966.

[7] 何岚，彭波，陈朝晖，等. 五苓散保护阿霉素肾病大鼠肾小球滤过屏障的实验研究 [J]. 中药材，2006，29 (3)：273 - 274.

[8] 吴俊标，周玖瑶，王燕哲，等. 五苓散对 EG - VH$_4$C1 诱导大鼠肾结石的影响 [J]. 辽中药理与临床，2013，29 (4)：8 - 11.

[9] 古伟明，魏丹蕾，吕永慧，等. 五苓散对肝硬化门脉高压患者血流动力学的影响 [J]. 新中医，2011，43 (8)：46 - 48.

[10] 王海存，李汝敏. 腔内注射顺铂联合口服五苓散治疗恶性胸腔积液效果观察 [J]. 现代中西医结合杂志，2004，13 (4)：483 - 484.

[11] 李春娟，金东明. 五苓散治疗代谢性高血压的实验研究 [J]. 吉林中医药，2008，28 (2)：150 - 151.

[12] 向丽华，孙刚，王笑红，等. 五苓散对腹泻模型大鼠小肠绒毛高度、宽度的影响 [J]. 中国中医基础医学杂志，2012，18 (4)：376 - 377.

[13] 窦志芳，郭蕾，张俊龙，等. 五苓散的临床应用及实验研究概况 [J]. 陕西中医学院学报，2006，7 (2)：52 - 53.

[14] 高立云，胡格，杨佐君，等. 中药方剂五苓散对 SLT - 2e 影响大鼠肠黏膜微血管内皮细胞分泌 NO 的观察 [J]. 中兽医医药杂志，2008 (6)：17 - 19.

[15] 李超英，张云龙. 加味五苓散治疗紫癜性肾炎 34 例 [J]. 现代中医药，2011，31 (4)：31 - 32.

[16] 雷震云，扈维勇，黄汉红. 五苓散合常规西药治疗肾病综合征 21 例临床观察 [J]. 中医药导报，2012，18 (4)：39 - 40.

[17] 李祥，万寿炎. 五苓散加味治疗肾结石 50 例 [J]. 光明中医，2013，28 (5)：1045 - 1046.

[18] 谭华儒，朱奎华，李良明. 五苓散治疗特发性水肿 60 例临床观察 [J]. 时珍国医国药，2008，19

（9）：2288 – 2289.

［19］韩春兴. 加味五苓散治疗术后尿潴留 43 例［J］. 云南中医中药杂志，2011，32（4）：94.

［20］王念莲，徐鉴阳. 五苓散治疗类风湿关节炎 30 例［J］. 现代中西医结合杂志，2009，18（4）：416.

［21］景华，刘华. 五苓散加味对原发性高脂血症之脂质调节的影响［J］. 中成药，2005，27（1）：56 – 59.

［22］陈晓辉，石鹤峰. 五苓散加味联合盐酸二甲双胍片治疗肥胖型 2 型糖尿病 40 例［J］. 中医研究，2012，25（14）：26 – 27.

［23］麦熙，邓暖繁. 五苓散加减治疗脾虚痰湿型单纯性肥胖症 30 例［J］. 河南中医，2009，29（12）：1159 – 1161.

［24］邱磷安，陈云龙. 五苓散联合地红霉素治疗非淋菌性尿道炎 60 例疗效观察［J］. 光明中医，2009，24（9）：1757.

［25］朱文正，戚国勇，贾彦. 中西药合用治疗非酒精性脂肪肝疗效观察［J］. 实用中医药杂志，2014，30（1）：35 – 36.

［26］高璟，王倩. 五苓散加味治疗小儿遗尿 30 例疗效观察［J］. 实用临床医学，2010，11（6）：77 – 78.

∽ 甘遂半夏汤 ∽

【处方组成与功用】

甘遂半夏汤出自《金匮要略》痰饮咳嗽病脉证并治（痰饮）篇，由甘遂 3g，半夏 6g，白芍 6g，炙甘草 7g（以蜂蜜和药汁煎）组成。具有因势利导、攻逐留饮的功能。传统用于痰饮病留饮欲去所见之脉沉而伏，心下坚满，肠间沥沥有声，下泄利稀，利后反快，留饮盘结心下，欲去而难除等。

【方剂传统解析】

《金匮要略》载："病者脉伏，其人欲自利，利反快；虽利，心下续坚满，此为留饮欲去故也。甘遂半夏汤主之。"本条文论述了饮邪留积心下，欲去不去的证治。本证的病因病机为饮邪深伏，留积心下，阻遏气机，欲去不去。本方用甘遂峻逐水饮，为君药；半夏辛散结滞，燥湿化痰，降逆和胃，为臣药；白芍、蜂蜜、甘草酸收甘缓而顾护正气，共为佐使。且甘草与甘遂相反而同用者，取其相反相成，激发药力，使留饮得以尽去。诸药相合，共奏逐饮散结之功。

【方剂药效物质基础】

1 拆方组分

1.1 半夏 其化学组分见百合狐惑阴阳毒病脉证治篇"甘草泻心汤"。

1.2 白芍 其化学组分见痉湿暍病脉证治篇"栝楼桂枝汤"。

1.3 炙甘草 其化学组分见痉湿暍病脉证治篇"葛根汤"。

1.4 甘遂 ①三萜类：甘遂中三萜类成分主要为 γ – 大戟醇、α, β – 大戟甾醇、甘遂醇、大戟酮。②二萜类：应用多级质谱串联技术从甘遂中鉴定出 7 个已知的假白榄酮型二萜类化合物：$3\beta, 5\alpha, 7\beta, 15\beta$ – tetra acetoxy – 9α – nicotinoy10xyjatropha – 6（17） – 11E – dien – 14 – one，kansuinin A~F，以及 5 个新的假白榄酮型二萜类化合物的可能结构，分别命名为甘遂素 I~M。从甘遂的石油醚部分分离得到了新化合物 kansuinin D1。应用多级质谱串联技术从甘遂鉴定出 23 个已知的巨大戟二萜醇型二萜和 4 个新的巨大戟二萜醇型二萜类化合物，分别为：3 - O - （2,3 - 二甲基丁酰基） - 13,20 - O - 双十二烷酰基巨大戟萜醇（新）、3 - O - （2,3 - 二甲基丁酰基） - 13 - O - 癸酰基 - 20 - O - 十六烷酰基巨大戟萜醇（新）、3 - O - （2,3 - 二甲基丁酰基） - 13 - O - 十二烷酰基 - 20 - O - ［（9Z,12Z） - 十八烷 - 9,12 - 二烯酰基］巨大戟萜醇（新）、3 - O - （2,3 - 二甲基丁酰基） - 13 - O - 十二烷酰基 - 20 - O - （十八烷 - 9Z - 烯酰基）巨大戟萜醇（新）、3 - O - 苯甲酰巨大戟萜醇、20 - O - 苯甲酰巨大戟萜醇、3 - O - 苯甲酰基 - 20 - 去氧巨大戟萜醇、5 - O - 苯甲酰 - 20 - 去氧巨大戟萜醇、甘遂大戟萜酯 A～D、3 - O - （2E,4Z - 十二烯酰基）巨大戟萜醇、20 - O - （2E,4E - 十二烯酰基）巨大戟萜醇等。③醋制后的化学成分：采用色谱技术对醋制甘遂的化学成分进行分离、鉴定，得到 9 个化合物，分别为大戟醇、麦芽酚、β - 谷甾醇 - 3 - O - 6 - 硬脂酰葡萄糖苷、5 - 羟基麦芽酚、棕榈酸、棕榈酸甘油酯、丁二酸、β - 谷甾醇、胡萝卜苷。④毒性成分：1974 年，Uemura 从甘遂中分离出具有刺激性作用的两类多氧二萜类化合物，之后又有不少研究者从甘遂中分离得到具有不同生物活性的毒性成分。近来的研究报道均证实甘遂的毒性成分主要是两类化合物：一类是四环二萜，以巨大戟烷型为结构母核的二萜醇酯类化合物；另一类为大环二萜，以假白榄酮型为结构母核的二萜醇酯类化合物。⑤其他成分：利用反复硅胶色谱柱进行分离纯化，通过理化性质和波谱分析鉴定了甘遂中 11 个化合物，分别为 cynandione A、5 - 羟甲基 - 糠醛、东莨菪亭、阿魏酸二十八烷醇酯、β - 谷甾醇 - 3 - O - 6 - 硬脂酰葡萄糖苷、大戟醇、β - 谷甾醇、3 - O - benzoyl - 13 - O - dodecanoylingenol、20 - O - （2,3 - dimethylbutanoyl） - 13 - O - dode-canoylingenol、3 - O - （2,3 - dimethyl - butanoyl） - 13 - dodecanoylingenol、3 - O - （2′E, 4′Z - decadienoyl）ingenol。从甘遂的丙酮提取物中分离得到 2 个新的酚类化合物：1,1 - 二（2,6 - 二羟基 - 3 - 乙酰基 - 4 - 甲氧基苯基）甲烷和甲基（2,4 - 二羟基 - 3 - 甲酰基 - 6 - 甲氧基）苯基酮，以及 5 个已知化合物：24 - methyl enecyc10artenol、β - 乙酸香树脂醇酯、谷甾醇、谷甾醇糖苷、蔗糖。此外，甘遂中还含有齐墩果酸类、棕榈酸、柠檬酸、葡萄糖、草酸等[1-5]。

2 复方组分

目前尚未见有甘遂半夏汤复方化学组分的文献报道。

【方剂药理学研究】

1 拆方药理

1.1 半夏　其药理研究见百合狐惑阴阳毒病脉证治篇"甘草泻心汤"。

1.2 白芍　其药理研究见痉湿暍病脉证治篇"栝楼桂枝汤"。

1.3 炙甘草　其药理研究见痉湿暍病脉证治篇"葛根汤"。

1.4 甘遂　①泻下作用：小鼠口服生甘遂或炙甘遂的混悬液或乙醇浸膏均有较强的泻下作用。甘遂能刺激肠道，促进肠蠕动，增加肠道内肠液，加速肠内容物的推动，产生泻下作用。②利尿作用：甘遂水煎剂动物试验无利尿作用，对实验性腹水大鼠亦无利尿作用，反而有尿量减少的倾向，对健康人也无利尿作用。但是临床无论是用炙甘遂研末内服治疗肾脏水肿，或是采用甘遂散外敷治疗不同疾病引起的小便不利，均能起到通利小便的效果。可见其利尿效果可能是与机体的机能状态有关。利用腹腔注射 0.9% 氯化钠溶液负荷小鼠模型和正常小鼠，分别观察甘遂灌胃给药后利尿以及肾脏相关组织细胞因子的变化，发现甘遂醇提取物对水负荷小鼠有促进利尿的作用，同时升高外周血清肌酐，对下调肾集合管 AQP2 表达有一定的作用趋势，并能够促进表达 TNF - α。③抗病毒作用：甘遂中的二萜醇类化合物，如 Kansuiphorin A、Kansuiphorin B、甘遂大戟萜酯 A 等具有抗病毒的活性，这些成分的体内抗病毒活性可能是通过刺激淋巴细胞的增殖，增强杀伤病毒感染细胞能力来实现。另外，发现甘遂醇提物中的巨大戟二萜醇型二萜酯类化合物有很强的抑制人类免疫缺陷病毒增殖作用。④抗炎作用：在大鼠急性出血坏死性胰腺炎模型上，甘遂能显著减少肠腔游离细菌总数、降低肠腔内毒素含量，而且可以吸收腹腔（或血液）中的内毒素自肠道排出，从而发挥其阻碍 AH - NP 时细菌、内毒素易位的作用。⑤对免疫系统的作用：从甘遂中得到的 3 - O - 2,3 - 二甲基丁酰基 13 - O - 癸酰基巨大戟二萜醇对免疫性疾病具有潜在的治疗作用，是通过抑制 IgE 介导的肥大细胞的活化作用来实现的。甘遂水煎剂醇沉物能使小鼠胸腺减轻和脾脏加重，能明显抑制小鼠抗羊红细胞抗体产生，提示甘遂对免疫系统有明显的抑制作用。⑥抗肿瘤作用：甘遂中的大戟酯萜类化合物在体外实验中具有非常强的抗肿瘤活性，特别是在抗白血病方面的效果突出，其具有用药剂量小，活性高的特点。甘遂 95% 乙醇提取物中含有甘遂大戟萜酯 A 和 B，具有抗白血病作用。通过甘遂提取物对肿瘤瘤株 Hep、S180 有抑制作用研究发现，模型组与各实验组移植癌和移植癌组织与药物注射引起肿瘤坏死的 Bcl - 2 蛋白表达，在统计学上有显著差别（$P < 0.05$），表明甘遂对 Hep、S180 有明显的抑制作用。从甘遂中提取得到的甲酯和衍生物对于人胃癌细胞株（SGC - 7901）的细胞凋亡和细胞周期的作用中，发现 6 种甲酯和衍生物能够导致癌细胞生长抑制和凋亡。从甘遂中分离得到的大戟二烯醇能显著抑制组织多肽抗原诱导小鼠皮肤致癌的作用。甘遂浸膏对肺鳞癌、未分化癌及恶性黑色素瘤有杀伤作用，肿瘤细胞多系急性坏死。⑦抗氧化作用：长期口服从甘遂中得到的半乳糖和配糖物的衍生物，能够提高游泳小鼠超氧化物歧化酶和谷胱甘肽过氧化物酶的活性，同时降低脂质过氧化产物丙二醛的活性。⑧抗生育作用：研究发现，甘遂终止妊娠的首要机制不是增加子宫收缩，而可能是对滋养细胞的选择性损害。甘遂 50% 乙醇注射液能终止小鼠、家兔及豚鼠的中、晚期妊娠，但对早孕无影响。临床实验表明，羊膜腔内注射甘遂 50% 乙醇液 0.5 ~ 0.8ml，流产率 99.37%，具有用量小、产程短、并发症少、胎盘粘连少、产后出血不多等优点。⑨其他作用及毒性：生甘遂低剂量能使离体蛙心收缩力增强，高剂量则抑制。甘遂萜酯有镇痛作用。生甘遂醇提取物的 LD_{50} 为（24.64 ± 6.57）mg/g，95% 可信区间为 18.07 ~ 31.21mg/g，醋甘遂醇提取物 LD_{50} 为（106.35 ±15.88）mg/g，95% 可信区间为 90.47 ~ 122.23mg/g，醋甘遂醇提取物的毒性显著低于生甘遂醇提取物（$P < 0.01$）。甘遂不同部位提取物急性毒性实验研究，观察甘遂不同部位提取物（甘遂细粉，甘遂水提物，甘遂 60% 提取物，甘遂 95% 提取物）灌胃给药后，动物所产生的毒性反应和反应强度。主要毒性反应为小鼠出现腹泻、行动困难、共济失调、肌肉痉挛、精神萎靡、竖毛等。其毒性产生无性别差异。毒性反应的发生率和强度存在的量效关系，剂量越高，出现毒性反应的小鼠越多，毒性效应越明显。半数致死量（LD_{50}）数值提示，甘遂不同部位提取物中，醇提取物的毒性较水提取物更大。毒理研究表明，甘遂具有类似巴豆酸和斑蝥素的作用，中毒潜伏期约 30 分钟至 2 小时。现代毒理学研究还表明，甘遂的毒性是可逆的，提示我们应开展甘遂毒性及有效成分的研究[1-2,6-18]。

2 复方药理

2.1 对癌性腹水的作用　将甘遂与甘草按照 2 因素 7 水平的均匀设计实验原则设置不同

配伍比例，观察甘遂与甘草不同配比的甘遂半夏汤对癌性腹水模型大鼠血清转氨酶、总蛋白、球蛋白及肝组织病理形态的影响，并利用中药组方优化软件对生物效应指标进行甘遂与甘草配比的优化分析。研究显示，配比 1 组（10.40∶1.17）和配比 6 组（20.80∶0.78）较模型组显著降低 AST 水平（$P < 0.05$）；配比 4 组（3.47∶0.39）较模型组显著增加 ALT、白蛋白水平（$P < 0.05$）；配比 5 组（0.21∶1.56）、配比 7 组（17.34∶1.94）及呋塞米组较模型组显著降低 ALT 水平；但各给药组 AST/ALT 与模型组无显著性差异（$P > 0.05$）；病理形态变化显示，配比 2 组（6.94∶2.33）、配比 5 组（0.21∶1.56）、配比 7 组（17.34∶1.94）及呋塞米组较模型组病变程度重。结果表明，甘遂用量在 1.5g 以上的配比组，肝细胞组织结构损伤较其他给药组严重，提示配比组的肝损伤作用可能与甘遂用量过大有关。通过甘遂与甘草不同比例配伍的甘遂半夏汤对腹水模型大鼠生物效应影响的实验研究发现，醋甘遂与炙甘草（1∶15）的配比可能增加尿量，降低腹水血管内皮生长因子含量，提示该配比具有一定利水及抗腹水细胞因子的作用。又通过甘遂与甘草不同比例配伍的甘遂半夏汤对腹水模型大鼠心、肾功能相关指标的检测，发现甘遂与甘草不同比例配伍对癌性腹水模型大鼠的肾功能无明显影响，但能降低肌酸激酶的活性[19-21]。

2.2 对小鼠肝、肾功能的影响 通过对急毒实验中未死亡小鼠肝、肾功能相关指标的分析表明，单味醋甘遂、单味炙甘草及其配伍在复方中应用对肝、肾功能的影响主要表现为对肝功能有一定程度的损伤，且甘遂甘草反药组合在复方中应用较其单独配伍使用对肝功能的损害有降低的趋势，而前期 LD_{50} 实验结果显示，甘遂甘草反药组合在复方中应用其 LD_{50} 值较二者单独配伍应用有升高趋势，复方中的其他药物可能具有降低甘遂甘草反药组合单独配伍 LD_{50} 值的作用，实验从另一方面佐证了急性毒性实验 LD_{50} 的结果[22]。

2.3 方剂的急性毒性 将 18 ~ 20g 的昆明小鼠随机分为空白组、甘遂半夏汤组、甘遂半夏汤去炙甘草组、甘遂半夏汤去醋甘遂组、甘遂半夏汤去炙甘草及醋甘遂组、炙甘草组、醋甘遂组、炙甘草配醋甘遂组。空白组灌胃蒸馏水，其余各组灌胃给药，各组在均未做出 LD_{50} 的情况下，采用连续给药 28 天，即累计半数致死量的方法来进行毒性大小的评价。结果显示，炙甘草配醋甘遂组、炙甘草组及甘遂半夏汤组 LD_{50} 的值分别为 44.21g（生药）/kg、48.26g（生药）/kg、51.01g（生药）/kg，其余各组连续给药 28 天仍未达到半数致死量。由此表明，甘遂半夏汤去掉方中甘遂甘草反药组合中的一味或两味没有显示出蓄积毒性，两味反药组合在复方中应用其 LD_{50} 值有增加趋势。又通过拆方的方法，在实验结果不满足于 LD_{50} 计算条件时，选择连续给药累计半数致死的天数即 LD_{50} 进行评价急性毒性。结果显示，在 LD_{50} 实验中各组均表现出一定的毒性，综合本实验的结果，所有各组的毒性大小依次为：炙甘草加醋甘遂组＞炙甘草组＞甘遂半夏汤组＞甘遂半夏汤去炙甘草组＞甘遂半夏汤去醋甘遂组、甘遂半夏汤去炙甘草及醋甘遂组＞醋甘遂组。由此说明甘遂甘草反药组合在复方中应用或含甘遂甘草反药组合的复方去掉其中的反药会降低其毒副作用发生的风险[23-24]。

【临床研究与应用】

1 治疗肝硬化腹水

选择肝硬化腹水患者 120 例，随机分为治疗组和对照组各 60 例。对照组采用常规治疗方法，包括静脉滴注还原型谷胱甘肽、补充血浆或白蛋白、使用利尿剂等，同时口服安慰性中药六君子汤。治疗组常规治疗同对照组，同时口服中药甘遂半夏膏。2 组均治疗 1 个月，停药随访 3 个月。结果治疗组总有效率 95%；对照组总有效率 80%（$P < 0.01$）[25]。

2 治疗溃疡性结肠炎

选择溃疡性结肠炎患者 80 例，按病情轻度、中度、重度随机分为治疗组和对照组各 40 例。治疗组予甘遂半夏汤处方：甘草 10g，半夏 10g，白芍 15g，甘遂 3.5g，蜂蜜 150g。先煎甘草、半夏、白芍取汤 100ml，加入蜂蜜，将上述甘遂研末兑入，再微火煎沸，空腹顿服。待泻后，饮稀面粥。服上药一日后，取天枢、大肠俞、足三里（双侧），用碘酊消毒后，用 75% 酒精脱碘，用 0.25% 利多卡因 5ml 分别穴位麻醉，将无菌羊肠线 3~5cm 穿入 12 号腰穿针内，分别刺入上述穴位，得气后继续退出并用针芯将羊肠线注入穴位中，不得露出皮肤。对照组服用美沙拉秦肠溶片。2 组均以 2 周为 1 个疗程。结果治疗组总有效率为 97.5%；对照组总有效率 95%[26]。

3 治疗其他疾病

用甘遂半夏汤原方或其加减方，还可治疗胃炎、腹腔积液、遗精、小儿百日咳、头痛水逆、无名肿毒（外敷）、流行性出血热（外敷）[27] 等见有本方证者。

【方剂评述】

张仲景在《金匮要略》中设甘遂半夏汤以甘遂与甘草同用，属中药十八反范畴（甘遂反甘草），从古至今一直被认为是中药的配伍禁忌。然而甘遂与甘草配伍在临床中并非绝对的禁用，在历代方书中不断显现，据查，历代方书甘遂与甘草同用的有《千金要方》7 方，《外台秘要》8 方，《太平圣惠方》2 方，《圣济总录》3 方，《普济方》27 方，《全国中药成药处方集》8 方。故甘遂半夏汤一直被临床应用至今，其范围还扩展到临床各科。现代药理毒理学研究显示，甘遂甘草反药组合在复方中应用或含甘遂甘草反药组合的复方去掉其中的反药会降低其毒副作用发生的风险。可见本方配伍甚为精妙，寓意极深，其组方思路、药量配比以及煎煮和服药方法等，都值得学习。对于甘遂、甘草相反的问题，应当遵循有是证用是药的原则，这并不与十八反慎用药物的思想相矛盾。尽管如此，甘遂半夏汤中甘遂和甘草相反之说尚有商榷之处，二者合用起协同作用还是拮抗作用，还需进一步研究。

参 考 文 献

[1] 范鑫，刘建利. 甘遂研究概况 [J]. 中成药，2008，30 (9)：1358-1361.

[2] 李燕，孙洁，孙立立. 中药甘遂的研究进展 [J]. 中成药，2010，12 (9)：363-366.

[3] 李燕，安琨，孙敬勇. 醋制甘遂化学成分的研究 [J]. 食品与药品，2011，13 (5)：183-185.

[4] 吴晓磊，潘勤. 甘遂化学成分的研究 [J]. 中草药，2010，41 (6)：877-881.

[5] 曹雨诞，张丽，李媛，等. 甘遂化学成分的研究 [J]. 中国药房，2011，22 (19)：1817-1819.

[6] 刁茜. 中药甘遂的药理作用研究进展 [C].2010 年中国药学大会暨第十届中国药师周论文集（中国天津），2010：11.

[7] 李慧玉，雷帆，王玉刚，等. 甘遂对水负荷小鼠排尿以及肾脏 AQP2，IL-1β，TNF-α mRNA 表达的影响 [J]. 中国中药杂志，2012，37 (5)：606-610.

[8] 耿婷，黄海燕，丁安伟，等. 甘遂炮制前后各部位刺激性和泻下作用研究 [J]. 中南药学，2008，6 (4)：385-388.

[9] 陈亮，于志敏. 甘遂提取物对肿瘤瘤株 Hep、S180 的抑制作用观察 [J]. 中国现代医药杂志，2008，10 (7)：6-8.

[10] 陈亮. 甘遂根提取物对人上皮样肝癌 BEL27402 的体外实验研究 [J]. 西北植物学报，2008，28 (9)：

1889 – 1892.

[11]　郑维发. 甘遂醇提物中4种二萜类化合物的体内抗病毒活性研究［J］. 中草药，2004，35（1）：65 – 68.

[12]　王立岩. 甘遂的化学成分及其生物活性的研究［D］. 沈阳：沈阳药科大学，2003：5.

[13]　郑维发，陈才法，朱爱华. 甘遂醇提物抗流感病毒 FM1 有效部位的筛选［J］. 中成药，2002，24（5）：362 – 365.

[14]　宗倩倩. 大枣配伍大戟类药材甘遂的毒性研究［D］. 南京：南京中医药大学，2009：5.

[15]　修彦凤，曹艳华，张永太. 甘遂的药理作用研究进展［J］. 上海中医杂志，2008，42（4）：79 – 81.

[16]　吴飞跃，朝明，吕新生. 内毒素对急性出血坏死性胰腺炎早期细菌易位的影响及甘遂治疗作用的实验研究［J］. 中国普通外科杂志，1996，5（2）：65.

[17]　刁义平. 生甘遂和醋甘遂提取物急性毒性和刺激性实验研究［J］. 药物不良反应杂志，2007，9（4）：243 – 246.

[18]　王秋静，于晓风，刘宏雁，等. 复方甘遂制剂宫内给药终止动物中期妊娠及毒性实验. 白求恩医科大学学报，1994，20（5）：461 – 463.

[19]　王茜，钟赣生，王宏蕾，等. 甘遂半夏汤中甘遂与甘草不同比例配伍对癌性腹水模型大鼠肝功能的影响［J］. 科技导报，2012，30（31）：66 – 72.

[20]　王茜，钟赣生，王宏蕾，等. 甘遂半夏汤中甘遂与甘草不同比例配伍对癌性腹水模型大鼠生物效应影响的研究［J］. 中国实验方剂学杂志，2013，19（4）：177 – 181.

[21]　王茜，钟赣生，王宏蕾，等. 甘遂与甘草不同比例配伍对癌性腹水模型大鼠心肾功能及病理形态的影响［J］. 中华中医药杂志，2013，18（12）：3527 – 3531.

[22]　柳海艳，王茜，钟赣生，等. 甘遂半夏汤中甘遂甘草反药组合加减的急性毒性实验对小鼠肝肾功能的影响［J］. 科技导报，2013，31（28/29）：84 – 93.

[23]　柳海艳，王茜，钟赣生，等. 甘遂半夏汤中甘遂甘草反药组合加减应用的急性毒性研究［J］. 科技导报，2013，31（25）：48 – 52.

[24]　柳海艳，钟赣生，王茜，等. 含甘遂甘草反药组合的甘遂半夏汤及其拆方的急性毒性实验研究［C］. 2012 第五届全国临床中药学学术研讨会论文集（中国武汉），2012：10.

[25]　欧阳钦，吴春明. 甘遂半夏膏治疗肝硬化腹水60例临床观察［J］. 浙江省中医药学会肝病分会2008年学术年会暨中西医结合抗肝纤维化研究进展研讨会，2008：5.

[26]　张珍先，冯静克. 内外结合治疗溃疡性结肠炎40例［J］. 光明中医，2006，21（9）：60 – 61.

[27]　钟枢才. 从临床角度探讨甘遂甘草同用的安全性问题［J］. 云南中医中药杂志，2008，29（1）：24 – 25.

❧ 己椒苈黄丸 ❧

【处方组成与功用】

己椒苈黄丸出自《金匮要略》痰饮咳嗽病脉证并治（痰饮）篇，由防己、椒目、葶苈子、大黄各10g（蜂蜜为丸）组成。具有涤饮荡热、前后分消的功效。传统用于痰饮病饮结肠间所见之腹部胀满疼痛，肠间沥沥有声，大便干秘不爽，小便不利，口舌干燥，舌苔黄腻，脉沉弦等。

【方剂传统解析】

《金匮要略》载："腹满，口舌干燥，此肠间有水气。己椒苈黄丸主之。"本条文论述了饮结肠间成实的证治。本证的病因病机为饮结肠间化热，腑气壅滞成实。本方以防己祛水除湿清热，椒目利小便消腹水胀满，两药相配，辛宣苦泄，导水饮由小便而去。葶苈子泻肺行水，破坚逐邪，大黄荡涤肠胃，泻热逐实；两者相伍，攻坚决壅，逐水饮热结由大便而出。因其力峻效猛，前后分消，故炼蜜为丸用之，以顾护正气。

【方剂药效物质基础】

1 拆方组分

1.1 防己　其化学组分见痉湿暍病脉证治篇"防己黄芪汤"。

1.2 椒目　其化学组分见百合狐惑阴阳毒病脉证治篇"升麻鳖甲汤"。

1.3 葶苈子　其化学组分见疟病脉证并治篇"鳖甲煎丸"。

1.4 大黄　其化学组分见痉湿暍病脉证治篇"大承气汤"。

2 复方组分

目前尚未见有己椒苈黄丸复方化学组分的文献报道。

【方剂药理学研究】

1 拆方药理

1.1 防己　其药理研究见痉湿暍病脉证治篇"防己黄芪汤"。

1.2 椒目　其药理研究见百合狐惑阴阳毒病脉证治篇"升麻鳖甲汤"。

1.3 葶苈子　其药理研究见疟病脉证并治篇"鳖甲煎丸"。

1.4 大黄　其药理研究见痉湿暍病脉证治篇"大承气汤"。

2 复方药理

对慢性阻塞性肺疾病肺动脉高压的作用　选择 60 例慢性阻塞性肺疾病（COPD）肾阳虚同时伴有肺动脉平均压升高患者，随机分为己椒苈黄丸加减方组成的汤剂治疗组和硝苯地平对照组各 30 例，探讨己椒苈黄丸加熟附片、川芎组成的汤剂对慢性阻塞性肺疾病肺动脉高压患者肺动脉平均压的治疗效果。结果经 14 天治疗后，治疗组总有效率为 86.67%，明显高于对照组总有效率 40%（$P < 0.01$）；2 组均能明显降低 COPD 伴肺动脉高压患者的肺动脉平均压（$P < 0.01$），且治疗组优于对照组（$P < 0.05$）；但是对肺功能的改善 2 组都不明显（$P > 0.05$）。表明己椒苈黄丸加熟附片、川芎组成的汤剂治疗慢性阻塞性肺疾病肺动脉高压具有良好的治疗作用，其作用优于硝苯地平[1]。

【临床研究与应用】

1 治疗结核性渗出性腹膜炎

为探讨中西医结合疗法治疗结核性渗出性腹膜炎的临床疗效，将 80 例患者随机均分为 2 组，均予常规抗结核药物、腹腔穿刺抽液治疗。治疗组 40 例加用中药己椒苈黄丸治疗，均以治疗 1 个月为 1 个疗程，疗程完成后观察患者临床症状及腹腔积液吸收情况。结果以治疗后无腹痛、腹胀等症状，腹部压痛、反跳痛体征消失，腹肌变柔软，体温正常，X 线、腹部超声或 CT 检查腹腔积液消失为治愈。治疗组总有效率为 95.00%；对照组总有效率为 67.50%（$P < 0.05$）。表明中西医结合疗法治疗结核性渗出性腹膜炎较单纯西医治疗疗效更好[2]。

2 治疗心力衰竭

选择符合充血性心力衰竭西医诊断标准同时符合中医诊断标准的患者（热瘀水结型心水），随机分为治疗组38例和对照组34例，对照组西药常规治疗原发病及伴发疾病，限制钠盐及水分摄入，吸氧，合并肺感染的给予抗感染治疗，纠正电解质与酸碱平衡紊乱等。治疗组在对照组治疗的基础上加服己椒苈黄汤加桑白皮、白花蛇舌草、大腹皮、车前子、半边莲、水蛭。若口唇、舌质紫暗重者，加丹参、益母草；咳痰黄稠者，加鱼腥草、黄芩；痰蒙心窍者，加郁金、菖蒲、胆南星；腹胀纳呆者，加白术、厚朴、木香。每日1剂，分2次服。7~14天为1个疗程。结果以临床症状、心率、尿量、血液流变学、肝（肾）功能、血（尿、便）常规、电解质、心电图等为观察指标，经2个疗程治疗后，治疗组总有效率91.1%，对照组总有效率73.5%（$P < 0.05$）[3]。

3 治疗肝硬化腹水

为探讨己椒苈黄丸加味治疗肝硬化腹水临床疗效，将96例肝硬化腹水患者随机分为治疗组54例和对照组42例。治疗组采用西药对症支持治疗，中药逐水健脾、化瘀散结法，方用己椒苈黄丸加味：防己20g，椒目15g，葶苈子15g，生大黄9g（后下），茯苓15g，白术40g，黄芪30g，白芍15g，鳖甲15g，夏枯草30g，丹参15g，三七10g。若大便稀溏者，加豆蔻；腹水严重者，加猪苓、薏苡仁；黄疸久不退者，加茵陈；肾阳虚衰者，加制附片、桂枝。每日1剂，水煎分2次温服。7天为1个疗程，一般治疗3个疗程。观察2组临床疗效、腹围及肝功能改善情况。结果以症状完全消失，一般情况良好；肝、脾大稳定不变，无叩痛及压痛，腹水消失。肝功能（ALT、胆红素、A/G）恢复正常。以上3项指标保持稳定半年至1年为显效，治疗组总有效率92.59%；对照组总有效率64.28%（$P < 0.05$），治疗组腹围及肝功能改善情况均优于对照组（$P < 0.05$）。表明己椒苈黄丸加味治疗肝硬化腹水较单纯西医治疗临床疗效显著[4]。

4 治疗其他疾病

用己椒苈黄丸（汤）原方或其加减方，还可以治疗胃癌腹水[5]、肠易激综合征[6]、慢性腹泻[7]、胆囊肿大[8]、胃癌呕吐[9]等见有本方证者。

【方剂评述】

己椒苈黄丸为肃肺荡饮、通腑坠痰之峻剂，是直攻饮邪、消胀除满的代表方剂。张仲景用以治疗腹满、肠间有水气等症，以苦寒之剂逐饮通腑，能使饮从小便而出，邪从大便而下，能逐上焦之饮，又泻中焦之热，兼利下焦之湿。凡痰饮、悬饮、支饮等辨其病机属痰湿热郁结者，皆可以本方加减施治。临床治证以形证俱实者为宜，性质以热结为妥，而肠道蓄饮，寒性多，热证少，故用时宜适当权衡，必要者适当加温热药。若兼脾虚气亏，虚实夹杂者，适宜配合补益药，以免峻攻伤正，饮去复聚。

参 考 文 献

[1] 林琳，方泓，吴银根. 加味己椒苈黄汤治疗COPD肺动脉高压的临床研究 [J]. 上海中医药杂志，2005，39（6）：24-25.

[2] 闫宝环，董玉霞，蔡兰英，等. 中西医结合疗法治疗结核性渗出性腹膜炎40例 [J]. 中国药业，2009，18（24）：58-59.

[3] 杜武勋. 加味己椒苈黄汤治疗热瘀水结型心水（充血性心力衰竭）的临床研究 [J]. 中医研究，2003，

16 (2)：21 – 22.

[4] 徐立军，毛云龙．己椒苈黄丸加味治疗肝硬化腹水临床观察 [J]．四川中医，2012，30（11）：103 – 104.

[5] 杨志新．己椒苈黄丸合五苓散治疗胃癌腹水 23 例临床观察 [J]．新中医，2012，44（4）：79 – 81.

[6] 王霞．肠易激综合征治验 [J]．临床荟萃，2006，21（24）：1767.

[7] 段峻英．己椒苈黄丸加味治疗慢性泄泻 38 例 [J]．河北中医，2000，22（8）：609 – 610.

[8] 刘斌．己椒黄丸合苓桂术甘汤加减治疗胆囊肿大 33 例 [J]．江西中医药，2009，40（4）：23 – 24.

[9] 刘丽坤，王晞星．经方治疗肿瘤相关呕吐验案举隅 [J]．山西中医，2011，27（9）：31，33.

❀ 十枣汤 ❀

【处方组成与功用】

十枣汤出自《金匮要略》痰饮咳嗽病脉证并治（悬饮）篇，由大枣 10 枚，芫花（熬）、甘遂、大戟（京大戟）各 5g 组成。具有破积逐饮的功效。传统用于悬饮所见之咳唾胸胁引痛，心下痞硬胀痛，干呕短气，头痛目眩，或背掣痛不得息，舌苔滑，脉沉弦；或水肿实证出现一身悉肿，尤以身半以下为重，腹胀喘满，二便不利等。古法应用将甘遂、大戟、芫花分别捣散为末，大枣煎汤送服。现代应用将上 3 味等分为末。或装入胶囊，每服 0.5 ~ 1g，每日 1 次，以大枣 10 枚煎汤，清晨空腹送服。

【方剂传统解析】

《金匮要略》载："脉沉而弦者，悬饮内痛""病悬饮者，十枣汤主之。"两条文论述了悬饮的脉证和治疗。本证的病因病机为饮邪瘀积，留结胁下。方中芫花、甘遂、大戟均为逐水剧药，合而用之，其力尤猛。用大枣 10 枚煎汤服下，以顾护胃气与津液，缓和诸药毒性，使下不伤正。本方服后，大约相隔 1 小时，首先感觉下脘不舒，轻度眩晕和略有泛恶，继而腹中鸣响攻痛，病势渐向下移，最后大便泻下稀水 5 ~ 6 次。如果仅泻 1 ~ 2 次，应认为太少，未达预期疗效，次日可稍增其量，再服一次。在泻下的同时，还可能有身微汗，少数病例有剧烈呕吐。服药后腹泻不止者，可饮 1 ~ 2 杯浓米汤即止。

【方剂药效物质基础】

1 拆方组分

1.1 大枣 其化学组分见痉湿暍病脉证治篇"栝楼桂枝汤"。

1.2 甘遂 其化学组分见痰饮咳嗽病脉证并治篇"甘遂半夏汤"。

1.3 芫花 ①黄酮类化合物：芫花素、芹菜素、3′ – 羟基芫花素、芫根苷、木犀草素、椴苷、异槲皮苷、木犀草苷、芫花叶苷、芫花醇 A、芫花醇 B、芫花醇 C、瑞香素 B 等。②香豆素类化合物：伞形花内酯、西瑞香素、瑞香苷、双香豆素异西瑞香素。③二萜原酸酯类化合物有：芫花酯甲、芫花酯乙、芫花酯丙、芫花酯丁、芫花酯戊、芫花烯、芫花酯己、芫花酯庚等。④绿原酸类化合物：3′ – O – 咖啡酰基奎宁酸甲酯、4′ – O – 咖啡酰基奎宁酸甲酯、5′ – O – 咖啡酰基奎宁酸甲酯、5′ – O –（3,4 – 二甲氧基）– 桂皮酰基奎宁酸甲酯。⑤木脂素类化合物有：松脂醇、落叶松脂素、异落叶松脂素、罗汉松脂素、芫花木内脂。⑥其他成分：还含有紫丁香苷、β – 谷甾醇、苯甲酸、木犀草素 – 7 – O – β – D – 葡萄糖苷、槲皮素、双白瑞香素 – 7 – O – β – D – 葡萄糖苷[1 – 9]。

1.4 大戟 ①三萜类化合物：大戟苷、24 - 亚甲基 - 环阿尔廷醇、大戟醇、甘遂甾醇、大戟甾醇。②二萜类化合物：euphpekinensin、3,12 - O - diacetyl - 7 - O - benzoyl - 8 - methoxyingol、ingol - 12 - acetate、ingol、大戟素。③黄酮类化合物：目前从京大戟中分离出 4 种黄酮类化合物，并证明其具有抑制 HIV - 1 整合酶活性的作用。④鞣质类：从京大戟中分离鉴定了 3,3′ - 二甲氧基鞣花酸、3,3′ - 二甲氧基鞣花酸 - 4′ - O - β - D - 吡喃木糖苷、3,3′ - 二甲氧基鞣花酸 - 4′ - O - β - D - 吡喃葡萄糖苷。此外，还含有没食子酸、柯里拉京、老鹳草素、鞣花酸等。⑤其他成分：阿魏酸二十八酯、大戟二烯醇和胡萝卜苷等。最近，利用硅胶柱色谱、制备薄层等手段进行分离纯化，从京大戟中分离并鉴定了 10 个化合物，分别为二十四烷醇、正十八烷醇、豆蔻酸、大戟醇、阿魏酸二十八酯、β - 谷甾醇、（3β,12α,13α） - 3,12 - dihydroxypimara - 7,15 - dien - 2 - one、pekinenal、neomotiol、3,3′ - 二甲氧基鞣花酸[10-17]。

2 复方组分

目前未见有十枣汤复方化学组分的文献报道。

【方剂药理学研究】

1 拆方药理

1.1 大枣 其药理研究见痉湿暍病脉证治篇"栝楼桂枝汤"。

1.2 甘遂 其药理研究见痰饮咳嗽病脉证并治篇"甘遂半夏汤"。

1.3 芫花 ①镇痛、镇静和抗惊厥作用：芫花乙醇提取物对中枢神经系统的药理作用表现在对热、电及化学刺激致痛都有镇痛作用。此外，还有镇静、抗惊厥及增强异戊巴比妥钠的麻醉作用。②抗炎、抗肿瘤作用：实验表明，芫花烯、二萜原酸酯类化合物大多有抗白血病活性，芫花烯和芫花酯甲的抗白血病主要机制是影响 DNA 和蛋白质的合成。③酶抑制作用：木犀草素、木犀草素 - 7 - 甲醚和椴苷为 cAMP 磷酸二酯酶抑制剂，其中椴苷活性最强。④抑菌作用：醋制芫花及苯制芫花醇水提液 1∶50 时对肺炎球菌、溶血性链球菌有抑菌作用。⑤兴奋子宫、抗生育作用：芫花酯甲（乙）具有前列腺素样作用，能直接兴奋子宫平滑肌；芫花萜对鼠胚胎 DNA 合成有一定抑制作用。⑥利尿泻下作用：健康人口服芫花和家兔用芫花灌胃后均有显著利尿作用，其利尿强度依次为：醋炙芫花 > 生芫花 > 高压蒸芫花 > 清蒸芫花 > 醋煮芫花。芫花的导泻作用与剂量有很大关系[1,18-22]。

1.4 大戟 ①泻下作用：京大戟有较强的泻下作用，其作用机制是由于所含化学成分刺激肠道，促进肠蠕动，增加肠道内肠液，加速肠内容物的推动而产生泻下作用，减少内容物在肠道内的停留时间及增加水分的吸收而达到消除腹水、胸腔积液等目的。②抗炎作用：通过对大鼠、小鼠角叉菜胶引起的足水肿实验发现，京大戟石油醚提取液具有良好的镇痛抗炎作用，对由佐剂或甲醛引起的关节炎有明显的抗炎活性。通过对角叉菜胶诱导的大鼠胸膜炎实验发现，京大戟抗炎作用的机制是其提取液通过抑制相关组织血管的通透性，使白细胞总数增加而使渗出液减少，从而发挥其抗炎功效。③利尿作用：通过对大鼠先造成实验性腹水后，再灌服京大戟煎剂或醇浸液，则可产生明显的利尿效应。④其他作用：京大戟提取物有兴奋离体妊娠子宫的作用，对末梢血管有扩张作用，并能拮抗肾上腺素的升压作用。京大戟注射液可以延长 L615 白血病小鼠的生存期，并阻断了 S 期细胞。表明其有抗癌作用。⑤毒性：京大戟提取物对肾有刺激性，过量服用能引起咽喉肿胀、充血、呕吐、剧烈腹痛及腹泻，继而累及中枢神经系统，引起眩晕、昏迷、痉挛、瞳孔放大，终因虚脱而麻痹死亡。京大戟生品有毒，醋制可明显降低京大戟肝毒性，其可能机制为通过降低京大戟对肝细胞膜通透性的影响及减轻氧化损伤而实现的[23-29]。

2 复方药理

2.1 对胸腔积液的干预治疗作用 为探讨十枣汤对悬饮（胸腔积液）模型大鼠的干预治疗作用，选择72只Wistar大鼠采用简单随机法分为对照组（8只）、模型组（32只）、治疗组（32只），模型组、治疗组根据胸腔内注入角叉菜胶后处死时间，再分为12小时、24小时、36小时、48小时组，每组8只。观察动物的一般情况、尿量、大便性状。测定各组大鼠胸腔积液量，对胸腔积液进行细胞分类和计数，采用HE染色观察胸膜的病理变化。结果显示，注入角叉菜胶后大鼠胸膜腔有明显渗出，数据显示渗出液量24小时达高峰，36小时后开始下降，至48小时仅有极少量的液体渗出。治疗组也有相似的规律，但与模型组同时点相比较，胸水量明显减少（均 $P < 0.05$）。渗出液中白细胞总数升高且以多核细胞为主，与模型组比较总体有减少趋势，但个别组无统计学意义（ $P > 0.05$ ）。大鼠胸膜病理切片显示治疗组各时相胸膜间质水肿及白细胞浸润均比模型组同时点为轻。说明十枣汤对悬饮（胸腔积液）模型大鼠有明显的治疗效果，能够明显减少胸腔积液量；减轻胸膜间质水肿及胸膜组织炎性细胞浸润；降低胸腔积液白细胞的总数[30]。

2.2 对恶性腹水的抑制作用 为探讨十枣汤对腹水型荷瘤小鼠血管内皮生长因子（VEGF）的影响，使用随机平行对照方法，将6~7周龄健康昆明种小鼠90只随机分为正常对照组、荷瘤模型组、5-氟尿嘧啶（5-FU）组及十枣汤大、中、小剂量组，每组15只。正常对照组不予处理，其余小鼠局部消毒后，腹腔内注射腹水型 H_{22} 肝癌瘤细胞株每只0.2ml。次日起对照组腹腔内注射5-FU 25ml/kg，隔日1次，共5次。十枣汤组小鼠按27g/kg、81g/kg、160g/kg不同剂量等体积十枣汤灌胃，每次0.4ml，每天1次，连续10天。荷瘤模型组等容积0.9%氯化钠溶液灌胃。各组末次给药24小时后（腹腔传代第7日），称体重，脱颈椎处死，眼眶取血，抽吸乳白色浓稠腹水。检测血清VEGF、腹水VEGF。结果显示，荷瘤模型组、5-FU组、十枣汤低剂量组、十枣汤中剂量组、十枣汤高剂量组较正常对照组血清VEGF均有不同程度增加（ $P < 0.01$ ）；与荷瘤模型组相比，均有显著性差异（ $P < 0.05$ ）；与5-FU组相比，十枣汤组均无显著性差异（ $P > 0.05$ ）；其中十枣汤低剂量组与高剂量组相比有显著性差异（ $P < 0.05$ ）；5-FU组、十枣汤低剂量组、十枣汤中剂量组、十枣汤高剂量组较荷瘤模型组腹水VEGF均有不同程度降低（ $P < 0.05$ ）；与5-FU组相比，十枣汤低剂量组有显著性差异；十枣汤中、高剂量无显著性差异（ $P > 0.05$ ）；十枣汤低剂量与十枣汤中、高剂量均有显著性差异（ $P < 0.05$ ）；十枣汤中剂量与高剂量相比较无显著性差异（ $P > 0.05$ ）。表明十枣汤对腹水型荷瘤小鼠血清VEGF、腹水VEGF有与5-FU类似的抑制作用，并与剂量呈量效关系，这可能是十枣汤治疗恶性腹水、延长生存期、改善生存质量的作用机制[31]。

2.3 抗炎作用 采用氧化偶氮甲烷（AOM）诱发大肠异常隐窝灶（ACF）试验、鸟氨酸脱羧酶（ODC）诱导抑制试验、TPA诱发小鼠耳廓肿胀试验、小鼠双相性过敏性炎症耳廓肿胀试验，探讨组成十枣汤主要药物芫花及十枣汤的抗炎作用。结果显示，十枣汤组有明显的抑制作用，与对照组比较，十枣汤可使ODC活性增强。芫花的正己烷冷浸提取物活性最强，而加热提取物的活性未见明显差异。芫花甲醇提取物及其各组分均较对照组有明显抑制作用。芫花中的芹菜素显示较强的抑制作用。芫花水提物0.5g/kg、5.0g/kg，在速发型反应（IPR）时均呈明显的抑制作用，在迟发型反应（LPR）时仅 5.0g/kg 组有明显抑制作用。将芫花水提物中分离得到的芹菜素（66.8mg）、松脂醇（15.5mg）、尿嘧啶（112.0mg）进行同样的试验。在 2 小时前腹腔内给予受试样品 10mg/kg，显示出上述化合物在 IPR、LPR 时均有明显的抑制作用，松脂醇在 IPR 时的抑制作用尤为显著[32]。

2.4 抗肿瘤作用　将小鼠随机分为空白对照组、荷瘤模型组、环磷酰胺（CTX）阳性对照组和十枣汤高、中剂量组。除空白对照组外，其余 4 组小鼠均以皮下注射瘤细胞悬液 0.2ml 造模。于造模第 2 天，分别灌胃相应药物或 0.9% 氯化钠溶液，或注射 CTX。采用免疫组化方法检测瘤体内突变的 p53 蛋白；放射免疫法测定小鼠血浆内皮素（ET）水平。结果各用药组突变型 p53 表达水平明显低于荷瘤模型组（$P < 0.01$），而 3 组间比较无显著性差异（$P > 0.05$）；模型组小鼠血浆 ET 水平明显高于空白对照组（$P < 0.01$），各用药组 ET 水平均有不同程度下降（$P < 0.05$，$P < 0.01$）。说明十枣汤可以降低突变型 p53 蛋白表达，降低血浆 ET 水平并减少肿瘤的供血，这可能是其发挥抗肿瘤作用的机制之一[33]。

2.5 对急性肺损伤的干预作用　采用大鼠内毒素性急性肺损伤（ALI）动物模型，检测大鼠肺组织湿干比、血清 TNF－α 以及组织病理学特征，探讨十枣汤等祛痰逐水法对 ALI 的影响。结果发现，模型组肺组织湿干比高于药物干预组和空白组（$P < 0.05$），血清 TNF－α 模型组也明显高于药物组和空白组（$P < 0.05$），组织病理学损害药物组也较模型组轻。表明十枣汤能明显减轻实验性急性肺损伤大鼠的损伤[34]。

【临床研究与应用】

1 治疗结核性胸膜炎

治疗渗出性胸膜炎 58 例，采用芫花 6g、大戟 6g、甘遂 3g、肥大枣 10 个、金银花 9g、连翘 9g，制成十枣汤加味丸，9g 丸重。每天 3 次，1 次 1 丸，温开水饭前送服。3 天为 1 个疗程。疗程中间可停药 3～5 天。对重型患者慎重用药。结果临床治愈 53 例，显效 3 例，有效 2 例。临床治愈平均 3 个疗程，随访 6 个月无复发[35]。

2 治疗胸腔积液

选择该病中、大量胸腔积液患者 158 例，随机分为治疗组 82 例和对照组 76 例。2 组均进行西医常规治疗，合并感染者加用抗生素。治疗组在此基础上服用十枣汤制成的胶囊，每服 1.5～3g，清晨大枣煎汤一次服下，连服 7～10 天。结果以胸水吸收，且 X 线检查无胸膜肥厚为治愈，治疗组总有效率 95.1%；对照组总有效率 84.0%[36]。

3 治疗肝硬化腹水

选择 64 例肝硬化腹水患者，随机分为观察组和对照组各 32 例。对照组予以常规西医疗法对症处理，观察组在对照组基础上，以十枣汤为基本方加蝼蛄研粉后敷脐治疗，昼敷夜停，每天 1 次，5 天为 1 个疗程。结果经治疗 4～6 个疗程，以腹胀明显减轻，体重下降，腹围缩小，腹 B 超示腹水基本消退，血白蛋白恢复正常，肝功能明显好转，无电解质紊乱为显效。观察组总有效率为 81.3%；对照组总有效率为 625%（$P < 0.05$）[37]。

4 治疗其他疾病

用十枣汤原方或其加减方，还可治疗重度肾性水肿[38]、尿路结石[39]、膝关节滑膜炎[40] 等见有本方证者。

【方剂评述】

十枣汤临床疗效业已得到肯定。但该方为峻下逐水之剂，其性猛味毒，应用之时，应辨清患者体质强、弱，个体病情差异，掌握好首次量、每日用药次数及用药总时间。关于十枣汤服用方法，张仲景原法为枣汤送末法，即将药捣为散，用枣汤送服，适宜于患者正气虽受挫伤但尚可与邪抗争之悬饮证；为了缓和药性，《丹溪心法》用本方改为丸剂，以枣肉和丸，名十枣丸，剂量可用至1.5~3g，服用较为方便；现代有将其作为汤剂应用，或制成胶囊剂、水丸内服，亦有将其制膏外用。临床主要用于结核性胸膜炎、胸腔积液、恶性胸水、腹水、肾性水肿以及某些因水饮停聚于内所致杂症的治疗。经临床验证和动物实验，十枣汤不良反应可见呕吐、肠壁炎性水肿、尿素氮增加、血尿、膀胱积尿和腹腔积水，以及肝脏充血、变性和发炎，肾小管上皮细胞变性、肾上腺皮质细胞颗粒变性等，故在应用过程中应谨慎处方，注意使用剂量和方法，严密观察患者病情。

参 考 文 献

[1] 李玲芝，宋少江，高品一. 芫花的化学成分及药理作用研究进展［J］. 沈阳药科大学学报，2007，24（9）：587-592.

[2] 韩伟，徐子芳，宋小妹，等. 芫花药材物质基础研究［J］. 中国实验方剂学杂志，2010，16（15）：46-49.

[3] 李菲菲，彭缨，宋少江. 芫花炮制的研究概况［J］. 沈阳药科大学学报，2012，29（3）：247-250.

[4] 孙倩，武洁，李菲菲，等. 芫花化学成分的分离与鉴定［J］. 沈阳药科大学学报，2014，31（2）：94-98.

[5] 石枫，郑维发. 芫花根醇提物弱极性组分化学成分及抗炎活性研究［J］. 药物生物技术，2005，1（1）：46-51.

[6] 曾毅梅，肖洁，李铣，等. 芫花醋炙品中黄酮类成分的分离与鉴定［J］. 沈阳药科大学学报，2009，26（5）：353-356.

[7] 宋丽丽，李绪文，颜佩芳，等. 芫花化学成分研究［J］. 中草药，2010，41（4）：536-538.

[8] 刘滋武，陈才法，杜百祥，等. 芫花枝条挥发性成分的研究［J］. 徐州师范大学学报，2005，23（1）：60-63.

[9] 杨国光，邢航，闫小玉，等. 芫花挥发油成分GC指纹图谱研究［J］. 沈阳药科大学学报，2012，29（1）：49-54.

[10] 张乐林，孙立立. 京大戟现代研究概述［J］. 中华中医药学刊，2011，29（3）：577-579.

[11] 顾佳敏，崔亚君，关树宏. 京大戟的研究进展［J］. 长春中医药大学学报，2012，28（3）：549-551.

[12] 陈海鹰，陶伟伟，曹雨诞，等. 京大戟化学成分的研究［J］. 中成药，2013，35（4）：745-748.

[13] 姜禹，金永日. 京大戟的化学成分［J］. 吉林大学学报（理学版），2010，48（5）：868-870.

[14] 孔令义，闵知大. 大戟根化学成分的研究［J］. 药学学报，1996，31（7）：524-529.

[15] 史海明，闵知大，屠鹏飞，等. 中国大戟属植物中二萜成分的化学及生物活性［J］. 化学进展，2008，20（2-3）：375-385.

[16] 梁侨丽，戴传超，吴启南. 京大戟的化学成分研究［J］. 中草药，2008，39（12）：1779-1781.

[17] 姜文红，刘静，麻风华，等. 京大戟石油醚提取部分化学成分的研究［J］. 中医药信息，2009，26（6）：15-16.

[18] 李逢菊，王芝春，吴伟. 芫花的研究概况［J］. 科技信息，2010（15）：389-390.

[19] 郑维发，王莉，石枫．芫花根乙醇提取物的抗炎活性 [J]．中草药，2004，35 (11)：1262 – 1269.

[20] 郑维发，王莉，石枫，等．芫花根总黄酮对小鼠细胞免疫功能的调节作用 [J]．解放军药学学报，2004，20 (4)：241 – 245.

[21] 汤佩佩，苗明三．芫花外用对豚鼠及大鼠体癣模型的影响 [J]．中华中医药杂志，2014，29 (3)：722 – 726.

[22] 高晓雯，郑维发，彭烨城．芫花根总黄酮含药血清对小鼠细胞免疫功能的影响 [J]．中草药，2006，37 (5)：721 – 725.

[23] 窦志华，丁安伟．大戟属有毒中药毒性成分及炮制减毒研究进展 [C]．中华中医药学会第六届中药炮制学术会议论文集：226 – 232.

[24] 左风．大戟提取物的抗炎作用 [J]．国外医学：中医中药分册，1998，20 (3)：39.

[25] 尚溪瀛．大戟注射液对 L615 白血病小鼠体内药物实验及 DNA 含量的检测 [J]．中医药学报，2000 (2)：67.

[26] 宗倩倩，唐于平．大戟科中药材的毒性作用研究进展 [J]．南京中医药大学学报，2008，24 (4)：283 – 285.

[27] 邱韵萦，郁红礼，吴皓．大戟科大戟属根类中药的毒性研究进展 [J]．中国实验方剂学杂志，2011，17 (23)：259 – 264.

[28] 陈海鹰，曹雨诞，颜晓静，等．醋制降低京大戟对人正常肝细胞 L02 的毒性及机制研究 [J]．中国中药杂志，2013，38 (6)：86 – 70.

[29] 曹雨诞，陈海鹰，张丽，等．醋制降低京大戟细胞毒性部位对小鼠肝脏氧化损伤机制研究 [J]．中国药理学通报，2014，30 (2)：295 – 296.

[30] 李枚霜，李小兵，林柳青，等．十枣汤对悬饮（胸腔积液）模型大鼠干预作用 [J]．辽宁中医药大学学报，2014，16 (1)：38 – 40.

[31] 李航森，肖曼丽．十枣汤对腹水型荷瘤小鼠血管内皮生长因子的影响 [J]．辽宁中医药大学学报，2014，16 (1)：38 – 40.

[32] 贺玉琢．芫花及十枣汤的药理作用 [J]．国外医学：中医中药分册，2005，27 (3)：176.

[33] 贺军，李航森，罗云，等．十枣汤对荷瘤小鼠 p53 突变及内皮素表达的影响 [J]．湖北中医药大学学报，2014，14 (2)：17 – 19.

[34] 陆健，张小虎，区永欣，等．祛痰逐水法对实验性大鼠急性肺损伤的影响 [J]．中华中医药学刊，2008，26 (6)：1347 – 1349.

[35] 周志峰．十枣汤加味丸制备及临床应用 [J]．中华现代中医学杂志，2009，5 (3)：184.

[36] 程巧莲，常桂林．中西医结合治疗结核性胸腔积液 82 例 [J]．实用中西医结合临床，2003，3 (1)：14.

[37] 张红兵．中药敷脐治疗肝硬化腹水 32 例疗效观察 [J]．浙江中医药大学学报，2010，34 (6)：884 – 885.

[38] 周小琳，杨运清．十枣胶囊治疗重度肾性水肿 126 例临床观察 [J]．国医论坛，2002，17 (6)：6.

[39] 刘克奇，高燕飞．十枣汤穴位贴敷治疗尿路结石 30 例 [J]．内蒙古中医药，2001，(2)：33.

[40] 金必成，饶军英．十枣汤外用治疗膝关节滑膜炎 18 例的临床观察 [J]．贵阳中医学院学报，2012，34 (6)：249 – 251.

⸙ 大青龙汤 ⸙

【处方组成与功用】

大青龙汤出自《金匮要略》痰饮咳嗽病脉证并治（溢饮）篇，由麻黄 15 ~ 18g，桂枝

6g，炙甘草 6g，杏仁 9g，生姜 10g，大枣 12 枚，石膏 30g（大碎）组成。具有发汗散饮、兼清里热的功效。传统用于溢饮里热所见之身体沉重疼痛，无汗肢体浮肿，发热恶寒，烦躁，口渴，尿黄，舌苔薄白或微黄，脉浮紧有力。

【方剂传统解析】

《金匮要略》载："病溢饮者，当发其汗，大青龙汤主之……"。本条文论述了溢饮里热的证治。本证的病因病机为饮邪外溢肌肤四肢，里有郁热。本方即麻黄汤加石膏、生姜、大枣组成。方中麻黄加量，以加强发汗解表之功。麻黄、桂枝、生姜相合，辛温发汗以散风寒，能使内热随汗而泄；甘草、生姜、大枣甘、温，补脾胃、益阴血，以补热伤之津，无津不能作汗，又可以充汗源；石膏甘、寒，清解里热，与麻黄配伍能透达郁热；杏仁配麻黄，一收一散，宣降肺气利于使邪外出。诸药配伍，外解风寒郁闭，内可清除烦热。

【方剂药效物质基础】

1 拆方组分

1.1 麻黄、炙甘草 其化学组分见痉湿暍病脉证治篇"葛根汤"。

1.2 桂枝、生姜、大枣 其化学组分见痉湿暍病脉证治篇"栝楼桂枝汤"。

1.3 杏仁 其化学组分见痉湿暍病脉证治篇"麻黄加术汤"。

1.4 石膏 其化学组分见痉湿暍病脉证治篇"白虎加人参汤"。

2 复方组分

2.1 抗流感病毒有效物质 采用 GC-MS 及 HPLC-MS 技术，对大青龙汤抗流感病毒有效物质部位进行了分析。结果显示，大青龙汤抗甲型流感病毒有效物质部位包括挥发油和苷类，其中挥发油主要来自桂枝-生姜药对。该药对是大青龙汤中的重要解表药对之一，桂枝配伍生姜用以增强疗效，治疗外感风寒病证。传统中医理论认为，桂枝助卫阳、通经络、解肌发表而祛在表之风邪；生姜辛、温，佐使桂枝以解肌辛散表邪，又兼和胃止呕。二者相须为用，增强发汗解表之功效。桂枝-生姜药对超临界 CO_2 萃取物中桂皮醛含量较高（62.85%），桂皮醛可通过抑制流感病毒的蛋白质合成发挥抗病毒作用；龙脑等成分也有发汗、祛痰等作用。姜辣素类成分，如 6-姜酚，具有抗氧化、抗炎、抑菌作用，提高 TNF-α 含量，从而在大青龙汤临床治疗流行性感冒过程中发挥协同作用。大青龙汤正丁醇部位以苷类为主，HPLC-MS 分析结果显示，其中的苷元结构类型复杂，主要为黄酮及三萜类，该组分中大部分成分源于甘草。方中所用为炙甘草，主治流行性感冒引起的脾胃功能减退，乏力发热以及咳嗽等症状，并可调和诸药。甘草中的黄酮类等成分具有广泛抗病毒作用，新西兰牡荆苷等诸多成分有明显抗病毒药理活性。另外，该部位所含成分复杂，有些成分尚不能得到满意的解析，有些成分可能为复方共煎过程中产生的新成分[1]。

2.2 解热有效物质 采用 GC-MS 联用仪分析鉴定出大青龙汤中有 8 种单糖的衍生物，主要为 L-阿拉伯糖、D-甘露糖、D-半乳糖、D-半乳糖醛酸、D-葡萄糖、L-鼠李糖、D-木糖及 D-核糖的乙酰化物，说明大青龙汤多糖类物质可能由这些单糖组成。大青龙汤多糖类物质对脂多糖致大鼠发热具有明显抑制作用，提示大青龙汤多糖类成分为大青龙汤解热的主要有效物质部位。其解热作用机制尚不明确，可能是多种成分协同作用[2]。

【方剂药理学研究】

1 拆方药理

1.1 麻黄、炙甘草　其药理研究见痉湿暍病脉证治篇"葛根汤"。

1.2 桂枝、生姜、大枣　其药理研究见痉湿暍病脉证治篇"栝楼桂枝汤"。

1.3 杏仁　其药理研究见痉湿暍病脉证治篇"麻黄加术汤"。

1.4 石膏　其药理研究见痉湿暍病脉证治篇"白虎加人参汤"。

2 复方药理

2.1 解热作用　采用内毒素致大鼠发热模型，观察大青龙汤不同化学物质部位解热作用的效果。结果显示，大青龙汤全方水煎剂及其多糖物质部位和生物碱提取物均对内毒素引起的大鼠体温升高有明显的抑制作用，在给药 3 小时后就有较强的解热作用，于 3 小时、4 小时、6 小时、7 小时均与模型对照组比较差异有统计学意义，其解热作用与阿司匹林相当[3]。

2.2 抗甲型 H1N1 流感病毒作用　将大青龙汤制备成颗粒剂，以体外抗甲型 H1N1 流感病毒和大鼠解热为考察指标，探讨大青龙汤颗粒剂的药效。细胞水平研究显示，大青龙汤颗粒对甲型 H1N1 流感病毒增殖具有一定的抑制作用，并随着药物浓度的增加，对病毒的抑制率增加，存在剂量依赖性，作用强于利巴韦林注射液。大青龙汤颗粒剂对脂多糖所致大鼠发热有显著的解热作用，其效果与阿司匹林相近，但作用更持久。体温变化曲线显示，大青龙汤颗粒剂低剂量组与高剂量组无显著性差异。在造模后 7 小时内，低剂量组效果优于高剂量组。但随着时间的延长，高剂量组在第 7 小时、第 8 小时效果优于低剂量组[4]。

2.3 其他作用　采用急性毒性试验结果表明，用大青龙汤制备而成的颗粒剂灌胃给药，小鼠体重增长统计无差异，小鼠一次口服灌胃大青龙汤颗粒的最大耐受量为 63.20g/kg。如按 60kg 成年人每日服用剂量 0.286g/kg 计算，相当临床拟用日剂量 220.98 倍，小鼠未出现死亡。表明大青龙汤颗粒剂毒性较低，日服给药安全范围大[5]。

【临床研究与应用】

1 治疗高热

选择外感高热证患者 108 例，用大青龙汤煎服，平均服药 2～3 剂，全部病愈[6]。

2 治疗感冒

选择感冒证属风寒表实兼有郁热证患者 240 例，随机分为治疗组和对照组各 120 例。治疗组以大青龙颗粒口服，对照组用感冒清热颗粒治疗。结果以治疗 3 天以内体温恢复正常，感冒症状基本消失为治愈，治疗组总有效率为 98.3%；对照组总有效率为 94.7%[7]。

3 治疗支气管哮喘

选择支气管哮喘患者 90 例，随机分为治疗组 60 例和对照组 30 例。治疗组用大青龙汤加地龙、桔梗、瓜蒌壳等煎服，对照组服用喘克宁片。2 组疗程均为 7 天。服药期间可吸氧及酌情补液。结果以临床症状全部消失或症状轻重积分与治疗前比较下降 2/3 以上为显效，中医证候总有效率比较，治疗组 91.67%，对照组 86.67%；2 组患者喘息症状总有效率比较，治疗组 90%，对照组 80.00%；哮鸣音总有效率比较，治疗组 90.00%，对照组

86.67%；嗜酸性粒细胞绝对计数复常率比较，治疗组 72.00%，对照组 66.67%[8]。

4 治疗其他疾病

用大青龙汤原方或其加减方，还可治疗荨麻疹[9]等见有本方证者。

【方剂评述】

大青龙汤是医圣张仲景的著名方剂之一，历代医家对此方众说纷纭，有些医家认为其是太阳中风之妙方，亦有不少医家则主张其适用于太阳伤寒之证候，彼此争论不休。大青龙汤方剂从药物组成而言，由麻黄、桂枝、炙甘草、杏仁、生姜、大枣、石膏等七味药组成。有学者认为此方是麻黄汤（麻黄、桂枝、炙甘草、杏仁）与越婢汤（麻黄、石膏、炙甘草、生姜、大枣）之合方。寒邪客表，表热恶寒，身痛无汗，烦躁不得眠者，乃由于风寒外束，邪不从外解，势必内犯，故出现不汗出而烦躁的内热症状。在治法上必须使病邪外越，随发表之汗而出。《金匮要略》曰："风水恶风，一身悉肿，脉浮，不渴，续自汗出，无大热，越婢汤主之。"从此条文看出张仲景用越婢汤治疗水邪之疾，而越婢汤的两味主药为麻黄和石膏，看来麻黄配石膏具有治水之效。由此观之，大青龙汤适应证亦为兼有里热的水气病又外感伤寒之邪，即内有里热，外有寒邪之水气病。故大青龙汤内有越婢汤以发越内扰之邪，使之随麻黄汤发汗之力而外解。

参 考 文 献

[1] 田连起. 大青龙汤抗甲型 H1N1 流感病毒及解热的药效物质基础研究 [D]. 武汉：湖北中医药大学，2013：5.

[2] 邹甜. 大青龙汤解热药效物质及其血清药物化学研究 [D]. 武汉：湖北中医药大学，2013：5.

[3] 邹甜，田连起，叶晓川，等. 大青龙汤对脂多糖致发热大鼠的解热作用研究 [J]. 中国现代中药，2012，14（11）：8－11.

[4] 田连起，黄鹤归，叶晓川，等. 大青龙汤颗粒剂体外抗甲型 H1N1 流感病毒实验研究 [J]. 中医学报，2013，28（2）：172－175.

[5] 李娜. 大青龙汤颗粒的药学研究 [D]. 武汉：湖北中医药大学，2012：5.

[6] 喻志华. 大青龙汤治疗外感高热证 108 例 [J]. 光明中医，2007，22（11）：封底.

[7] 翟华强，向楠，杨毅，等. 大青龙颗粒治疗感冒风寒表实兼郁热证的临床研究 [J]. 中药新药与临床药理，2005，16（6）：452－453.

[8] 程斌，李朝敏. 大青龙汤加味治疗支气管哮喘的临床观察 [J]. 内蒙古中医药，2009（4）：2－3.

[9] 茅国荣. 大青龙汤合过敏煎治疗寒冷性荨麻疹 38 例临床观察 [J]. 陕西中医学院学报，2013（6）：6.

✥ 小青龙汤 ✥

【处方组成与功用】

小青龙汤出自《金匮要略》痰饮咳嗽病脉证并治（溢饮）篇，由麻黄 10g，白芍 10g，炙甘草 10g，五味子 10g，干姜 10g，细辛 3~6g，桂枝 10g，半夏 10g 组成。具有发汗散饮、温肺散寒的功效。传统用于溢饮里寒所见之恶寒发热，无汗，咳嗽痰白清稀，微喘，甚则喘息不得卧，身体痛重，头面四肢浮肿，舌苔白滑，脉浮等。

【方剂传统解析】

《金匮要略》载："病溢饮者，当发其汗，大青龙汤主之；小青龙汤亦主之。"本条文论述了溢饮里寒的证治。本证的病因病机为饮邪外溢四肢肌肤，里有寒饮。本方麻黄、桂枝以疏风散寒，心下之停饮，乃心阳不振，故用桂枝益心阳，通经脉，心气足，则水气行，另外麻黄尚有利水作用；半夏和胃降逆，止咳化痰；五味子敛收逆气而安神；细辛散风寒以治咳逆，化痰饮利水道，并有辅麻黄、桂枝散表之风寒及利水作用；干姜大温，逐心下之水饮；白芍与桂枝能调和营卫、宣散外邪而止腹痛；炙甘草扶中气而调诸药。全方合用，共奏解表化饮之功。

【方剂药效物质基础】

1 拆方组分

1.1 麻黄、炙甘草 其化学组分见痉湿暍病脉证治篇"葛根汤"。

1.2 白芍、桂枝 其化学组分见痉湿暍病脉证治篇"栝楼桂枝汤"。

1.3 五味子 其化学组分见肺痿肺痈咳嗽上气病脉证治篇"射干麻黄汤"。

1.4 干姜、半夏 其化学组分见百合狐惑阴阳毒病脉证治篇"甘草泻心汤"。

1.5 细辛 其化学组分见中风历节病脉证并治篇"侯氏黑散"。

2 复方组分

2.1 全方主成分的测定 用ODS柱进行HPLC法分离，获得小青龙汤方剂中8个标志性成分，分别为麻黄碱、3,4-二羟基苯甲醛、芍药苷、肉桂酸、甲基丁香酚、6-姜醇、五味子素和甘草酸[1]。

2.2 甘草苷的含量 采用70%乙醇进行超声提取，以高效液相色谱法比较小青龙汤分煎液与合煎液中甘草苷的含量。实验结果表明，小青龙汤的分煎液与合煎液汤剂中的甘草苷含量分煎液大于合煎液，从而为小青龙汤的中药分煎液替代合煎液提供了一定的科学依据[2]。

2.3 甘草酸单铵盐的含量 为比较小青龙汤分煎液与合煎液中甘草酸单铵盐的含量，以甲醇-0.2mol/L醋酸铵溶液-冰醋酸（67：33：1）为流动相，流速为1ml/min，检测波长为250nm，柱温为25℃，分析小青龙汤合煎液与分煎液中甘草酸单铵盐的含量。结果显示，小青龙汤中甘草酸单铵盐平均回收率为96.31%，RSD为0.26%。表明小青龙汤的分煎液与合煎液汤剂中的甘草酸单铵盐含量分煎液大于合煎液，为小青龙汤的中药分煎液替代合煎液提供了一定的科学依据[3]。

【方剂药理学研究】

1 拆方药理

1.1 麻黄、炙甘草 其药理研究见痉湿暍病脉证治篇"葛根汤"。

1.2 白芍、桂枝 其药理研究见痉湿暍病脉证治篇"栝楼桂枝汤"。

1.3 五味子 其药理研究见肺痿肺痈咳嗽上气病脉证治篇"射干麻黄汤"。

1.4 干姜、半夏 其药理研究见百合狐惑阴阳毒病脉证治篇"甘草泻心汤"。

1.5 细辛 其药理研究见中风历节病脉证并治篇"侯氏黑散"。

2 复方药理

2.1 止咳作用 用浓氨水引咳法实验表明，小青龙汤糖浆7.2g/kg和3.6g/kg对小鼠均有良好的镇咳效果（$P < 0.01 \sim 0.05$）[4]。

2.2 平喘作用 将 60 例支气管哮喘急性发作期患者随机分为 2 组，治疗组 30 例给予小青龙汤治疗，对照组 30 例给予西医常规治疗组，治疗 7 天后评定疗效。治疗前后采集标本进行 Th17 细胞、Treg 细胞检测。结果 2 组治疗后外周血 Th17 细胞百分率和 Th17/Treg 细胞的比值均下降，Treg 细胞的百分率均上升；治疗后治疗组外周血 IL-17 细胞百分率、IL-17/TGF-β₁ 的比值均低于对照组，TGF-β₁ 细胞百分率高于对照组。说明小青龙颗粒可有效调控 Th17/Treg 失衡，在支气管哮喘发作期治疗和调节免疫功能上有应用价值[5]。

2.3 抗炎作用 为探讨小青龙汤对小鼠哮喘模型气道炎症白介素-4（IL-4）及干扰素（IFN-γ）表达的影响，选择 30 只 SPF 级 BALB/c 小鼠随机分为正常对照组（A 组）、哮喘模型组（B 组）、小青龙汤治疗组（C 组）。结果显示，小青龙汤的干预治疗能显著降低小鼠支气管肺泡灌洗液中炎性细胞总数及嗜酸粒细胞数量；支气管肺泡灌洗液上清液中 IFN-γ 水平明显升高，IL-4 水平显著下降。C 组与 A 组、B 组比较有显著性差异（$P < 0.05$）。表明小青龙汤能明显降低哮喘小鼠支气管肺泡灌洗液中炎性细胞数量，影响细胞因子水平变化，从而改善哮喘气道炎症[6]。

2.4 对肺动脉高压的改善作用 为探讨小青龙汤对肺源性心脏病大鼠血管紧张素Ⅱ（Ang-Ⅱ）、内皮素-1（ET-1）及一氧化氮（NO）含量的变化，了解肺动脉高压与 Ang-Ⅱ 和 ET-1、NO 相互关系，进一步探讨小青龙对支饮型（肺源性心脏病）大鼠肺动脉高压的影响，选择 Wistar 大鼠 60 只，每组 20 只，随机分为正常组、模型组和给药组；参照相关内容拟定大鼠肺源性心脏病中医证候观察表，分别观察 5 周造模期及 2 周给药期中医证候的变化。运用多导生理记录仪记录大鼠肺动脉压力，并利用酶联免疫吸附测定法测定 Ang-Ⅱ 和 ET-1、NO 的含量。结果显示，与正常组比较，模型组与给药组均有不同程度的咳嗽、气促、嘴唇发绀，但给药组症状较模型组显著改善。与模型组比较给药组 Ang-Ⅱ 和 ET-1、NO 含量有显著差异（$P < 0.05$，$P < 0.01$）。表明小青龙汤通过调节 Ang-Ⅱ 和 NO、ET-1 含量的动态平衡可以有效地改善大鼠的肺动脉高压[7]。

2.5 对慢性阻塞性肺疾病的改善作用 为探讨小青龙汤对慢性阻塞性肺疾病急性发作期（AECOPD）细胞因子及肺功能的影响，并将 92 例 AECOPD 患者随机分为 2 组，每组各 46 例，对照组按照 AECOPD 治疗指南给予西药常规治疗，治疗组在对照组基础上加用小青龙汤口服，比较 2 组治疗前、治疗 14 天后血清 C-反应蛋白（CRP）、白细胞介素-8（IL-8）、白细胞介素-6（IL-6）、肿瘤坏死因子-α（TNF-α）变化及肺功能指标肺活量（FVC）、第 1 秒用力呼气容积（FEV1）、第 1 秒用力呼气容积占用力肺活量百分比（FEV1/FVC）的变化。结果显示，治疗组治疗后 CRP、IL-8、IL-6、TNF-α 水平均较治疗前改善（$P < 0.05$），2 组治疗后 CRP、IL-8、IL-6、TNF-α 水平比较，差异均有显著性意义（$P < 0.05$），观察组较对照组改善更明显。治疗组治疗后 FVC、FEV1、FEV1/FVC（%）均改善（$P < 0.05$）；2 组治疗后 FVC、FEV1、FEV1/FVC 比较，差异均有显著性意义（$P < 0.05$），治疗组较对照组改善更显著。说明小青龙汤联合西药治疗 AECOPD 疗效优于单纯西药治疗，其作用机制可能是通过降低 AECOPD 患者相关细胞因子，从而改善肺功能[8]。

2.6 对变应性鼻炎的治疗作用 为探讨加味小青龙汤及其拆方对变应性鼻炎（AR）大鼠鼻黏膜病理形态和血浆 IL-4 含量的影响，观察该方益气温阳化饮的作用机制及其组方配伍规律。将 90 只大鼠随机分成正常对照组、模型组、益气组、温阳组、化饮组、益气温阳组、益气化饮组、温阳化饮组和加味小青龙汤组，每组 10 只。采用抗原佐剂全身致敏与局部攻击方法，制备大鼠变应性鼻炎模型，正常对照组和模型组灌服 0.9% 氯化钠溶液，其他各治疗组给予相应的药物，每天一次灌胃给药，连续 4 周。检测加味小青龙汤及其拆方对变应性鼻炎大鼠鼻黏膜病理形态和血浆 IL-4 含量的影响。结果显示，模型组可见鼻黏膜水肿、充血，上皮不完整，重度炎细胞浸润，嗜酸粒细胞浸润明显，黏膜上皮坏死。各治疗组炎症浸润程度均有改善，以加味小青龙汤组效果最好。模型组血浆 IL-4 含量明显升高，加味小青龙汤治疗组及其拆方组血浆 IL-4 含量明显降低，与模型组比较有统计学意义（$P < 0.05$ 或 $P < 0.01$），其中以加味小青龙汤组与各拆方组比较有统计学意义（$P < 0.05$）。表明加味小青龙汤及其拆方各组药物，均具有不同程度的改善鼻黏膜病理炎症浸润程度、降低血浆 IL-4 含量的作用，加味小青龙汤组的疗效最好[9]。

2.7 抗过敏作用　用组胺试验法观察发现，小青龙汤不能直接抑制组胺，而可能是抑制肥大细胞脱颗粒作用，减少组胺的分泌而起到抗过敏作用的[10]。

2.8 药动学研究　采用大鼠血浆中茶碱浓度的 HPLC 分析方法，探讨小青龙汤对大鼠体内茶碱药动学的影响。结果表明在大鼠体内小青龙汤可抑制茶碱的代谢，因此在临床上合用茶碱与小青龙汤时应检测茶碱的血药浓度，避免不良反应的发生[11]。

【临床研究与应用】

1 治疗感冒

选择发热、畏寒、咽喉痛、咳嗽咳痰或干咳无痰、乏力、全身酸痛、头痛、鼻塞流涕流感样病例 25 例，用小青龙汤去大枣加杏仁、枇杷叶煎服，另以阿奇霉素或头孢氨苄、环丙沙星（仅选用其中 1 种）口服，疗程 3 天。结果全部患者皆从服第 1 次药算起，体温降至 37℃ 以下且不再升高超过 37℃，最快者为 8 小时，最慢者为 52 小时，大多数为 24～32 小时。随着体温逐渐下降至正常，各种自觉症状也逐渐减轻并消除。25 例患者全部治愈，治愈率 100%[12]。

2 治疗支气管炎

选择慢性支气管炎急性发作期患者 106 例以常规西药治疗，其中治疗组 54 例用小青龙汤加紫菀等煎服，2 组均以 14 天为 1 个疗程。结果经 1 个疗程治疗，以症状、体征消失，血 WBC 分类计数正常，X 线胸片示片状阴影消失为临床控制，治疗组总有效率 92.6%，对照组总有效率 80.8%（$P < 0.05$）。治疗后 2 组血清 TNF-α 和 IL-6 与同组治疗前比较均有明显改善（$P < 0.01$），且治疗组的改善程度明显优于对照组（$P < 0.05$）[13]。

3 治疗支气管哮喘

将 71 例外寒内饮型哮喘患者随机分为治疗组 36 例和对照组 35 例，治疗组在西医治疗的基础上加服小青龙汤加减方，对照组单纯西医治疗。结果治疗组总有效率 91.7%，对照组总有效率 65.7%（$P < 0.05$）[14]。

4 治疗慢性阻塞性肺疾病

选择慢性阻塞性肺疾病（COPD）患者 120 例，随机分为对照组和治疗组各 60 例。治疗组以小青龙汤雾化吸入加常规西药治疗，对照组只给予西药常规治疗。2 组均以连续 10 天为 1 个疗程。观察证候疗效及肺功能检查、血气分析指标等。结果治疗组总有效率 85.0%；对照组总有效率 75.0%（$P < 0.05$）。实验室检查的改善情况治疗组均优于对照组（$P < 0.05$）[15]。

5 治疗肺源性心脏病

将 120 例肺源性心脏病证属寒饮伏肺型患者，随机分为治疗组 80 例和对照组 40 例，对照组以吸氧、抗炎、解痉平喘等单纯西医治疗，治疗组在对照组基础上用小青龙汤加桃仁、红花、川芎、地龙煎服。3 周为 1 个疗程。结果治疗组总有效率 92.5%；对照组总有效率 80%（$P < 0.05$）[16]。

6 治疗其他疾病

用小青龙汤原方或其加减方，还可用于治疗放射性肺炎[17]，特发性肺纤维化[18]，肠易激综合征[19]，咽喉源性咳嗽、分泌性中耳炎、急性喉炎[20]，上呼吸道感染诱发哮喘[21]，接触性皮炎[22]，变应性鼻炎[23]等见有本方证者。

【方剂评述】

小青龙汤既是主治表里兼证即太阳伤寒证与肺寒证相兼的重要代表方剂，又是主治寒饮郁肺证的重要基础方，更是主治溢饮寒证的常用变化方。该方配伍严谨，应用广泛。临床凡见咳、喘、痰、满，或甚则喘息不得卧，或肢体浮肿因"外感风寒，内有寒饮"所致者，均可辨证应用本方，必获良效。现代研究认为，小青龙汤具有良好的止咳、平喘、抗炎、解热、抑菌、抗过敏作用，且能增强人体免疫功能，对部分脏器癌有抑制作用。根据传统中医学理论和现代医学研究成果，目前临床已将该方应用于呼吸、循环、消化、泌尿等多系统疾病的治疗，且取得了显著地治疗效果。小青龙汤为传统经典方剂，随着对该方研究的不断深入，应用将会更加广泛。

参 考 文 献

[1] 张贵峰，巢志茂. 离子对 HPLC 对小青龙汤中主要成分的同时测定 [J]. 国外医学：中医中药分册，2002，24（4）：245.

[2] 彭小冰，靳凤云，李香，等. 小青龙汤不同煎液中甘草苷的含量比较 [J]. 时珍国医国药，2008，19（5）：1046 - 1047.

[3] 彭小冰，靳凤云，赵春梅，等. 小青龙汤不同煎液中甘草酸单铵盐的含量比较 [J]. 微量元素与健康研究，2014，31（2）：36 - 37.

[4] 苗爱荣，宋延平. 小青龙糖浆的药理作用 [J]. 陕西中医，2001，22（10）：622.

[5] 朱立成，尚云飞，姜水菊. 小青龙颗粒对支气管哮喘患者外周血 Th17/Treg 平衡影响的研究 [J]. 现代中西医结合杂志，2012，21（20）：2173 - 2174，2176.

[6] 郅琳，胡久略. 小青龙汤和麻黄汤抗组胺作用 [J]. 中国实验方剂学杂志，2012，18（21）：265 - 267.

[7] 王浩，李泽庚，彭波，等. 小青龙汤对肺源性心脏病大鼠 ANG - Ⅱ、NO 及 ET - 1 的影响 [J]. 中华中医药杂志，2013，28（10）：3052 - 3054.

[8] 刘禹翔，王峰，曲敬来，等. 小青龙汤对慢性阻塞性肺疾病急性发作期患者细胞因子及肺功能的影响 [J]. 新中医，2013，45（7）：24 - 26.

[9] 王树鹏，郭晓东，李海波，等. 加味小青龙汤及其拆方对变应性鼻炎大鼠鼻黏膜病理形态和 IL - 4 含量的影响 [J]. 环球中医药，2012，5（3）：170 - 174.

[10] 阮岩，李笋，封彦蕾，等. 小青龙汤和麻黄汤抗组胺作用 [J]. 中药新药与临床药理，2006，17（2）：145 - 147.

[11] 李科宇，杨长青，柴桢楠，等. 在大鼠体内小青龙汤对茶碱药动学的影响 [J]. 时珍国医国药，2011，22（3）：758 - 759.

[12] 莫纲, 王明波, 刘浪琪, 等. 加味小青龙汤治疗流感样病 25 例临床观察 [J]. 中医杂志, 2010, 51 (S1): 159 - 160.

[13] 孟学峰, 范晔, 薛连峰. 小青龙汤加味改善慢性支气管炎急性发作期患者血清 IL - 6 和 TNF - α 的研究 [J]. 中医研究, 2009, 22 (6): 27 - 29.

[14] 吴沛琴, 高洁. 中西医结合治疗哮喘 [J]. 山西中医, 2010, 26 (4): 22.

[15] 杨胜辉, 唐明杰, 孔祥建. 小青龙汤雾化吸入治疗慢性阻塞性肺疾病急性加重期的临床研究 [J]. 中医药导报, 2009, 15 (9): 6 - 8.

[16] 黄开珍, 冼寒梅, 王朝晖, 等. 加味小青龙汤治疗肺心病急性发作期 80 例观察 [J]. 亚太传统医药, 2007, 3 (9): 52 - 54.

[17] 任广毅, 郭增友, 杨维林. 大剂量小青龙汤治疗肺心病疗效观察 [J]. 现代中西医结合杂志, 2002, 11 (3): 225.

[18] 陈萍, 李素云. 中西医结合治疗特发性肺纤维化 38 例 [J]. 光明中医, 2009, 24 (3): 505 - 506.

[19] 魏玮. 小青龙汤加味治疗腹泻型肠易激综合征 43 例 [J]. 山西中医, 2003, 19 (6): 13.

[20] 刘树春, 罗辉. 试论小青龙汤在耳鼻咽喉科的临床应用 [J]. 北京中医, 2007, 26 (11): 737 - 738.

[21] 陈章生, 兰智慧, 丁雨红. 小青龙汤治疗上呼吸道感染诱发哮喘的临床观察 [J]. 实用中西医结合临床, 2011, 11 (3): 22 - 23.

[22] 胡瑞, 唐方. 小青龙汤治疗过敏性疾患举隅 [J]. 陕西中医, 2010, 31 (6): 745.

[23] 刘铮, 阮岩. 加味小青龙汤配合穴位敷贴治疗变应性鼻炎疗效观察 [J]. 北方药学, 2014, 11 (2): 24 - 25.

❧ 木防己汤 ❧

【处方组成与功用】

木防己汤出自《金匮要略》痰饮咳嗽病脉证并治（支饮）篇, 由木防己 10g, 石膏 30 ~ 60g, 桂枝 7g, 人参 12 ~ 15g 组成。具有散结利水、补虚清热的功效。传统用于支饮重证所见之胸膈满闷, 咳嗽气喘, 倚息不卧, 心下痞塞坚硬, 面色黧黑, 医吐下之不愈, 伴心烦、口干渴, 小便不利, 身肿少气, 脉沉而紧等。

【方剂传统解析】

《金匮要略》载:"膈间支饮, 其人喘满, 心下痞坚, 面色黧黑, 其脉沉紧, 得之数十日, 医吐下之不愈, 木防己汤主之……"本条文论述了膈间饮热结聚, 虚实错杂支饮重证的证治。本证的病因病机为饮热结聚于膈间, 虚实错杂。方中木防己苦、辛, 利水除湿, 擅行膈间水饮; 桂枝辛、温, 通阳化气; 二味相配, 辛开苦降, 行水饮而散结气。痞坚之处, 必有伏阳, 故用石膏消郁热而镇逆定喘; 人参益气补虚而扶正。诸药同用, 具有利水除饮, 散结清热, 益气扶正之功。

【方剂药效物质基础】

1 拆方组分

1.1 木防己 其化学组分见痉湿暍病脉证治篇"防己黄芪汤"。

1.2 石膏、人参 其化学组分见痉湿暍病脉证治篇"白虎加人参汤"。

1.3 桂枝 其化学组分见痉湿暍病脉证治篇"栝楼桂枝汤"。

2 复方组分

目前尚未见有木防己汤复方化学组分的文献报道。

【方剂药理学研究】

1 拆方药理

1.1 木防己 其药理研究见痉湿暍病脉证治篇"防己黄芪汤"。

1.2 石膏、人参 其药理研究见痉湿暍病脉证治篇"白虎加人参汤"。

1.3 桂枝 其药理研究见痉湿暍病脉证治篇"栝楼桂枝汤"。

2 复方药理

2.1 抗炎作用 为探讨加味木防己汤对大鼠实验性佐剂关节炎（AA）的作用及其机制，应用弗氏完全佐剂注射诱发大鼠产生实验性关节炎，第 18 天开始给予加味木防己汤灌胃，39 天测量 AA 大鼠体重、脾及胸腺指数、足肿胀度。HE 染色观察大鼠踝关节组织病理学变化，ELISA 法测定大鼠血清中 IL-1β、TNF-α 的含量。结果显示，加味木防己汤能缓解 AA 病情，使足肿胀度下降，体重及脏器指数改善，关节水肿减轻，淋巴细胞浸润明显减少，滑膜增生受抑制。血清 IL-1β、TNF-α 的含量明显下降。说明加味木防己汤对 AA 大鼠的治疗作用，可能与其下调 IL-1β、TNF-α 的含量有关[1]。

2.2 其他作用 实验动物模型研究发现，木防己汤对猪的心肌梗死面积扩大有抑制作用[2]。

【临床研究与应用】

1 治疗心力衰竭

选择Ⅳ级心力衰竭 32 例，患者均有小便短少，动则气短，肝、脾大。其中腹水 10 例，全身水肿 8 例，不能平卧 7 例。所有病例均使用了西药强心剂、利尿剂、扩血管剂、血管转换酶抑制剂及 β 受体阻滞剂，使用程度不同的中药。辨证均属于脾肾阳虚，气血瘀阻，水湿停留。所有患者在常规治疗基础上加用木防己汤：木防己 20g，桂枝 15g，人参 15g，石膏 20g。剂量不作加减，水煎服，每日 1 剂。10 剂不效则停药，如有效则持续服用直到不能继续改善而停药。结果以各种临床症状显著减轻，而且按心力衰竭的诊断标准能减轻 1 级为显效，本组 32 例，显效 4 例，有效 20 例，无效 8 例，总有效率 75.0%[3]。

2 治疗慢性肺源性心脏病

选择慢性肺源性心脏病患者 68 例，随机分为治疗组 35 例和对照组 33 例。全部患者均给予控制感染、解痉平喘、吸氧、强心利尿等治疗。治疗组加用加味木防己汤：防己 12g，桂枝 9g，人参 12g，白术 12g，苏子 10g，半夏 12g，丹参 15g，葶苈子 15g，鱼腥草 15g。若喘甚者，加冬虫夏草、蛤蚧粉；咳嗽痰多者，加紫菀、款冬花；唇甲青紫、面色晦暗者，加川芎、桃仁、红花；胸部满痛者，加瓜蒌实。每日 1 剂，水煎 3 次，取汁 450ml，每次 150ml，每日 3 次，口服。2 组均连用 15 日为 1 个疗程。结果以症状恢复到急性发作前水平，其他客观指标基本正常为临床控制，对照组临床控制 5 例，显效 13 例，有效 5 例，无效 10 例，总有效率 69.7%；治疗组临床控制 7 例，显效 15 例，有效 9 例，无效 4 例，总有效率 88.6%（$P < 0.05$）[4]。

3 治疗关节炎

选择湿热痹患者 40 例，以加减木防己汤处方：防己 15g，生石膏 30g，桂枝 10g，海桐皮 12g，薏苡仁 30g，通草 6g，滑石 10g，杏仁 10g，姜黄 10g。每日 1 剂，水煎服，每日 3 次，1 个月为 1 个疗程。若红肿重者，加大生石膏用量；大便秘结者，加大黄；出现关节红斑者，加金银花、赤小豆、紫草、茜草；关节疼痛较突出者，加炮穿山甲、乳香、没药。结果以关节红肿热痛消失，结节红斑亦消失，红细胞沉降率至正常范围为治愈，本组治愈30 例，好转 6 例，无效，4 例，总有效率达 90.0%[5]。

4 治疗其他疾病

用木防己汤原方或其加减方，还可用于治疗糖尿病胸水[6]、糖尿病周围神经病变[7]等见有本方证者。

【方剂评述】

木防己汤用于治疗支饮重证，病机较为复杂，一方面饮邪内结胸膈、心下，另一方面聚于膈间所致的痰饮、眩晕等其他杂证。该方剂的配伍乍看起来似乎杂乱无章，但正如唐容川谓张仲景用药之法所指出的"全凭乎证，添一证则添一药，易一证亦易一药"，药随证转，证杂药亦杂，全方就是通过这种"杂乱"的配伍，既针对了痰饮病本质性的病机，又兼顾了支饮义杂的变局，故不失为治痰饮当以"温药和之"的典型代表方剂。纵观《金匮要略》全书，类似木防己汤"杂乱"配伍的方剂不仅此一首，诸如治疟母的鳖甲煎丸，治中风的侯氏黑散，治"虚劳诸不足，风气百疾"的薯蓣丸，以及治产后中风的竹叶汤，治产后虚热烦乱呕逆的竹皮大丸，治妇人冲任虚寒兼有瘀血的温经汤等。在临证中深刻领会这些方剂的组方原理及其主治证候特点，对掌握内伤杂病的治疗用药规律，无疑具有重要的借鉴意义。

参 考 文 献

[1] 陈冬志，孟明，顾立刚. 加味木防己汤抗大鼠实验性关节炎的研究［J］. 中国中西医结合杂志，2005，25（8）：727–729.

[2] 张丽娟. 柴胡加龙骨牡蛎汤、当归芍药散和木防己汤对心肌梗塞面积扩大的抑制作用［J］. 国外医学：中医中药分册，2000，22（3）：161.

[3] 刘向萍，马垂宪. 木防己汤治疗慢性心力衰竭临床观察［J］. 中国中医急症，2012，21（9）：1511.

[4] 武洁，陈雁，蒋俊丽. 加味木防己汤治疗慢性肺源性心脏病 68 例疗效观察［J］. 四川中医，2008，26（1）：68.

[5] 董其宁. 加减木防己汤治疗湿热痹 40 例疗效观察［J］. 云南中医中药杂志，2004，25（4）：22.

[6] 王平. 加减木防己汤治疗糖尿病胸水 36 例［J］. 河南中医，2003，23（9）：7.

[7] 蒋丽霞. 加减木防己汤治疗糖尿病周围神经病变 70 例临床观察［C］. 第三次全国中西医结合养生学与康复医学学术研讨会论文集，2002：8.

❧ 木防己去石膏加茯苓芒硝汤 ❧

【处方组成与功用】

木防己去石膏加茯苓芒硝汤出自《金匮要略》痰饮咳嗽病脉证并治（支饮）篇，由木防己 7g，桂枝 7g，人参 12g，茯苓 15g，芒硝 10g 组成。具有散结利水、补虚清热的功效。传统用于支饮重证所见之胸膈满闷，咳嗽气喘，倚息不卧，心下痞塞坚硬，面色黧黑，医吐下之不愈，伴心烦、口干渴，小便不利，身肿少气，脉沉而紧等。

【方剂传统解析】

《金匮要略》载："肠间支饮，其人喘满，心下痞坚，面色黧黑，其脉沉紧。得之数十日，医吐下之不愈，木防己汤主之。虚者即愈，实者三日复发。复与不愈者，宜木防己汤去石膏加茯苓芒硝汤主之。"本条文论述了膈间饮热结聚，虚实错杂支饮重证的证治。本证的病因病机为饮热结聚于膈间，虚实错杂。木防己汤用后若水去气行，结滞消散，则心下虚软，此为病情减轻向愈之兆，可守方继续服用。反之，若药后喘满诸症稍减，心下痞坚不除，为饮聚未散，病根未除，则有可能于短期内复发。此时木防己汤已不胜任，须去石膏之寒凉，加芒硝软坚散结而导下，茯苓淡渗利水，导里饮由二便而去。此即木防己加茯苓芒硝汤。

【方剂药效物质基础】

1 拆方组分

1.1 木防己 其化学组分见痉湿暍病脉证治篇"防己黄芪汤"。

1.2 桂枝 其化学组分见痉湿暍病脉证治篇"栝楼桂枝汤"。

1.3 人参 其化学组分见痉湿暍病脉证治篇"白虎加人参汤"。

1.4 茯苓 其化学组分见脏腑经络先后病脉证篇"猪苓汤"。

1.5 芒硝 其化学组分见痉湿暍病脉证治篇"大承气汤"。

2 复方组分

目前尚未见有木防己去石膏加茯苓芒硝汤复方化学组分的文献报道。

【方剂药理学研究】

1 拆方药理

1.1 木防己 其药理研究见痉湿暍病脉证治篇"防己黄芪汤"。

1.2 桂枝 其药理研究见痉湿暍病脉证治篇"栝楼桂枝汤"。

1.3 人参 其药理研究见痉湿暍病脉证治篇"白虎加人参汤"。

1.4 茯苓 其药理研究见脏腑经络先后病脉证篇"猪苓汤"。

1.5 芒硝 其药理研究见痉湿暍病脉证治篇"大承气汤"。

2 复方药理

目前尚未见有木防己去石膏加茯苓芒硝汤复方药理研究的文献报道。

【临床研究与应用】

用木防己去石膏加茯苓芒硝汤原方或其加减方，可用于治疗风湿性心脏病、肢冷脉微、面绀心悸，肺源性心脏病、汗出发绀、喘满水肿[1]等见有本方证者。

【方剂评述】

木防己去石膏加茯苓芒硝汤体现张仲景治病把握分寸，掌握尺度，对于以水邪偏盛夹有腑实之邪的"实者"，因石膏大寒，有悖于"温药和之"而不用，并加茯苓使水邪从小便而去，用芒硝使肠腑之实随大便而解，给邪以出路。其实，本证乃本虚标实，心肺气虚，阳衰血瘀，痰饮结痞于肺，而致喘满。心下痞坚乃肝脏瘀血所致。在益气温阳，蠲饮化痰，确保心肺功能的同时，适当配合活血化瘀药，如桃仁、杏仁、红花、赤芍、水蛭、丹参之类，效果较佳。芒硝虽有软坚作用，但缺活血之能，倘且峻利攻下，恐与正虚不妥。此证是支饮造成的肺水不利，心肺血瘀之肺心衰证。其人除面见黧黑，心下坚满，喘咳逆满外，又有面肿目脱，小便不利，手足厥冷，额出冷汗，颈脉动，胁下硬，按之痛，倚息难卧等症状。

参 考 文 献

[1] 陈锐. 木防己汤、木防己去石膏加茯苓芒硝汤临床新用 [J]. 中国社区医师，2011（25）：12.

⌘ 泽泻汤 ⌘

【处方组成与功用】

泽泻汤出自《金匮要略》痰饮咳嗽病脉证并治（支饮）篇，由泽泻 30～50g，白术 10～20g 组成。具有利水除饮、健脾制水的功效。传统用于支饮冒眩所见之头目晕眩如乘舟车，双目紧闭耳鸣耳聋，恶心呕吐稀涎清水，心下痞满，纳差便溏，舌淡，苔白滑等。

【方剂传统解析】

《金匮要略》载："心下有支饮，其人若冒眩，泽泻汤主之。"本条文论述了支饮冒眩的证治。本证的病因病机为脾虚失运，饮停心下，水饮上逆，蒙蔽清阳。本方重用泽泻利水除饮，导水饮下行；白术健脾燥湿，培土制水。二味同用，使水饮下行，浊阴不再上逆；脾运得健，清阳自升，冒眩自愈。

【方剂药效物质基础】

1 拆方组分
1.1 泽泻　其化学组分见脏腑经络先后病脉证篇"猪苓汤"。
1.2 白术　其化学组分见痉湿暍病脉证治篇"麻黄加术汤"。

2 复方组分
目前尚未见有泽泻汤复方化学组分的文献报道。

【方剂药理学研究】

1 拆方药理
1.1 泽泻　其药理研究见脏腑经络先后病脉证篇"猪苓汤"。
1.2 白术　其药理研究见痉湿暍病脉证治篇"麻黄加术汤"。

2 复方药理
2.1 减轻内淋巴积水的作用　采用腹腔注射醋酸去氨加压素法复制膜迷路积水动物模

型，观察各组豚鼠的行为学变化及蜗管组织病理学改变，计算各组豚鼠蜗管横截面积与蜗管加前庭面积之和（总面积）的比值，以评价膜迷路积水的程度。结果显示，与空白组比较，模型组豚鼠蜗管横截面积与总面积的比值明显升高（$P < 0.05$）；与模型组比较，3 组实验组豚鼠蜗管横截面积与总面积的比值均下降，但实验 1 组与模型组比较差异有统计学意义（$P < 0.05$）。表明 3 组实验组中，以原方剂量配比（泽泻：白术为 5:2）的实验 1 组缓解豚鼠膜迷路积水作用最佳，证实了张仲景方剂配伍的科学合理性[1]。

2.2 利尿作用 将泽泻、白术分别设定为不同配比剂量，采用代谢笼法观察大鼠尿量并用 ELISA 法检测尿液 AQP2 浓度的变化，探讨该方不同配比剂量对药效的影响。实验结果表明，泽泻汤 3:1 与 2:1 配比组水煎液对动物排尿潜伏期、5 小时总尿量的影响较为显著，尿液 AQP2 含量下降明显，其利尿强度接近于双氢克尿噻，说明泽泻汤的作用机制可能是通过调节肾脏或尿液中的 AQP2 水平，从而恢复细胞、内耳内外体液平衡[2]。

2.3 降血脂作用 选用雄性 Wistar 大鼠 40 只，随机分为正常对照组、模型对照组、洛伐他汀组和加味泽泻汤组，每组 10 只。正常组给予普通饲料喂养，其他大鼠给予高脂饲料喂养，连续 4 周，然后开始给予相应药物灌胃治疗 4 周，对照组给予蒸馏水。治疗结束取血检测血清总胆固醇（TC）、甘油三酯（TG）、高密度脂蛋白胆固醇（HDL－C）、低密度脂蛋白胆固醇（LDL－C）。结果显示，与正常对照组比较，模型对照组大鼠 TC、TG、LDL－C 明显升高，HDL－C 明显降低。与模型对照组比较，加味泽泻汤组 TC、TG、LDL－C 显著降低（P 均 < 0.05），HDL－C 显著升高（$P < 0.05$）。表明加味泽泻汤具有良好的降低高脂血症大鼠血脂的功效[3]。

2.4 对血液流变学的作用 在实验性高脂血症大鼠模型上观察加味泽泻饮对血液流变学及血清 NO 的影响。结果显示该方能显著降低高脂血症大鼠的全血黏度、红细胞压积、血细胞沉降率、纤维蛋白原，提高模型大鼠血清 NO 含量，从而可抑制因血脂升高和脂代谢紊乱引起的一系列血液流变学的改变，有效预防动脉硬化的发生[4]。

2.5 对心肌缺血再灌注损伤的保护作用 为观察泽泻汤对大鼠心肌缺血再灌注损伤心电图和血流动力学的影响，选择 30 只 Wistar 大鼠随机分成假手术组、模型组、泽泻汤组。结扎冠状动脉左前降支 30 分钟，再灌注 60 分钟，复制心肌缺血再灌注损伤模型，经 BL－420S 型生物机能实验系统监测各组大鼠心电图 ST 段的变化和平均动脉压（MBP）、左心室收缩压（LVSP）、左心室内压最大上升速率（$+ dp/dt_{max}$）、左心室内压最大下降速率（$- dp/dt_{max}$）和心率（HR）。结果与模型组相比，泽泻汤组能有效降低心肌缺血再灌注大鼠心电图 ST 段抬高的程度，减轻 MBP、LVSP、$+ dp/dt_{max}$、$- dp/dt_{max}$ 和 HR 的损伤性变化。说明泽泻汤能够有效改善心肌缺血再灌注损伤大鼠的心电图和血流动力学指标，对其产生一定的保护作用[5]。

2.6 降压作用 为探讨泽泻汤对正常小鼠血压的影响，采用清醒状态下小鼠尾动脉间接测压法，分别测定泽泻汤 Ⅰ、Ⅱ、Ⅲ、Ⅳ 4 个剂量组腹腔注射给药前后不同时间点的血压和心率。结果泽泻汤 Ⅱ、Ⅲ、Ⅳ 3 个剂量组（给药量依次为 90mg/kg、180mg/kg、360mg/kg）对正常血压小鼠具有显著降压作用（$P < 0.05$）。泽泻汤的降压效果与剂量之间在给药 10 分钟和 30 分钟时呈现出较好的量效相关性。同时还观察到泽泻汤 Ⅳ 剂量组（给药量为 360mg/kg）具有一定的减慢心率作用。表明泽泻汤对正常血压小鼠有降压作用，并有一定的药物量效关系，同时具有一定的减缓心率作用[6]。

2.7 对代谢综合征的治疗作用 采用高糖高脂饲料喂饲建立代谢综合征模型（MS）大

鼠。将 23 只 MS 大鼠分为 3 组，分别给 0.9% 氯化钠溶液、泽泻汤、西布曲明。4 周后，测体质量、血糖、TG，采用放射性免疫法检测血清瘦素、血浆神经肽 Y（NPY），观察泽泻汤对 MS 大鼠血清瘦素及 NPY 的影响，探讨其治疗 MS 的可能机制。结果显示，与 0.9% 氯化钠溶液组相比，泽泻汤组大鼠体质量、血糖、TG、瘦素、NPY 水平均显著降低（$P <$ 0.05）。说明泽泻汤对代谢综合征大鼠有良好的治疗作用，其作用机制可能与纠正瘦素抵抗，降低血浆 NPY 有关[7]。

2.8 其他作用　实验研究发现，泽泻汤还具有增加兔脑血流量、降低兔脑血管阻力的作用，在大剂量时尤为明显，但对血压、心率无明显影响[8]。泽泻汤总提物和 100% 乙醇部位具有抗氧化作用[9]。

【临床研究与应用】

1 治疗梅尼埃病

为探讨泽泻汤加味治疗梅尼埃病的临床疗效，选择梅尼埃病患者 60 例，对照组 30 例予以常规脱水、营养神经治疗，治疗组 30 例在此基础上加服加味泽泻汤（泽泻、白术、生姜、半夏）。结果治疗组总有效率 93.33%；对照组总有效率 80.00%（$P < 0.05$）。治疗组在临床疗效、症状缓解、远期疗效上均明显优于对照组（$P < 0.05$），且不良反应发生亦明显低于对照组（$P < 0.05$）[10]。

2 治疗眩晕

为探讨手法复位结合泽泻汤治疗痰浊上蒙型内耳良性位置性眩晕的疗效，将 65 例本病患者随机分为 2 组，治疗组 35 例予以手法复位结合泽泻汤治疗，对照组 30 例予以手法复位治疗。结果以眩晕消失或 Dix‒Hallpike 诱发试验时眼震消失为治疗有效，治疗组有效率为 91.43%，平均病程为（7.76±2.79）天；对照组有效率为 90.00%，平均病程为（10.55±3.24）天。治疗组眩晕、恶心、呕吐症状比对照组明显改善[11]。

此外，对于颈性眩晕[12]、晕车[13]亦有较好疗效。

3 治疗高脂血症

应用泽泻汤加味（泽泻、白术、山楂、决明子、丹参等）治疗高脂血症，发现该方不仅可以改善临床症状，而且能明显改善患者的血脂水平[14]。

4 治疗高血压

应用泽泻汤治疗高血压患者 208 例，其中属于Ⅰ级者 82 例，Ⅱ级者 88 例，Ⅲ者 38 例。结果总有效率均达到 90% 以上。并认为泽泻重用效果更佳[15]。

5 治疗其他疾病

用泽泻汤原方或其加减方，还可用于治疗冠心病[16]，泌尿系结石[17]，小儿秋季腹泻[18]，胃中停饮、脾虚湿困眩晕、痰饮中阻头痛[19]，中耳炎、中耳积液[20]等见有本方证者。

【方剂评述】

泽泻汤治疗心下有支饮，头目苦于冒眩为其特长。支饮的治法就泽泻汤证言，是支饮之邪上犯头目，故出现冒眩的症状。方由泽泻、白术配伍组成，具有健脾利水的功效，为历代医家治疗支饮眩晕的经典效方。现代研究表明本方具有利水、扩张血管、调节血脂、降血压等作用。现代临床应用中加入多种药物，药量配比相对原方也有较大变化，因此临床的疗效观察所得结论不能完全体现泽泻汤原方的药理作用。总之，泽泻汤作为治疗痰饮内停的重要组方，后世医家在此基础上不断扩大其主治范围，是临床治疗以津液代谢失常为主要病机的多种病证的常用基础组方，特别是在眩晕症和高脂血症的治疗上应用前景广阔，具有较高的研究价值。

参 考 文 献

［1］张世霞，吴晋英，李俊莲，等.泽泻汤组分不同配比对豚鼠膜迷路积水影响的比较［J］.山西中医学院学报，2013，14（2）：30 - 31.

［2］陈学习，赵晓梅，吴赞，等.泽泻汤不同配比对水负荷大鼠尿量及尿液水通道蛋白2影响的实验研究［J］.中国现代医生，2009，47（31）：23 - 24.

［3］何长宏，董志勇，赵海云，等.加味泽泻汤对高血脂症大鼠血脂的影响［J］.现代中西医结合杂志，2013，22（20）：2187 - 2188.

［4］唐雪梅，翟玉祥，刘涛，等.加味泽泻饮对实验性高脂血症大鼠血液流变学及血清一氧化氮的影响［J］.中国实验方剂学杂志，2006，12（5）：26 - 28.

［5］乐智勇，秦晓林，方念伯，等.泽泻汤对心肌缺血再灌注损伤大鼠血流动力学的影响［J］.湖北中医药大学学报，2012，14（5）：3 - 5.

［6］顾施健，吴娟，柳冬月，等.泽泻汤对小鼠血压作用的实验研究［J］.时珍国医国药，2010，21（2）：272 - 273.

［7］吴智春，王浩，王志宏，等.泽泻汤对代谢综合征大鼠血清瘦素、血浆神经肽Y影响的研究［J］.时珍国医国药，2010，2（12）：3128 - 3129.

［8］吴勇飞，范立红，陈顺泉，等.泽泻汤对兔椎基底动脉供血影响的实验研究［J］.浙江中西医结合杂志，2005，15（4）：220 - 221.

［9］付涛，姜淋洁，陈桂林，等.泽泻汤降血脂及抗氧化作用有效部位的研究［J］.时珍国医国药，2012，23（2）：266 - 268.

［10］刘成.泽泻汤加味治疗美尼尔氏综合征30例［J］.陕西中医，2012，33（6）：680 - 681.

［11］陆春光.手法结合泽泻汤治疗良性位置性眩晕35例［J］.光明中医，2012，27（10）：2022 - 2024.

［12］牛朝阳，琚保军，孙永强，等.泽泻汤加味治疗痰浊中阻型颈性眩晕54例临床观察［J］.中医杂志，2012，53（15）：1298 - 1300.

［13］王华，薛丽君，刘运.《金匮要略》泽泻汤治疗晕车症［J］.中国中医药现代远程教育，2011，9（7）：4.

［14］王玉仙，马学荣.泽泻汤加味治疗高脂血症103例［J］.陕西中医，2005，26（2）：103 - 104.

［15］张先茂.泽泻汤治疗高血压病208例［J］.河南中医学院学报，2003，18（1）：61.

［16］王海涛，宋国庆，姜颖韶.经方泽泻汤加味治疗胸痹痰浊壅塞证临床观察［J］.辽宁中医药大学学报，2009，11（1）：89 - 90.

［17］刘辉，孟寒光，王建立.三金泽泻汤治疗泌尿系结石80例疗效分析［J］.中华实用中医杂志，2008，21（7）：577.

［18］李一民.泽泻汤经皮给药治疗小儿秋季腹泻60例［J］.福建中医药，2009，40（6）：39 - 40.

［19］雷新中.泽泻汤临床应用举隅［J］.河南中医，2006，26（11）：15.

［20］谭峰，陈学习，阮时宝.《金匮要略》泽泻汤研究概况［J］.中华中医药学刊，2007，25（10）：2039 - 2041.

᪥ᪧ 厚朴大黄汤 ᪧ᪥

【处方组成与功用】

厚朴大黄汤出自《金匮要略》痰饮咳嗽病脉证并治（支饮）篇，由厚朴 10～20g，大黄 15～20g，枳实 10～12g 组成。具有通下荡实、降气除满的功效。传统用于饮热迫肺兼胃肠热实支饮腹满所见之咳逆倚息，不得平卧，痰黄而稠，脘腹胀满，大便干秘，身热心烦，舌红，苔黄、厚腻，脉滑数等。

【方剂传统解析】

《金匮要略》载："支饮腹满者，厚朴大黄汤主之。"本条文论述了支饮腹满的证治。本证的病因病机为支饮迫肺，胃肠热实，腑气壅滞。本方以厚朴为君药，行气消胀，下气平喘，燥湿化饮；大黄为臣，通腑泄热，荡涤实邪；枳实破气消积，导痰为佐，助厚朴降气除满，助大黄荡实通腑。诸味合用，共奏通下荡实，降气除满之功。

【方剂药效物质基础】

1 拆方组分

大黄、厚朴、枳实　其化学组分见痉湿暍病脉证治篇"大承气汤"。

2 复方组分

目前尚未见有厚朴大黄汤复方化学组分的文献报道。

【方剂药理学研究】

1 拆方药理

大黄、厚朴、枳实　其药理研究见痉湿暍病脉证治篇"大承气汤"。

2 复方药理

2.1 抗炎作用　采用病毒性肺热证模型小鼠，通过对小鼠肺脏大体形态和小鼠肺脏病理组织学形态结构的研究，发现空白对照组小鼠肺脏呈淡粉红色，含气、无实变区。模型组小鼠肺脏肿胀，呈暗褐色或有紫黑色斑块，肺脏各叶均有广泛的出血、实变区，切开病变肺叶可见有红色液体流出。麻杏石甘汤组、厚朴大黄汤大剂量组、厚朴大黄汤小剂量组，各组小鼠肺脏肿胀，多呈暗褐色，肿胀程度与模型组相比有所减轻，但与正常组相比仍较严重。空白对照组肺组织正常，肺泡间隔无增宽，肺泡腔无渗出。模型组与空白对照组相比，肺泡间隔明显增宽，肺泡壁毛细血管扩张充血，液体渗出，部分肺泡腔内可见粉染的渗出液；肺泡间隔、肺泡腔内炎细胞浸润，部分肺泡腔填实，尤以支气管周围更为明显，形成实变区。此外，部分肺泡腔内可见有漏出的红细胞。麻杏石甘汤组与模型组比较，肺泡间隔明显变窄，炎细胞浸润明显减少，肺泡壁毛细血管扩张充血程度减轻；绝大部分肺泡腔干净，仅少部分有少量炎细胞浸润。厚朴大黄汤大剂量组与模型组比较，肺泡间隔变窄，肺间质炎细胞浸润明显减轻；肺泡壁毛细血管扩张充血程度有所减轻；大部分肺泡腔内干净，少部分有少量炎细胞浸润。厚朴大黄汤小剂量组与模型组比较，肺泡间隔毛细血管扩张充血，炎细胞浸润明显减少；大部分肺泡腔干净，可见有灶状区域内的肺泡腔内有大量炎细胞浸润[1]。

2.2 止咳、化痰作用 通过对小鼠咳嗽与咳嗽抑制率、肺指数影响的研究，发现厚朴大黄汤有明显的止咳作用，与模型组比较，$P < 0.05$，但作用强度不如麻杏石甘汤。小鼠肺炎时，肺组织内的炎细胞和炎性渗出使肺重量增加，且与肺脏炎症严重程度正相关，故肺指数的变化可反映肺脏病变的严重程度。实验结果表明，厚朴大黄汤大剂量及厚朴大黄汤小剂量均可明显降低小鼠肺指数，且与麻杏石甘汤疗效接近[1]。利用氨水引咳实验和小鼠酚红排泌实验，通过拆方分析，简单阐述厚朴大黄汤中各药物在组方中的作用，确定厚朴大黄汤止咳化痰的有效成分。结果表明，止咳作用：复方组 > 厚朴 + 枳实 > 厚朴 + 大黄 > 厚朴，枳实配伍效果优于大黄；化痰效果：厚朴大黄汤 > 厚朴 + 大黄 > 厚朴 + 枳实 > 厚朴，大黄配伍效果优于枳实[2]。

2.3 其他作用 小剂量厚朴大黄汤即呈现明显泻下作用，大剂量能显著增加炭末在小肠推进距离，提示该方可明显促进小肠运动。

【临床研究与应用】

1 治疗严重多发性创伤

选择严重多发性创伤患者 26 例，若症见腹胀满、肛门未排气、排便，或合并头部外伤，意识不清，舌红及苔黄、厚腻者，应用小承气汤：生大黄 30g、厚朴 15g、枳实 10g，水煎服，每日 1 剂，分 2 次口服；兼见咳嗽、咯痰不畅、胸闷憋气，或胸部外伤伴血气胸者，选用厚朴大黄汤：生大黄 45g、厚朴 20g、枳实 15g，水煎服，每日 1 剂，分 2 次口服；患者创伤处或全身以胀痛为主，腹部有明确脏器损伤者，查体腹部触之软或腹部膨隆，肛门排气不畅，应用厚朴三物汤：生大黄 20g、厚朴 60g、枳实 30g，水煎服，每日 1 剂，分 2 次口服。6 天为 1 个疗程。结果以腹痛、腹胀消失，食欲及排便均正常，腹部无压痛、反跳痛，肠鸣音正常，腹部 X 线片示无异常为痊愈，本组总有效率 96.15%。本组患者恢复肛门排气时间为 10 ~ 70 小时，平均 40 小时；恢复排便时间为 16 ~ 78 小时，平均 47 小时。未发生肠瘘、全身感染及多器官功能障碍综合征，无死亡病例[3]。

2 治疗其他疾病

用厚朴大黄汤原方或其加减方，还可以治疗风热袭表，内里肺气之肺痈、湿热灼伤肺络之喘证、属阳明腑实积滞腹痛[4]，高血压前期[5]等见有本方证者。

【方剂评述】

小承气汤、厚朴三物汤及厚朴大黄汤均来自《金匮要略》，是张仲景的经典方。三方组成相同，惟不同点在于剂量各异，在对三方的病机研究方面，古代认为，厚朴大黄汤证乃因嗜酒过多、饮热内生所致。其病机为饮热壅肺，气逆络伤，主证有胸满、咳喘或兼吐血，治以逐饮荡热，行气开郁，开痞满而通大便；厚朴三物汤行气之力强，泻下力弱，治腹满、便秘；小承气汤泻下荡积为主，用治阳明腑实证。而在现代药理研究中，发现小承气汤泻下作用较强，厚朴三物汤理气效果较好，厚朴大黄汤止咳化痰作用明显，能明显延长小鼠咳嗽潜伏期，减少咳嗽次数，并显著促进小鼠气管酚红排泌，但其他作用不明显。现代临床上常用厚朴大黄汤来治疗咳嗽、肺炎及支气管炎等证，但对于该方作用的物质基础始终未见研究说明。目前有学者利用拆方分析对厚朴大黄汤的配伍机制进行研究，阐述各药物在组方中的作用，为该方的临床应用提供一定的依据。

参 考 文 献

[1] 侯洪涛，蒋明，张蕊，等. 厚朴大黄汤对小鼠病毒性肺热证的实验研究 [J]. 时珍国医国药，2010，21
（12）：3071 – 3073.
[2] 惠秋沙. 拆方分析厚朴大黄汤的药理作用和配伍基础 [J]. 中国中医药咨讯，2011，3（17）：20 – 21.
[3] 刘朝阳，张国平，曲夷. 仲景通腑泻下方治疗严重多发性创伤 26 例 [J]. 中医正骨，2011，23（9）：
70 – 71.
[4] 陈厚智. 经方治疗急症举隅 [J]. 湖南中医杂志，1990（1）：25 – 26.
[5] 赵晓华. 高血压前期的中医病机及经方治疗的临床体会 [J]. 大家健康（学术版），2014，8（3）：32 –
33.

❧ 小半夏汤 ❧

【处方组成与功用】

小半夏汤出自《金匮要略》痰饮咳嗽病脉证并治（支饮）篇，由半夏 10 ～ 15g，生姜 15 ～ 30g 组成。具有化饮和胃、降逆止呕的功效。传统用于支饮呕吐所见之恶心泛泛欲呕，呕吐清稀痰涎，呕吐后却反而不渴等。

【方剂传统解析】

《金匮要略》载："呕家本渴，渴者为欲解；今反不渴，心下有支饮故也，小半夏汤主之。"本条文论述了支饮犯胃呕吐的证治。本证的病因病机为饮停胃中，胃失和降。本方用半夏燥湿化饮，降逆止呕；生姜芳香和胃，化饮止呕，兼解半夏之毒。二味相合，共奏化饮和胃，降逆止呕之功。

【方剂药效物质基础】

1 拆方组分
1.1 半夏 其化学组分见百合狐惑阴阳毒病脉证治篇"甘草泻心汤"。
1.2 生姜 其化学组分见痉湿暍病脉证治篇"栝楼桂枝汤"。

2 复方组分
半夏、生姜的配伍研究 通过研究发现，生姜配伍半夏可通过诱导 CYP 酶的活性，抵消半夏对该酶的抑制作用，加速不良药物在体内的代谢，从而起到相畏相杀、消除不利因素或副作用，有效发挥药效的作用[1]。

【方剂药理学研究】

1 拆方药理
1.1 半夏 其药理研究见百合狐惑阴阳毒病脉证治篇"甘草泻心汤"。
1.2 生姜 其药理研究见痉湿暍病脉证治篇"栝楼桂枝汤"。

2 复方药理
2.1 止呕作用 将水貂分为空白组、模型组、昂丹司琼对照组、小半夏汤（生姜：半夏）1∶2组、小半夏汤1∶1组、小半夏汤8∶5组，经治疗药物预处理30分钟后予顺铂7.5mg/kg腹腔注射，观察水貂在给顺铂后6小时内的呕吐反应，记录呕吐潜伏期、干呕、呕吐次数。结果显示，小半夏汤各药物配伍比例均可以抑制顺铂诱导的水貂呕吐反应，其中以生姜、半夏配比为8∶5的小半夏汤组抗呕吐作用最强。说明小半夏汤的药物配伍比例（生姜∶半夏）8∶5是其最佳配伍比例，止呕效果最明显[2]。

2.2 促进胃排空和肠推进作用　研究表明，小半夏汤具有显著对抗顺铂所致小鼠胃排空抑制以及减慢小肠推进的功效[3]。

2.3 降低胃动素水平作用　研究认为，小半夏汤对正常小鼠血浆胃动素无显著影响，而对顺铂化疗后小鼠，可明显降低其血浆胃动素水平，提示小半夏汤止呕机制可能与其对抗胃动素升高有关[4]。

2.4 对催吐中枢的作用　研究认为，小半夏汤对正常小鼠5-羟色胺受体无显著影响，而对化疗后小鼠，可明显降低血清5-羟色胺受体水平[5]。

【临床研究与应用】

1 治疗呕吐

将临床上的妊娠剧烈呕吐分成脾胃虚弱型呕吐、肝胃不和型呕吐、痰滞型呕吐、气阴两亏型呕吐，其中治疗痰滞型妊娠呕吐时以小半夏汤为主方，加入茯苓、白术等药进行治疗，发现疗效显著[6]。

此外，本方对于化疗后呕吐[7]、肝阳上亢引起的呕吐[8]、顽固性呕吐[9]等亦有较好疗效。

2 治疗中风后呃逆

选择中风后呃逆患者52例，用小半夏汤合橘皮竹茹汤处方。每日1次，水煎服，分早晚2次温服。5天为1个疗程，若不愈，间隔2天开始第2个疗程，用1~2个疗程。结果以呃逆症状消失为治愈，本组治愈43例，好转7例，未愈2例，总有效率96.15%[10]。

3 治疗其他疾病

用小半夏汤原方或其加减方，还可以治疗胃中蓄饮满胀、痰饮渍肺咳喘、厥阴头痛[11]等见有本方证者。

【方剂评述】

小半夏汤由半夏、生姜两味药组成，医家多以此方治疗呕吐，功效显著，被奉为"呕家圣剂"，后世都尊其为"止呕之祖方"，治疗各种呕吐是临床上小半夏汤主要应用范围。综观《金匮要略》全书，运用小半夏汤者24处，涉及疾病12种，方剂23首。除治疗痰饮性呕吐外，张仲景还将小半夏汤作为基础方，经适当加减化裁或与其他药物配伍，扩大治疗范围，应用于临床多种疾病。后世医家临床亦多有应用，如《外台秘要》言小半夏汤可治"呕哕，心下悸，痞硬不能食"。《圣济总录》载其可用于"霍乱呕吐涎沫，医反下之，心下作痞"。《医学正传》则用其治疗"阳明伤寒，不纳谷而呕吐不已者"。现代药理学研究表明，小半夏汤显示出对动物的胃肠道具有一定的作用，止呕效果显著。但是目前对小半夏汤中化学成分的研究比较少，对方剂中具有抗呕吐的活性成分不明确。纵观文献，有关单味药半夏、生姜中的化学成分的研究颇多，而对于半夏、生姜组合而成的小半夏汤研究较少。因而其所含的抗呕吐物质基础、作用机制及方中半夏、生姜的配伍机制尚不明确，今后需进一步深入探讨。

参 考 文 献

[1] 奚丽君，陈卫平，陆兔林，等．探针药物法评价半夏生姜配伍对细胞色素 P450 酶的影响［J］．国医导报，2009，28（1）：15 - 17.

[2] 钱秋海，陈文辉，岳旺，等．小半夏汤不同配伍比例抗呕吐作用实验研究［J］．山东中医杂志，2012，31（3）：194 - 195.

[3] 王枫，罗文纪，连建伟．小半夏汤对小鼠胃排空、小肠推进的影响［J］．浙江中医学院学报，2001，25（2）：48 - 50.

[4] 徐小玉，连建伟．小半夏汤对小鼠胃动素的影响［J］．国医论坛，2002，17（4）：45 - 46.

[5] 徐小玉，连建伟．小半夏汤对小鼠催吐化学中枢 5 - 羟色胺受体的影响［J］．浙江中医学院学报，2004，28（3）：39 - 40.

[6] 李红．辨证论治妊娠剧吐 34 例［J］．陕西中医，2011，32（11）：1454 - 1455.

[7] 张小玲．小半夏汤加味联合阿扎斯琼预防大肠癌术后化疗所致胃肠道反应 30 例［J］．中国民族民间医药，2009（5）：85.

[8] 张艳霞．中医辨证治疗眩晕的临床体会［J］．中国民间疗法，2011，19（10）：40 - 41.

[9] 樊荣强．小半夏加茯苓汤治愈顽固性呕吐验案例［J］．光明中医，2011，26（1）：165.

[10] 李惠玲．小半夏汤合橘皮竹茹汤治疗中风后呃逆 52 例［J］．中国民间疗法，2014，22（3）：41.

[11] 陈锐．小半夏汤临床新用［J］．中国社区医师，2011（26）：19.

❧ 小半夏加茯苓汤 ❧

【处方组成与功用】

小半夏加茯苓汤出自《金匮要略》痰饮咳嗽病脉证并治（痰饮）篇，由半夏 10 ~ 15g，生姜 15 ~ 30g，茯苓 10 ~ 15g 组成。具有和胃化饮、降逆止呕的功效。传统用于痰饮病胃中停饮所见之卒然呕吐，稀涎清水，心下痞满，有振水音，心悸不宁，头目晕眩等。

【方剂传统解析】

《金匮要略》载："卒呕吐，心下痞，肠间有水，眩悸者，小半夏加茯苓汤主之""先渴后呕，为水停心下，此属饮家，小半夏茯苓汤主之"。两条文论述了胃中停饮呕吐的证治。本证的病因病机为胃中停饮，饮阻气逆。本方半夏温燥体滑，燥湿化饮，降逆止呕；生姜辛温芳香，温中和胃，化饮止呕，兼解半夏之毒；二味相配，即为和胃化饮，降逆止呕之祖方小半夏汤；再加甘淡渗利之茯苓，兼具补脾利水，宁心定悸之效，则化饮之力更强。故适用于胃中停饮较重，水饮上逆之呕吐眩悸证。

【方剂药效物质基础】

1 拆方组分

1.1 半夏　其化学组分见百合狐惑阴阳毒病脉证治篇"甘草泻心汤"。

1.2 生姜　其化学组分见痉湿暍病脉证治篇"栝楼桂枝汤"。

1.3 茯苓　其化学组分见脏腑经络先后病脉证篇"猪苓汤"。

2 复方组分

2.1 鸟苷和腺苷含量分析 通过建立测定小半夏加茯苓汤中鸟苷和腺苷含量的 HPLC 分析方法，测定小半夏加茯苓汤中鸟苷和腺苷分别在 0.031 ~ 1.027μg（$r = 0.9999$）和 0.015 ~ 1.010μg（$r = 1.0000$）内线性关系良好，平均加样回收率分别为 102.8%、102.5%，RSD 分别为 1.93%、1.8%（$n = 6$）。说明该方法简便、可靠、重现性好，可用于测定小半夏加茯苓汤中鸟苷和腺苷的含量[1]。

2.2 姜酚含量分析 采用 HPLC 建立小半夏加茯苓汤的特征图谱，探索小半夏加茯苓汤止吐作用的有效物质基础。结果显示，小半夏加茯苓汤中姜酚含量较高，以 6 - 姜酚为最高，占 23 个标记特征峰总峰面积的 20% 左右。原方及拆方对硫酸铜所致家鸽呕吐均有不同程度抑制作用，止呕强度趋势为原方 > 拆方 > 生半夏。说明小半夏加茯苓汤及拆方水提物有一定止吐的作用，结合复方中姜酚含量较高的特征图谱，提示姜酚可能是本方药止吐药效的物质基础之一[2]。

2.3 其他成分分析 运用正交试验筛选小半夏加茯苓汤药效物质基础，结果表明方中总生物碱质量分数与呕吐潜伏期呈正相关，而与呕吐次数呈负相关。说明总生物碱是小半夏加茯苓汤中药效物质基础之一[3]。

【方剂药理学研究】

1 拆方药理

1.1 半夏 其药理研究见百合狐惑阴阳毒病脉证治篇"甘草泻心汤"。

1.2 生姜 其药理研究见痉湿暍病脉证治篇"栝楼桂枝汤"。

1.3 茯苓 其药理研究见脏腑经络先后病脉证篇"猪苓汤"。

2 复方药理

2.1 止呕吐作用 通过对小半夏加茯苓汤及其拆方止吐药效的对比性研究，发现对硫酸铜所致家鸽呕吐，无论从预防呕吐作用或从治疗呕吐作用角度来看，原方煎剂止吐药效最佳，半夏与生姜合用是止吐药效发挥的核心，茯苓虽不是止吐要药，但在方中起相使的作用[4]。

2.2 调节免疫功能作用 建立 H_{22} 荷瘤小鼠模型，观察小半夏加茯苓汤的抑瘤作用及瘤组织中增殖细胞核抗原（PCNA）蛋白表达情况；同时检测免疫器官指数、T 淋巴细胞增殖作用和血清中 TNF - α 含量。结果显示，小半夏加茯苓汤高剂量对小鼠 H_{22} 移植瘤有明显抑制作用，抑瘤率为 13.7%，PCNA 蛋白表达与对照组比较差异有显著性，同时脾脏指数、脾细胞刺激指数和血清中 TNF - α 等指标均显著高于对照组。表明小半夏加茯苓汤可以抑制模型鼠肿瘤的生长，增强荷瘤小鼠的免疫功能。其机制可能是通过激活免疫细胞、调节机体的免疫功能达到有效控制肿瘤细胞增殖的作用[5]。

2.3 抗肿瘤作用 采用血清药理学的方法，观察小半夏茯苓方对肝癌 $HepG_2$ 细胞增殖的影响，探索该方诱导肝癌细胞凋亡相关因子表达的影响。结果显示，小半夏加茯苓方能抑制人肝癌 $HepG_2$ 细胞的生长，在作用 24 小时时效果最明显。流式检测结果显示，药物作用细胞 24 小时，小半夏加茯苓方阻滞细胞于 S 期，环磷酰胺将细胞阻滞于 G_2 期。小半夏加茯苓方作用 24 小时能诱导 $HepG_2$ 细胞的凋亡，caspase - 3 表达与药物的剂量呈正相关。说明小半夏加茯苓方可能通过激活 caspase - 3 蛋白表达，从而诱导肝癌细胞凋亡，阻滞细胞周期于 S 期，有效抑制细胞增殖，发挥抗肿瘤的作用[6]。

2.4 急性毒性　以最大浓度药液灌胃给药，24 小时内给药 3 次，连续观察 7 天。详细观察记录小鼠行为活动、状态、饮食、大便、小便、毛色、分泌物及死亡等情况，探讨小半夏加茯苓汤对小鼠的急性毒性实验和了解毒靶器官。结果显示，全部动物健存，也无明显中毒反应，测得小半夏加茯苓汤最大受试药物量为临床患者拟用量的 382.29 倍。说明小半夏加茯苓汤对小鼠无明显急性毒性反应[7]。

【临床研究与应用】

1 治疗化疗所致胃肠道反应

选择恶性肿瘤化疗致迟发性呕吐患者 91 例，随机分组、平行对照研究。治疗组（小半夏加茯苓汤治疗）46 例，对照组（甲氧氯普安治疗）45 例，连续用药 3 天，比较 2 组疗效。严密观察和记录治疗过程中的不良事件，进行安全性评价。结果显示，治疗组止呕有效率较对照组组间差异明显，$P < 0.05$。2 组均未出现不良事件，安全性较好。表明小半夏加茯苓汤治疗化疗迟发性呕吐有较好的疗效[8]。

2 治疗病毒性心肌炎

选择病毒性心肌炎患者 89 例，随机分为治疗组 54 例和对照组 35 例。对照组给予常规西药治疗；治疗组在上述基础上加用小半夏加茯苓汤处方：半夏 18g，茯苓 12g，生姜 16g。每日 1 剂，水煎分 2 次服，并根据不同辨证分型加减药物。2 组均以 1 个月为 1 个疗程，1 个疗程后统计疗效。煎服以临床主要症状、体征完全消失，理化检查恢复正常为治愈，治疗组总有效率为 96.30%；对照组总有效率为 74.29%（$P < 0.05$）[9]。

【方剂评述】

小半夏加茯苓汤主治痰饮所致的呕眩悸证，是治疗呕吐的中医经典方剂，目前临床主要用于治疗各种原因引起的呕吐，疗效显著可靠。在许多疾病的发生、发展以及治疗过程中都会出现呕吐症状，如急（慢）性消化道疾病、肝胆系统疾病、肾脏疾病、呼吸系统疾病、内分泌系统疾病、心脑血管疾病、前庭障碍性疾病等，或妇女妊娠期间以及许多药物的毒副作用也会导致呕吐，尤其是在肿瘤的放疗、化疗中会导致严重呕吐。现代研究认为，该方中半夏、生姜均有良好的止呕作用，复方也充分显示其多靶点、多方面、多层次的优良药效。近年来研究表明组成该复方的 3 味药均具有不同程度的增强免疫功能、抗肿瘤、减轻消化道放射反应，保护肝脏等多种药理作用。另外，小半夏茯苓汤在张仲景原方中用生半夏，而《中国药典》规定生半夏为有毒之品，不能直接入药，须炮制方可入药。

参 考 文 献

［1］刘育辰，刘刚，何平康，等. 小半夏加茯苓汤中鸟苷和腺苷含量的高效液相色谱法测定［J］. 时珍国医国药，2014，25（2）：277 - 279.

［2］曾万玲，杜薇，何前松，等. 小半夏加茯苓汤水提物特征图谱及其止吐药效物质基础的研究［J］. 中国实验方剂学杂志，2013，19（1）：184 - 187.

［3］刘文，冯泳. 小半夏加茯苓汤中药效物质的正交试验筛选［J］. 中草药，2005，36（1）：51 - 53.

［4］冯泳，刘文，李江，等. 小半夏加茯苓汤及其拆方止吐药效的对比性研究［J］. 贵阳中医学院学报，2001，23（1）：53 - 54.

[5] 蔡琨，冯泳，何前松，等．小半夏加茯苓汤对 H_{22} 荷瘤小鼠的抑瘤及免疫调节作用 [J]．实用医学杂志，2011，27（7）：1290 – 1292.

[6] 杨长福，冯泳，何前松．小半夏加茯苓方含药血清抑制 $HepG_2$ 细胞增殖及促进凋亡 [J]．中国实验方剂学杂志，2011，17（8）：168 – 171.

[7] 何前松，蒋婧妍，冯泳，等．小半夏加茯苓汤的急性毒性研究 [J]．辽宁中医药大学学报，2009，11（5）：200 – 201.

[8] 陈娟，方明治，杨兴华．小半夏加茯苓汤治疗化疗致迟发性呕吐的临床疗效观察 [J]．天津中医药，2013，30（3）：148 – 150.

[9] 谢建华．小半夏加茯苓汤治疗病毒性心肌炎 54 例观察 [J]．浙江中医杂志，2010，45（10）：735.

❧ 桂苓五味甘草汤 ❧

【处方组成与功用】

桂苓五味甘草汤出自《金匮要略》痰饮咳嗽病脉证并治（支饮）篇，由茯苓 12 ~ 15g，桂枝 12 ~ 15g，炙甘草 10g，五味子 10 ~ 15g 组成。具有敛气平冲、通阳化饮的功效。传统用于支饮阳虚冲气上逆所见之多唾口燥，手足厥逆，手足痹，其面翕热如醉状，冲气上逆，时作时止，小便难，寸脉沉、尺脉微等。

【方剂传统解析】

《金匮要略》载："青龙汤下已，多唾口燥，寸脉沉、尺脉微，手足厥逆，气从小腹上冲胸咽，手足痹，其面翕热如醉状，因复下流阴股，小便难，时复冒者，与茯苓桂枝五味甘草汤，治其气冲。"本条文论述了阳虚支饮患者服小青龙汤后，耗散阳气引发冲气的变证及治疗。本证的病因病机为小青龙汤证辛散太过，耗散真阳，冲气上逆。该方用桂枝配伍炙甘草，辛甘化阳，温振阳气，平冲降逆；桂枝配茯苓，通阳化气而利小便，导逆气（水、饮）下行；五味子酸温，敛肺固肾，收敛耗散漫浮之虚阳；与甘草相配，兼具酸甘化阴之功。诸药同用，共奏敛气平冲，通阳化饮之效。

1 拆方组分

1.1 茯苓 其化学组分见脏腑经络先后病脉证篇"猪苓汤"。

1.2 桂枝 其化学组分见痉湿暍病脉证治篇"栝楼桂枝汤"。

1.3 炙甘草 其化学组分见痉湿暍病脉证治篇"葛根汤"。

1.4 五味子 其化学组分见肺痿肺痈咳嗽上气病脉证治篇"射干麻黄汤"。

2 复方组分

目前尚未见有桂苓五味甘草汤复方化学组分的文献报道。

【方剂药理学研究】

1 拆方药理

1.1 茯苓 其药理研究见脏腑经络先后病脉证篇"猪苓汤"。

1.2 桂枝 其药理研究见痉湿暍病脉证治篇"栝楼桂枝汤"。

1.3 炙甘草 其药理研究见痉湿暍病脉证治篇"葛根汤"。

1.4 五味子 其药理研究见肺痿肺痈咳嗽上气病脉证治篇"射干麻黄汤"。

2 复方药理

目前尚未见有桂苓五味甘草汤复方药理研究的文献报道。

【临床研究与应用】

用桂苓五味甘草汤原方或其加减方，可治疗月经紊乱、眩晕耳鸣、烘热汗出、面热潮红、心悸怔忡、烦躁易怒，甚或情志异常，或面目肢体浮肿、尿频失禁、腰膝酸软、肢冷便溏[1]，脾胃气虚水气证头晕目眩[2]等见有本方证者。

【方剂评述】

寒饮郁肺气上冲是因用张仲景小青龙汤未能恰到好处而引起病以气上冲为主，通常情况下用小青龙汤后寒去饮化，咳止喘平，病为向愈；也有用小青龙汤后部分症状消除，又有部分症状加重如气从小腹上冲胸咽、面部发热如饮酒状等。权衡其病变证机仍是寒饮郁肺，对此既要治寒饮郁肺，又要治气上冲和面翕热如醉状，若再用小青龙汤有其局限性，必须改用桂苓五味甘草汤即小青龙汤去麻黄、细辛、干姜、半夏、白芍加茯苓而成。张仲景设"青龙汤下已"的目的是论述病变证机及病证表现虽符合肺寒证或寒饮郁肺证，但因用方未能全面权衡病情的复杂性，其治不仅没有达到预期治疗目的，反而还会引起病证发生变化，亦即用药未能切中病变证机也是引起疾病发生变化的重要原因之一。再则，辨识"面翕热如醉状"的病变证机是寒饮郁结，阳气不得入且怫郁于上，症状表现虽是"翕热"，但病变及症状本质是寒郁，治当取茯苓桂枝五味甘草汤从寒以温化为宜。

参 考 文 献

[1] 韩君.《金匮要略》方与经断前后诸症 [J]. 山东中医杂志，2009，28（12）：877.

[2] 王付. 仲景辨治头晕目眩23则 [J]. 中医药通报，2006，5（2）：20-22.

✑ 苓甘五味姜辛汤 ✎

【处方组成与功用】

苓甘五味姜辛汤出自《金匮要略》痰饮咳嗽病脉证并治（支饮）篇，由茯苓12~15g，甘草10g，干姜10g，细辛6g，五味子10~15g组成。具有温肺散寒、化饮止咳的功效。传统用于支饮冲缓寒饮复动所见之气上冲胸咽及眩冒诸症减轻，咳嗽气喘，胸中满闷，痰多稀白等。

【方剂传统解析】

《金匮要略》载："冲气即低，而反更咳，胸满者，用桂苓五味甘草汤去桂加干姜细辛，以治其咳满。"本条文论述了服桂苓五味甘草汤后，冲气暂平而寒饮复动的证治。本证的病因病机为冲气暂平，寒饮复动。该方以干姜为君药，温补脾肺，散寒化饮。细辛助其温肺散寒，以化已聚之饮；茯苓助其健脾运湿，以杜绝痰饮之源，共为臣药。五味子敛肺止咳，且防辛散太过；甘草化痰和中，调和诸药，共为佐使。全方共奏温肺散寒，化饮止咳之效。

【方剂药效物质基础】

1 拆方组分

1.1 茯苓 其化学组分见脏腑经络先后病脉证篇"猪苓汤"。

1.2 甘草 其化学组分见痉湿暍病脉证治篇"栝楼桂枝汤"。

1.3 干姜 其化学组分见百合狐惑阴阳毒病脉证治篇"甘草泻心汤"。

1.4 细辛 其化学组分见中风历节病脉证并治篇"侯氏黑散"。

1.5 五味子 其化学组分见肺痿肺痈咳嗽上气病脉证治篇"射干麻黄汤"。

2 复方组分

目前尚未见有苓甘五味姜辛汤复方化学组分的文献报道。

【方剂药理学研究】

1 拆方药理

1.1 茯苓 其药理研究见脏腑经络先后病脉证篇"猪苓汤"。

1.2 甘草 其药理研究见痉湿暍病脉证治篇"栝楼桂枝汤"。

1.3 干姜 其药理研究见百合狐惑阴阳毒病脉证治篇"甘草泻心汤"。

1.4 细辛 其药理研究见中风历节病脉证并治篇"侯氏黑散"。

1.5 五味子 其药理研究见肺痿肺痈咳嗽上气病脉证治篇"射干麻黄汤"。

2 复方药理

2.1 对慢性支气管炎的作用 通过建立寒饮蕴肺型慢性支气管炎大鼠病理模型,探讨苓甘五味姜辛汤对慢性支气管炎大鼠支气管和肺组织形态学的影响。结果显示,苓甘五味姜辛汤能明显改善炎性因子对大鼠支气管和肺组织的伤害,并能促进坏死组织进行重构,恢复组织结构;能改善大鼠外周血中 cAMP、cGMP 的失衡状态,恢复 cAMP 与 cGMp 对细胞反应的调节;能抑制大鼠支气管和肺组织中 IL-1 的过量产生,从而阻止 IL-1 对中性白细胞和 C-反应蛋白释放的调节,抑制中性粒细胞脱颗粒,抑制和(或)消除炎症反应,减轻组织损伤,降低气道高反应性,缓解炎症的进一步发展;能降低大鼠外周血中 NO 的水平,从而改善肺血管舒缩的动态平衡,维持血管、细支气管的正常张力以及肺血管、细支气管的结构重建,维持肺血管、细支气管的内皮完整性[1]。

2.2 对寒饮型慢性阻塞性肺疾病的作用 在模拟寒饮型慢性阻塞性肺疾病(COPD)寒饮蕴肺证病因和临床表现的基础上,用烟熏和冷水浴的方法建立 COPD 寒饮蕴肺证大鼠模型,用苓甘五味姜辛汤对上述病症进行干预,并通过客观指标对其进行评价和验证。结果显示,苓甘五味姜辛汤通过抑制 COPD 大鼠支气管和肺组织中 MMP-9 的升高,调节 TIMP-1 水平,调节 MMP-9/TIMP-1 的比值,抑制 COPD 大鼠气道炎症,改善气道阻塞;降低 COPD 大鼠外周血 IL-8 的水平;抑制 COPD 大鼠支气管和肺组织中 ICAM-1 的升高,干预 COPD 气道炎症反应,实现其治疗寒饮蕴肺型 COPD 的作用[2]。

【临床研究与应用】

1 治疗支气管哮喘

选择支气管哮喘患者 100 例,随机分为观察组和对照组各 50 例。对照组西药常规治疗，观察组在对照组基础上按发作期和缓解期加以中医辨证论治，发作期用苓甘五味姜辛汤方，缓解期给予补中益气丸和桂附地黄丸或六味地黄丸长期口服，观察 2 组用药对支气管哮喘的临床疗效及 6 个月、12 个月的复发情况。结果显示，观察组和对照组的总有效率分别为 95.6% 和 87.8%；临床治愈率分别为 84.4% 和 73.2%；复发率分别为 20% 和43.9%（$P > 0.05$），但临床治愈率之间的差异有显著性（$P < 0.05$）。2 组复发率之间差异有显著性（$P < 0.05$）[3]。

2 治疗咳嗽

选择以咳嗽为主要症状或者惟一症状，未合并其他肺部症状或者体征，无慢性基础疾病，经胸部 X 线片检查未见明显异常的慢性咳嗽患者 150 例，随机分为观察组与对照组各75 例。观察组予以苓甘五味姜辛汤合用止咳散加减处方：白前 20g，茯苓、陈皮各 15g，五味子、干姜、甘草、紫菀、桔梗及法半夏各 10g，细辛 3g。若咽痒甚者，加用牛蒡子及蝉蜕；咳甚似喘者，加用杏仁及炙麻黄；恶风怕冷者，加用防风及黄芪。每日 1 剂，水煎至200ml，分为早晚 2 次服用，连用 14 天为 1 个疗程。对照组常规用盐酸氨溴索、阿奇霉素治疗。对于明确细菌感染者，还可加用头孢类抗生素治疗。结果以患者的咳嗽及相关体征均完全消失，治疗后 2 周以上未复发为治愈，观察组总有效率 94.7%，对照组总有效率74.7%（$P < 0.05$）。且观察组无明显不良反应，而对照组有 4.0% 的患者出现不良反应[4]。

3 治疗支原体肺炎

选择寒饮型支原体肺炎患者 46 例，随机分为治疗组和对照组各 23 例。对照组予阿奇霉素治疗。治疗组以苓甘五味姜辛汤处方：茯苓 12g，炙甘草 9g，五味子 5g，细辛 5g，干姜 9g。水煎温服，7 天为 1 个疗程。若痰多欲呕者，加半夏；咳嗽明显者，加麻黄、苏子；冲气上逆者，加桂枝；咳甚颜面虚浮者，加杏仁。结果治疗组治愈时间、胸部 X 线片示病灶吸收时间较对照组明显缩短，特异性肺炎支原体 – IgM 阳性率明显降低；治疗组总有效率为 91.30%；对照组总有效率为 78.26%（$P < 0.05$）[5]。

4 治疗其他疾病

用苓甘五味姜辛汤原方或其加减方，还可以治疗慢性阻塞性肺疾病[6]、胸中阳气不充咳喘[7]、肺癌（脾虚痰湿型）[8]等见有本方证者。

【方剂评述】

苓甘五味姜辛汤，其性偏温，是一剂既祛饮邪又止咳平喘的显效良方，药虽仅五味，但组成严谨，配伍精当。该方是从桂苓五味甘草汤变化而来，苓甘五味姜辛汤也可能出现小便不利，用茯苓导水下行，顺其势而为。苓甘五味姜辛汤是使胸中寒饮从下焦而走，并无外寒表证，因此使饮邪不从表走而从水道走。在此，张仲景为我们提供了两个治疗支饮的法则：一解表，二利尿。

参 考 文 献

[1] 陈林知 . 苓甘五味姜辛汤对慢支大鼠气道炎症介质表达调控的实验［D］. 武汉：湖北中医学院，2007：5.

[2] 倪明芳 . 苓甘五味姜辛汤对慢性阻塞性肺疾病模型大鼠炎症介质影响的实验研究［D］. 武汉：湖北中医学院，2009：5.

[3] 董广林 . 中西医结合治疗支气管哮喘 50 例［J］. 中国中医药现代远程教育，2012，10（21）：39 – 40.

［4］李育祥．苓甘五味姜辛汤合止嗽散加减治疗慢性咳嗽的思路探讨［J］．中国社区医师，2014，30（5）：86－87.

［5］梁蔚莉．《金匮要略》苓甘五味姜辛汤治疗寒饮型成人支原体肺炎疗效观察［J］．中国现代医生，2013，25（7）：99，103.

［6］赵婧彤．加味苓甘五味姜辛汤合肾气丸治疗慢性阻塞性肺疾病稳定期（寒饮停肺，脾肾阳虚）的临床研究［D］．长春：长春中医药大学，2010：4.

［7］房莉萍，丛鹏．小青龙汤与苓甘五味姜辛汤的临床辨治鉴别［J］．中医临床研究，2011，3（27）：19.

［8］孙玉冰，史清华，李霞，等．中医药治疗中晚期肺癌33例疗效观察［J］．新中医，2005，37（87）：34－35.

桂苓五味甘草去桂加姜辛半夏汤

【处方组成与功用】

桂苓五味甘草去桂加姜辛半夏汤出自《金匮要略》痰饮咳嗽病脉证并治（支饮）篇，由茯苓15g，甘草7g，干姜7g，细辛6g，五味子10～15g，半夏10～15g组成。具有温肺散寒、化饮止咳、降逆止呕的功效。传统用于支饮呕冒所见之咳满不止，口反不渴，头目眩冒，呕吐稀涎等。

【方剂传统解析】

《金匮要略》载："咳满即止，而更复渴，冲气复发者，以细辛干姜为热药也。服之当遂渴，而渴反止者，为支饮也。支饮者，法当冒；冒者必呕，呕者复内半夏以去其水。"本条文论述了服苓甘五味姜辛汤后的转归及支饮呕冒的证治。本证的病因病机为以细辛干姜为热药，伤阴耗阳，引动冲气。该方说明在服苓甘五味姜辛汤后就应出现口渴，假如口反不渴的，是支饮内盛的缘故。支饮内盛者，就可能有头目眩冒的表现，眩冒的同时必定伴见呕吐，有呕吐时可在原方内加半夏化饮降逆。

【方剂药效物质基础】

1 拆方组分

1.1 茯苓　其化学组分见脏腑经络先后病脉证篇"猪苓汤"。

1.2 甘草　其化学组分见痉湿暍病脉证治篇"栝楼桂枝汤"。

1.3 干姜、半夏　其化学组分见百合狐惑阴阳毒病脉证治篇"甘草泻心汤"。

1.4 细辛　其化学组分见中风历节病脉证并治篇"侯氏黑散"。

1.5 五味子　其化学组分见肺痿肺痈咳嗽上气病脉证治篇"射干麻黄汤"。

2 复方组分

目前尚未见有桂苓五味甘草去桂加姜辛半夏汤复方化学组分的文献报道。

【方剂药理学研究】

1 拆方药理

1.1 茯苓　其药理研究见脏腑经络先后病脉证篇"猪苓汤"。

1.2 甘草　其药理研究见痉湿暍病脉证治篇"栝楼桂枝汤"。

1.3 干姜、半夏　其药理研究见百合狐惑阴阳毒病脉证治篇"甘草泻心汤"。

1.4 细辛　其药理研究见中风历节病脉证并治篇"侯氏黑散"。

1.5 五味子　其药理研究见肺痿肺痈咳嗽上气病脉证治篇"射干麻黄汤"。

2 复方药理

目前尚未见有桂苓五味甘草去桂加姜辛半夏汤复方药理研究的文献报道。

【临床研究与应用】

用桂苓五味甘草去桂加姜辛半夏汤原方或其加减方，可治疗痰饮眩晕[1]、肺间质纤维化[2]等见有本方证者。

【方剂评述】

桂苓五味甘草去桂加姜辛半夏汤所论支饮上逆者，必有眩冒之症，由支饮所致的眩冒，因饮邪犯胃，必有呕吐之症，故云"冒者必呕"。饮邪引起昏眩、呕吐者，治用苓甘五味姜辛汤加半夏祛胃中之饮，而收卓效。寒饮郁肺呕冒是因用苓甘五味姜辛汤或小青龙汤未能恰到好处而引起病以呕冒为主，即"咳满即止，而更复渴，冲气复发者，以细辛、干姜为热药也。服之当遂渴，而渴反止者，为支饮也。支饮者，法当冒，冒者必呕，呕者复内半夏以去其水"。用苓甘五味姜辛汤治疗，药后咳嗽、胸满等症状消除，可是寒饮郁肺之浊气上冲又复发，更有呕吐及头晕目眩或头昏等症状，对此既要治寒饮郁肺，又要治呕冒，故改用桂苓五味甘草去桂加姜辛夏汤。辨识"渴""呕"的病变证机是寒饮郁结，气化不利，症状表现虽有"渴"，但病变及症状表现是寒郁不化，治当从寒化饮。又有"支饮"之"饮"者，水也；"去其水"之"水"者，饮也；前言"饮"，后言"水"，重点强调病变证机是水饮肆虐。

参 考 文 献

[1] 王建康.《伤寒杂病论》痰饮型眩晕之治法与临床运用 [J]. 中医研究，2006，19（7）：9－11.

[2] 王付. 肺病治法与辨治用方 [J]. 河南中医，2008，28（10）：1－4.

❀ 苓甘五味加姜辛半夏杏仁汤 ❀

【处方组成与功用】

苓甘五味加姜辛半夏杏仁汤出自《金匮要略》痰饮咳嗽病脉证并治（支饮）篇，由茯苓15g，甘草7g，五味子12g，干姜10g，细辛7g，半夏10g，杏仁10g组成。具有温化寒饮、宣肺散水的功效。传统用于支饮形肿所见之咳逆倚息不得卧，胸中满闷咯白痰，形肿，无汗等。

【方剂传统解析】

《金匮要略》载："水去呕止，其人形肿者，加杏仁主之。其证应内麻黄，以其人遂痹，故不内之。若逆而内之者，必厥。所以然者，以其人血虚，麻黄发其阳故也。"本条文论述了支饮形肿的证治。本证的病因病机为膈间支饮，肺失通调，饮泛肌肤，阳气亏虚。该方说明在服苓甘五味姜辛半夏汤以后，心下的水饮去除而呕吐停止，但患者形体浮肿，这是支饮水气郁闭在皮内所致，可在前方中加杏仁宣畅肺气而行水。

【方剂药效物质基础】

1 拆方组分

1.1 茯苓 其化学组分见脏腑经络先后病脉证篇"猪苓汤"。

1.2 甘草 其化学组分见痉湿暍病脉证治篇"栝楼桂枝汤"。

1.3 干姜、半夏 其化学组分见百合狐惑阴阳毒病脉证治篇"甘草泻心汤"。

1.4 细辛 其化学组分见中风历节病脉证并治篇"侯氏黑散"。

1.5 五味子 其化学组分见肺痿肺痈咳嗽上气病脉证治篇"射干麻黄汤"。

1.6 杏仁 其化学组分见痉湿暍病脉证治篇"麻黄加术汤"。

2 复方组分

目前尚未见有苓甘五味加姜辛半夏杏仁汤复方化学组分的文献报道。

【方剂药理学研究】

1 拆方药理

1.1 茯苓 其药理研究见脏腑经络先后病脉证篇"猪苓汤"。

1.2 甘草 其药理研究见痉湿暍病脉证治篇"栝楼桂枝汤"。

1.3 干姜、半夏 其药理研究见百合狐惑阴阳毒病脉证治篇"甘草泻心汤"。

1.4 细辛 其药理研究见中风历节病脉证并治篇"侯氏黑散"。

1.5 五味子 其药理研究见肺痿肺痈咳嗽上气病脉证治篇"射干麻黄汤"。

1.6 杏仁 其药理研究见痉湿暍病脉证治篇"麻黄加术汤"。

2 复方药理

目前尚未见有苓甘五味加姜辛半夏杏仁汤复方药理研究的文献报道。

【临床研究与应用】

用苓甘五味加姜辛半夏杏仁汤原方或其加减方，可治疗大输液性咳嗽[1]、咳喘[2]等见有本方证者。

【方剂评述】

苓甘五味加姜辛半夏杏仁汤原方是仲景为治疗小青龙汤的变证而设，主治外无寒邪、内生痰饮之证，病机为寒饮停肺、宣降违和，在治疗上当禀"病痰饮者，当以温药和之"之旨，以温肺化饮为治则。此处药配伍相反相成，是张仲景用药的一大特色；法半夏辛温化痰、降逆止呕；杏仁降气止咳，共为佐药；由于寒从内生，内寒之证非附子不能祛除，在临床运用中往往加附子以温阳散寒。该不用止咳、镇咳之药却能使咳嗽消失，在于抓住病机的关键因素，从而起到事半功倍的作用。

参 考 文 献

[1] 张中旭，李俊玲，肖莉. 苓甘五味加姜辛半夏杏仁汤加附子治疗大输液性咳嗽36例 [J]. 河南中医，2011，31（6）：583 - 584.

[2] 何丽清，储开博. 论杏仁在经方中的运用 [J]. 中华中医药学刊，2007，25（7）：1500 - 1502.

❧ 苓甘五味加姜辛半杏大黄汤 ❧

【处方组成与功用】

苓甘五味加姜辛半杏大黄汤出自《金匮要略》痰饮咳嗽病脉证并治（支饮）篇，由茯苓 15g，甘草 10g，五味子 12g，干姜 10g，细辛 6g，半夏 10g，杏仁 10g，大黄 10g 组成。具有温肺化饮、苦寒泄热的功效。传统用于支饮兼胃热上冲所见之咳逆倚息不得卧，胸满冒眩，呕吐形肿，面热发红，心烦口渴，腹胀便秘等。

【方剂传统解析】

《金匮要略》载："若面热如醉，此为胃热上冲熏其面。加大黄以利之。"本条文论述了支饮兼胃热上冲的证治。本证的病因病机为膈间支饮，肺气壅滞，兼胃肠蕴热上冲。该方说明支饮患者在治疗过程中，如果面部发热潮红，就像喝醉酒一样，这是因为胃肠蕴热，邪热循胃经上冲熏灼于面部所致，可在前方中加大黄以泄热下行。

【方剂药效物质基础】

1 拆方组分

1.1 茯苓　其化学组分见脏腑经络先后病脉证篇"猪苓汤"。

1.2 甘草　其化学组分见痉湿暍病脉证治篇"栝楼桂枝汤"。

1.3 干姜、半夏　其化学组分见百合狐惑阴阳毒病脉证治篇"甘草泻心汤"。

1.4 细辛　其化学组分见中风历节病脉证并治篇"侯氏黑散"。

1.5 五味子　其化学组分见肺痿肺痈咳嗽上气病脉证治篇"射干麻黄汤"。

1.6 杏仁　其化学组分见痉湿暍病脉证治篇"麻黄加术汤"。

1.7 大黄　其化学组分见痉湿暍病脉证治篇"大承气汤"。

2 复方组分

目前尚未见有苓甘五味加姜辛半杏大黄汤复方化学组分的文献报道。

【方剂药理学研究】

1 拆方药理

1.1 茯苓　其药理研究见脏腑经络先后病脉证篇"猪苓汤"。

1.2 甘草　其药理研究见痉湿暍病脉证治篇"栝楼桂枝汤"。

1.3 干姜、半夏　其药理研究见百合狐惑阴阳毒病脉证治篇"甘草泻心汤"。

1.4 细辛　其药理研究见中风历节病脉证并治篇"侯氏黑散"。

1.5 五味子　其药理研究见肺痿肺痈咳嗽上气病脉证治篇"射干麻黄汤"。

1.6 杏仁　其药理研究见痉湿暍病脉证治篇"麻黄加术汤"。

1.7 大黄　其药理研究见痉湿暍病脉证治篇"大承气汤"。

2 复方药理

目前尚未见有苓甘五味加姜辛半杏大黄汤复方药理研究的文献报道。

【临床研究与应用】

用苓甘五味加姜辛半杏大黄汤原方或其加减方，可治疗上焦肺逆型支饮眩晕[1]等见有本方证者。

【方剂评述】

服用苓甘五味加姜辛半夏杏仁汤以后，患者面部发热，像喝醉酒的样子，这是胃热上熏所致，方中加入大黄以清下阳明。此时，既要治寒饮郁肺，又要治面热，故应用苓甘五味加姜辛半杏大黄汤。张仲景设"面热如醉"的目的是论述病变证机及病证表现符合用苓甘五味加姜辛半夏杏仁汤，但用方未能权衡病变及症状表现是寒饮夹热，所以药后病证不除。再则，苓甘五味加姜辛半杏大黄汤方证之"面热如醉"的病变证机是郁热上冲，病以舌质红、苔薄黄为主；桂苓五味甘草汤方证之"面翕热如醉状"的病变证机是寒遏阳郁，病以舌质淡、苔薄白为主。

参 考 文 献

[1] 王建康.《伤寒杂病论》痰饮型眩晕之治法与临床运用 [J]. 中医研究，2006，19（7）：9–11.

第十三篇

消渴小便利淋病脉证并治篇

本篇讨论消渴、小便不利、淋病三种疾病的病因病机及辨证治疗。以上三病都有小便异常和消渴的症状，病机均涉及肾与膀胱，因而有的方剂可以互用。消渴即口渴消水之意，其概念一指消渴症，二指消渴病。临床以口渴多饮，多食易饥，尿频量多，形体消瘦，或尿浊、尿有甜味为主要症状；本病类似于现代医学之糖尿病、尿崩症等。小便不利即小便不畅利，以小便量少，排出不畅或困难，甚至闭塞不通；本病涉及现代医学多种原因所致的尿潴留及无尿，如神经性尿闭、膀胱括约肌痉挛、尿路结石、尿路肿瘤、尿道狭窄、前列腺增生及急、慢性肾功能衰竭或尿毒症等。淋病是指因湿热蕴结于下焦膀胱引起的小便频数短涩，淋沥刺痛，欲出未尽，小腹拘急，或痛引腰腹为主要症状的疾病；本病类似于现代医学的急、慢性尿路感染及肾结核、乳糜尿等。

❦ 文蛤散 ❦

【处方组成与功用】

文蛤散出自《金匮要略》消渴小便不利淋病脉证并治（消渴）篇，由文蛤50g（为散）组成。具有温肺化饮、苦寒泄热的功效。传统用于类似消渴症热病伤津所见之热病口渴、不停喝水等。

【方剂传统解析】

《金匮要略》载："消渴欲饮水不止者，文蛤散主之。"本条文论述了热病伤津，口渴不止的证治。本证虽有口渴多饮，但无小便频数及消谷善饥，故非消渴病，而为热病伤津，燥热内盛所致。因燥热内炽，津液被耗，故口渴欲饮水；然水入仍不能消其热，却反为燥热所耗，所以虽饮水而不能解其渴。该方药仅文蛤一味，其药性咸寒，具有清热润燥、生津止渴之效。

【方剂药效物质基础】

1 拆方组分

文蛤中含有多种活性天然产物和许多重要化合物。①无机盐与氨基酸：对文蛤壳中无机盐与氨基酸进行了含量测定，发现 $CaCO_3$ 含量为 94%；用等离子测定无机元素的半微量 Al_2O_3 为 0.08%、Fe_2O_3 为 0.03%、CaO 为 51.15%、MgO 为 0.05%。文蛤壳含有 16 种氨基酸，其中含量较高的氨基酸为：天冬氨酸、苯丙氨酸、甘氨酸、精氨酸、缬氨酸。②微量元素：采用火焰原子吸收分光光度法测定文蛤中 K、Na、Ca、Mg、Fe、Cu、Zn、Pb、Cr 金属元素的含量，回收率为 97.0～102.0%。研究结果表明，文蛤中金属元素的含量丰富，对金属元素的富集作用明显；9 种金属元素中，Na 的含量最高；Cu、Zn、Pb、Cr 4 种重金属中，Cu 在文蛤中的含量最低；Pb 的含量超出标准，而 Cu、Zn、Cr 则均未超标。③其他成分：文蛤还富含人体易吸收的维生素[1-2]。

2 复方组分

目前尚未见有文蛤散复方化学组分的文献报道。

【方剂药理学研究】

1 拆方药理

文蛤具有抗肿瘤、调节免疫功能、降血糖、降血脂等多种药理作用。①抗肿瘤作用：60 年代，有学者首次从文蛤中分离到抗肿瘤因子，命名为"蛤素"，这种肿瘤抑制因子对小鼠 S180 肉瘤有显著的抑制作用，但对正常小鼠无毒性；后期研究表明，蛤素是多肽类物质，而且其在文蛤体内的含量随季节呈规律性变化。研究发现文蛤多糖对小鼠移植性肿瘤（S180 肉瘤、EAC 腹水瘤、肝癌腹水瘤）有显著的治疗效果，具有抗癌作用，有希望研制成新型的抗癌药。②调节免疫功能：采用 Cy 造成小鼠免疫功能损伤，小鼠各项免疫指标均有显著降低，口服文蛤多糖干预后，胸腺、脾脏增重，外周血液白细胞数量增加，吞噬能力增强，血清溶血素抗体水平升高，显示具有较好的免疫调节作用。通过对文蛤多糖与文蛤提取物在小鼠免疫调节方面进行了比较研究，发现小鼠灌服文蛤提取物和文蛤多糖都可使免疫抑制状态下小鼠脾脏重量、外周血白细胞数以及巨噬细胞的吞噬功能显著增加，明显促进特异性抗体的恢复，但同等剂量下文蛤多糖比文蛤提取物有更强的作用，表明文蛤提取物中起主要作用的部分是多糖。另外，文蛤提取物及文蛤多糖对受环磷酰胺抑制的 DH 反应具有明显的上调作用，而对受环磷酰胺所致过高的 DH 反应具有明显下调作用，表明文蛤提取物及文蛤多糖有双向免疫调节作用。③降血糖作用：通过对文蛤多糖进行降血糖的试验研究，发现文蛤多糖可以显著降低四氧嘧啶糖尿病小鼠的血糖。采用四氧嘧啶糖尿病模型大鼠来评价文蛤和南瓜粉胶囊的降血糖作用，结果表明文蛤和南瓜粉胶囊对四氧嘧啶性糖尿病大鼠有降低血糖作用。④降血脂作用：研究发现高脂血症鹌鹑口服 2% 和 1% 文蛤肉水解液 2 周后，能明显抑制血清总胆固醇和甘油三酯的升高，提高高密度脂蛋白胆固醇的含量。⑤抗氧化作用：采用木瓜蛋白酶水解文蛤蛋白制备小分子肽后利用凝胶层析初步分离并对抗氧化性进行了研究，发现木瓜蛋白酶解产物对羟自由基的清除率最高，达到95.8%；对超氧自由基清除率为 44.7%。⑥其他作用：文蛤提取液可以延长小鼠游泳的力竭时间，具有抗疲劳的作用。此外，文蛤还对哮喘、慢性气管炎、甲状腺肿大、淋巴结核等病也有明显疗效[1,3-8]。

2 复方药理

目前尚未见有文蛤散复方药理研究的文献报道。

【临床研究与应用】

1 治疗糖尿病

选择 2 型糖尿病患者（气阴两虚型）125 例，随机分为试验组 61 例和对照组 64 例。试验组在原治疗不变的基础上加服文蛤汤化裁方的口服液，4 周为 1 个周期，连续观察使用 3 个周期。对照组在原治疗不变的基础上，加用津力达口服液治疗，周期同试验组。结果以症状、体征明显改善，积分减少≥70%，空腹血糖及餐后 2 小时血糖下降至正常范围，或空腹血糖及餐后 2 小时血糖值下降超过治疗前的 40%，HbAlc 值下降至 6.2% 以下，或下降超过治疗前的 30% 为显效，试验组在血糖控制、临床症状控制、整体疗效等方面均优于对照组（$P < 0.01$）[9]。

2 治疗其他疾病

用文蛤散加味方，还可以治疗结节性甲状腺肿、皮肤过敏、胃炎[10]，痰热咳嗽[11]等见有本方证者。

【方剂评述】

据文献考证，历代本草和医书中大都有"文蛤"的记载，《神农本草经》始见文蛤的记载。《金匮要略方论》始见文蛤散记载："治疗渴欲饮水不止者，文蛤五两，上一味，杵为散，以沸汤五合，和服，方寸匕"。《汤液本草》记载文蛤"尖而有紫斑"。《本草纲目》分别载有海蛤、文蛤、蛤蜊及五倍子，在五倍子项下有释名"文蛤"，并曰："其形如海中文蛤，故亦同名"。《外科正宗》记载"太乙紫金丹"方药："……川文蛤，一名五倍子……"。《医宗金鉴》辑录《金匮要略》文蛤散，其注曰："……尝考五倍子亦名文蛤，按法制之名百药煎，大能生津止渴，故尝用之，屡试屡验也"。《本草求真》记载："文蛤背有紫斑纹"。以上说明，约在明、清时代，由于文蛤与五倍子形态有些相似，故五倍子释名文蛤。始于名称互混，乃至临床混用，尤其在清代官方著作《医宗金鉴》文蛤散中宜扬五倍子的疗效后，则以五倍子作文蛤使用可能更为突出了。但它们毕竟是两种不同的药物。至于文蛤和海蛤，在古代本草书中常分别列出，但现已趋合并。《中药志》《药材学》等书均以文蛤为海蛤壳的正名，而《中国药典》中未见海蛤壳名，却将文蛤与青蛤均列在蛤壳项下。

参 考 文 献

[1] 杜正彩，侯小涛，黄庆，等．文蛤化学成分与药理作用研究进展［J］．安徽农业科学，2014，42（2）：439-441.

[2] 石丽荣．原子吸收法测定文蛤中金属元素的含量［J］．吉林农业，2013（18）：25-96.

[3] 肖湘，陈贤裕．文蛤活性蛋白的分离及体外抗氧化作用［J］．中国海洋药物杂质，2007，26（6）：24-27.

[4] 王翠翠．文蛤多肽的分离纯化及抗肿瘤机制研究［D］．青岛：中国科学院研究生院海洋研究所，2011：5.

[5] 王翠翠, 刘明, 王凤霞, 等. 文蛤多肽抑制肿瘤细胞微管蛋白聚合 [J]. 中国生化药物杂志, 2012 (3): 225–228.

[6] 李和生, 刘智勇, 王鸿飞. 文蛤多肽组分的分离及其抗氧化活性研究 [J]. 中国食品学报, 2012 (6): 30–35.

[7] 邱春江, 姚兴存, 赵培培, 等. 酶解文蛤小分子肽分离纯化及生化特性 [J]. 食品研究与开发, 2010 (5): 4–6.

[8] 祝素平. 文蛤提取液清除自由基对抗运动性疲劳的实验研究 [D]. 大连: 辽宁师范大学, 2010: 5.

[9] 段忠成, 李兴广. 文蛤汤化裁治疗"消渴"的临床研究 [J]. 中国中医基础医学杂志, 2011, 17 (12): 1352–1353.

[10] 杨燕婷, 关晓红. 古典医籍治疗婴儿湿疹外用药 [J]. 实用中医内科杂志, 2013, 27 (7 下): 11–12.

[11] 张家礼. 金匮要略 [M]. 北京: 中国中医药出版社, 2004: 272.

✥ 栝楼瞿麦丸 ✥

【处方组成与功用】

栝楼瞿麦丸出自《金匮要略》消渴小便不利淋病脉证并治（小便不利）篇, 由栝楼根 20g, 茯苓 30g, 薯蓣 30g, 炮附子 10g, 瞿麦 10g（炼蜜为丸）组成。具有温阳化气利水、生津润燥止渴的功效。传统用于杂病小便不利上燥下寒证所见之其人苦渴, 口舌干燥, 小便不利, 腹中寒冷, 肢体浮肿, 伴畏寒怯冷, 舌淡胖、脉沉细等。

【方剂传统解析】

《金匮要略》载:"小便不利者, 有水气, 其人若渴, 栝楼瞿麦丸主之。"本条文论述了肾阳虚弱, 上燥下寒小便不利的证治。本证的病因病机为肾阳虚弱, 气化无权, 水气内停, 下寒上燥。该方用炮附子补命门之火, 温阳化气; 栝楼根（即天花粉）、薯蓣（即山药）生津润燥而止渴; 茯苓、瞿麦渗泄利湿, 导水下行; 见茯苓配山药, 健补脾土而制水。药用五味, 共奏滋上温下, 补利兼施之功。

【方剂药效物质基础】

1 拆方组分

1.1 栝楼根（天花粉） 其化学组分见痉湿暍病脉证治篇"栝楼桂枝汤"。

1.2 茯苓 其化学组分见脏腑经络先后病脉证篇"猪苓汤"。

1.3 薯蓣（山药） 其化学组分见血痹虚劳病脉证并治篇"肾气丸"。

1.4 炮附子 其化学组分见痉湿暍病脉证治篇"桂枝附子汤"。

1.5 瞿麦 其化学组分见疟病脉证并治篇"鳖甲煎丸"。

2 复方组分

目前尚未见有栝楼瞿麦丸复方化学组分研究的文献报道。

【方剂药理学研究】

1 拆方药理

1.1 栝楼根（天花粉） 其药理研究见痉湿暍病脉证治篇"栝楼桂枝汤"。

1.2 茯苓　其药理研究见脏腑经络先后病脉证篇"猪苓汤"。

1.3 薯蓣（山药）　其药理研究见血痹虚劳病脉证并治篇"肾气丸"。

1.4 炮附子　其药理研究见痉湿暍病脉证治篇"桂枝附子汤"。

1.5 瞿麦　其药理研究见疟病脉证并治篇"鳖甲煎丸"。

2 复方药理

2.1 调节血脂的代谢作用　通过制备糖尿病肾病大鼠模型，探讨栝楼瞿麦丸对糖尿病肾病大鼠血糖血脂的影响。实验研究表明，栝楼瞿麦丸可降低肾质量/体质量比值，有减轻糖尿病肾病（DN）大鼠肾脏肥大作用；栝楼瞿麦丸对 DN 大鼠的高血糖并无明显改善作用，提示临床应用本方治疗糖尿病肾病时，还宜配用其他降糖药；而各治疗组与模型组相比，甘油三酯、总胆固醇及低密度脂蛋白都有所降低。其中，高、中剂量组较模型组明显降低，提示栝楼瞿麦丸可以在一定程度上调节血脂的代谢水平[1]。

2.2 对糖尿病肾病的保护作用　以实验性 DN 大鼠为研究对象，观察栝楼瞿麦丸对肾脏病变的治疗作用。将 80 只雄性 SD 大鼠随机分为 5 组，即空白对照组，模型组，栝楼瞿麦丸低剂量组、中剂量组、高剂量组。采用左肾切除、尾静脉注射链佐星的方法造模后，依不同剂量分别给药共 6 周。于第 6 周末检测尿量、尿蛋白、尿素氮、血肌酐，计算肌酐清除率。结果显示，栝楼瞿麦丸可减少尿蛋白排泄，降低血肌酐、尿素氮水平。说明栝楼瞿麦丸对糖尿病肾病大鼠肾功能有一定的保护作用[2]。

【临床研究与应用】

用栝楼瞿麦丸加减方，可用于治疗尿路感染[3]、糖尿病神经源性膀胱[4]等见有本方证者。

【方剂评述】

栝楼瞿麦丸（汤）所主证候及功效，历代医家虽多有论述，总不外认为是主治上燥下寒之证，所主证候可概括为"下焦阳虚湿热伤阴证"。本方的功用是润燥以滋上源，温肾以助气化，并清热利湿淋。临床主要用于消渴、淋证和小便不利等。临床研究认为，在很多情况下湿热的产生都与脾肾阳虚相关，因为湿为阴邪，只有人体阳气的气化功能不利才会产生，而湿性黏滞，最易阻滞气机，气郁化火，导致湿热内生。如属于中焦脾阳亏虚所致的湿热证，表现为神疲乏力、心下痞、上呕下利者，半夏泻心汤是主治方剂。而下焦肾阳亏虚导致的阳虚湿热证，栝蒌瞿麦丸是代表方，其机制主要是本有下焦肾阳亏虚，阳虚不能化阴，导致下焦寒湿停聚，寒湿阻滞气机，气郁化火，火与湿合，湿热积聚，进而伤阴，导致阳虚湿热伤阴的复杂证候。

参 考 文 献

［1］马晓峰，张建梅，周霞继，等．栝楼瞿麦丸对糖尿病肾病大鼠血糖血脂的影响［C］．中国·天津第六届国际中医药学术研讨会暨第十届国际针灸学术交流会论文集，2008：65－67．

［2］马晓峰，张建梅，周霞继，等．栝楼瞿麦丸对糖尿病肾病大鼠肾脏保护作用的实验研究［J］．天津中医药，2008，25（3）：220－222．

［3］于惠青，于俊生．栝蒌瞿麦丸方证探析［J］．四川中医，2013，31（8）：32－33．

［4］张众．栝楼瞿麦丸加减治疗糖尿病神经源性膀胱疗效观察［J］．实用中医药杂志，2011，27（7）：452－453．

❧ 蒲灰散 ❧

【处方组成与功用】

蒲灰散出自《金匮要略》消渴小便不利淋病脉证并治（小便不利）篇，由蒲灰（生蒲黄粉）70g，滑石30g（上二味，杵为散）组成。具有清热利尿、化瘀利窍（以清热利湿见长）的功效。传统用于杂病小便不利湿热瘀阻证所见之小便短赤不利，灼热涩痛或刺痛，或尿中有小血块，小腹急痛，舌苔黄腻等。

【方剂传统解析】

《金匮要略》载："小便不利，蒲灰散主之……"。本条文论述了湿热瘀阻实证的证治。本证的病因病机为膀胱湿热，瘀血内阻。蒲灰即生蒲黄粉，有凉血化瘀，止血作用；滑石清热利湿，滑窍利尿；二味合用具有清热利尿，化瘀利窍之功。

【方剂药效物质基础】

1 拆方组分

1.1 滑石 其化学组分见脏腑经络先后病脉证篇"猪苓汤"。

1.2 蒲灰（生蒲黄粉） ①主要成分为：槲皮素 – 3 – O – α – L – 鼠李糖基（1 – 2） – β – D – 葡萄糖苷、柚皮素、β – 谷甾醇棕榈酸酯、β – 蒎烯、2,7 – 二甲基萘、异鼠李素、β – 谷甾醇、香草酸、琥珀酸、胡萝卜苷、香蒲新苷、异鼠李素 – 3 – O – 新橙皮苷等。②炒炭前后化学组分的变化：采用 UPLC – MASS 比较蒲黄炒炭前后化学成分的变化，采用凝血酶活性测定法对炒炭前后主要变化的色谱峰成分进行活性测定。结果显示，蒲黄炒炭前后化学组分发生了明显变化，其中黄酮类组分中苷类明显减少，凝血活性差异较大的主要为槲皮素、异鼠李素。表明蒲黄炒炭前后黄酮类化合物变化最为显著，这可能是蒲黄活血化瘀和蒲黄炭止血活性的主要物质基础之一[1-3]。

2 复方组分

目前尚未见有蒲灰散复方化学组分的文献报道。

【方剂药理学研究】

1 拆方药理

1.1 滑石 其药理研究见脏腑经络先后病脉证篇"猪苓汤"。

1.2 蒲灰（生蒲黄粉） ①对心血管系统的作用：蒲黄提取物可以增加离体兔心的冠脉流量。蒲黄对家兔左心室支动脉结扎形成急性心肌梗死模型有保护作用，可使病变减轻，抗心肌缺血。蒲黄醇提物可降低耗氧量及乳酸含量并提高脑组织及动脉血氧分压。高浓度蒲黄可使心脏停搏于舒张状态并降低家兔血压。②降低血清胆固醇和抗动脉粥样硬化作用：采用食饵性高胆固醇血症家兔试验，显示蒲黄油、蒲黄残渣及蒲黄花粉均有降血脂作用，其中以蒲黄花粉效果最明显。蒲黄花粉可以使主动脉壁胆固醇含量减少，血流增加，心肌营养改善。电镜检查结果表明膜下层正常，偶见极少量脂质沉积。蒲黄可使高密度脂蛋白胆固醇升高，降低血清总胆固醇，维持血栓素和前列环素比值正常，通过多项调节达到降血脂及抗动脉粥样硬化的作用。③促凝血作用：动物实验表明，蒲黄水溶性成分具有促进凝血作用，可明显减少凝血时间。焙成炭药后促进凝血作用优于生药蒲黄口服。④抗病原微生物作用：蒲黄水溶部分体外对金黄色葡萄球菌、铜绿假单胞菌、大肠埃希菌、伤寒杆菌、痢疾杆菌均有较强抑制作用，其高浓度溶液对结核分枝杆菌也有抑制作用。⑤镇痛作用：将小鼠分成 A 组、B 组、C 组，分别腹腔注射蒲黄的溶液、吗啡、0.9% 氯化钠注射液，30 分钟后分别注射酒石酸锑钾，用扭体法和热板法测定蒲黄溶液对疼痛的抑制率，结果表明，蒲黄具有镇痛作用并且比吗啡更长久。⑥其他作用：蒲黄具有诱导肿瘤细胞凋亡的作用，国外有文献报道，蒲黄提取物中的不饱和脂肪酸对体外培养的人胃癌细胞有细胞毒作用。蒲黄醇提取物能延长小鼠游泳和爬杆时间，有抗疲劳作用；对预防急性高山反应也有显著效果。另外，蒲黄粉外敷可治疗人外伤性头部水肿；对桡骨骨折大鼠注射蒲黄注射液，可促进伤口愈合，加速血肿吸收，骨母细胞及软骨细胞增生活跃，促进骨痂形成。蒲黄还有利胆、利尿、平喘的作用。虽然临床中无明显不良反应，但本品可收缩子宫，故孕妇忌服[1,4-7]。

2 复方药理

2.1 对高尿酸血症的作用　通过动物实验，发现口服投予蒲灰散 6 天对正常与诱导高尿酸血症大鼠，两者有剂量相关性的降低血中尿酸及增加尿中总尿酸作用。蒲灰散对诱导高尿酸血症大鼠肝脏中两种促进尿酸形成酶（XDH）与（XO）活性，并无显著影响。实验结果提示，蒲灰散具有降低高尿酸血症的作用，其作用机制是通过促进血中尿酸排出，而非抑制 XDH 与 XO 之活性产生[8]。

2.2 对急性痛风性关节炎的作用　采用微晶型尿酸钠致家兔急性痛风性关节炎，观察蒲灰散合四妙散对关节滑膜组织病理、关节肿胀度、关节腔白细胞数及血清尿酸水平的影响。结果显示，对兔急性痛风性关节炎模型，蒲灰散合四妙散可改善模型动物关节滑膜炎症反应、滑膜细胞增生、小血管增生及纤维蛋白渗出等病理改变，并降低关节肿胀度，且呈一定的剂量依赖性；高剂量可使关节腔白细胞数及血清尿酸水平降低，表明蒲灰散合四妙散对微晶型尿酸钠致家兔急性痛风性关节炎具有一定的治疗作用[9]。

【临床研究与应用】

1 治疗特发性水肿

选择特发性水肿患者 50 例，所有患者均经心电图、B 超、肝肾功能及甲状腺功能检查排除引起水肿的器质性病变和由药物变态反应因素及营养不良引起的水肿。治以益气通阳，行气化瘀、祛湿利水之法，方以防己茯苓汤合蒲灰散处方：防己 10g，黄芪 15g，桂枝 10g，茯苓 20g，蒲黄 10g，滑石 10g，甘草 6g。若兼有气虚湿盛明显者，加党参、白术、木瓜；兼有肝郁气滞、胸闷不舒、易怒者，加香附、枳壳、厚朴、王不留行、合欢皮；病程较长、水肿难以消退者，加赤芍、牛膝、泽兰、益母草；水湿较重、波及全身而肿者，加冬瓜皮、玉米须、桑白皮、生姜；失眠多梦、头晕者，加酸枣仁、枸杞、茯神、合欢花。每天 1 剂，水煎服。早晚各 1 次，连服 15 剂为 1 个疗程，连续服用 1~3 个疗程后观察疗效。服药期间，嘱低盐饮食，调摄情志，适当体育运动。结果以水肿消退，主要症状消失，停药后随访 1 年无复发为治愈，本组治愈 24 例，显效 16 例，有效 7 例，无效 3 例，有效率为 94%[10]。

2 治疗慢性肾小球肾炎

选择慢性肾小球肾炎血尿患者 58 例，随机分为治疗组 30 例和对照组 28 例。对照组常规剂量给予抗生素、肾上腺皮质激素，用血管紧张素转化酶抑制剂类药控制血压，加止血剂治疗。治疗组在对照组的基础上加用蒲灰散方合通关丸加味方：若脾肾两虚型，加山药、白术、杜仲、仙茅；肝肾阴虚型，加枸杞子、墨旱莲、女贞子；阴阳两虚型，加熟地黄、山茱萸、枸杞子、肉苁蓉、鹿衔草；湿热内蕴型，加黄芩、白花蛇舌草、紫花地丁。水煎服，每天 1 剂。2 组均以 2 周为 1 个疗程，连续 3 个疗程后进行疗效评定。结果以临床症状及体征完全消失，高倍镜下尿红细胞消失，尿沉渣计数正常为完全缓解，治疗组完全缓解13 例，好转 16 例，无效 1 例，总有效率 96.67%；对照组完全缓解 9 例，好转 12 例，无效7 例，总有效率 75.00%（$P < 0.05$）[11]。

3 治疗其他疾病

用蒲灰散原方或其加减方，还可以治疗聚合性痤疮[12]、急性肾小球肾炎[13]、小腹急痛[14]等见有本方证者。

【方剂评述】

《金匮要略》所列蒲灰散中蒲灰究竟选用何药，历代注家多有歧义。主要体现五种观点：一认为蒲灰当为菖蒲灰。如曹颖甫在《金匮发微》中言："世皆论蒲灰为蒲黄，其实不然。蒲灰，即溪涧中大叶菖蒲，味咸能降，辛能开。"《中国医药大辞典》也记载："蒲灰，菖蒲所烧之灰也。"。二认为蒲灰应为香蒲灰。如清代尤怡《金匮要略心典》所论："蒲，香蒲也。宁原云：香蒲去湿热，利小便，合滑石为清利小便之正法也。"《中药大辞典》选方中引《金匮要略》蒲灰散，谓蒲灰即香蒲研末或烧成之灰。三认为蒲灰应为蒲蒻灰。如陆渊雷著《金匮要略今释》谓："蒲灰尤氏以为香蒲之灰，香蒲即蒲黄之茎叶，又名蒲蒻，殆即魏氏家藏方之箬灰矣。"据《魏氏家藏方》记载："蒻灰散治淋如神。蒻叶一两烧灰存性，滑石半两别研，右为细末，入麻油数点蜡茶汤调下，不拘时候。"四认为蒲灰当为蒲席灰。如徐彬《金匮要略论注》曰："蒲灰，即蒲席烧灰也。能去湿热，利小便。"《本草纲目》云："小便不利，蒲席灰七分，滑石三分为散，饮服方寸匕，日三"。五认为蒲灰应为蒲黄灰。高校教材《金匮要略选读》（四版）载"蒲灰当以生蒲黄为是。"《医学纲目》云："蒲灰散，蒲灰七分，恐即蒲黄粉。滑石三分，右二味，杵为散，饮服五分方寸匕，日三服。"《千金要方》云："小便不利茎中疼痛，小腹急痛。蒲黄、滑石各等分，右二味，治下筛，酒服方寸匕，日三"。蒲灰在临床中究竟当选何药，有学者通过比较菖蒲、香蒲、蒲蒻、蒲席、蒲黄 5 种药物在本草著作中的功能及应用记载，蒲黄甘、辛、凉。《神农本草经》《药性论》《日华子本草》等书均记载蒲黄有利小便、消瘀血、治尿血及小便不通的作用。即说明《医学纲目》蒲灰即蒲黄粉的说法。蒲黄的应用有生用或炒用之分，据《大明本草》载："破血消肿者生用，补血止血者须炒用"，就张仲景的蒲灰散而言，蒲黄生用更能合乎方意。

参 考 文 献

[1] 刘彤，侯春雨. 中药蒲黄的化学与药理活性 [J]. 黑龙江科技信息，2013（5）：100.

[2] 李芳，陈佩东，丁安伟. 蒲黄化学成分研究 [J]. 中草药，2012，43（4）：667 - 669.

[3] 陈佩东，孔祥鹏，李芳，等. 蒲黄炒炭前后化学组分的变化及谱效相关性研究 [J]. 中药材，2012，35

（8）：1221 - 1224.

[4] 李景辉，陈才法，李雯雯. 蒲黄药理活性及临床应用 [J]. 安徽农业科学，2011，39（16）：9604 - 9606，9608.

[5] 葛峰，匡环宝，王绍玉，等. 蒲黄镇痛作用的实验研究 [J]. 成宁医学院学报，2000，16（2）：117.

[6] 张嘉晴，周志泳，左保华. 蒲黄对高脂血症所致内皮损伤的保护作用 [J]. 中药药理与临床，2003，19（4）：20.

[7] 陈才法，缪进，李景辉，等. 蒲黄水提物对 Lewis 肺癌的抑制作用 [J]. 解放军药学学报，2008，22（3）：192 - 195.

[8] 傅元聪. 蒲灰散加味治疗高尿酸血症的临床观察及作用机理研究 [D]. 南京：南京中医药大学，2007：5.

[9] 贾芸，乔为民，康小龙. 蒲灰散合四妙散治疗家兔急性痛风性关节炎 [J]. 中国实验方剂学杂志，2012，18（15）：254 - 257.

[10] 李时忠. 防己茯苓汤合蒲灰散加味治疗特发性水肿 50 例 [J]. 中医药临床杂志，2012，24（8）：769 - 770.

[11] 张慧莲. 蒲灰散方合通关丸加味治疗慢性肾小球肾炎血尿临床观察 [J]. 中国中医药信息杂志，2007，14（11）：61 - 62.

[12] 程伟祥，刘桂卿，孙祥业. 和营法治疗聚合性痤疮 32 例 [J]. 现代中医药，2010，30（6）：66 - 67.

[13] 屈志刚. 麻黄连翘赤小豆汤合蒲灰散治疗急性肾小球肾炎 30 例临床观察 [J]. 医药前沿，2012，2（12）：176.

[14] 王海英.《金匮要略》蒲灰散中蒲灰用药考略 [J]. 时珍国医国药，2007，18（11）：2839.

滑石白鱼散

【处方组成与功用】

滑石白鱼散出自《金匮要略》消渴小便不利淋病脉证并治（小便不利）篇，由滑石20g，乱发（烧）20g，白鱼（衣鱼、蠹鱼，即衣帛、书纸、谷物中生长的蠹虫）20g（上三味，杵为散）组成。具有消瘀止血、清利湿热的功效。传统用于杂病小便不利，湿热瘀阻，瘀血较重所见之小便不利、尿血、尿中小血块，尿道刺痛灼热，少腹拘急胀满等。

【方剂传统解析】

《金匮要略》载："小便不利，蒲灰散主之；滑石白鱼散、茯苓戎盐汤并主之。"本条文论述了湿热瘀阻实证的证治。本证的病因病机为膀胱湿热，瘀血内阻。方中乱发烧灰即血余炭，可消瘀止血利尿；白鱼通淋利尿，活血祛瘀；滑石清利湿热滑窍。诸药共用，具有化瘀活血，清热利尿之效。适用于下焦湿热而瘀血较重的证候。

【方剂药效物质基础】

1 拆方组分

1.1 滑石　其化学组分见脏腑经络先后病脉证篇"猪苓汤"。

1.2 血余炭　人的头发主含优角蛋白，此外尚含脂肪及黑色素和铁、锌、铜、钙、镁等。制炭后有机物被破坏，灰分中主含钠、钾、钙、铁、铜、锌等元素。通过对血余炭的水提取液无机离子含量测定，发现血余炭提取液比正常血清中钙离子浓度高1倍多[1]。

1.3 白鱼（蠹虫）　因为古籍图书使用的纸张多是棉纸、竹纸、毛太纸等，在温湿度合适的环境下，极易发生蠹虫害。有学者按圆形滤纸层析法对苍耳蠹虫进行了化学成分预测，结果表明苍耳蠹虫含有酚性成分、甾醇、苷类、三萜类、有机酸等化学成分。具体化学结构和名称则有待于进一步研究[2-3]。

2 复方组分

目前尚未见有滑石白鱼散复方化学组分的文献报道。

【方剂药理学研究】

1 拆方药理

1.1 滑石 其化学组分见脏腑经络先后病脉证篇"猪苓汤"。

1.2 血余炭 ①止血作用：采用不同煅制程度的血余炭水煎液测试小鼠和家兔的体外凝血时间，结果发现血余炭与对照组比较有明显止血作用（$P < 0.01$）。药理实验表明，血余炭的水提取液和醇提取液可诱发大鼠的血小板聚集并缩短出血、凝血和血浆再钙化时间，具有内源性系统凝血功能。②血管栓塞作用：将血余炭制成粉剂，发现血余炭能栓塞末梢小动脉，维持时间可达 8 周，可使栓塞部分肾组织缺血性梗死。通过血余炭栓塞狗肾动脉的病理研究，确定血余炭栓塞的病理过程为血余炭附着血管壁，诱发血栓形成，血管壁炎性坏死，管腔闭塞，栓塞组织缺血性梗死。③抗菌作用：血余炭煎剂对金黄色葡萄球菌、伤寒杆菌、甲型副伤寒杆菌有较强的抑制作用。通过制备新型载药止血材料血余炭纳米纤维膜，并探讨其体内、体外的抗菌性能，结果显示，血余炭纳米纤维膜纤维直径相对较小，平均直径为 400nm，载入的血余炭与成纤维聚合物之间具有良好的相容性。血余炭纳米纤维膜在体外对金黄色葡萄球菌、大肠埃希菌和铜绿假单胞菌均有一定的抑制效果。④促进创面愈合作用：通过建立家兔背部双侧圆形创伤模型，结果发现，与医用纱布组比较，血余炭纳米纤维膜组和明胶海绵组对兔创面愈合时间显著缩短（$P < 0.01$）；其中，以血余炭纳米纤维膜组创面愈合时间最短，优于明胶海绵组（$P < 0.05$），给药后各时间点，血余炭纳米纤维膜组和明胶海绵组创面愈合率显著高于医用纱布组（$P < 0.05$，$P < 0.01$）。血余炭纳米纤维膜组创面愈合率高于明胶海绵组，在给药后 7 天时更为明显（$P < 0.05$）。给药14 天后各组创面基本接近愈合。⑤毒性：血余炭毒性较小。水煎液口服 LD_{50} 为 $109.27g/kg$。研究表明，血余炭纳米纤维膜对家兔完整皮肤和损伤皮肤不会引起刺激性反应，对豚鼠皮肤无过敏性反应，具有良好的皮肤用药安全性[1,4-8]。

1.3 白鱼（蠹虫） 中医学认为，本品性味甘、咸，寒；归肝、肾经。具有祛风通络，散结止痛，明目，利尿通淋的功效。临床用于急（慢）惊风、中风面瘫、破伤风、癥瘕疼痛，小便不利，血淋等。迄今对蠹虫药理作用研究较少，有学者对苍耳蠹虫进行了药理研究，发现苍耳蠹虫外敷治疗体表急性化脓性感染疾病，可促使局部中性白细胞、吞噬细胞渗出、增生，增强患部的免疫能力，从而起到解毒排脓、消肿止痛及生肌的作用[9]。

2 复方药理

目前尚未见有滑石白鱼散复方药理研究的文献报道。

【临床研究与应用】

用滑石白鱼散原方或其加减方，可以治疗慢性前列腺炎[10]、肝硬化腹水（瘀结水留型）[11]、尿道综合征[12]等见有本方证者。

【方剂评述】

滑石白鱼散所主之证为水郁血结下焦，膀胱不能气化，水道不得畅通而致小便不利。本证所说之小便不利，主要是指湿热、血瘀等而致的小便排出困难，伴见尿痛，属现今淋证范围。故以血余炭活血化瘀止血，白鱼行血使瘀血可化，水道得通，两者相合则血行而有止。而滑石《本草纲目》载："滑石利窍，不独利小便，上能开毛腠之窍，下能利精溺之窍。"《本草经疏》说："滑石为利下窍之要药。"此三药合用体现了张仲景用通窍利尿、活血化瘀之药使积阻在膀胱或尿道的瘀阻物排除，使气化正常，小便自利的治疗理念。

参 考 文 献

[1] 董小胜，黄洁靖，张林. 中药血余炭的研究进展 [J]. 中医药导报，2009，15（12）：85-86.

[2] 汪沪双，邓勇. 谈谈使用中药"灵香草"避防古籍蠹虫 [J]. 图书馆，2010（2）：130，133.

[3] 张峰，樊瑛. 苍耳蠹虫的研究进展 [J]. 中国中药杂志，1998，23（7）：399-401.

[4] 戴洪修，周建雄，刘卫红，等. 中药血余炭作为血管栓塞剂的实验研究 [J]. 中国微循环，2006，10（4）：282-283.

[5] 赵小华，张艳玲，戴洪修，等. 血余炭栓塞狗肾动脉病理改变的初步研究 [J]. 中国中西医结合影像学杂志，2008，6（1）：5-10.

[6] 邱彦，鲁毅，段靖，等. 血余炭纳米纤维膜促进家兔创面愈合的实验研究 [J]. 药学实践杂志，2013，31（6）：438-441，458.

[7] 章杰兵，于雷，刘梅，等. 血余炭纳米纤维膜抗菌活性的实验研究 [J]. 中国药物应用与监测，2012，9（5）：261-265.

[8] 章杰兵，刘梅，司梁宏，等. 血余炭纳米纤维膜皮肤刺激性和过敏性实验研究 [J]. 中国药物应用与监测，2013，10（4）：197-199.

[9] 汪沪双，邓勇. 苍耳蠹虫的研究进展 [J]. 中国中药杂志，1998，23（7）：399-401.

[10] 刘春保. 从《金匮要略》之"通"思辨慢性前列腺炎之治 [J]. 新中医，2012，44（1）：132-133.

[11] 张富永，刘宏杰，董亚楠，等.《金匮要略》对治疗肝硬化腹水的指导应用 [J]. 辽宁中医药大学学报，2013，15（12）：116-118.

[12] 胡一舟，朱晓玲. "通"法在尿道综合征治疗中的应用 [J]. 云南中医学院学报，2014，37（3）：67-68，71.

❧ 茯苓戎盐汤 ❧

【处方组成与功用】

茯苓戎盐汤出自《金匮要略》消渴小便不利淋病脉证并治（小便不利）篇，由茯苓30g，白术10g，戎盐（青盐）5g组成。具有健脾益肾，渗湿利尿的功效。传统用于湿热瘀阻，湿盛热象不明显且偏虚所见之小便不利，余沥不尽，涩痛不甚，纳少便溏等。

【方剂传统解析】

《金匮要略》载："小便不利，蒲灰散主之；滑石白鱼散、茯苓戎盐汤并主之。"本条文论述了湿热瘀阻实证的证治。本证的病因病机为膀胱湿热，瘀血内阻，湿盛热象不明显且偏虚。方中戎盐即青盐，益肾助水脏，疗尿血吐血；茯苓、白术健脾渗湿。合用具有健脾益肾，渗湿利尿之功。适用于脾肾两虚，湿重热轻的证候。

【方剂药效物质基础】

1 拆方组分

1.1 茯苓 其化学组分见脏腑经络先后病脉证篇"猪苓汤"。

1.2 白术 其化学组分见痉湿暍病脉证治篇"麻黄加术汤"。

1.3 戎盐（青盐） 其化学组分见中风历节病脉证并治篇"头风摩散"。

2 复方组分

目前尚未见有茯苓戎盐汤复方化学组分的文献报道。

【方剂药理学研究】

1 拆方药理

1.1 茯苓 其药理研究见脏腑经络先后病脉证篇"猪苓汤"。

1.2 白术 其药理研究见痉湿暍病脉证治篇"麻黄加术汤"。

1.3 戎盐（青盐） 其药理研究见中风历节病脉证并治篇"头风摩散"。

2 复方药理

目前尚未见有茯苓戎盐汤复方药理研究的文献报道。

【临床研究与应用】

用茯苓戎盐汤原方或其加减方，可治疗小便淋涩不畅[1]，热淋、血淋、劳淋、膏淋[2]，泌尿系感染后遗症[3]等见有本方证者。

【方剂评述】

《金匮要略》载："小便不利，蒲灰散主之；滑石白鱼散、茯苓戎盐汤并主之"。本条叙证极简，而治疗却三方并列，意在示人消渴所并发之淋证，虽均为日久病及下焦，瘀热、湿邪阻络，气机不利所致，然多有偏重，机理不一。临证时当谨守病机，随证而治。若湿热偏胜而致小便不利，尿道涩痛，小腹急痛者，可用蒲灰散加味，化瘀利窍以泄热。若热胜血瘀所致之血淋，以血尿、小便淋涩不畅、尿道刺痛、少腹胀满为主者，则用滑石白鱼散加味以化瘀止血，凉血利尿。如以中焦脾虚，下焦湿盛所致之小便淋沥不畅，尿后余沥不尽，当用茯苓戎盐汤健脾利湿益肾为宜。三方临证应用时均可酌加生津止渴药物以达标本同治。

参 考 文 献

[1] 杨景锋，任艳芸. 从《金匮要略》谈糖尿病及其并发症的辨治 [J]. 四川中医，2008，26（1）：40－42.

[2] 杨奕望，张再良，吴鸿洲.《金匮要略》利水法举要 [J]. 上海中医药大学学报，2006，20（4）：41－42.

[3] 裴正学. 经方临床应用之西医观 [J]. 甘肃中医，2003，16（11）：11－16.

第十四篇

水气病脉证并治篇

本篇讨论水气病的病因病机、分类、辨证及治疗。水气病即水肿病,其形成有外感、内伤诸多因素。病机的重点在于肺、脾、肾三脏及三焦、膀胱功能失调所致。水气病根据病因病机、病位及脉证特点可分为风水、皮水、正水、石水、黄汗五种类型。对水气病的治疗,根据水停部位和病势,分别采用发汗散水、利尿导水、攻下逐水三大法则。本病涉及现代医学之肾脏、肝脏、心脏等多个脏腑的疾病。如急、慢性肾炎及肾盂肾炎、肾病综合征、慢性肝炎、肝硬化、慢性充血性心力衰竭、营养不良、贫血、维生素B$_1$缺乏症、甲状腺功能减退等。

❧ 越婢汤 ❧

【处方组成与功用】

越婢汤出自《金匮要略》水气病脉证并治(风水)篇,由麻黄18g,石膏30~60g,生姜10g,大枣15枚,甘草7g组成。具有发汗散水、兼清郁热的功效。传统用于风水挟热所见之颜面四肢,全身浮肿,恶风,骨节疼痛,口渴,表无大热,脉浮数等。

【方剂传统解析】

《金匮要略》载:"风水恶风,一身悉肿,脉浮不渴,续自汗出,无大热,越婢汤主之。"本条文论述了风水挟热的证治。本证的病因病机为风水相搏,泛溢周身,兼有里热。方中重用麻黄配生姜,疏表祛风,开泄腠理,发汗散水;石膏清热除烦而止渴,且制约麻黄的温燥之性,与麻黄相配,清透郁热;大枣、甘草补脾益气而制水。五药相合,共奏发汗祛风,散水清热之效。

【方剂药效物质基础】

1 拆方组分

1.1 麻黄 其化学组分见痉湿暍病脉证治篇"葛根汤"。

1.2 石膏 其化学组分见痉湿暍病脉证治篇"白虎加人参汤"。

1.3 生姜、大枣、甘草 其化学组分见痉湿暍病脉证治篇"栝楼桂枝汤"。

2 复方组分

目前尚未见有越婢汤复方化学组分的文献报道。

【方剂药理学研究】

1 拆方药理

1.1 麻黄 其药理研究见痉湿暍病脉证治篇"葛根汤"。

1.2 石膏 其药理研究见痉湿暍病脉证治篇"白虎加人参汤"。

1.3 生姜、大枣、甘草 其药理研究见痉湿暍病脉证治篇"栝楼桂枝汤"。

2 复方药理

2.1 对慢性肾病初期水肿的作用 采用尾静脉注射阿霉素建立阿霉素肾病大鼠模型。结果显示，越婢汤可以改善阿霉素肾病大鼠肾小球滤过率，降低尿蛋白排泄，改善肾小球滤过膜的通透性，改善阿霉素肾病大鼠蛋白和脂质代谢。在降低尿蛋白排泄方面稍劣于泼尼松，但强于贝那普利。在改善肾病大鼠肾小球超微结构方面，有着明显的优势[1]。

2.2 其他作用 越婢汤还具有利尿、解热、抗菌、抗炎、镇静、镇痛及抗过敏等作用[2]。

【临床研究与应用】

1 治疗急性肾炎

选择急性肾炎患者31例，以越婢汤加减处方：麻黄6~12g，杏仁6~12g，炙甘草6~10g，石膏20~30g，防风6~12g，防己6~12g，白术6~12g，茯苓6~12g，赤小豆15~20g，车前子6~12g。若伴高血压者，加菊花、枸杞子；血尿及尿红细胞（＋＋）以上者，加小蓟、仙鹤草；尿蛋白（＋＋）以上者，加石菖蒲、重用防己；咽痛者，加金银花、连翘；皮肤疮疡者，加地丁草、蒲公英。结果以症状及体征消失，1个月内尿常规连续3次以上复查阴性为治愈，本组治愈23例，好转7例，无效1例，总有效率96.77%[3]。

2 治疗类风湿关节炎

选择40例符合寒热错杂证的类风湿关节炎（RA）患者，治疗组20例，以甲氨蝶呤片＋双氯芬酸钠＋越婢汤加减治疗；对照组20例，以甲氨蝶呤片＋双氯芬酸钠治疗，疗程均为2个月。结果显示，治疗组总有效率95%，对照组总有效率75%，治疗组与对照组的临床体征以及水平视力对照表法（VAS）积分、主要中医证候等均有显著改善（$P < 0.05$），治疗组 VAS 积分的减少数高于对照组（$P < 0.05$）；实验室指标2组治疗前后比较，$P < 0.05$，2组间差异比较，$P < 0.05$。说明越婢汤加减结合西药治疗 RA 寒热错杂证比单纯西药治疗在改善症状等方面疗效更显著，在控制疾病活动的炎性指标方面亦有确切疗效[4]。

3 治疗其他疾病

用越婢汤原方或其加减方，还可以治疗肾盂肾炎初期、内分泌失调引起眼睑水肿及颜面水肿等、过敏性皮炎、神经性头痛[5]等见有本方证者。

【方剂评述】

越婢汤是治疗"风水"证的主要方剂。所谓"风水",是指人体感受风邪后,肺气不能宣发肃降,体内的水液既不能通过呼吸或皮肤排泄,又不能通过尿液而排出,于是留滞于肌表而为一身尽肿。这种水肿来势较为迅疾,开始只见于面目,很快即遍及全身。因为是由外感风邪引起,所以,见有恶风、低热、微微汗出的表证。肺气不宣,气郁化热,但因水湿郁滞,故口不渴,或虽渴亦不欲饮。本病的主要病机是风邪在表,湿郁肌肤,而挟内热。在治法上,风水在表应予发汗解表,使水气得利;内有郁热,则兼清里热。越婢汤正是为此而设。越婢汤主治太阳风水夹热证,临床中有的病变证机以热为主,而有的病变证机以热夹寒为主,临证用方必须因病变证机而调整麻黄、石膏用量比例。越婢汤既是治疗太阳风水夹热证的基础方,又是治疗太阳温病证、表寒里热证的变化方。现代临床凡符合该方主治病变证机与审证要点,可随证加减应用。

参 考 文 献

[1] 任艳芸,马巧亚,孙万森. 越婢汤对阿霉素肾病大鼠肾小球超微结构的影响 [J]. 中国中西医结合肾病杂志,2010,11(7):589-591.

[2] 王瑾芝. 辛凉解表越婢汤 [J]. 开卷有益(求医问药),2014(4):49.

[3] 徐菊芳. 越婢汤加减治疗急性肾炎 31 例 [J]. 江苏中医药,2004,25(1):26.

[4] 李晶晶,高忠恩. 越婢汤加减治疗类风湿关节炎寒热错杂证临床研究 [J]. 辽宁中医杂志,2013,40(6):1143-1145.

[5] 王瑾芝. 辛凉解表越婢汤 [J]. 开卷有益(求医问药),2014(4):49.

ᗧᕬ 越婢加术汤 ᕬᗧ

【处方组成与功用】

越婢加术汤出自《金匮要略》水气病脉证并治(皮水)篇,由麻黄 18g,石膏 30~60g,生姜 10g,大枣 15 枚,甘草 7g,白术 12g 组成。具有发汗散水、除湿清热的功效。传统用于皮水挟热所见之一身面目黄肿,全身浮肿较甚,按之凹陷没指,小便不利,伴发热心烦,口渴,脉沉数等。

【方剂传统解析】

《金匮要略》载:"里水者,一身面目黄肿,其脉沉,小便不利,故令病水;假如小便自利,此亡津也,故令渴也。越婢加术汤主之。"本条文论述了风水挟热的证治。本证的病因病机为风水相搏,泛溢周身,兼有里热。本方即越婢汤加白术 12g 而成。在用越婢场发汗散水清热的基础上,加白术燥湿运脾,内外同治,增强其祛水消肿之效。此方发汗散水除湿之力颇强,故文中又强调若小便自利而口渴者,是津液已伤,就不宜再用该方。

【方剂药效物质基础】

1 拆方组分

1.1 麻黄　其化学组分见痉湿暍病脉证治篇"葛根汤"。

1.2 石膏 其化学组分见痉湿暍病脉证治篇"白虎加人参汤"。

1.3 生姜、大枣、甘草 其化学组分见痉湿暍病脉证治篇"栝楼桂枝汤"。

1.4 白术 其化学组分见痉湿暍病脉证治篇"麻黄加术汤"。

2 复方组分

目前尚未见有越婢加术汤复方化学组分的文献报道。

【方剂药理学研究】

1 拆方药理

1.1 麻黄 其药理研究见痉湿暍病脉证治篇"葛根汤"。

1.2 石膏 其药理研究见痉湿暍病脉证治篇"白虎加人参汤"。

1.3 生姜、大枣、甘草 其药理研究见痉湿暍病脉证治篇"栝楼桂枝汤"。

1.4 白术 其药理研究见痉湿暍病脉证治篇"麻黄加术汤"。

2 复方药理

2.1 对慢性肾小球肾炎的治疗作用 通过建立慢性肾小球肾炎大鼠动物模型，用 Luzex－F 显微图像分析仪半定量分析越婢加术汤对其的治疗效果。结果显示，在用越婢加术汤对慢性肾小球肾炎动物模型的治疗组织的组织切片中可见肾组织的细胞质呈蓝色，细胞形态比较正常，细胞数量较少，排列较规整，胞质内可见尼氏体；越婢加术汤对慢性肾小球肾炎动物模型的治疗组切片中可见细胞的细胞膜、细胞核及细胞质中的细胞器均比较正常；慢性肾小球肾炎尼氏染色单位面积尼氏染色阳性反应物平均灰度值，与正常对照组对比，$P < 0.01$，与实验组对比，$P < 0.01$；慢性肾小球肾炎肾脏单位面积尼氏染色阳性反应物密度之间，与正常对照组对比，$P < 0.01$；与实验组对比，$P < 0.01$[1]。

2.2 对肾炎高氮质血症、蛋白尿的作用 通过给大鼠腹腔注射同种肾脏免疫复合物，复制大鼠主动型 Heymann 肾炎模型，分为 Heymann 肾炎模型组、越婢加术提取物组和地塞米松组，同时设立空白对照组。分别测定其 24 小时尿蛋白、血尿、尿素氮、肌酐等。结果显示，越婢加术醇提取物组可以降低肾炎大鼠尿素氮和尿蛋白，提高血清总蛋白含量。表明越婢加术汤有对抗 Heymann 肾炎大鼠的高氮质血症、蛋白尿作用，其中越婢加术醇提中剂量组作用显著[2]。

2.3 方剂的急性毒性 通过对小鼠灌胃给药后出现的快速而剧烈的中毒反应的观察，探讨越婢加术汤的临床安全性。应用可供灌胃最大浓度、最大容积越婢加术汤一次性灌胃给药，连续观察并记录给药后 7 天内小鼠的中毒症状和死亡数，按生药量计算小鼠的最大给药量。结果显示，给药后 7 天内小鼠生存良好，活动和饮食情况均无变化，未有死亡情况，解剖尸检无肉眼可观察到的内脏异常变化。表明越婢加术汤最大给药量相当于临床成年人一日剂量的 600 倍。越婢加术汤安全性好，毒性低[3]。

2.4 其他作用 越婢加术汤还有清热、利水、抗炎作用[4]。

【临床研究与应用】

1 治疗急性肾小球肾炎

选择急性肾小球肾炎患者 56 例，采用婢加术汤加味处方：麻黄 10g，徐长卿 15g，玉米须（鲜品）35g，生石膏20g，生姜15g，大枣15g，炙甘草6g，白术15g。若风寒偏盛者，去石膏，加桂枝、苏叶、防风；咳喘较甚者，加前胡、杏仁；见汗出恶风，卫阳已虚者，加黄芪、附子；咽喉肿痛者，加连翘、板蓝根、桔梗；热重尿少者，可加鲜茅根、益母草。每天1剂，小儿剂量酌减。治疗7天为1个疗程，至少治疗2~3个疗程。结果以水肿全部消退，其他症状消失，实验室检查完全恢复正常为临床痊愈，本组临床治愈38例，好转14例，无效4例，总有效率为92.86%[5]。

2 治疗类风湿关节炎

选择风湿热痹患者37例，以越婢加术汤为主方辨证加减，以麻黄、石膏、白术三味为主，随其风、湿、热之偏胜及累及关节肿痛而加味，风湿偏胜者，加防风、防己、薏苡仁、赤茯苓；湿热偏盛者，佐赤芍、秦艽、虎杖、忍冬藤；上肢疼痛者，加桑枝、桂枝；下肢疼痛者，加牛膝、海桐皮。每天1剂，1周为1个疗程，若服药3天未见好转征兆，即可改方换药，作无效病例统计。服药见效者，至少服用2疗程以上，以巩固疗效。结果以临床症状消失，1个月后化验复常为治愈，本组痊愈13例，显效17例，好转5例，无效2例，总有效率为94.6%[6]。

3 治疗其他疾病

用越婢加术汤原方或其加减方，还可以治疗肾源性水肿[7]等见有本方证者。

【方剂评述】

越婢加术汤用于治疗"里水，一身面目黄肿，其脉沉，小便不利，故令病水。"具有疏风清热，祛水止痛之功。现代药理研究表明，越婢加术汤方中各组成药物均有不同程度的抗炎作用。石膏对炎症早期及晚期反应有明显而持久的抑制作用；麻黄可抑制过敏介质的释放；生姜其有效成分抑制 PGE_2 和白三烯等活性物质的释放和合成；甘草有肾上腺皮质激素的作用，可抑制毛细血管通透性增加，抗组胺，并可抑制激活补体的两条途径。所以，越婢加术汤具有明显的解热、抗炎、镇痛作用，而且还具有副作用少，患者容易接受之特点。

参 考 文 献

[1] 刘树民，张晖，刘永林，等. 越婢加术汤对慢性肾小球肾炎动物模型的治疗研究 [J]. 中国实用医药，2010，5（36）：157-158.

[2] 陈淑欣，魏东华，刘秀芹，等. 越婢加术汤对肾炎模型大鼠的药效学研究 [J]. 成都中医药大学学报，2013，34（3）：38-40.

[3] 刘文艳，韩健，梁丽梅，等. 越婢加术汤的急性毒性实验 [J]. 中国老年学杂志，2013，33（6）：1331-1330.

[4] 重轩正宏. 越婢加术汤治疗急性痛风性关节炎的疗效 [J]. 汉方医学，2004，28（4）：22-25.

[5] 王晓杰. 越婢加术汤加味治疗急性肾小球肾炎临床分析 [J]. 中外医疗，2010（26）：120.

[6] 俞惠英，路须强. 越婢加术汤治疗风湿热痹37例疗效观察 [J]. 亚太传统医药，2013，9（6）：152-153.

[7] 叶久勤. 中西医结合治疗肾源性水肿60例的随机对照临床观察 [J]. 四川医学，2013，34（9）：1337-1339.

～ 甘草麻黄汤 ～

【处方组成与功用】

甘草麻黄汤出自《金匮要略》水气病脉证并治（皮水）篇，由甘草7g，麻黄12g组成。具有发汗、散水、消肿的功效。传统用于皮水表实所见之一身面目黄肿，全身浮肿较甚，按之凹陷没指，伴小便不利，无汗，脉浮，无心烦口渴及发热等。

【方剂传统解析】

《金匮要略》载："皮水，越婢加术汤主之，甘草麻黄汤亦主之。"本条文论述了皮水的两种治法。本证的病因病机为皮水偏表，腠理闭塞。本方药仅两味，方中重用麻黄发汗、散水、消肿，宜畅肺气而行水；辅以甘草健脾和中而制水。甘草与麻黄相配，则上宣肺气，中助脾土，外开腠理，使汗出水泄，浮肿可消。该方为发汗散水剂，故服药后要求多盖被子以保暖，促使发汗；出汗后还要注意避风寒，以防邪气乘虚而入。

【方剂药效物质基础】

1 拆方组分

1.1 甘草 其化学组分见痉湿暍病脉证治篇"栝楼桂枝汤"。

1.2 麻黄 其化学组分见痉湿暍病脉证治篇"葛根汤"。

2 复方组分

通过麻黄 - 甘草药对主要药理效应的相互关系与两者配伍后主要有效成分含量的改变的相关性研究，发现麻黄、甘草合煎后主要化学成分含量降低，主要药理效应会在一定范围内表现出拮抗作用；麻黄 - 甘草药对配伍，在合适的剂量和配比范围内，能增效减毒；12：3和12：6协同范围较宽，呈现配伍优势。麻黄 - 甘草药对有抗炎作用，抗炎机制可能与影响炎症介质产生和抗氧化作用有关；利尿作用机制与促进尿液 PGE_2 排泄有关。麻黄、甘草影响的代谢标志物不同，麻黄 - 甘草药对除了影响两者单独作用的代谢标志物外，还影响了另外3种标志物，从系统的层面表明麻黄和甘草存在协同作用[1]。

【方剂药理学研究】

1 拆方药理

1.1 甘草 其药理研究见痉湿暍病脉证治篇"栝楼桂枝汤"。

1.2 麻黄 其药理研究见痉湿暍病脉证治篇"葛根汤"。

2 复方药理

2.1 抗炎作用 采用 ICR 小鼠模型，观察麻黄 - 甘草药对的抗炎作用，探讨其抗炎机制。结果显示，与模型对照组比较，麻黄 - 甘草药对（22.4g/kg，11.2g/kg）可显著抑制乙酸致小鼠腹腔毛细血管通透性增加，抑制角叉菜胶诱导的胸膜炎大鼠胸腔液渗出（$P <$ 0.01），抑制渗出液白细胞数量增多（$P < 0.01$）；22.4g/kg 能抑制中性粒细胞比率升高；麻黄 - 甘草药对3个剂量组对淋巴细胞比率没有明显影响；抑制胸腔液 PGE_2、TNF - α、IL - 1β 含量升高（$P < 0.05$）；药对22.4g/kg 能抑制肺组织 TNF - α、IL - 1β、MDA 含量升高

（$P < 0.01$），11.2g/kg 能抑制肺组织 IL – 1β 含量升高（$P < 0.01$）。说明麻黄 – 甘草药对有抗炎作用，抗炎机制可能与影响炎症介质产生和抗氧化作用有关[2]。

2.2 利尿作用　采用麻黄 – 甘草药对对正常大鼠排尿量及电解质排泄的影响，观察其利尿作用。结果显示，22.4g 生药/kg 灌胃能增加大鼠排尿量及尿液中 K^+ 的排泄。说明麻黄 – 甘草药对有利尿作用[3]。

【临床研究与应用】

用甘草麻黄汤原方或其加减方，可以治疗肾小球肾炎初期、慢性肾盂肾炎、水肿病[4]等见有本方证者。

【方剂评述】

越婢加术汤方以麻黄配生姜宣散水湿，配石膏清宣肺胃郁热，甘草、大枣调和中气，白术健脾除内湿，与麻黄配用而兼驱表湿，合为表里同治、利水清热之方。故可用于皮水兼挟里热而表现为一身面目黄肿，小便不利的证候，甘草麻黄汤方以甘草和中补脾，麻黄宣肺利水，故可用于皮水表实而无里热，表现为腰以上肿连及面目的证候。由于里水有不同的证候类型，所以治疗必须采取不同的方剂。

参 考 文 献

[1] 赵杰. 麻黄类药对组成规律的基础研究—麻黄 – 甘草药对（Ⅰ）[D]. 广州：南方医科大学，2009：5.

[2] 赵杰，余林中，方芳，等. 麻黄 – 甘草药对的抗炎作用及机制研究 [J]. 中国实验方剂学杂志，2012，18（15）：163 – 166.

[3] 赵杰，徐文杰，方芳，等. 麻黄 – 甘草药对的抗炎、利尿作用研究 [J]. 中药药理与临床，2012，28（3）：12 – 14.

[4] 张家礼. 金匮要略 [M]. 北京：中国中医药出版社，2004：303.

◇❀ 防己茯苓汤 ❀◇

【处方组成与功用】

防己茯苓汤出自《金匮要略》水气病脉证并治（皮水）篇，由防己 10g，黄芪 15 ~ 30g，桂枝 10g，茯苓 18 ~ 30g，甘草 6g 组成。具有通阳化气、表里分消的功效。传统用于皮水阳郁所见之四肢浮肿，按之没指，四肢聂聂动，腹满，小便不利，口不渴，纳差，便溏等。

【方剂传统解析】

《金匮要略》载："皮水为病，四肢肿，水气在皮肤中，四肢聂聂动者，防己茯苓汤主之。"本条文论述了皮水阳郁的证治。本证的病因病机为脾失运化，水湿内停，外溢皮下，遏郁阳气。方用防己通腠理，祛水湿；黄芪益气健脾，利尿消肿；且防己与黄芪相配，实卫走表祛湿，使皮下之水从表而散。桂枝、茯苓通阳化气，使水湿由小便而去。桂枝与黄芪相合，能通阳行痹，鼓舞卫阳；茯苓与黄芪相合，益气健脾助运化，补土制水；甘草调和诸药。药用五味，共奏通阳化气，健脾除湿之效。

【方剂药效物质基础】

1 拆方组分

1.1 防己、黄芪 其化学组分见痉湿暍病脉证治篇"防己黄芪汤"。

1.2 桂枝 其化学组分见痉湿暍病脉证治篇"栝楼桂枝汤"。

1.3 茯苓 其化学组分见脏腑经络先后病脉证篇"猪苓汤"。

1.4 甘草 其化学组分见痉湿暍病脉证治篇"栝楼桂枝汤"。

2 复方组分

通过建立防己茯苓汤煎膏剂的质量标准，对防己茯苓汤煎膏中的黄芪、防己和甘草采用 TLC 法进行定性鉴别，对其主要成分粉防己碱和防己诺林碱采用 HPLC 法进行含量测定。结果显示，防己茯苓汤煎膏剂中防己、黄芪和甘草的薄层色谱鉴别斑点清晰，重现性好，阴性对照无干扰；含量测定粉防己碱在 $20.72 \sim 103.50 \mu g/ml$ 范围内线性关系良好，相关系数 $r = 0.9991$、加样回收率为 99.12%，RSD = 1.15%（$n = 6$）；防己诺林碱在 $12.24 \sim 61.20 \mu g/ml$ 范围内线性关系良好，相关系数 $r = 0.9992$，加样回收率为 100.88%，RSD = 1.68（$n = 6$）。说明建立的定性、定量方法简便易行、准确可靠、稳定可控，为防己茯苓汤煎膏剂的质量控制标准提供实验依据[1]。

【方剂药理学研究】

1 拆方药理

1.1 防己、黄芪 其药理研究见痉湿暍病脉证治篇"防己黄芪汤"。

1.2 桂枝 其药理研究见痉湿暍病脉证治篇"栝楼桂枝汤"。

1.3 茯苓 其药理研究见脏腑经络先后病脉证篇"猪苓汤"。

1.4 甘草 其药理研究见痉湿暍病脉证治篇"栝楼桂枝汤"。

2 复方药理

2.1 抗炎镇痛作用 采用热板法、醋酸扭体法镇痛实验模型，二甲苯致小鼠耳肿胀、大鼠毛细血管通透性、大鼠棉球肉芽肿、大鼠蛋清性关节炎、大鼠炎性组织中 PGE_2 含量等炎症模型，探讨防己茯苓汤的抗炎镇痛作用。结果显示，防己茯苓汤对二甲苯、蛋清所致炎症有明显抑制作用，降低大鼠的毛细血管通透性，抑制棉球肉芽肿增生，提高小鼠痛阈值，减少乙酸所致小鼠扭体次数。并能显著降低炎症组织中 PGE_2 的含量[2]。

2.2 对慢性肾病的治疗作用 采用大鼠肾小球系膜细胞培养进行体外研究，用肿瘤坏死因子（$TNF - \alpha$）刺激系膜细胞增殖，再加入不同浓度防己茯苓汤加减方提取液对细胞进行干预，用 MTr 法测定细胞增殖，流式细胞仪分析细胞周期，用 ELISA 法测定细胞培养液中肾小球系膜细胞基质金属蛋白酶（MMP - 2）的含量。结果显示，加入防己茯苓汤加减方提取液后，系膜细胞的增殖程度受到显著抑制（$P < 0.05$），流式细胞仪 DNA 图示 S 期细胞数显著减少（$P < 0.05$）。细胞培养液中 MMP - 2 的表达增强（$P < 0.05$）。表明防己茯苓汤加减方对肿瘤坏死因子诱导后肾小球系膜细胞的增殖具有抑制作用，并可影响肾小球系膜细胞 MMP - 2 的表达，进而调整细胞外基质的合成与降解[3]。

【临床研究与应用】

1 治疗肾病综合征

选择38例确诊为脾虚湿胜型肾病综合征患者，随机分为治疗组和对照组各19例。对照组常规西药治疗。治疗组在对照组基础上加用加味防己茯苓汤内服。结果治疗组总有效率达89.5%；对照组总有效率达达73.7%（$P < 0.05$）[4]。

2 预防乳腺癌术后皮下积液

选择行乳腺癌改良根治术的女性乳腺癌患者210例，随机分为实验组及对照组各105例。2组患者均进行常规术前检查以及准备，并在全麻下进行乳腺癌改良根治术，术后切口缘距肿瘤3cm以上，术后皮下以及腋窝采用多孔单管进行负压引流，同时对胸壁以及腋窝采用加压包扎，实验组患者在此基础上给防己茯苓汤加味进行治疗：防己15g，黄芪、茯苓皮、茯苓、益母草各30g，桂枝、白术、大腹皮各15g，车前子18g，香附、当归各10g，甘草、淡附子各6g。若口渴、烦热者，去除桂枝、香附，加天花粉、牡丹皮；表证恶寒者，加麻黄；纳减者，加神曲；便溏者，加薏苡仁；倦怠严重者，加党参；失眠者，加酸枣仁。水煎内服，一日2次，一次200ml。结果实验组患者其出现皮下积液的例数以及积液程度均有明显低于对照组（$P < 0.05$）。实验组患者其引流量明显少于对照组，而且其拔管时间短于对照组（$P < 0.05$）。实验组患者在治疗期间无患者出现不良反应[5]。

3 治疗下肢深静脉血栓后遗症

选择下肢深静脉血栓后遗症患者60例，治疗均予防己茯苓汤处方：防己20g，茯苓15g，黄芪30g，桂枝10g，甘草6g。每日1剂，水煎2次共取汁300ml，分早、晚2次温服。30天为1个疗程，1个疗程后统计疗效。结果以站立20～30分钟，行走1500m后无肢体肿胀、沉重，周径差<2cm为临床治愈，本组总有效率93.33%。治疗后下肢体周径差、纤维蛋白原、血浆黏度及全血黏度（高切）均下降（$P < 0.01$）[6]。

4 治疗其他疾病

用防己茯苓汤原方或其加减方，还可以治疗关节炎[7]、坐骨神经痛[8]、水肿[9]等见有本方证者。

【方剂评述】

防己茯苓汤临床主要用于治疗皮水病。脾病水气泛溢于四肢、皮肤，故皮水病患者四肢浮肿，肿则阳气被郁，邪正交争，故肌肉有轻微跳动。用防己茯苓汤，以桂枝合茯苓驱肌表四肢之水，配防己导水从小便排出；黄芪、甘草补卫气，健脾制水，合为扶表利水之方。

临床凡以水肿为主症，属气（阳）虚者，疗效最佳。视引起水肿的疾病不同，伴随症状不同，因人而异，适当增减，常获良效。对于顽固性水肿，酌加活血利水或行气利水药，可进一步提高疗效。

参 考 文 献

[1] 张文娓，闫丽莉，陈忠新. 防己茯苓汤煎膏剂质量标准的建立 [J]. 中医药信息，2012，29（6）：96-98.

［2］田婧. 防己茯苓汤抗炎镇痛作用的实验研究［J］. 中华中医药学刊，2007，25（12）：2489 – 2491.

［3］喻嵘，张晓白，闻晓东，等. 防己茯苓汤加减对大鼠肾系膜细胞增殖及基质金属蛋白酶—2 的影响［J］. 中医杂志，2014，55（6）：500 – 503.

［4］夏本林. 加味防己茯苓汤治疗脾虚湿胜型肾病综合征 38 例［J］. 现代中医药，2010，30（2）：19 – 20.

［5］刘红梅. 防己茯苓汤预防乳腺癌术后皮下积液的临床疗效分析［J］. 时珍国医国药，2013，24（9）：2190 – 2191.

［6］李浩杰，石玫，胡满香，等. 防己茯苓汤治疗下肢深静脉血栓后遗症 60 例临床分析［J］. 河北中医，2012，34（2）：537 – 538.

［7］谭畅，韦志辉. 防己茯苓汤加味治疗类风湿关节炎疗效观察［J］. 现代中西医结合杂志，2007，16（7）：906.

［8］赵海云，安玉芳，宋全玲. 防己茯苓汤加减治疗坐骨神经痛 41 例［J］. 内蒙古中医药，2012（9）：29.

［9］杨柯列. 防己茯苓汤加减治疗妇女更年期水肿 32 例［J］. 中医临床研究，2010，2（19）：65.

⷗ 黄芪芍桂苦酒汤 ⷗

【处方组成与功用】

黄芪芍桂苦酒汤出自《金匮要略》水气病脉证并治（黄汗）篇，由黄芪 15～30g，白芍 10g，桂枝 10g（苦酒和煎）组成。具有固表祛湿，调和营卫，兼泄营热的功效。传统用于表虚湿遏黄汗证所见之身体浮肿，发热，口渴，胸满，汗出、黄如药汁，脉沉迟等。

【方剂传统解析】

《金匮要略》载："问曰：黄汗之为病，身体肿，发热汗出而渴，状如风水，汗沾衣，色正黄如药汁，脉自沉，何从得之？师曰：以汗出入水中浴，水从汗孔入得之。宜黄芪芍桂苦酒汤主之。"本条文论述了黄汗的证治。本证的病因病机为表虚湿遏，卫郁营热。本方重用黄芪实卫固表，利水消肿；桂枝辛温走表而通阳；白芍酸寒入营，泄营分郁热，与桂枝相配，调和营卫；苦酒入血分，散瘀祛湿，协白芍摄阴益阴，增强其泄热之效。诸药合用，可使表气实，水湿去，营卫和，郁热泄，则黄汗可愈。

【方剂药效物质基础】

1 拆方组分
1.1 黄芪 其化学组分见痉湿暍病脉证治篇"防己黄芪汤"。
1.2 白芍、桂枝 其化学组分见痉湿暍病脉证治篇"栝楼桂枝汤"。
1.3 苦酒 其化学组分见胸痹心痛短气病脉证治篇"瓜蒌薤白白酒汤"。

2 复方组分
目前尚未见有黄芪芍桂苦酒汤复方化学组分的文献报道。

【方剂药理学研究】

1 拆方药理
1.1 黄芪 其药理研究见痉湿暍病脉证治篇"防己黄芪汤"。
1.2 白芍、桂枝 其药理研究见痉湿暍病脉证治篇"栝楼桂枝汤"。

1.3 苦酒　其药理研究见胸痹心痛短气病脉证治篇"瓜蒌薤白白酒汤"。

2 复方药理

目前尚未见有黄芪芍桂苦酒汤复方药理研究的文献报道。

【临床研究与应用】

用黄芪芍桂苦酒汤原方或其加减方，可治疗多汗症、慢性肾炎、内分泌紊乱等不明原因导致的浮肿[1]等见有本方证者。

【方剂评述】

黄汗首见于张仲景《金匮要略》水气病脉证并治篇，黄汗的病因病机，多为汗出入水中浴，或汗出淋雨，水湿之邪从汗孔侵袭肌表，阻碍营卫气机，卫郁而不能行水，湿邪留滞于肌肤及关节，故全身浮肿及关节疼痛，营郁而为热，湿热交蒸故发热汗出色黄，气不化津，故有口渴。治用黄芪芍桂苦酒汤和营卫，祛散水湿。

参 考 文 献

[1] 张家礼. 金匮要略 [M]. 北京：中国中医药出版社，2004：308.

∽ 桂枝加黄芪汤 ∽

【处方组成与功用】

桂枝加黄芪汤出自《金匮要略》水气病脉证并治（黄汗）篇，由桂枝 10g，白芍 10g，甘草 7g，生姜 10g，大枣 12 枚，黄芪 10～15g 组成。具有调和营卫、宣阳逐湿的功效。传统用于湿盛阳郁黄汗证所见之腰以上汗出，色黄沾衣，腰以下无汗，腰髋弛痛，如有物在皮中状，小便不利，身重疼痛，汗出已辄轻，久久必身瞤，胸中痛，不能食，烦躁等。

【方剂传统解析】

《金匮要略》载："黄汗之病，两胫自冷；假令发热，此属历节。合已汗出，又身常暮盗汗出者，此劳气也。若汗出已反发热者，久久其身必甲错；发热不止者，必生恶疮。若身重，汗出已辄轻者，久久必身瞤，瞤即胸中痛，又从腰以上必汗出，下无汗。腰髋弛痛，如有物在皮中状；剧者不能食，身疼重，烦躁，小便不利，此为黄汗。桂枝加黄芪汤主之。"本条文论述了黄汗与历节、劳气的鉴别，指出营卫失调，湿盛阳郁黄汗的证治。本证的病因病机为黄汗日久，营卫失调，下焦湿盛，阳郁不宣。该方即桂枝汤加黄芪而成。桂枝汤既能解肌发汗、祛散外湿，使困滞于肌腠的湿邪随汗而泄；又能调营卫和阴阳，恢复脏腑的气化功能；再加黄芪益卫走表，利水运湿，与桂枝相配，有化气通阳之功。服药后再喝热粥及温覆保暖，皆有助于增强药力，促使营卫周流而全身得微汗以祛湿邪。

【方剂药效物质基础】

1 拆方组分

1.1 桂枝、白芍、甘草、生姜、大枣　其化学组分见痉湿暍病脉证治篇"栝楼桂枝汤"。

1.2 黄芪　其化学组分见痉湿暍病脉证治篇"防己黄芪汤"。

2 复方组分

目前尚未见有桂枝加黄芪汤复方化学组分的文献报道。

【方剂药理学研究】

1 拆方药理

1.1 桂枝、白芍、甘草、生姜、大枣　其药理研究见痉湿暍病脉证治篇"栝楼桂枝汤"。

1.2 黄芪　其药理研究见痉湿暍病脉证治篇"防己黄芪汤"。

2 复方药理

目前尚未见有桂枝加黄芪汤复方药理研究的文献报道。

【临床研究与应用】

用桂枝加黄芪汤原方或其加减方，可治疗糖尿病多汗证[1]、慢性鼻炎[2]等见有本方证者。

【方剂评述】

桂枝加黄芪汤主治黄汗，黄汗既不同于水肿病，也不是黄疸的一个症状，而是一个独立的疾病。按现代医学观点分析，应是一种汗腺炎症，是由一类带黄颜色或产生黄色色素的细菌侵入汗腺所致。典型的黄汗病为水湿郁遏营卫，湿热蕴蒸，表现为身重疼、发热、汗出色黄如柏汁等。临床应用该方，应根据患者病情，适当配伍茵陈、黄柏、白鲜皮、防己、木通等，以加强清热除湿的作用。

参 考 文 献

［1］寇天芹，王广梅. 桂枝加黄芪汤加减治疗糖尿病多汗证 36 例［J］. 实用中医内科杂志，2004，18（3）：238.

［2］李亮，关芳芳，王付. 王付教授运用经方辨治慢性鼻炎［J］. 光明中医，2013，28（9）：1794-1795.

∽ 桂枝去芍药加麻辛附子汤 ∽

【处方组成与功用】

桂枝去芍药加麻辛附子汤出自《金匮要略》水气病脉证并治（气分病）篇，由桂枝10g，生姜10g，甘草7g，大枣12枚，麻黄7g，细辛6g，附子6g组成。具有温阳散寒，通利气机，宣行水饮的功效。传统用于气分病阳虚阴凝证所见之心下坚，腹满肠鸣相逐，手足逆冷，麻痹不仁，畏寒怯冷，骨节疼痛，小便不利，身体浮肿，舌淡苔白，脉来沉迟等。

【方剂传统解析】

《金匮要略》载："气分，心下坚，大如盘，边如旋杯，水饮所作，桂枝去芍药加麻辛附子汤主之。"本条文论述了气分病阳虚阴凝的证治。本证的病因病机为阳气虚弱，阴寒凝结，大气不转，饮积心下。该方即桂枝汤去酸寒阴柔之白芍，另加辛散温通之麻黄、细辛、附子而成。方中桂枝、甘草温振上焦心阳；附子、细辛温下焦肾阳，散阴凝陈寒；麻黄、细辛、生姜辛散温通，宣扬气机，温化寒饮；大枣、甘草补脾益气。配伍成方，共奏温阳散寒，宣通气机，温化水饮之效。

【方剂药效物质基础】

1 拆方组分

1.1 桂枝、生姜、甘草、大枣　其化学组分见痉湿暍病脉证治篇"栝楼桂枝汤"。

1.2 麻黄　其化学组分见痉湿暍病脉证治篇"葛根汤"。

1.3 细辛　其化学组分见中风历节病脉证并治篇"侯氏黑散"。

1.4 附子　其化学组分见痉湿暍病脉证治篇"桂枝附子汤"。

2 复方组分

目前尚未见有桂枝去芍药加麻辛附子汤复方化学组分的文献报道。

【方剂药理学研究】

1 拆方药理

1.1 桂枝、生姜、甘草、大枣　其药理研究见痉湿暍病脉证治篇"栝楼桂枝汤"。

1.2 麻黄　其药理研究见痉湿暍病脉证治篇"葛根汤"。

1.3 细辛　其药理研究见中风历节病脉证并治篇"侯氏黑散"。

1.4 附子　其药理研究见痉湿暍病脉证治篇"桂枝附子汤"。

2 复方药理

2.1 对心力衰竭家兔心肌收缩力的影响　通过桂枝去芍药汤、麻黄细辛附子汤及其合方桂枝去芍药加麻黄细辛附子汤对心力衰竭家兔心功能的影响，发现麻黄细辛附子汤组、桂枝去芍药加麻黄细辛附子汤Ⅰ组、桂枝去芍药加麻黄细辛附子汤Ⅱ组在给药后 30 分钟、60 分钟、90 分钟能显著增加心衰家兔 $LV + dp/dt_{max}$（$P < 0.05$）。说明麻黄细辛附子汤、桂枝去芍药加麻黄细辛附子汤Ⅰ、桂枝去芍药汤加麻黄细辛附子汤Ⅱ有明显增强心力衰竭家兔心肌收缩力的作用[1]。

2.2 对心力衰竭家兔尿量的影响　通过桂枝去芍药汤、麻黄细辛附子汤及其合方桂枝去芍药加麻黄细辛附子汤对心力衰竭家兔尿量的影响，发现桂枝去芍药汤有明显促进心力衰竭模型家兔尿量增加的作用，但作用不及麻黄细辛附子汤组、桂枝去芍药加麻黄细辛附子汤Ⅰ组和桂枝去芍药加麻黄细辛附子汤Ⅱ组强。在给药 90 分钟时，桂枝去芍药加麻黄细辛附子汤Ⅰ组家兔尿量明显高于麻黄细辛附子汤组和桂枝去芍药汤组（$P < 0.05$），提示桂枝去芍药汤与麻黄细辛附子汤以"先合后煎"法相合后，两方相互促进，共同增强了原有疗效[1]。

2.3 对心力衰竭家兔血液流变性的影响　通过桂枝去芍药汤、麻黄细辛附子汤及其合方桂枝去芍药加麻黄细辛附子汤对心力衰竭家兔血液流变性的影响，结果显示，实验各组造模至 90 分钟后，低剪切速率和高剪切速率时，模型对照组的全血黏度均最高，低剪切速率测得桂枝去芍药加麻黄细辛附子汤Ⅱ组全血黏度最低，且明显低于模型对照组（$P < 0.05$），说明以"先煎后合"法合方的桂枝去芍药加麻黄细辛附子汤有降低心力衰竭家兔全

血黏度作用。桂枝去芍药汤组、麻黄细心附子汤组和桂枝去芍药加麻黄细辛附子汤 I 全血黏度与模型组没有显著差异（$P < 0.05$）。说明以"先煎后合"法相合使桂枝去芍药汤和麻黄细辛附子汤可能产生了新的作用，或者原来作用没有显著意义，相合后桂枝去芍药汤和麻黄细辛附子汤相互作用，增强了原来微弱的作用使其有了显著意义[1]。

【临床研究与应用】

用桂枝去芍药加麻辛附子汤原方或其加减方，可治疗心肺急症[2]等见有本方证者。

【方剂评述】

桂枝去芍药加麻辛附子汤是由桂枝去芍药汤和麻黄细辛附子汤组成的合方，现在临床多用于治疗感冒、慢性气管炎、肝硬化腹水、风湿性或肺源性或充血性心力衰竭等。文献报道个例较多，尚缺乏系统性研究，提示今后应进一步深入研究桂枝去芍药加麻辛附子汤的临床作用和机制。

参 考 文 献

[1] 刘志队. 麻黄细辛附子汤与桂枝去芍药汤合方的理论与实验研究 [J]. 济南：山东中医药大学，2008：5.
[2] 包祖晓，胡灵敏. 桂枝去芍药加麻黄附子细辛汤在心肺急症中的应用 [J]. 中国医药学报，2004，19（11）：677 – 678.

∽ 枳术汤 ∽

【处方组成与功用】

枳术汤出自《金匮要略》水气病脉证并治（气分病）篇，由枳实 10～15g，白术 10g 组成。具有行气散结、健脾利水的功效。传统用于气分病脾虚气滞所见之心下坚，脘腹痞满，疼痛，纳差食少，体倦，小便不利，便溏等。

【方剂传统解析】

《金匮要略》载："心下坚，大如盘，边如旋盘，水饮所作，枳术汤主之。"本条文论述了气分病脾虚气滞的证治。本证的病因病机为阳气虚弱，阴寒凝结，大气不转，饮积心下。该方重用枳实苦辛气香，破气散结消痞坚；辅以白术健脾益气，燥湿化饮。二药相合，消补兼施，用之可使结滞散而水饮去，脾气旺而运化健，心下痞坚诸症自除。

【方剂药效物质基础】

1 拆方组分

1.1 枳实　其化学组分见痉湿暍病脉证治篇"大承气汤"。

1.2 白术　其化学组分见痉湿暍病脉证治篇"麻黄加术汤"。

2 复方组分

目前尚未见有枳术汤复方化学组分的文献报道。

【方剂药理学研究】

1 拆方药理

1.1 枳实　其药理研究见痉湿暍病脉证治篇"大承气汤"。

1.2 白术　其药理研究见痉湿暍病脉证治篇"麻黄加术汤"。

2 复方药理

2.1 对脾虚便秘的作用　以饥饱失常、过度疲劳配合禁水不禁食的方法进行脾虚便秘模型的复制，观察大、中、小3个剂量的枳术汤对脾虚便秘小鼠和正常小鼠的排便作用及肠推进功能的影响。结果显示，枳术汤能可使正常及脾虚便秘模型小鼠第一次排黑便的时间缩短、黑便粒数和粪便重量增加；使正常小鼠小肠肠推进率升高，并对阿托品引起的小肠推进抑制有较好的拮抗作用；各实验均以大、中剂量组效果明显，呈现了一定的量效关系，作用优于对照药便秘通[1]。

2.2 对胃肠运动的作用　采用小鼠灌胃给药3天，禁食12小时，酚红糊剂灌胃30分钟后处死，测胃内酚红残留率及小肠酚红推进率，观察枳术丸与枳术汤对胃肠运动的影响。结果表明，枳术丸与枳术汤大、小剂量促进胃排空的作用都不明显，在促进小肠推进方面，枳术汤大剂量组、枳术汤小剂量组＞枳术丸大剂量组＞枳术丸小剂量组、对照组，有比较明显的意义，而枳术丸小剂量组与对照组无明显差别，枳术汤大小剂量组之间无明显差别。表明枳术汤确有促进小肠推进的作用，枳术汤作用强度大于枳术丸，并呈量效关系；对胃排空的影响不明显[2]。

【临床研究与应用】

1 治疗慢性胃炎

选择慢性胃炎患者52例，均以枳术汤加味处方：炒枳壳5~15g，炒白术5~15g，黄连5~15g，蒲公英15~50g，木香5~10g，砂仁5~10g，姜半夏15~30g。若气滞以胀为主者，加柴胡、薤白、厚朴、大腹皮；湿滞或积滞以舌苔厚腻为特征者，加苍术、藿香；痰滞者，加全瓜蒌、二陈汤；兼有寒象者，加高良姜、薤白；热象甚者，加栀子、淡豆豉、黄芩；夹有瘀血者，加丹参、延胡索；胃镜黏膜充血红白相兼以红为主者，加大黄连、蒲公英用量；有胆汁反流者，加重化痰药量，并加海螵蛸、浙贝母、鸡子皮。水煎，每天早晚饭后服用。每月服药1~2次，每次5~10天，3个月为1个疗程。另选腧穴：膈俞、肝俞、胆俞、脾俞、胃俞、足三里、阳陵泉，根据患者寒热虚实的证候不同，每次点压2~4个穴位，以患者感到局部酸、胀、痛为宜。结果以上腹部痞满胀痛症状消失为显效，本组显效14例，有效28例[3]。

2 治疗功能性消化不良

选择功能性消化不良患者120例，随机分为治疗组和对照组各60例。治疗组以加味枳术汤处方：枳实、佛手各10g，白术、山药、莲子肉各30g，陈皮、鸡内金各12g，升麻、炙甘草各6g。每日1剂，水煎，早餐前半小时、晚上睡前分2次温服。对照组餐前口服多潘立酮10mg，每日3次。2组疗程均为4周，治疗期间均停用其他药物，生活规律，调畅情志，禁食辛辣刺激性食物，忌烟酒。2组均在1个疗程结束后统计疗效。结果以主要症状、体征消失或基本消失，疗效指数≥95%为临床痊愈，治疗组总有效率93.3%；对照组总有效率为 73.3%[4]。

3 治疗其他疾病

用枳术汤原方或其加减方，还可治疗便秘[5]，小儿消化不良、腹泻[6]，胆囊炎、脘腹冰凉且觉胃中有水晃动、嗳气、泛吐酸水、脘腹痞胀连及胁肋[7]等见有本方证者。

【方剂评述】

枳术汤为行气消痞之良剂。因而目前临床根据病情，常用于治疗胃炎、消化不良、痰饮、胃下垂、肠梗阻、胃肠功能紊乱等消化及其他系统病症属脾气虚者，疗效卓著。在具体运用时还需适当加减以适应于诸多证型。对病程较长，需较长时间服药者，宜间断服用，或与补虚助运法交替使用。同时还要结合辨病，选加更切合病情的药味，并注意排除一些相关疾病。对胃阴不足所致的痞满疼痛，该方则不适宜，或者辅佐于滋养胃阴方药之中方可。

参 考 文 献

[1] 郑学宝 胡玲，王汝俊，等．枳术汤对脾虚便秘小鼠胃肠运动的影响 [J]．中国临床康复，2005，9 (31)：240-242.

[2] 麻晓慧，商亚珍．枳术丸与枳术汤对胃肠运动影响的实验研究 [J]．时珍国医国药，2005，16 (7)：599.

[3] 方爱香．枳术汤配合点穴治疗慢性胃炎 52 例 [J]．河南中医，2014，34 (5)：808-809.

[4] 段高峰．加味枳术汤治疗功能性消化不良疗效观察 [J]．山西中医，2013，29 (11)：12-13.

[5] 程时平，郑其进，李佑桥．枳术汤加减治疗慢性功能性便秘临床研究 [J]．中医学报，2012，27 (8)：1023-1025.

[6] 樊永平．王绵之教授治疗儿科疾病经验 [J]．环球中医药，2013，6 (11)：838-840.

[7] 刘心亮，辛平年．枳术汤临床运用举隅 [J]．山西中医学院学报，2009，32 (3)：26-27.

第十五篇

黄疸病脉证并治篇

本篇讨论黄疸病的病因病机、分类、证治及预后。黄疸病是以身黄、目黄、尿黄为特征的疾病。其病因有感受外邪饮食水谷所伤、嗜酒太过以及房劳伤肾等。产生的机理主要与湿郁和脾有关。按照黄疸的原始病因，分为谷疸、酒疸、女劳疸三类。黄疸病的治疗，以利小便祛湿邪为其大法。本病与西医学黄疸的含义基本相同，包括了多种疾病影响及胆红素的代谢而导致的皮肤、黏膜黄染。如肝炎、肝硬化、肝癌、钩端螺旋体病、疟疾、肠伤寒、蚕豆黄、胆总管结石等疾病。此外，还涵盖有营养不良、各种贫血类疾病。

ᨠᨠ 茵陈蒿汤 ᨠᨠ

【处方组成与功用】

茵陈蒿汤出自《金匮要略》黄疸病脉证并治（谷疸）篇，由茵陈 30～60g，栀子 10～12g，大黄 6～10g 组成。具有清热利湿、化瘀退黄的功效。传统用于谷疸湿热俱盛所见之一身面目俱黄，黄色鲜明，发热，无汗或但头汗出，口渴欲饮，恶心，呕吐，腹微满，小便短赤，大便不爽或秘结，舌红、苔黄腻，脉沉数或滑数有力等。

【方剂传统解析】

《金匮要略》载："谷疸之为病，寒热不食，食即头眩，心胸不安，久久发黄为谷疸，茵陈蒿汤主之。"本条文论述了谷疸湿热俱盛的证治。本证的病因病机为湿热俱盛，蕴滞中焦，脾色必黄，瘀热以行。该方重用茵陈为君药，清热利湿退黄；栀子为臣，清热除烦，泄三焦湿热而退黄，与茵陈相配导湿热由小便而出；大黄泄热逐瘀而通腑利大便，为佐药。三味相合，可使湿热邪气由二便排出。

【方剂药效物质基础】

1 拆方组分

1.1 大黄 其化学组分见痉湿暍病脉证治篇"大承气汤"。

1.2 茵陈 ①挥发油：超临界 CO_2 萃取的挥发油鉴定出 27 种化合物，主要为百里酚、β-红没药烯、2-异丙基-4-甲基-1-甲氧基苯、异百里酚、2-特丁基-4（2,4,4-三甲基戊基）苯酚、β-杜松烯等；水蒸气蒸馏法提取的挥发油鉴定出有 17 种化合物，主要为匙叶桉油烯醇、吉玛烯 D、反式-石竹烯、2,4-戊二炔苯、β-金合欢烯等。②香豆素类：香豆素类成分主要有 6,7-二甲氧基香豆素、东莨菪内酯、6-羟基-7-甲氧基香豆素和茵陈炔内酯。③黄酮类：主要为茵陈黄酮、异茵陈酮和蓟黄素。④香豆酸及其他有机酸类：含茵陈香豆酸 A 和 B、绿原酸。⑤其他成分：芳樟醇、月桂烯、柠檬烯、α-蒎烯、松油醇-4、龙脑、莰烯、α-姜黄烯、反式-石竹烯、苯甲醛、达瓦酮、茵陈炔酮、甲基丁香酚、萘、异丁香酚；钙、磷、铁以及蛋白质、各种维生素等[1-4]。

1.3 栀子 ①单萜苷类：主要是栀子苷、京尼平苷、京尼平-1β-龙胆双糖苷、去乙酰车叶草苷酸甲酯、去乙酰基车叶草苷酸、10-乙酰基京尼平苷、京尼平苷酸、山栀苷、栀子酮苷等。②二萜类化合物：二萜类化合物即藏红花酸衍生物，是栀子黄色素的主要成分，其在栀子果实中含量较高，为稀有的水溶性色素。此类成分多为全反式西红花糖苷结构，主要包括藏红花酸、藏红花素-二-β-D-龙胆二糖苷、藏红花素-β-D-龙胆二糖-β-D-葡萄糖苷、藏红花素-β-D-龙胆二糖苷、藏红花素-二-β-D-葡萄糖苷、藏红花素-β-D-龙胆二糖-β-D-三葡萄糖酯、新西红花苷 A 等。③有机酸酯类：主要有绿原酸、3,4-二-O-咖啡酰基奎宁酸、3-O-咖啡酰基-4-O-芥子酰基奎宁酸等。④黄酮类：主要为槲皮素和槲皮素-3-O-吡喃葡萄糖苷、芦丁、umuhengerin、nicotiflorin、异槲皮苷等。⑤香豆素类：主要为欧前胡素、异欧前胡素。⑥其他成分：通过对栀子的乙酸乙酯萃取组分进行分离，首次得到芹菜素和对羟基苯乙醇。采用薄层色谱及凝胶柱色谱等法对栀子进行分离，首次得到化合物油酸和硬脂酸[5-12]。

2 复方组分

2.1 复方化学成分的含量测定 采用 Inertex C18 色谱柱（4.6mm×250mm，5μm）；柱温：30℃；流动相为 0.001% 磷酸水溶液（A）和甲醇（B），梯度洗脱，流速 1ml/min；检测波长 254nm。建立测定茵陈蒿汤中 7 种化学成分（绿原酸、栀子苷、大黄酸、芦荟大黄素、大黄素、大黄酚、大黄素甲醚）的高效液相色谱法。结果显示，绿原酸、栀子苷、大黄酸、芦荟大黄素、大黄素、大黄酚和大黄素甲醚在一定的线性范围内线性关系良好（$r > 0.0992$），平均回收率为 94.25%～97.40%，RSD 值为 0.86%～1.6%。说明该方法简便、准确、灵敏度高，适用于茵陈蒿汤中 7 种化学成分的含量测定[13]。

2.2 配伍对化学成分的影响 利用反相高效液相色谱法分析茵陈蒿汤与茵陈蒿、栀子、大黄的指纹图谱，考察中药复方中化学成分的来源。结果显示，茵陈蒿汤出峰共 47 个，其中 19 个峰来源于茵陈蒿，31 个峰来源于大黄，6 个峰来源于栀子；尚未发现原有成分的缺失和新成分的形成[14]。通过研究茵陈蒿的 6,7-二甲氧基香豆素和茵陈色原酮在配伍栀子、大黄后茵陈蒿汤的溶出率变化，发现全方配伍后又回调至原水平，体现了全方的整体作用；绿原酸的溶出率在全方配伍后回调至原水平；京尼平苷和大黄酸在栀子、大黄分别配伍茵陈蒿后有明显降低，全方配伍后它们的溶出率也明显低于单煎的溶出率[15]。

2.3 对药代动力学及配伍规律的影响 利用现代多维联用色谱技术手段，研究不同配伍情况下茵陈蒿汤口服后体内成分及其动态变化规律，阐明茵陈蒿汤有效成分的体内代谢过程，阐释了该方药物代谢层面的配伍意义，同时提出了中医方剂代谢组学。基于药效标记成分的药代动力学用于茵陈蒿汤研究，将茵陈蒿汤入血成分分析效应－动力学标记物6,7－二甲氧基香豆素、栀子苷和大黄酸进行配伍，确定了全组分给药及拆方组分给药的药物动力学参数，全组分配伍时血药浓度值最高，保留时间最长，对机体药效的作用最佳。同时分析大鼠灌胃给予茵陈蒿汤后血中21个移行成分的药代动力学的变化规律，选出其中9个成分为主要活性成分，为中药方剂在体内有效活性成分筛选提供新途径。通过中药血清药物化学的方法，对配伍前后血中移行成分经时变化水平即动力学参数配伍前后的变化进行分析，6,7－二甲氧基香豆素的代谢动力学研究，发现配伍大黄后6,7－二甲氧基香豆素的吸收速度加快，消除速度减慢，而配伍栀子后使6,7－二甲氧基香豆素的血中浓度出现两次峰值，发现栀子中的成分栀子苷促使6,7－二甲氧基香豆素产生了肝肠循环，从而使AUC加大，药效增强。应用确定的茵陈蒿汤中的主要有效成分6,7－二甲氧基香豆素、京尼平苷、大黄素的不同组合对肝损伤模型的大鼠治疗，采用RP－HPLC技术研究，发现全成分入血时，抗肝损伤作用最明显。采用RP－HPLC－DAD手段对给药后的健康大鼠的体内成分分析，发现全成分给药后的血药浓度高，消除速度缓慢。利用代谢组学研究手段，从分子水平上发现3种主成分全成分配伍治疗肝损伤的多靶点的协同作用机制，系统分析茵陈蒿汤干预代谢物轨迹变化[16]。

【方剂药理学研究】

1 拆方药理

1.1 大黄 其药理研究见痉湿暍病脉证治篇"大承气汤"。

1.2 茵陈 ①利胆作用：茵陈能加速胆汁排泄，改善胆汁郁结，在增加胆汁分泌的同时，也能增加胆汁中的固体物、胆酸和胆红素的排出量。②保肝作用：茵陈可保护肝细胞膜，防止肝细胞坏死，促进肝细胞再生及改善肝脏微循环，抑制葡萄糖醛酸酶活性，增强肝脏解毒功能，扩张胆管而加快胆汁分泌。茵陈能降低血清转氨酶活性、升高血清白蛋白，降低白蛋白/球蛋白比例并使之接近正常；茵陈煎剂能降低急性四氯化碳肝损伤模型大鼠血浆中丙二醛含量和山梨醇脱氢酶活性，减轻肝损伤程度。③对心血管系统的作用：茵陈蒿中的香豆素类化合物具有扩张血管，防止氧自由基的生成，促使血管内皮细胞释放一氧化氮和前列环素、降血脂、抗凝血等作用。④免疫调节作用：茵陈具有促进白细胞分裂，增加白细胞数目，提高T细胞免疫的活性，参与机体免疫调节和诱生干扰素等作用，因而能从多方面提高机体免疫功能；茵陈中的咖啡酸是升高白细胞数目的主要作用成分，其植物蛋白具有诱生干扰素的作用。⑤抗肿瘤作用：茵陈蒿所含的香豆素类、萜类、黄酮类、香豆酸、绿原酸等成分可能有抗癌活性；茵陈能通过直接杀伤肿瘤而发挥抗肿瘤作用，其中有效成分是色原酮；从茵陈的甲醇浸出物中提取的茵陈二炔酮和茵陈二烯酮均能抑制致癌物的活性；茵陈煎剂灌胃给药，有抑杀小鼠艾氏腹水癌细胞作用，其抗肿瘤作用是直接阻碍肿瘤细胞的增殖所致。⑥抗病原微生物作用：茵陈有较强的抗病原微生物作用，其抗菌的主要成分为茵陈炔酮、对羟基苯乙酮。试验表明，茵陈水提对金黄色葡萄球菌、痢疾杆菌、白喉杆菌等及某些皮肤真菌有一定的抑制作用，对人型结核菌有完全抑制作用。另外，茵陈煎剂能抑杀波摩那型钩端螺旋体，茵陈煎剂和挥发油提取物对蛔虫有麻醉作用。茵陈对流感病毒、肝炎病毒均有抑制作用。体外实验表明，茵陈对单纯疱疹病毒、脊髓灰质炎病毒等有不同的抑制作用；茵陈的醇提物对 SARS 病毒有一定程度的抑制作用。⑦解热、镇痛、消炎作用：茵陈中的主要成分 6,7 - 二甲氧基香豆素对正常小鼠体温有明显降温作用，对鲜啤酒酵母、2,4 - 二硝基苯酚致热大鼠也有明显退热作用，并具有明显镇痛作用。茵陈中的挥发油成分可阻滞分裂素活化蛋白激酶介导的通路，降低真核细胞的转录因子的活化率，抑制炎性递质表达和生成。⑧其他作用：茵陈提取物可通过降低脂肪细胞中过氧化物酶酶体增殖物激活受体来减少脂肪积聚，并能抑制肥胖模型小鼠肉碱 - 十六酰转移酶 - 1、脂肪酸合酶、甘油 - 3 - 磷酸酯脱氢酶的活性，显著增强脂代谢。茵陈可以通过促进外周组织对葡萄糖的利用，提高对胰岛的敏感性，并抑制葡萄糖的吸收，产生降低血糖作用等[1-3,17-26]。

1.3 栀子 ①利胆作用：栀子具有明显的收缩胆囊作用，因此认为栀子具有利胆排石作用。栀子中的环烯醚萜苷类有利胆作用，藏红花素和藏红花酸均可使胆汁分泌增加。②保肝作用：栀子提取物对结扎胆总管的 AST 升高有明显的降低作用。通过对不同炮制品的保肝作用做了比较，发现栀子生品作用最强，炒品、炒姜品也有较好的作用，炒炭品无此作用。加热炮制可使其护肝作用降低，温度越高，作用越低，达 200℃ 时作用消失，主要由于有效成分栀子苷受热破坏分解所致。③抗炎作用：栀子乙酸乙酯提取物和 90% 乙醇提取物均能抑制二甲苯引起的小鼠耳廓肿胀和甲醛引起的足趾肿胀，乙酸乙酯提取物的抗炎作用不如乙醇提取物。同时，两者对小鼠和家兔软组织损伤均有治疗作用，而乙酸乙酯提取物的治疗作用优于乙醇提取物。④抗病原微生物作用：栀子对金黄色葡萄球菌、溶血性链球菌、卡他球菌、白喉杆菌、人型结合杆菌等具有中等强度抗菌作用。水煎液能在体外杀死钩端螺旋体和血吸虫，且具有抗埃可病毒的作用；水浸液能在体外抑制各种皮肤真菌。⑤解热作用：栀子生品及各种炮制品的 95% 乙醇提取液对致热剂 15% 鲜酵母混悬液以 2ml/100g 皮下注射大鼠颈背部所致发热有较好的解热作用，且生品强与炮制品。⑥对心血管系统的作用：研究发现，栀子中的藏红花素能显著降低血清甘油三酯、总胆固醇、低密度脂蛋白胆固醇和极低密度脂蛋白胆固醇含量。栀子的水提取物或醇提取物，无论口服、腹腔或静脉给药均有降血压作用，静脉给药降血压迅速，维持时间短暂。栀子中的藏红花酸对心肌细胞损伤有保护作用，可通过影响 ADP 的释放达到抑制血小板聚集的作用，藏红花酸对由凝血酶诱导的血小板聚集也有抑制作用。⑦其他作用：栀子水提液和醇提液均具有良好的抗氧化活性，且栀子水提液比醇提液的抗氧化作用更强。栀子中的藏红花素的抗肿瘤活性已被国内外大多数学者所证实，且几乎无毒副作用，对白血病、结肠癌、卵巢癌、扁平细胞瘤和软组织肉瘤等都具有较强的抑制作用[5,27-33]。

2 复方药理

2.1 保肝、利胆、退黄作用 通过比较茵陈蒿汤水提物和醇提物对大鼠肝损伤的疗效，发现茵陈蒿汤水提物和醇提物的成分存在差别，但二者均具有肝损伤的保护作用，其中水提物能明显降低模型大鼠血清 AST、ALT、ALP、TG、总胆红素含量（$P < 0.05$，$P < 0.01$），改善了肝脏的炎症病理状态。醇提物对血清 AST、ALT、ALP 等部分指标有所改善（$P < 0.05$，$P < 0.01$）。但水提取物中栀子苷和大黄素的含量均低于醇提物[34]。通过建立阳黄证黄疸大鼠模型。观察茵陈蒿汤对其肝细胞摄取、转化、排泄胆红素的影响。实验结果证实，经茵陈蒿汤治疗后，黄疸和湿热证主证及指标明显改善。说明茵陈蒿汤有保肝、

利胆、退黄的作用[35]。

2.2 抑制肝纤维化作用 通过探讨加味茵陈蒿汤对湿热内蕴证大鼠急性肝损伤的治疗作用机制，发现加味茵陈蒿汤可显著下调大鼠肝细胞中 TLR4 mRNA 及其 TLR4 蛋白表达，提示加味茵陈蒿汤可能通过调节大鼠肝组织中 TLR4 蛋白的信号传导通路，避免其过度激活，进而抑制了 NF – κB 的活化，最终减少了炎性因子的释放，减轻了肝细胞炎症，起到一定的抗肝纤维化作用[36]。

2.3 抗肝硬化作用 采用二甲基亚硝胺（DMN）和四氯化碳（CCl₄）建立大鼠肝硬化模型，实验结果表明，茵陈蒿汤对 DMN 和 CCl₄ 两种大鼠肝硬化模型都表现出了疗效，但对 DMN 模型的干预尤其是降低肝组织羟脯氨酸含量、改善肝组织病理变化及调控凋亡基因等的作用显著优于 CCl₄ 模型[37]。

2.4 调节血脂作用 通过测定茵陈蒿汤化裁方对高脂饮食小鼠肝组织匀浆肝脂酶（HL）活性及其 mRNA 转录水平的影响，以期探讨该方调节脂质代谢的药理学机制。结果表明，茵陈蒿汤化裁方可显著降低血清甘油三酯水平，提高 HL 活性，而对肝组织 HL mRNA 的转录水平无明显影响。表明增强肝组织 HL 活性是茵陈蒿汤化裁方调节脂质代谢的药理学机制之一[38]。

2.5 抗肿瘤作用 采用 MTT 法观察茵陈蒿汤细胞膜固相化色谱法特异性结合成分（样品 A、B、C、D、E）对 SMMC – 7721 人肝癌细胞及 A549 人肺癌细胞活力的影响，探讨药物对癌细胞增殖的作用。结果样品 A、C、E 能显著抑制 SMMC – 7721 人肝癌细胞的增殖，样品 A、B、C 对人肺癌细胞 A549 具有显著抑制作用。表明样品 A、B、C、E 可能是茵陈蒿汤抗肿瘤作用的活性成分[39]。

2.6 其他作用 茵陈蒿汤还具有免疫调节、解热及抗病原微生物等方面的药理作用。茵陈蒿中含有水溶性多肽类化合物，其具有促进白细胞分裂，增加白细胞数目，提高 T 细胞免疫的活性，参与机体免疫调节等作用，因此能够从多个方面提高机体的免疫力。研究还发现茵陈蒿汤中的茵陈蒿对沙眼衣原体的活性具有明显的抑制作用[40]。

【临床研究与应用】

1 治疗肝炎

选取急性黄疸型肝炎患者 114 例，随机将其分为观察组和对照组各 57 例。观察组使用茵陈蒿汤治疗，对照组使用甘草酸二铵胶囊治疗，观察比较 2 组患者的临床疗效。结果观察组总有效率 80.70%；对照组总有效率 64.91%（$P < 0.05$）[41]。

2 治疗高胆红素血症

选择乙型病毒性肝炎高胆红素血症患者 128 例，随机分为治疗组和对照组各 64 例。对照组采用甘草酸二铵注射液和葡醛内酯注射液，同时口服联苯双酯滴丸保肝降酶。治疗组在对照组同等剂量上述药物保肝治疗的基础上服用茵陈蒿汤，疗程 21 天。结果以症状、体征消失或显著改善，血清胆红素下降≥50% 为显效，治疗组有效率为 95.31%；对照组有效率为 85.94%[42]。

3 治疗黄疸

为探讨茵陈蒿汤加味治疗婴儿黄疸的临床效果，选择婴儿黄疸患者 69 例，所有患儿均用茵陈蒿汤加味处方：茵陈 5～7g，生大黄 0.5～1g（后下），栀子 1.5～2g，茯苓 3～4g，太子参3~5g，炙甘草1g，每诊一般3剂，每日1剂，水煎温服，每次10~15ml，每日3~4次，哺乳前服。结果患儿全部治愈，其中50例复查血清总胆红素、结合胆红素等项指标均降至正常值，或经皮测胆红素已正常；19例复诊或电话访问家长，婴儿皮肤黄疸消退，小便正常[43]。

4 治疗妊娠肝内胆汁淤积症

选取60例本病患者随机分为两组各30例，基础组予西医基础治疗，茵陈蒿汤组在基础组治疗基础上加用茵陈蒿汤治疗。并设正常妊娠孕妇30例不作任何干预措施，作为正常对照组。治疗后茵陈蒿汤组总胆汁酸较治疗前降低（$P < 0.01$）；与基础组治疗后比较，差异有非常显著性意义（$P < 0.01$）。治疗后茵陈蒿汤组新生儿Apgar评分、出生体重与正常对照组相当（$P > 0.05$）。基础组新生儿Apgar评分、出生体重均较茵陈蒿汤组、正常对照组低（$P < 0.01$）；羊水污染情况，正常对照组2例，基础组7例，茵陈蒿汤组5例。表明茵陈蒿汤联合西药基础治疗干预妊娠肝内胆汁淤积症，有助于缓解瘙痒，降低血胆汁酸水平，改善新生儿出生情况，降低羊水污染率[44]。

5 治疗脂肪肝

选择脂肪肝患者58例，在控制饮食，禁酒等情况下，用茵陈蒿汤加生山楂、陈皮、泽泻煎服，并根据临床症状随证加减。30剂为1个疗程。结果经3个疗程治疗，以症状、体征基本消失，肝脏B超示脂肪肝消失或下降2个级别，肝功能、血脂恢复正常或改善为显效标准，本组显效34例，有效19例，无效5例[45]。

6 治疗其他疾病

用茵陈蒿汤原方或其加减方，还可以治疗胆囊炎[46]、胰腺炎[47]、糖尿病[48]、高脂血症[49]、盆腔炎[50]、痤疮[51]等见有本方证者。

【方剂评述】

茵陈蒿汤清热、利湿、退黄，是治疗黄疸的传统古方。该方药理作用广泛，在保护肝脏、增加胆汁排泄，抑制肝纤维化，调节血脂、降血糖，保护胰腺组织，消炎、镇痛，调节免疫功能、抗肿瘤等多方面的作用得到了确认，目前临床以茵陈蒿汤随证加减，已广泛用于肝胆系统疾病及药物所致的肝脏损害，特别是对各种黄疸的治疗，显示出其独特地疗效。另外，该方也已经从治疗肝胆系统疾病扩展到其他多个领域，如胰腺炎、糖尿病、多种顽固性皮肤病等。体现了中药复方多组分、多环节、多途径作用，以及"异病同治"的中医辨证论治思想。今后，应以茵陈蒿汤现代研究为基础，结合临床有效经验和方剂组分活性等，开发出具有现代化的中成药制剂。

参 考 文 献

[1] 章林平，孙倩，王威，等. 茵陈有效成分的药理作用及其临床应用的研究进展 [J]. 抗感染药学，2014，11（1）：28-31.

[2] 曹锦花. 茵陈的化学成分和药理作用研究进展 [J]. 沈阳药科大学学报，2013，30（6）：489-494.

[3] 董岩，王新芳，崔长军，等. 茵陈蒿的化学成分和药理作用研究进展 [J]. 时珍国医国药，2008，19（4）：874-876.

[4] ParkKM，LiY，Kim B，et al. High-performance liquid chromatographic analysis for quantitation of marker compounds of *Artemisia capillaris* Thunb [J]. Arch Pharm Res，2012，35（12）：2153-2162.

［5］ 杨全军，范明松，孙兆林，等．栀子化学成分、药理作用及体内过程研究进展［J］．中国现代中药，2010，12（9）：7－12.

［6］ 陈红，肖永庆，李丽，等．栀子化学成分研究［J］．中国中药杂志，2007，32（11）：1041－10431.

［7］ 孙捍卫，张凤梅，韩磊，等．栀子的化学成分研究［J］．中医药信息，2014，31（2）：18－20.

［8］ 唐娜娜，张静．药用栀子化学成分研究［J］．中国药师，2014，17（3）：381－383.

［9］ 付小梅，俞桂新，王峥涛．栀子的化学成分［J］．中国天然药物，2008，6（6）：418－420.

［10］ 张家骊，钱华丽，王利平，等．中药栀子超临界萃取物的挥发性成分研究［J］．食品与生物技术学报，2006，25（6）：87－92.

［11］ 赵喜兰，常陆林，任丽平．栀子花挥发油的GC－MS的指纹图谱［J］．安徽农业科学，2009，37（8）：3355－3356.

［12］ 张家建，寿旦，章建民，等．栀子花药用价值分析研究［J］．浙江中医杂志，2008，43（7）：424－425.

［13］ 田书霞，阎姝，王竹云，等．高效液相法同时测定茵陈蒿汤中7种成分［J］．时珍国医国药，2013，24（2）：300－401.

［14］ 闵春艳，李晓东，樊宏伟，等．茵陈蒿汤合煎与分煎的成分比较研究［J］．上海中医药杂志，2004，38（2）：53－54.

［15］ 闫广利，王喜军，吕海涛，等．茵陈蒿汤不同配伍情况下主要有效成分的溶出率的研究［J］．中医药信息，2008，25（43）：29－31.

［16］ 邱时，孙晖，张爱华，等．茵陈蒿汤的研究现状与展望［J］．世界中西医结合杂志，2013，8（6）：633－637.

［17］ 唐慧，周雯，李慧．茵陈蒿油对小鼠急性酒精性肝损伤的保护作用［J］．中国卫生检验杂志，2008，18（8）：1498－1500.

［18］ 王喜军，孙文军，孙晖，等．CCl₄诱导大鼠肝损伤模型的代谢组学及茵陈蒿汤的干预作用研究［J］．世界科学技术－中医药现代化，2006，8（6）：101－105.

［19］ 唐国凤．茵陈蒿对实验性肝纤维化大鼠肝细胞的保护作用［J］．中药材，2005，28（3）：218.

［20］ 钟成，潘竞锵，吕俊华，等．茵陈蒿汤对代谢综合征－脂肪肝大鼠增强胰岛素敏感性及抗脂肪肝作用［J］．临床医学工程，2012，19（4）：520－523.

［21］ 沈飞海，葛文涛，潘竞锵，等．茵陈蒿提取物对胰岛素抵抗大鼠调脂降压作用及其机制研究［J］．中成药，2008，30（1）：1573－1576.

［22］ 姜波，焦文霞．茵陈的古今临床应用［J］．中国民族民间医药，2012，3（1）：3.

［23］ 魏建华，刘学敏．茵陈的现代药理研究［J］．中西医结合与祖国医学，2009，13（22）：743－746.

［24］ 林霄．茵陈蒿的药理作用研究［J］．长春中医药大学学报，2008，24（6）：663－666.

［25］ 赵君，吴献群，杨欣，等．茵陈蒿对雌孕激素引导的肝内胆汁淤积孕鼠肝脏超微结构和细胞粘附细胞因子1表达的影响［J］．中国妇幼保健，2008，23（10）：1405－1406.

［26］ WOOL T S，YOON S Y，PENA I C，et al. Anticonvulsanteffect of Artemisia capillaris Herba in mice［J］．Biomol Ther，2011，19（3）：342－347.

［27］ 孟祥乐，李红伟，李颜，等．栀子化学成分及其药理作用研究进展［J］．中国新药杂志，2011，20（11）：959－967.

［28］ 倪慧艳，张朝晖，傅海珍．中药栀子的研究与开发概述［J］．中国中药杂志，2006，31（7）：538－541.

［29］ 陈雁，张现涛，张雷红，等．栀子化学成分及药理作用研究进展［J］．海峡药学，2010，22（12）：1－5.

［30］ 吴虹，魏伟，宋礼华．栀子总苷的抗炎镇痛作用研究［J］．中国中医药信息杂志，2006，13（7）：31－33.

［31］ 付田，蒲蔷，谭健，等．栀子京尼平苷对小鼠急性酒精性肝损伤的保护作用［J］．中药药理与临床，

2007, 23 (3): 25 - 27.

[32] 石若夫, 李大力, 田春宇, 等. 栀子多糖的抗肿瘤活性研究 [J] 林产化学与工业, 2002, 22 (4): 67 - 70.

[33] 游伟良, 平其能, 孙敏捷, 等. 栀子苷的药理学研究新进展 [J]. 药学进展, 2012, 36 (4): 158 - 162.

[34] 蔡华丹, 张慧芹, 续畅, 等. 茵陈蒿汤水提物和醇提物活性组分的差异及对 D - GalN 诱导大鼠急性肝损伤预防作用的比较 [J]. 中国实验方剂学杂志, 2013, 19 (10): 216 - 220.

[35] 曲长江, 秦微, 曲静, 等. 茵陈蒿汤对 β - 葡萄糖醛酸酶 UDPGT 影响的实验研究 [J]. 辽宁中医杂志, 2006, 33 (2): 245 - 246.

[36] 周兴华, 钟振东, 钟森, 等. 加味茵陈蒿汤对肝损伤大鼠 TLR4 mRNA 及其蛋白表达的影响 [J]. 中国实验方剂学杂志, 2013, 19 (15): 239 - 242.

[37] 孙明瑜, 王磊, 慕永平, 等. 茵陈蒿汤对二甲基亚硝胺与四氯化碳诱导的肝硬化大鼠模型凋亡相关基因影响的比较研究 [J]. 中西医结合学报, 2011, 9 (4): 423 - 434.

[38] 施文荣, 施红, 刘艳, 等. 茵陈蒿汤化裁方对高脂饮食小鼠肝组织肝脂酶活性及 mRNA 转录的影响 [J]. 中国老年学杂志, 2011, 31 (13): 2477 - 2479.

[39] 华永庆, 洪敏, 陈文星, 等. 茵陈蒿汤肝细胞结合成分对肿瘤细胞的影响 [J]. 中药药理与临床, 2010, 26 (6): 1 - 2.

[40] 康庆伟, 阎姝. 茵陈蒿汤的药理作用及临床应用进展 [J]. 中国中西医结合外科杂志, 2013, 19 (4): 473 - 475.

[41] 李娟. 茵陈蒿汤治疗急性黄疸型肝炎的观察 [J]. 中外医学研究, 2014, 12 (7): 489.

[42] 熊秀峰. 茵陈蒿汤治疗乙型病毒性肝炎高胆红素血症疗效观察 [J]. 中医学报, 2011, 26 (7): 874 - 875.

[43] 王艳, 宁裕廷. 茵陈蒿汤加味治疗婴儿黄疸 69 例的效果分析 [J]. 中国当代医药, 2014, 21 (7): 104 - 105.

[44] 杨艳芳, 刁晓娣, 赵蕴芝, 等. 茵陈蒿汤治疗妊娠期肝内胆汁淤积症 30 例临床分析 [J]. 新中医, 2013, 45 (2): 71 - 74.

[45] 贾孟辉, 和晓春, 贺晓慧. 茵陈蒿汤加味治疗脂肪肝 58 例 [J]. 陕西中医, 2006, 27 (12): 1524 - 1525.

[46] 秦双件. 柴胡疏肝散合茵陈蒿汤化裁治疗慢性胆囊炎湿热血瘀证 45 例临床观察 [J]. 中医药导报, 2009, 15 (5): 33 - 34.

[47] 李建民, 白世刚, 陈妮娜. 茵陈蒿汤加减治疗急性重症胰腺炎疗效分析 [J]. 吉林中医药, 2008, 28 (7): 500.

[48] 袁效涵, 石鹤峰, 韩伟峰. 加味茵陈蒿汤治疗 2 型糖尿病 40 例 [J]. 中医研究, 2007, 20 (2): 43 - 44.

[49] 杨天冲. 茵陈蒿汤加减治疗高脂血症 269 例 [J]. 内蒙古中医药, 2012 (5): 51.

[50] 杨华. 中医灌肠治疗慢性盆腔炎 47 例临床观察 [J]. 基层医学论坛, 2014, 18 (1): 93.

[51] 许光仓, 孔瑞龙. 茵陈蒿汤治疗寻常痤疮的疗效观察及其对血清 IL - 4 的影响 [J]. 光明中医, 2013, 28 (9): 1830 - 1831.

❀❀ 栀子大黄汤 ❀❀

【处方组成与功用】

栀子大黄汤出自《金匮要略》黄疸病脉证并治 (酒疸) 篇, 由栀子 10～15g, 大黄 3～6g, 枳实 10～12g, 豆豉 (淡豆豉) 10～15g 组成。具有清热除烦, 和胃导滞的功效。传统用于酒疸热盛所见之身目俱黄，黄色鲜明，心中懊憹，心中热痛，不能食，时欲吐，小便不利，身热，脘腹痞满等。

【方剂传统解析】

《金匮要略》载："酒黄疸，心中懊憹或热痛，栀子大黄汤主之。"本条文论述了酒疸热盛的证治。本证的病因病机为嗜酒过度，湿热蕴结，热重于湿，脾色外现。该方栀子、淡豆豉相配，即栀子豉汤，清宣上炎于胸膈的郁热而除烦；大黄、枳实相配，除积泄热，导湿热酒毒从大便而去。四味相合，则上下分消，清热泄湿，酒疸可愈。

【方剂药效物质基础】

1 拆方组分

1.1 栀子　其化学组分见黄疸病脉证并治篇"茵陈蒿汤"。

1.2 大黄、枳实　其化学组分见痉湿暍病脉证治篇"大承气汤"。

1.3 淡豆豉　其化学组分见腹满寒疝宿食病脉证篇"瓜蒂散"。

2 复方组分

2.1 方剂成分指纹图谱　采用超快速液相色谱（UFLC）方法建立色谱指纹图谱，探讨栀子大黄汤组成药味与全方指纹图谱的相关性，结果显示，建立栀子大黄汤的 UFLC 指纹图谱，标定 51 个共有色谱峰，并通过对照品比对指认了其中的 14 个色谱峰；考察了栀子大黄汤全方与各组成药味指纹图谱的相关性，对各共有色谱峰进行了峰位归属，为栀子大黄汤物质基础和质量控制方法的研究提供参考[1]。

2.2 配伍对成分含量的影响　采用 HPLC‑UV 法，测定栀子大黄汤水煎液中栀子苷、柚皮苷、橙皮苷及新橙皮苷的含量；并建立 HPLC‑FLD 方法，针对该汤剂中芦荟大黄素、大黄酸、大黄素、大黄酚及大黄素甲醚的含量进行测定，使检测更为灵敏准确。此法经考察可以准确测定栀子大黄汤中上述 9 种特征成分的含量。对汤剂的测定结果显示，不同配伍组中各成分的含量发生了不同程度的变化，其中栀子大黄汤全方配伍能够增加栀子苷、柚皮苷、橙皮苷及新橙皮苷的含量，枳实‑大黄配伍可以增加芦荟大黄素、大黄酸、大黄素和大黄素甲醚的含量，各配伍组大黄酸的含量均比单味大黄有明显增加[2]。

2.3 配伍对生物利用度的影响　采用栀子大黄汤中京尼平苷为活性标志物，通过比较栀子、栀子‑大黄、栀子‑大黄‑枳实、栀子大黄汤 4 个配伍组中京尼平苷的药动学变化规律，探讨栀子大黄汤配伍的合理性。结果显示，栀子大黄汤药材不同配伍对京尼平苷的药动学存在不同的影响，大黄可使京尼平苷的生物利用度略微下降，枳实可显著增加京尼平苷的生物利用度，淡豆豉则可显著降低京尼平苷的生物利用度[3]。

【方剂药理学研究】

1 拆方药理

1.1 栀子　其药理研究见黄疸病脉证并治篇"茵陈蒿汤"。

1.2 大黄、枳实　其药理研究见痉湿暍病脉证治篇"大承气汤"。

1.3 淡豆豉　其药理研究见腹满寒疝宿食病脉证篇"瓜蒂散"。

2 复方药理

2.1 利胆、抗炎作用 为探讨栀子大黄汤的利胆、抗炎作用，采用水煎法制备栀子大黄汤，以胆汁流量、胆汁酸主要成分、耳廓肿胀实验和毛细血管通透性为主要指标，观察栀子大黄汤利胆、抗炎作用。结果利胆作用实验显示，与正常对照组比较，栀子大黄汤各剂量组胆汁系数明显增加，栀子大黄汤高、中剂量组胆汁酸、总胆红素水平明显升高，高剂量组直接胆红素和总胆固醇水平明显升高。小鼠耳肿胀法抗炎实验表明，与空白组比较，栀子大黄汤高、中剂量组小鼠的耳肿胀度明显减小。对毛细血管通透性的影响实验表明，栀子大黄汤高、中剂量可显著减少伊文思蓝的渗出量，具有一定的抗炎作用。表明栀子大黄汤具有较好的利胆、抗炎作用[4]。

2.2 其他作用 栀子大黄汤还有广谱抑菌作用等。

【临床研究与应用】

1 治疗黄疸

选择黄疸型肝炎患者 90 例，其中 45 例作为治疗组，45 例作为对照组，治疗组在静脉滴注及口服保肝药基础上，加服栀子大黄汤（免煎冲剂）：龙胆草 20g，茵陈蒿 60g；血瘀型以基本方加赤芍 30g，丹参 20g。1 天 2 次，疗程 2 周，对照组不给予栀子大黄汤。结果治疗组疗效优于对照组（$P < 0.05$）。说明栀子大黄汤加减治疗黄疸效果显著[5]。

2 治疗冠心病心绞痛

为观察栀子大黄汤治疗冠心病心绞痛热结血瘀证的临床疗效，选择本病患者 80 例，随机分为治疗组和对照组各 40 例。2 组均应用西药治疗。治疗组在西药治疗基础上加用栀子大黄汤加味方：炒栀子、淡豆豉、酒大黄、枳壳、桔梗等（冲服），每日 1 剂，水煎 2 次，滤取药液 400ml，分早晚两次口服。疗程 14 天，以心绞痛症状变化、心电图变化、中医证候积分为临床观察指标，进行有效率分析，评价加味栀子大黄汤治疗冠心病心绞痛热结血瘀证的临床疗效。结果经治疗 14 天后，治疗组心绞痛有效率、心电图疗效、中医证候疗效均优于对照组（$P < 0.05$）。表明加味栀子大黄汤对冠心病心绞痛热结血瘀证在改善心绞痛症状、心电图疗效、中医证候症状方面有显著疗效[6]。

3 治疗其他疾病

用栀子大黄汤原方或其加减方，还可治疗心力衰竭、不稳定型心绞痛[7]等见有本方证者。

【方剂评述】

栀子大黄汤是医圣张仲景主治湿热蕴结酒疸的良方。酒疸为黄疸的一种，因酒食不节，脾胃受伤，运化失常，湿浊内郁，老热、湿热交蒸而成，故名为酒疸。现代临床主要用于治疗热重湿轻之肝胆疾病或心经郁热者。

参 考 文 献

［1］唐峥，毕开顺，韩飞，等．栀子大黄汤 UFLC 指纹图谱研究 [J]．中草药，2014，45（3）：367 - 372.

［2］尧爱珉，黄金秋，徐大星，等．RP - HPLC 法测定栀子大黄汤中多种成分的含量及其在方剂配伍研究中的应用 [J]．中国药科大学学报，2013，44（6）：531 - 535.

［3］王学全，冯芳，孙艳清．栀子大黄汤配伍变化对栀子中京尼平苷药动学的影响［J］．药学进展，2013，34（8）：371 – 376.

［4］许阳贤，杨吉勇，曹锦峰．栀子大黄汤利胆抗炎作用的实验研究［J］．江苏中医药，2013，45（9）：74 – 75.

［5］刘通英，张统水．栀子大黄汤治疗黄疸45例［J］．中国中医药现代远程教育，2009，7（7）：90.

［6］赵昕，王硕，齐文升．加味栀子大黄汤治疗热结血瘀型冠心病心绞痛80例临床观察［J］．中国中医药现代远程教育，2010，8（18）：163 – 164.

［7］何庆勇．栀子大黄汤治疗心系重症经验［J］．世界中西医结合杂志，2013，8（7）：740 – 741.

∽ 硝石矾石散 ∾

【处方组成与功用】

硝石矾石散出自《金匮要略》黄疸病脉证并治（女劳疸）篇，由硝石、矾石（烧）各100g为散（以大麦粥汁和服）组成。具有消瘀化浊、除湿泄热的功效。传统用于女劳疸所见之身尽黄，额上黑，足下热，膀胱急，少腹满，其腹胀如水状，大便必黑时溏等。

【方剂传统解析】

《金匮要略》载："黄家，日晡所发热，而反恶寒，此为女劳得之；膀胱急，少腹满，身尽黄，额上黑，足下热，因作黑疸。其腹胀如水状，大便必黑，时溏，此女劳之病，非水也。腹满者难治，用消矾散主之。"本条文论述了女劳疸兼瘀血湿热变为黑疸的证治。本证的病因病机为房劳伤肾，阴亏阳浮，兼瘀血湿热，变为黑疸。方中硝石即火硝，入血分破坚消瘀，除五脏积热；矾石宜用皂矾，燥湿泄热，止血补血。两味皆为石药，故用为散剂，大麦粥汁调服，以顾护胃气，使攻邪而无伤正之弊。

【方剂药效物质基础】

1 拆方组分

1.1 硝石　其化学组分见痉湿暍病脉证治篇"大承气汤"。

1.2 矾石　其化学组分见中风历节病脉证并治篇"侯氏黑散"。

2 复方组分

目前尚未见有硝石矾石散复方化学组分的文献报道。

【方剂药理学研究】

1 拆方药理

1.1 硝石　其药理研究见痉湿暍病脉证治篇"大承气汤"。

1.2 矾石　其药理研究见中风历节病脉证并治篇"侯氏黑散"。

2 复方药理

2.1 对肝损伤的保护作用　为探讨硝石矾石散对免疫性肝损伤小鼠肝脏病理的影响，采用数字表法将动物分为正常组、模型组、火硝白矾组、火硝绿矾组、芒硝白矾组、芒硝绿矾组和联苯双酯阳性对照组7组。制作卡介苗和脂多糖诱导的小鼠免疫性肝损伤模型，观察各组药物对模型动物肝脏病理学改变的影响。结果显示，和模型组相比，火硝白矾组小鼠的肝脏病理损伤减轻。表明火硝白矾组对免疫性肝损伤模型有很好的保护作用[1]。

2.2 对肝内胆汁淤积的作用 为探讨硝石矾石散对 α – 萘基异硫氰酸盐（ANIT）诱导的肝内胆汁瘀积大鼠模型的影响，采用 ANIT 诱导制备肝内胆汁淤积大鼠模型 40 只，雌雄各半，随机分为模型组、西药阳性对照组及中药治疗组，其中模型组 20 只，其余组各 10 只，另选未造模大鼠 10 只作为正常对照组。各组均每日一次灌胃给药，西药组给予思美泰，中药组给予硝石矾石散，模型组和正常对照组给予等容积 0.9% 氯化钠注射液。给药时间从造模当天开始，于造模 48 小时后处死模型组大鼠 10 只，留取血清及肝组织备用。用药 7 天后处死全部大鼠，观察各组大鼠肝功能指标及 K^+, Na^+ – ATP 酶活性。结果显示，与模型组相比，中药组血清中总胆红素、直接胆红素、ALT、血清总胆汁酸、碱性磷酸酶水平均明显下降（$P < 0.05$），K^+, Na^+ – ATP 酶活性有明显差异（$P < 0.05$）。说明硝石矾石散对肝内胆汁淤积模型有很好的治疗作用[2]。

【临床研究与应用】

1 治疗病毒性淤胆型肝炎

选择病毒性淤胆型肝炎患者 68 例，随机分成治疗组和观察组各 34 例。2 组均采用保肝、退黄等西医对症支持治疗，治疗组在此基础上加用硝石矾石散方：火硝 10g、矾石 10g，共为散剂，用大麦粥送服，每日分 3 次服用。观察两组总胆红素、临床疗效及住院天数等指标。结果以自觉症状消失，总胆红素恢复正常为显效，治疗组总有效率 76.47%；对照组总有效率 52.94%（$P < 0.05$）。治疗组平均住院天数（45.12 ± 13.35）天，对照组平均住院天数（69.36 ± 16.38）天（$P < 0.05$）。治疗组明显缩短住院疗程[3]。

2 治疗其他疾病

用硝石矾石散原方或其加减方，还可治疗慢性胆囊炎[4]、胆石症[5]、慢性活动性肝炎[6]等见有本方证者。

【方剂评述】

《金匮要略》中将黄疸病分为谷疸、酒疸、女劳疸、黑疸和虚劳黄疸。张仲景所论之女劳疸应是"女劳犯黄疸"，即《诸病源候论》之女劳疸和劳黄候之结合。《金匮要略》黄疸病开篇即明确提出"脾色必黄，瘀热以行"是黄疸病的病机总纲，说明黄疸病病位主要责之于脾。虽然女劳疸是在原病黄疸的基础之上，因女劳、饮食、休息等调养失宜而发。但其主要病位仍在脾，其病机可概括为脾虚日久，湿浊内生，湿邪郁滞气机而生热，热被湿困而无法外泄，故而入于血分而发黄。又因脾为后天之本，水谷精微之海，若因女劳或因其他调摄失宜而重伤脾气，气血精微化生乏源，五脏俱不足，脾肾两败，故见女劳疸之肾阴阳两虚证。其形成应由一个长期慢性的内伤杂病逐步发展而成。女劳疸的临床表现可分为黄疸、瘀血证、女劳证三个方面的症状。现代临床上慢性迁延性肝炎与女劳疸的病证演化规律十分相似。且慢性迁延性肝炎后期形成肝硬化时，患者多面色晦暗发黄，犹如烟熏，伴有乏力、倦怠、食少、懒言、大便色黑等；后期当肝硬化腹水时，患者可见腹胀大如水状。硝石矾石散是为治疗女劳疸而设，该方取药石之悍，趋下达之性，具有消瘀化湿功效。女劳疸证病位在脾，乃由脾虚致五脏失养而见一系列肾阴阳两虚的表现，故治疗上还应以健运中焦脾气为主，兼加益精血和化瘀利水散结之品，以便获得更好的治疗效果。

参 考 文 献

[1] 张秋霞，赵晖，于楠，等．硝石矾石散对免疫性肝损伤小鼠肝脏病理的影响［J］．首都医科大学学报，2007，28（2）：200-202.

[2] 崔宇，卢秉久，赵悦，等．硝石矾石散对肝内胆汁瘀积型大鼠血清学及 Na-K-ATP 酶活性的影响［J］．辽宁中医药大学学报，2012，14（7）：104-105.

[3] 曾晔，李学俊．硝石矾石散治疗病毒性淤胆型肝炎临床观察［J］．光明中医，2008，23（6）：777-778.

[4] 李洪兰．消炎化石胶囊治疗慢性胆囊炎38例小结［J］．甘肃中医，2001，14（3）：23.

[5] 崔艳霞．硝石矾石散加味治疗胆石症70例［J］．中国民间疗法，2007，15（11）：36.

[6] 叶树星．硝石矾石散治疗慢性活动性肝炎的理论基础浅识［J］．内蒙古中医药，2009，28（10）：108-109.

大黄硝石汤

【处方组成与功用】

大黄硝石汤出自《金匮要略》黄疸病脉证并治（热盛里实黄疸）篇，由大黄、黄柏、硝石各 10~15g，栀子 10g 组成。具有通腑泄热、除湿退黄的功效。传统用于谷疸热盛里实证所见之身目俱黄，黄色鲜明，腹部胀满，大便不通，小便不利而赤，自汗出，伴身热烦渴，舌红苔黄，脉滑数或弦数等。

【方剂传统解析】

《金匮要略》载："黄疸腹满，小便不利而赤，自汗出，此为表和里实。当下之，宜大黄硝石汤。"本条文论述了黄疸热盛里实的证治。本证的病因病机为湿热蕴结，热盛里实，腑气不通。该方以大黄、芒硝通腑泄热，攻下瘀热结滞；栀子、黄柏清利湿热而退黄。诸药相合，共奏泄热通便，除湿退黄之效。

【方剂药效物质基础】

1 拆方组分

1.1 大黄、硝石　其化学组分见痉湿暍病脉证治篇"大承气汤"。

1.2 栀子　其化学组分见黄疸病脉证并治篇"茵陈蒿汤"。

1.3 黄柏　①生物碱类：主要成分为小檗碱、药根碱、巴马亭、黄柏碱和木兰花碱。②柠檬苦素类：黄柏内酯、黄柏酮、诺米林、黄柏酮酸等。③酚酸类：主要为 syringin、coniferin、methyl caffeate、3-hydroxy-4-methoxycinnamate、p-methoxybenzaldehyde、3-O-fernloylquini acid、methyl-3-O-fernloylquiniate 等。④三萜类：主要是 cneorin-NP 36、friedelin、phellochin、hispidone、niloticin、niloticin acetate、dihydroruloticin、hispidol、melianone 等。⑤木脂素类：主要为（-）-syringaresinol-4,4′-bis-O-β-D-lucoside、（±）-lyoniresinol、（±）-5,5′-dimethoxyariciresinol-4′-O-β-D-glucoside 等。⑥香豆素类：主要有 skimmin、scoparone、esculetin、phellodenol-E、xanthyletin、aurapten、7-hydroxy-6-[2-（R）-hydroxy-3-methyl-3-butenyl]-coumarin 等。⑦其他成分：黄柏环合苷、黄柏双糖苷、黄柏苷等黄酮类成分以及豆甾醇、菜油甾醇、β-谷甾醇等甾醇

类成分[1-3]。

2 复方组分

2.1 大黄硝石汤中小檗碱的含量研究 采用高效液相色谱法对该方中盐酸小檗碱的含量进行了测定。结果显示，盐酸小檗碱在 $0.52 \sim 2.6\mu g$ 范围内呈良好的线性关系，$r = 0.9995$；平均加样回收率为 97.91%，RSD = 2.47%（$n = 6$）。表明该方法结果准确，重现性好，可以用于测定大黄硝石汤中盐酸小檗碱的含量[4]。

2.2 大黄与黄柏在大黄硝石汤中的配伍研究 大黄硝石汤由大黄、黄柏、硝石、栀子 4 味药组成，目前还未见有关大黄硝石汤的实验研究报道。方中大黄主要含有蒽醌类成分，黄柏主要含有生物碱类成分，二者为一对酸碱对药。为探讨该方酸碱对药大黄与黄柏在大黄硝石汤中配伍后酸、碱性成分的变化情况，采用高效液相色谱法对大黄、黄柏单味药提取液，大黄、黄柏对药提取液及全方提取液中蒽醌类成分和小檗碱的提取量进行了测定。结果显示，蒽醌类成分及小檗碱的提取量随着单药、对药及全方的配伍变化，水煎煮降低趋势明显，乙醇提取变化不明显，且提取量不及水提取。水煎煮单药与对药之间变化趋势尤其明显，而小檗碱的变化趋势较蒽醌类成分更明显。说明大黄、黄柏单煎和乙醇回流，大黄、黄柏对药煎煮和乙醇回流，大黄硝石汤全方煎煮和乙醇回流，酸、碱性成分的提取量发生有规律的变化[5]。

【方剂药理学研究】

1 拆方药理

1.1 大黄、硝石 其药理研究见痉湿暍病脉证治篇"大承气汤"。

1.2 栀子 其药理研究见黄疸病脉证并治篇"茵陈蒿汤"。

1.3 黄柏 ①抗菌、抗炎、解热作用：黄柏的抗菌作用多表现为小檗碱的抗菌活性，黄柏的水煎液或醇浸剂对金黄色葡萄球菌、炭疽杆菌、肺炎球菌、白喉杆菌、痢疾杆菌、破伤风杆菌、脑膜炎球菌、溶血性链球菌等有较强的抑制作用。实验发现黄柏叶中的黄酮苷化合物对金黄色葡萄球菌、柠檬色葡萄球菌及枯草杆菌也有抑制作用。选择 32 种天然药物的水提取液，对接种了单纯疱疹病毒而引发疱疹的小鼠给药，与阿昔洛韦对照组及空白对照组比较发现，黄柏给药组可延缓疱疹症状发作时间和扩散时间，延长小鼠生存时间，并显著降低小鼠的死亡率。黄柏有一定的退热作用，不仅能消除细菌引起的发热，而且其本身也有解热作用。黄柏在解热消炎的同时还可促进血管新生，改善创面微循环，促进肉芽生长，加速伤口愈合。②降血糖作用：小檗碱和黄柏提取物有降血糖作用，灌服盐酸小檗碱和黄柏提取液的糖尿病小鼠都表现出血糖降低，体重趋于正常，多尿、多食症状得到缓解，但盐酸小檗碱组变化更明显。③对消化系统的作用：研究发现除去小檗碱型生物碱的黄柏水溶性成分能抑制水浸捆束应激负荷小鼠胃黏膜 SOD 活性的降低，但对正常小鼠内因性胃黏膜 SOD 活性未见影响。除去小檗碱类生物碱的黄柏提取物对乙醇性溃疡、幽门结扎性溃疡、阿司匹林溃疡也有抑制作用。④对心血管系统的作用：有实验表明低浓度小檗碱能抑制电压依赖性钙通道，而高浓度时能激动细胞内钙库释放。犬静脉注射黄柏胶囊中的小檗碱后，血压明显降低，作用可持续 2 小时以上，且不产生快速耐受现象。⑤对免疫系统的作用：以足跖部注射脾细胞悬液的小鼠为局部移植物抗寄主反应模型，发现黄柏中的黄柏碱和木兰花碱可抑制小鼠局部移植物抗寄生反应，明显延长小鼠的存活时间和存活率。

黄柏可抑制二硝基氟苯诱导的小鼠迟发型超敏反应，降低血清 IFN－γ 水平，抑制体内 IL－1、TNF－α、IL－2 等细胞炎症因子的产生，从而抑制免疫反应，减轻炎症损伤。川黄柏多糖具有抗肿瘤、免疫保护作用。植入肿瘤细胞的小鼠服用黄柏多糖后，胸苷酸合成酶和胸苷激酶的活性降低；血液循环系统中白细胞和腹膜渗出液细胞的数量明显增加。⑥抗氧化作用：采用体外氧自由基生成系统和羟自由基诱导的小鼠肝匀浆脂质过氧化反应方法，结果发现，黄柏生品、清炒品、盐炙品和酒炙品水提取物和醇提取物可清除次黄嘌呤－黄嘌呤氧化酶系统产生超氧阴离子和 Fenton 反应生成的羟自由基，并能抑制羟自由基诱导的小鼠肝匀浆上清液脂质过氧化作用，它们之间抗氧化作用存在一定的差异性。炒炭品则无抗氧化作用，酒炙炮制品醇提取物抗氧化作用较好。⑦其他作用：黄柏提取物对于关节软骨的三大成分（关节软骨，胶原纤维和蛋白多糖）的代谢均有明显的影响。5% 和 10% 的黄柏注射液对软骨细胞的 DNA 和胶原合成有明显的抑制作用。5% 的黄柏注射液对蛋白多糖的合成有促进作用而 10% 浓度则不显示促进作用。黄柏生品及盐炙品具有滋肾阴清虚热的作用，但盐炙品滋肾阴作用较强，生品清虚热作用较强[6-12]。

2 复方药理

保肝、利胆、退黄作用　采用 α－萘异硫氰酸酯诱导大鼠肝损伤与施加湿热环境复制中医湿热黄疸证候大鼠模型。预防性给予大黄硝石汤，通过检测给药后不同恢复期大鼠相关生理生化指标，对大黄硝石汤药效作用进行评价。结果显示，造模后 24 小时、96 小时，与模型组相比，大黄硝石汤组（2.02g 生药/kg）血清 ALT、AST 及血清总胆红素水平明显降低。大黄硝石汤亦可降低造模后引起的体温升高，改善异常的肝、脾指数等。表明大黄硝石汤能够降低湿热黄疸大鼠模型血清酶活性、血清总胆红素水平，降低肝、脾指数比等，使异常的生理生化指标趋于正常，具有较好的保肝、利胆、退黄作用[13]。

【临床研究与应用】

用大黄硝石汤原方或其加减方，可治疗病毒性肝炎、胆囊炎、急性胃炎[14]等见有本方证者。

【方剂评述】

大黄硝石汤所主湿热黄疸之发黄，本于湿热蕴结阳明，土壅木郁，致使肝胆失于疏泄，热无所出而蒸迫胆汁外溢发黄，治宜清下胃脘之腑热结，使蕴结于中焦的湿热得以除去。纵观大黄硝石汤组成药味，皆为性寒清泻之品，而又各有所偏。大黄、芒硝性大寒而趋下，善清泻阳明胃腑瘀热内结。黄柏苦、寒而燥，且入足少阴经，善清下焦湿热且不伤阴，为三阴湿热之专药。栀子苦、寒，而入血分，且其性屈曲下行，善清胃脘血分结热，故能解三焦之郁火及小肠郁热从小便而出。方以“大黄硝石”为名，大黄、硝石二药为重，苦、寒佐以咸、寒，则能荡涤肠胃燥结，清阳明胃脘结热以治其本，蕴结于中焦的湿热亦随之而去。湿性黏滞趋下，且易与热结蕴于中焦，湿热黄疸多伴随有湿热郁滞、热势弥漫的征象，佐以苦寒达下之性的黄柏，则能使下焦湿热黏滞得以清除，佐以屈曲下行之性的栀子，则能解三焦郁火从小便中而去。大寒峻下之品伍以黄柏、栀子，则功专清胃脘结热及小肠瘀热留结，且不致诛伐无过。各药味组方配伍有度，气力强弱有制，阳明胃腑燥结得去，中焦湿热蕴结得除，三焦郁火解而下行，五脏和顺，湿热黄疸自行除去。

参 考 文 献

[1] 张凡, 赵佳丽, 贾天柱, 等. HPLC 法测定两种黄柏及其炮制品中黄柏内酯和黄柏酮 [J]. 中成药, 2011, 33 (4): 634 – 637.

[2] 朱志明, 赖潇潇, 苏慕霞. 不同产地黄柏及关黄柏有效成分的含量测定 [J]. 临床医学工程, 2011, 18 (1): 107 – 108.

[3] 刘仁俊. 黄柏化学成分及药理作用浅谈 [J]. 中国中医药现代远程教育, 2011, 9 (13): 83 – 84.

[4] 裴香萍, 裴妙荣. 高效液相色谱法测定大黄硝石汤中盐酸小檗碱的含量 [J]. 山西中医, 2009, 25 (3): 35 – 36.

[5] 裴妙荣, 段秀俊, 裴香萍, 等. 酸碱对药大黄与黄柏在大黄硝石汤中配伍的化学研究 [J]. 中国中药杂志, 2009, 34 (18): 2312 – 2315.

[6] 吴嘉瑞, 张冰, 张光敏, 等. 黄柏药理作用研究进展 [J]. 北京中医药大学学报, 2009, 5 (11): 160 – 162.

[7] 郭志坚, 郭书好, 何康明, 等. 黄柏叶中黄酮醇苷含量测定及其抑菌实验 [J]. 暨南大学学报: 自然科学版, 2002, 23 (5): 64.

[8] 李峰, 贾彦竹. 黄柏的临床药理作用 [J]. 中医药临床杂志, 2004, 16 (2): 191.

[9] 张义虎, 孙静. 黄柏的临床应用总述 [J]. 中医学创新, 2010, 7 (3): 182 – 183.

[10] 都日娜, 乌日娜. 黄柏的研究进展 [J]. 中国民族医药杂志, 2008, 3: 3.

[11] 杨周平, 武志军. 中药黄柏的药理作用和临床应用研究 [J]. 甘肃医药, 2010, 6 (9): 3.

[12] 侯小涛, 戴航. 黄柏的药理研究进展 [J]. 时珍国医国药, 2007, 18 (2): 498 – 500.

[13] 孔祥鹏, 李慧峰, 裴妙荣, 等. 大黄硝石汤对湿热黄疸大鼠的作用 [J]. 中药药理与临床, 2012, 28 (5): 9 – 12.

[14] 张家礼. 金匮要略 [M]. 北京: 中国中医药出版社, 2004: 327.

∽ 茵陈五苓散 ∽

【处方组成与功用】

茵陈五苓散出自《金匮要略》黄疸病脉证并治（湿重于热黄疸）篇，由茵陈蒿末100g、五苓散50g组成。具有清热利湿退黄、通阳化气利水的功效。传统用于谷疸湿重热轻证所见之身目发黄，色不甚鲜明，纳呆呕恶，腹胀便溏，小便不利，身困体倦，伴恶寒发热，苔白微黄腻，脉濡缓等。

【方剂传统解析】

《金匮要略》载："黄疸病，茵陈五苓散主之。"本条文论述了黄疸湿热湿重热轻的证治。本证的病因病机为湿热内蕴，湿重热轻，膀胱气化不行。该方即在五苓散中重加茵陈而成。茵陈蒿清热利湿退黄；五苓散通阳化气利小便，兼具疏表透邪之效。两者同用，可使湿去热清，诸症自除。

【方剂药效物质基础】

1 拆方组分

1.1 茵陈 其化学组分见黄疸病脉证并治篇"茵陈蒿汤"。

1.2 五苓散 其化学组分见痰饮咳嗽病脉证并治篇"五苓散"。

2 复方组分

对中药方剂茵陈五苓散中的化合物使用三维 HPLC 法进行了定量及定量分析，鉴定出茵陈、苍术、肉桂中的特征化合物，但未检测出泽泻、猪苓、茯苓等中的任何特征化合物。本定量分析的结果表明，茵陈五苓散的 6,7 – 二甲基七叶亭的移行率分别为 46.7%、32.9% 和 74.3%，茵陈五苓散中茵陈素的移行率分别为 10.0%、16.3% 和 43.5%。此法可用于茵陈五苓散的化学评价[1]。

【方剂药理学研究】

1 拆方药理

1.1 茵陈　其药理研究见黄疸病脉证并治篇"茵陈蒿汤"。

1.2 五苓散　其药理研究见痰饮咳嗽病脉证并治篇"五苓散"。

2 复方药理

2.1 利胆作用　采用腹腔注射二甲基亚硝胺的法诱导了大鼠肝纤维化模型，研究结果表明，茵陈五苓散均可缓解二甲基亚硝胺诱导的大鼠肝损伤，显著降低血清总胆红素含量，有较好的利胆作用[2]。

2.2 对脂肪性肝纤维化的影响　通过复合因素造成小鼠慢性脂肪性肝纤维化病理模型，观察茵陈五苓散对肝纤维化小鼠肝脾指数、血清 ALT、AST 水平等影响。结果表明，茵陈五苓散水煎液不同剂量组均能不同程度地降低复合因素致脂肪性肝纤维化小鼠肝、脾指数及血清 ALT、AST 等肝功能指标水平，并可显著降低小鼠血清中肝纤维化指标含量。表明茵陈五苓散在保护复合因素致小鼠肝纤维化方面有较好的效果[3]。

2.3 降血脂作用　研究发现，五苓散降脂机制可能与干扰外源性胆固醇吸收、脂化及影响内源性胆固醇代谢，调节脂质转运障碍有关[4]。

2.4 抗动脉粥样硬化作用　采用茵陈五苓散治疗动脉粥样硬化模型大鼠，观察其对大鼠血脂、血液流变学、细胞超微结构及基因表达的影响。结果显示，茵陈五苓散能调整脂质代谢，使 TC、TG、LDL – C 水平下降，HDL – C 水平上升；降低全血黏度、红细胞压积和血小板黏附性，使之恢复正常。说明茵陈五苓散下调相关基因 Bcl – 2mRNA 的表达可能是其治疗的分子机理[5]。

2.5 其他作用　茵陈五苓散还具有解热、抗菌、抗病毒、降血压、利尿等作用，并对乙醇所致的脂肪肝呈保护作用，对乙醇摄入引起的谷胱甘肽耗竭有预防作用[6]。

【临床研究与应用】

1 治疗肝炎

选择慢性乙型重型肝炎患者 80 例，随机分成治疗组和对照组各 40 例。对照组以常规西药治疗；治疗组在常规西药治疗的基础上以茵陈五苓散为主方加减煎服，提示联合中药灌肠。观察 2 组患者的肝功能、凝血功能及血氨的变化与临床效果。结果治疗组在肝功能指标、凝血功能指标、血氨方面的改善较对照组效果显著（$P < 0.05$），治疗组在疗效方面也明显优于对照组（$P < 0.05$）[7]。

2 治疗妊娠肝内胆汁淤积症

选择妊娠肝内胆汁淤积症患者 68 例，随机分为治疗组和对照组各 34 例。对照组给予熊去氧胆酸片、维生素 C、维生素 B、三磷酸腺苷、辅酶 A 治疗。治疗组在对照组基础上加用茵陈五苓散口服，每日 3 次治疗。2 组疗程均为 3 周。比较 2 组治疗前后血清甘胆酸（CG）、总胆红素、ALT 和 AST 的变化，观察 2 组围产儿情况和妊娠结局。结果 2 组治疗前后 CG、ALT 和 AST 的差值比较，$P < 0.05$；治疗组新生儿窒息及羊水粪染率低于对照组（$P < 0.05$）；对照组妊娠终止时间明显低于治疗组（$P < 0.01$），剖宫产率高于治疗组（$P < 0.05$）[8]。

3 治疗新生儿高胆红素血症

为探讨茵陈五苓散治疗新生儿高胆红素血症的临床疗效，将 236 例高胆红素血症患儿随机分为治疗组 126 例和对照组 110 例。2 组患儿均采用常规综合治疗，治疗组在常规治疗的基础上加服茵陈五苓散加减方：茵陈 10g，茯苓 5g，泽泻 5g，白术 5g，猪苓 5g，浓煎至 60ml，分 3 次喂服，每天 1 剂，连服 3 天为 1 个疗程。结果治疗组与对照组日平均胆红素下降值分别为（62.12 ± 22.10）$\mu mol/L$、（43.05 ± 23.26）$\mu mol/L$；胆红素下降至 205$\mu mol/L$以下所需时间分别为（3.3 ± 0.96）天、（4.5 ± 1.03）天（$P < 0.01$）[9]。

4 治疗新生儿黄疸

将 46 例新生儿黄疸患儿随机分为对照组和治疗组各 23 例。对照组采用常规综合治疗方案，根据光疗指征给予蓝光照射治疗，治疗组在此基础上给予茵陈五苓散口服。比较 2 组患儿治疗前后血清总胆红素水平、治疗期间不良反应发生率及临床疗效。结果治疗组血清总胆红素每日下降水平、血清总胆红素下降至 205$\mu mol/L$ 所需时间均优于对照组（$P < 0.05$）；治疗组总有效率高于对照组（$P < 0.05$）；2 组患者治疗期间不良反应发生率比较差异有统计学意义（$P > 0.05$）[10]。

5 治疗肝纤维化

选择 60 例肝纤维化患者随机分为研究组和对照组各 30 例。对照组进行常规保肝治疗，研究组在常规治疗基础上，给予茵陈五苓散口服，每次 6g，每日 3 次，2 组疗程均为 3 周。比较治疗前、后 2 组患者肝功能、肝纤维化血清学指标的变化和临床疗效。结果显示，与治疗前比较，治疗后 2 组患者血清 ALT、AST 等肝功能指标水平及肝纤维化指标水平均有不同程度的改善，研究组改善情况优于对照组（$P < 0.05$）。表明茵陈五苓散可显著改善肝纤维化患者肝功能及肝纤维化血清学指标[11]。

6 治疗其他疾病

用茵陈五苓散原方或其加减方，还可治疗肝硬化腹水[12]、高脂血症[13]、慢性前列腺炎[14]、痛风性关节炎[15]等见有本方证者。

【方剂评述】

茵陈五苓散是治疗黄疸湿重于热的首选方剂，患者多表现为黄色轻浅，略逊阳黄，形寒身热，其热不扬，腹满便溏，舌体胖淡，肢倦气短，身重困乏，纳呆呕恶，胁肋胀满，小便短少，苔腻脉弦。方中五苓散健脾渗湿，化气行水；配茵陈苦寒清热，利湿退黄。全方呈现清热利湿，化气行水之功。综观茵陈五苓散所治病案，虽病、症各有不同，但湿邪为患却是其共同特点，所以辨证治疗时应着重祛湿，让湿邪从小便去除。该方属清热利湿之剂，正切合病机。临床依据寒、热、虚、实，随证加减运用，使湿邪去，脾气健，胃气和，肝气舒，胆气宁，肾气充，毒邪无滋生处，则诸证自除。

参 考 文 献

[1] 邹津华. 中药方剂的评价（7）：茵陈蒿汤和茵陈五苓散中成分的 HPLC 分析 [J]. 国外医学：中医中药分册, 1994, 16（4）：31.

[2] 边艳琴, 宁冰冰, 曹红燕, 等. 经典退黄三方抗二甲基亚硝胺诱导的大鼠肝纤维化的方证比较研究 [J]. 中西医结合学报, 2012, 10（12）：1405 – 1412.

[3] 杨建桥, 严清和. 茵陈五苓散对脂肪性肝纤维化小鼠的保护作用 [J]. 中国现代医生, 2011, 49（20）：13 – 15.

[4] 韩宇萍. 五苓散对阿霉素型肾病综合征大鼠治疗作用的实验研 [J]. 中药新药与临床实验, 2003, 14（4）：223 – 227.

[5] 王东生, 唐发清, 肖长江, 等. 茵陈五苓散抗大鼠动脉粥样硬化作用机理探讨 [J]. 中医杂志, 2008, 49（1）：67 – 69.

[6] 陈锐. 茵陈五苓丸临床应用解析 [J]. 中国社区医师, 2012（31）：8.

[7] 樊亚巍. 祛毒活血方配合灌肠治疗慢性乙型重型肝炎 40 例 [J]. 陕西中医, 2014, 35（1）：6 – 7.

[8] 蒋文凤. 茵陈五苓散对妊娠肝内胆汁淤积症患者妊娠结局的影响 [J]. 中国实验方剂学杂志, 2010, 16（2）：124 – 125.

[9] 农志飞, 王丹谊. 茵陈五苓散加减治疗新生儿高胆红素血症 126 例临床观察 [J]. 中医儿科杂志, 2011, 7（6）：25 – 26.

[10] 许艳, 杨爱红, 程露. 茵陈五苓散联合蓝光治疗新生儿黄疸 23 例效果观察 [J]. 齐鲁护理杂志, 2013, 19（5）：123 – 124.

[11] 陈波. 茵陈五苓散对肝纤维化患者肝功能及血清学指标的影响临床研究 [J]. 山东中医杂志, 2012, 31（3）：162 – 164.

[12] 朱昌周. 李华. 茵陈五苓散治疗肝硬化难治性腹水 65 例临床观察 [J]. 内蒙古中医药, 2010（9）：32.

[13] 胡燕. 茵陈五苓散利水渗湿治疗高脂血症 [J]. 四川医学, 2012, 33（8）：1456 – 1458.

[14] 班光国. 茵陈五苓散加减治疗慢性前列腺炎 23 例 [J]. 山东中医杂志, 2011, 30（4）：237 – 238.

[15] 王国栋. 茵陈五苓散治疗痛风性关节炎 60 例 [J]. 中国中医药现代远程教育, 2013, 11（4）：94 – 95.

❧ 小柴胡汤 ❧

【处方组成与功用】

小柴胡汤出自《金匮要略》黄疸病脉证并治（黄疸兼证）篇，由柴胡 24g，黄芩 9g，人参 6g，炙甘草 9g，半夏 12g，生姜 9g，大枣 12 枚组成。具有和解少阳的功效。传统用于黄疸兼少阳证所见之身目俱黄，黄色鲜明，腹中疼痛，心烦呕吐，往来寒热，胸胁苦满，胁痛口苦，脉弦细数等。

【方剂传统解析】

《金匮要略》载："诸黄，腹痛而呕者，宜柴胡汤。"本条文论述了黄疸兼少阳不和的证治。本证的病因病机为湿热内蕴，兼少阳枢机不利，胆邪犯胃。方中以柴胡、黄芩为主药。柴胡微苦微寒，能疏解少阳经邪热；黄芩苦、寒，气味较重，能清少阳胆腑邪热。二味合用，既可解半表半里之郁滞，又可清泄半表半里之邪热，升降相和调和枢机；半夏配生姜，和胃降逆，专对少阳之吐逆证。另外，半夏、生姜之辛味能疏通少阳郁滞；

人参、甘草、大枣之甘能扶正和中，共用既可扶正祛邪，又能补脾以防邪气内传。本方寒热并用，攻补兼施，升降协调，起到和解少阳，疏利三焦，调达气机，宣通内外，运转枢机之功。

【方剂药效物质基础】

1 拆方组分

1.1 柴胡　其化学组分见疟病脉证并治篇"鳖甲煎丸"。

1.2 黄芩、半夏　其化学组分见百合狐惑阴阳毒病脉证治篇"甘草泻心汤"。

1.3 人参　其化学组分见痉湿暍病脉证治篇"白虎加人参汤"。

1.4 炙甘草　其化学组分见痉湿暍病脉证治篇"葛根汤"。

1.5 生姜、大枣　其化学组分见痉湿暍病脉证治篇"栝楼桂枝汤"。

2 复方组分

2.1 成分配伍变化及其鉴别　采用高效液相色谱 - 高分辨飞行时间质谱对复方小柴胡汤中的化学成分进行快速鉴别，结果一次性在一张图谱上共表征出 38 个化学成分，为复方小柴胡汤中化学成分的体内代谢及作用机制的深入研究奠定基础[1]。采用 Metadrug 软件对小柴胡汤中主要化学成分的靶标进行预测，从分子水平对其作用机制进行研究，发现小柴胡汤中 21 种化学成分的靶点参与体内多个生理过程，且这些化学成分发挥相互协调作用，其中可能主要通过干预体内代谢过程、炎症过程、细胞增殖凋亡过程、情感过程、内分泌过程、物质转运过程、解毒过程等发挥治疗作用。本结论在一定程度上揭示了小柴胡汤药理作用的药效物质基础和多靶点效应[2]。采用紫外分光光度法，以黄芩苷为对照品，对小柴胡汤合煎液、单煎液、单煎合并液以及黄芩和处方中其他药物的配伍煎液中总黄酮进行测定。结果显示，各煎液和合煎液比较均有极显著差异（$P < 0.01$）。从黄酮类成分指纹图谱直观分析，合煎液中的色谱峰 A 和色谱峰 B 在保留时间段内与单煎合并液相比有很大差异；两种煎液黄酮类成分指纹图谱的相似度处理结果也揭示，两种煎液黄酮类成分的指纹图谱有很大差异，表明两种煎液的化学成分不完全相同。不同药物配伍应用之后，可能增强或抑制药物的溶出，黄芩和人参配伍之后，使黄芩有效部位的提取率大大提高；而黄芩和半夏配伍之后，使总黄酮、黄芩苷和汉黄芩素的含量降低[3]。

2.2 抗抑郁作用成分及其代谢　通过 UPLC - MS/MS 技术分析小柴胡汤提取液化学成分以及抑郁模型大鼠灌胃给予小柴胡汤后血清和尿液中成分，阐明小柴胡汤化学成分组成及体内药效物质基础。结果显示，小柴胡汤样品中共检测到 44 个化学成分。抑郁模型大鼠灌胃给予小柴胡汤后，在血清样品中共检测出 7 个原型成分和 8 个代谢产物；在尿液样品中共检测出 12 个原型成分和 19 个代谢产物。说明建立的 UPLC - MS/MS 法能较全面地分析小柴胡汤的化学成分及其在抑郁模型大鼠体内的代谢产物，为进一步研究小柴胡汤抗抑郁作用药效物质基础提供依据[4]。

【方剂药理学研究】

1 拆方药理

1.1 柴胡　其药理研究见疟病脉证并治篇"鳖甲煎丸"。

1.2 黄芩、半夏　其药理研究见百合狐惑阴阳毒病脉证治篇"甘草泻心汤"。

1.3 人参 其药理研究见痉湿暍病脉证治篇"白虎加人参汤"。

1.4 炙甘草 其药理研究见痉湿暍病脉证治篇"葛根汤"。

1.5 生姜、大枣 其药理研究见痉湿暍病脉证治篇"栝楼桂枝汤"。

2 复方药理

2.1 解热作用 小柴胡汤有较好的解热作用。通过制备 SD 大鼠脂多糖诱导发热模型，用小柴胡汤灌胃治疗，并以板蓝根煎剂进行对照。结果显示，小柴胡汤和板蓝根冲剂均能抑制 LPS 所致大鼠体温的升高，与对照组比较在不同时间点差异有统计学意义（$P < 0.05$），小柴胡汤组降温效果略优于板蓝根组[5]。

2.2 抗菌作用 小柴胡汤体外试验对多种细菌具有抑制作用。用琼脂扩散法、试管稀释法测定显示，小柴胡汤对乙型溶血性链球菌、嗜血流感杆菌、金黄色葡萄球菌、铜绿假单胞菌、大肠埃希菌有抑菌作用[6]。

2.3 抗炎作用 通过观察小柴胡汤及其药物配伍对大鼠胸膜炎模型的作用，发现小柴胡汤及其药群配伍各组大鼠胸腔渗出液体积、渗出液中白细胞数量、髓过氧化物酶以及血清 IL-8、NO 含量均显著降低（$P < 0.01$），胸腔渗出液溶菌酶含量显著升高（$P < 0.01$）。证实小柴胡汤及其药群配伍均具有显著的抗炎作用[7]。

2.4 抗病毒作用 以柯萨奇病毒 B3 感染 BALB/c 小鼠建立心肌炎模型，探讨小柴胡汤对其的治疗机制。结果经治疗后，表明小柴胡汤对 IL-2、TNF-α 和 T 淋巴细胞亚群的产生有明显的调节作用，通过特异性免疫和 IL-2、TNF-α 等细胞因子的作用，有效地清除病毒，促进病毒性心肌炎的恢复[8]。

2.5 对肝脏的保护及免疫功能调节作用 小柴胡汤具有明显的抗氧化能力和免疫功能调节作用，因而对肝损伤可起到一定的保护作用，能减轻肝纤维化程度，调节改善肝脏功能。以对乙酰氨基酚致肝损伤小鼠为模型，探讨加味小柴胡汤对肝损伤的保护作用。结果发现，加味小柴胡汤能降低小鼠脂质过氧化物、白介素-6、升高谷胱甘肽、白介素-2 水平，改善肝组织病变[9]。

2.6 抗肝纤维化作用 通过研究小柴胡汤对四氯化碳（CCl_4）诱导的实验性肝纤维化大鼠的抗肝纤维作用，发现小柴胡汤对 CCl_4 诱导的肝细胞损伤，有较好的降酶、退黄作用，能使实验鼠的血清纤维化指标显著降低。HEG 染色也显示治疗组肝细胞坏死、炎症细胞浸润及纤维结缔组织增生均较模型组明显减轻，说明小柴胡汤有较好的护肝和抗肝纤维化作用[10]。

2.7 对肿瘤的抑制作用 Lewis 肺癌模型小鼠实验表明，小柴胡汤对肿瘤细胞的生长有抑制作用，瘤重明显低于模型组，差异显著（$P < 0.01$）；与模型组比较，小柴胡汤组可见瘤细胞体积缩小，异型细胞较少，细胞核致密，染色质浓缩边集，肿瘤细胞核分裂数明显减少[11]。

2.8 降血脂作用 运用高脂血症大鼠模型，探讨小柴胡汤的降血脂及抗脂肪肝形成的作用。结果证实，模型组大鼠给予脂肪乳剂灌胃 1 周后，血脂较正常组显著升高（$P < 0.01$ 或 $P < 0.05$），3 周后血脂持续升高、肝脏指数增加及出现脂肪变。与模型组比较，各给药组大鼠血脂、肝脏指数及肝脂肪变程度均呈不同程度的降低，其中小柴胡汤大剂量组和辛伐他汀组的作用较明显。说明小柴胡汤具有一定的降血脂及抗脂肪肝形成的作用[12]。

2.9 其他作用 小柴胡汤有明显的抗氧化作用，因而可用于肝癌化疗药物诱致的脂质过氧化反应[13]。长期毒性试验显示，小柴胡汤对大鼠生长发育、血液学常规、血液生化指标均无影响，主要脏器病理形态未出现毒性病变，表明应用小柴胡汤对人体没有明显的毒副作用[14]。

【临床研究与应用】

1 治疗发热

选择产后发热患者 82 例，随机分为治疗组 52 例与对照组 30 例。对照组应用 β - 内酰胺类或头孢类抗生素治疗，治疗组以小柴胡汤加当归、桃仁、川芎、益母草煎服。结果治疗组平均退热时间（1.28 ± 1.12）天，3 天内体温正常率为 98.08%；对照组平均退热时间（1.73 ± 1.26）天，3 天内体温正常率为 77.33%[15]。

2 治疗肝炎

选择慢性丙型肝炎患者 76 例，随机分为治疗组 46 例和对照组 30 例。2 组均以 α - 干扰素、利巴韦林治疗，必要时加用护肝药物。治疗组在对照组治疗基础上用小柴胡汤水煎口服，疗程 12~24 周。随访 1 年，结果治疗组丙型肝炎病毒 RNA 转阴率为 67.39%；对照组转阴率 56.67%（$P < 0.05$）[16]。

3 治疗肝硬化

选择肝纤维化患者 120 例，随机分为治疗组和对照组各 60 例。2 组均采用阿德福韦酯加护肝、降酶对症治疗。治疗组另给予小柴胡片（小柴胡汤制剂）。疗程为 12 个月。结果治疗组肝功能和肝纤维化的各项指标的改善程度均明显优于对照组（$P < 0.01$）[17]。

4. 治疗非酒精性脂肪肝

选择非酒精性脂肪肝患者 90 例，随机分为治疗组 48 例和对照组 42 例。对照组以增加运动，低脂饮食，减少热量摄入，修正不良行为为治疗。治疗组在对照组基本疗法基础上用小柴胡汤加泽泻、丹参煎服。结果经治疗 3 个月，以 B 超检查示肝脏形态恢复正常，血脂、血清转氨酶正常为治愈。治疗组总有效率 85.4%；对照组总有效率 69.0%（$P < 0.05$）[18]。

5 治疗慢性胆囊炎

选择慢性胆囊炎患者 118 例，随机分为治疗组 62 例和对照组 56 例，治疗组以小柴胡汤加白芍、威灵仙、金钱草、木香、青皮、茯苓、丹参、路路通煎服。若疼痛甚者，加延胡索、川楝子；腹胀者，加枳实、厚朴；便秘者，加大黄；体虚甚者，加黄芪 20g；苔厚腻、纳差者，加苍术、炒鸡内金；呕吐者，加竹茹。对照组用消炎利胆片，感染明显者联合头孢哌酮钠静脉滴注，肝功能明显异常者加强力宁注射液。结果以临床症状（右上腹隐痛、嗳气反酸、腹胀厌食等）消失，B 超复查胆囊壁厚度基本恢复（< 3mm），胆囊壁光滑清晰为临床治愈，治疗组总有效率 88.71%；对照组总有效率 60.71%（$P < 0.05$）[19]。

6 治疗胆汁反流性胃炎

选择胆汁反流性胃炎 155 例，随机分为治疗组 86 例和对照组 69 例。治疗组用小柴胡汤水煎，每日早、晚饭前 30 分钟分服。对照组以硫糖铝片饭前 30 分钟及睡前服。4~6 周为 1 个疗程。结果经 1 个疗程治疗，以临床症状消失，胃镜复查胃黏膜像正常，胆汁反流消失为治愈，治疗组总有效率 91.86%；对照组总有效率为 66.67%（$P < 0.05$）[20]。

7 治疗 2 型糖尿病

选择 2 型糖尿病证属气阴两虚型者 60 例，随机分为治疗组和对照组各 30 例。对照组采用格列美脲、二甲双胍口服，同时配合饮食、运动疗法。治疗组在对照组治疗基础上用小柴胡汤加生山药、玄参、牡丹皮、白芍、北沙参、五味子煎服。2 组连续治疗 3 个月。结果以饮水量基本正常，尿量基本正常，饥饿感、手足心热、劳累后气短、活动后汗出等症明显改善，空腹血糖及餐后 2 小时血糖下降至正常范围，或空腹血糖及餐后 2 小时血糖下降超过治疗前的 40%，糖化血红蛋白值下降至正常，或下降超过治疗前的 30% 为显效，治疗组总有效率 90.0%；对照组总有效率 60.0%（$P < 0.05$）[21]。

8 治疗其他疾病

用小柴胡汤原方或其加减方，还可治疗哮喘[22]，支气管炎[23]，肾炎[24]，腓肠肌痉挛[25]，小儿肠系膜淋巴结炎[26]，慢性疲劳综合征[27]，妇女习惯性便秘[28]，郁火头痛、唇风（口唇红肿，干痒疼痛）、呃逆、发颐[29]等见有本方证者。

【方剂评述】

小柴胡汤在《伤寒杂病论》及《金匮要略》中均有记载，根据小柴胡汤条文所共有的致病因素，说明"外邪"是不同疾病之小柴胡汤证形成的必要条件。该方为"少阳机枢之剂，和解表里之总方"。由于少阳位于半表半里之间，内系胆及三焦，涉及病位广泛，病症繁杂，所以小柴胡汤方中寒热并用，表里同治，升降相因，有和解少阳，舒畅气机，调节升降，宣通内外的作用。小柴胡汤的应用非常广泛，包括太阳、少阳、阳明、厥阴、差后劳复、呕吐哕下利病、妇人产后病、妇人杂病等。所以，其对不同疾病之复杂而扑朔迷离的临床表现，进行审证求因，抓住"少阳枢机不利"这一核心病机而"异病同治"，又在"证"的不同演变转归中灵活化裁，彰显其"谨守病机"而治病求本和辨证施治的精神。同时也昭示"证"和"病机"，是该方在临床不同疾病中灵活应用和加减化裁的病理基础。目前临床上小柴胡汤不仅可以治疗伤寒少阳病，而且对多系统病症中需和解、调和、缓和者均有一定疗效。此外，对近些年有增高趋势的病种或新的疾病谱也有显著地治疗作用，充分显示了中医传统名方的博大精深。

参 考 文 献

[1] 刘晓帆，娄子洋，朱臻宇，等. 采用 HPLC – TOF/MS 对中药复方小柴胡汤中化学成分的快速分析鉴别 [J]. 第二军医大学学报，2009，30（8）：941 – 946.

[2] 朱伟，姚丽梅，等. 运用 Metadrug 软件预测小柴胡汤化学成分的分子靶标 [J]. 上海中医药杂志，2011，45（1）：79 – 82.

[3] 刘培. 单煎和共煎对小柴胡汤中黄芩有效成分的影响 [J]. 河南中医学院学报，2006，21（6）：5.

[4] 杨杰，黄丹雪，鹿秀梅，等. 小柴胡汤化学成分及其在抑郁模型大鼠体内代谢成分的分析 [J]. 中草药，2012，43（9）：1691 – 1698.

[5] 钱妍，吴整军. 小柴胡汤抗感染与解热作用的实验研究 [J]. 中华医院感染学杂志，2008，18（4）：576 – 578.

[6] 袁长津，卢芳国，朱应武. 小柴胡汤及其加减方体外抗菌作用的实验研究 [J]. 中医药导报，2005，11（10）：54 – 55.

[7] 白晶，孙明瑜，王守勇，等．小柴胡汤药群配伍对角叉菜胶诱导的大鼠胸膜炎模型的影响［J］．北京中医药大学学报，2005，28（1）：34－38．

[8] 谷道宗，王西栋．小柴胡汤对病毒性心肌炎动物模型 IL－2、TNF－α、T 淋巴细胞亚群的影响［J］．中国病毒病杂志，2011，1（3）：217－221．

[9] 谢斌，俞大军，程绍民．加味小柴胡汤对醋氨酚所致肝损伤的保护作用［J］．时珍国医国药，2008，19（1）：130－131．

[10] 江山，李芳．小柴胡汤对肝纤维化大鼠的抗肝纤维化作用［J］．中药药理与临床，2013（1）：34－35．

[11] 梁靓靓，殷东风，周立江．小柴胡汤对小鼠 Lewis 肺癌作用的病理形态学观察［J］．实用肿瘤学杂志，2009，23（1）：14－16．

[12] 谢鸣，杨卫红，刘月．小柴胡汤对高脂血症性模型大鼠的作用观察［J］．浙江中医药大学学报，2010，34（1）：54－57．

[13] 刘应柯，谢磊，刘尚岭．加味小柴胡汤对肝癌患者栓塞化疗后脂质过氧化反应的影响［J］．中国中西医结合消化杂志，2006，14（6）：369－372．

[14] 彭龙玲，杨亚斯，曹毓，等．小柴胡汤提取物灌胃给药的长期毒性实验研究［J］．时珍国医国药，2003，14（9）：517－520．

[15] 肖群，方燕飞．加味小柴胡汤治疗产后发热的临床疗效观察［J］．中国妇幼保健，2010，25（31）：4641－4642．

[16] 安云凤，袁枚，倪新．小柴胡汤联合西药治疗丙型肝炎 46 例［J］．中国实验方剂学杂志，2011，17（12）：291－292．

[17] 陈小桃，文顺喜，黄坚灵，等．阿德福韦酯联合小柴胡汤治疗乙肝肝纤维化的研究［J］．基层医学论坛，2008，12（25）：786－788．

[18] 杨智海，黄学军．小柴胡汤加减治疗非酒精性脂肪肝 48 例分析［J］．中国基层医药，2009，16（1）：159．

[19] 漆生权，杨少军，刘红桃．加味小柴胡汤治疗慢性胆囊炎临床观察［J］．新中医，2011，43（5）：48－49．

[20] 谢振东．小柴胡汤治疗胆汁反流性胃炎的临床分析［J］．光明中医，2008，23（4）：520．

[21] 郝维宾，裴瑞霞．加减小柴胡汤治疗气阴两虚型 2 型糖尿病疗效观察［J］．陕西中医，2011，32（1）：51－52．

[22] 黄波贞，李吉武，王评．加味小柴胡汤治疗咳嗽变异型哮喘临床观察［J］．中国中医急症，2010，19（9）：1457－1458．

[23] 钟红卫，高海燕，敖素华，等．小柴胡汤加减治疗急性支气管炎咳嗽 109 例［J］．陕西中医，2008，29（12）：1575－1576．

[24] 陈燕，郑健．小柴胡汤在慢性肾炎中的应用［J］．中国当代医药，2010，17（26）：91－92．

[25] 郑贵德．小柴胡汤加减治疗腓肠肌痉挛 54 例疗效观察［J］．中国社区医师，2011，13（12）：178．

[26] 唐传锋，李连贞，朱其建．小柴胡汤加味治疗小儿肠系膜淋巴结炎 40 例观察［J］．实用中医药杂志，2013，29（12）：990．

[27] 韦立莲．小柴胡汤加味治疗慢性疲劳综合征临床观察［J］．中医药学刊，2005（7）：1315－1317．

[28] 王斌．加味小柴胡汤治疗妇女习惯性便秘临床观察［J］．医学信息，2011，24（3）：1286－1287．

[29] 卢红治．小柴胡汤的临床应用体会［J］．光明中医，2011，26（8）：1672－1673．

༄ 猪膏发煎 ༄

【处方组成与功用】

猪膏发煎出自《金匮要略》黄疸病脉证并治（燥结发黄）篇，由猪膏150g、乱发30g组成。具有润燥消瘀、通利二便的功效。传统用于萎黄胃肠燥结证所见之肌肤萎黄、干燥不泽，目睛不黄，伴大便干涩难解，小便短少，少腹急满，形体瘦弱等。

【方剂传统解析】

《金匮要略》载："诸黄，猪膏发煎主之。"本条文论述了胃肠燥结兼瘀血的萎黄证治。本证的病因病机为津枯血瘀，胃肠燥结，肌肤失养。方中猪膏即猪油脂，甘凉补虚润燥，滑肠通便；乱发即血余炭，入血分消瘀血而利小便。二味相合，共奏润燥消瘀，通利二便之功。用之可使肠燥得润，瘀血得化，二便畅利，肌肤得以濡养，则萎黄渐愈。

【方剂药效物质基础】

1 拆方组分

1.1 乱发（血余炭）　其化学组分见消渴小便不利淋病脉证并治篇"滑石白鱼散"。

1.2 猪膏（猪脂油）　猪油是最常见的天然动物油脂，其主要成分是脂肪酸甘油酯。同时还含有少量的磷脂、游离脂肪酸、胆甾醇（即胆固醇）、色素等杂质。猪油中的绝大部分脂肪酸为十六碳烷酸、烯酸及十八碳烷烯酸，合计可达96%左右[1-2]。

2 复方组分

目前尚未见有猪膏发煎复方化学组分的文献报道。

【方剂药理学研究】

1 拆方药理

1.1 乱发（血余炭）　其药理研究见消渴小便不利淋病脉证并治篇"滑石白鱼散"。

1.2 猪膏（猪脂油）　猪油中含有大量的饱和脂肪酸及高级多烯酸，这类营养物质在植物油中是没有的。所以只要食用得当，对人体健康是有益的。中医学认为，猪油味甘，气微寒，无毒。具有润肺清热，补虚益肝，解毒疗疮，润肠通便的功能，主要用于润肠消瘀[1-4]。

2 复方药理

目前尚未见有猪膏发煎复方药理研究的文献报道。

【临床研究与应用】

目前猪膏发煎的临床应用较少，文献报道用于直肠阴道瘘[5]。

【方剂评述】

猪膏发煎用以治疗萎黄证中燥热内结和阴吹。纵观面前研究状况，临床报道多为治疗阴吹一证。阴吹之病理机制，《金匮要略》概之为"胃气下泄""谷气之实"。后人大多认为：阴吹正喧，乃缘胃肠燥结，大便不通，气结不得行散，复不循谷道后阴出而下迫，别走前阴，浊气下泄，干及阴道所成。阐明阴吹之机，乃阳明腑实，浊气下迫，从前阴出，因大便秘结为其因。故而，《金匮要略》治用润导大便的猪膏发煎，使大便通利，浊气下泄，归于常道，则阴吹可止。

参 考 文 献

[1] 章朝晖，龙罡，黄静. 猪油资源的深加工 [J]. 中国油脂，2001，26（4）：40 - 42.

[2] 符剑刚，钟宏. 猪油的开发利用 [J]. 粮油食品科技，2003，11（4）：28 - 30.

[3] 代小容，张宝勇. 脂肪和猪油的食用价值 [J]. 肉类研究，2008（7）：65 - 68.

[4] 肖扬，罗永康，于海燕，等. β - 环糊精脱除猪油中胆固醇的研究 [J]. 肉类研究，2003：40 - 43.

[5] 顾德智，金根培，周爱明. 猪膏煎辅助治疗低位直肠癌术后直肠阴道瘘的体会 [J]. 国际中医中药杂志，2012，34（9）：864.

第十六篇

惊悸吐衄下血胸满瘀血病脉证治篇

本篇讨论惊悸、吐血、衄血、下血和瘀血等病证的脉证及治疗。惊与悸，是互有影响的两种病情。惊即惊恐，是神情不定，卧起不安的精神症状。多因突受外界剧烈刺激，使心气涣散，神不守舍所致。悸即心悸，自觉心在跳动，动悸不宁的症状。多因气血亏虚，心神失养所致。本病类似于现代医学各种心脏疾病、神经症、甲状腺功能亢进、贫血、电解质紊乱等所引起的心律失常。

❧ 桂枝去芍药加蜀漆牡蛎龙骨救逆汤 ❧

【处方组成与功用】

桂枝去芍药加蜀漆牡蛎龙骨救逆汤（又名桂枝救逆汤），出自《金匮要略》惊悸吐衄下血胸满瘀血病脉证治（惊悸）篇，由桂枝 10g，炙甘草 6g，生姜 10g，牡蛎 15g，龙骨 32g，大枣 12 枚，蜀漆 10g 组成。具有温通心阳、涤痰降逆、镇潜安神的功效。传统用于火邪致惊所见之惊狂烦躁，卧起不安，心中动悸，胸闷气短等。

【方剂传统解析】

《金匮要略》载："火邪者，桂枝去芍药加蜀漆牡蛎龙骨救逆汤主之""伤寒脉浮，医以火迫劫之，亡阳，必惊狂，卧起不安者，桂枝去芍药加蜀漆牡蛎龙骨救逆汤主之。"本条文论述了火邪致惊的证治。本证的病因病机为火法不当，亡失心阳，心神逆乱，痰浊上扰。本方即桂枝汤去阴柔碍阳之芍药，则纯为辛甘化阳之品，以温振心阳；蜀漆即常山之幼苗，涤痰浊而宁惊悸，牡蛎、龙骨重镇安神，宁心定悸，且收敛耗散之心气。诸药配合，共奏温振心阳，涤痰宁心，重镇定惊之效。

【方剂药效物质基础】

1 拆方组分

1.1 桂枝、生姜、大枣 其化学组分见痉湿暍病脉证治篇"栝楼桂枝汤"。

1.2 炙甘草 其化学组分见痉湿暍病脉证治篇"葛根汤"。

1.3 牡蛎 其化学组分见百合狐惑阴阳毒病脉证治篇"栝楼牡蛎散"。

1.4 龙骨、蜀漆 其化学组分见疟病脉证并治篇"蜀漆散"。

2 复方组分

用气相色谱 - 质谱联用仪分析栀子、干姜单煎液、分煎合液与合煎液的乙醚提取物，研究栀子干姜汤在煎煮过程中乙醚可萃取部分的化学成分变化。结果显示，栀子、干姜单煎液中的一些色谱峰在分煎合液与合煎液中均未检出，分煎合液与合煎液中也有一些新色谱峰出现。说明复方在煎煮过程中化学成分的变化可能是复方作用区别于单味药的原因[1]。

【方剂药理学研究】

1 拆方药理

1.1 桂枝、生姜、大枣 其药理研究见痉湿暍病脉证治篇"栝楼桂枝汤"。

1.2 炙甘草 其药理研究见痉湿暍病脉证治篇"葛根汤"。

1.3 牡蛎 其药理研究见百合狐惑阴阳毒病脉证治篇"栝楼牡蛎散"。

1.4 龙骨、蜀漆 其药理研究见疟病脉证并治篇"蜀漆散"。

2 复方药理

目前尚未见有桂枝去芍药加蜀漆牡蛎龙骨救逆汤复方药理的文献报道。

【临床研究与应用】

用桂枝去芍药加蜀漆牡场龙骨救逆汤原方或其加减方，可治疗心律失常[2]、神经症[3]、癫证[4]、抑郁症[5]等见有本方证者。

【方剂评述】

伤寒脉浮，主病在表，应如法汗解，断不得以火法劫汗。若用烧针、火熨等方法强行发汗，汗出过多，必亡心阳，使心神不得敛养；又心胸阳气不足，水饮痰浊乘机上扰，神明失守。心者君主之官，神明出焉；主明则下安。现君不明，故见惊狂、卧起不安等症。故应温壮心阳、镇潜安神、化痰止惊。诸药合用，共为治之。桂枝去芍药加蜀漆牡场龙骨救逆汤与桂枝甘草场、桂枝甘草龙骨牡蛎汤两方比较，在病情程度上，本方为心阴劫伤，重于桂枝甘草龙骨牡顺汤的心阳虚损，更重于桂枝甘草汤的心阳不足；在治则上，都可温通心阳，但桂枝甘草龙骨牡蛎汤又兼潜镇安神，而本方除兼潜镇安神外，又增涤痰降逆之功用。临床应用，证见有亡肾阳者，则应改为温肾回阳，宜四逆、真武汤之类；证见亡卫阳，当固表回阳，宜桂枝加附子汤。

参 考 文 献

[1] 闫玮，刘建利，张广江. 栀子干姜汤乙醚提取物的 GC - MS 分析 [J]. 中草药，2009，40（S）：102 - 103.

[2] 张景义，卢忆兰，张景华. 平律煎治疗心律失常 45 例 [J]. 陕西中医，2003，24（2）：108 - 109.

[3] 谭旭宏. 桂枝救逆汤治疗心脏神经官能症 57 例疗效观察 [J]. 四川中医，2008，26（12）：76 - 77.

[4] 王磊，马军令，马云枝. 马云枝教授运用经方治疗神经内科疑难病证举隅 [J]. 江苏中，2008，40

（4）：19 – 20.

[5] 章伟明，李赛美．糖尿病合并抑郁症的中医六经辨证探讨 ［J］．中医杂志，2013，54（16）：1370 – 1373.

半夏麻黄丸

【处方组成与功用】

半夏麻黄丸出自《金匮要略》惊悸吐衄下血胸满瘀血病脉证治（惊悸）篇，由半夏、麻黄各100g（末之，炼蜜和丸）组成。具有蠲饮降逆、宣通阳气的功效。传统用于水饮致悸所见之心下悸动不安，咳喘、咯吐痰涎，脘痞、恶心、呕吐，眩冒，舌苔白滑等。

【方剂传统解析】

《金匮要略》载："心下悸者，半夏麻黄丸主之。"本条文论述了水饮致悸的证治。本证的病因病机为水饮停于中焦，上凌心肺，心阳被遏。方中半夏蠲饮化痰，和胃降逆；麻黄辛温通阳，宣肺降气，利水。然阳气不能过散，水饮难以速除，故制为蜜丸，小量服之，以图缓效。

【方剂药效物质基础】

1 拆方组分

1.1 半夏 其化学组分见百合狐惑阴阳毒病脉证治篇"甘草泻心汤"。

1.2 麻黄 其化学组分见痉湿暍病脉证治篇"葛根汤"。

2 复方组分

目前尚未见有半夏麻黄丸复方化学组分的文献报道。

【方剂药理学研究】

1 拆方药理

1.1 半夏 其药理研究见百合狐惑阴阳毒病脉证治篇"甘草泻心汤"。

1.2 麻黄 其药理研究见痉湿暍病脉证治篇"葛根汤"。

2 复方药理

目前尚未见有半夏麻黄丸复方药理研究的文献报道。

【临床研究与应用】

用半夏麻黄丸（汤）原方或其加减方，可以治疗室性心动过速慢性肾炎、慢性支气管炎、支气管哮喘[1]，缓慢性心律失常[2]等见有本方证者。

【方剂评述】

治疗心下悸用半夏麻黄丸者，既非心气虚之悸，亦非失血或惊之悸，乃因太阳府气不利，水气停积，上凌于心，饮盛而阳郁的病变，相对偏实。临床上常兼有喘、呕等肺气郁闭，胃失和降的表现。因此，用半夏降胃气，抑冲气；麻黄通太阳，泄水气。但阳气不能过发，停水未易遽消，故作丸予服，缓以图之也。

参 考 文 献

[1] 张家礼. 金匮要略 [M]. 北京：中国中医药出版社，2004：340.

[2] 赵勇，周笑允，王亚红，等. 复窦合剂治疗缓慢性心律失常 [J]. 中国现代医学杂志，2012，22（20）：106 - 108.

∽ 柏叶汤 ∽

【处方组成与功用】

柏叶汤出自《金匮要略》惊悸吐衄下血胸满瘀血病脉证治（吐衄下血）篇，由柏叶、干姜各 10g，艾 20g（马通汁合煮，现童便代）组成。具有温中散寒、降逆止血的功效。传统用于出血证虚寒吐血所见之吐血日久不止，血色淡红或暗，面色无华，神疲体倦，舌淡、苔白，脉缓而虚等。

【方剂传统解析】

《金匮要略》载："吐血不止者，柏叶汤主之。"本条文论述了中气虚寒，气不摄血，吐血不止的证治。本证的病因病机为中气虚寒，气不摄血，血不归经。方中柏叶（侧柏叶）清降，折其上逆之势而又收涩止血；干姜温中散寒，且降逆气；艾叶温经止血，与干姜相配能振奋阳气而摄血；马通汁性温，引血下行而止血（现代多嫌其秽浊而用童便代替）。全方四味同用，共奏温中散寒，降逆止血之效。

【方剂药效物质基础】

1 拆方组分

1.1 干姜 其化学组分见百合狐惑阴阳毒病脉证治篇"甘草泻心汤"。

1.2 柏叶（侧柏叶） ①黄酮类：侧柏叶中含有多种黄酮类化合物，包括杨梅素、杨梅苷、槲皮素、槲皮苷、阿曼托黄素、新柳杉、双黄酮、扁柏双黄酮、芦丁、柏黄酮和穗花杉双黄酮，其中槲皮苷的含量最高。在侧柏叶黄酮的提取工艺和质量标准等方面，槲皮苷、芦丁和穗花杉双黄酮常作为测定指标。②挥发油：目前已经成功从侧柏叶中分离并鉴定了 70 多种挥发油化合物。但文献中报道的主要成分还是存在差异的。有报道发现了 23 种精油化合物，主成分为 α - 蒎烯、$\Delta1$ - 莰烯和柏木脑。有报道鉴定了 33 个成分，占挥发油总成分的 80% 以上。有报道发现侧柏叶药材与鲜品主要成分基本相同，但与文献报道（以 α - 侧柏酮或以 β,γ - 欧侧柏酚为主）有较大差异。③鞣质：采用干酪素法对侧柏叶中鞣质的含量进行了测定，发现潍坊、泰安和济南的侧柏叶中鞣质含量分别是 2.26%、2.52% 和 1.72%。使用磷钼钨酸 - 干酪素比色法测定侧柏叶中鞣质含量为 0.27%。④无机元素：通过测定 3 个产地的侧柏叶，发现都含丰富的对人体有益的宏量元素和微量元素，其中 Ca 和 Mg 含量最高，其次是 Fe、Cu、Mn、Zn、Co，而对人体有害的元素 Pb、Cd 含量偏低。但不同产地侧柏叶中的各种元素的含量不同，这可能与产地的土壤、水质、气候等环境条件有关[1-10]。

1.3 艾叶 ①挥发油类：艾叶挥发油化学成分复杂，种类多达 100 种，主要有 α - 蒎烯、β-蒎烯、水芹烯、柠檬烯、1,8-桉叶素、蒿醇、龙脑、樟脑、石竹烯、氧化石竹烯、丁香酚、香苇醇、蓝桉醇、青蒿酮、侧柏酮、乙酸龙脑酯、薄荷醇、马鞭草烯、松油醇等。②黄酮类：主要为5,7-二羟基-6,3',4'-三甲氧基黄酮和5-羟基-6,7,3',4'-四甲氧基黄酮、芹菜素、山奈酚、木犀草素、槲皮素等。③三萜类、桉叶烷类：艾叶三萜类成分有α-香树脂、β-香树脂、α及β-香树脂的乙酸酯、羽扇烯酮、粘霉烯酮、羊齿烯酮、24-亚甲基环木菠萝烷酮、西米杜鹃醇和3β-甲氧基-9β,19-环羊毛甾-23（E）烯-25,26-二醇、无羁萜等。艾叶还含桉叶烷类化学成分：柳杉二醇、魁蒿内酯等。④其他成分：艾叶还含有鞣质、艾叶多糖、蛋白质、氨基酸、维生素、脂肪、胡萝卜素、微量元素等[11-16]。

1.4 童便　人尿，为健康人之小便，又名溺、小便、奴吊切、轮回酒、还元汤等，因以"童男者尤良"，故多以"童便"为名。中医学认为，童便味咸、性寒，功能滋阴降火、止血活血。本品的药用历史悠久，民间运用也较为广泛，虽然目前较少运用于临床，但对其研究仍具有一定的意义。研究证实，正常人尿的成分复杂而多变，成分有50多种，主要为尿素、氯化钠、钾、磷酸、硫酸、尿酸、肌酐、氨、马尿酸及微量的酚、草酸、钙、镁、维生素 B_1、维生素 B_2、维生素 B_6、维生素 C、叶酸、尿激酶及多种激素等[17]。

2 复方组分

目前尚未见有柏叶汤复方化学组分的文献报道。

【方剂药理学研究】

1 拆方药理

1.1 干姜　其药理研究见百合狐惑阴阳毒病脉证治篇"甘草泻心汤"。

1.2 柏叶（侧柏叶）　①抗菌作用：通过对侧柏叶挥发油的体外抑菌研究发现，侧柏叶对金黄色葡萄球菌、大肠埃希菌、四联球菌、产气杆菌都有抑制作用，并表现出一定的剂量依赖关系。②抗炎作用：采用二甲苯致小鼠耳廓肿胀及角叉菜胶诱发大鼠足爪肿胀的急性炎症模型。用侧柏叶黄酮提取物进行治疗，发现侧柏总黄酮可显著抑制小鼠耳廓肿胀、大鼠足爪肿胀，表明侧柏总黄酮具有较强的抑制急性炎症作用。③抗氧化作用：研究发现侧柏叶中黄酮加入到红细胞悬液中可明显抑制 H_2O_2 诱发的人红细胞（RBC）溶血，溶血度及丙二醛的含量均下降，并随着黄酮剂量的增加，抑制作用加强。显示侧柏叶中主要成分黄酮化合物是有抗 RBC 氧化损伤的作用的。④止血作用：侧柏叶中的槲皮素有止血作用，其鞣质有收缩血管和促凝血作用。侧柏叶主要用于血热妄行的出血症，生用凉血止血。侧柏叶炒炭后止血作用增强，推测与炭品中槲皮苷部分分解生成槲皮素有关。⑤降血脂作用：以高脂血症模型大鼠研究鞣质降血脂的作用方法，以不同剂量的鞣质连续给大鼠灌胃35天，并于第15天及第36天采血测定血清胆固醇（TC）、甘油三酯（TG）及高密度脂蛋白胆固醇含量。结果表明，鞣质能明显降低大鼠 TC、TG 及提高 HDL-C 含量。⑥神经保护作用：研究发现侧柏叶90%甲醇提取部位对过量谷氨酸诱导的原代培养的大鼠皮层细胞损害具有显著的防护作用。⑦抗肿瘤作用：采用侧柏叶挥发油进行抗人肺癌细胞实验，结果表明侧柏叶挥发油对肺癌细胞 NCI-H460 有明显抑制作用。⑧其他作用：侧柏叶的有效成分能舒张气管平滑肌，并有部分阻断乙酰胆碱的作用。研究表明侧柏叶乙酸乙酯提取物能够抑制乙酰胆碱及氯化钾引起的豚鼠气管平滑肌收缩。侧柏叶中的槲皮素具有降血压、保护心肌缺血再灌注损伤等作用，能显著抑制血小板衍生生长因子诱导的肺动脉平滑肌细胞增殖，对于肺动脉高压的防治具有重要作用。侧柏叶可改善毛囊发育生长，能去头皮屑，促进头发再生，增强毛囊代谢功能[3,6,18-23]。

1.3 艾叶 ①抗病毒及抗菌作用：通过酶联免疫吸附试验检测发现艾叶熏蒸对乙肝病毒有一定的灭活作用。通过微量细胞病变抑制法，发现艾叶挥发油对呼吸道合胞病毒有体外抑制作用。运用浊度法和倍比稀释法发现艾叶提取物对引起皮肤病的大肠埃希菌、金黄色葡萄球菌及枯草芽孢杆菌均有明显的抑制作用。②抗炎、抗过敏、镇痛作用：艾叶挥发油可以抑制炎症细胞，主要是中性粒细胞浸润，有促进创面肉芽组织生长的作用，能减少组织细胞脱落和坏死。采用二甲苯致炎法、细菌致菌法、小鼠热板法、2,4-二硝基氯苯致敏法、大鼠甩尾法、小鼠扭体法、大鼠子宫镇痛法等实验，发现挥发油能够明显抑制二甲苯引起的小鼠耳廓炎症；抑制金黄葡萄球菌、大肠埃希菌、铜绿假单胞菌、变形杆菌等细菌生长；小鼠热板反应潜伏期延长，抑制小鼠扭体次数，能提高大鼠甩尾痛阈；抑制2,4-二硝基氯苯诱导的迟发性超敏反应；对己烯雌酚和缩宫素引起的大鼠子宫收缩作用，因而挥发油具有明显的抗炎、抗过敏和镇痛作用。③对免疫系统的作用：艾叶油不仅是过敏介质的拮抗剂，同时也是过敏介质的阻释剂，对速发型变态反应的主要环节都起作用。以其挥发油灌胃，脾脏指数和胸腺指数明显上升，并能显著抑制小鼠迟发型超敏反应，说明其可以增强小鼠细胞免疫功能；对有丝分裂原植物血凝素诱导的小鼠脾淋巴细胞有明显促进增殖作用，提示其可以增强细胞免疫功能。④对呼吸系统的作用：采用豚鼠组胺引喘法、豚鼠枸橼酸引咳法和小鼠气道酚红排泌法等研究方法观察艾叶提取物 α-萜品烯醇的止咳、平喘、祛痰作用时，发现 α-萜品烯醇对组胺引起的豚鼠哮喘具有保护作用，能明显抑制枸橼酸引起的豚鼠咳嗽反应，延长豚鼠哮喘潜伏期，并促进小鼠气道酚红排泌。⑤对肝、胆系统的作用：艾叶有降低转氨酶的作用，能够促进肝功能的恢复。艾叶油混悬液十二指肠给药，可使正常大鼠胆汁流量增加，显示明显利胆作用。采用异种血清腹腔内注射构建肝纤维化大鼠模型，用艾叶提取液灌胃治疗后，光镜下观察大鼠肝组织纤维化程度明显减轻。⑥抗自由基作用：通过甲醇萃取艾叶燃烧灰烬获得了4种不同组分，通过反应体系的黏度测定研究其抗自由基的作用，表明上述4种组分均具有比较强的抗自由基能力。⑦抗肿瘤作用：采用MTT法观察艾叶的各种提取物对多种人癌细胞株生长的影响，结果表明其正丁醇提取物和乙酸乙酯提取物具有不同程度的抑制人癌细胞株 SMMC-7721、SGC-7901、HeLa 细胞的作用，并呈明显的量效关系[24-32]。

1.4 童便 人尿主要用于滋阴降火、止血、化瘀止痛、解毒消肿、清心安神、抗癌、预防麻疹、延年益寿和润泽肌肤。目前，"人尿疗法"为一部分人所推崇，并认为其属于抗衰老的最佳方法。童便作为传统中药之一，应当引起中医临床的高度重视，在保证健康取尿的基础上，做到科学应用。现国内外学者已从尿液中提取有效成分如尿激酶来治疗多种疾病，这种物质可以直接促使纤维蛋白溶酶原转变为纤维蛋白溶酶，发挥溶血栓作用，从而运用于脑血栓形成、周围动脉或静脉血栓症、急性心肌梗死等[33-35]。

2 复方药理

促进凝血作用 通过观察柏叶汤中凉血止血药配伍的作用机制，发现温中止血方中凉血止血药的介入可提高大鼠血小板聚集性，缩短了大鼠凝血酶原时间及活化部分凝血活酶时间，但对 Ca^{2+} 浓度无显著影响。病理学观察发现，全方组及全方去凉血止血药组的组织病理学观察均较模型组明显减轻。给药组的组织病理学观察均较模型组明显减轻，可能是由于一次性给无水乙醇时，给药组大鼠的体重及体能均优于模型对照组，使其对的无水乙醇的耐受性好[36]。

【临床研究与应用】

用柏叶汤原方或其加减方，可治疗胃及十二指肠溃疡、肝硬化、食道静脉曲张所致出血、血小板减少性紫癜[37]等见有本方证者。

【方剂评述】

柏叶汤主要由温经止血、温中补虚、凉血止血药物构成，主治出血势急，组方重点在于止血。柏叶汤所主治的是中焦虚寒，脾不统血的出血，针对"证"的因素，该方剂的组成中当具有温经止血药及温中补虚药的组方思路。柏叶汤所主治之出血为吐血不止者，因而柏叶汤中的柏叶作为君药来使用，此时当以止血为先。这种配伍应该是一种针对出血而设置的阶段给药，即柏叶汤中配凉血止血的柏叶不是由中气虚寒证所要求的，而是由出血所要求的。当出血较多，特别是在危及生命的情况下，对于疾病的治疗则首先考虑止血，从"病"的角度，挽救患者的生命。根据血有"遇寒则凝"的特性，使得寒凉药的应用成为可能。

参 考 文 献

[1] 都宏霞. 侧柏叶活性成分研究进展 [J]. 广东化工，2013，40（20）：150 – 151.

[2] 曹雨诞，曾祥丽，单鸣秋，等. 侧柏叶的研究进展 [J]. 江苏中医药，2008，40（2）：86 – 88.

[3] 公衍玲，金宏，王宏波. 侧柏叶挥发油提取工艺及其抑菌活性研究 [J]. 化学与生物工程，2009，26（2）：36 – 38.

[4] 罗世恒，陈世忠，王西芳，等. HPLC 法测定侧柏叶中杨梅苷的含量 [J]. 陕西中医学院学报，2010，33（3）：85 – 86.

[5] 吴怀恩，甄汉深，陈承淋，等. 侧柏叶不同炮制品中槲皮苷与槲皮素的含量测定 [J]. 时珍国医国药，2009，20（2）：354 – 355.

[6] 陈兴芬，单承莺，张卫明，等. 侧柏叶化学成分、生理活性及防脱发功能研究进展 [J]. 中国野生植物资源，2010，39（3）：1 – 4.

[7] 单鸣秋，钱雯，高静，等. UPLC – MS 分析侧柏叶中黄酮类化合物 [J]. 中国中药杂志，2011，36（12）：1626 – 1629.

[8] 王莲萍，张莲珠，李庆杰，等. 侧柏叶总黄酮提取物质量标准研究 [J]. 安徽农业科学，2012，40（24）：11996 – 11997.

[9] 潘宪伟，赵余庆. 侧柏叶和果实中黄酮类和萜类物质的现代药学研究进展 [J]. 中草药，2012，43（8）：1641 – 1646.

[10] 杨华，李奕，陈炳旭. 侧柏叶挥发油的提取及成分分析 [J]. 广东农业科学，2011（12）：89 – 90.

[11] 陈小露，梅全喜. 艾叶化学成分研究进展 [J]. 今日药学，2013，23（12）：848 – 851.

[12] 王永林，刘拉平. 艾叶挥发性成分固相微萃取 GC – MS 分析 [J]. 西北药学杂志，2009，24（5）：354 – 357.

[13] 姚发业，邱琴，刘廷礼，等. 艾叶挥发油的化学成分 [J]. 分析测试学报，2001，20（3）：42 – 45.

[14] 徐新建，宋海，韩玉琦，等. 艾叶挥发油化学成分的气相色谱 – 质谱联用分析 [J]. 时珍国医国药，2007，18（11）：2657 – 2658.

[15] 江丹，易筠，杨梅，等. 不同品种艾叶挥发油的化学成分分析 [J]. 中国医药生物技术，2009，4（5）：339 – 344.

[16] 谢志美，蒋玉仁. 半仿生法提取艾叶挥发油的研究 [J]. 天然产物研究与开发，2009（21）：

278 - 282.

[17] 杨亚龙，陈仁寿，陶西凯．童便的民间药用初探 [J]．辽宁中医杂志，2009，36（9）：1552 - 1554.

[18] 张俊飞，孙广璐，张彬，等．侧柏叶药理作用的研究进展 [J]．时珍国医国药，2013，24（9）：2231 - 2233.

[19] 孟兆明．6 种植物提取物的抑菌活性研究 [J]．安徽农业科学，2011，39（8）：4570.

[20] 蒋继宏，李晓储，高雪芹，等．侧柏挥发油成分及抗肿瘤活性的研究 [J]．林业科学研究，2006，19（3）：311.

[21] 王艳英，王成，蒋继宏，等．侧柏、香樟枝叶挥发物对人体生理的影响 [J]．城市环境与城市生态，2010，23（3）：30.

[22] 丁航，刘慧明，梁统，等．侧柏叶中黄酮类化合物对 H_2O_2 诱导的人红细胞氧化作用的影响 [J]．实用临床医学，2003，4（3）：23 - 24.

[23] 陈兴芬，单承莺，马世宏，等．侧柏叶挥发油抑制真菌实验研究 [J]．食品研究与开发，2012，6（33）：198 - 201.

[24] 周英栋，费新应．艾叶的药理作用研究 [J]．湖北中医杂志，2010，32（11）：75 - 76.

[25] 蔡平．艾叶的药理作用及应用 [J]．时珍国医国药，2001，12（12）：1137 - 1139.

[26] 黄学红，谢元德，朱婉萍，等．艾叶油治疗慢性支气管炎的实验研究 [J]．浙江中医杂志，2006，41（12）：734 - 735.

[27] 邵宏伟，朱婉萍．α - 萜品烯醇止咳平喘作用的实验研究 [J]．药物研究，2006，15（9）：32.

[28] 费新应，余珊珊，韦媛，等．蕲艾提取液抑制免疫性肝损伤大鼠肝纤维化作用的观察 [J]．实用肝脏病杂志，2009，12（1）：11 - 13.

[29] 费新应，熊振芳，沈震，等．蕲艾提取液对免疫性肝纤维化大鼠Ⅰ、Ⅲ型胶原及基质金属蛋白酶抑制因子 - 1 表达的影响 [J]．中西医结合肝病杂志，2009，19（4）：227 - 228.

[30] 刘巍，刘萍，袁铭．艾叶水提液的体外抗菌试验 [J]．中国药师，2009，12（8）：1159 - 1160.

[31] 刘萍，刘巍，袁铭．艾叶与复方艾叶水提液体外抗菌作用比较 [J]．医药导报，2007，26（5）：484 - 485.

[32] 赵宁，辛毅，张翠丽．艾叶提取物对细菌性皮肤病致病菌的抑制作用 [J]．中药材，2008，31（1）：107 - 110.

[33] 杨亚龙，陈仁寿，陶西凯．童便的民间药用初探 [J]．辽宁中医杂志，2009，36（9）：1552 - 1554.

[34] 彭国平，欧阳斌，刘绍，等．人尿在医药中的应用 [J]．湖南中医药导报，2004，10（4）：57 - 58.

[35] 杨宝峰．药理学 [M]．6 版．北京：人民卫生出版社，2004：297.

[36] 刘茜，宋睿璞，李磊，等．柏叶汤中凉血止血药配伍机理的实验研究 [J]．辽宁中医杂志，2014，41（4）：811 - 812.

[37] 张家礼．金匮要略 [M]．北京：中国中医药出版社，2004：345.

❧ 泻心汤 ❧

【处方组成与功用】

泻心汤（三黄泻心汤、大黄黄连泻心汤）出自《金匮要略》惊悸吐衄下血胸满瘀血病脉证治（吐衄下血）篇，由大黄 10g，黄连 5g，黄芩 5g 组成。具有清热泻火的功效。传统用于出血证治热盛吐衄所见之吐血，衄血，心中烦热不安，口臭，大便干秘，伴面赤，口渴，舌红、苔黄，脉数等。

【方剂传统解析】

《金匮要略》载："心气不足，吐血，衄血，泻心汤主之。"本条文论述了火热内盛，迫血妄行，吐血、衄血的证治。本证的病因病机为心火亢盛，扰乱心神于内，迫血妄行于上。方中重用大黄之苦寒沉降，泻火通便，导热下行；黄连、黄芩大苦大寒，清泄心胃实火。三药同用，苦寒直折，清心泻胃，釜底抽薪，使热清火降则血归于经，吐衄自止。

【方剂药效物质基础】

1 拆方组分

1.1 大黄　其化学组分见痉湿暍病脉证治篇"大承气汤"。

1.2 黄连、黄芩　其化学组分见百合狐惑阴阳毒病脉证治篇"甘草泻心汤"。

2 复方组分

2.1 药效组分分析　采用纯水提的方式，探索泻心汤中的药效含量。结果显示，泻心汤泻火解毒总药效组分的含量为 104.75%，生物碱类、黄酮类、蒽醌类药效组分的含量分别为 38.20%，61.90%，4.65%。16 种药效组分含量比较：黄芩苷 > 汉黄芩苷 > 盐酸小檗碱 > 盐酸黄连碱 > 盐酸表小檗碱 > 盐酸巴马汀 > 黄芩素 > 番泻苷 A > 盐酸药根碱 > 汉黄芩素 > 番泻苷 B > 大黄素 > 大黄酚 > 大黄酸 > 芦荟大黄素 > 大黄素甲醚。泻心汤中所含药效含量比较：黄酮类 > 生物碱类 > 蒽醌类[1]。

2.2 药物各组分间的影响　通过建立 HPLC 方法，对泻心汤中大黄、黄连与黄芩三味药物不同配伍浸渍剂中的主要成分进行分析，发现在组方中是否配伍黄芩将会导致复方中的主要化学成分发生非常复杂的化学变化，一方面增加了药液中大黄蒽醌类的含量，另一方面又降低了小檗碱和巴马汀碱的含量。此外还在复方中增加了黄酮类成分，这些化学成分的复杂变化从药效物质基础角度来看，会对疗效产生一定的影响[2]。

2.3 药物沉淀物组分　采用液相色谱－质谱法，对泻心汤（大黄、黄芩和黄连）煎煮过程中产生的沉淀物进行分析，结果显示，泻心汤沉淀物与其上清液所含化合物组成基本接近，泻心汤沉淀物在人工胃液、人工肠液中的溶解性呈现出一定的规律性。说明泻心汤沉淀物与其上清液在疾病治疗上同等重要，为了最大限度发挥本方的疗效，应将沉淀物连同上清液一并服用[3]。

2.4 不同剂型成分的差异　通过对泻心汤汤剂、复方浸膏（颗粒）、单味配方浸膏（颗粒）中主要指标性成分含量、特征图谱及微量元素含量进行比较研究，分析三者之间差异性。实验结果显示，合煎方式制得汤剂、复方浸膏与分煎方式制得单味配方浸膏在有机成分、无机成分分布及含量间存在差异性，HPLC、HPCE、TLCS 三种含量测定方法试验结果存在一致性，且其在三种样品含量测定研究过程中具有各自特点。如果以盐酸小檗碱和黄芩苷为指标性成分进行阐述，中药配方浸膏（颗粒）在临床应用上具有一定的合理性[4]。

【方剂药理学研究】

1 拆方药理

1.1 大黄　其药理研究见痉湿暍病脉证治篇"大承气汤"。

1.2 黄连、黄芩　其药理研究见百合狐惑阴阳毒病脉证治篇"甘草泻心汤"。

2 复方药理

2.1 抗菌作用　有研究表明泻心汤体内体外实验均对表皮葡萄球菌有明显的抑菌效果[5]。采用高效液相色谱法探讨泻心汤及方中各单味药水煎液的体外抗菌作用，发现该方对黑曲霉的抑菌作用大于各单味药的分煎液，各单味药的水煎液对大肠埃希菌的抑菌作用大于合煎液，二者对金黄色葡萄球菌、白色葡萄球菌、乙型溶血性链球菌均有抑制作用[6]。

2.2 抗内毒素作用 采用试管凝胶法和动态浊度法，研究泻心汤及其各拆方的抗内毒素活性。结果表明，单味药中大黄的抗内毒素活性最强，药对中大黄 - 黄芩的活性最强，二者的活性均优于泻心汤全方。该方抗细胞内毒素活性的有效部位为水溶部分[7-8]。

2.3 抗炎作用 泻心汤具有良好的抗炎效应，且可以通过多途径产生抗炎作用。通过对比研究泻心汤、三黄分散片对二甲苯致小鼠耳廓肿胀、小肠推进的影响，发现泻心汤组和三黄分散片高、中剂量组有明显的抗二甲苯所致小鼠耳廓肿胀的作用，低剂量组无作用。泻心汤传统汤剂与三黄分散片组等剂量组比较无差异[9]。

2.4 对胃黏膜的保护作用 以毛细管法和割尾法研究泻心汤对凝血系统和胃黏膜损害的影响。结果表明，泻心汤通过作用于内源性凝血系统，促进血小板聚集和血管收缩表现出明显的促凝血和止血作用，并对不良刺激所致的胃黏膜损伤具有保护作用[10]。

2.5 抗胃溃疡作用 采用"寒、热因素"分别结合幽门结扎、醋酸涂抹法，建立大鼠胃溃疡寒、热证模型，探讨寒、热方剂对其胃溃疡寒热证模型大鼠溃疡指数的影响。结果证实，病证结合模型组溃疡指数皆明显高于单纯病模型组（$P < 0.01$）。泻心汤治疗组及理中丸治疗组与病证结合模型组比较溃疡指数显著下降（$P < 0.05$ 或 $P < 0.01$）。且寒性方剂泻心汤对于热模型的治疗作用明显优于热性方剂理中丸；热性方剂理中丸对于寒模型的治疗作用明显优于寒性方剂泻心汤（$P < 0.05$）。表明泻心汤对热模型胃黏膜损伤有显著的防治作用，理中丸对寒模型发挥了明显的防治作用，有效降低其溃疡指数[11]。

2.6 对反流性食管炎治疗作用 采用大鼠混合性反流性食管炎模型，探讨泻心汤及泻心汤合用栀子甘草豉汤对其食管黏膜和氧化应激的影响及作用机制。结果显示，泻心汤及合方均可显著降低食管中MDA含量，提高食管SOD活力，降低食管系数，改善食管大体及病理组织评分，其中合方效果最显著。表明泻心汤及合用栀子甘草豉汤均能提高食管组织的抗氧化能力，具有防治大鼠反流性食管炎的作用[12]。

2.7 降血糖作用 采用高糖高脂饲料 + 链佐星复制糖尿病大鼠模型。结果表明泻心汤具有明显的降血糖作用，且使大鼠血糖明显降低的同时，对血脂水平紊乱有一定的改善作用，说明三黄泻心汤对高脂饮食和链佐星引起的胰岛 β 细胞破坏有一定的抑制作用，对因血脂升高所造成的糖尿病的各种并发症可能具有一定的治疗作用[13]。

【临床研究与应用】

1 治疗慢性胃炎、消化性溃疡

选择60例慢性胃炎、消化性溃疡[14]C尿素呼气试验阳性者，用泻心汤免煎剂治疗，疗程1周，观察治疗前后的疗效、幽门螺杆菌值。1周疗程结束后再以其中[14]C尿素呼气试验幽门螺杆菌值阳性者40例随机分为4组，分别予服泻心汤免煎剂、单味中药大黄免煎剂、黄芩免煎剂和黄连免煎剂治疗，疗程1周。结果泻心汤组治疗60例和后继治疗10例，患者临床总有效率分别为76.7%和70.0%，泻心汤治疗前后比较差异有统计学意义（$P < 0.05$）；泻心汤与单味中药比较差异有统计学意义（$P < 0.05$）；而单味中药之间差异无统计学意义（$P > 0.05$）[14]。

2 治疗上消化道出血

选择胃及十二指肠溃疡和炎症所致的急性上消化道出血患者83例，随机分为治疗组53

例对照组 30 例。治疗组以三黄泻心汤加三七、白及煎服。对照组用氨甲苯酸、西咪替丁治疗，2 组均以 7 天为 1 个疗程，2 组同时予以辅助支持疗法。结果以吐血便血停止，1 周内大便潜血试验连续 3 次阴性，出血伴随症状明显改善为痊愈，治疗组总有效率 98.11%；对照组总有效率 96.7%。治愈患者大便潜血试验转阴时间，治疗组平均 3.62 天，对照组平均 4.78 天，治疗组明显短于对照组[15]。

3 治疗急性细菌性痢疾

选择小儿急性细菌性痢疾 128 例随机分成治疗组 68 例与对照组 60 例。治疗组用泻心汤水煎药液常规灌肠，保留 1 小时以上，每日 2 次。对照组用头孢曲松钠静脉滴注，每日 2 次。2 组疗程 7~10 天。均未使用其他抗菌药物，只给相同的补液、支持治疗及降温等对症处理。结果以临床症状和体状消失、粪常规正常、粪培养阴性为治愈，治疗组总有效率 100%；对照组总有效率 96.7%[16]。

4 治疗其他疾病

用泻心汤原方或其加减方，还可治疗口腔溃疡[17]、寻常型痤疮[18]、血尿[19]等见有本方证者。

【方剂评述】

泻心汤主治吐血、衄血，其病机为心火亢盛，血热妄行（心气不定），往往来势急骤，病情凶险。针对这一病机，治宜泻心止血，方用泻心汤。当然，此方绝不仅仅泻心。后世医家将其广泛应用于邪火内炽，迫血妄行，吐血，衄血，便秘溲赤；三焦积热，眼目赤肿，口舌生疮，外证疮疡，心胸烦闷，大便秘结；湿热黄疸，胸中烦热痞满，舌苔黄腻，脉数实者。泻心汤清热泻火，其疗效显著而传承数千年不衰。目前对泻心汤的实验研究和临床应用不断进展。今后，随着方剂剂型的不断更新和改进，治疗范围正在不断扩大。

参 考 文 献

[1] 刘晶晶，张贵君，彭慧，等．三黄泻心汤药效组分分析 [J]．中国实验方剂学杂志，2013，19 (18)：103 – 108．

[2] 邹佳丽，黄萍，袁月梅，等．大黄黄连泻心汤不同配伍浸渍剂中主要化学成分变化研究 [J]．世界科学技术 – 中医药现代化，2009，11 (2)：263 – 268．

[3] 冯有龙，余伯阳．采用 LC/MS2 法分析泻心汤沉淀物的组成 [J]．中成药，2009，31 (8)：1250 – 1254．

[4] 高言明．三黄泻心汤汤剂、复方浸膏、单味配方浸膏多指标成分含量、特征图谱比较研究 [D]．贵阳：贵阳中医学院，2012：6．

[5] 敬戈，杨彦君，唐良华，等．泻心汤对表皮葡萄球菌的抑菌作用及动物实验研究 [J]．贵阳中医学院学报，2012，35 (4)：36 – 41．

[6] 秦亚东，席先蓉，梁光义，等．高效液相色谱法测定泻心汤不同煎液中黄芩苷的含量及体外抗菌作用比较 [J]．时珍国医国药，2006，17 (12)：2387 – 2389．

[7] 熊玉霞，孟宪丽，张艺，等．泻心汤及其拆方抗内毒素作用研究 [J]．中药药理与临床，2007，23 (1)：7．

[8] 熊玉霞，孟宪丽，张艺，等．泻心汤抗内毒素有效部位的初步筛选 [J]．中草药，2006，37 (12)：1844 – 1847．

[9] 李静华，魏晓芬，郭玉成，等．三黄泻心汤不同剂型的抗炎及泻下作用研究 [J]．时珍国医国药，

2006，17（8）：1439.

[10] 刘保林，宣圆圆，王晓虎，等．三黄泻心汤治疗上消化道出血的药效学研究［J］．中药药理与临床，2003，19（3）：1-3.

[11] 柴剑波，李冀，毕珺辉，等．大黄黄连泻心汤、理中丸对幽门结扎型及醋酸涂抹型胃溃疡寒、热证大鼠模型的药效学比较研究［J］．中国实验方剂学杂志，2011，17（5）：134-136.

[12] 马艳红，刘小河，何丽清，等．栀子甘草豉汤、大黄黄连泻心汤及其合方对反流性食管炎模型大鼠氧化应激影响［J］．山西中医，2009，25（1）：49-52.

[13] 耿慧春，杨波，李彦冰．三黄泻心汤对实验性糖尿病大鼠影响的研究［J］．中医药信息，2010，27（4）：57-59.

[14] 梁雪．泻心汤免煎剂治疗幽门螺杆菌感染的临床疗效［J］．中国中西医结合消化杂志，2005，13（2）：115-117.

[15] 梁汉明．三黄泻心汤加味治疗上消化道出血53例［J］．广西中医学院学报，2000，17（2）：34，103.

[16] 黄秀君．三黄泻心汤灌肠治疗小儿急性细菌性痢疾68例［J］．浙江中医杂志，2005，（6）：164.

[17] 张秀梅．三黄泻心汤治疗复发性口腔溃疡［J］．中国民间疗法，2010，18（7）：37.

[18] 范华云，陈伟炳．加味泻心汤内服外用治疗痤疮30例临床观察［J］．江苏中医药，2014，46（5）：45-46.

[19] 张玲，常克，孙香娟．从少阴病辨治肾小球性血尿的方证研究［J］．实用中西医结合临床，2011，29（2）：38-39.

✎✐ 黄土汤 ✐✎

【处方组成与功用】

黄土汤出自《金匮要略》惊悸吐衄下血胸满瘀血病脉证治（吐衄下血）篇，由甘草、干地黄、白术、炮附子、阿胶、黄芩各7～12g，灶中黄土（伏龙肝）100～150g组成。具有温脾摄血的功能。传统用于虚证所见之大便下血，先便后血，血量较多，血色暗淡，面色萎黄，神疲体倦，胃寒肢冷，腹痛便溏，舌淡苔白，脉细无力等。

【方剂传统解析】

《金匮要略》载："下血，先便后血，此远血也。黄土汤主之。"本条文论述了脾阳虚虚寒便血的证治。本证的病因病机为脾阳不足，中焦虚寒，失于温摄，血不归经。方中以灶中黄土为君药，温脾涩肠止血。附子、白术温阳健脾，益气摄血为臣。佐以地黄、阿胶滋阴养血，并止血；黄芩苦寒坚阴为反佐，共同制约白术、附子温燥耗血动血之弊。甘草既补中益气，又调和诸药，为使。诸药相配，刚柔相济，温脾摄血而不伤阴，滋阴补血而不碍阳；共奏温脾摄血，养血止血之功。

【方剂药效物质基础】

1 拆方组分

1.1 甘草 其化学组分见痉湿暍病脉证治篇"栝楼桂枝汤"。

1.2 地黄 其化学组分见百合狐惑阴阳毒病脉证治篇"百合地黄汤"。

1.3 白术 其化学组分见痉湿暍病脉证治篇"麻黄加术汤"。

1.4 炮附子 其化学组分见痉湿暍病脉证治篇"桂枝附子汤"。

1.5 阿胶　其化学组分见脏腑经络先后病脉证篇"猪苓汤"。

1.6 黄芩　其化学组分见百合狐惑阴阳毒病脉证治篇"甘草泻心汤"。

1.7 灶中黄土（伏龙肝）　伏龙肝为矿物中药，别名灶心土、灶心黄土、釜下土等；是烧杂草和木柴的土灶内经火久炼而成的焦黄土，以釜脐下外赤中黄者为佳。伏龙肝含有硅酸、Fe_2O_3、Al_2O_3、CaO、$CaCO_3$、$NaCl$、K_2O、MgO 等成分，呈弱碱性[1]。

2 复方组分

目前尚未见有黄土汤复方化学组分的文献报道。

【方剂药理学研究】

1 拆方药理

1.1 甘草　其药理研究见痉湿暍病脉证治篇"栝楼桂枝汤"。

1.2 地黄　其药理研究见百合狐惑阴阳毒病脉证治篇"百合地黄汤"。

1.3 白术　其药理研究见痉湿暍病脉证治篇"麻黄加术汤"。

1.4 炮附子　其药理研究见痉湿暍病脉证治篇"桂枝附子汤"。

1.5 阿胶　其药理研究见脏腑经络先后病脉证篇"猪苓汤"。

1.6 黄芩　其药理研究见百合狐惑阴阳毒病脉证治篇"甘草泻心汤"。

1.7 灶中黄土（伏龙肝）　中医学认为，伏龙肝味辛、微温，无毒，入脾胃经具有温中降逆，止呕止血等功用[1]。

2 复方药理

2.1 止血、抗胃溃疡作用　通过对脾胃虚寒性小鼠采用无水乙醇致胃黏膜损伤型胃溃疡模型，测定凝血时间、胃溃疡指数实验，发现黄土汤能缩短凝血时间，明显降低小鼠的溃疡面积，同时还具有止血作用[2]。

2.2 对虚寒型溃疡性结肠炎的治疗作用　通过模拟中医病因结合三硝基苯磺酸诱导法建立虚寒型溃疡性结肠炎病证大鼠模型，结果表明黄土汤对大鼠虚寒型溃疡性结肠炎有良好的治疗作用[3]。

【临床研究与应用】

1 治疗消化道出血

为探讨黄土汤治疗上消化道出血的疗效，对照组予常规西药治疗，治疗组在常规制酸、保护胃黏膜、止血的基础上加用黄土汤水煎口服，每日 1 剂，分 3 次口服。两组均以 7 天为1 个疗程。结果对照组总有效率 66.7%；治疗组总有效率 100%[4]。

2 治疗慢性溃疡性结肠炎

采用黄土汤治疗慢性溃疡性结肠炎，治疗组 35 例用黄土汤，水煎口服。每日 1 剂，分早晚 2 次口服，1 个月为 1 个疗程。对照组 33 例采用水杨酸柳氮磺胺吡啶。结果治疗组总有效率 94.5%；对照组总有效率 54.5%[5]。

3 治疗其他疾病

用黄土汤原方或其加减方，还可治疗消化性溃疡[6]、顽固性鼻出血[7]、细菌性痢疾[8]、复发性口腔溃疡[9]、缺血性中风[10]等见有本方证者。

【方剂评述】

黄土汤是温中止血代表方，为远血之证而设。现代医家根据本方宗旨，灵活化裁，用于多种出血性疾病及其他疾病的治疗。方中灶心土又名伏龙肝，功效是温中涩肠止血，如无可与赤石脂代用。目前黄土汤在临床应用已不限于远血、吐血、衄血等出血性疾病之治疗，可根据病机治疗相关疑难杂症。

参 考 文 献

［1］巩江，骆蓉芳，高昂，等．伏龙肝药学研究概况［J］．安徽农业科学，2010，38（35）：20496－20498.

［2］刘茜．黄土汤中黄芩配伍意义的实验研究［J］．中医药学报，2009，37（5）：53－54.

［3］殷舟，王颖，陈屹一，等．虚寒型溃疡性结肠炎大鼠MIF、TLR4表达及黄土汤干预研究［J］．中华中医药学刊，2012，30（8）：1740－1743.

［4］陈久红．黄土汤加味配合西药治疗上消化道出血疗效观察［J］．安徽中医学院学报，2005，24（5）：16.

［5］马剑海，杨晓丽．黄土汤治疗慢性溃疡性结肠炎疗效观察［J］．中国中医药信息杂志，2006，13（8）：68－67.

［6］王啸，龙涛，张沛生，等．黄土汤治疗老年消化性溃疡合并上消化道出血的临床分析［J］．实用心脑肺血管病杂志，2010，18（10）：1509－1510.

［7］左立镇．黄土汤加味治疗顽固性鼻出血38例［J］．河北中医，2010，32（2）：176－177.

［8］林武．黄土汤加减治疗儿童慢性菌痢38例体会［J］．中医药学刊，2006，24（6）：1119.

［9］左立镇．加味黄土汤治疗复发性口腔溃疡临床研究［J］．中医学报，2013，28（5）：755－756.

［10］李永清．黄土汤应用于缺血性中风恢复期临床研究［J］．中医学报，2012，27（8）：1000－1001.

第十七篇

呕吐哕下利病脉证治篇

> 本篇讨论呕吐、哕、下利的病因病机、辨证及治疗。呕吐、哕、下利三病，在病机上与脾胃升降紊乱，肝胆疏泄失常，肾阳不足等因素有关。呕吐又称呕逆、吐逆；多因胃失和降，气逆于上所致。哕又称哕逆、呃逆；多因饮食不节，或七情不和，气郁痰阻等因素致使胃气上逆而致。下利包括泄泻和痢疾两种病征，根据病机将其分为实热下利和虚寒下利。

∽ 大黄甘草汤 ∽

【处方组成与功用】

大黄甘草汤出自《金匮要略》呕吐哕下利病脉证治（呕吐）篇，由大黄 12~15g，甘草 3~5g 组成。具有泻热去实的功效。传统用于实热呕吐胃肠实热所见之食已即吐，腹部满胀，大便干秘，心烦口渴，舌红苔黄等。

【方剂传统解析】

《金匮要略》载："食已即吐者，大黄甘草汤主之。"本条文论述了胃肠实热呕吐的证治。本证的病因病机为实热壅滞胃肠，腑气不畅，胃失和降。方中重用大黄苦寒降泄，通腑泻热去实；甘草和中缓急，且防大黄苦寒败胃。用之可使腑气通畅，实热下泄，胃气和降，则呕吐自止。

【方剂药效物质基础】

1 拆方组分

1.1 大黄 其化学组分见痉湿暍病脉证治篇"大承气汤"。

1.2 甘草 其化学组分见痉湿暍病脉证治篇"栝楼桂枝汤"。

2 复方组分

2.1 单煎液与合煎液化合物的变化 为比较大黄甘草汤单煎与合煎（大黄与甘草的比例分别为 4:1、4:2、4:3、4:6）过程中蒽醌类化合物、甘草酸的含量变化，考察中药复方合煎与分煎的差异，采用 RP－HPLC 法分别测定大黄甘草汤单煎液与合煎液中蒽醌类化合物和甘草酸煎出量。结果显示，蒽醌类化合物在单煎与合煎液中的含量无明显变化，甘草酸在合煎液中含量均明显高于单煎液。说明大黄甘草汤使用时或制成颗粒剂时应采用大黄与甘草合煎的方式制备，否则会降低甘草酸的含量，影响大黄甘草汤的药效[1]。

2.2 甘草酸对蒽醌类化合物影响 为探讨大黄甘草汤中甘草酸对大黄中游离与结合蒽醌类化合物提取率的影响，揭示甘草在中药方剂配伍中能缓和大黄泻下作用的原因。按传统水煎法制备大黄甘草汤，用分光光度法测定提取液中游离与结合蒽醌类化合物的含量。结果显示，与大黄单煎相比，合煎液中甘草使大黄中结合蒽醌的提取率由 (9.41 ± 0.54) mg/g 降低至 (3.61 ± 0.19) mg/g （$P < 0.05$），游离蒽醌的提取率由 (6.84 ± 0.64) mg/g 升高至 (11.96 ± 0.60) mg/g （$P < 0.05$）；甘草酸使大黄中结合蒽醌的提取率由 (9.41 ± 0.54) mg/g 降低至 (1.95 ± 0.15) mg/g （$P < 0.05$），游离蒽醌的提取率由 (6.84 ± 0.64) mg/g 升高至 (14.60 ± 0.42) mg/g （$P < 0.05$）。表明大黄与甘草在煎煮过程中，甘草中的甘草酸与产生泻下作用的结合蒽醌生成沉淀，降低了结合蒽醌的含量，甘草可缓和大黄的泻下作用[2]。

【方剂药理学研究】

1 拆方药理

1.1 大黄 其药理研究见痉湿暍病脉证治篇"大承气汤"。

1.2 甘草 其药理研究见痉湿暍病脉证治篇"栝楼桂枝汤"。

2 复方药理

2.1 改善胰腺及肝脏组织损伤的作用 为探讨大黄甘草汤对重症急性胰腺炎（SAP）并发肝损伤时的治疗效果及作用机制，通过观察 Wistar 大鼠胰腺及肝组织病理学变化，测量血清及肝组织中 IL－6、IL－10、TNF－α 的表达水平，免疫组化法检测肝脏组织 NF－κB 表达水平的变化。发现大黄甘草汤可以降低 SAP 大鼠血清淀粉酶，降低 ALT、AST 水平，改善肝功能，快速降低 NF－κB 表达，降低 IL－6、TNF－α 表达水平，升高 IL－10 表达水平，改善胰腺及肝脏组织损伤[3]。

2.2 对肾损伤的保护作用 为探讨大黄甘草汤对刀豆蛋白（ConA）诱导肝损伤小鼠和腺嘌呤诱导肾损伤大鼠的保护作用，通过测定血清直接胆红素、总胆红素、ALT、AST 值及观察肝组织病理变化，考察大黄甘草汤对 ConA 诱导小鼠肝损伤模型的保护作用；结果显示，给予大黄甘草汤后，ConA 诱导肝肾损伤小鼠与腺嘌呤诱导肾损伤大鼠的生化指标和组织学检查均有明显改善，大鼠体质量明显上升，与模型对照组差异显著（$P < 0.05$，$P < 0.01$），且成剂量依赖性关系。表明大黄甘草汤对 ConA 诱导肝损伤小鼠与腺嘌呤诱导肾损伤大鼠均有明显保护作用[4]。

【临床研究与应用】

1 治疗呕吐、呃逆

用大黄甘草汤治疗外感、饮食不节、情志失调或脾胃虚弱导致的呕恶 86 例，总有效率 96.5%[5]。

2 治疗胰腺炎

用大黄甘草汤治疗 69 例重症急性胰腺炎患者，大黄甘草汤组与常规治疗组相比，大黄甘草汤能有效治疗重症急性胰腺炎并且明显改善患者肺脏功能及全身状况，缩短住院时间并能减少并发症的发生[6]。

3 治疗慢性重型肝炎

选择慢性重型肝炎患者80例，随机分为对照组和观察组各40例。对照组采用常规西医综合治疗，观察组在此基础上加用大黄甘草饮（生大黄20～30g和炙甘草6g，开水泡浓液），比较2组临床疗效。结果显示，2组治疗后总有效率比较，观察组明显高于对照组（$P < 0.05$）。表明在常规西医综合治疗基础上加用大黄甘草饮，能更好地改善患者的临床症状和肝功能，对慢性重型肝炎的疗效优势更为明显[7]。

4 治疗其他疾病

用大黄甘草汤原方或其加减方，还可以治疗高血压[8]、肛门湿疹[9]、足癣[10]等见有本方证者。

【方剂评述】

大黄甘草汤中大黄与甘草比例为4∶1，是张仲景创立的治疗胃肠实热致呕吐经方，应用历史十分悠久。大黄味苦、性寒，是消化系统最常用的中药之一，甘草缓急和胃，既使大黄泻下而不伤胃，又令热去而胃气和降。目前临床以此方用于治疗胃肠实热所致之不寐、胁痛、热淋等多种疾病，收效颇佳。取其清热通腑之理，临床亦辨证施治于儿科疾病，如治疗小儿厌食、鹅口疮、夜啼、反胃等，均获满意疗效。

参 考 文 献

[1] 王彬，韩刚，张学俊，等. 大黄甘草汤单煎液与合煎液中蒽醌类化合物和甘草酸煎出量的变化 [J]. 中成药，2010，32（10）：1794-1796.

[2] 韩刚，金光灿，叶小舟，等. 大黄甘草汤中甘草酸对蒽醌类化合物提取率的影响 [J]. 时珍国医国药，2009，20（3）：704-705.

[3] 孔祥才，张方信，陈嘉峪，等. 大黄甘草汤对大鼠重症急性胰腺炎并发肝损伤时核因子-κB及细胞因子的影响 [J]. 中国中西医结合消化杂志，2010（2）：82-85.

[4] 崔佳丽，山丽梅，张萍，等. 大黄甘草汤对刀豆蛋白诱导肝损伤小鼠与腺嘌呤诱导肾损伤大鼠的保护作用 [J]. 中成药，2013，35（7）：82-85.

[5] 赵振兴，赵翠巧，侯绍敏. 大黄甘草汤治疗呕恶86例观察 [J]. 河北中医药学报，2001，16（4）：28.

[6] 张方信，唐丙喜，邓芝云，等. 大黄甘草汤在重症急性胰腺炎患者中的治疗观察 [J]. 临床消化病杂志，2010，22（1）：38-41.

[7] 刘小明，邱春艳，丁新华，等. 大黄甘草饮对40例慢性重型肝炎患者的疗效观察 [J]. 中国医疗前沿，2013，8（20）：5-6.

[8] 张建成. 大黄甘草汤联合天麻钩藤饮治疗肝阳上亢型眩晕的疗效分析 [J]. 内蒙古中医药，2013（19）：46-47.

[9] 赖江，李春霄. 大黄甘草汤加味坐盆结合派瑞松外擦治疗肛门湿疹60例临床观察 [J]. 四川中医，2012，30（7）：106-107.

[10] 宋海祯，李树杰，尉洁. 黄莺教授外用大黄甘草汤加味治疗足癣临床举隅 [J]. 现代中医药，2012，32（2）：7-8.

黄芩加半夏生姜汤

【处方组成与功用】

黄芩加半夏生姜汤出自《金匮要略》呕吐哕下利病脉证治（呕吐）篇，由黄芩 10 ~ 12g，炙甘草 7g，白芍 7 ~ 9g，半夏 10g，生姜 10g，大枣 5 枚组成。具有清热止利、和胃降逆的功效。传统用于实热呕吐热利干呕所见之干呕或呕吐，下利，身热心烦口苦，腹中挛急疼痛，舌红苔黄，脉弦数等。

【方剂传统解析】

《金匮要略》载："干呕而利者，黄芩加半夏生姜汤主之。"本条文论述了热利干呕的证治。本证的病因病机为邪热内犯胃肠，胃失和降，肠道传导失常。方中以黄芩苦寒清热止利为主，半夏、生姜和胃降逆为辅；配伍白芍，敛阴泄热，缓急止痛；大枣、甘草益气养阴，顾护正气。全方具有清热止利，和胃降逆，缓急止痛之功。

【方剂药效物质基础】

1 拆方组分

1.1 黄芩、半夏　其化学组分见百合狐惑阴阳毒病脉证治篇"甘草泻心汤"。

1.2 炙甘草　其化学组分见痉湿暍病脉证治篇"葛根汤"。

1.3 白芍、生姜、大枣　其化学组分见痉湿暍病脉证治篇"栝楼桂枝汤"。

2 复方组分

未见有黄芩加半夏生姜汤复方化学组分的文献报道。

【方剂药理学研究】

1 拆方药理

1.1 黄芩、半夏　其药理研究见百合狐惑阴阳毒病脉证治篇"甘草泻心汤"。

1.2 炙甘草　其药理研究见痉湿暍病脉证治篇"葛根汤"。

1.3 白芍、生姜、大枣　其药理研究见痉湿暍病脉证治篇"栝楼桂枝汤"。

2 复方药理

未见有黄芩加半夏生姜汤复方药理研究的文献报道。

【临床研究与应用】

用黄芩加半夏生姜汤原方或其加减方，可用于治疗胆囊炎[1]、结肠炎[2]等见有本方证者。

【方剂评述】

黄芩加半夏生姜汤以黄芩汤为主，苦寒清热，燥湿止利，加半夏、生姜和胃降逆以除干呕；白芍、甘草缓急止痛，以除下重；甘草、大枣，甘以益中，健脾益胃。黄芩汤由黄芩、白芍、甘草、大枣四味组成。方治太少合病而自下利者。方中黄芩苦、寒，清少阳之热，泄肝胆之火，又可坚阴止利；配白芍柔肝平木，对肝胆侮脾、中土失健之下利者宜；与甘草相合，酸甘化阴，缓急止痛；甘草与大枣配伍，甘温补中，和肠胃而止下利也。加半夏生姜者，以和胃止呕，消痞除噫为其功效，在自下利的同时又增恶心呕吐一症，证属肠热下利，胃气上逆。配半夏、生姜和胃止呕，与黄芩配伍，辛苦相合，引胃气下行，呕利自愈。本方与半夏泻心汤同治胃肠不和，但半夏泻心汤以治胃为主，兼顾其肠，而黄芩加半夏生姜汤却是以治肠为主，兼治其胃。

参 考 文 献

[1] 张伟，郭媛媛．黄芩加半夏生姜汤加味治疗胆囊炎 53 例临床观察 [J]．北方药学，2013，10（4）：33.
[2] 陈锐．黄芩加半夏生姜汤临床新用 [J]．中国社区医师，2011（38）：13.

❧ 文蛤汤 ❧

【处方组成与功用】

文蛤汤出自《金匮要略》呕吐哕下利病脉证治（呕吐）篇，由文蛤 15g，麻黄 10g，甘草 10g，生姜 10g，石膏 15～30g，杏仁 10g，大枣 4 枚组成。具有清热生津润燥的功效。传统用于患者呕吐以后，感到口渴想喝水，并且贪饮渴不止，兼外感风寒，出现脉紧、头痛等。

【方剂传统解析】

《金匮要略》载："吐后，渴欲得水而贪饮者，文蛤汤主之。兼主微风，脉紧头痛。"本条文论述了吐后津伤燥热而贪饮的证治。本证的病因病机为津亏燥热内盛。本方即大青龙汤去桂枝加文蛤而成，具有发表散邪，清解里热之效。

【方剂药效物质基础】

1 拆方组分
1.1 文蛤 其化学组分见消渴小便不利淋病脉证并治篇"文蛤散"。
1.2 麻黄 其化学组分见痉湿暍病脉证治篇"葛根汤"。
1.3 石膏 其化学组分见痉湿暍病脉证治篇"白虎加人参汤"。
1.4 杏仁 其化学组分见痉湿暍病脉证治篇"麻黄加术汤"。
1.5 甘草、生姜、大枣 其化学组分见痉湿暍病脉证治篇"栝楼桂枝汤"。

2 复方组分
目前尚未见有文蛤汤复方化学组分的文献报道。

【方剂药理学研究】

1 拆方药理
1.1 文蛤 其药理研究见消渴小便不利淋病脉证并治篇"文蛤散"。
1.2 麻黄 其药理研究见痉湿暍病脉证治篇"葛根汤"。
1.3 石膏 其药理研究见痉湿暍病脉证治篇"白虎加人参汤"。

1.4 杏仁 其药理研究见痉湿暍病脉证治篇"麻黄加术汤"。

1.5 甘草、生姜、大枣 其药理研究见痉湿暍病脉证治篇"栝楼桂枝汤"。

2 复方药理

目前尚未见有文蛤汤复方药理学研究的文献报道。

【临床研究与应用】

用文蛤汤原方或其加减方，还可用于治疗糖尿病[1]、顽固性头痛[2]等见有本方证者。

【方剂评述】

文蛤汤证条文历代争议亦多，有医者认为错简，又有停饮呕渴、客邪郁热等说，然论其病位病机皆模棱两可；有学者认为本条是张仲景在论述诸多呕吐证治中，特举饮热郁肺亦可致呕，从而完善水饮致呕之辨治，使学者知常而达变。饮热郁肺，宣发失职，脾胃转输津液之功能受制，胃失和降，是病初呕吐的原因，但终因病本在肺，虽吐饮邪难去，徒伤津液，加上肺失输布，津不上润，郁热在里，这些都是导致"渴欲得水而贪饮"的原因。单治饮热郁肺，张仲景有越脾加半夏汤，发越水饮，兼清郁热，且降逆平喘。但该方不能养阴生津，尤以半夏温燥，更对津伤不利，故制文蛤汤以应其证。全方宣肺散饮，清热生津，标本兼顾，实为治疗水饮呕渴之又一大法。文蛤汤和猪苓汤皆为治疗水热或饮热互结而兼阴伤的方剂，主症均见口渴欲饮。但猪苓汤证水热互结津伤而病偏下焦，故以小便不利为主症；文蛤汤证为饮热郁结上焦，阴津失布，复加阴伤，故口渴贪饮尤甚。其治，前者分利水湿兼清热养阴，以解小便不利之急；后者养阴生津兼宣泄饮热，以除渴欲贪饮之苦，此治水（饮）止渴而治分上下，又殊途而同归。

参 考 文 献

[1] 段忠成，李兴广. 文蛤汤化裁治疗"消渴"的临床研究 [J]. 中国中医基础医学杂志，2011，17（12）：1352 – 1353.

[2] 臧新开，臧红亚，李立强. 文蛤汤加味治愈顽固性头痛临床分析 [J]. 现代中西医结合杂志，2002，11（18）：1811.

茱萸汤

【处方组成与功用】

茱萸汤见于《金匮要略》呕吐哕下利病脉证治（呕吐）篇，由吴茱萸 10 ~ 15g，人参 10g，生姜 15 ~ 20g，大枣 12 枚组成。具有暖肝温胃、降逆止呕的功效。传统用于脾胃虚寒或肝经寒气上逆所见之吞酸嘈杂，食谷欲吐，胸膈满闷；或头顶痛，干呕吐涎沫；或吐利，手足厥冷，舌淡苔白滑，脉沉迟等。

【方剂传统解析】

《金匮要略》载："呕而胸满者，茱萸汤主之""干呕，吐涎沫，头痛者，茱萸汤主之。"两条文论述了肝胃虚寒呕吐的证治。本证的病因病机为胃虚有寒，或肝寒犯胃，胃失和降，浊阴上逆。方中以吴茱萸为君药，暖肝温胃散寒，降逆下气止呕；重用生姜为臣，温胃散寒化饮，和胃降逆止呕；人参、大枣为佐，益气养胃补虚。全方相合，具有暖肝温胃，散寒化饮，降逆止呕，益气补虚之效。

【方剂药效物质基础】

1 拆方组分

1.1 人参　其化学组分见痉湿暍病脉证治篇"白虎加人参汤"。

1.2 生姜、大枣　其化学组分见痉湿暍病脉证治篇"栝楼桂枝汤"。

1.3 吴茱萸　①生物碱类：主要有吲哚类、喹诺酮类、呋喃喹啉类和吖啶酮类生物碱。通过色谱及重结晶对吴茱萸进行分离和纯化，经综合分析鉴定出其中含有吴茱萸碱、吴茱萸次碱、去氢吴茱萸碱、小檗碱等。②苦味素类：目前已从吴茱萸中分离鉴定的苦味素类化合物大多属于柠檬苦素类，主要包括柠檬苦素、吴茱萸苦素、吴茱萸内酯醇、黄柏酮、吴茱萸苦素乙酸酯、格罗苦素甲等。③挥发油：吴茱萸富含挥发油。运用毛细管气相色谱法分离出 84 种挥发油成分，质谱法鉴定出 63 种成分。挥发油是吴茱萸的有效成分，亦是毒性成分。吴茱萸挥发油主要成分是月桂烯（占挥发油总量的 45.37%），而吴茱萸内酯不是主要成分。④其他成分：吴茱萸所含化学成分类型较多，还包括萜类、异戊烯黄酮类黄酮化合物、香豆精、甾体（β-谷甾醇）、木质素、多糖、氨基酸类化合物及微量元素和脂肪酸类化合物等[1-8]。

2 复方组分

2.1 煎剂入血液成分　实验研究表明，大鼠服用吴茱萸汤水煎剂后可在其血液中检测出 7 种成分：吴茱萸碱、异鼠李素、柠檬苦素、6-姜酚、人参皂苷 Re，人参皂苷 Rg_1 和人参皂苷 Rb_1[9]。

2.2 治疗偏头痛的主要成分　为探讨吴茱萸汤治疗虚寒性偏头痛的相关有效成分，采用大鼠外翻肠囊模型获取 10 种吴茱萸汤的吸收样品，以 HPLC-DAD 对吴茱萸汤及外翻肠囊吸收样品中 9 种成分进行定量、半定量分析，得到各成分在汤中的含量及在肠道中的累积吸收量。同时建立利血平化小鼠偏头痛动物模型，在给予吴茱萸汤治疗后测定脑组织内 5-羟色胺、去甲肾上腺素、多巴胺及脑组织与血清内一氧化氮及其合成酶的含量与活力。最后运用偏最小二乘回归法对各成分总吸收量与药效指标进行相关分析，发现了外翻肠囊吸收成分中影响药效的主要成分是柠檬黄素-3-O-β-D-葡萄糖苷、人参皂苷 Rg_1、人参皂苷 Rb_1、吴茱萸苦素、柠檬苦素、吴茱萸碱及吴茱萸次碱，其中人参皂苷 Rg_1、吴茱萸苦素、吴茱萸碱及吴茱萸次碱对多数药效指标具有正向改善作用，可能是影响吴茱萸汤治疗偏头痛作用的主要成分[10]。

【方剂药理学研究】

1 拆方药理

1.1 人参　其药理研究见痉湿暍病脉证治篇"白虎加人参汤"。

1.2 生姜、大枣　其药理研究见痉湿暍病脉证治篇"栝楼桂枝汤"。

1.3 吴茱萸　①抑菌作用：体外实验证明吴茱萸水提取物有抗菌作用，水浸液对一些常见致病性皮肤真菌有抑制作用。其煎剂对霍乱弧菌有较强的抑制作用，对铜绿假单胞菌、金黄色葡萄球菌有一定的抑制作用。1:3 水浸剂对奥杜盎小芽孢癣菌等 11 种皮肤真菌有不同程度的抑制作用。②镇痛作用：用家兔齿髓电刺激法证明，吴茱萸 10% 乙醇提取物静脉注射，对家兔有镇痛作用。吴茱萸内脂、吴茱萸次碱、吴茱萸碱等有镇痛、升高体温，轻度影响呼吸与血压的作用。③对心血管的作用：吴茱萸有降血压作用，主要是使外周血管扩张从而降低外周血管阻力，且与组胺释放有关，吴茱萸碱对心肌缺血再灌注损伤有一定的保护作用。在吴茱萸碱显著降低心肌梗死程度的同时，人们可检测到大鼠血浆中 CGRP 水平的升高和 TNF - α 的降低。④对消化系统的作用：吴茱萸挥发油有芳香健胃、抑制肠道内异常发酵作用；吴茱萸苦素有健胃作用。吴茱萸碱有抑制大鼠胃排空和肠推进的作用，其作用机制是通过促进胆囊收缩素的释放和激活 CCK1 受体来抑制胃肠动力。吴茱萸次碱有保护胃黏膜，抗胃黏膜损伤的作用，作用机制与促进内源性降钙素相关基因多肽的释放和辣椒素受体的激活有关。⑤抗肿瘤作用：吴茱萸碱可抑制细胞增殖，促进细胞凋亡和抑制肿瘤细胞的转移。⑥其他作用：吴茱萸次碱可抑制肝脏代谢酶 CYP3A4 的活性，诱导肝脏代谢酶 P450 的生成，预防紫外线引起的皮肤光老化以及减轻体重的作用；吴茱萸碱有抑制大鼠睾丸间质细胞分泌睾丸素的作用，降低基础醛固酮的水平，抑制由血管紧张素Ⅱ刺激引起的醛固酮释放等[1,6-7,11-15]。

2 复方药理

2.1 抗溃疡作用 通过大鼠幽门结扎型胃溃疡模型实验发现，吴茱萸汤对胃溃疡大鼠胃液量、总酸度及胃蛋白酶活性有明显的抑制作用，能显著增加胃液中 NO 含量，能使胃组织中 SOD 活性明显升高，对胃溃疡有明显的促进愈合作用[16]。

2.2 镇痛、镇静作用 采用皮下注射利血平并大脑皮层埋设自体血凝块方法制备小鼠偏头痛模型，造模同时，吴茱萸汤组及阳性药组分别给予吴茱萸汤及琥珀酸舒马普坦治疗。结果显示，吴茱萸汤能显著升高模型鼠脑组织内 5 - HT、多巴胺、血清内 NO 含量，降低脑组织内 NO 含量[17]。

2.3 对平滑肌的作用 以血管、胃、小肠和子宫平滑肌为材料，观察吴茱萸汤体外实验对其的影响。结果发现，吴茱萸汤体外给药后，血管表现出先收缩后舒张的双向调节活性，其中收缩较快且幅度明显；小肠表现出收缩幅度的抑制作用，收缩频率改变不明显；胃平滑肌表现出张力下降的作用，收缩频率和收缩幅度改变不明显；子宫平滑肌表现出明显的收缩抑制作用，收缩频率和收缩幅度同时受到抑制。各类平滑肌皆呈现重现性好，重复性强的结果。实验说明吴茱萸汤对不同平滑肌具有不同的收缩舒张作用[18]。

2.4 其他作用 急性毒性试验发现，配伍生姜、人参可提高吴茱萸毒性，配伍大枣则可降低吴茱萸毒性。由吴茱萸生品组成的吴茱萸汤与制品吴茱萸汤药效相似，但其毒性远大于后者，从而证明汤洗去毒的正确性。君药吴茱萸、单煎混合液和吴茱萸汤的药理实验结果显示，单煎混合液在药效方面与君药吴茱萸更为接近，吴茱萸汤则不仅在药效上显著优于单煎混合液，而且毒性亦明显减弱[19]。

【临床研究与应用】

1 治疗慢性胃炎

选取慢性胃炎患者 122 例，随机分成对照组和观察组各 61 例。对照组采用奥美拉唑肠溶胶囊治疗。观察组在对照组的基础上以吴茱萸汤为主方。结果对照组总有效率 77.0%；观察组总有效率 85.2%（P < 0.05）[20]。

2 治疗功能性消化不良

选择 31 例病程在 6 个月以上，经胃镜、病理、B 超、肝功能检测均未见异常之功能性消化不良患者，用吴茱萸汤加枳壳、焦三仙、莱菔子煎服。治疗期间停服其他消化道药物，忌食刺激性食物，忌烟、酒。结果经 4 周治疗，以症状完全或基本消失为显效，本组总有效率达 93.5%[21]。

3 治疗其他疾病

用茱萸汤原方或其加减方，还可治疗呕吐[22]、胆囊炎[23]、癌性疼痛[24]、经行头痛[25]等见有本方证者。

【方剂评述】

吴茱萸汤方出自《伤寒论》，也见于《金匮要略》，其原书治证主要有三：一为阳明寒呕，二为厥阴头痛，三为少阴吐利。在《金匮要略》中又名茱萸汤，治呕而胸满者。关于本方主治病证的病机，后世《方剂学》及《伤寒论》教材等相关书籍多称为"胃中虚寒，胃失和降"，其功效多称作"温中补虚，降逆止呕"。有学者以为，吴茱萸汤的主症不应只局限于中焦，功效也不只是温中止呕，其主症的病机应是"肝寒犯胃（或称肝胃虚寒），浊阴上逆"，其功效应为"温肝暖胃，降逆止呕"，否则《金匮要略》茱萸汤就不可能既治阳明寒呕，又治厥阴头痛。所以，凡寒邪挟湿浊之气上逆或横逆或寒邪遏阳所致诸般病证皆可以本方加减运用。通过临床方证学研究，发现茱萸汤证多发于秋、冬季节，以中青年患者为多，其主症一类为头痛、眩晕或两者并见；另一类是脘腹疼痛，或腹痛腹泻，或呕吐，以前者为多发。临床用药多在原方四味的基础上，随证加用祛湿药、温里药、行气药、活血药等。该方多以煎剂口服，服药后疗效出现较快，一般 2~6 剂即可显效。茱萸汤证涉及现代医学多种疾病，但以消化系统、耳源性眩晕和血管神经性头痛为多见。

参 考 文 献

[1] 文丽梅，马超英，余德林，等. 吴茱萸的化学成分和药理作用研究进展 [J]. 中华中医药学刊，2012，30（9）：1977-1976.

[2] 鲁燕侠，蔺兴遥，逯振宇，等. 吴茱萸的化学成分及临床应用 [J]. 解放军药学学报，2002，18（4）：218-219.

[3] 张起辉，高慧媛，吴立军，等. 吴茱萸的化学成分 [J]. 沈阳药科大学学报，2005，22（1）：12-14.

[4] 孟娜，陈凤凰，惠斌. 吴茱萸化学成分研究 [J]. 贵州大学学报，2006，23（2）：188-190.

[5] 黄伟，孙蓉，鲍志烨，等. 与功效和毒性相关的吴茱萸化学成分研究进展 [J]. 中国药物警戒，2010，7（8）：485.

[6] 苏桂颖. 吴茱萸的现代研究 [J]. 中外医疗，2010（13）：73.

[7] 张璐，冯育林，王跃生，等. 吴茱萸现代研究概况 [J]. 江西中医学院学报，2010，22（2）：78-82.

[8] 杨志欣，孟永海，王秋红，等. 吴茱萸药理作用及其物质基础研究概况 [J]. 中华中医药学刊，2011，29（11）：2415-2417.

[9] 龚慕辛，王雅琦，宋亚芳，等. 外翻肠囊法快速发现吴茱萸汤吸收成分群的研究 [J]. 中国中药杂志，2010，35（11）：1399-1404.

[10] 潘学强，吴燕川，龚慕辛，等. 外翻肠囊吸收成分与药效相关研究吴茱萸汤治疗偏头痛的药效物质 [J]. 中国中药杂志，2014，39（1）：126-133.

[11] 黄慧莲，刘贤旺，罗光明，等. 吴茱萸研究进展 [J]. 现在中药研究与实践，2003，17（3）：63.

［12］龚慕辛，王智民，张启伟．吴茱萸有效成分的药理研究进展［J］．中药新药与临床药理，2009，20（2）：183 - 185.

［13］闵慧，李元建．吴茱萸次碱的药理作用研究进展［J］．中南药学，2008，6（4）：450.

［14］崔岚，祝德秋，安富荣．吴茱萸碱药理作用研究进展［J］．中国中医药信息杂志，2005，12（6）：108 - 110.

［15］严春临，张季，薛贵平．中药吴茱萸药理作用研究概况［J］．河北北方学院学报，2009，26（1）：78.

［16］李冀，柴剑波，赵伟国．吴茱萸汤抗大鼠幽门结扎型胃溃疡作用机理的实验研究［J］．中医药信息，2007，24（6）：53 - 54.

［17］吴燕川，潘学强，龚慕辛，等．吴茱萸汤对虚寒型偏头痛小鼠单胺类神经递质及一氧化氮含量的调控作用［J］．中医学报，2012，27（11）：1438 - 1442.

［18］王秀坤，雷帆，曹兰秀，等．基于吴茱萸汤相关功效从平滑肌角度探讨其质量控制的可行性［J］．世界科学技术（中医药现代化），2009，11（2）：243 - 248.

［19］万清，马宗华，等．吴茱萸汤临床及实验研究进展［J］．安徽中医学院学报，2012，31（3）：78 - 80.

［20］罗晓明．吴茱萸汤加减治疗慢性胃炎疗效分析［J］．中国社区医师，2012，14（36）：190.

［21］李季委，李凌霞．加味吴茱萸汤治疗功能性消化不良31例［J］．中国中医药科技，2008，15（3）：233.

［22］邹晓瑜．吴茱萸汤加味防治顺铂化疗所致迟发性呕吐的临床观察［J］．浙江中医药大学学报，2009，33（6）：806 - 807.

［23］蔡界新．自拟加味吴茱萸汤治疗慢性胆囊炎65例疗效观察［J］．内蒙古中医药，2010（19）：26 - 29.

［24］倪红，黄邦荣，王兰英．吴茱萸汤合四逆汤加味联合硫酸吗啡缓释片治疗癌性疼痛30例［J］．西部中医药，2014，27（2）：107 - 109.

［25］杨枫，罗红斌，王霞，等．加减吴茱萸汤治疗经行头痛34例［J］．光明中医，2009，24（8）：1485 - 1486.

四逆汤

【处方组成与功用】

四逆汤出自《金匮要略》呕吐哕下利病脉证治（呕吐）篇，由生附子6～10g，干姜6～10g，炙甘草10g组成。具有破阴散寒、回阳救逆的功效。传统用于阳衰阴盛，呕吐厥逆所见之呕吐较剧，小便复利，身有微热，四肢厥逆，脉弱，沉微细等。

【方剂传统解析】

《金匮要略》载："呕而脉弱，小便复利，身有微热，见厥者难治，四逆汤主之。"本条文论述了阳衰阴盛，呕吐厥逆的证治。本证的病因病机为少阴阳气衰微，阴寒内盛，浊阴上逆。方中用大辛大热生附子为君药，破阴散寒，回阳救逆；干姜辛热，温中散寒，降逆和胃为臣，与附子相需为用而急救回阳。炙甘草为佐使，益气补中，助君臣之用，又解毒缓急。诸药相配，共奏破阴散寒，急救回阳之功；用之可使阳回阴散，厥复呕止，诸症得解。若其病势更重，见脉微欲绝者，可重用附子、干姜，以增强破阴逐寒回阳之力。

【方剂药效物质基础】

1 拆方组分

1.1 附子 其化学组分见痉湿暍病脉证治篇"桂枝附子汤"。

1.2 干姜　其化学组分见百合狐惑阴阳毒病脉证治篇"甘草泻心汤"。

1.3 炙甘草　其化学组分见痉湿暍病脉证治篇"葛根汤"。

2 复方组分

1.1HPLC 指纹图谱研究　通过建立四逆汤 HPLC 指纹图谱，并比较传统汤剂、经方颗粒及配方颗粒的相似性，为其配方颗粒的制备提供科学依据。结果显示，确定了 22 个共有峰，相似度均大于 0.97。认为该指纹图谱检测方法简便、重现性好，可作为四逆汤各剂型质量控制标准，为临床应用提供科学依据[1]。

1.2 成分的分离和解析　采用 HPLC 色谱法，测定了四逆汤中乌头碱、新乌头碱和次乌头碱的含量，可作为四逆汤的质量控制方法[2]。

1.3 配伍规律与药效成分　采用家兔血管内皮细胞培养，观察四逆汤及配伍药提取物对内皮细胞释放前列环素（PGI_2）的影响。实验结果表明，在病理状态下，四逆汤及配伍药提取物对内皮细胞释放 PGI_2 表现出良好的配伍增效关系，与干姜有协同增效作用成分是从附子中提取的苯甲酰中乌头碱和总脂肪酸酯生物碱，与附子有协同作用的成分是从干姜中提取癸烷和癸酮。揭示了四逆汤配伍规律的药效作用物质基础[3]。

1.4 配伍减毒作用　通过平行比较附子、附子配伍甘草、附子配伍干姜和四逆汤全方水煎液小鼠急性毒性、大鼠心脏毒性和毒性成分，测定小鼠急性毒性的半数致死剂量（LD_{50}）、大鼠心脏毒性半数中毒剂量（TD_{50}）和水煎液液中乌头碱类生物碱含量，从急性毒性、毒性靶器官和毒性成分 3 个方面研究四逆汤组方中不同配伍对附子毒性的影响。结果表明四逆汤组方配伍药物中甘草对附子毒性具有减毒作用[4]。

【方剂药理学研究】

1 拆方药理

1.1 附子　其药理研究见痉湿暍病脉证治篇"桂枝附子汤"。

1.2 干姜　其药理研究见百合狐惑阴阳毒病脉证治篇"甘草泻心汤"。

1.3 炙甘草　其药理研究见痉湿暍病脉证治篇"葛根汤"。

2 复方药理

2.1 抗休克作用　研究表明，四逆汤对失血性休克、内毒素性休克，能明显提高动物平均动脉压，延长其存活时间及存活率，对内毒素休克能明显改善每搏输出量、心输出量和心脏指数[5]。

2.2 抗心力衰竭作用　采用盐酸阿霉素损伤大鼠心肌制成心力衰竭模型，实验发现，四逆汤及卡托普利均能降低内皮素水平，升高降钙素基因相关肽水平。光镜结果证实，四逆汤治疗组心肌细胞损伤程度明显低于模型组，说明四逆汤能调节改善慢性充血性心力衰竭大鼠的神经内分泌功能，拮抗过度激活的神经内分泌系统[6]。

2.3 对心肌纤维化的抑制作用　通过观察四逆汤对异丙肾上腺素引起的大鼠心肌纤维化的干预实验，发现模型组羟脯氨酸水平明显高于对照组和四逆汤组，而四逆汤组明显高于对照组（$P < 0.05$）；四逆汤组与模型组比较，明显改善心肌舒张功能（$P < 0.05$）；模型组血浆 Ang Ⅱ 及 TGF-β_1 水平明显高于四逆汤组和对照组（$P < 0.05$）；模型组心肌 TGF-β_1 蛋白和 mR-NA 表达明显高于四逆汤组和对照组（$P < 0.05$）。表明四逆汤可以有效抑制异丙肾上腺素所致的大鼠心肌纤维化，其机制可能与减少 Ang Ⅱ 生成，抑制大鼠心肌 TGF-

β_1 的表达有关[7]。

2.4 抗心肌缺血作用 为探讨四逆汤对急性心肌梗死溶栓治疗后再灌注损伤的改善作用，选择 46 例该病患者，随机分为四逆汤组和溶栓组，四逆汤组尿激酶溶栓治疗并口服四逆汤，溶栓组仅尿激酶溶栓。结果表明四逆汤可降低溶栓后多种心律失常发生率，并缩短其发生时间，对心肌再灌注损伤有显著保护作用[8]。

2.5 抗高脂血症作用 采用高脂饲料喂养及耳缘静脉注射牛血清蛋白、皮下注射卵清白蛋白法建立兔高脂血症合并动脉粥样硬化模型，结果提示四逆汤对脂质及脂蛋白的代谢具有良好的调节作用[9]。

2.6 预防和改善脑缺血再灌注引起的记忆力减退作用 探讨四逆汤对血管性痴呆大鼠学习记忆能力的影响及作用机制。结果表明，四逆汤可显著改善脑缺血再灌注引起的学习记忆障碍，该作用可能与四逆汤能抑制一氧化氮合酶活性、降低脑组织内 NO 含量以及增强 GSH－Px 活性有关，从而提高了脑组织的抗氧化水平，抑制了脂质过氧化物的生成，发挥其神经保护作用[10]。

【临床研究与应用】

1 治疗冠心病

选择冠状动脉狭窄患者 80 例，随机分为观察组与对照组各 40 例，2 组均行冠状动脉支架置入术，术后对照组行常规治疗，观察组在此基础上应用四逆汤。结果 2 组患者术后 6 个月后复查冠状动脉造影，观察组 34 例复查，3 例发生冠状动脉再狭窄；对照组 32 例复查，5 例发生冠状动脉再狭窄（$P < 0.05$）[11]。

2 治疗脑梗死

选择脑梗死患者 239 例，随机分为防治组 120 例和对照组 119 例。2 组常规治疗相同，防治组在常规治疗的基础上给予四逆汤胶囊 4 粒，每日 3 次，至少半年以上。观察 2 组治疗 1 个月的临床疗效和 1 年内的再发率。结果防治组总有效率为 98.3%；对照组总有效率为 74.7%（$P < 0.01$）。1 年内再发率，防治组为 5.83%，对照组为 26.89%（$P < 0.01$）[12]。

3 治疗其他疾病

用四逆汤原方或其加减方，还可用于治疗晕厥[13]、崩漏[14]、老年性脱肛[15]等见有本方证者。

【方剂评述】

四逆汤为回阳救逆的急救要方，近年在抗动脉粥样硬化、抗心肌缺血、保护脑缺血后损伤、抗休克、免疫调节、降低血压及保护肠黏膜等方面的药理研究取得了很大进展。现代应用多以本方制成四逆汤注射剂、四逆汤口服液，用于治疗各种原因所致的休克，对心力衰竭、心肌梗死等心源性休克，尤为适宜。本证所治疗四肢厥逆为阳虚阴厥之证，其邪热内郁，阳气被遏，不能外达四肢而引起四肢厥冷。若阳厥之证，不宜用本方。

参 考 文 献

[1] 卢苇，梁光义，杨玉琴，等. 四逆汤 HPLC 指纹图谱研究 [J]. 时珍国医国药，2013，24（3）：

662 – 663.

[2] 高志祥，姜笑寒，王岩，等. HPLC 法同时测定四逆汤中 3 种有效成分的含量 [J]. 中国医科大学学报，2011，40（7）：662 – 664.

[3] 葛迎春，马天舒，刘平，等. 四逆汤提取物对家兔血管内皮细胞释放 PGI$_2$ 的影响 [J]. 中药药理与临床，2011，27（3）：1 – 3.

[4] 张广平，朱晓光，孟贺，等. 四逆汤组方配伍减毒实验研究 [J]. 中国中医药信息杂志，2013，20（8）：29 – 31.

[5] 张颜彤，李淑慧. 对"四逆汤"中三种中药作用的分析 [J]. 长春医学，2010，8（4）：69 – 70.

[6] 黄亮，张雅丽，张晓芬，等. 四逆汤对慢性充血性心力衰竭大鼠模型血清内皮素、降钙素基因相关肽水平的影响 [J]. 河北中医，2006，28（1）：65 – 67.

[7] 廖火城，刘勇，周彬，等. 四逆汤对异丙肾上腺素引起的大鼠心肌纤维化和 TGF – β$_1$ 表达的影响 [J]. 中国病理生理杂志，2010，26（7）：1316 – 1320.

[8] 赵小祺，王春光，焦宏，等. 四逆汤对急性心肌梗死溶栓后再灌注损伤的保护作用 [J]. 中国老年学杂志，2014，34（3）：590 – 592.

[9] 石晓理，郁保生，吕瑶，等. 四逆汤对实验性高脂血症合并动脉粥样硬化兔高、低密度脂蛋白及载脂蛋白 Apo – A，B 含量的影响 [J]. 中国实验方剂学杂志，2013，19（1）：295 – 299.

[10] 李建华，纪双泉，陈福泉，等. 四逆汤对血管性痴呆大鼠学习记忆力的影响 [J]. 中国验方剂学杂志，2011，17（12）：188 – 191.

[11] 高升琴，宋开友. 四逆汤预防支架置入术后冠状动脉再狭窄 40 例效果观察与护理 [J]. 齐鲁护理杂志，2009，15（18）：63.

[12] 令亚琴，王颖，唐致辉，等. 四逆汤对缺血性脑卒中的防治作用研究 [J]. 中西医结合心脑血管病杂志，2004，2（11）：638 – 639.

[13] 师磊，王芳. 四逆汤加味治疗单纯性晕厥 96 例 [J]. 实用中医内科杂志，2007，21（4）：54.

[14] 邱玉龙. 四逆汤合温经汤化裁治疗崩漏 25 例疗效观察 [J]. 中外医疗，2011（14）：139.

[15] 杨凤. 艾灸百会穴结合加味四逆汤治疗老年性脱肛 147 例 [J]. 中医临床研究，2012，4（23）：48 – 49.

∽∾ 半夏干姜散 ∾∽

【处方组成与功用】

半夏干姜散出自《金匮要略》呕吐哕下利病脉证治（呕吐）篇，由半夏、干姜各 30g（杵为散，浆水煎）组成。具有温中散寒、化饮降逆的功效。传统用于水饮呕吐中寒饮盛所见之干呕，吐逆，泛吐清稀涎沫，伴恶心，口淡不渴，脘凉纳呆，舌淡、苔白滑等。

【方剂传统解析】

《金匮要略》载："干呕，吐逆，吐涎沫，半夏干姜汤主之。"本条文论述了中阳不足，寒饮内盛呕逆的证治。本证病因病机为中阳不足，寒饮内盛，饮阻气逆。本方即小半夏汤干姜易生姜，加浆水而成。干姜辛热，温中散寒，化饮降逆；半夏温燥，燥湿化饮，降逆止呕；浆水酸甘，调中和胃止呕。煮散顿服，则使药力集中，取效快捷。

【方剂药效物质基础】

1 拆方组分

1.1 半夏、干姜　其化学组分见百合狐惑阴阳毒病脉证治篇"甘草泻心汤"。

1.2 浆水　其化学组分见百合狐惑阴阳毒病脉证治篇"赤小豆当归散"。

2 复方组分

目前未见有半夏干姜散复方化学组分的文献报道。

【方剂药理学研究】

1 拆方药理

1.1 半夏、干姜　其药理研究见百合狐惑阴阳毒病脉证治篇"甘草泻心汤"。

1.2 浆水　其药理研究见百合狐惑阴阳毒病脉证治篇"赤小豆当归散"。

2 复方药理

目前未见有半夏干姜散复方药理研究的文献报道。

【临床研究与应用】

用半夏干姜散（汤剂）原方或其加减方，可用于治疗妊娠恶阻[1]，急（慢）性胃炎、急（慢）性胆囊炎[2]等见有本方证者。

【方剂评述】

半夏干姜散所主之"干呕、吐逆、吐涎沫"乃中阳不足，寒邪内盛，胃气上逆之故，中焦阳虚，胃寒气逆，则"干呕吐逆"痰涎随胃上逆而出、口吐涎沫。小半夏汤以干姜易生姜，干姜与生姜功效不同，故二方主治有别。干姜守而不走，功专温中散寒止呕，半夏降逆止呕，燥湿化痰，故该方具有温中散寒，降逆止呕之效。主治中阳不足，寒饮内盛之呕逆之证。而小半夏汤以生姜散寒化饮，走而不守，主治饮盛抑阳之呕吐诸证。临证之时若寒甚而阳气不运者，重用干姜或加附子、吴茱萸以温阳散寒；若吐多者，是中气壅滞而不降，当加生姜以降逆、散积滞。

参 考 文 献

[1] 马大正. 经方治疗妊娠恶阻验案6则 [J]. 河南中医，2007，27（12）：11–12.

[2] 张家礼. 金匮要略 [M]. 北京：中国中医药出版社，2004：361.

∽ 茯苓泽泻汤 ∽

【处方组成与功用】

茯苓泽泻汤出自《金匮要略》呕吐哕下利病脉证治（呕吐）篇，由茯苓24~30g，泽泻12~15g，甘草7g，桂枝7~10g，白术10g，生姜12~15g组成。具有通阳化饮、和胃利水的功效。传统用于水饮呕吐饮阻呕渴所见之呕吐口渴，欲饮水，呕吐，心下痞满动悸、头眩、小便不利等。

【方剂传统解析】

《金匮要略》载："胃反，吐而渴欲饮水者，茯苓泽泻汤主之。"本条文论述了饮阻气逆，呕渴的证治。本证病因病机为中阳不化，饮停胃中，饮阻气逆。方中重用茯苓、泽泻淡渗利水，导饮下行，以除既停之水；桂枝辛温通阳，降逆气，与茯苓相配化气利水；生姜温胃化饮，和胃止呕；白术健脾运湿以升清，与甘草相合，培土制水。诸药相合，使水饮去，胃气降，则呕吐可止；气化行，清气升，则渴饮自愈。

【方剂药效物质基础】

1 拆方组分

1.1 茯苓、泽泻　其化学组分见脏腑经络先后病脉证篇"猪苓汤"。

1.2 甘草、桂枝、生姜　其化学组分见痉湿暍病脉证治篇"栝楼桂枝汤"。

1.3 白术　其化学组分见痉湿暍病脉证治篇"麻黄加术汤"。

2 复方组分

目前尚未见有茯苓泽泻汤复方化学组分的文献报道。

【方剂药理学研究】

1 拆方药理

1.1 茯苓、泽泻　其药理研究见脏腑经络先后病脉证篇"猪苓汤"。

1.2 甘草、桂枝、生姜　其药理研究见痉湿暍病脉证治篇"栝楼桂枝汤"。

1.3 白术　其药理研究见痉湿暍病脉证治篇"麻黄加术汤"。

2 复方药理

目前尚未见有茯苓泽泻汤复方药理研究的文献报道。

【临床研究与应用】

用茯苓泽泻汤原方或其加减方，可用于治疗高脂蛋白血症[1]，胃炎、幽门水肿引起的呕吐、慢性肾炎[2]等见有本方证者。

【方剂评述】

渴欲饮水是因为水饮困阻脾阳，脾不能输津上承，同时呕吐伤津也加重了口渴，患者因渴复饮，饮邪更盛，遂成更吐更饮，呕吐反复不止之势。该方包含着苓桂术甘汤的药物组成，即以苓桂术甘汤加泽泻、生姜组成，治水饮者，当以温药和之。苓桂术甘汤是温阳化饮的祖方，它是通过健脾制水，淡渗利水和通阳化饮而达治疗目的。加泽泻淡渗利尿，使水从小便而去，生姜者，和胃化饮以止吐逆，诸药相合，气化水行，呕渴自止。

参 考 文 献

[1] 展照双，王加锋. 茯苓泽泻汤加味治疗高脂蛋白血症 49 例 [J]. 北京中医，2004，23（1）：24 - 26.

[2] 张家礼. 金匮要略 [M]. 北京：中国中医药出版社，2004：365.

⊱⊶ 半夏泻心汤 ⊷⊰

【处方组成与功用】

半夏泻心汤出自《金匮要略》呕吐哕下利病脉证治（呕吐）篇，由半夏 10 ~ 15g，黄芩 10g，干姜 10g，人参 10g，黄连 3～5g，大枣 4 枚，炙甘草 10g 组成。具有寒热并用、开结消痞、和胃降逆的功效。传统用于寒热错杂所见之呕吐频繁，心下痞，胃脘痞塞，满闷不适，肠鸣下利，伴心烦口苦，纳少体倦，舌淡、苔黄腻等。

【方剂传统解析】

《金匮要略》载："呕而肠鸣，心下痞者，半夏泻心汤主之。"本条文论述了寒热错杂呕吐的证治。本证病因病机为寒热错杂于中焦，气机壅滞，升降紊乱。方中半夏、干姜之辛，可以散结；黄芩、黄连之苦，可以泻痞热。人参、炙甘草、大枣之甘，补脾益胃。本方寒热并用，即为"辛开苦降甘调法"。诸药共奏散结消痞，泻热补虚，升清降浊之效。

【方剂药效物质基础】

1 拆方组分

1.1 半夏、黄芩、干姜、黄连　其化学组分见百合狐惑阴阳毒病脉证治篇"甘草泻心汤"。

1.2 人参　其化学组分见痉湿暍病脉证治篇"白虎加人参汤"。

1.3 大枣　其化学组分见痉湿暍病脉证治篇"栝楼桂枝汤"。

1.4 炙甘草　其化学组分见痉湿暍病脉证治篇"葛根汤"。

2 复方组分

2.1 小檗碱成分与胃运动的关系　采用高效液相色谱法，分析显示，大鼠血中半夏泻心汤小檗碱含量与半夏泻心汤对大鼠胃排空作用之间存在着正相关（$P < 0.05$）。说明小檗碱可能是半夏泻心汤促进胃运动的物质基础之一[1]。

2.2 不同配伍对成分的影响　应用毛细管气相色谱 - 质谱法比较了半夏泻心汤不同配伍条件下干姜挥发性成分的含量变化，认为桉叶素、龙脑、姜黄烯等三种成分在单味干姜中含量较高，半夏泻心汤配伍可使这些成分的煎出量增加。说明复方混合煎煮有利于保留这些成分[2]。

2.3 成分的药代动力学　有实验研究半夏泻心汤中黄酮、生物碱及皂苷成分在大鼠体内的药代动力学。结果显示，黄芩苷和汉黄芩苷的吸收入血量最高；甘草苷在大鼠体内达峰较快；生物碱成分出现多峰吸收，且半衰期均大于 13 小时；人参皂苷成分仅检出人参皂苷 Rb_1 且吸收量较低，甘草酸部分代谢为甘草次酸吸收入血。结果表明大鼠口服半夏泻心汤后，血浆中可检测出 15 种活性成分，其体内吸收量和吸收快慢差异较大。大鼠口服半夏泻心汤及不同配伍后，各活性成分的药动学参数有一定的变化，全方配伍利于多数活性成分的吸收[3]。

【方剂药理学研究】

1 拆方药理

1.1 半夏、黄芩、干姜、黄连　其药理研究见百合狐惑阴阳毒病脉证治篇"甘草泻心汤"。

1.2 人参　其药理研究见痉湿暍病脉证治篇"白虎加人参汤"。

1.3 大枣　其药理研究见痉湿暍病脉证治篇"栝楼桂枝汤"。

1.4 炙甘草　其药理研究见痉湿暍病脉证治篇"葛根汤"。

2 复方药理

2.1 促胃动力作用 半夏泻心汤具有促胃动力作用。将健康雄性大鼠随机分成对照组、模型组、半夏泻心汤组和多潘立酮组，一次性腹腔注射链佐星制作糖尿病大鼠模型，结果表明半夏泻心汤可改善糖尿病大鼠的胃动力障碍[4]。

2.2 抗幽门螺杆菌作用 采用琼脂稀释法进行抑菌实验，观察半夏泻心汤对幽门螺杆菌的抑菌效果。结果表明半夏泻心汤抗幽门螺杆菌相关性胃肠道疾病的作用机制与半夏泻心汤对幽门螺杆菌的直接抑制作用以及对其主要毒力因子的毒力作用的削弱密切相关[5]。

2.3 对胃和食管黏膜的保护作用 观察半夏泻心汤对反流性食管炎模型大鼠的治疗作用，发现该方可减轻食管黏膜的损伤程度，组织病理也较对照组明显改善。同时可不同程度地减轻食管局部炎症细胞的浸润，降低食管局部 MDA 含量，提高 SOD 和人谷胱甘肽过氧化酶的水平。表明半夏泻心汤减轻食管黏膜损伤的作用可能与提高食管局部清除自由基和抗氧化能力有关。半夏泻心汤还可能通过降低食管炎大鼠胃酸分泌，调节体内降钙素基因相关肽的合成和分泌来保护食管黏膜[6-8]。

2.4 抗炎作用 实验表明，半夏泻心汤全方组和黄芩苷组治疗幽门螺杆菌相关性胃炎后，炎细胞浸润程度明显减轻，明显提高幽门螺杆菌转阴率，降低血清 TNF-α 含量。表明半夏泻心汤及其有效组分黄芩苷通过降低血清 TNF-α 的含量而减轻胃黏膜的炎症反应，发挥其对胃黏膜的保护作用[9]。

2.5 其他作用 半夏泻心汤药效学实验还显示，该方可通过降低小鼠血清中 IL-8、升高 IL-2、IL-15 含量，提高机体免疫功能而减轻炎症反应[10]。可通过调节脑及胃内胆碱能神经分泌的紊乱而改善胃溃疡症状。能够增加胆汁流量、降低血清胆红素含量、降低血液黏稠度，具有镇痛和明显的利胆等作用[11]。

【临床研究与应用】

1 治疗慢性胃炎

选择慢性胃炎患者共 286 例，随机分为治疗组 146 例和对照组 140 例，对照组给予奥美拉唑、多潘立酮、硫糖铝等治疗，治疗组在此用药基础上用半夏泻心汤加白芍煎服。2 组均以 4 周为 1 个疗程。结果 2 个疗程结束后，以临床症状消失，胃镜及病理复查胃黏膜大致正常或炎症好转达轻度为痊愈，治疗组总有效率 97.8%；对照组总有效率 69.2%（$P < 0.05$）[12]。

2 治疗胃食管反流

选择 86 例胃食管反流病患者，随机分为治疗组 56 例和对照组 30 例，2 组均于睡眠时抬高床头，进低脂、高蛋白饮食，不食刺激性食物。治疗组以半夏泻心汤加白及、三七粉 3g（冲服）、蒲公英煎服。对照组用雷贝拉唑、硫糖铝、多潘立酮。2 组均以 4 周为 1 个疗程。结果以症状、体征消失，胃镜复查黏液色澄清，幽门口胆汁反流消失，食管下段及胃黏膜组织学改变基本恢复正常或明显好转为临床痊愈，治疗组总有效率 91.07%；对照组总有效率 76.67%（$P < 0.05$）[13]。

3 治疗功能性腹胀

选择功能性腹胀患者 37 例，病程最长 10 余年，最短 1 年半。均以半夏泻心汤加黄芪、枳壳、柴胡煎服。7 天为 1 个疗程。结果经 4 个疗程治疗，以症状消失为痊愈，本组总有效率91.9%[14]。

4 治疗其他疾病

用半夏泻心汤原方或其加减方，还可治疗结肠炎[15]、肠易激综合征[16]、痤疮[17]、胆囊炎[18]等见有本方证者。

【方剂评述】

半夏泻心汤以寒热配伍，攻补兼施，苦辛并进，阴阳并调为其组方特点，研究表明该方能双向调节胃肠运动，帮助消化、保护消化道黏膜，以及镇痛、利胆、提高机体免疫等多种药理作用。其治疗的范围已远超出了张仲景原来的"呕而肠鸣，心下痞者……"的病证。表明该方剂对调整消化系统特别是胃肠功能有特殊效果，今后有望开发成为治疗消化系统疾病的新药。

参 考 文 献

[1] 刘晓霓，司银楚，高艳青，等．大鼠血中半夏泻心汤小檗碱含量与胃运动关系研究［J］．中成药，2004，26（5）：392-395．

[2] 马长华，段天璇，黄沛力，等．半夏泻心汤不同配伍情况下干姜挥发性成分的比较［J］．中成药，2001，24（1）：43-44．

[3] 王莹．半夏泻心汤中黄酮、生物碱及皂苷成分在大鼠体内的药代动力学研究［C］．北京：《药物分析杂志》优秀论文评选交流会，2013：7．

[4] 蒋楠，余跃，陈凤琴，等．半夏泻心汤对幽门螺杆菌毒力因子影响的实验研究［J］．中国中西医结合杂志，2013，33（12）：1672-1676．

[5] 赵梁，谭达全，尹抗抗，等．半夏泻心汤对幽门螺杆菌毒力因子影响的实验研究［J］．湖南中医杂志，2014，30（3）：114-116．

[6] 刘晓霓，高艳青，司银楚，等．半夏泻心汤及类方治疗反流性食管炎作用机理的研究［J］．中医药学刊，2004，22（3）：423-423，432．

[7] 刘晓霓，金秀东，李月珍，等．半夏泻心汤对反流性食管炎大鼠胃酸、胆汁酸和CGRP的影响［J］．放射免疫学杂志，2008，21（4）：312-314．

[8] 刘晓霓，金秀东，李月珍，等．半夏泻心汤对食管炎大鼠食管平滑肌收缩调控蛋白基因和细胞内游离钙的影响［J］．中国实验方剂学杂志，2008，14（11）：60-63．

[9] 罗桂香，尹抗抗，谭达全．半夏泻心汤及其有效组分黄芩苷对幽门螺杆菌相关性胃炎胃黏膜保护作用和对TNF-α影响的研究［J］．中国中医药现代远程教育，2009，7（1）：19-20．

[10] 谭达全，邓冰湘，周祖怡，等．半夏泻心汤对幽门螺杆菌相关性胃炎小鼠血清IL-2，IL-8影响的实验研究［J］．新中医，2005，37（7）：92-93．

[11] 王文明，李平，张蕾．加味半夏泻心汤对伊立替康所致迟发性腹泻模型血清IL-15的影响［J］．安徽医药，2008，12（7）：590-591．

[12] 王艳辉．半夏泻心汤加味治疗慢性胃炎146例［J］．四川中医，2010，28（5）：87-88．

[13] 叶凡．半夏泻心汤加味治疗胃食管反流病56例［J］．中国中医药现代远程教育，2011，9（3）：92-93．

[14] 张艳东．半夏泻心汤加味治疗功能性腹胀37例［J］．中国民族民间医药，2010，28（11）：237．

[15] 周莺歌．半夏泻心汤治疗慢性溃疡性结肠炎58例［J］．中国中医药现代远程教育，2010，8（15）：21．

[16] 林跃明，陈碧虾．加味半夏泻心汤治疗腹泻型肠易激综合征42例［J］．福建中医药，2010，41（4）：30-31．

[17] 钟琼仙，冯亚葵. 半夏泻心汤加味治疗肺胃积热型痤疮 200 例临床观察 [J]. 云南中医中药杂志，2010，31（7）：30.

[18] 谢红敏. 半夏泻心汤加减治疗慢性胆囊炎 56 例 [J]. 云南中医中药杂志，2008，29（10）：33.

❧ 大半夏汤 ❧

【处方组成与功用】

大半夏汤出自《金匮要略》呕吐哕下利病脉证治（胃反）篇，由半夏 15 ~ 20g，人参 10g，白蜜（蜂蜜）150g 组成。具有和胃降逆、补虚润燥的功效。传统用于虚寒胃反所见之虚寒胃反，心下痞硬，大便燥结如羊屎，伴形体虚羸，少气懒言，舌淡，脉细缓无力等。

【方剂传统解析】

《金匮要略》载："胃反呕吐者，大半夏汤主之。"本条文论述了虚寒胃反的证治。本证的病因病机为脾虚胃寒，气逆不降，阴亏失润。方中重用半夏，和胃降逆，开结止呕；人参健脾益胃，大补元气；蜂蜜养阴润燥，且防半夏质燥耗阴。药仅三味，合之共奏降逆止呕，补虚润燥之功。

【方剂药效物质基础】

1 拆方组分

1.1 半夏 其化学组分见百合狐惑阴阳毒病脉证治篇"甘草泻心汤"。

1.2 人参 其化学组分见痉湿暍病脉证治篇"白虎加人参汤"。

1.3 蜂蜜 其化学组分见中风历节病脉证并治篇"乌头汤"。

2 复方组分

目前尚未见有大半夏汤复方化学组分的文献报道。

【方剂药理学研究】

1 拆方药理

1.1 半夏 其药理研究见百合狐惑阴阳毒病脉证治篇"甘草泻心汤"。

1.2 人参 其药理研究见痉湿暍病脉证治篇"白虎加人参汤"。

1.3 蜂蜜 其药理研究见中风历节病脉证并治篇"乌头汤"。

2 复方药理

止呕作用 为探讨大半夏汤对顺铂所致家鸽呕吐的止呕作用机制，采用家鸽腹腔注射顺铂造模。结果显示，甲氧氯普胺与大半夏汤高、中、低剂量组均能减慢慢波频率，降低异常节律指数，且大半夏汤与剂量呈正相关，高剂量组与甲氧氯普胺组效果相当。而化疗所致呕吐会加快慢波频率，导致节律异常，故而大半夏汤的止呕机制应与其纠正胃肌电慢波频率及节律有关[1]。

【临床研究与应用】

用大半夏汤原方或其加减方，可用于治疗胃食管反流[2]，痞满、噎嗝[3]，胃癌呕吐[4]

等见有本方证者。

【方剂评述】

胃反，是指以朝食暮吐、暮食朝吐、宿谷不化为主症的疾病，其基本病机为中焦阳虚，脾胃受纳、腐熟、消磨、运化水谷的功能失司，痰气交阻，胃气上逆，肠道失于濡润。大半夏汤方中重用半夏为君，温胃散寒，化浊开结，降逆止呕；辅以人参健中补脾，以助运化；佐白蜜补中润燥，并以其甘缓之性，令诸药留连胃底不速下行，充分发挥补虚润燥、开结化痰、降逆止呕之功效。

参 考 文 献

[1] 谭万初，邓晓虹，向未，等. 大半夏汤防治化疗呕吐的胃肌电生理研究 [J]. 现代中西医结合杂志，2009，18（18）：2122-2123.
[2] 单明义. 大半夏汤治疗胆囊术后胃食管反流症 [J]. 山西中医，2003，19（3）：5.
[3] 陈启孟. 对叶天士运用大半夏汤的认识 [J]. 浙江中医学院学报，2004，28（3）：32.
[4] 徐彬. 大半夏汤 [J]. 开卷有益：求医问药，2014（3）：53.

生姜半夏汤

【处方组成与功用】

生姜半夏汤出自《金匮要略》呕吐哕下利病脉证治（呕吐）篇，由半夏 10～15g，生姜汁 200ml 组成。具有辛散寒饮、舒展气机的功效。传统用于水饮呕吐、饮结气郁所见之胸满闷、气急似喘但非喘，恶心欲吐，但呕之无物，气逆上似哕但无哕逆声，彻心胸中愦愦然无奈等。

【方剂传统解析】

《金匮要略》载："病人胸中似喘不喘，似呕不呕，似哕不哕，彻心中愦愦然无奈者，生姜半夏汤主之。"本条文论述了寒饮搏结、阻郁气机的证治。本证病因病机为寒饮搏结，阻郁气机。本方重用生姜汁宣散水饮，行气散结；佐半夏化饮散结，降逆和胃。用之可使饮去结散，胸脘气机得以宣畅，则诸症自除。

【方剂药效物质基础】

1 拆方组分

1.1 生姜 其化学组分见痉湿暍病脉证治篇"栝楼桂枝汤"。

1.2 半夏 其化学组分见百合狐惑阴阳毒病脉证治篇"甘草泻心汤"。

2 复方组分

目前尚未见有生姜半夏汤复方化学组分的文献报道。

【方剂药理学研究】

1 拆方药理

1.1 生姜 其药理研究见痉湿暍病脉证治篇"栝楼桂枝汤"。

1.2 半夏　其药理研究见百合狐惑阴阳毒病脉证治篇"甘草泻心汤"。

2 复方药理

目前尚未见有生姜半夏汤复方药理研究的文献报道。

【临床研究与应用】

用生姜半夏汤原方或其加减方，可用于治疗急（慢）性胃炎、胃或贲门痉挛、食道炎[1]等见有本方证者。

【方剂评述】

生姜半夏汤与小半夏汤药味组成相同，但剂量轻重有别。小半夏汤重用半夏，目的是降逆化痰，消痞除满；而生姜半夏汤重用生姜汁，义在化饮散结，通降气逆；该方的临证特点为寒痰蒙蔽心包，神气闭郁，机窍失灵；其特殊功效在于不独散结，且能开窍；方由生姜汁和半夏二味组成，先煮半夏，再纳姜汁。

参 考 文 献

[1] 张家礼. 金匮要略［M］. 北京：中国中医药出版社，2004：363.

◆⌒ 橘皮汤 ⌒◆

【处方组成与功用】

橘皮汤（又名橘皮生姜汤、小橘皮汤、陈皮汤）出自《金匮要略》呕吐哕下利病脉证治（哕）篇，由橘皮（陈皮）10~15g，生姜15~30g组成。具有散寒通阳、降逆和胃的功效。传统用于胃寒气逆所见之干呕，哕，手足厥，胃脘不舒，得温呕哕则减，口淡苔白，脉迟缓等。

【方剂传统解析】

《金匮要略》载："干呕、哕，若手足厥者，橘皮汤主之。"本条文论述了胃寒气逆干呕哕逆的证治。本证病因病机为寒邪犯胃，阳气被遏，寒阻气逆。该方重用生姜，暖胃散寒，降逆气；橘皮即陈皮，理气和胃，散寒降逆。二味相须为用，可使寒去阳通，胃和气降，则呕、哕、肢厥诸症自愈。

【方剂药效物质基础】

1 拆方组分

1.1 生姜　其化学组分见痉湿暍病脉证治篇"栝楼桂枝汤"。

1.2 陈皮　其化学组分见胸痹心痛短气病脉证治篇"橘枳姜汤"。

2 复方组分

目前尚未见有橘皮汤复方化学组分的文献报道。

【方剂药理学研究】

1 拆方药理

1.1 生姜 其药理研究见痉湿暍病脉证治篇"栝楼桂枝汤"。

1.2 陈皮 其药理研究见胸痹心痛短气病脉证治篇"橘枳姜汤"。

2 复方药理

止呕作用 为探讨橘皮汤对顺铂所致水貂呕吐模型的治疗作用，将雄性水貂随机分为正常对照组、模型对照组、昂丹司琼组、橘皮汤低剂量组和高剂量组。结果显示，与模型组比较，橘皮汤高、低剂量组和昂丹司琼组均能显著延长呕吐潜伏期，并明显减少干呕及呕吐次数[1]。

【临床研究与应用】

用橘皮汤原方或其加减方，可治疗呃逆[2]等见有本方证者。

【方剂评述】

橘皮汤方中的陈皮气香性温，能升气和降气，具有理气运脾、调中快膈之功。现代药理研究证明，陈皮内含有大量的挥发油，对人的胃肠道有和缓的刺激作用，有利于胃肠道内积气的排出，并可使胃液分泌增多，有助于消化；生姜具有发汗解表、温中止呕之效，可增强人的胃肠蠕动，抑制肠道内容物的异常发酵，促进肠道内的气体排出。陈皮与生姜合用可使患者体内的寒气得散、滞气得行，可用于治疗因外邪客胃、情志失调或饮食所伤导致的呕吐，对于因胃寒导致的呕吐疗效尤佳。

参 考 文 献

[1] 刘宝枚，张芳，石振艳，等. 生姜陈皮汤对顺铂所致水貂呕吐模型的治疗作用 [J]. 泰山医学院学报，2012，33（2）：81-82.

[2] 徐成贺. 橘皮汤治呃逆及其思考 [J]. 国医论坛，2013，28（6）：9.

∽ 橘皮竹茹汤 ∽

【处方组成与功用】

橘皮竹茹汤出自《金匮要略》呕吐哕下利病脉证治（哕）篇，由橘皮（陈皮）10～15g，竹茹15～30g，大枣6枚，人参6g，生姜15～30g，甘草10～15g组成。具有补虚清热、和胃降逆的功效。传统用于胃虚有热所见之哕逆，虚烦不安，手足心热，少气口干，脉虚细数等。

【方剂传统解析】

《金匮要略》载："哕逆者，橘皮竹茹汤主之。"本条文论述了胃虚有热呃逆的证治。本证病因病机为热病之后，耗伤气阴，胃虚有热，气逆上冲。该方用陈皮行气和胃止呃；竹茹清热除烦、安胃止呃，二味重用，共为君药。人参气阴双补，与陈皮相配，行中有补；生姜和胃降逆，与竹茹相配清中有温，共为臣药。大枣、甘草助人参益气养胃补虚，并调和诸药，是佐使。诸药相合，补胃虚、清胃热、降胃逆，且补而不滞，清而不寒，故适用胃虚有热之呃逆证。

【方剂药效物质基础】

1 拆方组分

1.1 陈皮　其化学组分见胸痹心痛短气病脉证治篇"橘枳姜汤"。

1.2 大枣、生姜、甘草　其化学组分见痉湿暍病脉证治篇"栝楼桂枝汤"。

1.3 人参　其化学组分见痉湿暍病脉证治篇"白虎加人参汤"。

1.4 竹茹　主要成分为 2,5 - 二甲氧基对苯醌、对羟基苯甲酸、丁香醛、松柏醇脂醛、香荚兰酸、阿魏酸、对香豆酸、草酸、乳酸、酒石酸等[1-3]。

2 复方组分

目前尚未见有橘皮竹茹汤复方化学组分的文献报道。

【方剂药理学研究】

1 拆方药理

1.1 陈皮　其药理研究见胸痹心痛短气病脉证治篇"橘枳姜汤"。

1.2 大枣、生姜、甘草　其药理研究见痉湿暍病脉证治篇"栝楼桂枝汤"。

1.3 人参　其药理研究见痉湿暍病脉证治篇"白虎加人参汤"。

1.4 竹茹　①抗氧化作用：研究发现竹茹黄酮和毛竹叶多糖可明显降低小鼠血清及组织中 MDA 的生成，增加 SOD 的活性；提取物能显著提高大鼠心、脑组织和血清中的抗氧化酶活性，增加其清除自由基的能力，抑制脂质过氧化，减少脂褐质在脑组织的堆积。②抗菌、抗病毒作用：平皿划线法实验表明竹茹对白色葡萄球菌、枯草杆菌、大肠埃希菌及伤寒杆菌等均有较强的抑制作用。③其他作用：提取物还具有止咳、祛痰、免疫调节功能、抗疲劳、抗高血脂和高血压等作用[1,4-8]。

2 复方药理

2.1 对胃黏膜的保护作用　为探讨橘皮竹茹汤对胆汁返流性胃炎大鼠模型胃黏膜的保护作用及与血清胃泌素和胃黏膜前列腺素 E_2 含量的关系，将 50 只大鼠按随机数字表法设置为空白组、模型对照组、橘皮竹茹汤高、低剂量组、西药组，除空白组外，其余各组均采用自制胆汁反流液灌胃方法建立本病大鼠模型，治疗 3 周后，测定各组大鼠血清胃泌素、胃黏膜前列腺素 E_2 含量。结果表明橘皮竹茹汤对模型大鼠胃黏膜有显著保护作用[9]。

2.2 防治化疗所致消化道反应作用　通过家鸽实验，对加味橘皮竹茹汤疗效机制进行探讨，力求揭示该方防治化疗所致消化道反应的疗效机制。结果表明，加味橘皮竹茹汤防治化疗所致消化道反应的疗效机制与其能够拮抗或降低顺铂造成的受试动物体内 5 - HT、胃泌素异常升高，减少5 - HT 介导的呕吐反射，减小顺铂对消化道黏膜细胞和组织产生的直接或间接损伤，将顺铂导致的胃肠道神经 - 内分泌、胃肠道动力方面异常改善有关[10]。

【临床研究与应用】

1 治疗呃逆

采用调胃承气汤合橘皮竹茹汤加厚朴、枳实、川楝子、郁金、砂仁、当归、茯苓、白芍，配合针灸治疗顽固性呃逆 33 例。若体虚者，加白术；有瘀滞者，加桃仁、红花。每日 1 剂，水煎，分早、晚 2 次口服。结果痊愈 24 例，有效 8 例，1 例无效（为脑血管病情恶化）[11]。

2 治疗妊娠恶阻

采用橘皮竹茹汤加黄芩、白术、砂仁、紫苏梗，每日 1 剂，水煎取汁 300ml，频频温服，治疗妊娠恶阻 40 例。结果治愈 25 例，好转 12 例，未愈 3 例[12]。

3 治疗反流性食管炎

选择 96 例胃虚有热、痰气交杂型反流性食管炎患者，随机分为治疗组和对照组各 48 例。治疗组予橘皮竹茹汤加减处方，每日 1 剂，水煎取汁 300ml，每日 3 次，饭后服。对照组予泮托拉唑胶囊加多潘立酮片口服治疗。2 组均治疗 12 周，停药 2 周后进行疗效评估。结果以临床症状全部消失，胃镜复查食管黏膜病变恢复正常为治愈，治疗组总有效率为 95.80%；对照组总有效率为 79.17%。治疗组胃镜下总有效率为 72.92%，对照组总有效率为 60.41%。治疗组在改善临床症状，预防停药复发方面明显优于对照组[13]。

4 治疗其他疾病

用橘皮竹茹汤原方或其加减方，还可治疗化疗后消化道反应[14]、膈肌痉挛[15]等见有本方证者。

【方剂评述】

橘皮竹茹汤因原文叙证不详，历代医家见仁见智，对本方的理法方治多有争议。后世医家多以"胃虚有热，胃气上逆"概括本方治证病机。所治之证为胃虚挟热，由于久病胃虚，气失和降，胃中虚热而气逆所致。对橘皮竹茹汤治证之病机，后世医家亦有以寒热相搏立论者。另有医家以"脾胃虚寒，胃失和降"概括本方治证病机者。其实，通过对本方药物组成及方义分析，不难得出其治证之病机。以方测证，"脾胃气虚，胃气上逆，寒热不著"当为橘皮竹茹汤治证之的对病机。方中诸药配伍，寒温相济，补而不滞，药性平和，功在"和胃降逆，益气补中"。凡胃虚气逆，呕恶哕呃，寒热不明显，舌淡脉虚者，皆可酌情应用本方治疗。若系胃热重者，当酌加黄连以助清泄胃热。

参 考 文 献

[1] 孙媛. 竹茹现代研究概况 [J]. 黑龙江医药，2008，21（6）：78-79.

[2] 龚金言，毛建卫，黄俊. 竹茹中苜蓿素对照品的高效液相半制备色谱制备研究 [J]. 中草药，2010，43（5）：919-921.

[3] 张建友，吴晓琴，张英. 竹茹提取物成分分析及功能初探 [J]. 食品工业科技，2011，32（2）：151-153，273.

[4] 洪新宇，朱云龙，陈林根，等. 竹茹提取物黄酮和内酯延缓皮肤细胞衰老的效能 [J]. 日用化学工业，2003，10（5）：302.

[5] 丁红秀，高荫榆，晁红娟，等. 毛竹叶多糖体内抗氧化作用研究 [J]. 食品科学，2008，29（5）：427.

[6] 马世玉，李莉，吴基良，等. 竹叶提取液抗氧化作用的实验研究 [J]. 中国老年学杂志，2005，25（1）：93.

[7] 章荣华，傅剑云，徐彩菊，等. 竹叶提取物抗氧化作用研究 [J]. 中国药理与临床，2004，20（2）：22.

[8] 张凌云. 竹叶黄酮的研究与应用进展 [J]. 现代食品科技，2006，22（2）：247-249.

[9] 姚春，姚凡，赵晓芳，等．橘皮竹茹汤对胆汁返流胃炎大鼠模型的防治作用及对胃泌素、PGE₂含量的影响［J］．时珍国医国药，2014，25（1）：44－46.

[10] 邱敏，应坚，刘莉．加味橘皮竹茹汤防治化疗消化道反应的实验研究［J］．湖南中医杂志，2012，28（2）：104－106.

[11] 王静，朱明．中药配合针灸治疗顽固性呃逆33例临床观察［J］．内蒙古中医药，2004（3）：10－11.

[12] 吴红．加味橘皮竹茹汤治疗妊娠恶阻40例［J］．黑龙江医药，2007，20（3）：264－265.

[13] 杨晋芳．橘皮竹茹汤加减治疗反流性食管炎48例疗效观察［J］．云南中医中药杂志，2011，32（7）：43.

[14] 贾淑丽．橘皮竹茹汤治疗肿瘤化疗的消化反应58例疗效观察［J］．中医临床研究，2011，3（13）：46－48.

[15] 陈锐．橘皮竹茹汤临床新用［J］．中国社区医师，2011（41）：12.

白头翁汤

【处方组成与功用】

白头翁汤出自《金匮要略》呕吐哕下利病脉证治（下利）篇，由白头翁10～15g，黄连7～10g，黄柏10g，秦皮10～12g组成。具有清热解毒、凉血止痢的功效。传统用于实热热毒下利所见之里急腹痛，大便脓血，渴欲饮水，肛门灼热，舌红苔黄，脉弦数等。

【方剂传统解析】

《金匮要略》载："热利下重者，白头翁汤主之。"本条文论述了热毒下利的证治。本证病因病机为热毒炽盛，下迫肠腑，蒸腐营血，壅滞气机。该方用白头翁大苦大寒为君药，清热解毒，凉血止利；黄连、黄柏苦寒，清热解毒，燥湿止利，坚阴厚肠，为臣药；秦皮苦、涩，清热燥湿，收涩止利，为佐药。四味相合，共奏清热解毒，凉血燥湿止利之功。

【方剂药效物质基础】

1 拆方组分

1.1 黄连　其化学组分见百合狐惑阴阳毒病脉证治篇"甘草泻心汤"。

1.2 黄柏　其化学组分见黄疸病脉证并治篇"大黄硝石汤"。

1.3 白头翁　白头翁的化学成分主要为三萜及其苷类，三萜皂苷分为羽扇豆烷型和齐墩果烷型两类数十种皂苷及常春藤皂苷元、齐墩果酸等三萜皂苷元。此外，白头翁主要化学成分还有白头翁素、白头翁灵、白头翁因等强心成分和豆甾醇、β－谷甾醇等[1-4]。

1.4 秦皮　秦皮所含化学成分主要为香豆素类，如秦皮甲素、秦皮乙素、秦皮苷、秦皮素。此外，还含异莨菪亭、咖啡酸、芥子醛葡萄糖苷、对羟基苯乙醇三十烷酸酯、对羟基苯乙醇、丁香醛、芥子醛、丁香苷、熊果酸等[5-10]。

2 复方组分

指纹图谱相关性研究　通过考察白头翁汤颗粒剂与提取物及白头翁、黄柏、黄连和秦皮四味药材指纹图谱的相关性，为白头翁汤颗粒剂指纹图谱的检测标准提供依据。采用高效液相色谱法。结果显示，白头翁汤颗粒剂与药材及其提取物间指纹图谱的相关性良好用。此指纹图谱相关性研究为白头翁汤提取物、颗粒剂的质量控制提供参考[11]。

【方剂药理学研究】

1 拆方药理

1.1 黄连 其药理研究见百合狐惑阴阳毒病脉证治篇"甘草泻心汤"。

1.2 黄柏 其药理研究见黄疸病脉证并治篇"大黄硝石汤"。

1.3 白头翁 ①抗菌作用：白头翁鲜汁、煎剂、乙醇提取物在体外均有明显的抗菌作用，对金黄色葡萄球菌、铜绿假单胞菌、痢疾杆菌较为敏感。白头翁的抗菌有效成分为白头翁素及原白头翁素，2 者均具有强烈的抗菌作用。②抗阿米巴原虫作用：体外试验显示，白头翁煎剂大于 1∶60，皂苷大于 1∶500 时能减少阿米巴原虫的繁殖。③抗氧化作用：白头翁对 H_2O_2 有清除作用，并呈量效关系，抗氧化作用比维生素 C 好。④增强免疫功能作用：白头翁水提取液对正常小鼠的免疫功能具有增强作用。⑤抗肿瘤作用：利用抗肿瘤药物筛选法、集落形成法和活细胞计数法的研究表明，白头翁有抗肿瘤作用。白头翁酸对 P－338 细胞、Lewis 肺癌瘤株及人类巨细胞肺癌瘤株有细胞毒作用，4 种齐墩果烷型三萜皂苷均具有较强的抑制肿瘤活性。⑥其他作用：白头翁皂苷 A、白头翁皂苷 A_3 可减少细胞凋亡[1,12-18]。

1.4 秦皮 ①抗病原微生物及抗病毒作用：秦皮中的秦皮甲素、秦皮乙素为抑制病原微生物的有效成分。对金黄色葡萄球菌、白色葡萄球菌、大肠埃希菌、变形杆菌、铜绿假单胞菌、宋内志贺菌、福氏志贺菌等均有不同的抗菌作用。②抗炎、镇痛作用：秦皮中的秦皮甲素、秦皮乙素、秦皮苷和秦皮素均具有明显的抗炎镇痛作用。秦皮乙素对巴豆油诱导的耳廓肿胀具有显著的抗炎和外周镇痛作用。秦皮乙素可用于治疗骨关节炎和风湿性关节炎造成的软骨损伤。③抗肿瘤作用：秦皮乙素、秦皮甲素在体内外均显示抗肿瘤和免疫调节作用。秦皮乙素在体外对 A549 肺癌细胞、黑色素瘤细胞、人 T 淋巴细胞性白血病细胞以及人胃癌细胞等几种肿瘤细胞株显示抑制其生长的作用。秦皮乙素在体内外对鼠类的巨噬细胞和淋巴细胞具有免疫调节作用。秦皮乙素和秦皮甲素均能抑制化学致癌物质 1,2－二甲肼诱导的大鼠结肠 DNA 氧化损伤和肿瘤生长。秦皮甲素对小鼠肺癌移植瘤有显著的抑制作用，使肿瘤细胞阻滞于 S 期，并通过线粒体途径诱导凋亡。④抗氧化作用：秦皮乙素、秦皮素具有较强的抗氧化活性。秦皮乙素对脂质过氧化物引起的细胞 DNA 氧化损伤具有保护作用。秦皮乙素、秦皮甲素有很强的自由基清除能力，其中秦皮乙素对自由基的清除作用最强。⑤对神经保护作用：秦皮甲素、秦皮乙素、秦皮素对中枢神经系统有一定的保护作用。⑥对血管的保护作用：秦皮乙素具有较好的血管保护作用，对过敏反应释放白三烯引起的血管收缩起到保护。秦皮乙素可减轻血管成形术后的血管再狭窄，对预防肥胖、动脉粥样硬化具有临床意义。⑦利尿作用：秦皮甲素和秦皮苷有一定的利尿作用，用于治疗痛风疗效甚佳。腹腔注射秦皮甲素显示有很强的降低血尿酸的作用。⑧保肝作用：秦皮乙素、秦皮提取物具有一定的保肝作用，秦皮乙醇提取物对大鼠实验性脂肪肝具有一定的治疗作用。秦皮甲醇提取物对四氯化碳所致小鼠急性肝损伤具有一定的保护作用。⑨其他：研究发现，经甲醇提取后用石油醚再提取后得到的秦皮提取物有望代替碱式氯化铝用作化妆品中的止汗成分，为天然提取物用作止汗剂、避免无机止汗剂的损伤提供了实验依据。秦皮乙素在体外具有抑制蛋白酪氨酸激酶的活性。秦皮素与秦皮苷毒性很低，秦皮总香豆素在试验条件下无致突变作用[19-29]。

2　复方药理

2.1　抑菌作用　为探讨白头翁汤的抗菌机制，利用 Transwell 体系建立细菌脂多糖（LPS）诱导的白细胞迁移模型，在 20μg/ml 白头翁汤作用下，采用琼脂糖火箭电泳和荧光测定的方法，对穿过和不穿过大鼠肠黏膜微血管内皮细胞（RIMECs）的中性粒细胞（PMNs）溶菌酶浓度和活性测定，并对测定结果进行统计学检验。结果表明白头翁汤治疗动物细菌性疾病机制之一是与其保护 RIMECs 不受 LPS 损伤和激活跨内皮 PMNs 溶菌酶密切相关[30]。

2.2　抗炎及抗溃疡作用　采用局部刺激法建立大鼠溃疡性结肠炎模型，观察白头翁加味汤对溃疡性结肠炎模型大鼠血清 IL－4 以及肠黏膜环氧合酶－2（COX－2）的影响。结果表明白头翁加味汤可能通过升高 IL－4，减少 COX－2 的合成而减轻炎症反应，促进溃疡的愈合[31]。

【临床研究与应用】

1　治疗痢疾

选择急性细菌性痢疾患者 120 例，随机分为对照组和治疗组各 60 例，对照组采用口服诺氟沙星，严重者加用头孢哌酮静脉滴注，或者根据药敏结果用药，同时补充电解质及营养支持治疗，防止出现脱水、酸中毒及电解质紊乱，治疗组在上述治疗的基础上以白头翁汤（酌加黄芩、马齿苋、葛根、白芍、当归炭、木香、焦槟榔、炙甘草）煎服。结果以症状消失，大便镜检正常，大便培养连续 3 次阴性为治愈，治疗组总有效率 100.0%；对照组总有效率 88.33%[32]。

2　治疗溃疡性结肠炎

选择溃疡性结肠炎患者 96 例，随机分为治疗组和对照组各 48 例。治疗组采用白头翁汤口服及保留灌肠，并临证加用其他中药，同时予柳氮磺胺吡啶口服。对照组予以柳氮磺胺吡啶、泼尼松口服，同时用利多卡因、庆大霉素、柳氮磺胺吡啶混匀液保留灌肠。2 组均以 4 周为 1 个疗程，2 个疗程后观察疗效。结果以腹痛、腹泻症状消失，大便成形，无脓血和黏液，纤维结肠镜检示肠黏膜恢复正常或遗留瘢痕为治愈，治疗组总有效率 91.67%；对照组总有效率 77.08%[33]。

3　治疗溃疡性直肠炎

选择湿热蕴结型溃疡性直肠炎患者 67 例，随机分为治疗组 35 例和对照组 32 例。治疗组予白头翁汤加胡黄连、青黛、青皮煎剂灌肠，对照组予康复新灌肠。2 组均以 7 天为 1 个疗程，共观察 3 个疗程。结果以临床症状消失，总体症状积分值 90% 以上，肠镜检查黏膜大致正常为完全缓解，治疗组完全缓解 12 例，有效缓解 15 例，基本缓解 7 例，无效 1 例；对照组完全缓解 7 例，有效缓解 9 例，基本缓解 13 例，无效 3 例[34]。

4　治疗其他疾病

用白头翁汤原方或其加减方，还可治疗慢性萎缩性胃炎[35]、阴道炎[36]等见有本方证者。

【方剂评述】

白头翁汤是治疗热利下重的名方，效果卓著。方药组成虽仅四味，配伍严紧，理义精当，既清热燥湿，又凉血解毒，气分湿热证者，用之有效；血分热毒证者，服之亦验。研究表明，白头翁汤在化学成分的分离、复方的药理作用及拆方中各单味药方面的研究都已有新的成果。临床研究表明，目前该方并不局限于张仲景"实热热毒下利"的范围，依据辨证施治和"异病同治"的原则，可用于多个系统感染性疾病和多科杂症的治疗。

参 考 文 献

[1] 时维静，李立顺，董卫星，等 . 白头翁化学成分、药理作用及临床应用研究进展 [J]. 中国兽医医药杂志，2009，(4)：22 – 25.

[2] 王伟，李红捷，鱼红闪，等 . 白头翁皂苷及次生物的研究 [J]. 安徽农业科学，2007，35（28）：8779 – 8780.

[3] 关树光，於文博，赵宏，等 . 白头翁化学成分的研究Ⅱ [J]. 长春中医药大学学报，2006，22（3）：45 – 46.

[4] 李勇，林翠英 . 白头翁属植物化学成分及活性研究概述 [J]. 天津中医药，2005，44（8）：526 – 528.

[5] 汪国松，杨亚滨，李璠，等 . 秦皮的研究进展 [J]. 国外医学：植物药分册，2007，22（3）：108 – 111.

[6] 刘丽梅，陈琳，王瑞海，等 . 秦皮化学成分的研究 [J]. 中草药，2001，32（12）：1073 – 1074.

[7] 刘丽梅，王瑞海，陈琳，等 . 秦皮化学成分的研究 [J]. 中草药，2003，34（10）：889 – 890.

[8] 魏秀丽，杨春华，梁敬钰 . 中药秦皮的化学成分 [J]. 中国天然药物，2005，3（4）：228 – 230.

[9] 刘丽梅，李曼玲，冯伟红，等 . HPLC 法测定秦皮中香豆素类成分的含量 [J]. 中草药，2004，35（7）：819 – 822.

[10] 刘丽梅，王振月，康琛，等 . 秦皮商品药材的调查及薄层色谱鉴别 [J]. 中国中药杂志，2004，29（12）：1196 – 1198.

[11] 黄春跃，杨义芳，唐博雅，等 . 白头翁汤颗粒剂指纹图谱与组方药材及其提取物的相关性 [J]. 中国医药工业杂志，2013，44（2）：175 – 179.

[12] 时维静，路振香，李立顺 . 白头翁不同提取物及复方体外抑菌作用的实验研究 [J]. 中国中医药科技，2006，13（3）：166 – 168.

[13] 杨银书，常德辉 . 白头翁提取物的消毒效果研究 [J]. 中国消毒学杂志，2006，23（4）：324 – 326.

[14] 曹景花，李玉兰，邱世翠，等 . 白头翁的体外抑菌作用研究 [J]. 时珍国医国药，2003，14（9）：528.

[15] 戴玲，王华，陈彦 . 白头翁糖蛋白对小鼠腹腔巨噬细胞免疫的增强作用 [J]. 中国生化药物杂志，2000，21（5）：230.

[16] 闫艳，高兴政 . 白头翁体外抗阴道毛滴虫透射电镜观察 [J]. 中国病原生物学杂志，2006（1）：22 – 24.

[17] 黄芳，李娟，韩林涛 . 西南白头翁不同提取物的抗肿瘤作用研究 [J]. 湖北中医学院学报，2008，10（3）：12 – 13.

[18] 韩进庭 . 白头翁的药理作用及临床应用 [J]. 现代医药卫生，2007，23（14）：2123 – 2124.

[19] 方莲花，吕扬，杜冠华 . 秦皮的药理作用研究进展 [J]. 中国中药杂志，2008，33（23）：2732 – 2736.

[20] 姚丽芳，杨逢春 . 秦皮类中草药抗菌作用的研究 [J]. 中华医学丛刊，2003，3（6）：5.

[21] 杨天鸣，葛欣，王晓妮 . 秦皮抗菌作用研究 [J]. 西北国防医学杂志，2003，24（5）：387.

[22] 刘世清，贺翎，彭昊，等 . 秦皮对兔实验性骨关节炎的基质金属蛋白酶 – 1 和一氧化氮及前列腺素 E2 的作用 [J]. 中国临床康复，2005，9（6）：150.

[23] 梁敏 . 秦皮抗氧化成分的分离及其活性研究 [J]. 食品工业科技，2006，27（3）：64.

[24] 杨宗辉，魏征人，尹建元，等 . 秦皮提取物对实验性脂肪肝的治疗作用及其机制 [J]. 中国老年学杂

志，2007，27（6）：517.

[25] 尹明浩，吕惠子，姜丽君，等. 秦皮提取物对小鼠急性肝损伤保护作用的实验研究 [J]. 时珍国医国药，2007，18（3）：590.

[26] 余江毅，熊宁宁，刘芳，等. 秦皮总香豆素治疗原发性高尿酸血症临床研究 [J]. 中国临床药理学与治疗学，2008，24（1）：3.

[27] 罗玫，刘芳，邹建东，等. 秦皮总香豆素对原发性急性痛风性关节炎止痛效应的探索性临床试验 [J]. 中国临床药理学与治疗学，2005，10（4）：475.

[28] 王晶. 秦皮甲素对人肺癌细胞 H125 体外增殖的影响 [J]. 时珍国医国药，2011，22（2）：507 – 509.

[29] 王晶. 秦皮甲素对肺癌小鼠抑瘤作用的研究 [J]. 中成药，2014，36（2）：249 – 252.

[30] 刘晓晔，张涛，董虹，等. 白头翁汤对大鼠跨内皮迁移的中性粒细胞溶菌酶的影响 [J]. 畜牧兽医学报，2014，45（1）：142 – 146.

[31] 殷刚峰，卜平，朱海航. 白头翁加味汤调节溃疡性结肠炎大鼠血清白介素 – 4 和肠黏膜环氧合酶 – 2 的研究 [J]. 中国实验方剂学杂志，2009，15（12）：84 – 86.

[32] 巩振东. 中西医结合治疗急性细菌性痢疾疗效观察 [J]. 辽宁中医药大学学报，2010，12（2）：164 – 165.

[33] 李国进，王学员. 白头翁汤结合西药治疗溃疡性结肠炎 48 例 [J]. 上海中医药杂志，2011，45（7）：45 – 46.

[34] 卜伟平. 加味白头翁汤灌肠治疗湿热蕴结型溃疡性直肠炎 35 例 [J]. 中医药导报，2011，17（6）：103 – 104.

[35] 侯全忠，张强，晏桂华. 归芍六君汤合白头翁汤加减治疗慢性萎缩性胃炎 60 例临床观察 [J]. 新中医，2011，43（7）：8 – 10.

[36] 张智华. 加减白头翁汤治疗滴虫性及霉菌性阴道炎 78 例 [J]. 辽宁中医药大学学报，2009，11（10）：114.

紫参汤

【处方组成与功用】

紫参汤出自《金匮要略》呕吐哕下利病脉证治（下利）篇，由紫参（拳参）24g，甘草9g 组成。具有清热解毒止利的功效。传统用于实热下利肺疼所见之呼吸时感到胸中疼痛等。

【方剂传统解析】

《金匮要略》载："下利肺疼，紫参汤主之。"本条文论述了下利肺疼的证治。本证病因病机因肺居胸中，肺与大肠相表里，热在肠中，邪热下迫大肠传导失常，故下利；浊热上迫于肺，肺气不利则胸中疼痛。病本在肠，因热而致之，故用紫参（拳参）凉血止利，甘草清热解毒而治之。

【方剂药效物质基础】

1 拆方组分

1.1 甘草　其化学组分见痉湿暍病脉证治篇"栝楼桂枝汤"。

1.2 紫参（拳参）　主要成分：没食子酸、丁二酸、槲皮素、槲皮素 – 5 – O – β – D – 葡萄糖苷、原儿茶酸、酚酸、黄酮类化合物、阿魏酸和山柰酚等[1-6]。

2 复方组分

目前尚未见有紫参汤复方化学组分的文献报道。

【方剂药理学研究】

1 拆方药理

1.1 甘草 其药理研究见痉湿暍病脉证治篇"栝楼桂枝汤"。

1.2 紫参（拳参） ①抗菌作用：通过对拳参抑菌活性进行了研究，发现其不同浓度的提取物对金黄色葡萄球菌和大肠埃希菌有一定的抑菌活性，并呈一定的剂量依赖性，但其对痢疾杆菌却无抑菌效果。而且对枯草芽孢杆菌、变形杆菌、产气杆菌、铜绿假单胞菌和肺炎链球菌均表现为一定的抑菌活性，单体中的没食子酸的抑菌性最强。②镇痛作用：拳参水提取物能显著减少由于乙酸所引起的腹腔深部大面积较持久的疼痛刺激，还能显著提高热板法致痛小鼠痛阈值，提高了点刺激法的致痛小鼠的镇痛率。但阿片受体拮抗剂纳洛酮不能拮抗拳参水提物对热板致痛小鼠的镇痛作用，这表明拳参水提取物的镇痛作用机制不是激动阿片受体，具体机制还有待研究。③对心脑血管保护作用：拳参正丁醇提取物及水提取液对三氯甲烷诱发小鼠心律失常、乌头碱诱发大鼠心律失常、氯化钙诱发的大鼠心室颤动、肾上腺素诱发家兔心律失常均有抑制作用。拳参正丁醇提取物同时对大鼠急性心肌缺血再灌注损伤也具有保护作用，而且其对大鼠心肌缺血再灌注后引起的乳酸脱氢酶和磷酸肌酸激酶升高有降低作用，这些都说明拳参正丁醇提取物对大鼠心肌缺血再灌注损伤有明显的保护作用。拳参正丁醇提取物水溶性成分能减小大脑中动脉栓塞大鼠再灌后脑梗死体积减小，降低脑组织含水率及致炎细胞因子 IL-6、IL-1β 和 TNF-α 的水平，通过抑制脑缺血再灌注损伤后的炎症反应，减小脑水肿对脑缺血再灌注损伤起保护作用。④免疫增强作用：拳参提取液能够显著增加正常小鼠免疫器官的胸腺指数和脾脏指数，增强正常小鼠单核巨噬细胞的吞噬能力，促进 T 淋巴细胞增殖，提高血清溶血素水平及血清 IL-2 水平。表明拳参提取物对正常小鼠的免疫功能具有增强作用。⑤其他作用：拳参正丁醇提取物对视网膜缺血再灌注损伤也有保护作用，其机制是通过提高具有保护作用的内皮来源的一氧化氮合酶活性，降低具有损伤作用的诱导型一氧化氮合酶活性而实现的[7-18]。

2 复方药理

2.1 抗菌、消炎、解热作用 据文献报道[19]，紫参汤实验显示抗菌、消炎、解热的药理作用。

2.2 对急性肝损伤有一定的保护作用 为探讨甘草提取物，石见穿提取物和紫参汤对四氯化碳致小鼠急性肝损伤的保护作用，采用腹腔注射 0.2% 四氯化碳玉米油溶液 10ml/kg 造成小鼠急性肝损伤模型，结果显示，紫参汤可显著降低四氯化碳致肝损伤小鼠血清 ALT 和 AST 水平升高，明显降低肝脏 MDA 含量，提高肝匀浆和血清 SOD 活性。表明紫参汤对四氯化碳致小鼠急性肝损伤有一定的保护作用，且药效优于单用甘草或石见穿，其机制可能与抑制脂质过氧化有关[20]。

【临床研究与应用】

用紫参汤原方或其加减方，可治疗肠炎、痢疾、肝炎、肺热咳嗽、吐血、衄血、痔疮出血，外治口腔糜烂、咽喉溃疡[19]等见有本方证者。

【方剂评述】

紫参汤中关于紫参一药，在应用时拳参与蚤休往往相互混淆。拳参在药材商品中习称"草河车"或"重楼"。但"草河车""重楼"又为蚤休的异名，故部分地区往往将二者混而用之。因而在处方中发现拳参、蚤休常替代应用。临床应用，泛意勿混淆使用。

参 考 文 献

[1] 黄志华，李良东，韩立民. 拳参的心脑血管保护作用研究进展 [J]. 赣南医学院学报，2013，33（4）：625 – 627.

[2] 张齐雄，曹蓓. 中药拳参生物活性研究进展 [J]. 亚太传统医药，2012，8（7）：195 – 196.

[3] 刘晓秋，李维维，华会明，等. 拳参的化学成分研究 [J]. 中草药，2006，37（10）：1476 – 1478.

[4] 刘晓秋，李维维，生可心，等. 拳参正丁醇提取物的化学成分 [J]. 沈阳药科大学学报，2006，23（1）：16 – 18.

[5] 肖凯，宣利江，徐亚明，等. 拳参 DNA 裂解活性成分研究 [J]. 中草药，2003，34（3）：203 – 206.

[6] 刘晓秋，陈发奎，吴立军，等. 拳参的化学成分 [J]. 沈阳药科大学学报，2004，21（3）：187 – 189.

[7] 刘春棋，王小丽，曾靖. 拳参提取物抑菌活性的初步研究 [J]. 赣南医学院学报，2006，26（4）：489 – 490.

[8] 刘晓秋，李维维，李晓丹，等. 拳参提取物及单体化合物的体外抑菌活性初步研究 [J]. 中药材，2006，29（1）：51 – 53.

[9] 曾靖，单钟爱，钟声，等. 拳参水提取物镇痛作用的实验观察 [J]. 中国临床康复，2005，9（6）：80 – 81.

[10] 曾靖，黄志华，叶和杨，等. 拳参正丁醇提取物中枢抑制作用的研究 [J]. 赣南医学院学报，2003，23（4）：359 – 361.

[11] 黄志华，钟富有，李良东，等. 拳参正丁醇提取物对豚鼠离体右心房自律性及收缩特性的影响 [J]. 中药药理与临床，2007，23（4）：35 – 36.

[12] 李良东，黎晓，黄志华，等. 拳参正丁醇提取液对家兔胸主动脉条收缩的影响 [J]. 中药药理与临床，2007，23（6）：53 – 55.

[13] 周菊芬，黄志华，曾靖，等. 拳参正丁醇提取物抗心律失常作用的研究 [J]. 赣南医学院学报，2008，28（6）：795 – 796.

[14] 黄志华，李良东，曾靖，等. PBNA 对离体心肌缺血再灌注损伤时抗氧化作用的影响 [J]. 时珍国医国药，2010，21（2）：378 – 380.

[15] 张乡城，黄志华，曾靖. 拳参正丁醇提取物对异丙肾上腺素致大鼠心肌肥厚的保护作用 [J]. 时珍国医国药，2008，19（7）：1665 – 1667.

[16] 黄志华，李良东，曾靖，等. 拳参正丁醇提取物对大鼠心肌肥厚时 ATPase 活性的影响 [J]. 时珍国医国药，2010，21（1）：122 – 123.

[17] 叶和杨，黄志华，王秀荣，等. 拳参正丁醇提取物保护大鼠心肌缺血再灌注损伤的剂量依赖性效应 [J]. 中国临床康复，2005，9（39）：118 – 120.

[18] 李珂珂，王青青. 拳参提取物对小鼠免疫功能的影响 [J]. 时珍国医国药，2011，22（9）：2180 – 2182.

[19] 张家礼. 金匮要略 [M]. 北京：中国中医药出版社，2004：381.

[20] 郭雷，李慧，王振华，等. 甘草提取物、石见穿提取物、紫参汤对四氯化碳致小鼠急性肝损伤的保护作用的比较 [J]. 石河子大学学报（自然科学版），2010，28（6）：727 – 730.

❧ 小承气汤 ❧

【处方组成与功用】

小承气汤出自《金匮要略》呕吐哕下利病脉证治（下利）篇，由大黄 10～15g，厚朴 7～10g，枳实 10～15g 组成。具有泻热行气、破滞通腑的功效。传统用于实热下利，热结旁流所见之大便燥结不通，时泄出黄臭粪水，而不见燥屎泻下者，及大便秘结，胸腹痞满，潮热，舌苔老黄，脉滑而数等。

【方剂传统解析】

《金匮要略》载："下利谵语者，有燥屎也，小承气汤主之。"本条文论述了燥屎阻结，热结旁流，下利谵语的证治。本证病因病机为燥屎内阻，浊热扰心，热结旁流。该方用大黄苦寒泻热通腑，攻下实邪；辅以枳实破气消积，增强大黄通下之功；厚朴行气消胀除满。三味相配，共奏通腑泻实之效。用之可使燥屎去而腑气通，浊热得泄，下利谵语自止。

【方剂药效物质基础】

1 拆方组分

大黄、厚朴、枳实　其化学组分见痉湿暍病脉证治篇"大承气汤"。

2 复方组分

2.1 煎煮后成分分析　通过对小承气汤的化学成分研究，分离鉴定了 11 个化合物，分别为大黄酚、大黄素甲醚、厚朴酚、β-谷甾醇、反式-肉桂酸、大黄素、芦荟大黄素、大黄酸、没食子酸、大黄酚-8-O-β-D-葡萄糖苷、橙皮苷。从挥发油中鉴定出 67 个化合物，主要成分为对-聚伞花素（16.43%）、D-柠檬烯（42.61%）、δ-松油烯（14.46%）、β-桉叶烯（5.42%）等[1]。

2.2 大黄酸在体内的药动学　为探讨小承气汤中大黄与厚朴、枳实配伍对大黄酸在大鼠体内药动学过程的影响，将大鼠分别给予大黄及小承气汤，高效液相色谱法测定大黄酸在大鼠体内血药浓度变化。结果显示，大黄酸血药浓度在 1.0～15μg/ml 范围内线性关系良好。大鼠给予大黄及小承气汤后，大黄酸血药浓度-时间曲线均符合二房室模型，表明大黄与厚朴、枳实配伍后，使大黄酸在大鼠体内的血药浓度降低[2]。

【方剂药理学研究】

1 拆方药理

大黄、厚朴、枳实　其药理研究见痉湿暍病脉证治篇"大承气汤"。

2 复方药理

2.1 泻下作用　通过炭末推进、黑便排出等实验，观察小承气汤、厚朴大黄汤及厚朴三物汤的药理作用差异。结果证实，大剂量三方均有泻下作用，小剂量时小承气汤、厚朴大黄汤即呈现明显泻下作用，说明小承气汤泻下力最强。泻下作用的强度主要与其所含大黄量有关[3]。

2.2 加速胃排空作用　通过实验，探讨小承气汤对兔胃底平滑肌的作用。结果显示，服用小承气汤煎剂后，兔胃底平滑肌的张力明显升高，与给药前比较差异显著（$P < 0.05$ 或 $P < 0.01$），与多潘立酮组比较有显著性差异（$P < 0.01$ 或 $P < 0.05$），其升高胃张力作用约为多潘立酮的 2.81 倍。说明小承气汤有促进胃底平滑肌的运动作用，加速胃排空过程[4]。

2.3 对腹部手术后胃肠功能恢复的作用　通过建立 SD 大鼠腹部术后模型，观察小承气汤药膜敷脐对腹部术后胃肠功能恢复的影响。结果显示，小承气汤药膜敷脐后对 SD 大鼠经腹术后肠蠕动有明显的促进作用，并且其促进作用随着药物浓度的升高而加强。同时病理图片显示，高浓度组近段小肠绒毛形态完整，上皮细胞排列整齐，呈高柱状排列，未见细胞破裂坏死现象，腺体未见萎缩、未见细胞充血水肿，肠腔内无脱落细胞，细胞固有膜无增宽，明显好于对照组。临床观察显示，治疗组在排气排便及肠鸣音恢复时间上都明显优于对照组（$P < 0.05$）[5]。

2.4 抗炎作用　采用硫代乙酰胺所致肝损伤模型，予加味小承气汤进行干预，观察其对模型大鼠肝功能、内毒素的影响。研究证实，加味小承气汤具有清除内毒素、降低 TNF - α 含量、保护肝细胞的作用，光镜下观察到，加味小承气汤组病理所见与模型组相似，但点灶状坏死、中央带状坏死及桥连状坏死均较模型组为轻；进一步的图像分析结果显示，加味小承气汤组的肝脏损伤面积明显低于模型组[6]。

【临床研究与应用】

1 治疗便秘

选择骨折患者并发便秘患者 158 例，以小承气汤加白术、荆芥穗煎服。若气虚者，加黄芪、党参；气滞腹胀者，加木香、乌药、莱菔子；血虚者，加当归、何首乌；血瘀者，加川芎、赤芍、牡丹皮；津亏者，加火麻仁、生地黄、麦冬。本组患者服用 1 剂 24 小时内排大便者 86 例，服用 2 剂 2 天内排大便者 39 例，服用剂量较大 3 天内排大便者 24 例，服用剂量较大 3 天后排大便或加用开塞露等润滑剂者 9 例，总有效率 94.3%[7]。

2 治疗术后肠梗阻

选择术后炎性肠梗阻患者 60 例，随机分为治疗组 35 例和对照组 25 例。治疗组以小承气汤加党参、黄芪、丹参、红藤、黄芩等煎剂胃管注入，另以甲氧氯普胺穴位封闭足三里，同时加上西医疗法。对照组单纯应用西医保守治疗。结果以梗阻样症状和体征消失，排气、排便、进食后无不适，X 光腹部平片积气消失为治愈，治疗组治愈 34 例，1 例放弃治疗，平均住院治疗时间 11 天；对照组死亡 3 例，2 例放弃治疗，平均住院时间 21 天[8]。

3 治疗其他疾病

用小承气汤原方或其加减方，还可治疗肠易激综合征[9]、胰腺炎[10]、脂肪肝[11]、术后胃肠功能障碍[12]等见有本方证者。

【方剂评述】

小承气汤病机为肠腑燥实结聚，证势较轻者。多因阳明热盛于里，汗出多津液外泄，胃肠干燥致大便干结。腹气不通浊气上扰，心神不安则发谵语。阳明病误用汗吐下后，耗伤津液，表邪化热传入阳明热邪上扰故令心烦。小便数则是津液偏从前阴下泄，肠中干燥，大便因而结硬。在阳明腑实时又见下利，则为热结旁流证。小承气汤是调胃承气汤的变方，上述之证皆为燥屎结于肠，腑气壅滞，痞满重，燥坚轻，故在调胃承气汤基础上去芒硝、炙甘草，加厚朴行气除满，枳实破气消痞，合为泄热而通便，消痞而除满。

参 考 文 献

[1] 范妙璇，王宏洁，李晓明，等．小承气汤化学成分研究及挥发油成分分析［J］．中成药，2008，33（9）：1027-1031.

[2] 韩刚，赵媛，索炜，等．小承气汤中大黄酸在大鼠体内的药动学研究［J］．中药新药与临床药理，2012，23（2）：177-179.

[3] 寇俊萍，禹志领，龚树强，等．小承气汤、厚朴大黄汤及厚朴三物汤药理作用［J］．中成药，2004，26（1）：57-59.

[4] 张启荣，袁杰，李莉．大承气汤与小承气汤对兔胃底条平滑肌运动的影响［J］．时珍国医国药，2009，20（7）：1672-1673.

[5] 王宽宇，陈静，彭登发，等．小承气汤药膜敷脐对腹部术后胃肠功能恢复的影响［J］．河南中医，2010，30（9）：861-863.

[6] 高连印，付修文，谭勇．加味小承气汤对慢性肝损伤大鼠肠源性内毒素血症的影响［J］．中国中医药信息杂志，2008，15（11）：33-34.

[7] 于晶．小承气汤加味治疗骨折病人并发便秘［J］．中国社区医师，2010，12（30）：129.

[8] 高治军，张祖清，卫常委．加味小承气汤配合西药治疗术后炎性肠梗阻35例［J］．陕西中医药，2010，31（9）：1157-1158.

[9] 蒋国印，李建芬，徐波．小承气汤加减治疗肠易激综合征56例疗效观察［J］．河北中医，2010，32（2）：218，252.

[10] 顾丽亚．中西结合治疗急性胰腺炎19例临床分析［J］．吉林医学，2010，31（2）：199.

[11] 王俊霞，刘中景．小承气汤加味联合熊去氧胆酸治疗脂肪肝的效果［J］．齐鲁医学杂志，2009，24（1）：11-12.

[12] 方振军，李宁．辨证治疗非消化道腹部手术后胃肠功能障碍48例［J］．浙江中西医结合杂志，2010，20（2）：86-87.

桂枝汤

【处方组成与功用】

桂枝汤出自《金匮要略》呕吐哕下利病脉证治（下利）篇，由桂枝10g，白芍10g，炙甘草7g，生姜10g，大枣4枚组成。具有解肌祛风、调和营卫的功效。传统用于虚寒下利所见之下利稀薄清冷，完谷不化，腹部胀满，身体疼痛等。

【方剂传统解析】

《金匮要略》载："下利腹胀满，身体疼痛者，先温其里，乃攻其表；温里宜四逆汤，攻表宜桂枝汤。"本条文论述了虚寒下利的证治。本证病因病机为虚寒下利兼有表证。该方为治疗太阳中风表虚证的主方。用桂枝辛温，祛风解肌，发散在表之风邪，为君药；白芍为臣，益阴敛营，敛固外泄之营阴。生姜既助桂枝辛散解表，又兼和胃止呕；大枣、炙甘草益气顾中，更调和诸药，共为佐使。五味相合，共奏解肌祛风，调和营卫之效。

【方剂药效物质基础】

1 拆方组分

1.1 桂枝、白芍、生姜、大枣　其化学组分见痉湿暍病脉证治篇"栝楼桂枝汤"。

1.2 炙甘草　其化学组分见痉湿暍病脉证治篇"葛根汤"。

2 复方组分

2.1 配伍对化学成分的影响　通过建立 HPLC 法测定桂枝汤类方中原儿茶酸、香豆素、桂皮酸、桂皮醛、芍药苷和甘草酸的含量，探讨配伍对各成分含量的影响。结果表明，作为桂枝汤类方中的君药桂枝和臣药白芍，配伍后其主要成分桂皮酸和芍药苷的含量相对于单味药均减少，提示配伍不利于桂皮酸和芍药苷的溶出；桂枝挥发油的主要成分为桂皮醛，配伍后复方中桂皮醛含量与单味桂枝比差异无统计学意义；佐使药甘草的主要成分为甘草酸，桂枝汤、桂枝加桂汤和桂枝加芍药汤中甘草酸的含量相对于单味甘草增加，提示桂枝和白芍的存在可能有利于甘草酸的溶出[1]。

2.2 拆方对芍药苷溶出量的影响　通过 HPLC 测定桂枝汤拆方前后芍药苷的含量变化，为桂枝汤的配伍理论研究提供参考。结果显示，桂枝汤拆方前后芍药苷含量由高到低的顺序为去大枣组 > 去生姜组 > 全方组 > 去桂枝组 > 去甘草组，去甘草组、去桂枝组与全方组比较均有显著性差异；去生姜组和去大枣组与全方组比较无显著性差异。说明甘草、桂枝均有助于白芍中芍药苷的溶出，生姜和大枣对白芍中芍药苷的溶出影响不大[2]。

2.3 体温双向调节作用的组分　通过对桂枝汤中具有体温双向调节作用部位 A 的物质基础研究发现，该部位含有香草醛、4－羟基－3 甲氧基桂皮醛、桂皮醇乙酸酯、香豆素、桂皮醛、反式桂皮醇、反式桂皮酸、邻甲氧基桂皮醛、邻甲氧基桂皮醇。其中桂皮醛、反式桂皮醇、反式桂皮酸、邻甲氧基桂皮醛、邻甲氧基桂皮醇是通过影响下丘脑 PGE_2 的含量产生对体温的调节作用，桂皮醛、反式桂皮醇、邻甲氧基桂皮醛和邻甲氧基桂皮醇对环氧酶 2 有抑制作用，其中桂皮醛作用最强[3]。

2.4 5 种有效成分的含量测定　利用多波长高效液相色谱法，采用 DAD 检测器，分别对桂枝汤中 5 种有效成分含量进行检测，显示桂枝汤中 5 种有效成分含量分别为：芍药苷 0.06296mg/ml、甘草苷 0.06468mg/ml、肉桂酸 0.03444mg/ml、桂皮醛 0.30516mg/ml、甘草酸 0.0566mg/ml。为桂枝汤发挥药效提供了基本保障[4]。

【方剂药理学研究】

1 拆方药理

1.1 桂枝、白芍、生姜、大枣　其药理研究见痉湿暍病脉证治篇"栝楼桂枝汤"。

1.2 炙甘草　其药理研究见痉湿暍病脉证治篇"葛根汤"。

2 复方药理

2.1 双向调节体温的作用　通过观察桂枝汤及其生物转化模拟产物对 IL－1β 介导的小鼠脑微血管内皮细胞株（bEnd.3）细胞前列腺素 E_2（PGE_2）代谢通路的影响，发现桂枝汤及其生物转化模拟产物对 IL－1β 刺激 bEnd.3 细胞合成 PGE_2 的代谢酶系统有不同程度的抑制作用，从而降低了前炎症介质和中枢发热介质 PGE_2 的释放和分泌，达到双向调节体温的作用[5]。

2.2 对胃肠运动的调节作用 用放免法研究桂枝汤有效部位 B 对胃肠运动双向调节的作用，结果证实其可拮抗阿托品致胃肠运动受抑大鼠下丘脑和空肠组织 cAMP 含量及蛋白激酶 A（PKA）、蛋白激酶 B（PKC）活性的降低，对胃窦组织 PKA 活性的降低也具拮抗作用。对新斯的明致胃肠运动亢进大鼠，Fr. B 可升高胃窦组织 PKA 活性、下丘脑和空肠组织 PKC 活性，对 cAMP 含量无明显影响。表明桂枝汤对胃肠运动机能的双向调节可能是通过调节中枢下丘脑、血液、胃肠局部组织中的胃泌素、胃动素、P 物质、生长抑素、VIP、cAMP 含量和蛋白激酶活性而发挥作用的[6]。

2.3 对免疫功能的双向调节作用 用逆转录法探讨脾虚证模型动物与 Th1/Th2 细胞漂移的关系，以及桂枝汤对其的干预作用。结果证实，桂枝汤治疗前，脾虚组的 NFAT mRNA、IL-4 mRNA 表达上调，而 IFN-γ mRNA 表达下调，经桂枝汤大、小剂量（6g/kg，3g/kg）治疗后，NFAT mRNA、IL-4 mRNA 表达下调，IFN-γ mRNA 表达上调，与正常组相比较，基本恢复了正常水平（$P < 0.05$）[7]。

2.4 抗过敏作用 为探讨桂枝汤治疗变应性鼻炎的作用，采用卵蛋白作为致敏原诱发豚鼠制备变应性鼻炎模型，以鼻痒、喷嚏及流清涕等行为学指标、组织学观察及血清 HA、IgE 生化指标考察桂枝汤治疗变应性鼻炎的作用。结果显示，桂枝汤高、中剂量组症状积分明显低于模型组（$P < 0.01$），与辛芩颗粒对照组相当；血清组胺和 IgE 含量明显低于模型组（$P < 0.01$，$P < 0.05$）；组织学观察可见由于纤维修复所致组织结构重建，黏膜增厚，炎性细胞浸润减少，间质无水肿。表明桂枝汤具有治疗变应性鼻炎的作用[8]。

2.5 降血糖作用 采用四氧嘧啶致雄性昆明小鼠糖尿病模型，用 35g/kg 桂枝汤灌胃给药，观察其降血糖作用。结果显示，桂枝汤 30 分钟组、60 分钟组、120 分钟组及 240 分钟组小鼠用药后血糖与模型组比较，均明显降低（$P < 0.05$）。与给药前小鼠血糖比较，桂枝汤 60 分钟组、120 分钟组和 240 分钟组降糖作用有统计学意义（$P < 0.05$）。降血糖效果强弱依次为 240 分钟组 > 120 分钟组 > 60 分钟组 > 30 分钟组[9]。

2.6 对心肌缺血后心功能的改善作用 通过建立高脂心肌缺血大鼠模型，观察桂枝汤对缺血大鼠脂代谢和心功能的影响，探讨防治冠心病的作用机制。实验结果证实，桂枝汤具有升高 TC、TG、LDL-C 及 HDL-C 的作用，可以改善心肌缺血大鼠左心室收缩和舒张功能；组织病理学结果显示，桂枝汤可减轻高脂血症大鼠心肌组织形态学结构的异常改变。表明桂枝汤对缺血受损心肌具有保护作用，其作用与改善高脂血症大鼠脂代谢紊乱有关[10]。

2.7 其他作用 桂枝汤对正常、环磷酰胺免疫抑制、流感病毒感染鼠支气管肺泡灌洗液中分泌型免疫球蛋白 A 的影响随给药时间的增加呈先升后降的趋势，对黏膜免疫的干预作用呈现一定的时间双向性，其机制可能与分泌型免疫球蛋白 A 有关[11]。

【临床研究与应用】

1 治疗感冒

选择外感风寒、头痛、发热（38℃以内）、汗出、恶风、脉浮；兼鼻鸣鼻塞、口干而不渴、苔白、脉缓或弱等证属体虚感冒患者 40 例，依原方桂枝汤配伍煎服。服药后 10 分钟左右再喝热面汤或米粥 500ml。结果以症状及局部体征消失，全身情况恢复正常，体温正常并稳定 2 天以上为治愈，本组总有效率为 97.5%，患者服药 1~3 剂，平均 2 剂[12]。

2 治疗颈椎病

选择椎动脉型颈椎病患者 312 例，随机分为治疗组 186 例和对照组 126 例。治疗组用桂枝汤煎服。若体虚和气温较高时减桂枝、生姜用量，反之增量。对照组用尼莫地平治疗。2组均用药 5 天。结果以头昏、头晕、恶心、颈部不适等临床症状消失，检查椎动脉平均血流速度恢复正常为治愈，治疗组总有效率 100%；对照组总有效率 88.89%[13]。

3 治疗围绝经期综合征

选择围绝经期综合征患者 37 例，均以桂枝汤加白术、当归、酸枣仁、木香煎服，并随证有药。10 天为 1 个疗程。结果经 3 ~ 4 个疗程治疗，以症状全部消失为治愈，本组总有效率 89.19%[14]。

4 治疗其他疾病

用桂枝汤原方或其加减方，还可治疗变应性鼻炎[15]、荨麻疹[16]、血虚发热[17]、口疮[18]等见有本方证者。

【方剂评述】

桂枝汤组方严谨，其立法思想主要集中在"和"，以治疗营卫不和，表里同病，气血不和为主证。该方应用广泛，疗效卓著，被誉为"群方之魁"。文献中所报道的不少病证，是近年来临床工作者根据桂枝汤传统功效结合实验发现拓展出新的运用成果。目前桂枝汤所用剂型主为汤剂，其次为浸膏，几无其他剂型作为研究对象。另外，桂枝汤药效物质基础、药代动力学、毒理学等与现代药学有关的研究内容略显欠缺，某些领域还存在空白现象。今后尚需加强该方的药学全过程研究，同时与临床密切合作。

参 考 文 献

[1] 陈莹蓉，马越鸣，张宁. 桂枝汤类方化学成分含量研究 [J]. 中成药，2010，32 (6)：996 - 1000.

[2] 王瑞，展晓日，李欢. 桂枝汤及其拆方对芍药苷溶出量的影响 [J]. 中国实验方剂学杂志，2013，19 (9)：6 - 8.

[3] 周硕，霍海如，郭建友，等. 桂枝汤对体温整合调节作用的活性成分研究 [J]. 中国中药杂志，2007，32 (9)：865 - 867.

[4] 柏冬，范斌，牛晓红，等. 多波长高效液相色谱法同时测定桂枝汤中 5 种有效成分的含量 [J]. 药物分析杂志，2010，30 (1)：1 - 5.

[5] 陈冰，柏冬，李沧海，等. 桂枝汤及其生物转化模拟产物对 IL - 1β 介导的 bEnd. 3 细胞 PGE_2 代谢通路的影响 [J]. 中国实验方剂学杂志，2011，17 (16)：128 - 132.

[6] 霍海如，谭余庆，周爱香，等. 桂枝汤有效部位 B 对胃肠运动双向调节作用的实验研究Ⅵ - cAMP、蛋白激酶 A 和 C 活性的影响 [J]. 中国实验方剂学杂志，2005，11 (4)：51 - 54.

[7] 周志刚，彭爱芬，刘新亚，等. 对脾虚大鼠 Th_1/Th_2 细胞漂移的干预作用 [J]. 江西医药，2006，41 (7)：454 - 457.

[8] 董培良，张天宇，殷鑫，等. 桂枝汤治疗过敏性鼻炎的实验研究 (Ⅰ) [J]. 中医药信息，2013，30 (2)：70 - 72.

[9] 李静华，赵玉堂，郭玉成，等. 桂枝汤对四氧嘧啶致糖尿病小鼠模型的降糖作用 [J]. 承德医学院学报，2006，23 (2)：152 - 153.

[10] 焦宏，陈彦静，鞠大宏，等. 桂枝汤对高脂血症心肌缺血大鼠心肌缺血损伤的保护作用 [J]. 中国中医基础医学杂志，2011，17 (3)：279 - 281.

[11] 王强，刘亚欧，李兴平．桂枝汤对粘膜免疫干预作用的时效性研究［J］．中药药理与临床，2010，26（6）：15-17.

[12] 任才厚．桂枝汤治疗体虚感冒应重视煎服法（附40例临床报道）［J］．河南中医，2011，31（6）：585-586.

[13] 张向阳．桂枝汤治疗椎动脉型颈椎病186例观察［J］．实用中医药杂志，2004，20（9）：491.

[14] 秦岭．桂枝汤为主治疗围绝经期综合征37例［J］．山西中医，2011，27（1）：22.

[15] 刘蔷．桂枝汤加味治疗变应性鼻炎36例疗效观察［J］．河北中医，2010，32（2）：182.

[16] 陈和，陈旭文．加味桂枝汤治疗慢性荨麻疹41例疗效观察［J］．新中医，2009，41（11）：58-59.

[17] 雷勇军，王凡温．桂枝汤治疗血虚发热28例［J］．中国社区医师，2010，12（25）：154-155.

[18] 谭茂卿，陈振超．桂枝汤治疗复发性口疮的临床研究［J］．临床和实验医学杂志，2009，8（8）：137-139.

❦ 桃花汤 ❦

【处方组成与功用】

桃花汤出自《金匮要略》呕吐哕下利病脉证治（下利）篇，由赤石脂（又名桃花石）100g，干姜10g，粳米50g组成。具有温阳涩肠、固脱止利的功效。传统用于虚寒下利，下利脓血，滑脱不禁所见之下痢腹痛，便下脓血，日久不愈，所下脓血色暗不鲜，腹痛喜按喜温，舌淡白，脉迟弱或微细等。

【方剂传统解析】

《金匮要略》载："下利，便脓血者，桃花汤主之。"本条文论述了虚寒下利脓血，滑脱不禁的证治。本证病因病机为脾肾阳虚，温摄失司，滑脱不禁，脉络不固。该方重用赤石脂为君药，甘酸涩温而质重（一半为煎，一半冲服），直入下焦，温下元涩大肠，固脱止利兼止血；干姜辛、热，守而不走，善温中散寒为臣；粳米甘、平，补脾土顾胃气，为佐药。诸药相会，共奏温阳涩肠，固脱止利之功。

【方剂药效物质基础】

1 拆方组分
1.1 赤石脂　其化学组分见中风历节病脉证并治篇"风引汤"。

1.2 干姜　其化学组分见百合狐惑阴阳毒病脉证治篇"甘草泻心汤"。

1.3 粳米　其化学组分见痉湿暍病脉证治篇"白虎加人参汤"。

2 复方组分
目前尚未见有桃花汤复方化学组分的文献报道。

【方剂药理学研究】

1 拆方药理
1.1 赤石脂　其药理研究见中风历节病脉证并治篇"风引汤"。

1.2 干姜　其药理研究见百合狐惑阴阳毒病脉证治篇"甘草泻心汤"。

1.3 粳米　其药理研究见痉湿暍病脉证治篇"白虎加人参汤"。

2 复方药理

2.1 抑制小肠运动亢进作用　采用蓖麻油制备腹泻模型，随机分为空白对照组、模型对照组、蒙脱石散对照组、桃花汤煎剂高、低剂量组（25.0g/kg、12.5g/kg），桃花汤粉剂高、低剂量组（25.0g/kg、12.5g/kg），探讨桃花汤煎剂和粉剂对小鼠泄泻、小鼠小肠推进功能的影响。结果发现，桃花汤煎剂和粉剂均能明显减少蓖麻油引起的腹泻小鼠的湿粪数（$P<0.01$，$P<0.05$），均能明显抑制新斯的明引起的小鼠小肠运动亢进作用（$P<0.01$，$P<0.05$）[1]。

2.2 止痛、止泻、止血、保护消化道黏膜的作用　桃花汤中赤石脂的主要成分为硅酸盐，能够吸附细菌毒素及食物中异常发酵产物等消化道有毒物质，并有抑菌、抗原虫感染、保护消化道黏膜、止胃肠出血的作用。干姜温肾助阳，对垂体－肾上腺皮质系统具有兴奋作用，能对抗副交感神经兴奋作用，抑制肠管运动，收缩局部末梢血管，减慢机体耗氧速度。粳米具有提高机体免疫力的作用[2]。

2.3 其他作用　体外实验证实，桃花汤中的赤石脂对肌酐、高血钾有较强的吸附作用，特别是吸附钾离子作用突出，尤其是在酸性环境下较为明显。桃花汤中配伍用了干姜，从药理作用来看，干姜有比较好的促进胃液和游离酸的分泌作用，从而可以促进钾离子的分泌和降低 pH 值。因而桃花汤从药物组成、配伍、剂量、服法、注意事项等来看，是较科学的[3]。

【临床研究与应用】

1 治疗溃疡性结肠炎

选择 90 例活动期溃疡性结肠炎患者随机分为观察组和对照组各 45 例。观察组给予加味桃花汤煎服，临证时根据病情的变化进行加减，并配合康复新液灌肠；对照组给予奥沙拉嗪肠溶片口服。2 组疗程均为 8 周。比较 2 组临床疗效、症状积分、肠镜下黏膜积分以及 C － 反应蛋白、肿瘤坏死因子 － α 的水平改变。结果治疗组总有效率（93.33%）明显优于对照组（77.77%）（$P<0.05$）；治疗后症状积分、结肠黏膜积分及组织病理积分治疗组均明显低于对照组（均 $P<0.05$）[4]。

2 治疗其他疾病

用桃花汤原方或其加减方，还可治疗慢性腹泻[5]、老年习惯性便秘[6]等见有本方证者。

【方剂评述】

该方为温中固涩之剂，由于脾肾阳虚，下利不止，病程迁延，大肠已有滑脱之势，必先固脱以济其急，故用此方治之。方中无苦寒之药，意在温中固脱。若为实热壅滞下利者，则应禁用。

参 考 文 献

[1] 王留兴. 桃花汤粉剂对小鼠腹泻和小肠运动功能的影响 [J]. 长春中医药大学学报，2008，24（2）：140－141.

[2] 王玉芳. 仲景桃花汤治疗消化系统疾病 [J]. 光明中医，2006，21（3）：28－29.

[3] 吴中平. 经方的肠道吸附作用分析及实验初证 [J]. 上海中医药大学学报，2009，23（2）：67－69.

[4] 仲炜，邓中民，付仲颖. 加味桃花汤联合康复新液灌肠治疗活动期溃疡性结肠炎的疗效观察 [J]. 浙江

实用医学，2014，19（2）：104 – 106.

［5］王家锋．桃花汤微粉剂治疗慢性腹泻临床效果观察［J］．亚太传统医药，2013，9（12）：200 – 201.

［6］于文晓，戚晴雪，马占华，等．老年习惯性便秘的辨证论治［J］．中医药导报，2014，20（2）：140 – 141.

∽ 通脉四逆汤 ∽

【处方组成与功用】

通脉四逆汤出自《金匮要略》呕吐哕下利病脉证治（下利）篇，由生附子 10g，干姜 10～15g，炙甘草 7～10g 组成。具有破阴散寒，回阳救逆，通达内外的功效。传统用于寒厥下利，阴盛格阳证所见之下利清谷，手足厥逆，脉微欲绝，身反不恶寒，舌苔白滑；或下利清谷，里寒外热，汗出而厥者；或厥冷无脉；或呕利止而脉不出；或干呕腹痛；或咽痛；或四肢拘急不解舌质淡等。

【方剂传统解析】

《金匮要略》载："下利脉沉而迟，其人面少赤，身有微热，下利清谷者，必郁冒汗出而解，病人必微热，所以然者，其面戴阳，下虚故也""下利清谷，里寒外热，汗出而厥者，通脉四逆汤主之。"两条文论述了虚寒下利，阴盛格阳，真寒假热的证治。本证病因病机为脾肾阳衰，阴寒内盛，格拒虚阳浮越于外。该方药味与四逆汤相同，惟重用附子、干姜，增强其破阴散寒，通达内外，回阳救逆之功。若见面赤戴阳证者，则遵《伤寒论》之旨，于方中加葱白宣通上下气机，使上浮之虚阳得以下潜。

【方剂药效物质基础】

1 拆方组分

1.1 附子 其化学组分见痉湿暍病脉证治篇"桂枝附子汤"。

1.2 干姜 其化学组分见百合狐惑阴阳毒病脉证治篇"甘草泻心汤"。

1.3 炙甘草 其化学组分见痉湿暍病脉证治篇"葛根汤"。

2 复方组分

见本篇"四逆汤"。

【方剂药理学研究】

1 拆方药理

1.1 附子 其药理研究见痉湿暍病脉证治篇"桂枝附子汤"。

1.2 干姜 其药理研究见百合狐惑阴阳毒病脉证治篇"甘草泻心汤"。

1.3 炙甘草 其药理研究见痉湿暍病脉证治篇"葛根汤"。

2 复方药理

见本篇"四逆汤"。

【临床研究与应用】

用通脉四逆汤原方或其加减方，可治疗病态窦房结综合征[1]、雷诺病[2]、糖尿病下肢动脉硬化[3]等见有本方证者。

【方剂评述】

四逆汤与通脉四逆汤药物组成相同，剂量有别，二方同治阴盛阳衰的四肢厥逆症。不过四逆汤治单一阳衰，而通脉四逆汤所治阴寒极盛，格阳于外，或逼阳于上，残阳游离，无所依附。故方中增干姜、附子之量，驱除阴寒，回复阳气。本方证后的加减法，后世医家曾提出不同看法：即非仲景本义，后世混入。至于人参、葱白则认为是原文所遗漏。因年代变革已久，考证困难，临证需以病证程度为主，因人因证加减用之。

参 考 文 献

[1] 褚玉明．加味通脉四逆汤治疗病窦综合征 89 例疗效观察 [J]．吉林医学，2010，31（14）：1978 – 1979.

[2] 李才元．通脉四逆汤加味治疗雷诺病 36 例 [J]．中国社区医师，2011，13（16）：189.

[3] 高巍．通脉四逆汤配合盐酸丁咯地尔注射液治疗糖尿病并双下肢动脉硬化症 50 例 [J]．光明中医，2011，26（2）：337 – 338.

∽ 诃梨勒散 ∽

【处方组成与功用】

诃梨勒散出自《金匮要略》呕吐哕下利病脉证治（下利）篇，由诃梨勒（煨）3~5g（为散，粥饮和，顿服）组成。具有涩肠止利、温涩固脱的功效。传统用于虚寒气利所见之久病泄利，脾肺虚寒，气虚不固，以至于肠滑失禁，大便往往随矢气而排出者。

【方剂传统解析】

《金匮要略》载："气利，诃梨勒散主之。"本条文论述了虚寒气利的证治。本证病因病机为患气利，下利日久滑脱不禁。方中诃梨勒，又作"诃黎勒"，即诃子，功专敛肺涩肠，治久咳失音，久泻久痢，脱肛便血，崩漏带下，遗精尿频诸病。煨用则温涩之力更强，碾粉为散，用米汤调服，意在益肠胃而健中气。

【方剂药效物质基础】

1 拆方组分

诃梨勒（诃子）　诃子的化学成主要包括鞣质类、酚酸类、三萜类、黄酮类、挥发油等。①鞣质和酚酸类：诃子含有大量的鞣质，目前已从诃子中提取、分离、鉴定了多种鞣质类、酚酸类化合物，主要有多酚类化合物和没食子酰与诃子酸的糖苷及其酯类衍生物。如诃子酸、诃黎勒酸、原诃子酸、逆没食子酸、没食子酸、石榴鞣质、新诃黎勒酸等。②三萜类：如阿江榄仁素、阿江榄仁酸、粉蕊黄杨醇酸、arjunetin、bellericoside 等。③其他成分：诃子中的黄酮类成分如芦丁、槲皮素、5,7,2′ – 三 – O – 甲基黄酮 – 4′ – O – β – D – 半乳糖 – O – β – D – 葡萄糖苷等。此外，诃子中还含有豆蔻酸、棕榈酸、油酸、亚油酸等挥发性成分。另外，诃子还含有丰富的氨基酸、维生素、糖类、脂肪酸、酶和矿物质[1-8]。

2 复方组分

目前尚未见有诃梨勒散复方化学组分的文献报道。

【方剂药理学研究】

1 拆方药理

诃梨勒（诃子）　①抗病原微生物作用：诃子表现出广谱抗菌作用，如铜绿假单胞菌、白喉杆菌、金黄色葡萄球菌、大肠埃希菌、肺炎球菌、伤寒杆菌、变形杆菌、溶血性链球菌等。②抗病毒作用：研究发现没食子酸及其衍生物对人免疫缺陷病毒 HIV 整合酶有抑制作用，诃子提取物对 HIV 逆转录酶有明显的抑制作用。诃子在体外及体内对阿昔洛韦耐药的Ⅰ型单纯性疱疹病毒和Ⅱ型单纯性疱疹病毒均起作用。③抗氧化作用：从诃子中分离得到的粗提物和单体均具有不同程度的抗氧化活性。诃子提取物能抑制由辐射造成的肝微粒体脂质过氧化作用。④对心血管系统的作用：诃子能减轻胆固醇诱导的家兔动脉粥样硬化。⑤对消化系统作用：诃子乙醇提取物可以影响大鼠的胃液中游离酸浓度和总酸浓度，使胃液分泌减少，并使胃液中 pH 值升高，由此可用于胃溃疡的治疗。炙诃子对肠管平滑肌收缩有明显的抑制作用，可以使其紧张度降低。诃子中所含的丹宁类成分可以凝固蛋白质，使肠管表面滑性降低，从而起到止泻作用。⑥促进气管平滑肌收缩作用：生诃子对乙酰胆碱和氰化钾诱发的气管平滑肌收缩无明显作用，而炙诃子对乙酰胆碱诱发的气管平滑肌收缩有明显的抑制作用。这种抑制作用可能与一氧化氮和前列腺素类物质的释放及肾上腺素受体无关，是非上皮依赖性的。⑦解毒作用：诃子有较强的解毒功效，既能解邪气聚于脏腑的内源性毒症，也可以解除因食物中毒、药物中毒、虫蛇咬伤等外源性毒症。通过对草乌、草乌配伍诃子水煎液中双酯型二萜类生物碱（乌头碱、中乌头碱、次乌头碱）的含量进行测定，结果表明，3 种生物碱溶出率分别降低 22.7%、66.3%、98.4%。该结果与诃子可以解除乌头毒相吻合。初步说明诃子解草乌毒可能是由于降低草乌中双酯型二萜类生物碱所致。⑧其他作用：从诃子中分离得到 $1,2,3,4,6 -$ 五 $- O -$ 没食子酰 $-\beta - D -$ 葡萄糖苷，发现其对乙酰胆碱酯酶和丁酰胆碱酯酶均有抑制作用，提示诃子可能用于治疗阿尔茨海默病[9-22]。

2 复方药理

目前尚未见有诃梨勒散复方药理研究的文献报道。

【临床研究与应用】

用诃梨勒散原方或其加减方，可治疗痢疾的里急后重、赤白痢、受风而身体怕冷、瘈风冷热、百种风病、老叟少力、上气咳嗽、腹痛不止、发落、眼疮[23]等见有本方证者。

【方剂评述】

诃梨勒散治疗气利，何谓气利？气利，气与粪俱出也，是指患者每有矢气，大便即随之而下，但大便不见臭秽黏稠，属于中气下陷、肠虚不固之证。邪在大肠，未伤及阴络，故名气利。诃子有生津止渴、敛肺止咳之效；煨用性温味酸，涩以固肠，并用粥饮和服，取其益肠胃而健中气。

参 考 文 献

［1］刘芳，秦红飞，刘松青．诃子化学成分与药理活性研究进展［J］．中国药房，2012，23（7）：670－672.

［2］尼章光，罗心平，张林辉，等．云南野生诃子资源及开发利用［J］．中国野生植物资源，2004，23（4）：34－35.

［3］WangW，Ali Z，Li XC，et al. Triterpenoids from two Terminalia species［J］．Planta Med，2010，76（15）：1751.

［4］张海龙，陈凯，裴月湖，等．诃子化学成分的研究［J］．沈阳药科大学学报，2001，18（6）：417－418.

［5］丁岗，刘延泽，宋毛平，等．诃子中的多元酚类成分［J］．中国药科大学学报，2001，32（3）：193－196.

［6］Srvastava SK，Srivastava SD. New biologically active constituents from Terminalia chebula stem bark［J］．Indian J Chem B，2004，43（12）：2731.

［7］Naik DG，Puntambekar H，Anatpure P. Essential oil of Terminalia chebula fruits as a repellent for the indian honeybee apis florae［J］．Chem Biodivers，2010，7（5）：1303.

［8］郭军，杨恒林．诃子提取物药用作用研究与展望［J］．中国病原生物学杂志，2013，8（1）：89－90.

［9］包志强．诃子的药理学研究进展［J］．内蒙古民族大学学报（自然科学版），2013，28（6）：701－702.

［10］曲龙．诃子在中蒙医药中使用的异同及展望［J］．中外医疗，2008，10：52－53.

［11］王双，王昌涛，都晓伟，等．诃子中活性物质的提取及其抗氧化、抑菌作用研究［J］．食品与机械，2010，26（6）：70－74.

［12］向丽，周铁军，叶迎春，等．诃子鞣质对白色念珠菌及其生物被膜的影响［J］．重庆医学，2013，42（2）：134－137.

［13］高云涛，李晓芬，戴建辉，等．诃子多酚的纯化及其油脂抗氧化作用［J］．食品科学，2012，33（3）：58－62.

［14］陈丽华，潘自红，马庆一，等．诃子活性成分的抗氧化活性及其结构鉴定［J］．现代食品科技，2012，28（7）：780－783.

［15］李福全，王朝鲁，李志勇，等．蒙药诃子汤制草乌总生物碱对乳大鼠心肌细胞的毒性作用研究［J］．中成药，2012，34（6）：823－827.

［16］刘鑫，熊斌，张耀华，等．诃子提取物清除自由基活性研究［J］．中国烟草科学，2012，33（6）：97－101.

［17］李刚．诃子提取物及含药血清对大鼠肝细胞损伤保护作用的研究［J］．时珍国医国药，2010，21（7）：1707－1709.

［18］张燕明，刘妮，朱宇同，等．诃子醇提物抗 HBV 的体外实施研究［J］．中医药学刊，2003，21（3）：384.

［19］连红，黄庆柏，赵余庆．中药诃子的化学成分与生物活性研究进展［J］．亚太传统医药，2008，6（4）：46－48.

［20］肖云峰，刘小雷，刘爽，等．诃子的药理作用研究进展［J］．北方药学，2011，8（11）：19－20.

［21］罗光伟，陈建江．诃子的药理作用研究进展［J］．云南中医中药杂志，2012，33（11）：78－80.

［22］江慎华，吴士云，马海乐，等．诃子抗氧化活性物质提取工艺与抗氧化活性研究［J］．农业机械学报，2011，42（4）：120－126.

［23］李应存．浅谈敦煌医学卷子中的诃梨勒组方［J］．中医药通报，2005，4（3）：29－31.

∽ 栀子豉汤 ∽

【处方组成与功用】

栀子豉汤出自《金匮要略》呕吐哕下利病脉证治（下利）篇，由栀子 10g，香豉（淡豆豉）10g 组成。具有清宣郁热的功效。传统用于实热下利虚烦所见之邪热留扰胸膈，心中烦乱，按压其脘腹部柔软等。

【方剂传统解析】

《金匮要略》载："下利后更烦，按之心下濡者，为虚烦也，栀子豉汤主之。"本条文论述了热利后虚烦的证治。本证病因病机为下利者经大承气汤、小承气汤和白头翁汤治疗后，患者下利虽止，但心烦不解，或者更甚于前；切按其脘腹部濡软不硬不疼，此乃实邪虽去，无形余热未尽，留郁胸膈，扰乱心神所致。治宜栀子豉汤清宣郁热。方中栀子清热除烦，淡豆豉宣透解郁。两味相配，共奏透邪解郁，泄热除烦之效。

【方剂药效物质基础】

1 拆方组分

1.1 栀子 其化学组分见黄疸病脉证并治篇"茵陈蒿汤"。

1.2 淡豆豉 其化学组分见腹满寒疝宿食病脉证篇"瓜蒂散"。

2 复方组分

选择 SD 大鼠进行未知刺激制作抑郁症模型，以大鼠体重变化和血液中多巴胺、5－羟色胺含量为检测指标，以氟西汀为阳性对照，对栀子豉汤中挥发油、总多糖、异黄酮和总环烯醚萜苷 4 个部位进行筛选。结果显示，栀子豉汤中挥发油、环烯醚萜苷可明显降低大鼠体重变化（$P < 0.05$），升高抑郁大鼠血中多巴胺、5－羟色胺的含量（$P < 0.01$ 或 $P < 0.05$）。说明确定挥发油和环烯醚萜苷部位为栀子豉汤抗抑郁有效部位[1]。

【方剂药理学研究】

1 拆方药理

1.1 栀子 其药理研究见黄疸病脉证并治篇"茵陈蒿汤"。

1.2 淡豆豉 其药理研究见腹满寒疝宿食病脉证篇"瓜蒂散"。

2 复方药理

2.1 抗抑郁作用 通过抑郁症大鼠模型观察栀子豉汤对其的治疗作用，并与西药氟西汀对比。结果显示，栀子豉汤能够使抑郁症大鼠体重变化以及血中多巴胺、5－羟色胺、高密度脂蛋白、胆固醇、甘油三酯的含量接近空白组与氟西汀组。表明栀子豉汤通过对中枢神经递质的调节，参与脂质代谢进而达到抗抑郁的作用[2]。

2.2 对心血管的保护作用 为探讨栀子豉汤对自发性高血压大鼠的血压和血管紧张素Ⅱ（AngⅡ）1 型受体（AT1 受体）mRNA 表达的影响，初步探讨其防治糖尿病心血管病变的可能机制，选取自发性高血压大鼠 50 只，按血压随机分为模型对照组，栀子豉汤 4g 生药/kg、8g 生药/kg、16g 生药/kg 组及卡托普利组（2mg/kg），采用鼠尾动脉间接测压法测定大鼠血压，逆转录－聚合酶链式反应（RT－PCR）检测主动脉及心肌组织 AT1 受体 mRNA 的表达。结果表明栀子豉汤可降低血压，下调主动脉及心肌组织 AT1 受体 mRNA 表达，可能对糖尿病心血管病变的防治具有一定价值[3]。

2.3 改善胰岛素抵抗作用　采用小剂量链佐星加高脂饲料方法建立 Wistar 大鼠 2 型糖尿病模型，观察栀子豉汤对胰岛素抵抗大鼠空腹血糖、糖化血红蛋白、血清胰岛素浓度水平的影响，逆转录聚合酶链式反应检测肝脏组织中胰岛素受体（InsR）mRNA 的表达水平，放射免疫法检测 TNF－α 水平，探讨栀子豉汤改善胰岛素抵抗的作用及机制。结果证实，栀子豉汤可不同程度降低空腹血糖、血清胰岛素、糖化血红蛋白，显著上调肝脏 InsR mR-NA 表达，降低 TNF－α 水平，增加胰岛素敏感指数，说明栀子豉汤可改善胰岛素抵抗[4]。

【临床研究与应用】

用栀子豉汤原方或其加减方，可治疗焦虑症[5]、抑郁症[6]、失眠[7]等见有本方证者。

【方剂评述】

栀子豉汤证为热郁胸膈证。胸膈居于肺、胃之间，为外感之邪由肺向胃传变的必经之地，可能会出现热邪扰胸，热郁胸膈的栀子豉汤证这一阶段。其证之病位在胸膈，所强调的是其并不是在某一个脏腑，也可以说它是半表半里的一个阶段，是外感热病中经常可以见到的一个重要病证。栀子豉汤轻清宣气，是治疗热郁胸膈证的有效方剂，此方不仅可以用于外感热病之热郁胸膈所致虚烦，其他内伤杂病，只要其病机是无形邪热扰于胸膈，均可用之。

参 考 文 献

［1］张超云，谢东霞，毛秉豫，等. 栀子豉汤治疗抑郁症有效部位的筛选研究［J］. 中华中医药学刊，2011（11）：2493 - 2494.

［2］高芳. 栀子豉汤治疗抑郁症的实验研究［D］. 福州：福建中医学院，2007：85.

［3］李琛，赵静，冯薇，等. 栀子豉汤对自发性高血压大鼠 AT1 受体 mRNA 表达的影响［J］. 中药药理与临床，2012，28（6）：1 - 3.

［4］田义龙，赵静，任艳青，等. 栀子豉汤对胰岛素抵抗的改善作用及机制研究［J］. 中药药理与临床，2010，26（6）：5 - 7.

［5］孙亚霜，颜红. 栀子豉汤加味治疗焦虑症 50 例［J］. 湖南中医杂志，2009，25（6）：46 - 47.

［6］石景洋，张彦丽，张霄，等. 栀子豉汤治疗抑郁证患者 44 例疗效观察［J］. 中国实验方剂学杂志，2012，18（18）：316 - 318.

［7］毛晓红，曾涛. 栀子豉汤合甘麦大枣汤治疗更年期失眠症临床观察［J］. 中国医药导报，2008，5（34）：64，67.

第十八篇

疮痈肠痈浸淫病脉证并治篇

> 本篇讨论疮痈、肠痈、金疮、浸淫疮的辨证及治疗。疮痈又称痈疡、痈肿，泛指发生于体表、肌肉、脏腑间的化脓性疾病，其病因有感受六淫邪气或因外来伤害所致，按照疮痈发生的部位，分为外痈和内痈两类；疮痈的治疗，有内、外两种治法。肠痈指发于肠腑的痈。金疮指刀斧金属器械伤及皮肉筋脉，导致破裂出血的外伤证。浸淫疮是一种由湿热火毒所致的皮肤病，本病类似于现代医学的急性湿疹、脓疱疮等。

∽ 大黄牡丹汤 ∽

【处方组成与功用】

大黄牡丹汤出自《金匮要略》疮痈肠痈浸淫病脉证并治（肠痈）篇，由大黄 12～15g，牡丹皮 10g，桃仁 10g，冬瓜仁（冬瓜子）30～45g，芒硝 10～15g 组成。具有攻下荡热，逐瘀解毒，消痈排脓的功效。传统用于肠痈脓尚未成所见之少腹肿痞，按之即痛如淋，疼痛放射前阴及脐部，时时发热，自汗出，复恶寒，小便正常，脉迟紧有力等。

【方剂传统解析】

《金匮要略》载："肠痈者，少腹肿痞，按之即痛如淋，小便自调，时时发热，自汗出，复恶寒；其脉迟紧者，脓未成，可下之，当有血。脉洪数者，脓已成，不可下也。大黄牡丹汤主之。"本条文论述了肠痈脓未成的证治。本证病因病机为热毒壅聚，营血瘀结于肠中，脓尚未成。该方重用大黄苦寒攻下，荡热解毒，逐瘀散结为君药；芒硝咸、寒，软坚散结，泻热导滞；桃仁苦、平，逐瘀散结，共为臣药，以增强大黄攻下逐瘀之力。牡丹皮凉血化瘀，消肿疗痈；冬瓜子清肠利湿，散结排脓，共为佐药。诸药合用，共奏攻下荡热，逐瘀解毒，消痈排脓之效。

【方剂药效物质基础】

1 拆方组分

1.1 大黄、芒硝　其化学组分见痉湿暍病脉证治篇"大承气汤"。

1.2 牡丹皮、桃仁　其化学组分见疟病脉证并治篇"鳖甲煎丸"。

1.3 冬瓜子　冬瓜子含有 7 种人体所必需的氨基酸，且含有较多非必需氨基酸，其中精氨酸含量较高；亚油酸含量颇丰，且微量元素种类及含量均比较丰富[1-4]。

2 复方组分

2.1 复方总成分　为阐明大黄牡丹汤的药效作用物质基础，运用色谱学方法对大黄牡丹汤方剂全方进行系统分离，并根据理化性质及波谱数据对所分离的化合物进行结构鉴定。从中分离得到 ω – 羟基大黄素、β – 谷甾醇 – 3 – O – β – D –（6′ – 十七碳酰基）葡萄糖苷、芦荟大黄素 – 3 –（羟甲基）– O – β – D – 葡萄糖苷、牡丹酚、芍药苷元 5 个化合物。为后续的药效作用机制研究奠定了基础[5]。

2.2 蒽醌和丹皮酚成分　用紫外可见分光光度法测定大黄牡丹汤方药不同配伍煎煮液中有效成分总蒽醌、结合蒽醌和丹皮酚含量的变化。结果显示，在相同实验条件下，全方的有效成分丹皮酚、总蒽醌和结合蒽醌的煎出量均最高，君臣组有效成分丹皮酚和结合蒽醌煎出量最低。其他组方有效成分总蒽醌、结合蒽醌煎出量都有不同程度的提高，尤其配伍佐药桃仁能显著提高君药大黄总蒽醌和结合蒽醌的煎出量；而有效成分丹皮酚煎出量却有不同程度地降低[6]。

2.3 微量元素　采用空气 – 乙炔火焰原子吸收光谱法，硝酸 – 高氯酸（4∶1）常压微沸条件下消解样品，测定大黄牡丹汤中 11 种元素并进行方法准确度和精密度考察。实验结果表明，大黄牡丹汤中 Mg、Ca、K、Na 含量较高，这与大黄牡丹汤具有利尿、抗炎作用相符[7]。

【方剂药理学研究】

1 拆方药理

1.1 大黄、芒硝　其药理研究见痉湿暍病脉证治篇"大承气汤"。

1.2 牡丹皮、桃仁　其药理研究疟病脉证并治篇"鳖甲煎丸"。

1.3 冬瓜子　①抑菌作用：在对冬瓜子提取物进行抑菌活性试验中，结果表明，冬瓜子醇提物对金黄色葡萄球菌及大肠埃希菌的抑菌效果明显优于水提物，揭示冬瓜子发挥抗炎作用的有效部位可能是脂溶性成分，这为进一步研究其有效的抑菌成分奠定了基础。②减轻肺纤维化作用：通过检测肺纤维化大鼠血清中 TGF – β_1、TNF – α 的浓度探讨冬瓜子治疗肺纤维化的效果及其机制，结果表明冬瓜子能够减轻博莱霉素诱导的肺纤维化。③其他作用：冬瓜子还具有抗氧化、提高免疫力、抗肿瘤、镇痛及抗糖尿病作用。另外《神农本草经》有"令人悦泽，好颜色，益气不饥，久服轻身耐老"的记载[1,3,8]。

2 复方药理

2.1 抗炎作用　为探讨大黄牡丹汤临床治疗炎症性疾病的部分机制，常规制备大黄牡丹汤水煎剂，分大、中、小剂量灌胃干预小鼠并制备含药血清，在 96 孔板中将含药血清与小鼠腹腔巨噬细胞共孵，收集培养上清，采用 Griess 比色法检测巨噬细胞 NO 分泌量、ELISA

法检测巨噬细胞 TNF - α、IL - 1β、IL - 6 分泌量。结果表明，大黄牡丹汤对活化前后的巨噬细胞分泌炎症因子的干预作用，可能是该方调控炎症反应的主要机制[9]。

2.2 促进术后肠功能恢复作用 大黄牡丹汤能促进手术后肠道蠕动，促进排泄内滞物，改善肠道血液循环，减少术后并发症，促进吻合口早日愈合。选择 240 例阑尾炎术后患者，随机分为一号、二号、三号 3 组，每组均为 80 例。一号组服用大黄牡丹汤，二号组服用白开水，三号组不服任何药物和水。所有患者均在连续硬膜外麻醉下，取右下腹麦氏切口行阑尾切除术，术后无镇痛，无引流。以第 1 次肛门排气为术后肠功能恢复的观察指标，对比观察 3 组术后肠功能恢复的情况。结果大黄牡丹汤组排气时间短于白开水组和对照组（$P < 0.05$），白开水组与对照组比较，差异无显著性意义（$P > 0.05$）[10]。

【临床研究与应用】

1 治疗胆囊炎

用大黄牡丹皮汤加减煎服治疗急性胆囊炎患者 44 例，若绞痛难以忍受者，酌加西药止痛解痉；若呕吐较剧脱水者，给予补液，纠正酸碱平衡。7 天为 1 个疗程。结果经 1~3 个疗程，治愈 30 例，显效 10 例，无效 4 例[11]。

2 治疗急性阑尾炎

为探讨大黄牡丹汤加减配合手术治疗阑尾炎术后患者的临床疗效，选择 92 例阑尾炎患者，随机分为对照组和观察组各 46 例，对照组采用常规输液和维生素、抗生素等对症治疗，观察组在对照组基础上给予大黄牡丹汤加减治疗，均连续治疗 14 天后观察疗效。结果观察组术后腹胀消失时间、肠功能恢复时间、平均住院时间及患者满意度均优于对照组，比较差异有统计意义（$P < 0.05$）。且术后对照组并发症为 84.78%、观察组并发症为 36.96%[12]。

3 治疗阑尾周围脓肿

将本病患者随机分为治疗组 44 例和对照组 43 例，大黄牡丹汤配合抗生素用于治疗组，单纯抗生素用于对照组。结果以全身症状完全消失，体温及实验室检查正常，B 超右下腹肿块消失为痊愈，治疗组总有效率 90.1%；对照组总有效率 72.1%[13]。

4 治疗其他疾病

用大黄牡丹汤原方或其加减，还可用于治疗肛肠疾病[14]，盆腔炎[15]，子宫肌瘤[16]，肝多发脓肿、腹股沟脓肿、肺脓肿、肾脓肿[17]，下肢静脉血栓（贴敷）[18]等见有本方证者。

【方剂评述】

大黄牡丹皮汤是泻热通便，凉血解毒的良好方剂。不过，在运用大黄牡丹皮汤时需要把握一个特点，就是毒热燔血，败血成痈，血瘀络阻者，用之为宜。必要时根据临床证候表现适当加减使用。总之，阳疮热毒成痈者宜，阴疮暗毒平塌凹陷者不宜，临证务须斟酌使用。

参 考 文 献

[1] 刘静，唐旭利，吕光宇，等. 冬瓜子营养成分分析及抑菌活性研究 [J]. 中国海洋大学学报，2013，43
（12）：62 - 65.

［2］南京中医药大学．中药大辞典［M］．上海：科学技术出版社，2006：1048－1049.

［3］邹宇晓，徐玉娟，廖森泰，等．冬瓜的营养价值及其综合利用研究进展［J］．中国蔬菜，2011（5）：47.

［4］党京丹．微量元素镁缺乏的临床意义［J］．医学综述，2006，12（19）：1181－1183.

［5］崔国有，王丽莎，邓旭明，等．中药复方大黄牡丹汤的化学成分研究［J］．吉林农业大学学报，2009，31（6）：717－719.

［6］汪显阳．大黄牡丹汤不同配伍对有效成分煎出的影响［J］．中国中医药科技，2002，9（3）：161－162.

［7］刘丽，曹艳，姜君，等．火焰原子吸收光谱法测定大黄牡丹汤中11种元素含量［J］．医药导报，2011，30（8）：1080－1083.

［8］姜文，周兆山，胡海波，等．茯苓、薏苡仁与冬瓜子对肺纤维化大鼠血清TGF－β_1和TNF－α浓度影响［J］．齐鲁医学杂志，2013，28（3）：237－240.

［9］郑冬生，王丽红，邓向亮，等．大黄牡丹汤提取液对结肠炎小鼠的治疗及作用机制研究［J］．中药新药与临床药理，2013，24（3）：226－230.

［10］何军明．大黄牡丹汤促进阑尾炎术后肠功能恢复80例［J］．新中医，2002，34（10）：40－42.

［11］曹金婷．大黄牡丹皮汤治疗急性胆囊炎44例［J］．河南中医，2008，28（2）：16－17.

［12］徐海锋，马艳．大黄牡丹汤加减配合手术治疗46例阑尾炎术后患者的临床观察［J］．医学理论与实践，2013，27（8）：1043－1044.

［13］张永国，霍成香．大黄牡丹汤配合西药治疗阑尾周围脓肿87例［J］．陕西中医，2009，30（5）：542－543.

［14］杨楷．大黄牡丹汤加味坐浴治疗肛肠疾病53例［J］．湖北中医杂志，2002，24（11）：46－47.

［15］贺先波，曲英华，宋琳琳．大黄牡丹皮汤加减治疗盆腔炎86例的疗效观察［J］．中华综合临床医学杂志，2003，12（5）：75－76.

［16］盛温温．大黄牡丹汤加减治疗子宫肌瘤50例［J］．实用中医药杂志，2013，29（9）：733.

［17］白杰．张淑文教授应用经方大黄牡丹皮汤经验［J］．临床和实验医学杂志，2010，9（12）：951－953.

［18］彭果然，刘鑫，黄艳．加减大黄牡丹汤穴位贴敷治疗下肢静脉血栓30例［J］．中国民间疗法，2013，21（5）：11－12.

薏苡附子败酱散

【处方组成与功用】

薏苡附子败酱散出自《金匮要略》疮痈肠痈浸淫病脉证并治（肠痈）篇，由薏苡仁100g，附子20g，败酱50g组成。具有消痈排脓、振奋阳气的功效。传统用于肠痈脓已成所见之其身甲错，腹皮急，如肿块状，按之濡，腹无积聚，身无发热，脉数无力等。

【方剂传统解析】

《金匮要略》载："肠痈之为病，其身甲错，腹皮急，按之濡，如肿状，腹无积聚，身无热，脉数。此为腹内有痈脓，薏苡附子败酱散主之。"本条文论述了肠痈脓成正虚的证治。本证病因病机为热毒壅聚，营血腐败，痈脓已成，正气已虚。该方重用薏苡仁为君药，排脓消痈，渗湿利肠；败酱草为臣，清热解毒，祛瘀排脓；轻用附子为佐，辛散温通，振奋阳气以行滞散结。三药相配，共奏排脓消痈，振奋阳气之功。

【方剂药效物质基础】

1 拆方组分

1.1 薏苡仁 其化学组分见痉湿暍病脉证治篇"麻黄杏仁薏苡甘草汤"。

1.2 附子 其化学组分见痉湿暍病脉证治篇"桂枝附子汤"。

1.3 败酱草 ①皂苷类：主要成分为常春藤苷类和齐墩果酸苷类。常春藤苷类有：黄花败酱皂苷 A、C。齐墩果酸苷类有：黄花败酱皂苷 B、D、E、F、G、败酱皂苷 A_1、B_1、C_1、D_1、E、F、G、H、J、K、L、M，齐墩果酸 $-3-\beta-O-\alpha-L-$ 鼠李吡喃糖基（$1\to2$）$-\alpha-L-$ 阿拉伯吡喃糖苷（即 $\beta-$ 常春藤素）等。②萜类及挥发油：主要成分为石竹烯、$\alpha-$ 石竹烯、$\beta-$ 石竹烯、香橙烯、喇叭烯等。③黄酮类：主要成分为木犀草素、槲皮素、异荭草苷、异牡荆苷、洋芹素等。④香豆素类：主要成分为东莨菪内酯、七叶苷元和莨菪亭。⑤有机酸类：主要成分为棕榈油酸、油酸、亚油酸、亚麻酸、3,4 - 二羟基苯甲酸等。⑥其他成分：还含有 $\beta-$ 谷甾醇、$\beta-$ 胡萝卜苷、刺楸皂苷 B 等甾醇苷类化合物及鞣质、糖类、微量生物碱、酚类、氰苷、多酚氧化酶[1-10]。

2 复方组分

目前尚未见有薏苡附子败酱散复方化学组分的文献报道。

【方剂药理学研究】

1 拆方药理

1.1 薏苡仁 其药理研究见痉湿暍病脉证治篇"麻黄杏仁薏苡甘草汤"。

1.2 附子 其药理研究见痉湿暍病脉证治篇"桂枝附子汤"。

1.3 败酱草 ①抗菌、抗病毒作用：败酱草具有很强的抗菌、抗病毒的作用，其浸提液和由其制成的口服液对多种球菌、杆菌都具有不同程度的抑制作用。体外抑菌实验证实，败酱草的乙醇浸提液可以抑制伤寒杆菌、铜绿假单胞菌、志贺菌属、金黄色葡萄球菌、大肠埃希菌的增殖活性，而对破伤风杆菌、肺炎球菌、炭疽杆菌等无抑制作用。此外，对呼吸道的合胞病毒、柯萨奇病毒和流感病毒也具有抑制作用。②镇痛作用：复方败酱草注射液进行小鼠扭体反应、热板致痛法试验，结果表明其有明显的镇痛作用，且有剂量差异。③镇静作用：水提取液对小鼠自发活动有明显的抑制作用，可以缩短由戊巴比妥钠诱导的入睡时间及延长睡眠时间，提示具有明显的中枢抑制作用，与戊巴比妥钠的中枢抑制功能有协同作用，并且表现为剂量加大其镇静、中枢抑制作用也增强。④保肝利胆作用：败酱草的提取物能够促进肝细胞的增殖、防止肝细胞的变性和坏死、针对肝炎病毒也有很好的抑制作用，可以疏张毛细胆管，使肝炎的病灶消退，进一步改善肝脏功能。⑤其他作用：败酱草多糖和果胶能够较强地促进小鼠小肠的蠕动，且能明显地减少小鼠排便次数，具有防腹泻、抗便秘双向调节作用。另外，具有提高人体免疫功能、抗肿瘤等作用[11-19]。

2 复方药理

抗炎作用 通过采用 2,4,6 - 三硝基苯磺酸法制作溃疡性结肠炎大鼠模型，观察薏苡附子败酱散对模型大鼠 Treg/Th17 细胞的影响，并探讨其可能的作用机制。结果显示，薏苡附子败酱散能改善模型大鼠的炎症症状，能明显的降低结肠组织中 RORγt mRNA 的表达，降低血清 IL - 17 的含量，提高 Foxp3 mRNA 的表达，增加 IL - 10 的含量，影响 Treg/Th17 细胞数量及功能是其发挥治疗溃疡性结肠炎大鼠炎症作用的机制之一[20]。

【临床研究与应用】

1 治疗溃疡性结肠炎

选择溃疡性结肠炎患者65例，随机分为对照组29例和治疗组36例。对照组采用康复新液直肠滴入治疗。治疗组采用薏苡附子败酱散加味处方：薏苡仁30g，制附子9g，败酱草30g，炒白术20g，红藤30g，生黄芪30g，全当归、柴胡、枳实、白芍各15g，黄连6g，三七粉（水冲）9g，甘草9g。浓煎400ml，分早晚2次空腹温服，每日1剂。同时联合康复新液直肠滴入治疗，康复新液直肠滴入法同对照组。2组均以15天为1个疗程，治疗2个疗程评定疗效。结果治疗组总有效率为94.44%；对照组总有效率68.96%（$P<0.05$）[21]。

2 治疗肝脓肿

选择肝脓肿患者48例，均以薏苡附子败酱散处方：薏苡仁60g、败酱草30g、制附片10g（先煎）、生黄芪60g、赤芍30g、桔梗15g、莪术15g、枳实10g。每日1剂，先武火后文火煎煮3次，每次煎煮至沸后15分钟，去渣取汁，3次药汁混匀共300ml。分上、下午2次饭后温服。均获满意效果[22]。

3 治疗其他疾病

用薏苡附子败酱散原方或其加减方，还可治疗肛窦炎[23]、慢性前列腺炎[24]、盆腔炎[25]、子宫内膜异位症[26]、湿疹[27]等见有本方证者。

【方剂评述】

薏苡附子败酱散（汤）是治疗肠痈成脓之方，方中重用薏苡仁，排脓消痈止痛，又利肠胃；附子辛通助阳，化痈排脓；败酱草活血排毒以消痈肿。服药后，脓毒败血污浊之物，从大便排出，肠痈自愈。药物组成严谨，但药少量小，尤其肠痈成脓，毒热瘀结，恐此方难遏病势，当须大剂量多味药，集中药效，急求速消。另外，解毒散结药不可小于30g，延之，则正气大伤，毒漫全身有殒命之险。目前，临床多以薏苡附子败酱散（汤）治疗消化道、妇科、泌尿系统等腹部炎症性疾病，如慢性阑尾炎或脓肿、溃疡性结肠炎、盆腔炎或脓肿、前列腺炎等。这类患者大多继发于急性炎症后，合并存在化脓性感染，由于误治失治或体虚等原因，病情未愈而逐渐转化为慢性炎症过程。急性炎症期患者的组织病理变化类似中医的"热壅血瘀"证候，具有热毒瘀结成痈，血败肉腐化脓特点。大部分患者在急性期已经用过抗生素及大量清热解毒等苦寒性质的中药，转化为慢性炎症阶段时，因病久体虚，苦寒伤阳，辨证存在正气不足，阳虚毒结病机特点，导致病情反复，时轻时重。用该方能扶正祛邪，振奋阳气，散结解毒排脓。

参 考 文 献

[1] 卢佳林，王一奇，陈津，等. 败酱属植物的化学成分及药理作用研究进展［J］. 中华中医药学刊，2011，29（8）：1801-1803.

[2] 杨柳，姜海，王雪莹，等. 黄花败酱草化学成分和药理作用的研究进展［J］. 中医药信息，2012，29（4）：169-172.

[3] 高亮，张琳，刘江云，等. 黄花败酱的化学成分研究［J］. 中草药，2011，42（8）：1477-1480.

［4］杨东辉，魏璐雪，蔡少青．黄花败酱根及根茎化学成分的研究［J］．中国中药杂志，2000，25（1）：39－41．

［5］杨波，沈德凤，丁立新．黄花败酱中酰化新皂苷的分离与鉴定［J］．中草药，2002，33（8）：685－687．

［6］王盈．黄花败酱的化学成分及药理作用研究进展［J］．齐鲁药事，2009，28（4）：222－225．

［7］李延芳，楼凤昌．黄花败酱中三萜皂苷类成分的分离鉴定［J］．华西药学杂志，2007，22（5）：483－486．

［8］李延芳，李明慧，楼凤昌．黄花败酱的化学成分研究［J］．中科大学学报，2002，33（2）：101－103．

［9］初正云，姜泓，刘英勃．黄花败酱化学成分的分离与鉴定［J］．中药材，2003，26（6）：411－412．

［10］杨波，沈德凤．黄花败酱超临界萃取物的化学成分研究［J］．时珍国医国药，2007，18（11）：2706－2707．

［11］谭超，孙志良，周可炎，等．黄花败酱化学成分及镇静、抑菌作用研究［J］．中兽医医药杂志，2003，22（4）：3－5．

［12］张莉，周守标，陈乃富．败酱多酚氧化酶的酶学性质研究［J］．中国林副特产，2007，12（6）：5－7．

［13］刘巍，杨智锋，姜姗姗，等．北败酱乙醇提取物消肿排脓作用研究［J］．陕西中医，2007，28（1）：111－112．

［14］张凤梅，刘璐，李鑫，等．败酱草多糖提取、纯化、鉴定及其体外抗 RSV 作用研究［J］．中药材，2008，31（12）：1879－1881．

［15］李珊珊，李洪源，朴英爱，等．败酱草抗病毒有效部位体外抑制呼吸道合胞病毒作用研究［J］．中华流行病学杂志，2004，25（2）：150－153．

［16］徐泽民，黄朝辉，朱波，等．黄花败酱镇静作用活性部位的研究［J］．浙江中西医结合杂志，2007，17（6）：347－348．

［17］沈德凤，杨波，李进京．黄花败酱总皂苷提取物抗肿瘤作用的实验研究［J］．黑龙江医药科学，2007，30（3）：35．

［18］肖珍，彭向东．黄花败酱草提取物镇静活性部位的研究［J］．广州医药，2010，41（6）：53－55．

［19］万国兰，李洪亮，杨庆春，等．白花败酱草提取物耐缺氧作用的研究［J］．时珍国医国药，2008，19（5）：1130－1131．

［20］张双喜，史仁杰．薏苡附子败酱散对 TNBS 结肠炎模型大鼠 Treg/Th17 的影响［J］．世界华人消化杂志，2014，22（11）：1542－1546．

［21］叶瑞冰，宋红旗，李宾，等．薏苡附子败酱散加味联合康复新液治疗溃疡性结肠炎36例疗效观察［J］．中国民族民间医药，2013（15）：84－90．

［22］李学清．薏苡附子败酱散加味治愈肝痈48例临床体会［C］．中国南昌：江西省中医药学会2011年学术年会论文集，2011：11．

［23］卫建强，闫卫军，宁桂兰，等．薏苡附子败酱散灌肠治疗肛窦炎120例［J］．光明中医，2013，28（5）：957－958．

［24］马军，郑月萍，严兴海，等．加味薏苡附子败酱散治疗寒湿血瘀型慢性前列腺炎38例临床研究［J］．西部中医药，2012，25（12）：7－9．

［25］张丽梅．薏苡附子败酱散加减治疗慢性盆腔炎52例疗效观察［J］．中医药导报，2013，19（1）：47－48．

［26］段清珍，江希萍．加减薏苡附子败酱汤合抵当汤治疗子宫内膜异位症的疗效观察［J］．四川中医，2012，30（11）：107－108．

［27］丛林．薏苡附子败酱散配合虫类药治疗慢性湿疹［J］．光明中医，2013，28（5）：957－958．

❧ 王不留行散 ❧

【处方组成与功用】

王不留行散出自《金匮要略》疮痈肠痈浸淫病脉证并治（金疮）篇，由王不留行100g，蒴藋细叶（接骨木、接骨草、落得打）100g，桑东南根白皮（桑白皮）100g，甘草180g，川椒30g，黄芩20g，干姜20g，白芍20g，厚朴20g组成。具有止血祛瘀，调理气血，续筋生肌，解毒敛疮的功效。传统用于金属利器所伤所见之局部出血、留滞成瘀，营卫气血不能循经脉而运行；若创口不洁，感染邪毒，营血肌肉腐败，久则溃烂化脓等。

【方剂传统解析】

《金匮要略》载："病金疮，王不留行散主之。"本条文论述了金疮的证治。本证病因病机为金属利器造成身体肌肉筋脉损伤。该方为治金疮的通用方。王不留行有通经络，行血祛瘀治金疮的特长；蒴藋细叶活血消肿，续筋接骨；桑白皮主伤中脉绝，"缝金疮"。以上三味皆阴干烧灰存性，取其色黑增强止血作用。黄芩清热解毒，白芍敛阴养血，活血止痛；干姜、川椒祛风散寒，温通气血；厚朴燥湿行气，以防脓疮浸淫；重用甘草解毒生肌，调和诸药。九味相合，共奏止血祛瘀，调理气血，消肿止痛，续筋生肌，解毒敛疮之效。

【方剂药效物质基础】

1 拆方组分

1.1 甘草、白芍　其化学组分见痉湿暍病脉证治篇"栝楼桂枝汤"。

1.2 川椒　其化学组分见百合狐惑阴阳毒病脉证治篇"升麻鳖甲汤"。

1.3 黄芩、干姜　其化学组分见百合狐惑阴阳毒病脉证治篇"甘草泻心汤"。

1.4 厚朴　其化学组分见痉湿暍病脉证治篇"大承气汤"。

1.5 王不留行　①皂苷类：含有多种皂苷，如王不留行皂苷、异肥皂草苷及王不留行次苷等。②环肽类：segetalin A～H 及 allantoin、uridinem 等。③黄酮类：meloside A、apigenin -6 - C - arabinosyl glucoside、segetoside J 等。④其他成分：还含有棉子糖及一种化合物，熔点 265～267℃，水解得葡萄糖[1-7]。

1.6 蒴藋细叶（接骨木）　①酚酸类：香草乙酮、松柏醛、丁香醛、对羟基苯甲酸、对羟基桂皮酸、原儿茶酸等。②三萜类：白桦醇、白桦酸、齐墩果酸、熊果酸、α - 香树脂醇。③木脂素类：松脂醇、树皮质醇、落叶松树脂醇、松柏醇等。④其他成分：还含有黄酮类、脂肪酸、糖类、有机酸、氨基酸、维生素和矿物质等[8-11]。

1.7 桑白皮　①Diels - Alder 型加合物：Diels - Alder 型加合物是桑属植物的特征性成分。主要有桑皮酮 I、J、Q、R、V，桑白皮素 F、H，桑酮醇 E，桑呋喃 E、I、K、M、O、Q、S、T，桑根酮 E、G、P 等。②黄酮类：桑素、桑色烯、环桑素、环桑色烯、桑根皮素、环桑根皮素、桑黄酮 A～L 等。③芪类：白藜芦醇、氧化白藜芦醇、桑皮苷 A 等。④香豆素类：5,7 - 二羟基香豆素、伞形花内酯、东莨菪素、东莨菪内酯等。⑤：其他成分：α - 香树脂醇、七叶灵等[12-19]。

2 复方组分

目前尚未见有王不留行散复方化学组分的文献报道。

【方剂药理学研究】

1 拆方药理

1.1 甘草、白芍 其药理研究见痉湿暍病脉证治篇"栝楼桂枝汤"。

1.2 川椒 其药理研究见百合狐惑阴阳毒病脉证治篇"升麻鳖甲汤"。

1.3 黄芩、干姜 其药理研究见百合狐惑阴阳毒病脉证治篇"甘草泻心汤"。

1.4 厚朴 其药理研究见痉湿暍病脉证治篇"大承气汤"。

1.5 王不留行 ①抗氧化作用：通过采用 DPPH 法分别研究生、炒两种王不留行的乙醚、乙酸乙酯、正丁醇和水等不同极性溶剂提取物的抗氧化活性，发现两种水提取部分均有抗氧化活性，生、炒两种不同提取部分的抗氧化活性比较顺序为：乙酸乙酯＞乙醚＞正丁醇＞水，说明王不留行的乙酸乙酯提取物中含有较多的抗氧化成分。②血管平滑肌舒张作用：采用家兔离体主动脉平滑肌标本，研究王不留行水煎剂（VSG）对主动脉环的舒张作用及机制，以去甲肾上腺素预收缩家兔离体主动脉平滑肌后，给予不同剂量的 VSG 观察其张力变化，发现 VSG 对血管环静息张力无明显影响，但是不同剂量的 VSG 可以使去甲肾上腺素预收缩的血管产生明显的舒张。③催进乳汁分泌作用：王不留行可以直接作用于奶牛乳腺上皮细胞，其增乳活性成分为 DBP，能起到类雌激素样的催乳功能[20-23]。

1.6 蒴藋细叶（接骨木） ①促进骨折愈合作用：取家兔用人工的方法造成骨折模型，外敷接骨木制成的酊剂可明显促进骨痂的形成和钙、磷在骨折部位的沉积。运用乳鼠顶骨的器官培养系，对接骨木抑制骨吸收的活性进行研究的过程中发现，其甲醇提取物的乙酸乙酯部分对甲状旁腺激素的促进骨吸收显示强抑制作用，并且该可溶部分对低钙饮食大鼠高血钙水平呈现剂量依赖性的降低作用。②抗骨质疏松作用：灌胃给予卵巢切除小鼠的接骨木提取物，能明显减少卵巢切除后小鼠的尿钙排泄量和骨更新率，并能增加血钙水平，所以，接骨木提取物可以考虑作为绝经后骨质疏松的治疗药物。③耐缺氧作用：在小鼠常压耐缺氧实验中，接骨木油腹腔给药后平均存活时间与空白对照组比较有显著的差别，并且存在明显的剂量依赖关系。④毒性：接骨木也有一定的毒副作用。对接骨木杀鼠活性的研究中发现，饵料中接骨木含量为 20% 时，对小鼠的毒杀率为 80%；在含量为 15% 时，毒杀率为 30%；在含量为 10% 时，毒杀率为 10%。⑤其他作用：接骨木还有抗炎、镇痛、抗氧化、提高免疫功能等作用[24-28]。

1.7 桑白皮 ①镇咳、平喘、利尿作用：镇咳、平喘、利尿是桑白皮重要的药理作用。采用桑白皮的三氯甲烷提取物和碱提取物镇咳，祛痰作用明显，而水提物没有明显的镇咳作用。桑白皮丙酮提取物在高剂量组（3g/kg）时，能明显的对抗因为氨水所引起的咳嗽，而在低剂量（1.5g/kg）组，则没有明显的镇咳作用，但能够显著性延长咳嗽潜伏期，无论高剂量和低剂量组，均可显著性的、剂量依赖性的增加小鼠支气管酚红的排出量。桑白皮丙酮提取物高剂量组还具有平喘作用，能够对抗乙酰胆碱引起的豚鼠痉挛性哮喘。桑白皮水提物可对抗由卵清蛋白及气溶胶过敏原引起的小鼠哮喘反应。②降血压作用：无论是静脉注射、灌胃还是十二指肠给药，桑白皮的水、乙醇、正丁醇或乙醚提取物对正常大鼠、兔及其高血压动物均有不同程度的降血压作用。③降血脂作用：脂蛋白脂肪酶（LPL）在甘油三酯的清除中起关键作用，有研究表明，东莨菪内酯具有降低甘油三酯活性，能时间依赖性和浓度依赖性地增加 3T3-L1 脂细胞中 LPL 的活性，其机制是在通过增加 LPL 的 mRNA 的合成，从而增加了 LPL，不是直接增加其分泌。④降血糖作用：对糖尿病模型的实验小鼠进行灌胃，发现桑白皮具有显著的降血糖作用。⑤镇痛、抗炎作用：桑白皮醇提取物可明显延长小鼠热痛刺激甩尾反应的潜伏期，明显降低乙酸所致升高的小鼠腹腔毛细血管通透性，明显抑制二甲苯所致小鼠耳肿和卡拉胶所致小鼠足趾肿，表明桑白皮具有镇痛、抗炎作用。⑥其他作用：桑白皮水提物灌胃小鼠可排出液状粪便，表明有导泻作用。此外，桑白皮还具有抗病毒、延缓衰老、美白等功效[12,19,29-32]。

2 复方药理

目前尚未见有王不留行散复方药理研究的文献报道。

【临床研究与应用】

用王不留行散原方或其加减方，可以治疗眼球穿通伤术后[33]、阴道出血[34]、带状疱疹[35]等见有本方证者。

【方剂评述】

王不留行散方是张仲景为治疗金疮而创制的方剂，为生肌长肉、敛疮之剂，并能行瘀止血，续筋接骨，治金刃创伤所致的瘀血证而设。全方行气血，调和阴阳，共奏祛瘀活血，行气止痛之功效，使气血营卫生得以通行，肌肤得以濡养，创口恢复。临床应用除了运用散剂外，亦改为汤剂应用。

参 考 文 献

[1] 桑圣民，劳爱娜，王洪诚，等. 中药王不留行化学成分的研究（Ⅱ）[J]. 中草药，2000，31（3）：169-171.

[2] 桑圣民，毛士龙. 劳爱娜，等. 中药王不留行化学成分的研究Ⅲ[J]. 天然产物研究与开发，2000，12（3）：12-15.

[3] 鲁静，林一星，马双成. 中药王不留行中刺桐碱和异肥皂草苷分离鉴定与测定[J]. 药物分析杂志，1998，18（3）：163-165.

[4] 李娜，马长华，刘冬，等. 炒王不留行的化学成分分析[J]. 中国实验方剂学杂志，2013，19（10）：73-75.

[5] 孟贺，陈玉平，秦文杰，等. 王不留行中王不留行黄酮苷的分离与鉴定[J]. 中草药，2011，42（5）：874-876.

[6] 花慧，冯磊，等. 王不留行中抑制血管生成的活性物质研究[J]. 时珍国医国药，2009，20（3）：698-700.

[7] 胡金陵，胡虹，杨丽. 王不留行的化学成分研究[J]. 药学研究，2014，33（2）：71-72，86.

[8] 杨红梅. 接骨木的化学成分、药理活性和食用价值研究进展[J]. 人参研究，2006（4）：23-26.

[9] 马养民，吴昊. 接骨木属植物的化学成分研究进展[J]. 有机化学，2013，32（11）：2063-2072.

[10] 杨序娟，黄文秀，王乃利，等. 接骨木中的酚酸类化合物及其对大鼠类成骨细胞 UMR106 增殖及分化的影响[J]. 中草药，2005，36（11）：1604.

[11] 杨序娟，王乃利，黄文秀，等. 接骨木中的三萜类化合物及其对类成骨细胞 UMR106 的作用[J]. 沈阳药科大学学报，2005，22（6）：449.

[12] 景王慧，吴文进，燕茹，等. 归肺经中药桑白皮的化学、药理与药代动力学研究进展[J]. 世界中医药，2014，9（1）：109-112，116.

[13] 张志明，梁静珏. 桑树的黄酮类化学成分及药理研究进展[J]. 海峡药学，2006，18（1）：1-6.

[14] 王瑾，张会敏，石俊. 桑白皮黄酮类化学成分研究进展[J]. 齐鲁药事，2012，31（7）：420-422.

[15] 耿长安，姚淑勇，薛多清，等．桑白皮中 1 个新的导戊二烯基取代黄酮 [J]．中国中药杂志，2010，35（12）：1560 - 1565.

[16] 冯冰虹，苏浩冲，杨俊杰．桑白皮丙酮提取物对呼吸系统的药理作用 [J]．广东药学院学报，2005，21（1）：47 - 49.

[17] 张籹，王荣荣，陈曼，等．桑白皮中一个新的二氢黄酮苷类成分 [J]．中国天然药物，2009，7（2）：105 - 107.

[18] 朴淑娟，曲戈霞，邱峰．桑白皮水提物中化学成分的研究 [J]．中国药物化学杂志，2006，16（1）：40 - 45.

[19] 刘学梅，唐思群，郭茂霞，等．桑白皮中锌铁铜锰微量元素的测定 [J]．微量元素与健康研究，2014，31（1）：18 - 19.

[20] 郑剑峰，王育红．中药王不留行的研究进展 [J]．电大理工，2012（2）：9 - 10.

[21] 李翠芹；王喆之；张丽燕．生炒王不留行抗氧化活性的比较研究 [J]．中药材，2008，31（6）：820 - 822

[22] 敬华娥，牛彩琴，胡建民．王不留行对家兔离体主动脉舒张作用的研究 [J]．四川中医，2007，25（8）：13 - 15.

[23] 赖建彬，刘娟，朱兆荣，等．王不留行对家兔哺乳期的催乳作用研究 [J]．安徽农业科学，2014，42（11）：3287 - 3288.

[24] 韩华，闫雪莹，匡海学，等．接骨木的研究进展 [J]．中医药信息，2008，25（6）：14 - 16.

[25] 董培良，闫雪莹，匡海学，等．接骨木根皮抗炎镇痛作用的实验研究 [J]．中医药学报，2008，36（5）：18 - 20.

[26] 韩华，杨炳友，杨柳，等．接骨木根皮促进骨折愈合作用的研究 [J]．中草药，2013，44（14）：1957 - 1961.

[27] 廖琼峰，毕开顺．接骨木属植物的化学成分和药理活性研究进展 [J]．中国中药杂志，2004，29（2）：109 - 111.

[28] 张宏利，韩崇选．接骨木化学成分及杀鼠活性初步研究 [J]．西北植物学报，2004，24（8）：1523 - 1526.

[29] 杨乐，陈泣．桑白皮研究进展 [J]．江西中医学院学报，2007，19（3）：98 - 100.

[30] 崔珏，李超，姜中生．桑白皮总黄酮的抗氧化与镇痛活性研究 [J]．食品科学，2011，32（23）：281 - 284.

[31] 韦媛媛，徐峰，陈晓伟，等．桑白皮黄酮平喘作用实验研究 [J]．时珍国医国药，2009，20（11）：2743 - 2745.

[32] 汝海龙，林国华，沈礼．桑白皮乙酸乙酯提取物的舒血管作用及其机制初探 [J]．基础医学，2012，32（5）：321 - 324.

[33] 赵俊生．王不留行散加减结合常规西医疗法治疗眼球穿通伤术后 30 例 [J]．中医药导报，2013，19（1）：107 - 108.

[34] 王瑛，谭迎春，刘莉丽．生化汤合王不留行散加味辅助药物流产临床观察 [J]．中国现代药物应用，2014，8（7）：159 - 160.

[35] 罗志军．自拟内外合治带状疱疹 36 例观察 [J]．健康大视野·医学分册，2005（4）：70.

排脓散

【处方组成与功用】

排脓散出自《金匮要略》疮痈肠痈浸淫病脉证并治（金疮）篇，由枳实 15g，白芍 18g，桔梗 6g（上三味，杵为散，取鸡子黄一枚，以药散与鸡子黄相等，揉和令相得，饮和服之）组成。具有行气活血、排脓养阴的功效。传统以排脓消痈为主治。

【方剂传统解析】

该方《金匮要略》有方无治，疑为附方误入正文。本方重用枳实理气破滞，除郁热；桔梗宣肺排脓，止咳化痰；白芍敛阴凉血，活血祛瘀；鸡子黄养阴补虚，合用则有行气活血，排脓养阴之效。故可用于肺痈、胃痈的治疗。

【方剂药效物质基础】

1 拆方组分
1.1 枳实　其化学组分见痉湿暍病脉证治篇"大承气汤"。
1.2 白芍　其化学组分见痉湿暍病脉证治篇"栝楼桂枝汤"。
1.3 桔梗　其化学组分见中风历节病脉证并治篇"侯氏黑散"。
1.4 鸡子黄　其化学组分见百合狐惑阴阳毒病脉证治篇"百合鸡子汤"。

2 复方组分
目前尚未见有排脓散复方化学组分的文献报道。

【方剂药理学研究】

1 拆方药理
1.1 枳实　其药理研究见痉湿暍病脉证治篇"大承气汤"。
1.2 白芍　其药理研究见痉湿暍病脉证治篇"栝楼桂枝汤"。
1.3 桔梗　其药理研究见中风历节病脉证并治篇"侯氏黑散"。
1.4 鸡子黄　其药理研究见百合狐惑阴阳毒病脉证治篇"百合鸡子汤"。

2 复方药理
2.1 抗炎作用　选择排脓散中的部分活性组分芍药苷、柚皮苷加新陈皮苷、桔梗皂苷，用正交设计法安排实验，剂量两水平分别为用药和不用药。选择乙酸所致小鼠腹腔毛细血管通透性亢进为急性炎症模型，以阿司匹林和生理盐水为对照，以对毛细血管通透性影响作为炎症指标，定量分析各药味活性成分的抗炎作用及相互作用。结果显示，全方活性成分组合（柚皮苷加新陈皮苷、芍药苷、桔梗皂苷）对乙酸所致炎症渗出的抑制效果与阿司匹林组比较，差异无统计学意义（$P > 0.05$），药效模拟结果提示为最大效应组合。与生理盐水组比较，排脓散中各药味活性成分及其他不同配伍组合均不同程度抑制炎症的渗出（$P < 0.01$）。复方配伍的预测效应区间为 $0.115 \sim 0.170$（光密度值），全部活性成分组合呈现协同作用；各活性成分对复方的贡献按重要程度排列为：芍药苷 > 柚皮苷加新陈皮苷 > 桔梗皂苷。表明排脓散各药味活性成分对抑制小鼠腹腔毛细血管通透性均呈正性作用，芍药苷贡献度最大，全方活性成分组合抑制作用最强[1]。

2.2 抗菌排脓作用　排脓散和排脓汤对白细胞移动有抑制与促进双向作用，随剂量增减而变化；用琼脂稀释法排脓散和排脓汤分别对 25 种和 24 种革兰阳性和阴性菌株均有抑制生长作用，但后者稍弱；用金黄色葡萄球菌感染小鼠皮肤诱发形成脓肿，再服排脓散，在感染 120 小时后可见各组动物脓肿面积显著缩小，表现出很强的治愈倾向，脓肿面积与对照组比差异非常显著；而排脓汤与对照组比脓肿面积仍有明显差异，脓肿周围可见充血、浸润增强，脓肿有逐渐被吸收而向愈的倾向。提出排脓汤宜在化脓性疾病的初期及缓解期使用，而排脓散则应在极期即炎症浸润现象严重时应用[2]。

【临床研究与应用】

用排脓散原方或其加减方，可以治疗盆腔炎[2]等见有本方证者。

【方剂评述】

《金匮要略》排脓散未载本方主治证，但方名排脓散，当有排脓之功，系治疗金疮化脓之疾的方剂。观其用药，乃枳实芍药散加桔梗、鸡子黄而成。枳实芍药散主治"产后腹痛，烦满不得卧"，方后又云："并主痈脓"，可知本方确能治疗内痈成脓之证。惟本方药力较薄，临床应用时可加入大量薏苡仁，使其效果更为显著。

参 考 文 献

[1] 陈君超，李禄金，文世梅，等. 排脓散活性成分对小鼠的抗炎作用及其配伍的定量研究 [J]. 中西医结合学报，2009，7（6）：541－545.

[2] 马大正. 仲景方剂妇科临床应用研究 [C]. 全国第八次中医妇科学术研讨会论文汇编，2008（10）：316－322.

⁓୨ 排脓汤 ୧⁓

【处方组成与功用】

排脓汤出自《金匮要略》疮痈肠痈浸淫病脉证并治（金疮）篇，由甘草 6g，桔梗 10g，生姜 3g，大枣 10 枚组成。具有宣肺排脓、调和营卫的功效。传统以排脓消痈为主治。

【方剂传统解析】

该方《金匮要略》有方无治，疑为附方误入正文。本方即"肺痈"篇"桔梗汤"加生姜、大枣而成，具有宣肺排脓，调和营卫之效。也可用于肺痈、胃痈以及咽候肿溃化脓者。

【方剂药效物质基础】

1 拆方组分
1.1 甘草、生姜、大枣 其化学组分见痉湿暍病脉证治篇"栝楼桂枝汤"。
1.2 桔梗 其化学组分见中风历节病脉证并治篇"侯氏黑散"。

2 复方组分
目前尚未见有排脓汤复方化学组分的文献报道。

【方剂药理学研究】

1 拆方药理
1.1 甘草、生姜、大枣 其药理研究见痉湿暍病脉证治篇"栝楼桂枝汤"。
1.2 桔梗 其药理研究中风历节病脉证并治篇"侯氏黑散"。

2 复方药理

目前尚未见有排脓汤复方药理研究的文献报道。

【临床研究与应用】

用排脓汤原方或其加减方，可以治疗臁疮[1]等见有本方证者。

【方剂评述】

《金匮要略》原书未载排脓汤主治证，据其用药，乃桔梗汤加生姜、大枣而成。桔梗汤主治肺痈"咳而胸满，振寒，脉数，咽干不渴，时出浊唾腥臭，久久吐脓如米粥者。"本方则以桔梗、甘草排脓解毒，配合生姜、大枣辛甘发散，调和营卫。名曰排脓，则其果能排脓也明矣。

参 考 文 献

[1] 江家华，邓庆华.加味排脓汤治疗臁疮11例疗效观察 [J].云南中医中药，2003，24（5）：43.

第十九篇

肤蹶手指臂肿转筋阴狐疝蛔虫病脉证治篇

本篇论述肤蹶、手指臂肿、转筋、阴狐疝、蛔虫5种疾病的脉证及治疗。肤蹶是指足背僵直、行动不便、活动障碍的疾病，归属现代医学踝关节及其周围软组织与神经的疾病。手指臂肿是指患者手指和臂部时常肿胀、振颤，或身体肌肉也有跳动感的疾病。转筋又名抽筋，是一种以筋脉拘急、抽掣疼痛为主症的疾病，多见于腓肠肌痉挛、扭转疼痛等。阴狐疝是一种以阴囊一侧肿大，时上时下，胀痛俱作的疾病，类似于现代医学腹股沟斜疝。蛔虫病即蛔虫寄生于人体内所致的疾病，临床以腹痛时作时止，口吐清水为主症，蛔厥证与现代医学胆道蛔虫症类似。

❧ 藜芦甘草汤 ❧

【处方组成与功用】

藜芦甘草汤出自《金匮要略》肤蹶手指臂肿转筋阴狐疝蛔虫病脉证治（手指臂肿）篇，由藜芦、甘草两味组成（原方佚失）。具有涌吐风痰的功效。传统用于风痰流窜经络所见之手指及臂部经常肿胀、颤动，且身体肌肉不由自主地跳动等。

【方剂传统解析】

《金匮要略》载："病人常以手指臂肿动，此人身体瞤瞤者，藜芦甘草汤主之。"本条文论述了风痰流窜经络，手指臂肿动的证治。本证病因病机为风痰湿浊内伏、流窜经络。该方藜芦能涌吐风痰；甘草和中缓急，解毒护胃。合用则涌吐风痰而不致伤正。

【方剂药效物质基础】

1 拆方组分

1.1 甘草 其化学组分见痉湿暍病脉证治篇"栝楼桂枝汤"。

1.2 藜芦 ①芪类化合物：主要成分为白藜芦醇、2,3′,4,5′-四羟基芪和虎杖苷等。②黄酮类化合物：主要成分为3,5-二羟基-7-甲氧基黄酮和3,5,7-三羟基黄酮等。

③二肽类化合物：主要成分为刺孢麹霉碱和橙黄胡椒酰胺。④其他成分：主要成分为β-谷甾醇、胡萝卜苷、蜡酸、硬脂酸和生物碱等[1-5]。

2 复方组分

目前尚未见有藜芦甘草汤复方化学组分的文献报道。

【方剂药理学研究】

1 拆方药理

1.1 甘草、生姜、大枣　其药理研究见痉湿暍病脉证治篇"栝楼桂枝汤"。

1.2 藜芦　①藜芦混碱是一种以藜芦定为主的混合生物碱，已被证实具有延长钠通道开放时间，延长动作电位时程和增强心肌收缩的作用。给大鼠静脉注射藜芦碱可诱发实验性心律失常，并能被阿托品部分拮抗，表明其与增强迷走神经活动有关。②降血压作用：不同品种的藜芦生物碱均具有明显的降血压作用，而作用强度及持续的时间各不相同。③其他作用：还具有抗肿瘤、镇痛作用[6-9]。

2 复方药理

目前尚未见有藜芦甘草汤复方药理研究的文献报道。

【临床研究与应用】

用藜芦甘草汤原方或其加减方，可以治疗类风湿关节炎、癫痫、疟疾[10]等见有本方证者。

【方剂评述】

藜芦甘草汤系《金匮要略》方，但未见其药。徐忠可、陈修园、陈灵石等人均以藜芦、甘草二味为言。《金匮要略译释》的注者也同意这种说法，故仍以上二味为该方药物，运用于临床，每收良效。

参 考 文 献

[1] 赵伟杰，孟庆伟，王世盛．天目藜芦生物碱的化学研究 [J]．中国药杂志，2003，28（10）：985-986.

[2] 毛晓峰，史志诚，王亚洲．我国藜芦属植物研究进展 [J]．动物毒物学，2003，18（1-2）：17-21.

[3] 全香花，朴惠善，孙向红等．兴安藜芦的化学成分研究 [J]．中国药学杂志，2003，38（12）：914-916.

[4] 徐墩海，徐雅红．藜芦属植物化学成分和药理作用 [J]．国外医药：植物药分册，2002，17（5）：185-189.

[5] 丛悦．藜芦生物活性成分和炮制机理研究及益母草化学成分研究 [D]．沈阳：沈阳药科大学，2007：5.

[6] 王建民，魏苑，钟慈声．乌苏里藜芦生物碱对豚鼠心肌细胞动作电位及钙电流的影响 [J]．第三军医大学学报，2001，23（12）：140-1405.

[7] 李欣燕，任洪灿，韩国柱．乌苏里藜芦碱在大鼠的血液流变学作用 [J]．大连医科大学学报，2004，26（3）：165-167.

[8] 李欣燕，韩国柱，张书文．乌苏里藜芦对血小板聚集及凝血与出血时间的影响 [J]．中草药，2004，35（11）：1269-1272.

[9] 由广旭，周琴，李卫平．乌苏里藜芦碱对大鼠脑缺血-再灌注损伤的保护作用 [J]．中草药，2004，35（8）：908-911.

[10] 张家礼. 金匮要略 [M]. 北京：中国中医药出版社，2004：404.

❦ 鸡屎白散 ❧

【处方组成与功用】

鸡屎白散出自《金匮要略》肤瞤手指臂肿转筋阴狐疝蛔虫病脉证治（转筋）篇，由鸡屎白一味为散。具有利湿清热的功效。传统用于转筋所见之四肢痉挛拘急，疼痛伸缩困难，脉上下行，微弦，转筋入腹，伴腹胀，大便不爽，小便不利等。

【方剂传统解析】

《金匮要略》载："转筋之为病，其人臂脚直，脉上下行，微弦，转筋入腹者，鸡屎白散主之。"本条文论述了湿热伤筋转筋的证治。本证病因病机为湿浊化热伤阴，筋脉失养挛急。该方鸡屎白即家鸡粪便上的灰白色部分，将其选出焙干研为细末备用。鸡屎白属五谷杂物，经脾胃所化生，用陈年粉化者，意在取其得土味雄厚之理。令置瓦上焙干，再用生姜、红糖煲水或单用红糖水冲服，均取健脾疏肝、达木展筋之利，而去其性寒伤阳之弊。

【方剂药效物质基础】

1 拆方组分

目前尚未见有鸡屎白化学组分的文献报道。

2 复方组分

目前尚未见有鸡屎白散复方化学组分的文献报道。

【方剂药理学研究】

1 拆方药理

目前尚未见有鸡屎白药理研究的文献报道。

2 复方药理

目前尚未见有鸡屎白散复方药理研究的文献报道。

【临床研究与应用】

用鸡屎白散原方或其加味方，可以治疗老年抽筋症[1]等见有本方证者。

【方剂评述】

《金匮要略》中某些用药品种，随着时间的推移较少地出现在现今的处方中，某些品种难以觅见，由此出现了用药品种的少用、代用甚至弃用现象。鸡屎白散即属此类，目前临床已很少应用。

参 考 文 献

[1] 陈军梅，刘世恩. 鸡屎白散治疗老年抽筋症86例 [J]. 四川中医，2007，25（5）：58.

∽◦ 蜘蛛散 ◦∽

【处方组成与功用】

蜘蛛散出自《金匮要略》肤蹶手指臂肿转筋阴狐疝蛔虫病脉证治（阴狐疝）篇，由蜘蛛（熬焦）10g，桂枝20g，为散组成。具有温经散寒，破结通利的功效。传统用于阴狐疝所见之病侧阴囊肿胀偏大，时时上下，呈发作性，舌质淡、苔白，脉弦紧等。

【方剂传统解析】

《金匮要略》载："阴狐疝气者，偏有大小，时时上下，蜘蛛散主之。"本条文论述了阴狐疝气的证治。本证病因病机为下焦寒气凝结厥阴肝经，肝失疏泄气血瘀滞。该方蜘蛛专入厥阴肝经，炒黄焙焦则去寒变温，以破结利气消肿胀；桂枝温经散寒，通利阳气。两药相合，共奏温经散寒，行气破结之效。

【方剂药效物质基础】

1 拆方组分

1.1 桂枝 其化学组分见痉湿暍病脉证治篇"栝楼桂枝汤"。

1.2 蜘蛛 含蜘蛛毒素，成分复杂，其中以神经毒素最重要。根据化学结构神经毒素可以分为2类：多肽类神经毒素和多胺类神经毒素[1-2]。

2 复方药理

目前尚未见有蜘蛛散复方化学组分的文献报道。

【方剂药理学研究】

1 拆方药理

1.1 桂枝 其药理研究见痉湿暍病脉证治篇"栝楼桂枝汤"。

1.2 蜘蛛 具有神经保护作用、镇痛作用、抗菌和抗癌等作用[1-4]。

2 复方药理

目前尚未见有蜘蛛散复方药理研究的文献报道。

【临床研究与应用】

用蜘蛛散原方或其加味方，可以治疗中风口眼歪斜、瘰疬、恶疮、蛇咬伤、蜈蚣咬伤[5]等见有本方证者。

【方剂评述】

蜘蛛散在《金匮要略》中用于治疗阴狐疝。阴狐疝气简称狐疝，是一种阴囊偏有小大、时时上下的病证。这种疝病平卧时缩入腹里，起立走动时则坠入阴囊，有的作痛胀，有的仅仅感到胀坠而已。正因为此种疝病或左或右，大小不等，或上或下，出没无时，与狐之情状相类，故名之曰狐疝。阴狐疝相当于现代医学的"疝气""腹股沟斜疝"等，中医认为是寒湿等邪气凝于足厥阴肝经或气机逆乱、下窜于阴囊所致，治疗时以辛温通利为主。

方中蜘蛛通利下焦结气，破瘀消肿，配合桂枝辛温芳香，引入厥阴经脉，驱逐寒湿之气，专散沉寒结疝，故主治之。但方中蜘蛛有毒，用量宜小不宜大，且宜选用悬网之大黑蜘蛛，去其头足，置瓦上焙黄干燥研末用，不得误用花蜘蛛。由于历代本草多言蜘蛛有毒，故人咸畏之，后世医家多慎用之，以致该方几近淹没。但亦有医者治疗阴狐疝多例，尚未发现中毒者，其所用为土墙所生之七星蜘蛛（黑蜘蛛背有白点者），炙后即无毒，味如烧鸡蛋黄，农家儿童有病愈即嗜食者，并指出屋檐下的黑蜘蛛亦可入药，无毒性，易搜寻。研究表明，在临床上蜘蛛散内服时可选用节肢动物门蛛形纲园蛛科大腹圆网蛛较佳，该蜘蛛腹大色黑，性苦、寒，可祛风、消肿、解毒而主治狐疝偏坠。张仲景所示蜘蛛"熬焦"，即将蜘蛛除去头足，置磁瓦上焙黄干燥，炮制后蜘蛛变寒为温，其微寒之性及剽悍峻猛之性去，而祛风消肿、解毒之用存，也便于研末做成丸散制剂，以满足临床疗效的发挥。纵观文献，有 20 多部古籍中以同名蜘蛛散和含蜘蛛的方剂，除阴狐疝以外还包括众多顽症痼疾，从而极大地拓展了该方的主治范围。

参 考 文 献

[1] 袁凤辉，白涛，曹波，等. 蜘蛛的药用价值研究概况 [J]. 时珍国医国药，2008，19（2）：282 – 284.

[2] 肖小芹. 药用蜘蛛及其原动物考证 [J]. 湖南中医药导报，2002，8（9）：563 – 564.

[3] 费瑞，杨洋，张丽娇，等. 蜘蛛毒素的研究概况及应用 [J]. 吉林大学学报（医学版），2004，30（06）：994 – 995.

[4] 刘海洋，王伟霞，王敬文，等. 蜘蛛丝研究与开发利用 [J]. 产业用纺织品，2004，36（2）：7 – 9.

[5] 杜大林，马维骐，李国武. 浅析《金匮要略》蜘蛛散的临床应用 [J]. 四川中医，2010，28（6）：44 – 45.

✥ 甘草粉蜜汤 ✥

【处方组成与功用】

甘草粉蜜汤出自《金匮要略》肤蹶手指臂肿转筋阴狐疝蛔虫病脉证治（蛔虫病）篇，由甘草 10g，粉（现代考证应为粳米粉）10g，蜜（蜂蜜）30g 组成。具有杀虫的功效。传统用于蛔虫病所见之上腹及脐周疼痛，时发时止，令人吐涎，一般驱虫药不能奏效或根治。

【方剂传统解析】

《金匮要略》载："蚘虫之为病，令人吐涎，心痛，发作有时，毒药不止，甘草粉蜜汤主之。"本条文论述了蛔虫腹痛的证治。本证病因病机为蛔虫寄生肠中，蛔虫扰动，胃肠气机逆乱。粳米性平、味甘，归脾、胃经。具有补中益气，平和五脏之功，以其主养胃气；辅以甘草、蜂蜜之甘补，缓急扶正，又借其甘甜诱蛔。三味合用，蛔安痛缓，毒解胃和。

【方剂药效物质基础】

1 拆方组分

1.1 甘草 其化学组分见痉湿暍病脉证治篇"栝楼桂枝汤"。

1.2 蜂蜜 其化学组分见中风历节病脉证并治篇"乌头汤"。

1.3 粳米粉 其化学组分见痉湿暍病脉证治篇"白虎加人参汤"。

2 复方组分

目前尚未见有甘草粉蜜汤复方化学组分的文献报道。

【方剂药理学研究】

1 拆方药理

1.1 甘草　其药理研究见痉湿暍病脉证治篇"栝楼桂枝汤"。

1.2 蜂蜜　其药理研究见中风历节病脉证并治篇"乌头汤"。

1.3 粳米粉　其药理研究见痉湿暍病脉证治篇"白虎加人参汤"。

2 复方药理

目前尚未见有甘草粉蜜汤复方药理研究的文献报道。

【临床研究与应用】

用甘草粉蜜汤原方或其加减方，可以治疗肠蛔虫症、蛔虫性肠梗阻[1]，白细胞减少症[2]等见有本方证者。

【方剂评述】

甘草粉蜜汤用于蛔虫病口吐清水，上腹部疼痛，时发时止，单用驱虫药无效的病例。

参 考 文 献

[1] 曹照华. 甘草粉蜜汤治疗胆道蛔虫症和蛔虫性肠梗阻 15 例 [J]. 中国乡村医生杂志，1998（5）：24 – 25.

[2] 杨娟芳. 甘草粉蜜汤合黄芪注射液治疗白细胞减少症 30 例临床观察 [J]. 上海中医药杂志，2007，41（6）：16 – 17.

∽❀ 乌梅丸 ❀∽

【处方组成与功用】

乌梅丸出自《金匮要略》肤蹶手指臂肿转筋阴狐疝蛔虫病脉证治（蛔虫病）篇，由乌梅 450g，细辛 90g，干姜 150g，黄连 250g，当归 60g，炮附子 90g，蜀椒 60g，桂枝 90g，人参 90g，黄柏 90g（捣筛，蜜为丸）组成。具有杀虫的功效。传统用于蛔虫病所见之蛔静痛止，病情缓解；复时烦躁，上腹剧痛，呕吐蛔虫，手足厥逆，脉象沉伏等。

【方剂传统解析】

《金匮要略》载："蛔厥者，当吐蛔，令病者静而复时烦，此为脏寒；蛔上入膈，故烦，须臾复止，得食而呕又烦者，蛔闻食臭出，其人常自吐蛔""蛔厥者，乌梅丸主之。"两条文论述了蛔厥的证治。本证病因病机为蛔上入膈，上热下寒，蛔虫窜扰，气机逆乱。"蛔虫得酸则静"，故本方重用乌梅，并用醋浸泡，取其味酸安蛔，且收敛耗散之正气；黄柏、黄连苦寒，清泄上热，且"蛔虫得苦则下"；蜀椒、细辛、干姜、附子、桂枝皆辛温，温脏散寒，且"蛔虫得辛则伏"；当归、人参、蜂蜜，益气养血，扶助正气。诸药相配，清上温下，安蛔止痛。

【方剂药效物质基础】

1 拆方组分

1.1 细辛　其化学组分见中风历节病脉证并治篇"侯氏黑散"。

1.2 干姜、黄连　其化学组分见百合狐惑阴阳毒病脉证治篇"甘草泻心汤"。

1.3 当归　其化学组分见百合狐惑阴阳毒病脉证治篇"赤小豆当归散"。

1.4 炮附子　其化学组分见痉湿暍病脉证治篇"桂枝附子汤"。

1.5 蜀椒　其化学组分见百合狐惑阴阳毒病脉证治篇"升麻鳖甲汤"。

1.6 桂枝　其化学组分见痉湿暍病脉证治篇"栝楼桂枝汤"。

1.7 人参　其化学组分见痉湿暍病脉证治篇"白虎加人参汤"。

1.8 黄柏　其化学组分见黄疸病脉证并治篇"大黄硝石汤"。

1.9 乌梅　乌梅中含有丰富的有机酸、氨基酸、糖类、挥发油、生物碱等成分。①有机酸：乌梅含有丰富的有机酸，酸度实验中，乌梅水煎液的 pH 值为 1.70，其有机酸含量以枸橼酸计可达 40.5%。有机酸为苹果酸、柠檬酸、草酸、乙醇酸、乳酸、甲酸、乙酸、丙酸。其中最主要的是苹果酸和柠檬酸，且随果实的不断成熟，二者含量会有所变化，早期的苹果酸含量大于柠檬酸，后期则是柠檬酸含量大于苹果酸。乌梅药材中还含有绿原酸，另有延胡索酸、酒石酸等。②氨基酸：乌梅果肉中含有 24 种氨基酸及胆胺，如丝氨酸、甘氨酸、丙氨酸。③多糖类：乌梅果实中含有多种糖，其中单、双糖主要为蔗糖、果糖、三梨醇糖、葡萄糖等，多糖主要为果胶和粗纤维，且随果实成熟程度增加，单糖增多而多糖减少。④挥发油类：挥发油主要是戊酸、异戊酸、糠醛、5 - 甲基 - 2 糠醛、沉香醇、正己酸、苯甲醇、愈创木酚等。⑤脂类：乌梅所含脂类主要集中于果仁，其果肉中含量较少。主要为中性脂类，如游离甾醇脂、甾醇脂、甘油酸二脂及游离脂肪酸。⑥甾醇类：在乌梅中分离得到谷甾醇、菜油甾醇、豆谷甾醇等。⑦生物碱：从乌梅中分离并鉴定了 2,2,6,6 - 四甲基哌啶酮和叔丁基脲。⑧黄酮类：乌梅黄酮类成分主要含有柠檬素 - 3 - O - 鼠李糖苷、山奈酚 - 3 - O - 鼠李糖苷、鼠李素 - 3 - O - 鼠李糖苷、槲皮素 - 3 - O - 鼠李糖苷，以及山奈酚和染料木素。⑨其他成分：乌梅果肉中含有氰化物、过氧化物歧化酶和赤霉素系列化合物，种子中还含苦仁苷。尚含有萜类、维生素、微量元素等[1-5]。

2 复方组分

乌梅丸是由 10 味中药组成的复方，其成分复杂，乌梅为处方中主药，所含的有机酸中，含量最高是柠檬酸和苹果酸，二者含量高低与乌梅成熟程度密切相关，乌梅未成熟时苹果酸含量较高，成熟后柠檬酸含量最高，因此研究将柠檬酸作为复方质量控制指标。经高效液相法测定乌梅丸中柠檬酸含量，平均含量为 9.74%[1-5]。

【方剂药理学研究】

1 拆方药理

1.1 细辛　其药理研究见中风历节病脉证并治篇"侯氏黑散"。

1.2 干姜、黄连　其药理研究见百合狐惑阴阳毒病脉证治篇"甘草泻心汤"。

1.3 当归　其药理研究见百合狐惑阴阳毒病脉证治篇"赤小豆当归散"。

1.4 炮附子　其药理研究见痓湿暍病脉证治篇"桂枝附子汤"。

1.5 蜀椒　其药理研究见百合狐惑阴阳毒病脉证治篇"升麻鳖甲汤"。

1.6 桂枝　其药理研究见痓湿暍病脉证治篇"栝楼桂枝汤"。

1.7 人参　其药理研究见痓湿暍病脉证治篇"白虎加人参汤"。

1.8 黄柏　其药理研究见黄疸病脉证并治篇"大黄硝石汤"。

1.9 乌梅　①抑菌作用：乌梅及其制剂在体外对大肠埃希菌、痢疾杆菌、伤寒杆菌、副伤寒杆菌、霍乱杆菌、百日咳杆菌、变形杆菌、炭疽杆菌、白喉杆菌、类白喉杆菌、脑膜炎杆菌、金黄色葡萄球菌、肺炎球菌、溶血性链球菌、结核分枝杆菌、铜绿假单胞菌均有抑制作用，而且对苍须癣菌等真菌也有一定的抑制作用。②镇咳作用：镇咳实验表明，乌梅核壳、种仁与净乌梅作用一致，有明显的镇咳作用，而果肉则无镇咳作用，且核壳和种仁的镇咳作用均强于净乌梅。表明乌梅镇咳的有效入药部位为核壳和种仁，单用核壳或种仁可以增强疗效或减少服药量。③安蛔作用：乌梅丸有麻醉蛔虫的作用，可使其活动迟钝、静止，呈濒死状态；但当蛔虫离开乌梅丸液后，可逐渐恢复活性，这表明本方没有直接杀灭蛔虫的作用，只具有麻醉性质。另外乌梅丸可以降低胆汁的酸碱度，不利于蛔虫的生存。同时使胆道括约肌暂时扩张，胆汁分泌增多，从而将胆道内的蛔虫推入十二指肠。④抗过敏作用：乌梅对豚鼠的蛋白质过敏性及组胺休克，具有对抗作用，但对组胺性哮喘则无对抗作用。⑤抗氧化作用：体外试验表明，乌梅果浆有明显抗氧化溶血和抗肝匀浆脂质过氧化作用，且抑制率和剂量呈正相关。⑥其他作用：乌梅丸还能够抑制 $TGF-\beta_1$ 及其 mRNA 转录，减少细胞因子 $TGF-\beta_1$ 的形成，从而实现对肝纤维化的治疗，且其作用优于秋水仙碱。乌梅中的梅酸可软化血管，具有防老抗衰作用。乌梅中的熊果酸还具有抗糖尿病、抗溃疡、降低血糖等多种生物学效应[1,6-9]。

2 复方药理

2.1 抗炎作用　采用2,4-二硝基氯苯加醋酸复合法制备大鼠溃疡性结肠炎模型，探讨乌梅丸对其结肠组织核转录因子-κB（NF-κB）、细胞间黏附分子1（ICAM-1）及白细胞介素-8（IL-8）和白细胞介素-13（IL-13）表达的影响。结果显示，模型组大鼠组织内 NF-κB 表达明显增强，表明 NF-κB 被大量激活，而乌梅丸在一定剂量范围内降低 NF-κB 的表达，说明其通过抑制 NF-κB 的激活减轻了炎症反应；模型组 ICAM-1 表达也比正常组显著增强，而乌梅丸可下调 ICAM-1 的表达。其作用机制可能是通过抑制 NF-κB 激活和 ICAM-1 表达，阻断炎症的放大效应而达到抗炎效果。与正常组相比，模型组大鼠结肠组织中 IL-8 的阳性表达显著增高（$P < 0.01$），而乌梅丸各剂量组、柳氮磺胺吡啶（SASP）组则较模型组明显降低（$P < 0.01$）。与正常组相比，模型组大鼠结肠组织中 IL-13的阳性表达显著降低（$P < 0.01$），而乌梅丸各剂量组、SASP 组则较模型组明显升高（$P < 0.01$）。说明 IL-8、IL-13 参与了溃疡性结肠炎的发生，乌梅丸可能是通过下调 IL-8，上调 IL-13 达到治疗溃疡性结肠炎的目的[10-11]。

2.2 抗诱变、抗癌及抗氧化作用　实验发现，乌梅丸能够抑制人胃癌 SGC-7910 细胞的生长增殖，能显著抑制胃癌及癌前病变的发生，并能明显抑制基因 survivinm RNA 和蛋白的表达，这可能是乌梅丸干预胃癌和癌前病变的机制之一。另以，体内（外）实验显示，乌梅丸能显著的抑制基因 c-myc、survivin 的表达，并且呈现随剂量的加大而抑制作用加强的趋势，这可能又是乌梅丸干预胃癌及其癌前病变的机制之一[12-13]。

2.3 抗肝纤维化作用　采用猪血清诱导免疫损伤性肝纤维化模型，运用 HE 染色和

Mallory 染色检测肝组织病理形态变化等方法，观察乌梅丸对免疫性肝纤维化模型大鼠肝组织病理形态的影响，分析乌梅丸的治疗作用。并以秋水仙碱、小柴胡汤作为对照。结果证实，乌梅丸可以明显抑制肝组织损伤，减轻炎症反应，延缓或阻止纤维化的病理改变，作用优于秋水仙碱和小柴胡汤。进一步实验发现，乌梅丸抗肝纤维化、主治肝硬化形成的机制，可能与其调节 TGF-β_1 水平，以恢复肝脏功能，消除肝纤维化、肝硬化诱发因素，从而抑制胶原纤维增生和促进胶原纤维降解密切相关[14-15]。

2.4 降低血糖作用 通过观察乌梅丸及其寒热配伍治疗大鼠 2 型糖尿病模型对于 AMPK 表达的影响，以期阐明乌梅丸治疗 2 型糖尿病的可能的作用位点。结果发现，乌梅丸及其寒热配伍各治疗组靶器官组织细胞的后 AMPK mRNA 和蛋白的表达量较模型组有明显提高，说明乌梅丸及其寒热配伍对于 AMPK 靶点有增加其表达的作用。同时，这也可以说明乌梅丸及其寒热配伍通过作用于 AMPK，提高靶组织细胞对于葡萄糖的摄取，降低了血糖水平，抑制了胰岛素的过度分泌，改善了胰岛素抵抗；还可能由于抑制了脂肪合成，使体质量的增加得到了有效控制[16]。

2.5 镇痛作用 以乌梅丸方所体现的不同治法和药物的寒热属性为依据进行乌梅丸及其拆方的镇痛作用研究，结果显示，与对照组比较，乌梅丸全方组、寒热并用组和温热组药物能有效延长小鼠痛阈，降低小鼠扭体次数，降低溃疡性结肠炎大鼠结肠组织 PGE$_2$ 含量（$P < 0.05$），且 3 组间无差异；补益组药物也表现出部分抑制疼痛的作用，但效果要弱于全方组（$P < 0.05$）。表明乌梅丸方有明显的镇痛作用，温热组药物为其镇痛的主要药物，补益组药物有部分镇痛作用[17]。

【临床研究与应用】

1 治疗蛔虫症

选择肠蛔虫症患者 32 例，以乌梅丸去细辛、黄连、桂枝，加青皮、川楝子、槟榔、使君子、白芍煎服。结果服药 1 天腹痛呕吐消失 19 例，2~3 天者 9 例，5 天者 2 例，6 天者 2 例；服药后第 2 天排虫者 6 例，第 3 天排虫者 8 例，第 5 天排虫者 17 例；诸证消失但未见排虫而自行要求出院者 1 例。32 例患者中除有 2 例需加服哌嗪排虫外，余 29 例均经服上药后虫体自行从大便排出[18]。

2 治疗慢性溃疡性结肠炎

选择慢性溃疡性结肠炎患者 94 例，随机分为治疗组和对照组各 47 例。所有患者均嘱进食容易消化的稀软饮食，禁食生冷、油腻、辛辣食物。对照组采用静脉滴注阿莫西林，同时以甲硝唑、庆大霉素、氟米松、维生素 B$_1$、维生素 B$_2$、普鲁卡因灌肠。治疗组在上述治疗基础上用乌梅丸煎服。若腹痛明显者，加木香、乌药；腹泻明显者，加用陈皮、厚朴、茯苓。2 组均以 14 天为 1 个疗程，结果以症状消失，大便成形，次数正常，肠镜检查肠黏膜病变恢复正常，1 年内不复发为治愈，治疗组总有效率为 95.74%；对照组总有效率为 76.60%（$P < 0.05$）[19]。

3 治疗肠道易激综合征

选择肠易激综合征患者 93 例，随机分成治疗组 48 例和对照组 45 例。治疗组予以乌梅丸水煎分 2 次服。对照组口服双歧杆菌片、蒙脱石散。2 组疗程均为 4 周。结果以临床症状消失为临床治愈，治疗组总有效率 93.75%；对照组总有效率 68.88%（$P < 0.05$）[20]。

5 治疗糖尿病性腹泻

选择糖尿病性腹泻患者 100 例，随机分为治疗组和对照组各 50 例，2 组患者均予调节饮食，严格控制空腹血糖、餐后 2 小时血糖治疗，治疗组另予乌梅丸加焦白术煎服。对照组予蒙脱石散餐前服用。2 组均治疗 15 天。结果以症状及体征消失，大便每日 1～2 次，量正常且成形，半年内无复发为治愈，治疗组总有效率 92.0%；对照组总有效率 56.0%（P < 0.01）[21]。

6 治疗其他疾病

用乌梅丸原方或其加减方，还可治疗胰腺癌[22]、胆囊炎[23]、复发性口腔溃疡[24]等见有本方证者。

【方剂评述】

乌梅丸原方主治蛔厥证，又主久利。后世医家多将其奉为治蛔之主方，用于蛔虫病的治疗。现代的《方剂学》教材也将其归于驱虫类中。但是仔细体会其方义可知，此方寒热并用，既温也通，攻补兼施，能敛能散，实为治疗寒热错杂证的主方。现代药理研究表明，乌梅丸具有麻醉蛔虫虫体，促进胆囊收缩及促进胆汁分泌，对炎性肠黏膜上皮细胞修复好转，增强巨噬细胞吞噬功能，增强对缺氧的耐受能力和抗严寒能力，能抗诱变、抗癌及抗氧化，抗肝纤维化，降低血糖等作用。乌梅丸目前临床应用甚广，涉及呼吸系统、消化系统、心血管系统、泌尿系统等，涵盖了多个医学分科的诸多疾病。临床医家针对病机，随证加减，临床疗效颇佳，充分体现了中医药在审证求因、辨证施治、异病同治方面的精髓。

参 考 文 献

[1] 杨莹菲，胡汉昆，刘萍，等．乌梅化学成分、临床应用及现代药理研究进展 [J]．中国药师，2012，15 (3)：415－418.

[2] 阮毅铭．乌梅的化学成分及药理作用概述 [J]．中国医药学刊，2008，10 (5)：793－794.

[3] 任少红，李志富，赵宇，等．乌梅挥发油成分的气相色谱/质谱分析 [J]．泰山医学院学报，2004，25 (6)：643.

[4] 任少红，付丽娜，王红，等．乌梅中生物碱的分离与鉴定 [J]．中药材，2004，27 (12)：917.

[5] 席荣英，白素平，王翠红．乌梅不同部分微量元素分析 [J]．微量元素与健康研究，2003，2 (2)：28.

[6] 张继东，李淑芳，李嘉诚，等．桉叶、地榆、乌梅体外抗菌相互作用研究 [J]．中兽医医药杂志，2011，30 (5)：20－22.

[7] 黎同明，高洁，王桂香．乌梅水煎液镇静催眠及抗惊厥作用实验研究 [J]．中医学报，2011，26 (7)：818－820.

[8] 张理平，王英豪，张海燕，等．乌梅抑制黑色素的机制 [J]．福建中医药大学学报，2011，21 (5)：12.

[9] 纪晓花．乌梅熊果酸抑菌活性和抗氧化性研究 [J]．食品工业，2013，34 (9)：142－144.

[10] 余欣，邱明义，胡继鹰，等．乌梅丸对溃疡性结肠炎大鼠肠组织核转录因子－κB 及细胞间黏附分子 1 的影响 [J]．中国中西医结合消化杂志，2008，16 (3)：172－175.

[11] 余欣，邱明义，刘建军，等．乌梅丸对溃疡性结肠炎大鼠结肠组织白细胞介素 8 及 13 表达的影响 [J]．中国中西医结合消化杂志，2011，19 (3)：172－174.

[12] 李勇，叶知锋，黄伶，等．乌梅丸对人胃癌细胞增殖及基因 survivin 表达的影响 [J]．江西中医药，2010，41 (5)：58－61.

［13］李勇，黄伶，杨雪飞，等．乌梅丸对胃癌及癌前病变组织中基因 c–myc、survivin 表达的影响［J］．中国中医药科技，2010，17（5）：385–386．

［14］张保伟，李爱峰，赵志敏．乌梅丸对免疫损伤性肝纤维化大鼠肝组织病理形态的影响［J］．河南中医，2006，26（5）：23–25．

［15］张保伟，李爱峰，赵志敏．乌梅丸对免疫损伤性肝纤维化大鼠肝组织细胞因子 TGF–β_1 及其 mRNA 的影响［J］．中国中医急症，2007，16（5）：585–586．

［16］李井彬，陈广，徐丽君，等．乌梅丸及其寒热配伍对 2 型糖尿病大鼠外周组织 AMPK 表达的影响［J］．中国医院药学杂志，2014（9）：724–728．

［17］闫曙光，惠毅，周永学．梅丸及其拆方的镇痛作用［J］．中国实验方剂学杂志，2013，19（21）：262–265．

［18］蒋宪才．乌梅丸（汤）加减治疗肠蛔虫症 32 例［J］．广西医学，2006，28（12）：2010．

［19］辛福兵．乌梅丸治疗慢性溃疡性结肠炎 47 例［J］．现代中医药，2011，31（2）：20–21．

［20］韦艳碧．乌梅丸治疗腹泻型肠易激综合征［J］．辽宁中医药大学学报，2010，11（9）：80–81．

［21］李宝华．乌梅丸治疗糖尿病性腹泻 50 例［J］．中国中医急症，2009，18（8）：1338–1339．

［22］黄金昶，徐林．加味乌梅丸治疗胰腺癌 21 例疗效观察［J］．中国临床医生，2012，40（11）：52–55．

［23］黄建国，王敏，马爱兰．乌梅丸治疗慢性胆囊炎 125 例［J］．中国现代药物应用，2009，3（6）：146–147．

［24］张晖．乌梅丸治疗复发性口疮 24 例［J］．中国医药指南，2008，6（24）：347．

第二十篇

妇人妊娠病脉证并治篇

> 本篇主要讨论妇人在妊娠期间发生的与妊娠有关的疾病的辨证与治疗。妊娠病又称"胎前病",包括妊娠的诊断、妊娠恶阻、妊娠腹痛、妊娠下血、妊娠小便难、妊娠水气以及妊娠安胎、养胎等。妊娠病可以影响孕妇的健康和胎儿的发育成长,甚至会引起堕胎小产、危及孕妇的生命。

∽ 桂枝茯苓丸 ∽

【处方组成与功用】

桂枝茯苓丸出自《金匮要略》妇人妊娠病脉证并治(癥病)篇,由桂枝、茯苓、牡丹皮、桃仁、白芍各100g(上五味,末之,炼蜜和丸)组成。具有化瘀消癥,活血止血的功效。传统用于妊娠宿有癥病所见之盆腔素有癥积包块,阴道小量出血不止,肚脐上部有动感等。

【方剂传统解析】

《金匮要略》载:"妇人宿有癥病,经断未及三月,而得漏下不止,胎动在脐上者,为癥痼害。妊娠六月动者,前三月经水利时,胎也;下血者,后断三月衃也。所以血不止者,其癥不去故也。当下其癥,桂枝茯苓丸主之。"本条文论述了宿有癥病兼妊娠下血的证治。本证病因病机为癥积内结,瘀血阻络,血不归经。本方为开中医化瘀止血法之先河,方中桂枝辛行温散,通利血脉;茯苓益心脾而淡渗下行;桃仁、牡丹皮破血祛瘀,消癥积;白芍益阴养营,兼活血。妊娠不可峻攻猛破,癥积也非旦夕可除,故炼蜜为丸,从小量开始服用,根据病情逐渐加量。旨在渐消缓散,以达化瘀消癥止血而不伤胎。

【方剂药效物质基础】

1 拆方组分

1.1 桂枝、白芍 其化学组分见痉湿暍病脉证治篇"栝楼桂枝汤"。

1.2 茯苓 其化学组分见脏腑经络先后病脉证篇"猪苓汤"。

1.3 牡丹皮 其化学组分见血痹虚劳病脉证并治篇"肾气丸"。

1.4 桃仁 其化学组分见疟病脉证并治篇"鳖甲煎丸"。

2 复方组分

2.1 复方组分的测定 采用硅胶柱色谱、Sephadex LH-20、D-101 型大孔树脂和反相 RP-18 柱色谱等方法进行分离纯化，利用 MS 和 NMR 等波谱学法，对桂枝茯苓胶囊内容物正丁醇和水萃取部位化学成分进行研究。结果分离鉴定出 16 个化合物，分别为氧化芍药苷、半乳糖醇、咖啡酸、牡丹皮苷 F、去氢土莫酸、猪苓酸 C、3-表去氢茯苓酸、3-表去氢土莫酸、海藻糖、鸟苷、腺苷、丙氨酸、亮氨酸、脯氨酸、精氨酸、α-D-葡萄糖[1]。

2.2 成分的定量分析 运用高效液相色谱法测定桂枝茯苓丸中丹皮酚的含量[2]；采用 HPLC 法同时测定桂枝茯苓丸中桂皮酸、桂皮醛及丹皮酚 3 种成分含量，该方法样品预处理简单、快速简便、稳定可靠、被测成分分离良好且其他成分无干扰，可用于桂枝茯苓丸的进一步质量控制[3]。

2.3 脂溶性成分分析 通过建立桂枝茯苓丸脂溶性成分的 GC-MS 指纹图谱，分析探讨桂枝茯苓丸脂溶性成分。结果分析了 10 个批次的桂枝茯苓丸，确定并鉴定了 9 个共有色谱峰。说明桂枝茯苓丸脂溶性成分的 GC-MS 指纹图谱特征性及专属性强，该指纹图谱可作为桂枝茯苓丸脂溶性成分质量控制的稳定方法[4]。

【方剂药理学研究】

1 拆方药理

1.1 桂枝、白芍 其药理研究见痉湿暍病脉证治篇"栝楼桂枝汤"。

1.2 茯苓 其药理研究见脏腑经络先后病脉证篇"猪苓汤"。

1.3 牡丹皮 其药理研究见血痹虚劳病脉证并治篇"肾气丸"。

1.4 桃仁 其药理研究见疟病脉证并治篇"鳖甲煎丸"。

2 复方药理

2.1 对子宫内膜异位症血管生成的抑制作用 采用自体移植法建立大鼠子宫内膜异位症模型，分为模型对照组（阴性对照）、桂枝茯苓丸低、高剂量组（4.13g/kg，8.26g/kg）、孕三烯酮组（阳性对照，0.23g/kg），另设假手术对照组。连续给药 28 天后处死大鼠，免疫组化法检测异位内膜中的增殖细胞核抗原（PCNA）和血小板-内皮细胞黏附分子（CD31）的表达，酶联免疫吸附测定法检测腹腔液中血管内皮生长因子（VEGF）的水平，RTqPCR 检测异位内膜中 VEGF 和缺氧诱导因子-1α（HIF-1α）的表达。结果显示，桂枝茯苓丸显著抑制异位内膜中 PCNA、CD31 的表达，降低腹腔液中 VEGF 的水平（$P<0.05$）以及异位病灶中 VEGF、HIF-1α 的 mRNA 表达水平（$P<0.01$）。表明桂枝茯苓丸显著抑制大鼠子宫内膜异位症的血管生成作用，其作用机制与抑制 VEGF 和 HIF-1α 的表达有关[5]。

2.2 抗炎作用 研究表明，桂枝茯苓丸可明显降低血液黏稠度，改善血液循环，抑制前列腺增生，提高机体免疫力，调节机体免疫功能，改善局部炎症状态[6]。

2.3 对缺血性脑损伤的作用 为探讨桂枝茯苓丸对脑缺血再灌注损伤大鼠肿瘤坏死因子（TNF-α）、内皮素（ET）的影响，将 SD 大鼠分为空白组、模型组、磷酸川芎嗪组、复方桂枝茯苓丸组，用结扎双侧颈总动脉 45 分钟后再通法，制备脑缺血再灌注大鼠模型，用复方桂枝茯苓丸、磷酸川芎嗪治疗，给药 2 周，检测血清 TNF-α、ET 变化。结果显示，复方桂枝茯苓丸能降低脑缺血再灌注大鼠血清 TNF-α、ET 的含量，疗效与磷酸川芎嗪相近[7]。

2.4 对急性心肌缺血的保护作用 采用腹腔注射垂体后叶素（25U/kg）建立大鼠心肌缺血模型，观察桂枝茯苓丸对心肌缺血大鼠血流动力学参数及心肌组织的影响。结果显示，桂枝茯苓丸能对抗垂体后叶素致心肌缺血大鼠血流动力学指标的异常，改善心肌舒缩功能；对心肌组织病理学检测能明显改善缺血心肌组织的病理损伤。表明桂枝茯苓丸对垂体后叶素所致心肌缺血具有一定的保护作用[8]。

2.5 对肾小管间质纤维化的作用 为探讨观察桂枝茯苓胶囊对单侧输尿管梗阻（UUO）诱导大鼠小管间质纤维化（TIF）过程中 α-平滑肌肌动蛋白（α-SMA）、Ⅳ型胶原（collagen Ⅳ）和转化因子-β₁（TGF-β₁）表达的影响，采用 SD 大鼠行 UUO 诱导建立 TIF 动物模型。72 只 SD 大鼠随机分为假手术组（$n=24$）、模型组（$n=24$）和治疗组（$n=24$）。治疗组给予桂枝茯苓胶囊+生理盐水灌胃，250mg/（kg·d），每日 2 次；模型组和假手术组大鼠则在同一时间点以等体积生理盐水灌胃作对照。分别于实验第 7、14、21 天，3 个时间点，3 组各处死 8 只大鼠，检测肾小管损伤、间质炎症细胞浸润和纤维化等肾脏组织病理学变化，采用免疫组化观察和评价 α-SMA、collagen Ⅳ 和 TGF-β₁ 表达变化。结果显示，UUO 模型建立后，梗阻肾小管间质损伤和纤维化呈进行性加重。在同一时间点，治疗组的肾小管间质纤维化程度比模型组大鼠明显减轻，差异有统计学意义（$P<0.01$）[9]。

【临床研究与应用】

1 治疗子宫腺肌病

选择 205 例子宫腺肌病患者，随机分为中药组 52 例、对照组 50 例、中西医结合Ⅰ组51 例及中西医结合Ⅱ组 52 例。中药组予以桂枝茯苓丸方，每日 1 剂；对照组在月经期的第1~5 天内口服孕三烯酮胶囊，每周一、四或二、五口服 1 粒，每粒 2.5 mg，3 个月后开始服用中药安慰剂；中西医结合Ⅰ组服用孕三烯酮胶囊开始即服用桂枝茯苓丸方；中西医结合Ⅱ组服用孕三烯酮胶囊 3 个月后开始服用桂枝茯苓丸方。各组均治疗 6 个月后观察临床疗效，于治疗前及治疗后 3、6 个月测定子宫体积、血清 CA125 含量及痛经评分，观察各组治疗中副作用及妊娠结局。结果显示，中药组、对照组、中西医结合Ⅰ组、中西医结合Ⅱ组临床疗效总有效率分别为 92.3%、66.0%、92.2%、92.3%，其他 3 组均优于对照组（$P<0.01$）。除中药组子宫体积外各组治疗后 3 个月与本组治疗前子宫体积、CA125、痛经评分比较差异均有统计学意义（$P<0.05$）；除中药组子宫体积外，中药组和中西医结合Ⅰ、Ⅱ组治疗后 6 个月各指标均优于对照组（$P<0.05$）。中药组无明显副作用，与其他 3 组比较差异有统计学意义（$P<0.05$）[10]。

2 治疗慢性盆腔炎

选择盆腔炎性疾病患者 128 例，随机分为对照组 64 例，以舒他西林、甲硝唑治疗；观察组 64 例，在对照组用药基础上，口服桂枝茯苓胶囊，并配合下腹部热敷。结果显示，对照组有效率 70.3%；观察组有效率 96.8%[11]。

3 治疗卵巢囊肿

将 102 例卵巢囊肿患者分别给予桂枝茯苓胶囊和常规西药治疗。结果显示，桂枝茯苓胶囊具有良好的消炎、镇痛作用，可较好的促使临床症状及体征改善[12]。

4 治疗痛经

选取 30 例原发性痛经的患者，随机分为桂枝茯苓胶囊高剂量组、低剂量组和安慰剂对照组，每组各 10 例。依据疼痛量表、疼痛强度评价进行评分，服药 3 个月经周期，观察 3 组患者治疗前后的疼痛评分，判定其临床疗效。结果桂枝茯苓胶囊高剂量组及低剂量组均能有效治疗原发性痛经，能够显著缓解患者疼痛，临床服用安全可靠，无明显不良反应，且高剂量组在减轻患者疼痛强度方面明显优于低剂量组[13]。

5 治疗异位妊娠

将 80 例异位妊娠患者随机分为对照组和观察组，每组各 40 例。对照组采用米非司酮口服，甲氨蝶呤肌内注射；观察组在此基础上加服桂枝茯苓胶囊，每次 9 粒，每日 2 次，共 4 周。结果桂枝茯苓胶囊配合甲氨蝶呤和米非司酮保守治疗异位妊娠，提高了保守治疗成功率，且临床使用安全[14]。

6 治疗其他疾病

用桂枝茯苓丸（汤）原方或其加减方，还可以治疗多囊卵巢综合征[15]、子宫肌瘤[16]、乳腺增生[17]、不育症[18]等见有本方证者。

【方剂评述】

桂枝茯苓丸（汤）原治妇人素有癥块，致妊娠胎动不安或漏下不止之证。后《妇人良方》称本方为夺命丸，用治妇人小产，子死腹中而见"胎上抢心，闷绝致死"冷汗自出，气促喘满者。《济阴纲目》将本方改为汤剂，易名催生汤，改用于产妇临产。桂枝茯苓丸的组方规律是以营血的运行机制和影响因素为基线，考虑了血瘀证的发病原因和病理变化。活血化瘀与调气、温经通脉、清郁热、补血、行水、利湿、化痰并用为原则。近年来临床应用表明，该方不仅用于妇科疾病，凡辨证属于血瘀湿滞者的各科疾病，均可加减用之且有效。所疗疾病种类繁多，涉及面亦较广，但病机总不离瘀血阻滞。对于瘀血阻滞为主要病机的疾病，以该方为基础或根据疾病情况，适当加减变化；对于病机不是以瘀血阻滞为主，而病机中含有瘀血阻滞者，该方可作为组方因子，配合主方使用。

参 考 文 献

[1] 杨鹏飞，王振中，王洪庆，等. 桂枝茯苓胶囊化学成分研究（Ⅲ）[J]. 中草药，2012，43（3）：463 – 466.

[2] 寇婉青，开伟华，王蓉，等. HPLC 法测定桂枝茯苓丸中丹皮酚的含量 [J]. 安徽医药，2009，15（3）：508 – 509.

[3] 冯传平. HPLC 法测定桂枝茯苓丸中桂皮酸、桂皮醛及丹皮酚的含量 [J]. 中医药导报，2009，15（3）：76 – 78.

[4] 耿放，葛亚南，方衡，等. 桂枝茯苓丸脂溶性成分 GC – MS 指纹图谱研究 [J]. 药物分析杂志，2014，34（1）：174 – 177.

[5] 万贵平，张真真，汤伟伟，等. 桂枝茯苓丸抑制大鼠子宫内膜异位症血管生成的作用及机制 [J]. 中国实验方剂学杂志，2014，20（1）：161 – 165.

[6] 周小祝，莫志贤. 桂枝茯苓丸的药理作用研究进展 [J]. 医药导报，2006，25（2）：142 – 143.

[7] 张建荣，潘强，柏江锋，等. 复方桂枝茯苓丸对脑缺血再灌注损伤大鼠 TNF – α、ET 的影响 [J]. 中国中医急症，2013，22（11）：1841 – 1843，1856.

[8] 李佳川，刘朋，刘晓帅，等. 桂枝茯苓丸对垂体后叶素致大鼠急性心肌缺血的保护作用 [J]. 西南民族大学学报·自然科学版，2013，39（3）：327 – 329.

[9] 赵德安，毕凌云，杨达胜. 桂枝茯苓胶囊对肾小管间质纤维化大鼠 α – 平滑肌肌动蛋白、Ⅳ型胶原和转化因子 – β_1 表达的影响 [J]. 临床儿科杂志，2013，31（1）：65 – 68.

[10] 廖英，郭英，贾春岩，等. 桂枝茯苓丸方对孕三烯酮胶囊治疗子宫腺肌病的增效作用 [J]. 中医杂志，2014，55（5）：396 – 399.

[11] 黄春霞. 桂枝茯苓胶囊联合抗生素治疗盆腔炎 128 例临床分析 [J]. 中国医药指南，2013，11（6）：274 – 275.

[12] 江晓玲. 观察桂枝茯苓胶囊治疗卵巢囊肿的临床效果 [J]. 中国医药指南，2013，11（13）：294 – 295.

[13] 吴双. 桂枝茯苓胶囊（不同剂量）治疗原发性痛经的临床研究 [D]. 湖北中医药大学硕士学位论文，2012，5.

[14] 尹凤玲，严春寅，沈宗姬，等. 桂枝茯苓胶囊辅助西药保守治疗异位妊娠 40 例 [J]. 中国实验方剂学杂志，2013，19（6）：317 – 319.

[15] 邢平. 桂枝茯苓胶囊联合达英 – 35、克罗米芬治疗多囊卵巢综合征临床观察 [J]. 现代中西医结合杂志，2014，23（5）：492 – 494.

[16] 吴利云. 桂枝茯苓胶囊联合米非司酮治疗子宫肌瘤效果观察 [J]. 社区医学杂志，2013，11（11）：33 – 34.

[17] 叶亚莲，柴素萍. 桂枝茯苓丸治疗瘀血阻络型乳腺增生合并痛经的疗效观察 [J]. 上海预防医学. 2013，25（5）：275 – 276.

[18] 杜宝俊，闫朋宣，罗然，等. 桂枝茯苓胶囊治疗精索静脉曲张性不育症 60 例临床观察 [J]. 中医杂志，2014，55（4）：311 – 314.

∽◌ 附子汤 ◌∽

【处方组成与功用】

附子汤出自《金匮要略》妇人妊娠病脉证并治（腹痛）篇，由炮附子 10g，茯苓 10g，白芍 10g，白术 12g，人参 6g（方剂原书缺佚，后世医家多认为即《伤寒论》中附子汤方）组成。具有温阳散寒，暖宫安胎的功效。传统用于阳虚寒盛所见之怀娠六七月，其胎愈胀，伴腹痛恶寒，少腹如扇，发热，脉弦等。

【方剂传统解析】

《金匮要略》载："妇人怀娠六七月，脉弦发热，其胎愈胀，腹痛恶寒者，少腹如扇。所以然者，子脏开故也。当以附子汤温其脏。"本条文论述了阳虚寒盛腹痛的证治。本证病因病机为下焦阳虚，阴寒内盛，失于温摄，子脏欲开。方中炮附子扶先天之阳；人参补后天之本，人参、附子合用，既助附子温经散寒，又可扶阳固本。白术甘、温，茯苓淡、渗，两药合用一则助人参健脾土，二则助附子利水以消阴浊。白芍酸甘化阴，养血柔肝，可制附子之辛燥太热伤阴之弊。五药共奏温经助阳，暖宫安胎之功。附子大辛大热有毒，历代医家载其"又堕胎，为百药长"，后世已将附子列为妊娠禁忌药，胎前诸病极少应用本品。临床非病势危急的阳虚阴寒内盛证，不可轻易使用。

【方剂药效物质基础】

1 拆方组分

1.1 炮附子 其化学组分见痉湿暍病脉证治篇"桂枝附子汤"。

1.2 茯苓 其化学组分见脏腑经络先后病脉证篇"猪苓汤"。

1.3 白芍 其化学组分见痉湿暍病脉证治篇"栝楼桂枝汤"。

1.4 白术 其化学组分见痉湿暍病脉证治篇"麻黄加术汤"。

1.5 人参 其化学组分见痉湿暍病脉证治篇"白虎加人参汤"。

2 复方组分

目前尚未见有附子汤复方化学组分的文献报道。

【方剂药理学研究】

1 拆方药理

1.1 炮附子 其药理研究见痉湿暍病脉证治篇"桂枝附子汤"。

1.2 茯苓 其药理研究见脏腑经络先后病脉证篇"猪苓汤"。

1.3 白芍 其药理研究见痉湿暍病脉证治篇"栝楼桂枝汤"。

1.4 白术 其药理研究见痉湿暍病脉证治篇"麻黄加术汤"。

1.5 人参 其药理研究见痉湿暍病脉证治篇"白虎加人参汤"。

2 复方药理

2.1 抗心力衰竭作用 采用尾静脉注射盐酸阿霉素损伤大鼠心肌致心力衰竭模型，探讨附子汤对其疗效及其作用机制。结果发现，与正常对照组比较，心力衰竭模型组大鼠血清中脑钠素（BNP）及白介素-6（IL-6）水平升高；与心力衰竭模型组比较，使用附子汤及卡托普利均能降低心力衰竭模型大鼠 BNP 及 IL-6 水平（$P < 0.01$）；光镜结果显示附子汤组心肌细胞损伤度明显轻于心力衰竭模型组[1]。

2.2 镇痛、抗炎作用 将附子汤按附子不同配伍药对进行拆方分组，观察附子汤以及方中附子不同配伍的镇痛及抗炎作用。结果显示，全方及各配伍组均能使热板小鼠痛阈延长，乙酸刺激所致的小鼠扭体反应次数减少及潜伏期延长，升高血清超氧化物歧化酶活力、降低血清丙二醛含量；各给药组都能不同程度的抑制甲醛致痛的Ⅱ相反应，抑制乙酸所致的小鼠腹腔毛细血管通透性增高及二甲苯所引起的耳廓肿胀。全方组药效最好，与模型组比较，$P < 0.05$。表明附子汤有明显的镇痛和抗炎作用，附子配人参和附子配白芍两组药对有较好的镇痛作用[2]。

2.3 其他作用 附子汤能够提升 GSH-PX 和 SOD 的活性，减少大脑 MDA 的含量，从而可以降低次声暴露之后小鼠大脑的损害，起到防护作用[3]。通过对附子汤复方环境中附子的"心毒性"作用机制及影响因素研究，发现附子累积用药可触发自由基的产生，引发链式脂质过氧化反应，配伍人参、白术、茯苓、白芍能够不同程度减轻自由基引发的氧化应激损伤。这种趋势说明配伍四味药物可用来监制附子毒性[4]。

【临床研究与应用】

用附子汤原方或其加减方，可治疗关节炎[5]、慢性心力衰竭[6]等见有本方证者。

【方剂评述】

附子汤主要是针对少阴病阳虚寒盛的病证而设。古代运用此方，一般多限于少阴阳虚、寒湿停聚肢体关节的疼痛。随着中西医结合临床实践的发展，近年来不少医者开始将此方用于心血管系统常见病的治疗，诸如冠心病、心绞痛、心功能不全等。另外，本方亦可用于习惯性流产、早产、胃溃疡等疾病的治疗。纵观文献，目前对附子汤的实验研究与临床应用均取得了一定进展，但其中仍存在一些不容忽视的问题，临床应用偏于个案或一家之言，缺乏大样本、规范化诊疗规律的总结；关于本方的药理研究较少，相关剂型研究缺乏，揭示其分子作用机制的研究更少。今后如何避免观测指标的低水平重复、选取真正能体现中医辨证特色和诊疗效果的指标体系是本方研究需要突破的瓶颈。因此，作为临床经典方和常用方的附子汤，今后有待进一步深入研究。

参 考 文 献

[1] 黄惠刚，朱奔奔，黄波. 附子汤对慢性充血性心力衰竭模型大鼠 BNP、IL-6 水平的影响 [J]. 陕西中医，2009，30（6）：745-746.

[2] 唐林，初杰. 附子汤及其配伍镇痛抗炎的实验研究 [D]. 沈阳：辽宁中医药大学，2008：4.

[3] 邱燕祥. 附子汤对次声损伤的防护作用 [J]. 中国医药指南，2012，10（5）：222-223.

[4] 王洪海.《伤寒论》附子汤复方环境下附子心毒性研究 [J]. 微循环学杂志，2011，21（2）：94.

[5] 邓伟，丁明晖. 附子汤治疗膝骨关节炎的临床研究 [J]. 中国中医骨伤科杂志，2009，17（10）：23-25.

[6] 侯晓亮，洪健康，肖雪云，等. 附子汤对慢性心力衰竭患者心功能及血浆 NT-pro-BNP 的影响 [J]. 新中医，2013，45（12）：32-34.

∽ 当归芍药散 ∽

【处方组成与功用】

当归芍药散出自《金匮要略》妇人妊娠病脉证并治（腹痛）篇，由当归 30g，白芍 160g，茯苓 40g，白术 40g，泽泻 80g，川芎 30g（上六味，杵为散，酒和服）组成。具有养血疏肝，健脾利湿的功效。传统用于肝脾不和所见之腹中拘急不舒，经常绵绵作痛，胎动不安，头昏，脉弦细，小便不利，浮肿，白带量多，体倦纳差，便溏，舌淡、苔白等。

【方剂传统解析】

《金匮要略》载："妇人怀妊，腹中疞痛，当归芍药散主之。"本条文论述了肝脾不和妊娠腹痛的证治。本证病因病机为肝虚气郁血滞，脾虚气弱湿停，肝脾不和。方中重用白芍养血和营，柔肝缓急止痛；当归、川芎养血和血调肝；与白芍相合，养肝血、疏肝气、行血滞。又重用泽泻以利小便，导湿下行；辅以白术、茯苓健脾益气，补土制水；与泽泻共同健脾除湿。本方养血调肝与健脾利湿并用，补中寓行，补而不滞；用之可使肝血足而气条达，脾运健而湿浊除，肝脏调和则诸症自除。

【方剂药效物质基础】

1 拆方组分

1.1 当归 其化学组分见百合狐惑阴阳毒病脉证治篇"赤小豆当归散"。

1.2 白芍 其化学组分见痉湿暍病脉证治篇"栝楼桂枝汤"。

1.3 茯苓、泽泻 其化学组分见脏腑经络先后病脉证篇"猪苓汤"。

1.4 白术 其化学组分见痉湿暍病脉证治篇"麻黄加术汤"。

1.5 川芎 其化学组分见中风历节病脉证并治篇"侯氏黑散"。

2 复方组分

2.1 液相分析组分 通过采用液相色谱－四级杆－飞行时间质谱（LC－Q－TOF－MS）和液相色谱－离子阱－质谱（LC－IT－MSn）法，对当归芍药散化学成分进行结构推测鉴定，并对化合物的药材来源进行归属。结果共鉴定了当归芍药散中 30 个成分，其中 14 个为首次在当归芍药散中发现，包括以绿原酸和没食子酰蔗糖为代表的 6 个有机酸及其苷类化合物，以 16－氧化泽泻醇 A 和 23－乙酸酯为代表的 2 个原萜烷型三萜类化合物，以环四（异）亮氨酸为代表的 4 个环肽类化合物以及 pyroglutamic acid 和腺苷等[1]。

2.2 组分体内的吸收 为探讨当归芍药散配伍对主要入血成分药动学的影响规律，将当归芍药散分为白芍组（S）、归－芎组（DC）、芍－归－芎组（SDC）和全方组（DSS）。大鼠分别灌胃各组提取物，采用 HPLC 测定血浆中芍药内酯苷、芍药苷、阿魏酸和藁本内酯的含量，计算并比较各组药动学参数。结果显示，归－芎组与白芍配伍后使芍药苷和芍药内酯苷出现了多重吸收的过程，全方组中多重吸收现象消失，T_{max} 和 MRT 缩短，AUC 降低。白芍与归－芎组配伍降低了阿魏酸的 C_{max}、T_{max}、MRT 和 AUC，全方组较芍－归－芎组除 AUC 提高外无明显区别。白芍降低了归－芎组藁本内酯 C_{max} 和 AUC，与芍－归－芎组相比，全方组的 MRT 缩短，AUC 增加。表明方中臣药归－芎对君药白芍成分的影响体现在多重吸收的现象，君药对臣药成分的影响为显著降低血药浓度水平和生物利用度。佐使药对芍－归－芎组中君药成分影响较大，使其消除速度加快，生物利用度降低[2]。

【方剂药理学研究】

1 拆方药理

1.1 当归 其药理研究见百合狐惑阴阳毒病脉证治篇"赤小豆当归散"。

1.2 白芍 其药理研究见痉湿暍病脉证治篇"栝楼桂枝汤"。

1.3 茯苓、泽泻 其药理研究见脏腑经络先后病脉证篇"猪苓汤"。

1.4 白术 其药理研究见痉湿暍病脉证治篇"麻黄加术汤"。

1.5 川芎 其药理研究见中风历节病脉证并治篇"侯氏黑散"。

2 复方药理

2.1 对血脂的调节作用 为探讨当归芍药散对实验性高脂血症大鼠血脂水平及血液流变学指标的影响，以高脂饲料建立高脂血症模型大鼠，观察当归芍药散干预后血脂的变化。结果显示，当归芍药散各给药组能明显减少血清中总胆固醇、甘油三酯、低密度脂蛋白胆固醇和载脂蛋白 B 的含量，增加高密度脂蛋白胆固醇和载脂蛋白 A 含量，使全血黏度降低、血浆黏度降低。表明当归芍药散对高脂血症模型大鼠血脂、全血黏度及血浆黏度异常具有一定的改善和治疗作用[3]。

2.2 抗心肌缺血及保护心肌细胞的作用　为探讨当归芍药散含药血清对大鼠心肌细胞损伤的保护作用,于缺氧环境下培养 SD 乳鼠原代心肌细胞 4 小时后在含氧环境下继续培养以复制心肌细胞缺氧再灌注模型。试验分为空白对照组、利多卡因含药血清组与当归芍药散高、低剂量含药血清组。结果表明当归芍药散含药血清可减轻心肌细胞缺氧再灌注损伤,对心肌细胞具有一定保护作用[4]。

2.3 抗氧化作用　通过实验研究当归芍药散精简方多糖部位的抗氧化作用,认为当归芍药散精简方多糖部位 10% 含药血清,能对细胞的氧化损伤起到显著抗氧化的保护作用[5]。

2.4 抗肝纤维化作用　当归芍药散加味可以保护肝细胞,降低胶原蛋白含量,具有良好的抗纤维化作用。肝纤维化的症状、体征与中医学的"胁痛""积聚"症状相似,主要病机特点为肝脾气血瘀滞。当归芍药散加味能作用于胶原的合成、降解过程,减少胶原在细胞外的沉积,便可阻止肝纤维化进程[6]。

2.5 其他作用　当归芍药散对糖尿病早期肾损害有保护作用[7]、可提高学习记忆功能[8]。

【临床研究与应用】

1 治疗盆腔炎性包块

治疗肝脾不和、湿聚滞结导致妇科盆腔炎性包块 37 例,以当归芍药散为基本方,加乌药、香附、莪术、海藻,水煎内服,总有效率 97.25%。认为本方对液性包块效果最好,一般 1 个疗程可基本消失。混合性包块次之,若以实质性为主者则疗效稍慢,常需 2 个疗程的治疗[9]。

2 治疗盆腔静脉瘀血综合征

选择盆腔静脉瘀血综合征患者 60 例,以当归芍药散处方:当归 9g,白芍 12~20g,川芎 9g,白术 12g,茯苓 12~24g,泽泻 15~20g;带下多者,加薏苡仁;腰腹冷痛者,加桂枝、肉桂;月经过多者,加地榆炭、海螵蛸;久病气虚者,加党参、黄芪,水煎口服。同时采用特种光宫颈糜烂与盆腔炎治疗仪配合治疗。结果以症状、体征消失,妇科检查子宫、附件未见异常为痊愈,1 个疗程结束后,总有效率 100%[10]。

3 治疗其他疾病

用当归芍药散(汤)原方或其加减方,还可以治疗肾病综合征[11]、失眠[12]、血管性头痛[13]等见有本方证者。

【方剂评述】

当归芍药散在《金匮要略》中作为安胎的常用方剂,随着对其研究的深入,已经广泛应用于多个科室,涉及妇科、内科、外科等,其灵活应用打破了治疗妇科疾病的单一性,开拓了新的领域,这将对当归芍药散的基础研究提供重要学术价值。目前对该方的临床运用,其个案报道多而大宗病例少,因此必须积累大量病例,加强临床观察,并应用现代实验研究、科学方法探讨其作用机制,才能真正揭示该方的治疗机理并拓宽其临床应用。

参 考 文 献

[1] 牛研,王书芳.LC－Q－TOF－MS 和 LC－IT－MSn 分析当归芍药散中化学成分 [J].中草药,2014,45

（8）：1056 – 1062.

［2］陈林霖，戚进，寇俊萍，等．当归芍药散配伍对主要成分体内吸收影响的研究［J］．中国实验方剂学杂志，2012，18（8）：121 – 124.

［3］董培良，殷鑫，张天宇，等．当归芍药散对实验性高脂血症模型大鼠的影响（Ⅰ）［J］．中医药学报，2013，41（6）：81 – 83.

［4］王庆文，徐振文，陈桂红．当归芍药散含药血清对大鼠心肌细胞损伤的保护作用研究［J］．中国药房，2013，24（31）：2893 – 2896.

［5］吴枫，朱丹妮，林志宏，等．当归芍药散防治老年期痴呆的物质基础与作用机理研究Ⅸ – 当归芍药散精简方多糖部位的抗氧化作用研究［J］．中国实验方剂学杂志，2007，13（7）：23 – 26.

［6］李文武，邢国立，刘玉兰．当归芍药散对大鼠实验性肝纤维化的预防作用［J］．实用药物与临床，2009，8（5）：12 – 14.

［7］张立赟，赵云芳，王翼华，等．加味当归芍药散方对糖尿病早期肾损害保护机理探讨［J］．实用中医内科杂志，2011，25（1）：26 – 28.

［8］石富国，兰洲，刘继平，等．当归芍药散二氯甲烷提取部位对D – 半乳糖致衰老小鼠学习记忆能力的影响［J］．西北药学杂志，2012，27（2）：128 – 130.

［9］伍湖英．当归芍药散加味治疗妇科盆腔炎包块37例［J］．湖南中医杂志，2001，17（2）：50.

［10］刘顺英，左瑞云．当归芍药散为主治疗盆腔静脉瘀血综合征60例［J］中国伤残医学，2014，22（1）：99 – 100.

［11］沈军．加味当归芍药散治疗原发性肾病综合征的临床研究［J］．中外医学研究，2014，12（4）：137 – 138.

［12］李东阳．当归芍药散治疗失眠症30例临床分析［J］．中国现代医学杂志，2010，20（24）：3787 – 3789.

［13］柳江．当归芍药散加味治疗血管性头痛临床研究［J］．临床合理用药杂志，2009，2（21）：46.

∽ 胶艾汤 ∽

【处方组成与功用】

胶艾汤出自《金匮要略》妇人妊娠病脉证并治（胞阻）篇，由芎䓖（川芎）7g，阿胶10g，甘草7g，艾叶10g，当归10g，白芍12g，干地黄（地黄）15 ~ 18g（清酒合煮）组成。具有温补冲任，固经止血的功效。传统用于妊娠冲任虚寒所见之下血淋漓，日久不止，色暗质稀，或有血块，腹痛绵绵，喜得温按等。

【方剂传统解析】

《金匮要略》载："师曰：妇人有漏下者，有半产后因续下血都不绝者；有妊娠下血者。假令妊娠腹中痛，为胞阻，胶艾汤主之。"本条文论述了妇人冲任虚寒三种下血的证治。本证病因病机为冲任虚寒，温摄失司，阴血不能内守。方中阿胶补血止血，艾叶温经暖宫止血，两药合用，调经安胎，共为君药；地黄、当归、白芍、川芎补血调经，活血调血，共为臣佐；甘草补益脾胃，调和诸药；清酒温暖气血，行药力，共为使药。诸药相合，补中寓温，止中寓活，标本兼顾；共奏暖宫调经，补血止血之效。

【方剂药效物质基础】

1 拆方组分

1.1 阿胶 其化学组分见脏腑经络先后病脉证篇"猪苓汤"。

1.2 川芎　其化学组分见中风历节病脉证并治篇"侯氏黑散"。

1.3 甘草、白芍　其化学组分见痉湿暍病脉证治篇"栝楼桂枝汤"。

1.4 艾叶　其化学组分见惊悸吐衄下血胸满瘀血病脉证篇"柏叶汤"。

1.5 当归　其化学组分见百合狐惑阴阳毒病脉证治篇"赤小豆当归散"。

1.6 地黄　其化学组分见百合狐惑阴阳毒病脉证治篇"百合地黄汤"。

2 复方组分

目前尚未见有胶艾汤复方化学组分的文献报道。

【方剂药理学研究】

1 拆方药理

1.1 阿胶　其药理研究见脏腑经络先后病脉证篇"猪苓汤"。

1.2 川芎　其药理研究见中风历节病脉证并治篇"侯氏黑散"。

1.3 甘草、白芍　其药理研究见痉湿暍病脉证治篇"栝楼桂枝汤"。

1.4 艾叶　其药理研究见惊悸吐衄下血胸满瘀血病脉证篇"柏叶汤"。

1.5 当归　其药理研究见百合狐惑阴阳毒病脉证治篇"赤小豆当归散"。

1.6 地黄　其药理研究见百合狐惑阴阳毒病脉证治篇"百合地黄汤"。

2 复方药理

2.1 止血作用　研究发现，各种浓度的胶艾汤可收缩小鼠离体子宫，量效关系明确；胶艾汤不同浓度均能显著增加产后麻醉家兔子宫的张力，对收缩频率亦有明显影响，而增加子宫收缩有利于止血，特别是有利于产后出血的治疗，并能促进产后子宫的复旧[1]。

2.2 调节内分泌系统作用　通过观察胶艾汤的雌激素样作用，发现胶艾汤具有提高 ER（+）靶细胞 ERs 表达水平的作用，这将从另一方面使内源性雌激素更有效地与靶器官结合并发挥效应，从而在一定程度上纠正了机体的内分泌失衡状态[2]。

【临床研究与应用】

1 治疗月经不调

选择黄体功能不全性经期延长患者 58 例，随机分为治疗组 30 例和对照组 28 例。治疗组采用胶艾汤加减治疗，对照组采用地屈孕酮治疗。2 组均以 3 个月为 1 个疗程，1 个疗程后统计疗效。结果治疗组总有效率为 90.0%；对照组总有效率为 85.7%；2 组 BBT 曲线总体改善情况，治疗组改善 22 例，对照组改善 9 例；治疗组疗效明显优于对照组（$P < 0.05$）[3]。

2 治疗功能性子宫出血

选择青春期功能性子宫出血患者 135 例，随机分为对照组 65 例和治疗组 70 例。治疗组用胶艾汤治疗，对照组口服结合雌激素治疗。结果对照组治愈 15 例，显效 20 例，有效 13 例，无效 17 例；治疗组治愈 45 例，显效 18 例，有效 5 例，无效 3 例[4]。

3 治疗其他疾病

用胶艾汤原方或其加减方，还可以治疗胎动不安[5]、肾性贫血[6]等见有本方证者。

【方剂评述】

胶艾汤全方药虽七味，但配伍严谨，用药精当，组方有序，有养血活血、暖宫散寒、调经止血、缓痛安胎之功效，为治疗冲任虚损下血的代表方，亦为养血补血之良方。本方的配伍奠定了补血剂组方的基础，后世即由本方化裁出名方"四物汤"。都可随证加减应用。但是，凡属妇女病理性妊娠，或血热妄行致胎动下血者，不适宜于应用胶艾汤。

参 考 文 献

[1] 李祥华，王文英．胶艾汤对动物离、在体子宫活动的影响 [J]．中国中药杂志，2005，30（2）：154－155.

[2] 赵丕文，牛建昭，王继峰，等．胶艾汤及参芪胶艾汤的雌激素样作用及可能机制 [J]．中国中药杂志，2009，34（18）：2503－2507.

[3] 刘玉芳．胶艾汤加减治疗黄体功能不全性经期延长30例 [J]．河南中医，2013，33（3）：382－383.

[4] 黄群，刘春香．胶艾汤加减治疗青春期功能性子宫出血70例临床观察 [J]．中医临床研究，2011，3（10）：37－38.

[5] 苏秀梅，魏霞．加减胶艾汤治疗胎漏、胎动不安64例 [J]．中国中医药科技，2012，19（2）：130.

[6] 段晓宇，邓艾平，周文煜，等．胶艾汤加味联合重组人促红细胞生成素治疗肾性贫血的临床观察[J]．时珍国医国药，2013，24（11）：2774－2775.

～ 干姜人参半夏丸 ～

【处方组成与功用】

干姜人参半夏丸出自《金匮要略》妇人妊娠病脉证并治（恶阻）篇，由干姜30g，人参30g，半夏60g（三味，末之，以生姜汁糊为丸）组成。具有温中补虚，化饮降逆的功效。传统用于胃虚寒饮恶阻所见之呕吐剧烈，长期不止，恶心呕吐，稀涎清水，伴食不下，精神萎靡，头眩心悸，口淡小便清长，舌淡苔白滑，脉弦缓或细滑等。

【方剂传统解析】

《金匮要略》载："妊娠呕吐不止，干姜人参半夏丸主之。"本条文论述了胃虚寒饮恶阻的证治。本证病因病机为脾胃虚弱，寒饮内停，胎气循冲脉上逆犯胃。本方重用半夏、生姜汁，化饮和胃，降逆止呕；干姜温中散寒，降逆止呕；人参益气补虚，扶助正气，并防半夏、干姜碍胎。四药合用，共奏温中补虚，化饮降逆，和胃止呕之效。

【方剂药效物质基础】

1 拆方组分

1.1 干姜、半夏 其化学组分见百合狐惑阴阳毒病脉证治篇"甘草泻心汤"。

1.2 人参 其化学组分见痉湿暍病脉证治篇"白虎加人参汤"。

2 复方组分

目前尚未见有干姜人参半夏丸复方化学组分的文献报道。

【方剂药理学研究】

1 拆方药理

1.1 干姜、半夏　其药理研究见百合狐惑阴阳毒病脉证治篇"甘草泻心汤"。

1.2 人参　其药理研究见痉湿暍病脉证治篇"白虎加人参汤"。

2 复方药理

对生殖毒性的影响　将 80 只孕鼠随机分为空白组，干姜人参半夏汤低剂量组、中剂量组、高剂量组，每组各 20 只。各组于孕后第 6 天开始灌胃至第 17 天，妊娠第 18 天处死孕鼠，并观察各组孕鼠体质量、胚胎发育及胎仔外观，研究干姜人参半夏汤对妊娠小鼠致畸敏感期的影响。结果显示，与空白对照组比较，干姜人参半夏汤各剂量组孕鼠体质量增长缓慢，且中剂量组、高剂量组有显著性差异（$P < 0.01$）；活胎率、死胎率、吸收胎率及胎仔体质量差异均无统计学意义（$P > 0.05$）；高剂量组可见部分胎仔发育畸形，但差异无统计学意义（$P > 0.05$）。表明干姜人参半夏汤低剂量对妊娠小鼠生殖功能及胚胎发育无明显影响，中剂量、高剂量对其有一定的影响[1]。

【临床研究与应用】

用干姜人参半夏丸（汤）原方或其加减方，可以治疗妊娠恶阻[2]等见有本方证者。

【方剂评述】

干姜人参半夏丸是张仲景用以治疗妊娠恶阻的要方，现临床多改用汤剂服用，该方可使中阳得振，胃气得降，则呕吐可止。方中半夏味辛，性温，有毒，并有"半夏堕胎、殒胎"之说，是妊娠禁忌药，所以临床上运用干姜人参半夏汤存在的争议颇多。

参 考 文 献

[1] 陈晨，刘宁，蔡红琳，等. 干姜人参半夏汤对妊娠小鼠生殖毒性影响的实验研究 [J]. 中医学报，2014，29（3）：396 – 398.

[2] 佟玉涛，李庆芬. 干姜人参半夏汤治疗重症妊娠剧吐的疗效观察 [J]. 现代中西医结合杂志，2011，20（29）：3702 – 3703.

∽ 当归贝母苦参丸 ∽

【处方组成与功用】

当归贝母苦参丸出自《金匮要略》妇人妊娠病脉证并治（小便难）篇，由当归、贝母、苦参各 40g（男子加滑石 5g，末之，炼蜜为丸）组成。具有养血润燥，宣肺利气，清利湿热的功效。传统用于妊娠小便难所见之小便涩滞，淋沥不爽，色黄热痛，甚或癃闭，伴小腹急迫，或大便干秘不爽，咳嗽，身热心烦，舌红，脉细数等。

【方剂传统解析】

《金匮要略》载："妊娠小便难，饮食如故，当归贝母苦参丸主之。"本条文论述了妊娠血虚热郁小便难的证治。本证病因病机为血虚有热，气郁化燥，膀胱湿热。方中当归养阴血润燥，贝母宣肺利气解郁，以清宣水之上源；苦参入下焦，利湿热除热结，与贝母合用，清肺热而散膀胱郁热；炼蜜为丸，增加其润燥之力。用之可使血虚得养，津燥得润，湿热得清，则小便自利。男子或妇人非妊娠期小便不利时，可加滑石，以增强利尿通淋效果。盖滑石药性滑利，故妇女妊娠期当慎用。

【方剂药效物质基础】

1 拆方组分

1.1 当归 其化学组分见百合狐惑阴阳毒病脉证治篇"赤小豆当归散"。

1.2 苦参 其化学组分见百合狐惑阴阳毒病脉证治篇"苦参汤"。

1.3 滑石 其化学组分见脏腑经络先后病脉证篇"猪苓汤"。

1.4 贝母（川贝母） 目前已发现川贝母中主要有效成分为异甾体生物碱与甾体生物碱，已经分离并确定结构的生物碱成分有 100 余个化合物，其中异甾体生物碱所占比例最多，约为 75%，其次为胆甾衍生物。异甾衍生物可以分为西藜芦碱类和介藜芦碱类，而胆甾衍生物又可分为白藜芦碱类和茄次碱类。除生物碱外，川贝母中还含有大量非生物碱成分，主要含有皂苷、萜类、甾体、脂肪酸、嘌呤、嘧啶、烯烃类化合物、醇类化合物、呋喃类化合物、酮类化合物、烷烃类化合物和无机元素 Ca、Mg、K、Fe、Co、Ni、Mn、Ba、Ti、Al、Sn、Cr、Sr 等[1-9]。

2 复方组分

目前尚未见有当归贝母苦参丸复方化学组分的文献报道。

【方剂药理学研究】

1 拆方药理

1.1 当归 其药理研究见百合狐惑阴阳毒病脉证治篇"赤小豆当归散"。

1.2 苦参 其药理研究见百合狐惑阴阳毒病脉证治篇"苦参汤"。

1.3 滑石 其药理研究见脏腑经络先后病脉证篇"猪苓汤"。

1.4 贝母（川贝母） ①镇咳、祛痰作用：实验表明，贝母的总生物碱部分具有显著的镇咳作用，贝母总皂苷部分具有非常显著的祛痰作用。②降血压作用：去氢贝母碱、贝母碱和贝母素对血管紧张素转换酶（ACE）活性的抑制呈剂量效应关系，其降压作用部分是其抑制 ACE 活性所致。贝母的水提取物能保证大鼠血管组织中 NO 的生成和血浆中 NO 代谢产物的浓度，不改变 NOS 蛋白的表达，而使由 L-NAME 引起的大鼠收缩期高血压恢复正常。同时，还能明显改善由 L-NAME 引起的大鼠肾功能参数，包括排尿量、排钠量、肌酐清除率的变化，其降压作用可能部分是由增加血管组织中 NO 的生成和改善肾功能而产生的。③抗菌作用：贝母碱、去氢贝母碱和鄂贝啶碱对金黄色葡萄球菌和卡他球菌具有抗菌活性，鄂贝啶碱对卡他球菌、金黄色葡萄球菌的活性高于贝母碱、去氢贝母碱。④抗肿瘤作用：去氢贝母碱能抑制人骨髓白血病细胞株 HL-60、NB4、U937 的增殖，提示具有抗肿瘤作用。⑤抗溃疡作用：贝母总碱对大鼠结扎幽门性溃疡、吲哚美辛型溃疡及应激性溃疡都有一定的抑制作用，其抗溃疡作用机制之一可能是抑制了胃蛋白酶活性。⑥其他作用：浙贝母碱和去氢浙贝母碱能够延长小鼠戊巴比妥睡眠时间及提高睡眠率，对小鼠腹腔注射乙酸所致的扭体反应也有抑制作用。毒性实验显示，小鼠口服川贝母给药其最大耐受量（MTD）均 ＞60g/kg（生药量），相当于临床人用量的 480 倍，提示其口服毒性极低[1,10-11]。

2 复方药理

2.1 对细菌性前列腺炎的作用　为探讨观察当归贝母苦参煎剂对慢性细菌性前列腺炎大鼠全血黏度的影响，探讨其可能的作用机制。选择 70 只雄性 SD 大鼠，随机分为空白对照组 15 只，模型组 55 只，制备 CBP 动物模型，造模成功 50 只大鼠再随机分为模型组、诺氟沙星组、当归贝母苦参煎剂高、中、低剂量组，每组 10 只。当归贝母苦参煎剂高、中、低剂量分别为 1.1667g/ml、0.5833g/ml 和 0.2917g/ml，诺氟沙星浓度为 0.0093g/ml。术后第 15 天起用药，共用药 4 周。测定各组大鼠的全血黏度。结果显示，当归贝母苦参煎剂对实验大鼠全血高、中、低切黏度均有良好的改善调节作用，高剂量组与诺氟沙星组相比差异有统计学意义（$P < 0.05$）。说明该方可以促进局部组织的血液循环，改善药物在前列腺中的渗透，改善腺体分泌功能的恢复，这可能是当归贝母苦参煎剂治疗的作用机制之一。实验又发现，当归贝母苦参煎剂高剂量组大鼠前列腺组织中的双氢睾酮（DHT）含量明显降低，说明降低 DHT 可能是其治疗慢性细菌性前列腺炎的作用机制之一。另有实验表明，当归贝母苦参煎剂治疗慢性细菌性前列腺炎的作用机制可能与减少 TNF-α 的产生有关。当归贝母苦参煎剂高剂量组可使大鼠前列腺白细胞明显减少，卵磷脂小体明显增多，腺腔内分泌物明显增加，与诺氟沙星组结果基本相当，因而对本病有良好的治疗效果[12-15]。

2.2 对前列腺增生的抑制作用　为探讨当归贝母苦参丸对小鼠前列腺增生（BPH）及性激素平衡的影响，为临床用药提供药理学研究依据，采用皮下注射丙酸睾酮制作去势小鼠前列腺增生模型，观察各组前列腺指数、性激素水平及腺细胞病理改变。结果当归贝母苦参丸治疗 14 天后，与模型组相比，当归贝母苦参丸组小鼠前列腺湿重及前列腺指数出现剂量依赖性降低（$P < 0.05$ 或 $P < 0.01$），明显改善前列腺组织病理结构；血清丙酸睾酮、雌二醇含量明显降低（$P < 0.05$ 或 $P < 0.01$）。表明当归贝母苦参丸对丙酸睾酮所致小鼠 BPH 具有显著的拮抗作用[16]。

2.3 对肿瘤的抑制作用　研究认为，当归贝母苦参丸中存在着多种抗癌活性成分，苦参碱抗癌机制比较全面，当归多糖抗癌作用主要局限于增强免疫功能方面；氧化苦参碱仅对某些种类的癌细胞有抗癌作用；阿魏酸能够促进癌细胞增殖。在应用当归贝母苦参丸抗癌时，根据癌细胞类型进行抗癌活性成分配伍，去除促进癌细胞增殖的成分，以便提高方剂的疗效[17]。

【临床研究与应用】

用当归贝母苦参丸（汤）原方或其加减方，可以治疗前列腺炎[18]，前列腺增生[19]，慢性便秘[20]，阴道炎、鼻咽喉炎、口腔炎、十二指肠溃疡、肠炎、胃炎、心律失常[21]等见有本方证者。

【方剂评述】

当归贝母苦参丸原为治疗妇人妊娠小便难之方。其病机是膀胱郁热，气结成燥。以本方活血润燥，清热利湿，化痰散结，清解郁热。但历代医家对本方主治病证的看法颇有争议。高等中医药院校数版《金匮要略》教材及不少《金匮要略》参考书在分析该方治疗

"妊娠小便难"之后,又列举治疗"妊娠大便难""妊娠大小便难"的说法。因对此方的主治病证众说纷纭,故使后学者无所适从。有学者认为,第一种意见该方主治"妊娠小便难"的观点,中肯可取,而第二及第三种看法是在第一种观点之下的发挥。从现今临床对当归贝母苦参丸的应用来看,仍以治小便难为多。目前,临床常将当归贝母苦参丸改为汤剂,或原方或适当加味应用于临床,除治妊娠小便难外,亦化裁治疗急(慢)性前列腺炎、前列腺增生、妊娠大便难、习惯性便秘等,临床应用逐渐广泛。

参 考 文 献

[1] 赵高琼,任波,董小萍,等. 川贝母研究现状 [J]. 中药与临床,2012,3 (6):59 – 64,19.

[2] 张荣发. 川贝母的研究进展 [J]. 中国药业,2006,15 (8):62 – 64.

[3] 聂小忠. 对历版《中国药典》所载川贝母品种的探讨 [J]. 中国药房,2008,19 (9):717.

[4] 李玉美. 气相色谱 – 质谱联用法测定川贝母中的挥发性化学成分 [J]. 食品研究与开发,2008,29 (9):107 – 109.

[5] 黄林芳,段宝忠,王丽芝,等. 川贝母新资源太白贝母中水溶性成分的含量测定 [J]. 中国中药杂志,2011,36 (5):585 – 586.

[6] 曹新伟,陈四宝,陈士林. 川贝母中非生物碱类成分的研究 [J]. 世界科学技术 – 中医药现代化,2008,10 (2):83 – 85.

[7] 韩鸿萍,杜晓. 暗紫贝母有效成分提取工艺研究 [J]. 安徽农业科学,2011,39 (6):3288 – 3289.

[8] 杨复森,武卫红,王宁. 于 AOTF – 近红外光谱技术的川贝母药材即时快速鉴别研究 [J]. 中成药,2013,35 (1):135 – 139.

[9] 梁孝祺,陈金金,俞超,等. 贝母属植物的分类鉴定方法研究进展 [J]. 环球中医药,2014,7 (4):308 – 312.

[10] 李玉美. 中药川贝母的研究现状 [J]. 中成药,2008,30 (8):1202 – 1205.

[11] 徐立然,张书亮. 川贝咳喘平药理作用的实验研究 [J]. 中国中医药科技,2000,7 (3):165.

[12] 何丽清,张林. 当归贝母苦参煎剂对实验性慢性细菌性前列腺炎大鼠全血黏度的影响 [J]. 浙江中西医结合杂志,2013,23 (1):12 – 13,19.

[13] 何丽清,傅延龄,张林. 当归贝母苦参煎剂对实验性慢性细菌性前列腺炎大鼠前列腺中双氢睾酮的影响 [J]. 光明中医,2013,28 (3):483 – 484.

[14] 何丽清,傅延龄,马艳红,等. 当归贝母苦参煎剂对实验性慢性细菌性前列腺炎大鼠前列腺 TNF – α 的影响 [J]. 中国实验方剂学杂志,2012,18 (2):212 – 214.

[15] 何丽清,傅延龄,张林. 当归贝母苦参煎剂对慢性细菌性前列腺炎大鼠前列腺 WBC 和 SPL 的影响 [J]. 世界中西医结合杂志,2012,7 (12):1027 – 1028,1044.

[16] 陈野,赵东,蔡淼,等. 当归贝母苦参丸对小鼠良性前列腺增生的抑制作用研究 [J]. 中国药物警戒,2010,7 (1):4 – 6.

[17] 闫德祺. 当归贝母苦参丸活性成分的抗癌作用及机制研究进展 [J]. 中外医学研究,2013,11 (29):151 – 153.

[18] 郭本传. 当归贝母苦参丸方加味治疗慢性前列腺炎 85 例 [J]. 国医论坛,2008,23 (6):7 – 8.

[19] 瞿立武,姚彤. 当归贝母苦参丸加味治疗良性前列腺增生症 50 例 [J]. 长春中医药大学学报,2007,23 (4):58.

[20] 张少瑜,慕海军. 当归贝母苦参丸治疗慢性便秘 95 例 [J]. 陕西中医,2008,29 (9):1157.

[21] 龚小雪,黄惠刚. 吴光炯教授运用当归贝母苦参丸经验 [J]. 山西中医,2013,29 (5):4 – 5.

∽ 葵子茯苓散 ∾

【处方组成与功用】

葵子茯苓散出自《金匮要略》妇人妊娠病脉证并治（水肿）篇，由葵子（苘麻子）160g，茯苓30g（上二味，杵为散）组成。具有养血润燥，宣肺利气，清利湿热的功效。传统用于妊娠有水气所见之身体浮肿，重滞，小便不利，洒淅恶寒，起则头眩等。

【方剂传统解析】

《金匮要略》载："妊娠有水气，身重，小便不利，洒淅恶寒，起即头眩，葵子茯苓散主之。"本条文论述了妊娠水肿的证治。本证病因病机为受胎气影响，脾虚肝郁，疏泄失职，气化受阻，以致水湿停滞。方中葵子，即苘麻子，通窍利水；茯苓利水渗湿，益气健脾；相合则利水通窍，渗湿通阳。用之可使小便得利而水有去路，气化得行而阳气畅通，诸症自消。苘麻子滑利下行，有滑胎之弊，妊娠时运用须谨慎，每服剂量不宜过大，且只可暂用，不可久服；若遇体弱，或素有小产滑胎史者，切勿用之。

【方剂药效物质基础】

1 拆方组分

1.1 茯苓　其化学组分见脏腑经络先后病脉证篇"猪苓汤"。

1.2 苘麻子　主要成分为脂肪油。采用索氏提取法提取苘麻种子油，其提取率为19.07%。GC-MS分析共确定了15种脂肪酸，多为不饱和脂肪酸，主要是油酸、棕榈酸、亚油酸、亚麻酸、棕榈油酸、十六碳二烯酸、花生酸、葡萄花酸、羊脂酸、硬脂酸等，还从苘麻子提取分离得到胆甾醇；并含球蛋白、蛋白质，水解后得组酸、精氨酸、酪氨酸、赖氨酸等[1-4]。

2 复方组分

目前尚未见有葵子茯苓散复方化学组分的文献报道。

【方剂药理学研究】

1 拆方药理

1.1 茯苓　其药理研究见脏腑经络先后病脉证篇"猪苓汤"。

1.2 苘麻子　苘麻子的水提物有明显利尿作用，其脂溶性成分有抗利尿作用；正己烷提取物有抗利尿作用；水、醇提取物有抑菌作用，口服毒性均甚小[5-6]。

2 复方药理

目前尚未见有葵子茯苓散复方药理研究的文献报道。

【临床研究与应用】

用葵子茯苓散（汤）原方或其加减方，可以治疗泌尿系结石[7]、妊娠高血压综合征[8]等见有本方证者。

【方剂评述】

葵子茯苓散治疗妊娠水气即后世的妊娠肿胀，亦称"子肿"。以方测证知其受胎气影响，脾虚肝郁，疏泄失职，气化受阻，以致水湿停滞。病机关键在于气化受阻。故方后注云："小便利则愈"。治宜利水通阳，方中苘麻子、茯苓滑窍行水，水气既行，不淫肌肤，则身体不重，不侵卫阳，则无恶寒，不犯清道，则头眩不作。全方利水通阳，使小便通利，水湿下趋，则周身之阳气通畅，气化复常，诸证得愈。依据葵子茯苓散所治之病因病机，现代临床但凡湿热相搏，蕴结三焦导致水道失其调畅，气化不及州都，以及中州受困等小便不利、急性肾炎等病证者，皆可随证加减应用。

参 考 文 献

[1] 慈慧，肖耀军. 探析苘麻子与冬葵子的鉴别及合理使用 [J]. 首都医药，2014 (6下)：49 – 59.

[2] 库尔班尼沙·买提卡思木. 苘麻黄酮类化合物的提取分离及其体外抗菌研究 [D]. 乌鲁木齐：新疆大学，2009：5.

[3] 白淑珍，徐玉莲. 苘麻子中游离酸含量的测定 [J]. 中国医药指南，2010，6 (8)：43 – 44.

[4] 王琳琳，赵玉英，丁海萍. ICP – AES 法测定苘麻子中微量元素的含量 [J]. 内蒙古民族大学学报（自然科学版），2012，27 (3)：280 – 282.

[5] 刘惠，倪士峰，康金虎，等. 苘麻属植物的药学研究概况 [J]. 西北药学杂志，2010，25 (1)：68 – 69.

[6] 张海玉，阿拉探巴干. 蒙药苘麻子和冬葵子的鉴别应用 [J]. 中国民族医药杂志，2008，1 (1)：33.

[7] 洪长春. 葵子茯苓散加味治疗泌尿系结石 [C]. 中国杭州：中华中医药学会学术年会 – 创新优秀论文集，2002 (10)：240 – 241.

[8] 张家礼. 金匮要略 [M]. 北京：中国中医药出版社，2004：426.

❀❀ 当归散 ❀❀

【处方组成与功用】

当归散出自《金匮要略》妇人妊娠病脉证并治（胎动不安）篇，由当归、黄芩、白芍、芎䓖（川芎）各160g，白术80g（上五味，杵为散，酒饮服）组成。具有养血健脾，清化湿热，安胎养胎的功效。传统用于血虚湿热所见之胎动不安，腹中疼痛，头昏身体瘦弱，食少倦怠，烦热，舌淡苔黄腻，脉弦滑等。

【方剂传统解析】

《金匮要略》载："妇人妊娠，宜常服当归散主之。"本条文论述了妊娠血虚湿热，胎动不安的治法。本证病因病机为肝脾不足，血虚湿热，影响胞胎。方中当归、白芍养血补肝；川芎活血行滞止痛；白术健脾益气祛湿；黄芩清热坚阴安胎。五味合用，使血虚得补，湿热得除，则胞胎自安。

【方剂药效物质基础】

1 拆方组分

1.1 当归 其化学组分见百合狐惑阴阳毒病脉证治篇"赤小豆当归散"。

1.2 黄芩　其化学组分见百合狐惑阴阳毒病脉证治篇"甘草泻心汤"。

1.3 白芍　其化学组分见痉湿暍病脉证治篇"栝楼桂枝汤"。

1.4 白术　其化学组分见痉湿暍病脉证治篇"麻黄加术汤"。

1.5 川芎　其化学组分见中风历节病脉证并治篇"侯氏黑散"。

2 复方组分

采用高效液相色谱法将当归散中黄芩苷与芍药苷进行了有效的分离，并测定了含量，为当归散质量控制提供了一种简便、快速、准确的定量方法[1-2]。

【方剂药理学研究】

1 拆方药理

1.1 当归　其药理研究见百合狐惑阴阳毒病脉证治篇"赤小豆当归散"。

1.2 黄芩　其药理研究见百合狐惑阴阳毒病脉证治篇"甘草泻心汤"。

1.3 白芍　其药理研究见痉湿暍病脉证治篇"栝楼桂枝汤"。

1.4 白术　其药理研究见痉湿暍病脉证治篇"麻黄加术汤"。

1.5 川芎　其药理研究见中风历节病脉证并治篇"侯氏黑散"。

2 复方药理

2.1 调节免疫、安胎作用　当归散发挥免疫调节作用，与其方中含有活血作用的当归、川芎，以及保胎圣药黄芩、白术有密切相关性。现代医学研究发现，许多复发性流产，特别是免疫性因素所致者，如抗磷脂抗体阳性患者，存在子宫蜕膜血管血栓形成，胎盘供血不足。临床上有对流产的胎儿进行研究，发现其有出血、瘀血现象，说明胎盘组织毛细血管通透性增大。当归散中，当归、川芎轻量，可以对抗血栓的形成，改善子宫蜕膜血液循环与胎儿血液供应，同时，活血药对消除抗原—抗体复合物有良好的作用。另外，在妊娠中，NO 参与母体一系列的适应性生理变化和胎盘的循环调节，高水平的 NO 可以降低血管张力，防治血小板黏附聚集维持胎儿－胎盘循环的低阻力，保证胎儿营养。胎萎不长的患者，血清 NO 水平较正常对照组显著降低。当归散中白术可促进细胞免疫功能，明显促进蛋白质合成，并能扩张血管。当归可抗血栓形成，抑制血小板释放反应，改善血液流变性，改善脑及外周循环。黄芩、当归合用能加强子宫－胎盘血液循环，促进蜕膜发育，保持子宫静止环境，抑制母体对胚胎的排斥。川芎的有效成分川芎嗪可抑制氧自由基的生成并增强 SOD 和 GSH－Px 活力。调节 TXA_2/PGI_2 平衡，促进胎儿生长。当归含有丰富的维生素 E 及微量元素，能促进机体造血功能，对纠正贫血、维持妊娠具有重要作用[3]。

2.2 镇痛作用　通过扭体法实验证实，当归散大、中剂量组可使小鼠乙酸致痛扭体次数均明显低于空白对照组，显示出较好的镇痛作用，小剂量组镇痛作用不明显（$P < 0.05$）。热板法表明，当归散大、中、小剂量组不同时间均可提高小鼠痛阈值，与空白对照组比较有显著性差异（$P < 0.01$）[4]。

2.3 抑制宫缩作用　通过观察当归散水提取物对正常大鼠和宫缩未处理大鼠离体子宫平滑肌的作用，结果发现，当归散水提取物能明显抑制子宫平滑肌的收缩振幅和基线，显著降低其活动力，均具有统计学意义。缩宫素能明显抬高大鼠离体子宫平滑肌收缩的基线并且缩短收缩周期/增加收缩频率，差异有显著性意义；中药当归散可使缩宫素引起的变化恢复至离体子宫正常收缩水平，使收缩波形的振幅、频率/周期和基线以及活动力与正常离体子宫平滑肌收缩各项指标无显著性差异。说明当归散水提取物能抑制大鼠体外子宫平滑肌自主收缩，并拮抗缩宫素引起的兴奋性收缩，为探索当归散安胎作用机制提供了客观依据[5]。

【临床研究与应用】

用当归散（汤）原方或其加减方，可以治疗胎动不安[6]、盆腔炎[7]等见有本方证者。

【方剂评述】

当归散是《金匮要略》中安胎助孕的著名方剂，具有养血清热安胎的作用。该方在临床上以当归散原药为底方进行加减，治疗妇科及其他科疾病疗效显著。经过考证当归散，其方名少有变更，而用量有九次变化，病机各有侧重，但多为血虚湿热，但其方组及所治疗主症均未发生变化。方组的五味药物在古医家治疗胎动不安、胎漏（习惯性流产）中使用频次居高，从古代追溯到现代均认可当归散是祛病安胎方，不但可以治疗胎动不安、胎漏且可治疗月经病及产后病，现代临床更佐证了当归散扩大范围的使用。为我们研究该方治疗胎动不安、胎漏的作用机制提供了文献依据。

参 考 文 献

[1] 王爱武，邱福军，吕文海. 高效液相色谱法测定当归散中黄芩甙含量 [J]. 山东中医杂志，2001，20（6）：362.

[2] 王爱武，赵雪梅. 高效液相色谱法测定当归散中芍药苷含量 [J]. 时珍国医国药，2001，12（5）：404.

[3] 翟璇，付志红. 当归散保胎作用的现代研究进展 [J]. 按摩与康复医学，2012，3（7下）：43-44.

[4] 葛付存，王爱武 段义焕，等. 当归散镇痛、免疫作用的药效学研究 [J]. 山东医药工业，2002，21（6）：43-45.

[5] 张建英，楚更五，刘秀萍，等. 当归散对正常和缩宫素处理大鼠离体子宫活动力的影响 [J]. 中国实验方剂学杂志，2011，17（7）：291-203.

[6] 黎清婵，朱勤芬. 加味当归散治疗胎动不安 60 例疗效观察 [J]. 湖南中医杂志，2004，20（4）：33-34.

[7] 贾焕英，杨银霞. 辨证治疗盆腔炎108例 [J]. 实用中医药杂志，2003，19（6）：295.

∽⌒∾ 白术散 ∽⌒∾

【处方组成与功用】

白术散出自《金匮要略》妇人妊娠病脉证并治（胎动不安）篇，由白术 40g，芎䓖（川芎）40g，蜀椒 30g，牡蛎 20g（上四味，杵为散，酒服）组成。具有温中健脾，散寒除湿，安胎养胎的功效。传统用于脾虚寒湿所见之胎动不安，脘腹时痛，纳差，倦怠少气，呕吐转筋，白带较多，苔白滑，脉缓滑等。

【方剂传统解析】

《金匮要略》载："妊娠养胎，白术散主之。"本条文论述了妊娠脾虚寒湿内盛，胎动不安的治法。本证病因病机为脾阳不足，寒湿内盛，影响胞胎。方中白术健脾益气，运湿安胎为君药；川芎疏肝理气，活血止痛为臣；蜀椒温中散寒，降逆止呕，牡蛎利水除湿，与蜀椒相配镇逆固胎，共为佐。诸药合用，共奏健脾温中，除湿安胎之效。

【方剂药效物质基础】

1 拆方组分

1.1 白术　其化学组分见痉湿暍病脉证治篇"麻黄加术汤"。

1.2 川芎　其化学组分见中风历节病脉证并治篇"侯氏黑散"。

1.3 蜀椒　其化学组分见百合狐惑阴阳毒病脉证治篇"升麻鳖甲汤"。

1.4 牡蛎　其化学组分见百合狐惑阴阳毒病脉证治篇"栝楼牡蛎散"。

2 复方组分

目前尚未见有白术散复方化学组分的文献报道。

【方剂药理学研究】

1 拆方药理

1.1 白术　其药理研究见痉湿暍病脉证治篇"麻黄加术汤"。

1.2 川芎　其药理研究见中风历节病脉证并治篇"侯氏黑散"。

1.3 蜀椒　其药理研究见百合狐惑阴阳毒病脉证治篇"升麻鳖甲汤"。

1.4 牡蛎　其药理研究见百合狐惑阴阳毒病脉证治篇"栝楼牡蛎散"。

2 复方药理

目前尚未见有白术散复方药理研究的文献报道。

【临床研究与应用】

用白术散（汤）原方或其加减方，可以治疗妊娠羊水过多[1]、溃疡性结肠炎[2]等见有本方证者。

【方剂评述】

白术散是张仲景治疗妇科病证的重要方。本方目前临床既可作汤剂，又可作散剂、丸剂。方中白术健脾益气，燥湿和胃；川芎活血行气，下达血海而荣胎；蜀椒温中散寒，通阳止痛；牡蛎收涩固脱。临床若少腹疼痛者，加桂枝、小茴香，以温通止痛；若白带量多者，加山药、扁豆，以健脾化湿止带；若阴痒甚者，加蛇床子、枯矾，以温阳燥湿止痒；若带下夹血者，加当归、阿胶、蒲黄，以补血活血、止血；若带下色黄者，加黄柏、车前子，以清郁热燥湿利湿；若少腹冷痛者，加附子、肉桂、干姜，以温阳散寒等。应用若见有痰热证，阴虚证，瘀热证，慎用本方。

参 考 文 献

[1] 张高军，韩正军，卢春香，等. 白术散加减治疗羊水过多127例疗效观察 [J]. 中国优生优育，2012，18（2）：115 – 116.

[2] 朱玲，吴翰桂. 白术散治疗溃疡性结肠炎35例观察 [J]. 实用中医药杂志，2004，20（10）：551.

第二十一篇

妇人产后病脉证治篇

本篇讨论妇人在新产后及产褥期中发生的与分娩或产褥有关的疾病的病因、病机、证候及治疗。包括产后痉病、郁冒、大便难、腹痛、中风、呕逆、下利等。本病的病因病机多为亡血伤津，正气虚弱，瘀血内阻，六淫外邪及饮食七情所伤所致。产后病的治疗，予以祛邪扶正，活血化瘀的治疗原则。

∽ 枳实芍药散 ∽

【处方组成与功用】

枳实芍药散出自《金匮要略》妇人产后病脉证治（产后腹痛）篇，由枳实、芍药（白芍）各 50g（上二味，杵为散，麦粥调服）组成。具有行气散结，和血止痛的功能。传统用于产后气血郁滞所见之腹部胀满疼痛，脘痞不食，胸胁满闷，心烦难以安卧，或恶露量少不畅等。

【方剂传统解析】

《金匮要略》载："产后腹痛，烦满不得卧，枳实芍药散主之。"本条文论述了产后气血郁滞腹痛的证治。本证病因病机为情志不遂，忧思不解，气郁不行，血滞不畅。方中用枳实破气散结，烧黑存性以入血分而行血中之气；白芍行血滞而止疼痛，两味相配，专治气血不和之疼痛证。用麦粥调服，意在顾胃安中。用之可使气行血畅，则诸症自除。

【方剂药效物质基础】

1 拆方组分

1.1 枳实　其化学组分见痉湿暍病脉证治篇"大承气汤"。

1.2 白芍　其化学组分见痉湿暍病脉证治篇"栝楼桂枝汤"。

2 复方组分

目前尚未见有枳实芍药散复方化学组分的文献报道。

【方剂药理学研究】

1 拆方药理

1.1 枳实　其药理研究见痉湿暍病脉证治篇"大承气汤"。

1.2 白芍　其药理研究见痉湿暍病脉证治篇"栝楼桂枝汤"。

2 复方药理

2.1 改善胃肠道分泌和运动的作用　为探讨枳实芍药散对大鼠肠道高敏性的影响及其作用机制，采用慢性应激刺激所致肠道高敏性大鼠动物模型，观察枳实芍药散及其拆方对肠道敏感性以及回盲部及结肠黏膜下层肥大细胞（MC）计数、P物质（SP）免疫反应阳性纤维的影响。结果显示，枳实芍药散提高肠道最小容量阈值，减少收缩反射次数；减少回盲部及结肠组织内 MC 数量，以结肠显著；降低 SP 免疫反应水平，结肠 SP 阳性面积较回盲部显著。说明枳实芍药散可降低肠道的敏感性，其机制可能在于调节肥大细胞及其 P 物质的分泌[1]。

2.2 对溃疡性结肠炎的干预作用　通过实验性溃疡性结肠炎（UC）模型，探讨枳实芍药散等方干预 UC 模型的效应强度和机制。结果显示，枳实芍药散能有效干预实验性溃疡性结肠炎，其机制可能为抑制 NF－κB 活性，减少 ICAM－1、VCAM－1 表达，从而阻断炎症反应。同时表明，四逆散与枳实芍药散和芍药甘草散在改善 UC 大鼠病变程度、抑制 UC 大鼠结肠组织 NF－κB 的活性方面呈现协同作用。在抑制 UC 大鼠血清细胞黏附分子的作用方面，四逆散与枳实芍药散呈现拮抗作用、与芍药甘草散呈现叠加作用[2]。

【临床研究与应用】

用枳实芍药散（汤）原或其加减方，可以治疗急性脘腹痛[3]、盆腔炎[4]等见有本方证者。

【方剂评述】

枳实芍药散立方原意是为治疗妇女产后失调，气结血凝，郁而生热，腹痛、烦满不得卧而设。枳实芍药散药虽仅两味，却立法森严，寓意深刻，临床灵活应用，除了治疗妇女产后失调各种疾病外，对消化系统、神经系统等多种病证均具良好的治疗作用。

参 考 文 献

［1］陈萌，张冬梅，韦兰兰．枳实芍药散对大鼠肠道高敏性的影响［J］．中国实验方剂学杂志，2007，13（6）：49－52．

［2］王丽娜．四逆散、枳实芍药散、芍药甘草散干预实验性溃疡性结肠炎药效机制初步研究［D］．沈阳：辽宁中医药大学，2011：4．

［3］杨雪峰．枳实芍药散在急性脘腹痛中的应用［J］．中医药临床杂志，2012，24（9）：891－892．

［4］张凤婵，薛耀，潘纪华．经方辨治急性盆腔炎 50 例［J］．陕西中医，2008，29（3）：261－262．

∽ 下瘀血汤 ∽

【处方组成与功用】

下瘀血汤出自《金匮要略》妇人产后病脉证治（产后腹痛）篇，由大黄 10g，桃仁

10g, 䗪虫 (熬去足) 6g (上三味, 末之, 炼蜜和为丸, 酒煎) 组成。具有破血逐瘀的功效。传统用于瘀血内结所见之小腹痛如针刺, 固定不移, 腹满, 按之结硬, 且拒按, 身热烦闷, 口干, 恶露不行, 舌紫暗有瘀斑瘀点, 脉沉涩等。

【方剂传统解析】

《金匮要略》载: "师曰: 产妇腹痛, 法当以枳实芍药散; 假令不愈者, 此为腹中有干血着脐下, 宜下瘀血汤主之。亦主经水不利。"本条文论述了产后瘀血内结腹痛的证治。本证病因病机为腹内有干血着脐下, 瘀血凝结于小腹。方中用大黄攻下泻热逐瘀; 桃仁破血逐瘀, 兼润干血; 䗪虫逐瘀破结, 祛干血。药虽三味, 但破血逐瘀之力颇猛; 为防伤正, 制以蜜丸, 以缓和药性; 用酒煎药, 既引药入血分, 又增强药力。经水不利即闭经不行者, 若因瘀血内结所致者, 亦可用之。

【方剂药效物质基础】

1 拆方组分

1.1 大黄 其化学组分见痉湿暍病脉证治篇 "大承气汤"。

1.2 桃仁、䗪虫 其化学组分见疟病脉证并治篇 "鳖甲煎丸"。

2 复方组分

目前尚未见有下瘀血汤复方化学组分的文献报道。

【方剂药理学研究】

1 拆方药理

1.1 大黄 其药理研究见痉湿暍病脉证治篇 "大承气汤"。

1.2 桃仁、䗪虫 其药理研究见疟病脉证并治篇 "鳖甲煎丸"。

2 复方药理

2.1 抗肝纤维化作用 为探讨下瘀血汤全药与组分处方对免疫性肝纤维化大鼠肝组织 $\alpha-SMA$、$TGF-\beta_1$、$PDGF-\beta R$ mRNA 表达的作用差异, 探讨下瘀血汤全药与组分处方抗肝纤维化的作用机制, 选择 Wistar 大鼠随机分为正常组、造模组, 造模组大鼠腹腔注射猪血清复制肝纤维化模型, 每只每次 0.5ml, 每周 2 次, 共 12 周。造模成功后造模组大鼠随机分为模型组、下瘀血汤组、组分处方组, 第 8 周开始下瘀血汤组、组分处方组大鼠造模同时口服给药, 按 10ml/kg 容积, 下瘀血汤组每日 2.34g/kg, 组分处方组每日 0.648g/kg, 连续 4 周。正常组、模型组大鼠给同体积生理盐水。结果显示, 与正常组相比, 模型组 $\alpha-SMA$、$TGF-\beta_1$、$PDGF-\beta R$ mRNA 的表达均显著升高 ($P < 0.05$); 与模型组相比, 下瘀血汤组、组分处方组 $\alpha-SMA$、$TGF-\beta_1$、$PDGF-\beta R$ mRNA 的表达明显降低 ($P < 0.05$); 与组分处方组比较, 下瘀血汤组 $\alpha-SMA$、$TGF-\beta_1$、$PDGF-\beta R$ mRNA 表达呈正相关。表明下瘀血汤全药与组分处方可通过抑制 $\alpha-SMA$、$TGF-\beta_1$、$PDGF-\beta R$ mRNA 表达而发挥抗肝纤维化作用, 且该方全药处方作用优于组分处方[1]。

2.2 抗肝硬化作用 为探讨下瘀血汤抗肝硬化的作用机制, 应用 SD 雄性大鼠肝硬化模型, 给予下瘀血汤, 于第 11 周末处死大鼠, 取肝组织, 用 Western 蛋白质印迹法和免疫组化法测定肝组织 CD68 和 CD163 蛋白表达; 用激光共聚焦方法检测肝组织 $CD68^+ TUNEL^+$ 和

CD163$^+$TUNEL$^+$双阳性细胞，观察 ED1 和 ED2 肝巨噬细胞凋亡。结果表明，下瘀血汤可降低大鼠肝硬化组织 CD68 蛋白表达，促进 CD163 蛋白表达。下瘀血汤抗肝硬化的作用机制有可能与促进 ED1 KC 凋亡有关[2]。

2.3 对肾功能的保护作用　动物实验显示，下瘀血汤可改善糖尿病肾病大鼠的血糖、24 小时尿蛋白、血清 NO、血清及肾组织匀浆的超氧化物歧化酶和丙二醛，延缓糖尿病肾病的发生；可降低 5/6 肾切除大鼠血清肌酐、尿素氮及 24 小时尿蛋白量，提高尿渗透压和内生肌酐清除率，改善大鼠残余肾的代偿性增生[3-4]。

【临床研究与应用】

1 治疗肝硬化

选择早期肝硬化证属中医"癥瘕、积聚、胁痛、臌胀（少量腹水）"范畴患者 45 例，采用下瘀血汤加味处方：生大黄、土鳖虫、丹参各 9g，桃仁 6g，鳖甲 15g，黄芪、白术各 30g。若湿热内蕴者，加茵陈、黄柏各 9g；肝气郁结者，加柴胡 12g，郁金 9g；脾虚气滞者，加陈皮、枳壳各 9g；肝肾阴虚者，加生地黄 15g，玄参 10g；阴虚火旺者，加山栀、龙胆草各 9g；脾肾阳虚者，加附子、桂枝各 6g；腹胀、少量腹水者，加防己 6g，薏仁 15g，茯苓 10g；脂肪肝、血脂升高者，加生山楂 15g；肝血虚者，加当归、白芍各 10g。水煎内服。每日 1 剂。连服 10 剂为 1 个疗程，服用 2 疗程后评定疗效。结果以各临床症状明显好转或消失，肝纤维化指标均降至正常，影像学检查无明显异常为治愈，本组治愈 30 例，好转 12 例，3 例无明显疗效，总有效率 93.3%[5]。

2 治疗子宫内膜异位症

选择子宫内膜异位症患者 94 例，随机分为治疗组 49 例和对照组 45 例。治疗组采用下瘀血汤治疗，对照组给予孕三烯酮胶囊。3 个月为 1 个疗程，用 2 个疗程观察疗效。结果治疗组总有效率 91.84%；对照组治愈总有效率 91.1%[6]。

3 治疗其他疾病

用下瘀血汤原方或其加减方，还可以治疗卵巢囊肿[7]、盆腔炎[8]等见有本方证者。

【方剂评述】

下瘀血汤原临床适应证是"产妇腹痛，法当以枳实芍药散，假令不愈者，此为腹中有干血着脐下，宜下瘀血汤主之。亦主经水不利。"但临床研究发现，有医者将此方用于肝炎及肝硬化患者有瘀血症状者，而且用于瘀血结滞之多种杂病，疗效显著。有学者认为，下瘀血汤的适应证，以瘀血蓄积，久病入络者为宜。至于瘀血症状，不必局限于小腹有痛块，肌肤甲错，只要舌色紫绛，或有瘀斑、瘀点，或舌下静脉怒张，或唇紫，或身面见红点、纹（相当于蜘蛛痣）或目中色蓝，其脉象为迟紧、沉结或涩者，均可随证加减，灵活运用。

参 考 文 献

[1] 陈少丽，都广礼，鲁艳平，等.下瘀血汤全药与组分处方对免疫性肝纤维化大鼠肝组织 α - SMA、TGF - β₁、PDGF - βR mRNA 表达影响的比较研究［J］.中华中医药学刊，2013，31（10）：2227 - 2229.

[2] 刘乐平，陆芩，王晓斌，等.下瘀血汤对肝硬化大鼠肝组织 CD68 和 CD163 蛋白表达的影响［J］.中国药理学与毒理学杂志，2014，28（1）：35 - 40.

［3］柴可夫，覃志成，李慧，等．下瘀血汤对糖尿病大鼠肾脏保护作用的实验研究［J］. 中国中医药科技，2004，11（6）：344－345.

［4］柴可夫，李慧，楼基伟，等．下瘀血汤对5/6肾切除大鼠肾功能的影响［J］. 中国医药学报，2003，18（10）：597－600.

［5］陈新华．下瘀血汤加味治疗早期肝硬化45例［J］. 浙江中医杂志，2013，48（10）：705.

［6］侯志霞．下瘀血汤加味治疗子宫内膜异位症49例［J］. 山西中医，2010，26（1）：19－20.

［7］张英娥，刘海云．加味下瘀血汤治疗卵巢囊肿45例［J］. 陕西中医，2007，28（3）：299－300.

［8］王振宇．下瘀血汤加味治疗慢性盆腔炎60例［J］. 中国民间疗法，2007，15（10）：34－36.

∽ 竹叶汤 ∽

【处方组成与功用】

竹叶汤出自《金匮要略》妇人产后病脉证治（产后中风）篇，由竹叶10～15g，葛根10g，防风、桔梗、桂枝、人参、甘草各5～10g，炮附子6g，大枣4～6枚，生姜10～15g组成。具有疏风解表，温阳益气的功效。传统用于产后阳虚中风所见之发热恶风寒，头痛，无汗，面赤而喘，形体虚羸而少气，舌淡，脉浮而虚等。

【方剂传统解析】

《金匮要略》载："产后中风，发热，面正赤，喘而头痛，竹叶汤主之。"本条文论述了产后中风兼阳虚的证治。本证病因病机为产后正虚，阳气不足，复感风寒，外束太阳。方中竹叶、葛根、桂枝、生姜、防风疏风散邪解表，桔梗宣肺理气平喘；人参、炮附子、大枣、甘草益气助阳，顾护正气。诸药相合，疏风解表而无正伤阳脱之虑，扶正补虚也无恋邪之弊，标本兼顾，共收扶正祛邪之功。服药后须注意保暖，使其得微汗则病解。若伴见颈项强滞者，则重用附子温经散邪。

【方剂药效物质基础】

1 拆方组分

1.1 葛根 其化学组分见痉湿暍病脉证治篇"葛根汤"。

1.2 防风、桔梗 其化学组分见中风历节病脉证并治篇"侯氏黑散"。

1.3 桂枝、甘草 其化学组分见痉湿暍病脉证治篇"栝楼桂枝汤"。

1.4 人参 其化学组分见痉湿暍病脉证治篇"白虎加人参汤"。

1.5 竹叶 ①黄酮类：竹叶黄酮为竹叶提取物中的主要活性成分，主要是以荭草苷、异荭草苷、牡荆苷和异牡荆苷为代表的黄酮苷，以在6、8位的碳苷黄酮为主。②多糖类：不同品种竹叶多糖主要由阿拉伯糖、木糖、葡萄糖、半乳糖组成。③氨基酸类：采用酸水解法分离出竹叶中有17种常见的氨基酸，其总量为10.35%；其中谷氨酸含量最高，约占总氨基酸的13.56%，共测出苏氨酸、缬氨酸、蛋氨酸、异亮氨酸、亮氨酸、苯丙氨酸、赖氨酸等7种人体必需氨基酸。④挥发性成分：竹叶中挥发性物质的主要成分为醇、酮、醛、酚、羧酸及呋喃等化合物。不同竹叶挥发油的化学成分在含量和组成上不同，竹叶挥发油主要化学成分是3-甲基-2-丁醇，其他主要化学成分有4-乙烯基-2-甲氧基-苯酚、己-2-烯醛、橙花叔醇、植物醇、苯乙醛、天竺葵醛、二氢猕猴桃内酯和异植物醇。竹叶挥发油成分在化合物种类、个数及相对含量方面差异也很大。⑤叶绿素：竹叶提取的叶绿素分为叶绿素铜钠盐和叶绿素铜 2 种形式。叶绿素铜钠盐为粉末状产品，呈墨绿色，稍带金属光泽。竹叶提取的叶绿素铜为绿色黏稠状产品，有清香气，易溶于水。⑥其他成分：竹叶中还含茶多酚，其主要化学成分为黄烷酮类又称为儿茶素；还含有矿质元素[1-10]。

2 复方组分

目前尚未见有竹叶汤复方化学组分的文献报道。

【方剂药理学研究】

1 拆方药理

1.1 葛根　其药理研究见痉湿暍病脉证治篇"葛根汤"。

1.2 防风、桔梗　其药理研究见中风历节病脉证并治篇"侯氏黑散"。

1.3 桂枝、甘草　其药理研究见痉湿暍病脉证治篇"栝楼桂枝汤"。

1.4 人参　其药理研究见痉湿暍病脉证治篇"白虎加人参汤"。

1.5 竹叶　①抗氧化和清除自由基作用：黄酮类化合物是竹叶提取物中抗氧化作用的有效成分，黄酮含量越高，抗氧化能力越强。研究表明其清除超氧阴离子自由基、羟自由基和 NO^{2-} 离子以及阻断亚硝胺合成的作用比抗坏血酸强，并且能阻断亚硝胺的合成，其抗氧化性能与维生素 C 相当。从毛竹叶中分离鉴定出两种绿原酸的衍生物，证明有比维生素 E 更强的抗氧化能力。②抗肿瘤作用：竹叶提取物能刺激动物排泄和分泌泌乳刺激素，促进免疫血清中超氧化物歧化酶的活性，对乳腺肿瘤有显著的抑制效果，对动物体的生长发育无副作用，是一种很有前景的预防和治疗乳腺肿瘤的天然物质。不同浓度竹叶提取物对肿瘤大小以及小鼠胸腺指数、脾指数有显著影响。③抑菌作用：竹叶中含有大量的黄酮类化合物和生物活性成分，如酚酸类化合物、蒽醌类化合物、萜类内酯和生物碱等，对细菌、霉菌和酵母菌等均具有抑制作用，其中对细菌、大肠埃希菌具有强烈的抑制作用，但对霉菌和酵母菌的抑制效果较弱。④调节血脂作用：竹叶提取物能降低大鼠甘油三酯浓度、血胆固醇浓度，其降血脂的作用与银杏叶提取物的作用相当。⑤抗衰老、抗疲劳作用：高剂量组的竹叶提取物能显著增强小鼠对非特异性刺激的抵抗能力和抗疲劳能力，对正常小鼠的学习能有一定的促进作用。竹叶提取物能明显抑制老年小鼠体内的脂质过氧化、对老年小鼠内源性抗氧化酶系 SOD 和 GSH - Px 的活性具有显著的诱导作用。⑥调节血糖的作用：竹叶提取物能显著改善葡萄糖耐受量，抑制胰岛素血症，降低肝脏脂肪含量。毛竹叶的水提取物或者乙醇提取物能改善与肥胖有关的慢性全身性炎症，从而缓解糖尿病的症状[1,10-15]。

2 复方药理

目前尚未见有竹叶汤复方药理研究的文献报道。

【临床研究与应用】

用竹叶汤原方或其加减方，可以治疗产后感冒[16]、支气管炎[17]等见有本方证者。

【方剂评述】

竹叶汤的病机是产后血虚，下元亏虚，虚阳上浮，外感风邪；主要症状有恶寒发热，头痛，自汗出，面红，气喘，咽痛，心胸烦热，项背拘急，苔薄白而润，脉沉等。治法为发汗解肌，温补下元，兼清虚热。方中寒温并施，标本兼顾的制方原理，在后世得到了广泛的运用。临床应用之时，由于本方表散力弱，服药后可加被增温取汗，以彻表邪，畏寒而项背强，加大附子一枚，增强助阳解表之力，若呕吐者，加半夏和胃止呕。

参 考 文 献

[1] 赖炘，陈其兵. 竹叶提取物的化学成分及其生理功能研究进展 [J]. 福建林业科技，2013，40（1）：214－226.

[2] 张英. 天然功能性添加剂－竹叶提取物 [J]. 精细与专用化学品，2002（7）：20－22.

[3] 龚金炎，吴晓琴，夏道宗，等. RP－HPLC 法测定竹叶提取物中黄酮类和酚酸类成分 [J]. 中草药，2010，41（1）：63－65.

[4] 唐浩国，郑卫东，陈宗道. 麻竹叶黄酮类成分研究 [J]. 农业基础科学，2005，21（4）114－118.

[5] 陆志科，谢碧霞. 不同种竹叶的化学成分及其提取物抗菌活性的研究 [J]. 西北林学院学报，2005，20（1）：49－52.

[6] 冯宇超，王成章，陈文英，等. 不同品种竹叶多糖的化学特征及其含量研究 [J]. 林产化学与工业，2009，29（6）：81－85.

[7] 唐莉莉，丁霄霖. 竹叶多糖的分离提取及其生物活性研究 [J]. 食品研究与开发，2000，21（1）：8－10.

[8] 何跃君，岳永德，汤锋，等. 竹叶挥发油化学成分及其抗氧化特性 [J]. 林业科学，2010，46（7）：120－128.

[9] 阳东青. 从竹叶中提取叶绿素 [J]. 牙膏工业，2008（3）：36－38.

[10] 何跃君，岳永德. 竹叶提取物的有效成分及其应用研究进展 [J] 生物质化学工程，2008，42（3）：31－38.

[11] 李水芳，戴瑜，李姣娟. 阔叶箬竹叶提取物清除自由基能力及抑菌效果的比较研究 [J]. 食品科技，2010（4）：174－177.

[12] 马世玉，李莉，罗德生，等. 竹叶水溶性提取液抗氧化作用的实验研究 [J]. 时珍国医国药，2005，16（6）：472－473.

[13] 倪向梅，曹光群. 竹叶提取物的体外抑菌及抗氧化活性的研究 [J]. 天然产物研究与开发，2011，2（3）：717－721.

[14] 姚旌旗，李映红，刘红梅，等. 竹叶提取液对 ASP－Ⅰ肺癌细胞生长的影响 [J]. 咸宁医学院学报，2002，16（1）：21－22.

[15] 姚旌旗，马世玉，李映红，等. 竹叶提取液抑制小鼠移植性肺癌生长的实验研究 [J]. 陕西医学杂志，2004（10）：878－880.

[16] 翟金海，陈兰，张梓岗，等. 浅谈《金匮要略》竹叶汤理法方药 [J]. 四川中医，2013，31（7）：18－20.

[17] 张家礼. 金匮要略 [M]. 北京：中国中医药出版社，2004：440.

❧ 竹皮大丸 ❧

【处方组成与功用】

竹皮大丸出自《金匮要略》妇人产后病脉证治（虚热烦呕）篇，由生竹茹 20g，石膏 20g，桂枝 10g，甘草 70g，白薇 10g（上五味，末之，枣肉和丸）组成。具有清热降逆，安中益气的功效。传统用于产后虚热烦呕所见之心烦意乱，呕吐哕逆，伴形体瘦弱，口干渴，舌红苔薄，脉细数等。

【方剂传统解析】

《金匮要略》载："妇人乳中虚，烦乱呕逆，安中益气，竹皮大丸主之。"本条文论述了产后虚热烦呕的证治。本证病因病机为产后阴血不足，育儿乳汁去多。方中竹茹、石膏清热除烦，降逆和胃；白薇善入阴分，清虚热而除烦热；重用甘草、大枣，益气养阴，培补化源，使土旺则气血自生；配少量辛温的桂枝，温运气血，降逆平冲，且可防石膏、竹茹寒凉，大枣滋腻碍胃之弊。全方具有清热除烦，降逆和胃，益气补中之效。制成丸剂，小量多次频服，意在缓调。

【方剂药效物质基础】

1 拆方组分

1.1 竹茹 其化学组分见呕吐哕下利病脉证治篇"橘皮竹茹汤"。

1.2 桂枝、甘草、大枣 其化学组分见痉湿暍病脉证治篇"栝楼桂枝汤"。

1.3 石膏 其化学组分见痉湿暍病脉证治篇"白虎加人参汤"。

1.4 白薇 ①甾体皂苷：白薇的主要化学成分 C_{21} 甾体皂苷，其苷元的 C 环和 D 环易发生变形。如白前皂苷－H 等。②芳香类：主要为苯乙酮类化合物，有学者分离得到新的联苯化合物 biphenylneo lignan 和一些苯的衍生物如对羟基苯乙酮、3,4－二羟基苯乙酮、3－甲氧基－4－羟基苯乙酮。③其他成分：白薇中还发现一些脂肪酸类化合物，均为二酸，包括丁二酸、申二酸和壬二酸[1-3]。

2 复方组分

目前尚未见有竹皮大丸复方化学组分的文献报道。

【方剂药理学研究】

1 拆方药理

1.1 竹茹 其药理研究见呕吐哕下利病脉证治篇"橘皮竹茹汤"。

1.2 桂枝、甘草、大枣 其药理研究见痉湿暍病脉证治篇"栝楼桂枝汤"。

1.3 石膏 其药理研究见痉湿暍病脉证治篇"白虎加人参汤"。

1.4 白薇 ①解热作用：应用直立白薇水煎液、醇提取物和醚提取物对大鼠酵母致热后退热作用的比较，发现直立白薇水提取物 3.4g/kg、4.9g/kg、7.0g/kg 对发热均有明显的退热作用，但其醇提取物和醚提取物对大鼠酵母致热后的效果不明显。②抗炎作用：动物实验表明直立白薇水提物 1.0g/kg、2.0g/kg、4.0g/kg 腹腔注射对巴豆油致炎剂所致小鼠耳廓性渗出性炎症具有非常显著的抗炎作用。③镇咳、祛痰、平喘作用：蔓生白薇的水提物有一定的平喘作用，但没有镇咳和祛痰作用；直立白薇的水提物有一定的祛痰作用，但没有镇咳和平喘作用。④抗肿瘤作用：用从蔓生白薇中分离出来的蔓生白薇苷 A 进行体内抗肿瘤实验，发现其具有良好的肿瘤抑制活性[2,4]。

2 复方药理

目前尚未见有竹皮大丸复方药理研究的文献报道。

【临床研究与应用】

用竹皮大丸（汤）原方或其加减方，可以治疗呕吐[5]、呃逆[6]等见有本方证者。

【方剂评述】

竹皮大丸在《金匮要略》中是治疗产后哺乳期间表现为"烦乱、呕逆"等症状的患者。既"烦"又"乱"，较一般虚烦不宁的程度要严重，是烦躁焦虑，坐立不安，涉及"神"和"形"两方面的表现；"呕逆"则是恶心、呕吐，较之一般的恶心、干哕要严重。之所以会出现这些症状，不仅是由于产后血虚，以及哺乳期间气血消耗，同时也由于心肝火旺，扰及于胃，以致胃气上逆有关。其主要的病理变化是阴血不足，气阴两虚，心肝火旺，即"本虚标实"，而又以火旺标实为主。因而在症状表现方面除烦热、呕逆外，还可能见有低热、五心烦热、睡眠多梦易醒、身倦乏力等症状。竹皮大丸的主要功用是清热除烦、降逆安中，就其药物组成和用量分析，是清热为主，兼顾其虚。故全方诸药配伍，可清热除烦，滋阴养血。对于胎前产后，或更年期等，由于肝肾阴虚、心肝火旺、所致的虚热烦躁、呕恶纳少等症状，均可以本方为主，随证加减，灵活运用。

参 考 文 献

[1] 王元书，赵新超，白虹，等. HPLC 法测定直立白薇中对羟基苯乙酮和 2,4 - 二羟基苯乙酮的含量 [J]. 天然产物研究与开发，2010（6）：1073 - 1076.

[2] 袁鹰，张卫东，柳润辉，等. 白薇的化学成分和药理研究进展 [J]. 药学实践杂志，2007，25（1）：6 - 9.

[3] 边宝林，王宏洁，司南，等. 白薇化学成分研究 [J]. 中草药，2005，36（7）：990 - 992.

[4] 薛宝云，梁爱华，杨庆，等. 直立白薇退热抗炎作用 [J]. 中国中药杂志，1995，20（12）：751 - 753.

[5] 陈晖，赵星海，高履冰. 竹皮大丸治疗呕吐 35 例临床观察 [J]. 江苏中医学，2012，44（2）：33.

[6] 赵文斌，李爱芳. 巧用经方治疗呃逆 6 则 [J]. 辽宁中医杂志，2012，39（1）：150 - 151.

∽ 白头翁加甘草阿胶汤 ∽

【处方组成与功用】

白头翁加甘草阿胶汤出自《金匮要略》妇人产后病脉证治（热利伤阴）篇，由白头翁、甘草、阿胶各 6 ~ 10g，秦皮、黄连、柏皮（黄柏）各 10g 组成。具有清热解毒，凉血止利，养血缓中的功效。传统用于产后热利伤阴所见之利下急迫，稀黄臭秽或痢下脓血，赤多白少，腹痛里急后重，身热心烦，口渴，神疲羸弱，少气，脉虚数等。

【方剂传统解析】

《金匮要略》载："产后下利虚极，白头翁加甘草阿胶汤主之。"本条文论述了产后热利伤阴的证治。本证病因病机为正气不足，热毒炽盛，下迫大肠，更伤阴血。方中白头翁汤清热解毒，凉血止利，加阿胶滋阴养血，兼止血；甘草缓急和中，且防苦寒太过，伤败产妇脾胃；而共奏清热止利，养血缓中之效。

【方剂药效物质基础】

1 拆方组分

1.1 白头翁、秦皮　其化学组分见呕吐哕下利病脉证治篇"白头翁汤"。

1.2 甘草　其化学组分见痉湿暍病脉证治篇"栝楼桂枝汤"。

1.3 阿胶　其化学组分见脏腑经络先后病脉证篇"猪苓汤"。

1.4 黄连　其化学组分见百合狐惑阴阳毒病脉证治篇"甘草泻心汤"。

1.5 黄柏　其化学组分见黄疸病脉证并治篇"大黄硝石汤"。

2 复方组分

目前尚未见有白头翁加甘草阿胶汤复方化学组分的文献报道。

【方剂药理学研究】

1 拆方药理

1.1 白头翁、秦皮　其药理研究见呕吐哕下利病脉证治篇"白头翁汤"。

1.2 甘草　其药理研究见痉湿暍病脉证治篇"栝楼桂枝汤"。

1.3 阿胶　其药理研究见脏腑经络先后病脉证篇"猪苓汤"。

1.4 黄连　其药理研究见百合狐惑阴阳毒病脉证篇"甘草泻心汤"。

1.5 黄柏　其药理研究见黄疸病脉证并治篇"大黄硝石汤"。

2 复方药理

目前尚未见有白头翁加甘草阿胶汤复方药理的文献报道。

【临床研究与应用】

用白头翁加甘草阿胶汤原方或其加减方，可以治疗小儿细菌性痢疾[1]、急性坏死性肠炎[2]等见有本方证者。

【方剂评述】

白头翁加甘草阿胶汤为产后气血已虚，又兼下利脓血，更伤其阴，谓"虚极"之证。盖此下利，仍为热利便脓血之证，但值产后，阴血大虚，更兼热利伤其津液，故谓之"下利虚极"。此时若单用白头翁汤苦寒清热，恐苦从燥化，反伤阴血；又恐苦寒败伤脾胃，不利于阴血之恢复。故在白头翁汤清热解毒、凉血治痢的基础上，加阿胶养阴补血，且能止血；甘草养胃益气，且能调和诸药，使苦寒之品不致伤阴耗气。此方非独产后宜之，凡属阴虚血弱而病热利下重或热得较久而阴血虚损者，皆可用之。

参 考 文 献

[1] 崔法新. 中药加微生态制剂（金双歧）治疗对抗生素无效小儿细菌性痢疾 55 例疗效观察［J］. 新中医，2005，37（2）：19 – 20.

[2] 张家礼. 金匮要略［M］. 北京：中国中医药出版社，2004：442.

第二十二篇

妇人杂病脉证并治篇

> 本篇论述妇人除胎、产之外的各种疾病的病因病机、证候及治疗。具体包括月经病、带下病、前阴诸疾、热入血室、梅核气、脏躁、转胞、阴吹等。本证产生原因多为虚、积冷、结气所致。对妇人杂病的治疗，须详审阴阳，明辨虚实寒热，调经止带为其治疗重要原则。还要分别施以针药，广泛运用内治法和外治法，灵活运用中药多种剂型。

❦ 半夏厚朴汤 ❦

【处方组成与功用】

半夏厚朴汤出自《金匮要略》妇人杂病脉证并治（梅核气）篇，由半夏 10 ~ 15g，厚朴 10g，茯苓 12g，生姜 2 ~ 15g，干苏叶（紫苏叶）7g 组成。具有开结化痰，顺气降逆的功效。传统用于梅核气所见之咽部有异物感，咯不出咽不下，但不妨碍饮食，胸胁满闷，精神抑郁，善太息嗳气，或咳嗽有痰，恶心呕吐，苔白滑腻等。

【方剂传统解析】

《金匮要略》载："妇人咽中如有炙脔，半夏厚朴汤主之。"本条文论述了痰气交阻咽喉，梅核气的证治。本证病因病机为七情不逆，气机不畅，津聚为痰，痰气交阻。方中半夏化痰散结，和胃降逆。厚朴行气开郁，下气除满。合用可使气行痰消，郁结开散，共为君药；茯苓健脾渗湿，杜绝生痰之源。生姜和中化饮，降逆气；紫苏叶辛香行气，理肺疏肝，以助君药之用，而共为臣佐。药仅五味，相辅相成，共奏开结化痰，理气降逆之效。

【方剂药效物质基础】

1 拆方组分

1.1 半夏 其化学组分见百合狐惑阴阳毒病脉证治篇"甘草泻心汤"。

1.2 厚朴 其化学组分见痉湿暍病脉证治篇"大承气汤"。

1.3 茯苓 其化学组分见脏腑经络先后病脉证篇"猪苓汤"。

1.4 生姜　其化学组分见痉湿暍病脉证治篇"栝楼桂枝汤"。

1.5 紫苏叶　紫苏叶的主要成分为挥发油，以及黄酮及其苷类，萜类、类脂等成分。应用气相色谱－质谱联用技术从紫苏叶挥发油中分离并鉴定出 29 种化合物，主要化学成分为紫苏醛、柠檬烯、1,6,10－十二碳三烯、7,11－二甲基－3－亚甲基、1,6－辛二醇－3－醇、3,7－二甲基等。另外，紫苏叶还含有迷迭香酸、花青素等[1-4]。

2 复方组分

2.1 合煎、分煎对成分的影响　用高效液相色谱法测定半夏厚朴汤不同煎液中和厚朴酚含量，来考察用合煎、分煎方法制备的半夏厚朴汤汤剂中和厚朴酚含量的变化。结果显示，半夏厚朴汤分煎液和合煎液中和厚朴酚含量无差异性，证实了半夏厚朴汤中和厚朴酚的含量在分煎、合煎煎煮过程中无其他影响因素。从而为中药精制配方颗粒应用于临床提供一些理论依据[5]。

2.2 厚朴后下煎煮对成分的影响　通过对半夏厚朴汤中的厚朴酚与和厚朴酚进行测定，对影响厚朴后下煎煮的因素如加水量、浸泡时间、煎煮时间进行研究。认为半夏厚朴汤中厚朴后下的条件为药材加 10 倍量水，浸泡 30 分钟，后下煎煮 10 分钟[6]。

2.3 配伍与化学成分效应的关系　通过紫外谱线组图谱法研究半夏厚朴汤配伍的化学成分变化，发现半夏厚朴汤配伍与化学成分效应存在一定的关系。同时他们研究半夏厚朴汤君臣佐使相关配伍对抗抑郁有效成分和厚朴酚与和厚朴酚含量的影响，以期分析与抗抑郁成分变化的关系，结果显示半夏厚朴汤君臣佐使药配伍与其抗抑郁有效成分含量存在一定的内在关系。通过气相色谱－质谱联用技术研究半夏厚朴汤配伍对挥发油成分的影响，结果显示半夏厚朴汤及配伍前后挥发性成分的数目及含量有有一定的差异性，表明在煎煮过程中相关样品中挥发性成分溶解性发生变化或相互间产生了化学反应[7-9]。

【方剂药理学研究】

1 拆方药理

1.1 半夏　其药理研究见百合狐惑阴阳毒病脉证治篇"甘草泻心汤"。

1.2 厚朴　其药理研究见痉湿暍病脉证治篇"大承气汤"。

1.3 茯苓　其药理研究见脏腑经络先后病脉证治篇"猪苓汤"。

1.4 生姜　其药理研究见痉湿暍病脉证治篇"栝楼桂枝汤"。

1.5 紫苏叶　①抗菌、抗病毒作用：紫苏叶挥发油对金黄色葡萄球菌和大肠埃希菌具有较强的抗菌作用，特别是金黄色葡萄球菌。紫苏醛、柠檬醛具有抑菌作用，当两者浓度分别为 $100 \sim 200 \mu g/ml$ 和 $25 \sim 100 \mu g/ml$ 时有阻止丝状菌生长的作用，且两者作用部位类似，具有协同作用。此外，紫苏醛、蒎烯具有抗铜绿假单胞菌的活性。②镇静、镇痛作用：紫苏叶提取物中紫苏醛与豆甾醇协同具有镇静、镇痛活性。③抗肿瘤作用：紫苏叶及其提取物紫苏醇可抑制病毒诱导癌变的活性，能明显抑制化学致癌剂或皮下移植瘤株所致乳腺癌的发病率，减少肿瘤的重量和体积，延长肿瘤出现的时间，可抑制乳腺癌生长及大鼠肝脏肿瘤细胞生长。④抗炎、抗过敏作用：紫苏叶挥发油还具有抗炎作用，能抑制 TNF－α 诱导的内皮细胞黏附分子的表达，阻止血管内皮细胞与白细胞的黏附，抑制白细胞向血管外移行；紫苏叶具有抗过敏作用，临床上可用于治疗对鱼蟹类过敏所引起的哮喘、鼻炎等。紫苏叶中的咖啡酸、迷迭香酸对肾小球膜细胞增殖有抑制作用，迷迭香酸也具有抗炎作用。

⑤止咳、平喘作用：紫苏叶中的丁香烯对离体豚鼠气管有松弛作用，对丙烯醛或枸橼酸所致咳嗽有明显的镇咳作用，小鼠酚红法实验表明尚有祛痰作用，芳樟醇也有平喘作用。⑥其他作用：紫苏叶还具有抗辐射的作用。紫苏叶的石油醚提取物及乙醇提取物具有促进肠胃消化吸收的作用。紫苏水提浸膏和挥发油有显著的解热和止呕作用。紫苏叶提取物还有增强免疫功能作用[10-15]。

2 复方药理

2.1 抗抑郁作用 以 1% 蔗糖水摄入量作为指标，慢性给予各种低强度复合刺激，造成大鼠慢性抑郁模型。结果显示在大鼠慢性抑郁模型中半夏厚朴汤醇提物可增加动物蔗糖摄入量，增加其脾脏自然杀伤细胞活性，升高血清中高密度脂蛋白水平（$P < 0.05$），降低甘油三酯水平（$P < 0.001$），降低血红细胞内超氧化物歧化酶活性及血清和肝组织中一氧化氮合酶活性。同时抑制组织中脂质过氧化程度，降低心肌组织中丙二醛含量。表明半夏厚朴汤醇提物通过多途径而达到抗抑郁作用[16]。

2.2 镇静、催眠作用 通过对小鼠灌胃给药，观察加味半夏厚朴汤对小鼠自主活动及戊巴比妥钠诱导小鼠催眠作用的影响。结果发现，中高剂量组加味半夏厚朴汤能明显延长戊巴比妥钠小鼠睡眠时间、提高入睡率（$P < 0.01$），能显著抑制小鼠自主活动时间（$P < 0.01$），表明半夏厚朴汤具有镇静、催眠作用[17]。

2.3 对免疫系统的作用 将实验小鼠分为模型组和其他 3 个对照组，连续 7 天强迫游泳造模后测定血清中抗体（溶血素）含量及脾淋巴细胞增殖率，探讨半夏厚朴汤加味对慢性强迫游泳模型小鼠治疗中对免疫功能的调节作用。结果显示，与模型组相比，其他 3 组小鼠血清中抗体（溶血素）的含量及脾淋巴细胞增殖率均大于模型组，并有明显的差异（$P < 0.05$）。表明半夏厚朴汤加味能够促进模型小鼠血清中抗体的产生及脾淋巴细胞的增殖[18]。

2.4 对内分泌系统的作用 研究发现半夏厚朴汤能够降低下丘脑 CRH、血浆 ACTH 及血清 CORT 的表达，推测半夏厚朴汤抗抑郁作用的机制可能与抑制 HPA 轴功能亢进有关[19]。

2.5 对慢性应激抑郁模型大鼠脑源性神经营养因子的影响 采用免疫组化法观察半夏厚朴汤对模型大鼠海马和下丘脑脑源性神经营养因子（BDNF）的影响。结果显示，半夏厚朴汤能够增加模型大鼠水平运动和垂直运动得分，可促进模型大鼠海马和下丘脑 BDNF 的表达[20]。

【临床研究与应用】

1 治疗癔球症

选择癔球症患者 90 例，随机分为观察组和对照组各 45 例。观察组采用半夏厚朴汤联合电针治疗，服药 8 周。对照组采用帕罗西汀片治疗。服用 8 周。2 组分别于治疗前和治疗 4 周、8 周时进行癔球症症状评分和症状自评量表（SCL-90）评分，观察服药的不良反应，治疗后评价临床疗效。结果观察组临床疗效总有效率为 97.8%，对照组为 88.9%。治疗 4 周时，观察组 SCL-90 躯体化、抑郁、附加因子评分及癔球症症状评分较治疗前明显减少（$P < 0.05$），对照组 SCL-90 抑郁、焦虑及附加因子评分较治疗前明显减少（$P < 0.05$）；治疗 8 周时，两组 SCL-90 躯体化、抑郁、焦虑、附加因子评分及癔球症症状评分均较治疗前明显减少（$P < 0.05$ 或 $P < 0.01$），观察组 SCL-90 躯体化因子评分及癔球症症

状评分明显小于对照组（$P < 0.05$）[21]。

2　治疗假性延髓性麻痹致吞咽困难

选择辨证属于痰涎壅阻型假性延髓性麻痹患者 98 例，随机分为治疗组 50 例和对照组 48 例。对照组用胃管鼻饲加吞咽功能康复训练；治疗组在对照组治疗基础上加服半夏厚朴汤加减。采用洼田饮水试验比较及吞咽困难临床疗效评定比较，并根据中风常见的中医证候积分观察治疗前后变化。结果显示，治疗组洼田饮水试验 1、2 级与对照组比较，$P < 0.05$；2 组临床疗效比较，对照组总有效率 54.16%；治疗组总有效率 80.00%（$P < 0.05$）；治疗组治疗后乏力、自汗、口角流涎、大便溏烂、舌质淡胖、舌苔厚腻情况均有明显改善（$P < 0.01$）[22]。

3　治疗抑郁症

选择伴躯体症状的抑郁症患者 70 例，随机分为治疗组及对照组各 35 例。治疗组予半夏厚朴汤加味治疗，对照组予盐酸文拉法辛胶囊治疗，疗程 6 周。治疗前后分别观测 2 组 HADM 评分、临床症状、不良反应（TESS）评分变化。结果 2 组疗效比较，治疗组优于对照组（$P < 0.05$）；治疗 4 周后治疗组焦虑躯体化因子评分下降明显（$P < 0.01$），胸闷、喉中有异物感、腹部有气上冲等症状缓解优于对照组（$P < 0.05$）[23]。

4　治疗咽炎

用半夏厚朴汤加黄芩、威灵仙，治疗慢性咽炎 50 例。若咽干者，加参须、麦冬；声嘶者，加胖大海；咽痒者，加酸枣仁、牡丹皮。每日 1 剂，水煎，分 4 次口服。对照组 39 例采用鼻咽清毒颗粒治疗。2 组均以 30 天为 1 个疗程，共观察 2 个疗程。结果治疗组总有效率 98.0%；对照组总有效率 71.9%[24]。

5　治疗其他疾病

用半夏厚朴汤原方或其加减方，还可以治疗食管溃疡[25]、上呼吸道感染后咳嗽[26]等见有本方证者。

【方剂评述】

半夏厚朴汤具有行气散结，降逆化痰的功效。临床可用于治疗痰凝气滞引起的多种疾病。该方不但能调和肝、脾，而且能降逆化痰，通过调畅气机，和胃降逆，使肝气条达，肺气宣通。凡是由于情志失调，气郁生痰，痰涎凝聚所致的疾病，无论男女老少，病情的轻重，病程的长短，只要病机吻合，方药对证，均有一定的疗效。但凡出现肝气郁滞，气滞痰阻的症状，如咽喉有刺激感，或堵塞感，吐之不出，咽之不下，胸胀闷等，均可用本方加减治疗。若由气机不利，胃失和降所致上腹部胀满或痞闷，欲呕，或吐清稀痰涎，纳差等症，均可以本方加减而取效。

参 考 文 献

[1] 刘浏. 紫苏叶的研究进展 [J]. 中国医学创新, 2012, 9 (6): 162 – 164.

[2] 孟青, 冯毅凡, 梁汉明, 等. 紫苏挥发油 GC/MS 分析 [J]. 广东药学院学报, 2004, 20 (6): 590 – 591.

[3] 崔向青, 赵淑平, 杨向竹, 等. 使用 GC – MS 技术分析紫苏挥发油成分 [J]. 北京中医药大学学报, 2002, 25 (4): 46 – 47.

［4］程司堃，王茹，李晓晔，等．毛细管气相色谱法测定紫苏提取液中紫苏醇含量［J］．医药导报，2005，24（6）：522－523．

［5］冯华，聂明华，罗秀琼，等．高效液相色谱法测定半夏厚朴汤不同煎液中和厚朴酚含量［J］．中国药业，2012，21（4）：21－22．

［6］刘春海，杨永华．正交试验优选半夏厚朴汤厚朴后下的实验研究［J］．中国医药学报，2003，18（2）：106－107．

［7］徐群，欧阳臻，汪水娟，等．紫外谱线组图谱法研究半夏厚朴汤配伍的化学成分变化［J］．中药材，2008，31（12）：1830－1833．

［8］徐群，欧阳臻，常钰，等．半夏厚朴汤君臣佐使配伍对和厚朴酚与厚朴酚含量的影响［J］．中国实验方剂学杂志，2008，14（10）：1－3．

［9］徐群，武露凌，王彩萍，等．气相色谱－质谱联用技术研究半夏厚朴汤配伍对挥发油成分的影响［J］．中国实验方剂学杂志，2009，15（2）：5－10．

［10］孙子文．紫苏叶有效成分的提取及生物活性研究［D］．太原：中北大学，2014：5．

［11］郭群群，杜桂彩，李荣贵．紫苏叶挥发油抗菌活性研究［J］．食品工业科技，2003，24（9）：25－27．

［12］顾文娟，朱陈珏，张建梅．紫苏的药理作用研究进展［J］．黑龙江畜牧兽医，2006（8）：26－28．

［13］胡晓丹，张德权，杜为民，等．紫苏提取物对紫苏油抗氧化作用的研究［J］．食品工业科技，2007，28（8）：118－120．

［14］全香花，纂秀芬，刘洪玲．紫苏叶的药理作用及临床应用概况［J］．中医药信息，2003，20（2）：21．

［15］岳鋆，郝靖，杜天宇．紫苏叶促进大鼠肠胃消化吸收作用的研究［J］．武汉轻工大学学报，2014，33（1）：21－25．

［16］李建梅，杨澄，张伟云，等．半夏厚朴汤醇提物对大鼠慢性抑郁模型的影响［J］．中国中药杂志，2003，28（1）：55－57．

［17］覃军，刘惠玲，邱孟，等．半夏厚朴汤对失眠症治疗作用的实验研究［J］．中国中医药远程教育，2010，8（9）：88－89．

［18］陈建荣，田建超．半夏厚朴汤加味对慢性强迫游泳模型小鼠免疫功能的影响［J］．实用中医内科杂志，2010，24（3）：25－26．

［19］程林江，兰敬昀，于涛，等．半夏厚朴汤对慢性应激抑郁模型大鼠下丘脑－垂体－肾上腺轴的影响［J］．中医药信息，2009，26（4）：45－46．

［20］吕昊哲，李庆云．对慢性应激抑郁模型大鼠脑源性神经营养因子（BDNF）的影响［J］．中医药信息，2008，25（4）：49－51．

［21］陈晓鸥，颜红．半夏厚朴汤联合电针治疗癔球症45例临床观察［J］．中医杂志，2014，55（5）：408－411．

［22］黄必胜，黄必德．半夏厚朴汤加减治疗假性球麻痹吞咽困难50例［J］．山东中医杂志，2014，33（1）：25－26．

［23］李丽娜，高凌云．半夏厚朴汤加味治疗躯体症状占优势的抑郁症35例［J］．福建中医药，2014，45（2）：24－25．

［24］李红莲，张承宇．半夏厚朴汤合威灵仙加减治疗慢性咽炎50例［J］．湖南中医杂志，2007，23（2）：69－70．

［25］兰绍阳，陶双友．半夏厚朴汤合乌贝散治疗良性食管溃疡62例［J］．陕西中医，2013，34（8）：998－999．

［26］林端阳．半夏厚朴汤治疗上呼吸道感染后咳嗽的临床疗效观察［J］．大家健康（学术版），2013，7（10）：124－125．

❧ 甘麦大枣汤 ❧

【处方组成与功用】

甘麦大枣汤出自《金匮要略》妇人杂病脉证并治（脏躁）篇，由甘草 10~30g，小麦（浮小麦）50~150g，大枣 5~10 枚组成。具有补益心脾，宁心安神的功效。传统用于妇人脏躁所见之情绪易于波动，无故悲伤哭笑，感情丰富易受暗示，行为失常语言紊乱，出现幻觉或惊或狂，频繁打呵欠伸懒腰等。

【方剂传统解析】

《金匮要略》载："妇人脏躁，喜悲伤欲哭，象如神灵所作，数欠伸，甘麦大枣汤主之。"本条文论述了妇人脏躁的证治。本证病因病机为情志不遂，思虑忧郁，肝脾俱伤，神躁不安。方中用浮小麦补心阴益心气而安心神；又用甘草、大枣甘润补中而缓急。全方药仅三味，具有甘缓滋补，润燥缓急，宁心安神之效。

【方剂药效物质基础】

1 拆方组分

1.1 甘草、大枣 其化学组分见痉湿暍病脉证治篇"栝楼桂枝汤"。

1.2 浮小麦 其化学组分见肺痿肺痈咳嗽上气病脉证治篇"厚朴麻黄汤"。

2 复方组分

目前尚未见有甘麦大枣汤复方化学组分的文献报道。

【方剂药理学研究】

1 拆方药理

1.1 甘草、大枣 其药理研究见痉湿暍病脉证治篇"栝楼桂枝汤"。

1.2 浮小麦 其药理研究见肺痿肺痈咳嗽上气病脉证治篇"厚朴麻黄汤"。

2 复方药理

2.1 抗抑郁作用 为探讨甘麦大枣汤对慢性不可预见性轻度应激（CUMS）抑郁症模型大鼠行为学及脑内单胺神经递质去甲肾上腺素（NE）和 5-羟色胺（5-HT）的影响，将 60 只 SD（180~200g）雄性大鼠，随机分为 6 组，空白对照组、模型组、文拉法辛组、甘麦大枣汤大、中、小剂量组，以孤养加慢性轻度不可预见性的应激性刺激为方法进行抑郁症大鼠造模（21 天），造模成功后进行 21 天药物干预，灌胃给药。采用敞箱试验和糖水消耗试验观察大鼠行为学变化，酶联免疫法检测脑内 NE 和 5-HT 含量变化，进行统计分析。结果显示，甘麦大枣汤能够明显改善模型大鼠的行为学障碍，表现为蔗糖水的饮用量明显增加，旷野试验中大鼠水平得分及垂直得分均增加（$P < 0.05$），甘麦大枣汤组脑内单胺神经递质 NE 和 5-HT 的含量显著提高（$P < 0.05$）。表明甘麦大枣汤具有改善 CUMS 抑郁症模型大鼠行为学的特征，明显提高 CUMS 抑郁症模型大鼠脑内单胺神经递质 NE 和 5-HT 的含量，提示甘麦大枣汤通过提高大鼠脑内单胺神经递质 NE 和 5-HT 的含量或活性，从而达到治疗抑郁症的目的[1]。

2.2 抗焦虑作用 为探讨甘麦大枣汤抗焦虑作用及作用机制，采用小鼠为研究对象，应用高架十字迷宫复制焦虑动物模型，从行为学角度观察性别、体重、测试时间等因素对小鼠高架十字迷宫实验结果的影响；在此基础上进行甘麦大枣汤抗焦虑作用的量效关系和时效关系研究；最后应用高效液相－电化学检测法，测定小鼠海马中 5－HT 的含量变化，确定甘麦大枣汤抗焦虑作用的作用机制。结果表明，性别对高架十字迷宫实验结果的影响没有显著性统计学差异；体重对高架十字迷宫实验结果有一定影响，体重为 20.0g ± 1.0g 的小鼠焦虑状态最明显；测试时间对高架十字迷宫实验结果有一定影响，测试时间为 14：00 ~ 17：00 时小鼠焦虑状态最明显；甘麦大枣汤抗焦虑作用呈现一定的量效关系和时效关系变化，但是不呈现剂量依赖性。最佳给药剂量为 20 倍剂量；最佳给药时长为连续给药 7 天；甘麦大枣汤可能是通过降低小鼠脑内海马区 5－HT 的含量发挥抗焦虑作用[2]。

2.3 其他作用 甘麦大枣汤提取物能够抑制组胺、乙酰胆碱所致的豚鼠回肠收缩，对于大鼠子宫的收缩作用呈抑制作用[3]。

【临床研究与应用】

1 治疗心血管神经症

选取心血管神经症的患者 90 例，随机分为对照组和治疗组各 45 例。对照组患者采用酒石酸美托洛尔等常规西药治疗，治疗组患者采用加味甘麦大枣汤治疗，观察 2 组治疗效果。结果治疗组患者的有效率为 91.1%，明显高于对照组的 71.1%（$P < 0.05$）；治疗组患者的症状控制时间、心电图表现复常时间、治疗总时间均明显短于对照组，治疗期间药物不良反应发生率明显低于对照组，停药后心血管神经症复发人数明显少于对照组（$P < 0.05$），治疗前后 LVEF 水平的改善幅度明显大于对照组（$P < 0.05$）[4]。

2 治疗更年期综合征

选择更年期综合征患者 74 例，随机分治疗组 38 例和对照组 36 例。治疗组以二至丸合甘麦大枣汤为主加味处方，并随证加减。对照组口服知柏地黄丸，每次 1 丸，每日 3 次。结果显示，治疗组总有效率 94.7%；对照组总有效率 77.8%（$P < 0.05$）[5]。

3 治疗其他疾病

用甘麦大枣汤原方或其加减方，还可用于治疗甲亢伴失眠、甲亢伴汗出[6]，儿童肠易激综合征、尿道综合征、抽动秽语综合征、感染后脾虚综合征[7]等见有本方证者。

【方剂评述】

甘麦大枣汤乃张仲景为妇人脏躁所立，后世医家根据该病多由情志不舒或者思虑过多，肝郁化火，伤阴耗液，心脾两虚所致的病因病机理论，经过不断地摸索和实践，已将该方的应用范围扩大到内科、外科、儿科和妇科。甘麦大枣汤虽药味简单，但效力精良，使心有所安，神有所舍。

参 考 文 献

[1] 秦竹，毕秀华，唐瑶瑶，等. 甘麦大枣汤对 CUMS 大鼠行为学及中枢递质 5－HT 和 NE 的影响 [J]. 辽宁中医杂志，2013，40（3）：563–565.

[2] 王晓蕾. 甘麦大枣汤抗焦虑作用及机制研究 [J]. 哈尔滨：中医药大学，2010：6.

［3］吴晓哲．甘麦大枣汤临床应用规律研究［D］．沈阳：辽宁中医药大学硕士学位论文，2012，4.

［4］崔勇，罗俊，金煜．加味甘麦大枣汤治疗心血管神经症的临床分析［J］．中国当代医药，2013，20（28）：111－112.

［5］韩毅敏．二至丸和甘麦大枣汤为主治疗更年期综合征38例［J］．云南中医中药杂志，2009，30（1）：15－16.

［6］傅杰，龚淑芳．甘麦大枣汤在甲亢病中运用体会［J］．江西中医药，2011，42（4）：31.

［7］赵朝庭，玉振熹，何舟．甘麦大枣汤加味在儿科病证中的运用体会［J］．中国民间疗法，2007，15（9）：33－35.

∽∾ 温经汤 ∽∾

【处方组成与功用】

温经汤出自《金匮要略》妇人杂病脉证并治（月经病）篇，由吴茱萸15g，当归、芎穷（川芎）、白芍、人参、桂枝、阿胶（烊化）各10g，牡丹皮（去心）、生姜、甘草、半夏、天冬（去心）各6g。具有有温经通脉、养血祛瘀的功效。传统用于患者呕吐以后，感到口渴想喝水，并且贪饮渴不止，兼外感风寒，出现脉紧、头痛等。

【方剂传统解析】

《金匮要略》载："问曰：妇人年五十所，病下利数十日不止，暮即发热，少腹里急，腹满，手掌烦热，唇口干燥，何也？师曰：此病属带下。何以故？曾经半产，瘀血在少腹不去。何以知之？其证唇口干燥，故知之。当以温经汤主之。"本条文论述了冲任虚寒，瘀血内停所致崩漏的证治。本证的病因病机为冲任虚寒，瘀血内停，兼挟阴虚内热。方中吴茱萸、桂枝、生姜温经散寒，通利血脉；阿胶、当归、川芎、白芍、牡丹皮活血祛瘀，养血调经；麦冬养阴润燥而清虚热；人参、甘草、半夏补中益气，降逆和胃。诸药配合共奏温补冲任，养血祛瘀，扶正祛邪之功，使血脉温和，瘀血去，新血生，虚热消而诸症除。

【方剂药效物质基础】

1 拆方组分

1.1 当归　其化学组分见百合狐惑阴阳毒病脉证治篇"赤小豆当归散"。

1.2 川芎　其化学组分见中风历节病脉证并治篇"侯氏黑散"。

1.3 白芍、桂枝、甘草、生姜　其化学组分见痉湿暍病脉证治篇"栝楼桂枝汤"。

1.4 牡丹皮　其化学组分见疟病脉证并治篇"鳖甲煎丸"。

1.5 人参　其化学组分见痉湿暍病脉证治篇"白虎加人参汤"。

1.6 阿胶　其化学组分见脏腑经络先后病脉证篇"猪苓汤"。

1.7 半夏　其化学组分见百合狐惑阴阳毒病脉证治篇"甘草泻心汤"。

1.8 吴茱萸　目前已从吴茱萸中分离出100多个化合物，包括生物碱、苦味素、萜类、黄酮、香豆精、木脂素和甾体化合物等。其中作为主要成分的生物碱类有40个化合物，分属于吲哚类生物碱、喹诺酮类生物碱、呋喃喹啉类生物碱和吖啶酮类生物碱。另一类主要成分苦味素类均属于柠檬苦素类化合物。吴茱萸富含挥发油成分，其中以吴茱萸烯和吴茱萸内酯为主[1-5]。

1.9 天冬　天冬主含氨基酸类、糖类及多糖蛋白等。①氨基酸类：主要为天冬酰胺，另有瓜氨酸、丝氨酸、苏氨酸、脯氨酸、甘氨酸等19种氨基酸。②糖类：寡糖类成分有新酮糖等7种；多糖类成分有天冬多糖 A ~ D。③其他成分：天冬还含有多糖蛋白、葡萄糖、β - 谷甾醇、5 - 甲氧基甲基糖醛、正 - 三十二碳酸、棕榈酸 - 9 - 二十七碳烯、雅姆皂苷元、萨尔萨皂苷元等[6-8]。

2 复方组分

目前尚未见有温经汤复方化学组分的文献报道。

【方剂药理学研究】

1 拆方药理

1.1 当归 其药理研究见百合狐惑阴阳毒病脉证治篇"赤小豆当归散"。

1.2 川芎 其药理研究见中风历节病脉证并治篇"侯氏黑散"。

1.3 白芍、桂枝、甘草、生姜 其药理研究痉湿暍病脉证治篇"栝楼桂枝汤"。

1.4 牡丹皮 其药理研究见疟病脉证并治篇"鳖甲煎丸"。

1.5 人参 其药理研究见痉湿暍病脉证治篇"白虎加人参汤"。

1.6 阿胶 其药理研究见脏腑经络先后病脉证篇"猪苓汤"。

1.7 半夏 其药理研究见百合狐惑阴阳毒病脉证治篇"甘草泻心汤"。

1.8 吴茱萸 ①抑菌作用：体外实验证明吴茱萸水提取物有抗菌作用，水浸液对一些常见致病性皮肤真菌有抑制作用。其煎剂对霍乱弧菌有较强的抑制作用，对铜绿假单胞菌、金黄色葡萄球菌有一定的抑制作用。②镇痛作用：用家兔齿髓电刺激法证明，吴茱萸 10% 乙醇提取物静脉注射，对家兔有镇痛作用。吴茱萸内脂、吴茱萸次碱、吴茱萸碱等有镇痛、升高体温、轻度影响呼吸与血压的作用。③对循环系统的作用：给家兔注射经 10% 乙醇提取的吴茱萸 0.5 ~ 1.0ml/kg，可出现一过性血压上升和呼吸运动增加。④对心血管的作用：吴茱萸有降血压的作用，主要是使外周血管扩张从而降低外周血管阻力，且与组胺释放有关，有研究认为脱氢吴茱萸次碱有急性降血压作用，是通过前列腺素合成物而间接引起的。吴茱萸碱对心肌缺血再灌注损伤有一定的保护作用。⑤对消化系统的作用：吴茱萸挥发油有芳香健胃、抑制肠道内异常发酵作用。吴茱萸碱有抑制大鼠胃排空和肠推进的作用，其作用机制是通过促进胆囊收缩素的释放和激活 CCK1 受体来抑制胃肠动力。吴茱萸次碱有保护胃黏膜，抗胃黏膜损伤的作用，作用机制与促进内源性降钙素相关基因多肽的释放和辣椒素受体的激活有关。⑥子宫收缩作用：吴茱萸碱可使家兔离体子宫收缩，脱氢吴茱萸碱也有使子宫收缩作用。⑦抗血栓作用：吴茱萸次碱有抗血栓作用。吴茱萸次碱通过抑制磷酸酶 C 的活性，血栓素 A2 的生成，细胞内的钙动员，最终抑制血小板的聚集。⑧抗肿瘤作用：吴茱萸碱可抑制细胞增殖，促进细胞凋亡和抑制肿瘤细胞的转移。其作用机制为通过抑制核因子 NF - κB 的激活，来下调由 NF - κB 调控的一些基因表达，从而实现抗肿瘤作用。⑨其他作用：吴茱萸次碱可抑制肝脏代谢酶（CYP3A4）的活性，诱导肝脏代谢酶 P450 的生成，预防紫外线引起的皮肤光老化以及减轻体重的作用；吴茱萸碱有抑制大鼠睾丸间质细胞分泌睾丸素的作用，可抑制大鼠肾上腺皮质球状带细胞醛固酮的分泌，降低基础醛固酮的水平，抑制由血管紧张素 II 刺激引起的醛固酮释放。吴茱萸不同溶剂提取物均具有较强的抗氧化活性。另外，吴茱萸还具有利尿、减肥等作用[1-3,9-11]。

1.9 天冬 ①抗氧化作用：天冬提取物具有延缓衰老作用，天门冬多糖有清除自由基及抗脂质过氧化活性。②抑菌、抗炎作用：天冬水提物可以通过抑制 IL－1 的分泌从而抑制 TNF－α 的分泌，天冬水提物对中枢神经系统有一定的抗炎活性。天冬对蛋清所致大鼠足跖肿和棉球所致大鼠肉芽肿都有良好的抑制作用，炎症持续时间明显缩短，症状减轻。③降血糖作用：天冬提取物具有明显的改善糖尿病症状、降低高血糖作用。天冬降糖胶囊能明显降低四氧嘧啶高血糖小鼠的血糖，并对四氧嘧啶引起的胰岛损伤具有保护作用。④镇咳、祛痰作用：给小鼠连续 5 天灌服天冬水提物 20g 生药/kg，能显著减少浓氨水所致的咳嗽次数；给豚鼠连续 5 天灌服天冬水提物 16g 生药/kg，末日给药后 1 小时能减轻磷酸组胺诱导的豚鼠哮喘发作症状，给小鼠连续 5 天灌服天冬水煎剂 10g 生药/kg 和 20g 生药/kg，能明显增加呼吸道中酚红排泌量。⑤其他作用：天冬水提物具有抗肿瘤、抗衰老作用[6-8,12-13]。

2 复方药理

2.1 调节内分泌作用　实验发现，温经汤治可以使寒凝血瘀模型大鼠的组织形态学得到明显的改善。中、高剂量温经汤组的大鼠动情周期、动情间期得到明显改善，而血清生殖激素的水平得以明显升高，与模型组相比差异显著。温经汤中包含以上多味中药，能够改善生殖器官的血液供应，促进卵巢的发育，使卵巢组织形态学恢复正常，能够调节机体内分泌功能，使性激素分泌趋向正常[14]。

2.2 对卵巢的保护作用　实验表明，温经汤能够增强模型大鼠血浆一氧化碳血红蛋白（COHb）活性，并且能够提高卵巢 HO－1 mRNA、HO－2 mRNA 及蛋白的表达。据此猜测，温经汤可能是通过调节 COHb 活性，并且增加卵巢 HO－1、HO－2 的表达来改善寒凝血瘀时血管收缩和痉挛状态，从而保证卵巢的血液供应，从而使 HO－CO 发挥正常的细胞保护作用和舒张血管功能，恢复其对下丘脑垂体的促性腺激素的调节作用，使卵巢的功能恢复正常[15]。

2.3 改善氧化应激损伤的作用　有研究发现，温经汤能够升高冰水致寒凝血瘀大鼠模型血清中雌二醇、孕酮、睾酮的含量和升高卵巢血浆中总胆红素、超氧化物歧化酶和总抗氧化能力，并降低丙二醛的含量。提示温经汤能够减少卵巢的氧化损伤和脂质过氧化物的沉积，抑制卵巢的氧化损伤状态，增强卵巢局部抗氧化能力，调节卵巢的激素水平，恢复卵巢功能，减少寒邪对卵巢的损伤，从而达到治疗寒凝血瘀型妇科疾病的目的[16-17]。

2.4 对血液流变学的影响　研究认为，寒冷刺激、血液凝滞会导致血黏度增高，温经汤可以起到有效降低作用。该方可以有效降低红细胞聚集力，并提升其变形性。提示温经汤能有效改善血瘀证的血液流变学指标[18]。

【临床研究与应用】

1 治疗月经不调及痛经

选择急诊原发性痛经患者 48 例，经四诊合参，辨证分析后，以中药温经汤为基本方进行加减治疗，标本兼治，达到消除与缓解疼痛的效果。结果总有效率为 91.66%[19]。

2 治疗功能失调性子宫出血（功血）

选择无排卵型功血患者 150 例，随机分为治疗组和对照组各 75 例，治疗组予加减温经汤治疗；对照组予西医常规治疗。2 组均 30 天为 1 个疗程，3 个疗程后观察疗效、治疗前后子宫动脉血流动力学及血液流变学指标变化。结果治疗组总有效率 85.33%，对照组总有效率 82.67%。2 组治疗后子宫动脉血流量、平均流速均加快，阻力指数降低，与本组治疗前比较差异均有统计学意义（$P < 0.05$）[20]。

3 治疗多囊卵巢综合征

为探讨温经汤对虚寒型多囊卵巢综合征（PCOS）患者的影响，将60例中医辨证为虚寒型的PCOS患者随机分为两组各30例。2组患者均于月经周期第5天起口服氯米芬，每天50mg，共5天；治疗组同时加服温经汤，每日1剂至排卵日或周期第20天，共1~3个月经周期。观察子宫内膜厚度和形态、宫颈黏液评分、排卵及妊娠率。结果治疗组子宫内膜容受性、宫颈黏液评分、排卵、妊娠率高于对照组，$P < 0.05$。说明温经汤能促进虚寒型P-COS患者促排卵周期中子宫内膜的生长，改善宫颈黏液，提高排卵率及妊娠率[21]。

4 治疗子宫内膜单纯增生

为探讨温经汤在子宫内膜单纯增生中的治疗效果，将108例子宫内膜单纯增生患者随机分为治疗组和对照组各54例。对照组给予炔诺酮治疗，治疗组患者给予温经汤加减治疗。治疗后3~6个月观察患者症状改善情况，记录用药前后月经或阴道出血情况，应用超声测量子宫内膜厚度，PBAC评分。结果显示，用药后2组患者的症状均不同程度缓解，其中治疗组治疗缓解率高于西药组（$P < 0.05$）。治疗组患者治疗前后内膜显著增厚，对照组治疗前后内膜厚度改变不明显（$P < 0.05$）。治疗组对改善患者阴道出血情况有明显的作用，与西药组别比较，$P < 0.05$。说明温经汤治疗子宫内膜单纯增生具有显著疗效[22]。

5 治疗其他疾病

用温经汤原方或其加减方，还可用于治疗失眠[23]，血栓闭塞性脉管炎、带状疱疹后遗神经痛、产后风湿性关节炎、乳腺增生[24]，痤疮、黄褐斑[25]等见有本方证者。

【方剂评述】

温经汤证为虚寒、瘀血、虚热共存，但以冲任虚寒兼有瘀血为关键，虚热次之。因而该方证为寒热错杂、虚实并存之证。温经汤被视为主治妇女经、带、胎、产疾病的经典方剂，经少能通，经多能止，宫寒者能孕。

参 考 文 献

[1] 苏桂颖. 吴茱萸的现代研究 [J]. 中外医疗, 2010 (13): 73.

[2] 张璐, 冯育林, 王跃生, 等. 吴茱萸现代研究概况 [J]. 江西中医学院学报, 2010, 22 (2): 78 – 82.

[3] 张凤玲. 吴茱萸的现代研究 [J]. 北方药学, 2011, 8 (8): 106 – 107.

[4] 魏娟, 曾金祥, 毕莹. 吴茱萸水溶性成分 HPLC 指纹图谱与化学模式识别研究 [J]. 中草药, 2013, 44 (23): 3400 – 3405.

[5] 彭小冰, 李力, 杨卫平. HPLC 法测定不同产地吴茱萸药材中的活性成分 [J]. 贵阳中医学院学报, 2014, 36 (3): 8 – 10.

[6] 林钰文. 中药天冬研究进展 [J]. 海峡药学, 2008, 20 (6): 90 – 93.

[7] 吴俊杰. 中药天冬研究概况 [J]. 实用中医内科杂志, 2012, 26 (8): 78 – 79.

[8] 韦树根, 马小军, 柯芳, 等. 中药天冬研究进展 [J]. 湖北农业科学, 2011, 40 (20): 20 – 25.

[9] 邢美莲, 贾鹏燕, 冯冬艳, 等. 吴茱萸不同溶剂提取物抗氧化和抑菌性研究 [J]. 作物杂志, 2013 (6): 76 – 78.

[10] 舒全忠. 吴茱萸的药理分析及应用 [J]. 河南中医, 2013, 33 (8): 1334 – 1335.

[11] 李莉, 赵军宁, 鄢良春. 吴茱萸水提取物对大鼠的长期毒性试验 [J]. 中药药理与临床, 2013, 29 (2): 93 – 96.

[12] 李敏，王家奎．天冬药材药理实验研究［J］．时珍国医国药，2010，21（16）：580 - 582．

[13] 王海萍，陈雪芬．中药材天门冬的鉴别及其临床应用［J］．中药现代药物应用，2010，18（2）：39 - 40．

[14] 成秀梅，杜惠兰，李丹，等．温经汤对寒凝血瘀模型大鼠卵巢舒 - 缩因子的影响［J］．中医基础医学杂志，2009，（10）：48 - 49．

[15] 成秀梅，杜惠兰，李丹，等．温经汤对寒凝血瘀模型大鼠卵巢血红素氧合酶表达的影响［J］．中医杂志，2011，（2）：60 - 62．

[16] 徐丁洁，杜惠兰，成秀梅，等．加减温经汤对寒凝血瘀模型大鼠卵巢氧化损伤的影响［J］．中国中西医结合杂志，2012（1）：59 - 61．

[17] 徐丁洁，成秀梅，杜惠兰，等．加减温经汤对寒凝血瘀模型大鼠子宫内膜 ER、PR 表达的影响［J］．中成药，2012（1）：161 - 163．

[18] 陆一竹，王学岭，姜智浩，等．温经汤对寒凝血瘀证大鼠模型血液流变学指标的影响［J］．北京中医药，2011，30（1）：58 - 59．

[19] 刘志超．温经汤治疗痛经48例［J］．中国中医药现代远程教育，2011（19）：36 - 37．

[20] 李群，王秀贤，赵改芹，等．加减温经汤对无排卵型功能失调性子宫出血患者子宫动脉血流动力学及血液流变学的影响［J］．河北中医，2011，（1）：31 - 33．

[21] 周征，党亚梅．温经汤对虚寒型多囊卵巢综合征患者的影响观察［J］．中医药通报，2014，13（2）：56 - 58．

[22] 曾中凤．温经汤加减对子宫内膜单纯增生的治疗作用［J］．中国实验方剂学杂志，2012，18（19）：302 - 393．

[23] 危兆璋．温经汤治疗女性厥阴寒闭血瘀型不寐的临床研究［D］．广州：广州中医药大学，2011：5．

[24] 徐鸿燕．温经汤综述［J］．辽宁中医药大学学报，2012，14（7）：272 - 274．

[25] 王和平，王闯，闫景东，等．温经汤在皮肤科中的应用［J］．中国药物经济学，2014（5）：221 - 222．

❧ 土瓜根散 ❧

【处方组成与功用】

土瓜根散出自《金匮要略》妇人杂病脉证并治（月经病）篇，由土瓜（王瓜、赤子）根9g，白芍9g，桂枝9g，䗪虫9g，上4味，共为细末（黄酒服）。具有清热行瘀，活血祛瘀的功效。传统用于妇人经行不畅，或经水一月两潮者，并见少腹满痛，月经量少，色紫有块，舌质紫暗，脉涩等。

【方剂传统解析】

《金匮要略》载："带下，经水不利，少腹满痛，经一月再见者土瓜根散主之。"本条文论述了因瘀血而致经水不利的证治。本证的病因病机诸家一致认为是血瘀为患，但对"经水不利"的具体含义，有的解作月经不能按期而至，有的释为经行不畅利，有认为经水既不能准时而至且又不爽利，有认为是血瘀和血虚的不同，因气滞血瘀者，少腹胀痛或刺痛，治当行气活血为主；因血虚者，腹无胀痛，但有气血不足之象，则以培补气血为主。本之证，系由瘀血所致，故用土瓜根散。方中土瓜根味苦、性寒，清热行瘀，白芍和营血止腹痛，桂枝温通血脉，䗪虫破血逐瘀，加酒以助药势，瘀血去则经水自调。

【方剂药效物质基础】

1 拆方组分

1.1 白芍、桂枝　其化学组分见痉湿暍病脉证治篇"栝楼桂枝汤"。

1.2 䗪虫　其化学组分见疟病脉证并治篇"鳖甲煎丸"。

1.3 土瓜（王瓜、赤子）根　主要成分为 $25-O-\beta-D-$ 吡喃葡萄糖基 $-11-$ 氧代葫芦烯 $-3\beta,24$（R），$25-$ 三醇 $-3-O-$ 三糖苷、$25-O-\beta-D-$（$6-O-$ 己酰基）吡喃葡萄糖基氧代 $-5-$ 葫芦烯 $-3\beta,24$（R），$25-$ 三醇 $-3-O-$ 三糖苷、$11-$ 氧代 $-5-$ 葫芦烯 $-3\beta,24$（R），$25-$ 三醇 $-3-O-$ 三糖苷。另外，土瓜根还含丰富脂肪酸、山奈苷、氨基酸、胡萝卜素、胆碱等多种成分[1]。

2 复方组分

目前尚未见有土瓜根散复方化学组分的文献报道。

【方剂药理学研究】

1 拆方药理

1.1 白芍、桂枝　其药理学研究见痉湿暍病脉证治篇"栝楼桂枝汤"。

1.2 䗪虫　其药理学研究见疟病脉证并治篇"鳖甲煎丸"。

1.3 土瓜（王瓜、赤子）根　①抗肿瘤、镇痛作用：土瓜根有效活性成分对鼻咽癌细胞的杀伤作用试验证实，王瓜根含有葫芦素 B 和葫芦素 E，且证明其对鼻咽癌细胞具有较强的杀伤作用，是王瓜根有效抗癌成分。②抗老化、抗炎、美容作用：还具有美容的功效，可以提高肌肤供氧的能力，防止水分流失；具有抗炎作用，并有收敛效果。促进血液循环，抑制过剩的皮脂分泌。医学研究发现，土瓜根中有 40 多种对人体肌肤有益的植物因子，是较为理想的化妆品成分之一[1-3]。

2 复方药理

目前尚未见有土瓜根散复方药理研究的文献报道。

【临床研究与应用】

用土瓜根散原方或其加减方，可用于治疗痛经、闭经、附件炎、盆腔炎[4]等见有本方证者。

【方剂评述】

经水不利，有血瘀和血虚的不同，前者必伴少腹胀痛或刺痛，法当行气活血；后者无腹胀痛，但有气血亏虚之象，治宜培补气血。土瓜根散乃由瘀血所致月经不调，故用土瓜根散祛瘀以调经，瘀去则月经亦恢复正常。应用之时，若无土瓜根，亦可用丹参、桃仁代之。

参 考 文 献

[1] 段忠成，李兴广．王瓜养生价值浅谈 [J]．安徽农业科学，2013，41（10）：4320-4321．

[2] 梁荣能，吴伯良，莫志贤．王瓜根有效活性成分对鼻咽癌细胞的杀伤作用 [J]．中药药理与临床，1995

（4）：18.

［3］高木祐子．中医美容护肤方的用药特点及组方规律研究［D］．南京：南京中医药大学，2009：5.

［4］范恒，沈霖．金匮要略讲义［M］．武汉：华中科技大学出版社，2011：264.

❧ 抵当汤 ❧

【处方组成与功用】

抵当汤出自《金匮要略》妇人杂病脉证并治（月经病）篇，由水蛭 30 个（熬），虻虫（熬，去翅足），桃仁 30 个（去皮尖），大黄 12g（酒浸）组成。具有逐瘀、破血、通经的功效。传统用于瘀血内结实证所见的少腹硬满，结痛拒按，小便自利，舌青暗或有瘀点，脉沉涩等。

【方剂传统解析】

《金匮要略》载："妇人经水不利下，抵当汤主之。"本条文论述了经水不利瘀结实证的证治。妇人经水不利是由瘀血内结成实所致，属于瘀血重证。故用抵当汤逐瘀破血通经。方中水蛭、虻虫逐瘀通经，大黄、桃仁攻下破积。诸药合用，瘀血去而新血生，其经自调。

【方剂药效物质基础】

1 拆方组分

1.1 水蛭、虻虫　其化学组分见血痹虚劳病脉证并治篇"大黄䗪虫丸"。

1.2 桃仁　其化学组分见疟病脉证并治篇"鳖甲煎丸"。

1.3 大黄　其化学组分见痉湿暍病脉证治篇"大承气汤"。

2 复方组分

目前尚未见有抵当汤复方化学组分的文献报道。

【方剂药理学研究】

1 拆方药理

1.1 水蛭、虻虫　其药理研究见血痹虚劳病脉证并治篇"大黄䗪虫丸"。

1.2 桃仁　其药理研究见疟病脉证并治篇"鳖甲煎丸"。

1.3 大黄　其药理研究见痉湿暍病脉证治篇"大承气汤"。

2 复方药理

2.1 抗凝血和抗血小板聚集的作用　水蛭、虻虫配伍有显著的抗凝血和抗血小板聚集的作用，配伍后的作用不同程度地强于单药组。以盐酸肾上腺素及冰水浴复制大鼠血瘀证模型，观察水蛭、虻虫药对不同剂量比的抗凝血和抗血小板聚集的作用。结果发现，模型组血小板聚集率显著上升，凝血活酶时间（APTT）、凝血酶原时间（PT）明显缩短，纤维蛋白原（FIB）明显增加（$P < 0.001$）。水蛭组、虻虫组及各配伍组都具有不同程度地抗血小板聚集作用。水蛭组、虻虫组和各配伍组均能明显延长 APTT、PT（$P < 0.05$，$P < 0.01$），其中经方剂量比（4∶3）配伍的作用最强。水蛭组、虻虫组 FIB 含量有下降的趋势（$P > 0.05$），相应配伍组（3∶1）FIB 含量明显下降（$P < 0.05$）。表明水蛭、虻虫及其配伍均有

不同程度地抗凝血和抗血小板聚集的作用，配伍后的药效作用有所提高，经方配伍比例（4∶3）的抗凝血作用优于其他比例的配伍[1]。

2.2 对血液流变学的影响 以皮下注射盐酸肾上腺素及冰水浴复制大鼠血瘀证模型，观察水蛭和虻虫不同剂量配伍对血瘀大鼠血液流变学的影响。结果显示，不同配比的水蛭、虻虫药对均能明显改善大鼠血瘀模型的血液流变学异常，其中按4∶3、3∶1配伍对血细胞比容、红细胞聚集指数的作用较强，3∶1配伍对血浆黏度、卡松黏度的作用较强，3∶1、6∶1配伍对全血黏度和全血还原黏度作用较强，6∶1配伍对红细胞变形指数作用较强。表明在总剂量相同的条件下，水蛭剂量相对较大的配伍组（3∶1，6∶1）对血液流变学指标的作用较明显[1]。

2.3 降低血脂作用 通过观察抵当汤对去卵巢大鼠血脂异常及内皮功能的影响，发现抵当汤可防治去卵巢大鼠血脂异常，具有调节血脂、保护内皮功能作用[2]。

2.4 对胰岛素抵抗的预防作用 通过高脂喂养方法建立大鼠胰岛素抵抗（IR）模型，分别给予抵当汤低、高剂量灌饲，观察血糖、胰岛素、血栓素 A_2（TXA_2）、6－酮－前列环素（6－Keto－PGF1α）等指标。结果显示，抵当汤能改善 IR 大鼠胰岛素敏感性，调节血脂，防治 IR 大鼠脂代谢紊乱；可维持 IR 大鼠 TXA_2 和 6－Keto－PGF1α 的平衡[3]。

2.5 镇痛抗炎作用 采用抵当汤对大鼠子宫韧带微循环的影响及其镇痛抗炎实验显示，抵当汤可以改善大鼠子宫微循环，血流速度由粒缓态变为粒线态，可使微动脉、静脉口径增大，毛细血管网点数增加，减少乙酸所致小鼠扭体次数，延长小鼠热刺激痛阈，显著抑制二甲苯所致的小鼠耳廓肿胀度和肿胀百分率，显著抑制大鼠肉芽肿胀和蛋清所致大鼠足趾肿胀值及足趾肿胀百分率。表明抵当汤可以促进子宫微循环，具有镇痛抗炎的作用[4]。

2.6 其他作用 抵当汤能使受到损害的精索静脉曲张睾丸重量提高，睾丸损害的病理改变明显好转，为从蓄血证论治精索静脉曲张提供了依据[5]。另外，抵当汤可以改善 AD 大鼠的学习记忆功能[6]。

【临床研究与应用】

1 治疗急性脑梗死

将急性脑梗死患者随机分为治疗组 205 例与对照组 204 例，治疗组予以加味抵当口服液治疗，对照组采用复方丹参注射液静脉滴注，2 组均以 30 天为 1 个疗程。结果以神经系统症状和体征基本消失，生活完全自理，积分达 20 分以上，血液流变学指标恢复正常为治愈，治疗组总有效率为 96.17%；对照组总有效率为 85.46%。CT、血脂及血液流变学指标改善均优于对照组（$P < 0.01$）[7]。

2 治疗化疗性静脉炎

选择化疗性静脉炎患者 127 例，随机分为对照组（C 组）42 例，低剂量组（L 组）40例和高剂量组（H 组）45 例。C 组予 50% 硫酸镁湿敷，L 组和 H 组分别给予低浓度和高浓度抵当汤湿敷患处，治疗 7 天后进行疗效评价。结果以局部组织红肿消失，血管壁变软，弹性恢复，血管通畅为痊愈，C 组总有效率为 71.43%；L 组总有效率为 72.50%；H 组总有效率为 93.33%[8]。

3 治疗子宫内膜异位症

选择子宫内膜异位症患者 80 例，用抵当汤水煎内服。若腹痛者，加五灵脂、蒲黄等；

不孕伴腰骶痛者，加续断、杜仲等；月经量多或淋漓不尽者，加益母草炭、炮姜、当归；盆腔包块、结节者，加三棱、莪术。于月经干净后，每日 1 剂，直服用至下次月经来潮。经期加用益母生化汤。1 个月经周期为 1 个疗程。结果经 6 个疗程治疗，以症状全部消失，盆腔包块等局部体征基本消失，不育症患者在 3 年内妊娠或生育为痊愈，本组总有效率 81.25%[9]。

4 治疗其他疾病

用抵当汤原方或其加减方，还可治疗胰岛素抵抗[10]、慢性前列腺炎[11]、阿尔茨海默病[12]、药流不全[13]等见有本方证者。

【方剂评述】

抵当汤在《伤寒杂病论》中为太阳蓄血重证及阳明邪热与宿有瘀血相结所致的阳明蓄血证而设，在《金匮要略》中治妇人经水不利属瘀血内结成实所致。此方集活血药之大成，历代医家用原方或经加减化裁广泛用于治疗外感、内伤导致的全身各个部位的血分证，为后世治疗血证提供了清晰的辨证思路。目前，抵当汤的临床使用范围广泛，所治疾病涉及内科、外科、妇科，病种多达几十种，且疗效显著。纵观该方研究文献，还存在临床设计随机方法不明确，样本数量的确定比较随意，临床试验设计不够规范，众多临床研究缺乏合理与可信的对照，或其对照组治疗方案并不是公认的标准治疗方案等问题。对药效作用机制、实验分子生物学、基因学等实验方面的研究虽有部分报道，但不够全面和完整。提示对抵当汤的研究还需开展多学科、多层次，乃至细胞及分子水平的研究。

参 考 文 献

[1] 梁进权，宓穗卿，王宁生，等. 水蛭和虻虫不同剂量配伍对血瘀大鼠血液流变学指标的影响 [J]. 中国新药杂志，2009，18（12）：1141 - 1144.

[2] 温晓辉，丁宁，王鑫国，等. 抵当汤对去卵巢大鼠血脂异常及内皮功能影响的实验研究 [J]. 河北中医药学报，2010，25（2）：4 - 5.

[3] 丁宁，郭素丽，张玲，等. 抵当汤对高脂饮食胰岛素抵抗大鼠血栓素 A2、6 - 酮 - 前列腺素的影响[J]. 中药药理与临床，2014，30（3）：1 - 4.

[4] 李洁，王晓，刘思妤. 抵当汤对大鼠子宫微循环的影响及其镇痛抗炎作用 [J]. 中医药学刊，2006，24（2）：251 - 253.

[5] 高兆旺，宋爱莉. 精索静脉曲张睾丸损害与蓄血证相关性及抵当汤干预机制的研究 [D]. 济南：山东中医药大学，2009：6.

[6] 王康锋，张立娟，孙西庆，等. 抵当汤对阿尔茨海默病大鼠学习记忆能力的影响 [J]. 中国当代医药，2014，21（8）：16 - 18.

[7] 周劲松. 加味抵当口服液治疗急性脑梗死 205 例临床观察 [J]. 中国中医急症，2007，16（8）：922 - 923.

[8] 关惠仪，陈穗琳，关明媚. 抵当汤湿敷治疗化疗性静脉炎的临床观察 [J]. 广州医药，2011，42（3）：49 - 51.

[9] 王珍，罗爱鄂. 抵当汤加味治疗子宫内膜异位症 80 例 [J]. 广西中医药，2009，32（1）：19 - 20.

[10] 张玉辉. 抵当汤对 37 例 2 型糖尿病患者胰岛素抵抗的影响 [J]. 中国中西医结合杂志，2008，28（2）：161 - 162.

[11] 顾勇刚，顾文忠. 加味四妙抵当汤治疗慢性前列腺炎 40 例观察 [J]. 实用中医药杂志，2011，27（4）：226 - 227.

［12］王康锋，张立娟．抵当汤加减治疗老年性痴呆疗效观察［J］．中国中医药信息杂志，2012，19（10）：74－75.

［13］朱朝萍，吉贤．加味抵当汤治疗药流不全35例疗效观察［J］．新中医，2014，46（3）：112－113.

⤳ 大黄甘遂汤 ⤳

【处方组成与功用】

大黄甘遂汤出自《金匮要略》妇人杂病脉证并治（月经病）篇，由大黄12g，甘遂6g，阿胶（烊化）6g组成。具有下血逐水的功效。传统用于少腹胀满，甚则突起如敦状，小便微难而口不渴，又见于产后，蓄水和蓄血之证兼有。

【方剂传统解析】

《金匮要略》载："妇人少腹满，如敦状，小便微难而不渴，生（经）后者，此为水与血，俱结在血室也。大黄甘遂汤主之。"本条文论述了妇人水血俱结血室的证治。本证的病因病机是"水与血俱结在血室"，症状则因水结则肿，血结则瘀，水肿必满，血瘀必痛。方中大黄攻瘀，甘遂逐水，配阿胶养血扶正，使邪去而正不伤。本方"顿服之，其血当下"，乃峻猛之剂，一次服下，更能增强破血逐水之力。

【方剂药效物质基础】

1 拆方组分

1.1 大黄 其化学组分见痉湿暍病脉证治篇"大承气汤"。

1.2 甘遂 其化学组分见痰饮咳嗽病脉证并治篇"甘遂半夏汤"。

1.3 阿胶 其化学组分见脏腑经络先后病脉证篇"猪苓汤"。

2 复方组分

目前尚未见有大黄甘遂汤复方化学组分的文献报道。

【方剂药理学研究】

1 拆方药理

1.1 大黄 其药理研究见痉湿暍病脉证治篇"大承气汤"。

1.2 甘遂 其药理研究见痰饮咳嗽病脉证并治篇"甘遂半夏汤"。

1.3 阿胶 其药理研究见脏腑经络先后病脉证篇"猪苓汤"。

2 复方药理

2.1 对肝纤维化治疗作用 选择昆明种小鼠42只随机分为3组：正常组、模型组、治疗组。除正常组外，其余两组依高连相法改进后造模，观察53天后各组小鼠肝脏病理、脾脏质量及体质量变化。结果显示，光镜下每高倍镜视野贮脂细胞密度，造模组明显高于其他两组（$P < 0.01$）。脾脏质量各组间无显著性差异（$P > 0.05$）。小鼠体质量，正常组明显高于其他两组（$P < 0.01$）。表明大黄甘遂汤对CCl_4导致的小鼠肝纤维化有明显的治疗作用，其机制可能与抑制了贮脂细胞的激活和转化，减少了成纤维细胞的生成有关[1]。

2.2 对肝硬化腹水的干预作用 为探讨大黄甘遂汤对肝硬化腹水大鼠腹膜水通道蛋白－

1（AQP－1）表达的影响研究，探讨其利水机制，选择100只健康SD大鼠分为正常对照组（A组）、模型组（B组）、生理盐水组（C组）、大黄甘遂汤大剂量组（D组）和小剂量组（E组），每组各20只，采用苯巴比妥钠诱导加皮下注射CCl_4制备肝硬化腹水大鼠模型，免疫组织化学检测AQP－1在各组大鼠腹膜的表达，RT－PCR方法检测各组大鼠腹膜AQP－1mRNA的表达。结果：肝硬化腹水大鼠腹膜AQP－1蛋白水平和mRNA含量明显下降（$P<0.01$），大黄甘遂汤干预可使其表达上升（$P<0.05$），但大剂量组与小剂量组之间AQP－1的表达无显著性差异（$P>0.05$）。说明大黄甘遂汤能上调肝硬化大鼠腹膜AQP－1的表达，可能是其发挥利水作用机制之一[2]。

【临床研究与应用】

用大黄甘遂汤原方或其加减方，可用于治疗淋病[3]等见有本方证者。

【方剂评述】

大黄甘遂汤下血逐水，治水与血俱结在血室之少腹满而闭经不行者。该方与抵当汤皆主少腹硬满之瘀血实证，但两者病机同中有异。抵当汤证主血热瘀结下焦，少腹硬满而小便自利，治宜荡热破瘀为法；本方主水与血并结血室，少腹满如敦状而小便微难，故治宜破血逐水。临床凡是既有瘀血阻滞，又有水气停蓄之水肿实证，或妇人经行闭阻，又见头面四肢浮肿者，皆可以本方化裁，灵活运用。

参 考 文 献

［1］刘恩顺，马晓峰，范英昌.《金匮要略》大黄甘遂汤对小鼠实验性肝纤维化治疗作用的实验研究［J］.天津中医药，2005，22（2）：152－154.

［2］欧阳钦.肝硬化大鼠腹膜水通道蛋白－1的表达及大黄甘遂汤的干预作用研究［J］.浙江中医杂志，2012，47（4）：249－251.

［3］赵健樵.大黄甘遂汤的临床新用［J］.陕西中医，2000，29（1）：33－34.

∽ 矾石丸 ∽

【处方组成与功用】

矾石丸出自《金匮要略》妇人杂病脉证并治（带下病）篇，由矾石三份（烧）烧，杏仁一份（末之，炼蜜和丸枣核大）组成。具有清热解毒，化腐收敛，除热止带的功效。传统用于湿热带下。将本方"炼蜜和丸枣核大，内阴中"，是用栓剂治疗妇女人阴道疾病的最早记载。

【方剂传统解析】

《金匮要略》载："妇人经水闭不利，脏坚癖不止，中有干血，下白物，矾石丸主之。"本条文论述了胞宫内有干血，郁为泄热带下的外治的证治。本证的病因病机为瘀血内结胞宫在先，为病之本，湿热内蕴在后，为病之标。患者经行不畅或经闭，致瘀血内留胞宫日久，结为干血，坚结不散，郁为湿热，进而腐化为白带的带下病。方中矾石清热主腐，解毒杀虫，酸涩收敛以止带；杏仁、白蜜滋润以制矾石燥涩之性。

【方剂药效物质基础】

1 拆方组分

1.1 矾石　其化学组分见中风历节病脉证并治篇"侯氏黑散"。

1.2 杏仁　其化学组分见痉湿暍病脉证治篇"麻黄加术汤"。

2 复方组分

目前尚未见有矾石丸复方化学组分的文献报道。

【方剂药理学研究】

1 拆方药理

1.1 矾石　其药理研究见中风历节病脉证并治篇"侯氏黑散"。

1.2 杏仁　其药理研究见痉湿暍病脉证治篇"麻黄加术汤"。

2 复方药理

目前尚未见有矾石丸复方药理研究的文献报道。

【临床研究与应用】

用矾石丸原方或其加减方，可用于治疗宫颈糜烂、宫颈炎、霉菌性和滴虫性阴道炎[1]等见有本方证者。

【方剂评述】

药理研究表明，矾石有良好的抗阴道滴虫和抗菌作用。其中对金黄色葡萄球菌和变形杆菌有抑制作用，对大肠埃希菌、铜绿假单胞菌、痢疾杆菌以及白色念珠菌等，有明显的抑制作用。另外，外用枯矾的稀薄液，能收到消炎、收敛、防腐的作用。矾石丸用矾石清热解毒，化腐收敛，为治疗湿热带下确立了基本治法。后世妇科外洗剂多取矾石用之。另外，张仲景将矾石丸"炼蜜和丸枣核大，内阴中"，是用栓剂治疗妇科阴道疾病的最早记载。

参 考 文 献

[1] 范恒，沈霖. 金匮要略讲义 ［M］. 武汉：华中科技大学出版社，2011：266.

∽ 蛇床子散 ∽

【处方组成与功用】

蛇床子散出自《金匮要略》妇人杂病脉证并治（带下病）篇，由蛇床子、白粉（粳米粉）组成（蛇床子末之，以白粉少许，和合相得，如枣大，绵裹纳之）。具有清热燥湿，杀虫止痒的功效。传统用于自觉阴中寒冷甚至连及后阴，时下白带清白而稀，腰酸困重，少腹寒冷，外阴瘙痒等。

【方剂传统解析】

《金匮要略》载："妇人阴寒，温阴中坐药，蛇床子散主之。"本条文论述了寒湿带下的证治。本证的病因病机为内阴寒湿浊之邪凝着下焦所致的寒湿带下。方中蛇床子能温肾助阳，祛风燥湿，杀虫止痒。并为坐药，直接温其受邪之处，以助阳暖宫，燥湿止痒，使寒湿得去，则带下自除。

【方剂药效物质基础】

1 拆方组分

1.1 米粉（粳米粉）　其化学组分见痉湿暍病脉证治篇"白虎加人参汤"。

1.2 蛇床子　蛇床子含有多种化学成分，主要含香豆素类、挥发油类成分以及多种微量元素。①香豆素类：主要含有佛手柑内酯、欧前胡素、蛇床子素、O-乙酰基哥伦比亚苷元、O-乙酰异蛇床素、哥伦比亚内酯等。②挥发油类：主要含有柠檬油烯、1,7,7-三甲基-双环〔2,2,1〕庚烷-2-醇-乙酸酯、$α$-松萜、$β$-松萜、L-龙脑、$β$-丁子香烯、莰烯、月桂烯等。③其他成分：蛇床子还含有多种微量元素[1-5]。

2 复方组分

目前尚未见有蛇床子散复方化学组分的文献报道。

【方剂药理学研究】

1 拆方药理

1.1 米粉（粳米粉）　其化学组分见痉湿暍病脉证治篇"白虎加人参汤"。

1.2 蛇床子　①对心血管系统的作用：蛇床子素显著抑制豚鼠离体心脏收缩力和收缩频率，降低离体心房肌的兴奋性和自律性，延长有效不应期，该作用呈现一定的浓度依赖关系；还可以抑制血栓形成，具有抗血栓作用。研究观察到蛇床子素对抑制胶原-肾上腺素诱导的血栓性偏瘫或死亡具有一定的保护作用，蛇床子素可明显抑制大鼠血栓形成，其作用机制可能与增加血清中一氧化氮的含量，降低血浆中血栓烷 B_2 的含量和血栓烷 $B_2/6$-酮-前列腺素 $F_{1α}$ 的比值有关。蛇床子素可延长小鼠凝血时间、大鼠的凝血酶原时间，缩短优球蛋白溶解时间，具有明确的抗凝血作用。②对呼吸系统的作用：蛇床子素对药物引起的支气管痉挛有松弛作用，也可直接舒张支气管。在蛇床子素止喘作用机制的探讨实验中，给小鼠灌服蛇床子总香豆素后，体内的酚红排出量明显增加，表明蛇床子素具有较强的祛痰作用。③对中枢神经系统的作用：蛇床子素可明显改善小鼠记忆的获得、巩固、方向辨识障碍，在抗惊厥作用方面与丙戊酸相似，具有一定的研究价值。蛇床子总香豆素也有一定的抑制中枢神经系统作用。④对生殖系统的作用：研究表明，蛇床子素能明显提高血清中睾酮、卵泡刺激素、黄体生成素的含量；还可提高去势大鼠雄激素、促性腺激素含量及一氧化氮合酶的活性，因而具有雄激素样作用和促性腺激素样作用。⑤抗炎作用：蛇床子素和花椒毒酚对二甲苯引起的小鼠耳廓肿胀以及乙酸引起的小鼠腹腔毛细血管通透性增高有抑制作用，能明显抑制小鼠肉芽肿。蛇床子素和花椒毒酚能明显的抑制对卡拉胶诱发的大鼠及切除双侧肾上腺的大鼠足肿胀。⑥抗菌作用：对金黄色葡萄球菌、铜绿假单胞菌和大肠埃希菌，有明显杀菌效果，还能减弱金黄色葡萄球菌残余株的致病力。⑦止痒作用：蛇床子止痒的有效组分为其醇提物及挥发油，其止痒机制与拮抗组胺的释放相关。⑧抗肿瘤作用：蛇床子水提液具有较强的抗肿瘤作用，能抑制肿瘤生长，并能延长荷瘤动物生存天数。蛇床子素对抑制乳腺癌细胞的增殖、促进 G_1 期阻滞以及诱导细胞凋亡有明显作用。另外，蛇床子素对肺鳞癌和肺腺癌的瘤体生长有一定的抑制作用，尤其是肺鳞癌。⑨其他作用：蛇床子素还有缓解肠痉挛和钙拮抗作用；对四氯化碳所致小鼠肝损伤具有保护作用；通过蛇床子素在兔体内的药物代谢动力学研究，发现蛇床子素在兔体内分布及消除较快[1,6-10]。

2 复方药理

目前尚未见有蛇床子散复方药理学研究的文献报道。

【临床研究与应用】

用蛇床子散原方或其加减方，可用于治疗阴道炎[11]、阴道瘙痒[12]、宫颈糜烂[13]等见有本方证者。

【方剂评述】

蛇床子散为"温阴中坐药"，指治法及用药途径与剂型，坐药即栓剂。文中白粉，历史一说为米粉，一说为铅粉。作为外用药的赋形剂，当以米粉为是。带下病，因湿而生，其证当分寒热。可用蛇床子散与矾石丸治之，均有杀虫止痒作用，皆为外用栓剂，纳入阴户，但蛇床子散主治下焦寒湿证；矾石丸清热燥湿，主治下焦湿热证，若临证处方，不得不辨。

参 考 文 献

[1] 汪文来，于智敏，鞠大宏，等. 蛇床子化学及药理研究进展［J］. 中国中医基础医学杂志，2011，17（6）：704-706.

[2] 李坤平，高崇凯，李卫民. UPLC/ESI-TOF-MS/MS 分析蛇床子提取物中香豆素类化合物［J］. 中成药，2009，31（4）：584-587.

[3] 朱缨. 蛇床子挥发油成分的气相色谱-质谱联用分析［J］. 时珍国医国药，2006，17（10）1962.

[4] 江英桥. 蛇床子中香豆素类成分的 HPLC-ESI-MS 分析［J］. 中药材，2006，29（10）：1033-1035.

[5] 徐燕，廖建华，吴龙火. 蛇床子素的生物学活性与作用机制研究进展［J］. 湖北农业科学，2013，52（18）：4313-4318，4374.

[6] 宋美卿，冯玛莉，贾力莉，等. 蛇床子的镇静催眠作用、宿醉反应和耐受性［J］. 现代药物与临床，2010，25（1）：41-44.

[7] 马远. 蛇床子的成分、药理及临床应用研究［J］. 药物与临床，2014（2）：234-235.

[8] 明磊国，葛宝丰，陈克明，等. 蛇床子素对体外培养成骨细胞增殖与分化成熟的影响［J］. 中国骨伤，2010，23（9）：688-691.

[9] 刘明平，吴依娜，韦品清，等. 蛇床子止痒有效组分筛选及作用机制研究［J］. 中医药导报，2009，15（7）：66-67.

[10] 杨大朋，王海啸，彭延延，等. 蛇床子素对人乳腺癌细胞增殖、细胞周期及凋亡的影响［J］. 南京师大学报（自然科学版），2010，33（2）：76-80.

[11] 王学会. 蛇床子散加减治疗阴道炎140例临床观察［J］. 内蒙古中医药，2012（3）：14.

[12] 陈芬. 蛇床子散加减在阴痒治疗中的护理体会［J］. 中医外治杂志，2013，22（2）：48-49.

[13] 范恒，沈霖. 金匮要略讲义［M］. 武汉：华中科技大学出版社，2011：266.

∽◦⁌ 狼牙汤 ⁍◦∽

【处方组成与功用】

狼牙汤出自《金匮要略》妇人杂病脉证并治（前阴病）篇，由狼牙（仙鹤草）10g，以水煮外用。具有清热燥湿，杀虫止痒的功效。传统用于阴中生疮，瘙痛糜烂，伴带下色黄赤质浊，有腥臭味，尺脉滑数等。

【方剂传统解析】

《金匮要略》载："少阴脉滑而数者，阴中即生疮。阴中蚀疮烂者，狼牙汤洗之。"本条文论述了下焦湿热而阴中生疮的证治。本证的病因病机为湿热之邪聚于前阴，日久致阴中痒痛糜烂，并伴有带下浊腻淋漓。方中仙鹤草清热杀虫。用其煎汤外洗，或煎汤坐浴，再用带线棉球浸汁纳入阴道，可增强疗效。

【方剂药效物质基础】

1 拆方组分

仙鹤草 ①挥发油类：仙鹤草挥发油中相对含量较高的成分为醇类，除此之外还有少量的酮、酯、酸、萜和烃类化合物。研究表明，浙江省产仙鹤草挥发油分离出 41 个色谱峰，鉴定出 27 种化学成分，已鉴定成分占挥发油总量的 87.92%，其主要成分有棕榈酸、柏木脑、左旋乙酸冰片酯等。湖南省产仙鹤草挥发油分离出 47 个色谱峰，鉴定出 27 种化学成分，已鉴定成分占挥发油总量的 84.14%，其主要成分有棕榈酸、$(-)-\alpha-$芹子烯、$\alpha-$甜没药烯等。广西壮族自治区产仙鹤草挥发油分离出 22 个色谱峰，鉴定出 13 种化学成分，已鉴定成分占挥发油总量的 84.69%，其主要成分有棕榈酸、亚油酸、石竹素等。②酚类：主要成分为仙鹤草酚 A～E。③黄酮类：采用毛细管电泳和电化学检测法从仙鹤草中分离鉴定出儿茶素、芦丁、金丝桃苷、槲皮素、槲皮苷等。④鞣质类：为仙鹤草鞣酸。⑤其他成分：尚含有糖苷类、酯类、有机酸类及微量元素[1-5]。

2 复方组分

目前尚未见有狼牙汤复方化学组分的文献报道。

【方剂药理学研究】

1 拆方药理

仙鹤草 ①止血作用：仙鹤草有增加外周血小板数目，提高血小板黏附性、聚集性或促进其伸展伪足，加速血小板内促凝物质释放的作用。仙鹤草水提液可明显抑制脂多糖诱导小鼠巨噬细胞中 NO 的生成，从而起到收敛止血的作用。②镇痛、抗炎作用：仙鹤草乙醇提取物和水提取物均具有明显的镇痛抗炎作用。两者均可减少乙酸致小鼠扭体次数，延长小鼠舔足时间，减轻二甲苯致小鼠耳廓肿胀程度，减小角叉菜胶致足跖肿胀程度，其中乙醇提取物作用强于水提取物。③降血压作用：仙鹤草水提取物和乙醇提取物对麻醉兔有明显的降血压作用，降血压特点为快、强、短，并呈剂量依赖性。在作用强度和维持时间上，乙醇提取物的降血压效果强于水提取物，提示仙鹤草中的黄酮类化合物可能是其降血压活性成分。④降血糖作用：仙鹤草可以促进胰岛素释放，增加组织对糖的转化和利用，产生类似胰岛素的降血糖作用。仙鹤草水提浸膏对四氧嘧啶诱导的糖尿病小鼠和肾上腺素诱导的高血糖小鼠均有明显降血糖作用，机制可能是仙鹤草对胰岛 β 细胞有一定保护作用，促进胰岛 β 细胞分泌胰岛素，改善胰岛素分泌缺陷。⑤杀虫作用：仙鹤草水提液对体外培养的阴道毛滴虫有明显的抑制和杀灭作用，且滴虫的死亡率与药物浓度和作用时间成正比，提示其可用于滴虫性阴道炎的局部治疗。⑥抗心律失常作用：仙鹤草对乌头碱、氯化钡所致的心律失常均有防治作用，且疗效与普罗帕酮相当，机制与调节 NO 的合成与释放有关。⑦抗肿瘤作用：仙鹤草对小鼠肉瘤、肝癌、宫颈癌、脑瘤、艾氏腹水癌、黑素瘤和大鼠瓦克癌体外培养细胞均有较好抑制作用。仙鹤草水煎剂可以诱导人白血病细胞系 HL－60 凋亡，同时能明显增强细胞因子白介素－2 的活性。⑧其他作用：仙鹤草还有一定的抗菌、抗病毒、增强免疫功能等药理作用[2,6-9]。

2 复方药理

目前尚未见有狼牙汤复方药理研究的文献报道。

【临床研究与应用】

用狼牙汤原方或其加减方，可用于治疗阴部湿痒症[10]等见有本方证者。

【方剂评述】

狼牙汤中狼牙草究系何物，历来医家及学者有不同观点。有谓伞形科植物鸭儿芹（又名野蜀葵）者，能消炎解毒，消肿止血；有谓豆科植物木蓝，有清热解毒，去瘀血之功。有谓狼毒（大戟科植物狼毒幼苗根芽）。因其有毒，用之宜慎。有谓仙鹤草者，有收敛止血，杀虫止痒的作用。近年文献报道均以仙鹤草组方狼牙汤。

参 考 文 献

[1] 杜成智，王卉，冯旭，等．不同产地仙鹤草挥发油成分的 GC－MS 分析 [J]．江苏农业科学，2014，42（4）：253－255．

[2] 洪阁，戴永红，刘培勋，等．仙鹤草化学成分和药理作用研究进展 [J]．药学服务与研究，2008，8（5）：362－366．

[3] 赵莹，李平亚，刘金平．仙鹤草挥发油化学成分的研究 [J]．中国药学杂志，2001，36（10）：627．

[4] 李雅文，黄兰芳，梁晟，等．仙鹤草挥发油化学成分的气相色谱－质谱分析 [J]．中南大学学报：自然科学版，2007，38（3）：502－506．

[5] 任婧昱，张继，张清波．黄龙尾和仙鹤草的比较研究 [J]．药物分析杂志，2007，27（11）：1728－1731．

[6] 费鲜明，陈艳，吴万飞，等．仙鹤草水提物体外对血小板聚集、凝血功能及血液流变学的影响 [J]．中国临床药理学与治疗学，2013，18（1）：10－16．

[7] 巴晓雨，何永志，路芳，等．仙鹤草研究进展 [J]．辽宁中医药大学学报，2011，13（5）：258－261．

[8] 巴晓雨，何永志，路芳，等．仙鹤草对 2 型糖尿病大鼠胰岛素抵抗及炎性因子的干预作用 [J]．环球中医药，2013，6（5）：333－336．

[9] 范尚坦，李金兰，姚振华．仙鹤草降血糖的实验研究 [J]．福州总医院学报，2005，12（4/5）：270－282．

[10] 范恒，沈霖．金匮要略讲义 [M]．武汉：华中科技大学出版社，2011：268．